VERHANDLUNGSBERICHT DER DEUTSCHEN GESELLSCHAFT FÜR UROLOGIE

24. TAGUNG

VOM 13. BIS 16. SEPTEMBER 1972 IN HANNOVER

TAGUNGSLEITUNG

H.-K. BÜSCHER

HANNOVER

REDIGIERT DURCH DEN ZWEITEN SCHRIFTFÜHRER
DER DEUTSCHEN GESELLSCHAFT FÜR UROLOGIE

REINHARD NAGEL

BERLIN

MIT 266 ABBILDUNGEN UND 117 TABELLEN IM TEXT

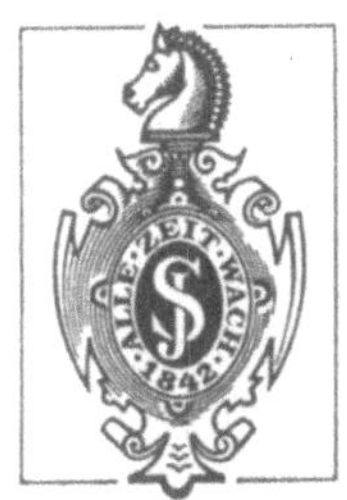

SPRINGER-VERLAG

BERLIN · HEIDELBERG · NEW YORK

1973

VERHANDLUNGSBERICHT DER DEUTSCHEN GESELLSCHAFT FÜR UROLOGIE

24. TAGUNG

VOM 13. BIS 16. SEPTEMBER 1972 IN HANNOVER

TAGUNGSLEITUNG

H.-K. BÜSCHER

HANNOVER

REDIGIERT DURCH DEN ZWEITEN SCHRIFTFÜHRER
DER DEUTSCHEN GESELLSCHAFT FÜR UROLOGIE

REINHARD NAGEL

BERLIN

MIT 266 ABBILDUNGEN UND 117 TABELLEN IM TEXT

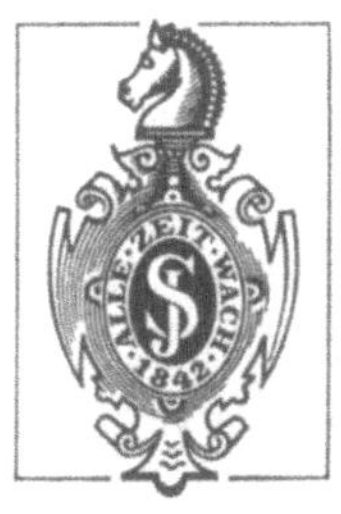

SPRINGER-VERLAG
BERLIN · HEIDELBERG · NEW YORK
1973

ISBN-13: 978-3-540-06186-1 e-ISBN-13: 978-3-642-80738-1
DOI: 10.1007/978-3-642-80738-1

Softcover reprint of the hardcover 1st edition 1973

INHALTSVERZEICHNIS

I. Kinderurologie

II. Pharmakotherapie

III. Experimentelle Urologie

Tagungsleiter: F. Truss, Göttingen

IV. Das Prostatacarcinom

Tagungsleiter: C.-E. Alken, Homburg a. d. Saar

V. Endoskopische Diagnostik und Therapie

Tagungsleiter: W. Mauermayer, München

VI. Freie Vorträge

Begrüßungsansprache des Vorsitzenden

Meine sehr verehrten Damen und Herren!

Ich eröffne hiermit die XXIV. Tagung der Deutschen Gesellschaft für Urologie.

Ich freue mich, daß Sie so zahlreich gekommen sind und begrüße insbesondere als Vertreter der Landesregierung: Herrn Minister Partzsch; den Herrn Oberbürgermeister der Landeshauptstadt Hannover, Herrn Schmalstieg; den Rektor der Medizinischen Hochschule, Herrn Hundeshagen; als Vertreter des Regierungspräsidenten, Herrn Medizinaloberrat Dr. Thalacker; als Vertreter des Sanitätsdienstes unserer Bundeswehr begrüße ich den Divisionsarzt Herrn Oberstarzt Dr. Köpke; den Wehrkreisarzt Herrn Oberfeldarzt Dr. Kalus und den Chefarzt des Britischen Militärhospitals, Herrn Lieutnant Colonel Sandersen.

Ich begrüße ferner hier Herrn Prof. Volkmann, der hier in Hannover ansässig einer der Schüler Völkers war und seinerzeit an seiner Klinik die i.v. Urografie entwickelte. Er steht gewissermaßen stellvertretend für seinen und doch unser aller Lehrer, Völker, der lange in Heidelberg und vor allem Halle wirkend, Grundlegendes für die Urologie geschaffen hat und als einer der Väter moderner Urologie gelten muß. Wir gedenken seiner in großer Dankbarkeit. Mögen wir nie vergessen diejenigen, die mit ihrer ganzen Persönlichkeit sich für die Entwicklung unseres Faches eingesetzt haben, die uns heute noch Vorbild sind und die die Grundlage geschaffen haben, daß wir uns heute Urologen nennen dürfen.

Seine Lehrer zu begrüßen und ihrer zu gedenken ist jedem, der hier an meiner Stelle stand und stehen wird, eine besondere Freude und Pflicht. Ich begrüße in diesem Sinne Herrn Prof. Dr. Wille-Baumkauff und Herrn Prof. Alken und gedenke insbesondere des verstorbenen Prof. Stich sowie Prof. Hellner, der aus Gesundheitsgründen leider nicht anwesend sein kann.

Ich habe die traurige Pflicht, Sie davon in Kenntnis zu setzen, daß seit der letzten Tagung folgende Mitglieder unserer Gesellschaft verstorben sind und nicht mehr unter uns weilen können:

Unser Ehrenmitglied Prof. Kielleuthner, München
Prof. Hösel, München, dessen Verdienste um die transurethrale Behandlung der Prostata unvergessen sind
Dr. Tittel, Bremen
Prof. Lichtenauer, Hamburg
Dr. Pätzel, Grafing
Dr. Schönborn, Karlsruhe
Dr. Lichtenberg, Duisburg
Dr. Kornbeck, Kassel
Dr. Braun, Wiesbaden
Dr. Jensen, Hamburg
Dr. Blass, Braubach
Dr. Alfers, Wanne-Eickel
Dr. Tillmann, Oberhausen
Dr. Hohlweg, Stuttgart
Dr. Plaumann, Velbert
Dr. Stoltz, Duisburg
Dr. Plettner, Dessau

Meine Damen und Herren, ich danke Ihnen, daß Sie sich zu Ehren der Verstorbenen von Ihren Plätzen erhoben haben.

Die Tagungen der Deutschen Gesellschaft für Urologie sind ein Spiegel dessen, was in den letzten 2 Jahren an Neuem auf dem Fachgebiet in Forschung und Klinik erarbeitet wurde. Sie sind ein Forum für Mitteilung neuer Ergebnisse und ihrer Diskussion. Darüber hinaus dienten sie der Information derer, die in Klinik und

Praxis die Urologie vertreten, d. h. derer, die gewissermaßen an der Front stehend gesichertes und entwicklungsfähiges neues Wissen dem Kranken unmittelbar nutzbar machen. Er ist ein Zwiegespräch zwischen theoretischer Grundlagenforschung und der Arbeit am Krankenbett, Austausch von Erfahrungen, Anstoß zu neuen Ideen, Klärung von Problemen.

Durch Zunahme und Ausbau urologischer Lehrstühle, wie dankenswerterweise jetzt auch an der Medizinischen Hochschule Hannover, und durch die Einrichtung zahlreicher urologischer Kliniken und Abteilungen, ist das Bedürfnis nach Publikation wie andererseits auch für Information entsprechend größer geworden. Aufbau und Aufgabe unserer Tagungen haben diesen Ansprüchen Rechnung zu tragen.

Wenn ich die Aufgabe des Deutschen Urologenkongresses hier umrissen habe, so kommen den regionalen Tagungen im norddeutschen, westdeutschen und süddeutschen Raum andere Aufgaben zu:

Information über klinisch bereits erprobtes und gesichertes Wissen, Diskussion praxisnaher Probleme, oft im Zusammenhang mit berufsständischen Fragen, ebenso wie die besondere Pflege des persönlichen Kontaktes unter den Kollegen, sollten den Charakter dieser regionalen Tagungen bestimmen. Nicht vergessen seien die so außerordentlich nützlichen und fruchtbaren lokalen Zusammenkünfte in den Ärztevereinen.

Andererseits dienen Symposien und Arbeitstagungen über spezielle Themen, die oft nur in Zusammenarbeit mit ausländischen Kollegen und Forschern anderer Fachdisziplinen gestaltet werden können, zunächst nicht der Information aller, sondern der Diskussion neuer Ergebnisse, allzu oft noch fern der praktischen Verwirklichung. Das Bedürfnis und das Recht nach Information auch über Ergebnisse *dieser* Tagungen und Symposien, sollten in Zukunft dadurch gesichert werden, daß zusammenfassende Referate über derartige Symposien hier auf dem Deutschen Urologenkongreß dargeboten werden. Sie dienen dann weniger den Diskussionen, als vielmehr der Information.

Wir haben bereits auf diesem Kongreß den Versuch gemacht, einige Gebiete aus der experimentellen Urologie zusammenfassend darzustellen.

Ich glaube, daß eine solche Arbeitsteilung und eine sorgfältige Abstimmung aufeinander im Interesse rationaler und effektiverer Kongreßpolitik notwendig ist und Vortragenden wie Hörenden und Diskutierenden nur nützlich sein kann. Unser Fachgebiet ist nach Umfang im ganzen, wie auch nach Umfang seiner Teilgebiete, erheblich gewachsen. Die Dauer der Kongreßperioden bedarf einer Überprüfung.

Die diesjährige Tagung umspannt einen ziemlich weiten Bogen: Das Thema der Pharmakotherapie mag dokumentieren, daß wir nicht nur Chirurgen des Urogenitalsystems sind, sondern konservative und medikamentöse Behandlung den gleichen Stellenwert einnehmen, wie die operative Therapie.

Ein schon recht groß und reif gewordenes Kind der Urologie, die Kinderurologie, auf der einen Seite, Diagnostik und Therapie des Prostatacarcinoms als typische Alterserkrankung auf der anderen Seite, beide in ihrer Wirksamkeit besonders von den Erfolgen der Vorsorgeuntersuchung und Präventivmedizin beeinflußt, zeigen den weiten Rahmen unserer Disziplin. Die Beschränkung auf das Urogenitalsystem beinhaltet auf der einen Seite den umfassenden Bezug auf alle Lebensalter und andererseits auch die Integrierung aller diagnostischen und therapeutischen Mittel, wie dies auch in der neuen Weiterbildungsordnung zum Ausdruck kommt. Gerade darin sehe ich die große Effektivität und, wenn sie das richtig interpretieren wollen, Wirtschaftlichkeit der Urologie innerhalb einer vernünftigen Spezialisierung. Eine Spezialisierung, die nicht auf diagnostischen und therapeutischen Techniken basiert, sondern letztlich ganzheitlich den kranken Menschen zum Gegenstand hat.

Endoskopische Diagnostik und Therapie sind eine der Säulen unseres Handelns und sollen gesondert zur Sprache kommen. Die enge Verbindung zwischen Technik und klinischer Medizin hat hier zur Gründung einer Arbeitsgemeinschaft zwischen Medizinern und Technikern geführt.

Seit Maximilian Nitze den Blasenspiegel erfand, hat die Endoskopie ausgehend von der urologischen Technik und durch diese immer wieder befruchtet, in fast allen anderen Gebieten klinischer und experimenteller Medizin an Bedeutung gewonnen.

Nach Maximilian Nitze ist auch der Preis benannt, den die Deutsche Gesellschaft für Urologie jungen Kollegen für hervorragende wissenschaftliche Arbeiten verleiht. Das Preisrichterkollegium, gebildet aus dem Vorstand der Deutschen Gesellschaft für Urologie, hat den Preis in diesem Jahr der Arbeitsgruppe Melchior, Diener, Simhan, K. Lutzeyer und W. Lutzeyer für ihre Arbeit „Ureterdynamik" zuerkannt. Er ist verbunden mit einer Dotierung von DM 3000,—. Ich gratuliere Ihnen zu Ihrem Erfolg und bitte Herrn Melchior, die Urkunde und den Preis in Empfang zu nehmen.

Traditionsgemäß ehrt die Deutsche Gesellschaft für Urologie verdiente Männer ihres Faches mit der Würde eines Ehrenmitglieds. Der Vorstand schlägt Ihnen Herrn Übelhör vor, der unter vielen anderen Verdiensten das hat, die Nephrologie mit der Urologie verknüpft zu haben, eine Verbindung, die nur zu selbstverständlich erscheint.

Weiterhin freue ich mich, daß der Vorstand meinen letzten Lehrer, Herrn Prof. Alken, zum Ehrenmitglied vorgeschlagen hat.

Wir müssen uns fragen, ob diese Ehrung zu den vielen, die er bereits in Empfang genommen hat, nicht an Wert verliert. Ich möchte aber doch glauben, daß die Ehrenmitgliedschaft in der Deutschen Gesellschaft für Urologie, für die er so viel getan hat und die ihm so viel verdankt, dennoch einen besonderen Wert repräsentiert.

Die Verbindung mit Kollegen des Auslandes möge die Ernennung zum Korrespondierenden Mitglied dokumentieren. Wir schlagen hierzu Herrn Dr. Glenn (USA) vor, der Ihnen insbesondere als Herausgeber des Buches „Urologic Surgery" bekannt ist, weiterhin Herrn Turner-Warwick, ein vielgesehener Gast und Redner unserer Tagungen.

Meine sehr verehrten Damen und Herren! Wenn nach den Worten des Bundeswissenschaftsministers das Leistungsprinzip in der Wissenschaft vollste Berechtigung hat, so muß man die Leistungen, die sich auf unserer Tagung dokumentieren, doppelt hoch bewerten. Unterliegt doch die Entfaltung schöpferischer Aktivität im Labor wie am Krankenbett mancherorts Belastungen, die der Medizin völlig wesenfremd sind.

Ich danke allen Gästen und Ehrengästen, daß Sie zu unserer Eröffnung so zahlreich erschienen sind. Ich wünsche uns allen, daß sich dieser Kongreß würdig an unsere bisherigen Tagungen anschließt, ich wünsche Ihnen, daß er uns allen das bringt, was jeder erwartet. Ich wünsche Ihnen darüber hinaus die Festigung des engen persönlichen Kontaktes, der immer ein Kennzeichen unseres Faches war, untereinander und mit den Kollegen anderer Disziplinen.

Professor Dr. H.-K. Büscher
Friederikenstift
D-3000 Hannover
Humboldtstraße 5

Begrüßungsansprache des Rektors der Medizinischen Hochschule Hannover

H. Hundeshagen

Verehrter Herr Präsident, liebe Kolleginnen und Kollegen, meine sehr verehrten Damen und Herren!

Ich entbiete Ihnen die herzlichsten Grüße der Medizinischen Hochschule Hannover. Ich möchte Ihnen nicht viel von Ihrer Arbeitszeit stehlen, eine Arbeitszeit, die der Etablierung und der Weiterführung Ihres Fachgebietes dienen soll, eines Fachgebietes, welches sehr wichtig ist und als solches seine Existenz gezeigt hat in einer Zeit, in der wir der Gefahr der Atomisierung der Medizin in Subspezialitäten sehr leicht unterliegen werden. Es gilt, durch die Arbeit an diesem Kongreß dieses Fachgebiet der Urologie weiter voranzuführen. Wenn Sie den norddeutschen Raum sehen, so werden Sie feststellen, daß es noch viele leere Stellen gibt, nicht nur leere Lehrstellen, sondern auch nicht besetzte und eingerichtete Abteilungen. Neben dieser Arbeit wünsche ich Ihnen viele Stunden der netten und kollegialen Begegnungen, die ja letzten Endes neben aller Arbeit auch sehr wichtig sind. Alles Gute, viel Erfolg, nette Stunden.

Professor Dr. H. Hundeshagen
Med. Hochschule Hannover
D-3000 Hannover
Karl Wiechert-Allee 9

Begrüßungsansprache des Präsidenten der Ärztekammer Niedersachsen

G. Jungmann

Herr Präsident, meine sehr verehrten Damen und Herren Kollegen, meine Damen und Herren!

Ich habe die angenehme Aufgabe, Ihnen die Grüße und guten Wünsche der Ärztekammer Niedersachsen und damit der in Niedersachsen tätigen Ärzte in Klinik und Praxis zu entbieten. Mit dem Dank für die freundliche Einladung darf ich als nun schon ein älterer Arzt Ihnen den Dank der Kollegen für die Effektivität des von Ihnen allen auch mitgetragenen und entwickelten Faches zum Ausdruck bringen. Die Urologie war in den letzten Jahrzehnten eines der ersten Fächer, die sich verselbständigten und diese Verselbständigung hat den Ärzten, und das ist eigenlich nicht ganz richtig, sie hat den Patienten große Vorteile gebracht, für die aber nicht nur die Patienten, sondern auch die Ärzte dieser Patienten, die ja fast alle mit Ihnen gemeinsam diese Patienten betreuen, außerordentlich dankbar sind. Diese Effektivität war vorher in dem Fachgebiet der Urologie weithin unbekannt. Sie ist in den letzten Jahren in einer außerordentlich eindrucksvollen Weise, die zu vielen kollegialen Gesprächen und Anerkennungen geführt hat, vorangetrieben worden. Dafür gilt Ihnen allen der Dank der Kollegen für ihre Patienten. Ich darf noch ein Wort des Ausblickes sagen. Die anfängliche Skepsis und Besorgnis bezüglich der Effektivität der Vorsorgeuntersuchungen zur Früherkennung von urologischen Krankheiten scheinen sich nach Aussagen mir bekannter Urologen doch mehr und mehr zu zerstreuen und einer tiefen Befriedigung Platz zu machen, einer tiefen Befriedigung darüber, daß von Monat zu Monat und damit dann auch hoffentlich von Jahr zu Jahr eine noch größere Wirksamkeit in der Zusammenarbeit der an der Früherkennung beteiligten Internisten, Praktiker, anderen Ärzten und den Urologen auch zum Wohle und im Interesse unserer Patienten erfolgen wird. Das möchte ich hoffen, und ich wünsche im Ausblick Ihrer Veranstaltung ebenfalls einen guten Erfolg.

Dr. G. Jungmann
Präsident der Ärztekammer Niedersachsen
D-3000 Hannover
Berliner Allee 20

KINDERUROLOGIE

A. Sigel: Morphologische, diagnostische, therapeutische und institutionelle Prinzipien

1. Morphologie und Pathophysiologie

Sieht man ab von Teilgebieten, die weniger häufig vorkommen und auch leichter zu verstehen sind, wie äußere Spaltfehlbildungen, Cancerologie, Traumatologie und Nephrolithiasis, dann besteht die Kinderurologie in der *Hauptsache aus Störungen des Harntransports*, verursacht von vielen morphologischen Variationen, gekennzeichnet von Reaktionsweisen, die für das Wachstumsalter spezifisch sind.

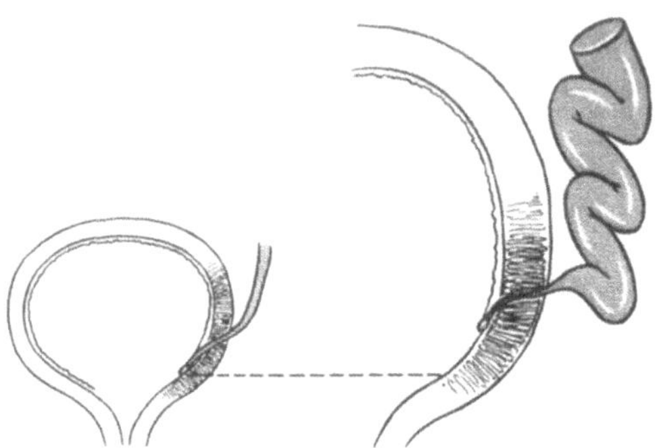

Abb. 1. Eine infravesicale Behinderung des Harnstromes setzt die reaktive Arbeitshypertrophie des Detrusors in Gang, die zwangsläufig den Hiatus ureteris verengt, damit eine sekundäre Harnleitermündungsstenose erzeugt, die ihrerseits die ascendierende Stauungspathologie in Gang setzt, gekennzeichnet durch aktives Wachstum aller Strukturen, die unter erhöhten Binnendruck geraten (Grauhan-Prinzip)

Die *Ursachen der Verlangsamung des Harnstromes* sind formal in drei Gruppen zu unterteilen, denen aber das *Obstruktive* gemeinsam ist:

a) Mechanische Hindernisse, z. B. Harnröhrenklappe oder eine Ureterocele,

b) Muskuläre Hypoplasien, z. B. kongenitale Dilatation der Harnröhre, Reflux, Stenosen des oberen und unteren Harnleiterabschnittes,

c) Myelogene Ausfälle, z. B. neurogene Blase.

Nach ihrem topographischen *Ansatz* und der *Systematik des Rückstauschadens* sind die Obstruktionen auf drei Regionen verteilt:

Infravesical — z. B. Klappe, Rückstau obligat doppelseitig.

Vesical — z. B. Reflux.

Supravesical — Rückstau beide Male fakultativ doppelseitig.

Das *Spezifische des Rückstauschadens,* dargestellt an einem infravesicalen Hindernis, ist eine *reaktive Stufenpathologie.*

In der *ersten Stufe* reagiert der Detrusor mit einer globalen Arbeitshypertrophie, an der allerdings das Trigonum weniger teilnimmt als der übrige Detrusor, aber dennoch planwidrigerweise den *Hiatus ureteris komprimiert* (Abb. 1).

Von jetzt an sind — zweite Stufe — die Harnleiter an der Obstruktion beteiligt. Sie geraten, wie vorher die Blase, unter erhöhten Binnendruck, und damit beginnt der spezifische Vorgang der juvenilen megasierenden Hyperplasie. Das zugrundeliegende Prinzip — Grauhan-Prinzip — heißt: Erhöhter Binnendruck eines Hohlsystems bewirkt im *Wachstumsalter aktives Wachstum*, und dieser

Umstand macht aus dem ursprünglich normalen Harnleiter den serpentinenartigen Megaureter, von unten nach oben beginnend. Genauso vergrößert er das NBKS, samt Parenchym und Gefäßbaum, weil das Metanephros an die Ureterknospe formativ gekoppelt ist. Eine Art von *Zweikampf* zwischen *innerer Aushöhlung* und *Vergrößerung des corticalen Mantels* verzögert den renalen Abbau. Dieses Grauhansche Prinzip liefert nicht nur das anatomische Substrat für alle unsere Harnleiterplastiken, es ist auch die Ursache der oft betonten *Regenerationsfähigkeit* des Nierenparenchyms im Kindesalter. Man darf sich aber nicht zu sehr

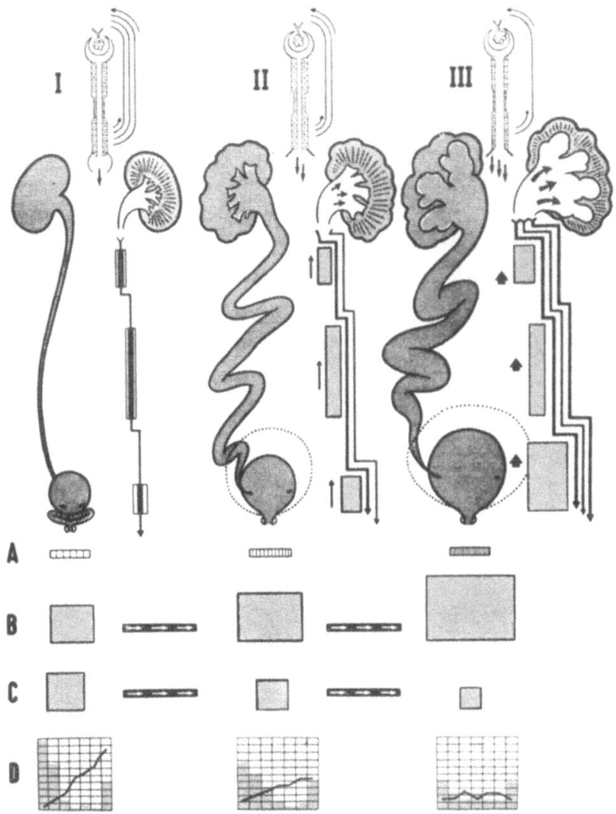

Abb. 2A—D. I. Normales Schema der Rückresorption, des Verhältnisses von Mark und Rinde des Lumens und Gestalt der Harnleiter. A Zahl der Miktionen, B Diurese, C Körpergewicht, D spezifisches Gewicht des Harns. II. u. III. Stufenpathologie der Harnstauung, infravesical verursacht. Das druckbedingte Wachstum verlangsamt den renalen Abbau und unterhält lange eine tubuläre Symptomatik

darauf verlassen. Wenn zwei Drittel der Nierensubstanz druckatrophisch verloren sind, hält nichts mehr die renale Insuffizienz auf. Und wenn Infektion und Stau den anfänglich gut contractilen und geweblich geordneten Megaureter starr machen, hat keine Plastik mehr eine gute Erfolgschance. Harnstau und Infektion sind parallel aggressiv. Die Infektion persistiert, wenn der Harnstrom *mehr Zeit benötigt als die Bakterien zu ihrer Verdoppelung* (Hinman, 1969).

Die der klinischen Morphologie entsprechende *Pathophysiologie des Rückstauschadens* ist *tubulär beherrscht* von der gestörten Rückresorption des Natriums und daran gekoppelt des Wassers (Abb. 2). Die Harnproduktion nimmt damit *paradoxerweise kontinuierlich* zu. In das terminal aufgestaute System wird ständig mehr Flüssigkeit hineingepreßt. *Zwangspolyurie* und *Zwangspollakisurie* sind die Folgen. *Elektrolytverluste, Acidose* und Infektion vervollständigen die *tubuläre Insuffizienz.* Nicht wenige dieser Kinder gehen aber schon vorher an der begleitenden renalen *Hypertonie* zugrunde. Immer sind sie anämisch, abgemagert, minderwüchsig.

Die Klappenkinder sind repräsentativ für vieles in der Kinderurologie. So widerlegen sie auch die weit verbreitete Vorstellung, ein infravesical veranlaßter Überdruck (und seine Infektion) würden sekundär Reflux hervorrufen. Zwei Drittel aller Fälle mit infravesicaler Obstruktion, darunter die gröbsten, zeigt

Primärpathologie	Sekundärpathologie	Assoz. Pathologie	Tertiärpathologie
Infravesical			
1. Meatusstenose ♂ 2. Distalurethr. Stenose ♀	Detrusoriale Hypertrophie u. HL-Mündungsstenose bds.	ca. 30 % Reflux bds.	Megaureter u. hyperplasierende Schwundn. bds.
3. Kongen.-dilat. der HR ♀	–	+	–
4. Penoscrotale Stenose ♂	+	+	+
5. Harnröhrenklappen ♂	+	+	+
6. Urethr. Ektopie eines Doppel HL	Mündungsst. + fakult. Cele	+	+ eins.
Vesical			
7. Kontraktur des Blasenhalses	+	+	+
8. Trigonale Hypoplasie	Reflux, Megatrigon(-cystis)		+
9. Neurogene Blase	Detrus. Hyper- u. Atrophie u. Sphincterspastik u. Reflux		+
10. Vesic. Ureterocele des Doppel-Hl.	Mündungsst. +	+	+eins.
Supravesical			
11. Mündungsstenose des Harnl.	Megaureter u. Schwundniere		
12. Hydronephrose, orig.	Schwundniere		
Extravesical			
13. Vestibuläre, vaginale, rektale Ektopie eines Doppelharnl.	Mündungsstenose der oberen Anlage		+ eins.

Abb. 3. Synopsis der morphologischen Ursachen des gestörten Harntransportes im Kindesalter und der ascendierenden Stufenpathologie, einschließlich kausal andersartiger aber assoziierter Erkrankungen

keinen Reflux. Nur ein Drittel geht mit Reflux einher, aber nur *assoziiert*, koincidental, nicht kausal. Gemeinsame embryologische Anfälligkeit des Sinus urogenitalis mag die Ursache sein.

Damit wäre der nächste große Abschnitt unserer *Synopsis* zu besprechen (Abb. 3), der *isolierte Reflux.*

Schon länger ist bekannt, vor allem in Melbourne erarbeitet, daß ein *muskuläres Defizit* des terminalen Harnleiterabschnittes in der Hauptsache für den Reflux verantwortlich ist. Die Pars intravesicalis wird damit verkürzt, das *Trigonum vergrößert,* die Ostien *lateralisiert* (Abb. 4). Cystoskopisch sind sie golflochartig bis starr verändert. Ein sehr wichtiger Beitrag stammt von Tanagho, der das *Verbundsystem* erkannte (Abb. 5). In Wirklichkeit ist es jedoch nicht eine beschränkt trigonale, sondern eine komplett globale Hypoplasie des gesamten Detrusors. Jede Refluxoperation zeigt diesen Sachverhalt und umgekehrt, wo der Detrusor verstärkt oder gar hypertrophiert ist, stimmt die Diagnose „isolierter Reflux" nicht, dann muß zusätzlich ein infravesicales Hindernis vorhanden sein, das die Hypertrophie induziert hat. Die primäre Refluxkrankheit, die angeborene muskuläre Minderausstattung der ganzen Blase, gibt es in großer Variationsbreite. Weniger

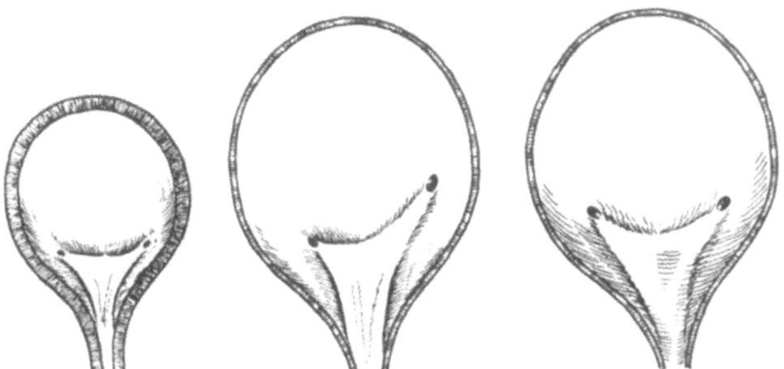

Abb. 4. Reflux geht zurück auf eine muskuläre Verdünnung der ganzen Blase, speziell des Trigonums, das in die Breite geht. Das Ostium lateralisiert dabei und wird golflochartig starr. Li.: Normzustand, Mitte: einseitiger, rechts: doppelseitiger Reflux

Restharn, sondern eine träge erweiterte Kapazität steht am negativen Ende der Skala, die Williams früher mit Megacystis-Megauretersyndrom bezeichnete.

Atrophierende Pyelonephritis ist die hauptsächliche Folgeerscheinung des persistierenden Refluxes. Dort wo es zur Extravesicalisation des terminalen Harnleiterabschnittes kommt, kann das Grauhansche Prinzip des aktiven Wachstums

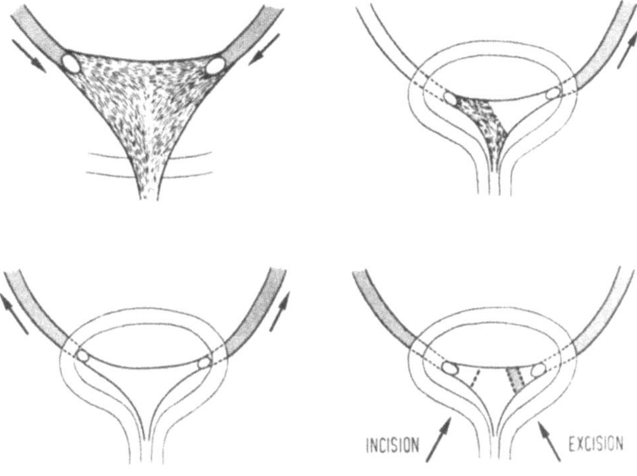

Abb. 5. Grundlage des normalen Antirefluxmechanismus ist das Verbundsystem von terminalem Abschnitt des Harnleiters, Trigonum und proximalem Abschnitt der Harnröhre. Ist es von Haus aus hypoplastisch oder wird es experimentell oder artifiziell beeinträchtigt, dann entsteht Reflux. (Nach Tanagho)

hinzukommen, oft aber ist es gerade dieses Prinzip, das von der Infektion *unterdrückt* wird (Hodson, 1971). Anders ist nicht zu erklären, daß wir auffallend viele sekundär *hypogenetische Refluxnieren* mit fetaler Lappung sehen, was die Schrumpfung des Gefäßbaumes anzeigt und nicht eine angeborene Cystosis oder Dysplasie, wie es in dem verdienstvollen französischen Sammelband von Grasset steht (1971). Der *Reflux bedingt die Infektion,* nicht umgekehrt.

Harnröhrenstenose kleiner Mädchen

War die erste Entmythologisierung die, daß der Reflux nicht Folge eines subvesical induzierten Überdruckes ist, so ist die zweite diejenige, die angeblich so häufig vorkommende distale urethrale Stenose kleiner Mädchen auf ihre tatsächliche Seltenheit zurückzuführen. Die weitaus meisten dieser röntgenologisch als Stenose diagnostizierten Fälle sind in Wirklichkeit miktionell dilatierte Harnröhren, zurückgehend auf eine *nicht maturierte glatte* Muskulatur, ein Umstand, der sich spätestens bis zur Menarche spontan begibt. Bis dahin kann jedoch (Abb. 6) die auf diese Weise *verstärkte Turbulenz* die Infektion unterhalten und, sofern assoziierter Reflux besteht, auch alle vorher aufgezeigten Erscheinungen noch verstärken. Die *Anomalie des weiten Blasenhalses* gehört genau auch hierher. Die kongenital miktionell dilatierte Pars posterior der Harnröhre gibt es auch bei Knaben, was manche Klappendiagnose relativiert, zumal dann, wenn eine zugehörige ascendierende Stauungspathologie fehlt.

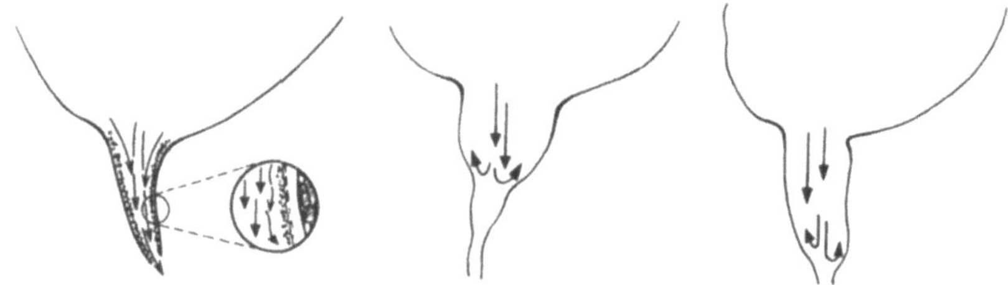

Abb. 6. Angeborene miktionelle Weitstellung der Harnröhre kleiner Mädchen (seltener Knaben), auf der Grundlage einer noch nicht maturierten parasympathisch innervierten Muskulatur macht aus der physiologischen Turbulenz des Harnstroms eine pathologische und bringt damit die sonst saprophytären Keime der Harnröhre in die Harnblase. (Nach Hinman)

Die *nächste Korrektur eines verbreiteten Irrtums* ist diejenige, mitzuteilen, daß auch die viel diagnostizierte *Blasenhalskontraktur* eine höchst seltene Erkrankung darstellt. Nur wenn während des gesamten miktionellen Vorganges der Blasenhals die engste Stelle des ganzen Systems konstant bleibt, ist die Diagnose objektiviert. Diese Voraussetzung ist sehr selten zu erfüllen. Die *sekundäre Kontraktur* des Blasenhalses ist nur Teil der globalen Arbeitshypertrophie des Detrusors. Sie imponiert röntgenologisch mehr als sie anatomisch existiert.

Die *Pathologie der Doppelniere* spielt in der Kinderurologie eine ausgesprochen große Rolle (Abb. 7). Der aberrierende Harnleiter ist immer derjenige der oberen Anlage, derjenige der unteren Anlage mündet stets normal, der andere distal davon. Die Ektopie kann überall dorthin erfolgen, wo die Derivate des Wolffschen Ganges hingelangen, mithin in die Harnröhre, in das Vestibulum, seltener in die Vagina, in Rectum und Haut. Man hat zu unterscheiden zwischen *einer externen Ektopie*, einer *urethralen Ektopie*, einer *vesicalen*, einer *bifiden*. Die letztgenannte ist die häufigste. Die *Ureterocele* ist nur eine terminale Fortentwicklung der Ektopie in Gestalt der vesicalen und der urethralen Ureterocele.

Kennzeichnend für die Pathologie der kompletten Doppelungen ist immer der *Rückstauungsschaden des ektopen* Harnleiters, mithin die Hydronephrotisierung der oberen Nierenanlage. Als zweites ist kennzeichnend der *assoziierte Reflux der unteren Anlage* und auch oft genug des Harnleiters der Gegenseite. Das obstruktive Moment der ektopen Anlage und das refluxive der orthotopen Anlage gehen hier in die Pathologie gemeinsam ein, die lebensgefährlich werden kann.

Die *neurogene Blase* ist eine andere große und oft deletäre Gruppe in der Kinderurologie. Etwa 80% sind verursacht durch die *Meningomyelocele*, der Rest durch die *sacrale Agenesie*, im Zusammenhang mit anorectalen Fehlbildungen.

Die neurogene Blase des Kindesalters ist ziemlich einfach in zwei Gruppen aufzuteilen. In die sog. *Durchlaufblase*, die komplett inkontinent ist, deshalb keinen Restharn ansammelt und deshalb auch gar keinen Rückstauungsschaden entwickelt. Entscheidend ist dabei die komplette Parese des Beckenbodens, der unseren Sphincter externus mit einschließt. Die andere weit gefährlichere Gruppe ist diejenige mit der *partiellen Inkontinenz*. Das Gefährliche ist dabei, daß die Besserung der Inkontinenz nur ein scheinbarer Fortschritt ist, sie in Wirklichkeit aber nur den Rückstau in Gang setzt und verschlimmert. Alles, was sich an der Blase spontan oder beabsichtigt verbessert, geht zu Lasten der Niere und alles, was man an der Blase mehr in Richtung Inkontinenz anstrebt, gereicht zum Vorteil der Niere. Fast immer ist die neurogene Blase *refluxiv* (Abb. 8).

Transportstörungen, die *nur den Harnleiter* betreffen, wo alles unterhalb davon normal ist, gibt es in zweifacher Form, oben unsere bekannte *pyeloureterale Stenose*, und unten eine eigenartigerweise lange umstrittene Krankheit, *die primäre Harn-*

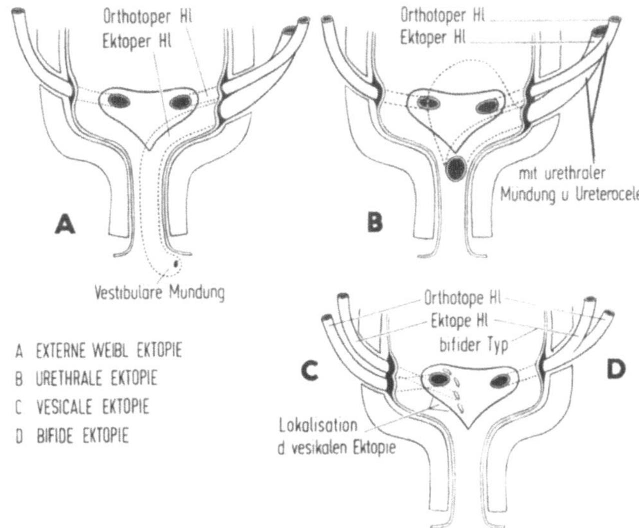

Abb. 7. Schema der distalen Morphologie des gedoppelten Harnleiters. (Nach Stephens)

leitermündungsstenose. Beide gehen zurück auf ein *Mißverhältnis zwischen muskulärer und kollagener* Substanz, wobei das kollagene überwiegt. Die supravesicalen Obstruktionen betreiben den Stauungsschwund der Nieren, schneller als alle tiefergelegenen Hindernisse, je nierennäher um so schneller, weil dem sonst hilfreichen Grauhan-Prinzip das abschwächende anatomische Substrat fehlt.

2. Diagnostik

Die Diagnostik in der Kinderurologie ist nicht schwierig, wenn man die *morphologische Synopsis* parat hat (Abb. 3). Unsere Standardapparatur genügt zu 98%, denn mehr als eine *kultivierte* Ausscheidungsurographie mit Spätaufnahmen, eine *kinematographisch aufgenommene miktionelle Cystourethrographie* und die einfache Urethrocystoskopie sind nicht erforderlich. Die synchrone *Messung von Druck und Fluß*, vielleicht noch in den Röntgenablauf integriert, wird noch manches differenzieren, aber nicht entscheidend verändern. Die strahlensparenden *Isotopen*methoden verdienen mehr Beachtung als bisher. Sie sind es auch, die uns — ohne innere Instrumentation — über Transportzeiten und damit peristaltische Qualität erkrankter Harnleiter besser als bisher Aufschluß geben könnten. Aber

Myelodysplasie (Spina bifida, kurzes RM, sacrale Agenesie)

%	Neurologische Zuordnung	Reflex	Beckenboden und anal	Detrusor	Restharn	Inkontinenz	Rückstau Reflux Infektionen	Indikation
40	Unterer visceromot. Ausfall Unterer somatomot. Ausfall	arfl. autonom	schlaff	schlaff	+	permanent + +	+ + + + +	Topftraining f. Blase und Darm Credé n. Uhr-(K)-Finger-urinal ♂ Ableitung
			²/₃					
23	Oberer visceromot. Ausfall Unterer somatomot. Ausfall	gemischt	schlaff	spastisch	∅ (+)	+ + Durchl.	∅ (+) ∅	Urinal ♂ TUR falls sek. neck, anticholinergisch, Ableitung aus sozialer Indikation ♀
12	Unterer visceromot. Ausfall Oberer somatomot. Ausfall	gemischt	spastisch	schlaff	+ +	+	+ + +	Credé ? (Darm leer), (K) TUR, Pudendus-Bloc ♀-Ableitung
			¹/₃					
25	Oberer visceromot. Ausfall Oberer somatomot. Ausfall	automat. hyperrefl.	spastisch	spastisch	+ +	+ intermitt.	+ + +	Topfklopftraining, Urinal-(anticholinergisch), Pudendus-Bloc bei ♀, —TUR, Ableitung

Erweitert nach Bors u. Comarr (1971).

Abb. 8. Diagnostische und therapeutische Synopsis der angeborenen neurogenen Blase

unabhängig von der methodischen Perfektion unserer Diagnostik käme es prognostisch entscheidend darauf an, alle obstruktiven Prozesse so *früh wie möglich* zu erfassen. *Vorsorgeuntersuchung* des Harns kleiner Kinder sind Schlüssel und Programm der nahen Zukunft, das die Pädiater anführen werden.

3. Therapie

Das Thema ist so weit gespannt, daß es bei der begrenzten Redezeit nur in Leitsätzen zu präzisieren ist.

a) Generell *Frühoperationen* für alle obstruktiven Prozesse, weil jedes verpaßte Quartal einige Prozent an Nierensubstanz schwinden läßt.

b) Beim mehrstufigen Stauungsprozeß ist es nicht sinnvoll von oben nach unten in Etappen zu operieren, die Folgen vor der Ursache, sondern von unten nach oben, also zuerst die Ursache und dann die Folgen, in günstigen Frühfällen beides in einem, also etwa die transurethrale Resektion der Harnröhrenklappen und die Neuimplantation beider Harnleiter (Hendren, 1971).

c) Es ist wahrscheinlich, daß in *Frühfällen*, d. h. innerhalb der ersten Monate oder 1 bis 2 Jahren die instrumentelle Beseitigung der infravesicalen Ursachen dann von sich aus die sekundäre Harnleitermündungsstenose soweit schwinden läßt, daß der Überdruck ebenfalls schwindet und dem Grauhan-Prinzip die Grundlage entzieht und das schon vorhandene Übermaß an Harnleiterstrecke sich mit dem Wachstum des Kindes normalisiert (Johnston 1972).

d) Bei gravierenden, schon präurämischen oder urämischen Fällen eines subvesicalen Hindernisses ergibt ein *kurzfristiger Verweilkatheterismus*, ob die Blutwerte sich zurückbilden. Ist es nicht der Fall, so ist supravesicale Harnableitung angezeigt, am besten mit Hilfe einer lateralen Hautfistel oder mittels doppelseitiger Nephrostomie. Die früher empfohlene terminale Harnleiterhautfistel ist im ganzen abzulehnen, weil sie die *Blase trockenlegt* und dieser Umstand bei der späteren Reimplantation große Schwierigkeiten bereitet.

e) Handelt es *sich nicht* mehr um einen Frühfall (besteht die Präurämie oder Urämie schon länger), dann hilft die Beseitigung oder Passage der infravesicalen Ursache alleine nicht oder nicht schnell genug, dann tritt die supravesicale Harnableitung zwingend in Kraft. Bei den supravesicalen gravierenden Hindernissen ist dies ohnehin der Fall.

f) Alle *Spätfälle* sind ein großes Problem, alles was man hier unternimmt, kann erfolglos ausgehen. Die Neuimplantation dieser dann schon peristaltikarmen Harnleiter hat bescheidene Erfolgsaussichten, mit jeder Rezidivoperation wird sie noch bescheidener. Die *definitive Ableitung*, meistens in Gestalt des *Ileal conduit*, wird in den USA viel weitherziger gehandhabt als bei uns. Die renale Protektion ist damit optimal, die Kinder leben länger und besser, die psychische Belastung ist daneben das kleinere Übel (Abb. 9).

Folgendes zu Operationsmethoden und Indikationen:

g) Die offene Operation von Harnröhrenklappen ist überholt. Nur noch TUR kommt in Betracht.

h) Die Operationen am Blasenhals sind nur noch sehr selten indiziert, wenn dann nicht mehr als YV-Plastik, sondern nur noch als TUR.

j) Für den isolierten Reflux ist die Operation nach Gregoir-Lich ganz hervorragend. Erfolge über 90% sind erreichbar (Abb. 10). Sie besteht in der Verlängerung der Pars infravesicalis und der Belassung des lateralisierten Ostiums. Dieser Umstand macht retrospektiv die Erklärung von Tanagho mit der Verbundspannung etwas fragwürdig. Die Neuimplantation als generelles Erfordernis ist für die antirefluxive Operation nicht genug zu begründen, wenngleich auch erfolgreich, aber nur um den Preis des größeren Aufwandes. Der kleinste operative Aufwand wäre, wenn sich der Wert der einfachen terminalen Ureterovesicopexie bestätigt (Rehbein u. Mitarb., 1972).

Was die *Indikation* (Abb. 11) zur Operation des isolierten Refluxes betrifft, so muß hier die *Maturation* gründlich erwähnt werden. Nachdem der Reflux im Kindesalter sehr häufig und im Erwachsenenalter ungleich seltener vorkommt, steht außer Zweifel, daß es eine spontane Maturation in großem Ausmaß gibt. Darauf basiert die Meinungsverschiedenheit zwischen operativer und konserva-

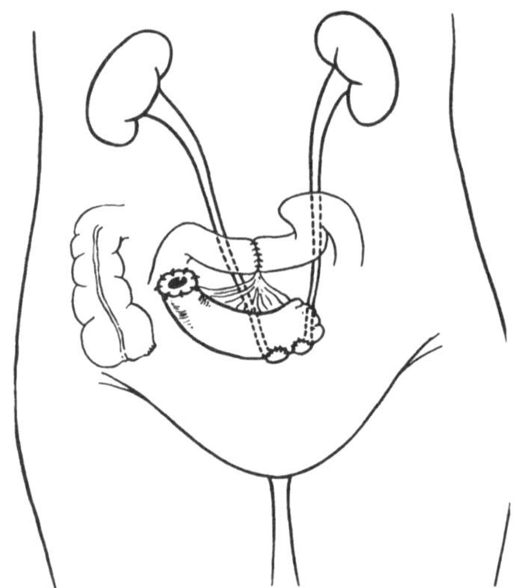

Abb. 9. Schema des Ileal conduit — Bricker-Blase

tiver Indikation. Leichte Fälle braucht man auch tatsächlich nicht zu operieren. Bei sehr vielen anderen jedoch ist die Pyelonephritis eine selbständige und chronische Krankheit geworden und die Ausheilung des Refluxes hilft diesen Kindern dann nichts mehr. Die Kriterien der operativen Indikation sind die *Kürze oder Länge der Entleerungszeit*, dies mit als wichtigstes, außerdem ob der Reflux bereits

Antirefluxplastik nach Gregoir-Lich (Urologie Erlangen 1. 10. 63 bis 1. 6. 72)

201 Kinder: 186 ♀, 15 ♂, Durchschnittliches Alter ? Jahre
217 Harnleiter: 114 links, 103 rechts, 32 doppelseitig = 16 %

Postoperative Komplikationen: Temperaturschübe 4 ×
Harnfistel 1 ×

Nachuntersucht: 182 Kinder binnen 3 bis 9 Monaten
Stenose 5 }
Reflux 5 } = 5 % Mißerfolg

Bakterielle Infektion: Präoperativ 201 = 100 %
36 = 18 %

Abb. 10. Ergebnisse der antirefluxiven Operation nach Gregoir-Lich. Extremfälle wurden mit Neuimplantation behandelt

in der Ruhe oder erst während der Miktion auftritt. In Zweifelsfällen hilft auf ganz einfache Weise die Endoskopie. Ein *starres Ostium* ist immer eine Operationsindikation. Überschlagsweise kann man bei etwa 40% der Refluxkinder auf die Operation verzichten.

k) Was die *Harnleiterneuimplantation* generell betrifft, so gibt es viele Varianten und Namen, die damit verbunden sind. Das Untertunnelierende ist allen gemein-

Indikationen der Operation des vesicorenalen Refluxes

	AUR							
	Alter Jahre	Therap. Bacteric.	Entleerungszeit	Kelchdestruktion	Harnleitererweiterung	Rezidiv. Harnfieber	Ostien	Gedeihen
Überflüssig	>3	total-subtotal	>3′	∅	∅ – +	nicht oder selten	beweglich	gut
Relativ	<3	unbeständig	>3′	∅	∅	nicht oder selten	beweglich und lateral	gut
Klar		unbeständig	<3′	+	∅ – +	öfter	starr und lateral	vermindert
Vital		keine	<3′	+ +	+ +	öfter	starr und lateral	schlecht
Kontraindiziert			neurogene Blase					
Nur als 2. Operation			assoziierter Reflux					

Abb. 11. Schematische Darstellung der Indikationen zur antirefluxiven Operation. (Nach Lich-Gregoir)

sam. Leichte und mittelschwere Fälle von Megaureter haben gute Erfolgschancen und umgekehrt. Die Rezepturen haben sich in den letzten 20 Jahren oft gewandelt. Zur Zeit bevorzugen wir die *Neuimplantation von außen* (Abb. 12).

l) Bei der pathologischen Doppelniere liegt der therapeutische Tenor in der Resektion der hochgradig obstruierten *oberen Anlage.* In einer zweiten Sitzung muß man den Harnleiterstumpf mit Cele entfernen und auch zugleich den assoziierten Reflux der orthotopen Anlage korrigieren. Beim *Ureter bifidus* ist dagegen die Resektion der *unteren* Anlage angezeigt, mitunter kann man auch einfach beide Harnleiter neu implantieren, wenn die Atrophie der unteren Anlage nicht hochgradig ist.

m) Eine renal *protektive* Therapie der *neurogenen Blase,* was letztlich entscheidet, hat nur zwei Möglichkeiten. Entweder unten die *Tendenz zur Inkontinenz verstärken,* was mittels TUR-Spincterotomie zu erreichen ist, oder aber die end-

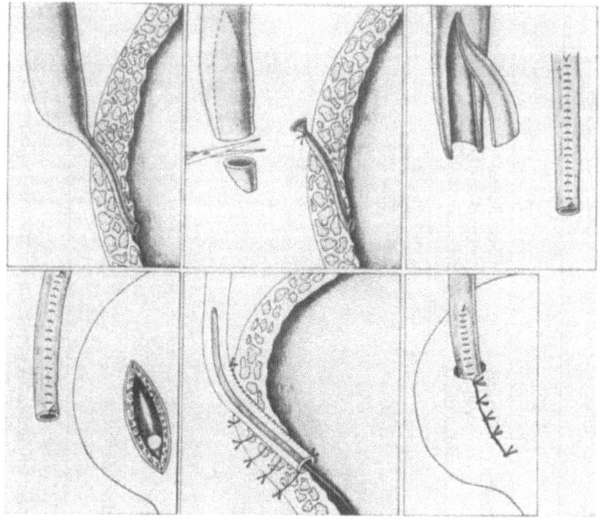

Abb. 12. Schema der extravesicalen Neuimplantation des Harnleiters, hier aus de Campos Freire, (Priorität unbekannt)

gültige Harnableitung zu betreiben, wofür sich der Ilealcondart am besten anbietet (Abb. 9). 24 Kinder haben wir so operiert, nur 1 ist dabei gestorben. Ob man stattdessen den *Sigma conduit* benützt, ist keine prinzipielle Frage. Die *Ureterhautfistel* genügt im allgemeinen nicht über viele Jahre. Die abdominalen Ableitungen haben ihre Komplikationen und ihre Problematik. Von allen möglichen Therapien sind sie jedoch mit Abstand die besten.

4. Institutionelles

Die Kinderurologie hat erst seit Kriegsende Breite und Tiefe erhalten. Die *Pioniere* verdienen Denkmäler, allen voran M. F. Campbell in Nordamerika, Williams in England, Stephens in Australien und Bischoff in Deutschland. Drei von ihnen sind Urologen, einer Kinderchirurg, und an diesem Beispiel sehen wir, daß in vielen Ländern und auch bei uns Kinderurologie auch von *Kinderchirurgen* betrieben wird. Die Ursache liegt z. T. in der *späten Verselbständigung der* Urologie, z. T. aber auch bis heute in *selbstgewählter, akzeptierter oder präjudizierter Abstinenz.* Gleichzeitig hat das ebenfalls junge Fach Kinderchirurgie die Kinderurologie in sein Engagement einbezogen, entsprechend der ideellen Abkunft aus der allgemeinen Chirurgie. Teils offensiv, teils lückenfüllend hat insofern die Kinderchirurgie auch Verdienste um die Kinderurologie, die wir nicht einfach übersehen können. So wie aber die allgemeine Chirurgie heute einer sinnvollen Aufgliederung zustimmt, sehen wir umgekehrt die mehrfach bedrängte Kinderchirurgie im Zustande der Beharrung. Mit der Hypothek der kinderurologischen Zweigleisigkeit müssen wir zunächst noch leben. Abtragen können wir sie nicht auf dem Verordnungs- sondern nur auf dem Qualitätswege. Kinderurologie in ihren Grundlagen und Technizismen kann nur derjenige ganz begreifen, der eine Schule der Urologie hinter sich hat. Operative Versiertheit allein genügt nicht. Das Fach Kinderchirurgie hatte schon immer *ausgezeichnete Persönlichkeiten*, und wir sollten in Freundschaft mit ihnen leben, nicht nur aus gemeinsamer Ärztlichkeit, sondern weil es auch künftig *unvermeidlich Überschneidungen der beiden Fachgebiete* gibt, denken Sie nur an die Myelodysplasie, Traumatologie, Cancerologie und testikuläre Erkrankungen. Auf unserem höheren fachlichen Anspruch müssen wir bestehen, ihn jedoch auch in der Breite unserer eigenen Kollegenschaft erarbeiten und nicht nur anmelden.

Literatur

1. Arap, S., Cabral, A. D., Abrao, E. G., de Campos Freire, J. G.: Urol. int. (Basel) **27**, 205—218 (1972). — 2. Bors, E., Comarr, A. E.: Neurological Urology. Basel, München, Paris, New York: Karger 1971. — 3. Grasset, D.: Les obstructions du bas appareil urinaire chez l'enfant. Paris: Masson 1971. — 4. Grauhan, M.: Z. Urol. **32**, 161—191 (1938). — 5. Hennig, O.: Z. Urol. **45**, 340—347 (1952). — 6. Hendren, W. H.: J. Urol. (Baltimore) **106**, 298—307 (1971). — 7. Hinman, F., jr.: J. Urol. (Baltimore) **105**, 702—708 (1971). — 8. Hodson, C. J.: Radiological diagnosis of chronic pyelonephritis. In Modern trends in Urology. Herausg. v. E. Riches. London: Butterworths 1970. — 9. Rehbein, F.: Dtsch. med. Wschr. **97**, 1309—1371 (1972). — 10. Stephens, E. D.: Congenital malformations of the Rectum, Anus and Genitourinary tracts. London: Livingstone 1963. — 11. Tanagho, E. A., Hutch, J. A., Meyers, F. H., Rhambo, O. N., jr.: J. Urol. (Baltimore) **93**, 165—176 (1965). — 12. Johnston, J. H., Kulathake, A. E.: Posterior urethral valves, results and sequelae. In: Johnston, J. H., Scholte-Meijer, R. J., Problems in Paediatric urology.

Professor Dr. A. Sigel
Chirurg. Univ.-Klinik
D-8520 Erlangen
Maximiliansplatz

R. Hohenfellner: Harnableitungs- und Umleitungsoperationen im Kindesalter

Geringes operatives Risiko und ausgezeichnete renale Erholungsfähigkeit charakterisieren die günstige Ausgangssituation bei geplanten Harnableitungsoperationen im Säuglings- und Kindesalter.

Bei vorwiegend benignem Grundleiden und hoher Lebenserwartung wiegen dementsprechende Mißerfolge besonders schwer.

1. Temporäre Harnableitung, 2. definitive Harnableitung und -umleitung und 3. Verfahren zur Korrektur von Komplikationen als Folge der unter 1. und 2. ausgeführten Eingriffe sind im Rahmen des gestellten Themas zu besprechen.

Zu bemerken ist, daß die statistische Gegenüberstellung der mit verschiedenen Operationsverfahren erreichten Spätergebnisse durch kurze Beobachtungszeiten und zahlreiche technische Modifikationen erschwert wird.

Eine Indikation zur temporären Harnableitung ist gegeben, wenn bei schlechtem Allgemeinzustand, septischen Temperaturen und renaler Acidose eine primäre Harnleiterrekonstruktion als zu riskant erscheint.

Dies insbesondere bei Einzelnieren, bei beidseitigen terminalen Ureterstenosen und bei primären infravesicalen Harnabflußhindernissen.

Alternativverfahren zur Nephrostomie sind 1. die tangentiale Pyelocutaneostomie oder hohe Ureterocutaneostomie, und 2. die distale seitliche Harnleiterfensterung.

Die Vorteile der nachgenannten Verfahren sind der schnelle einseitig, beidseitig und ohne Umlagerung ausführbare Eingriff und die drainagelose und unproblematische Pflege der Hautstomata.

Nachteile der Pyelo- oder hohen tangentialen Ureterocutaneostomie sind unkontrollierte Drucksteigerungen im Nierenbeckenkelchsystem verbunden mit pyelonephritischen Schüben, die nach der Rekonstruktion des distalen Harnleiters bei Verschluß des Harnleiterfensters in dritter Sitzung auftreten können.

Nachteile der distalen temporären Ureterocutaneostomie sind technische Schwierigkeiten bei der Harnleiterrekonstruktion (Überbrückung des distalen Segmentes mit einem gestielten Blasenlappen).

Wir bevorzugen die Durchzugsnephrostomie trotz der Nachteile der Pflege, der möglichen temporären Abknickung und auch des Durchschneidens bei extrem dünnem Nierenparenchym, aber andererseits mit dem Vorteil, am „unberührten" Harnleiter und unter dem Schutz der Nephrostomie die Korrektur in zweiter Sitzung vornehmen zu können. Im Pro und Kontra der verschiedenen temporären Harnableitungsverfahren existiert keine einhellige Meinung. Ursprüngliche Verfechter der Ureterhautfistel bevorzugen derzeit die Nephrostomie und umgekehrt.

Nach mehrfach mißglückten Harnleiterrekonstruktionsversuchen bietet in einzelgelagerten Fällen die gekreuzte Nierenbecken-Nierenbecken-Anastomose eine letzte Auswegsmöglichkeit vor dem Entschluß zur definitiven Harnableitung. Vorteil dieser Methode ist die unproblematische Anastomose, wogegen bei der Harnleiter-Harnleiterverbindung oftmals beträchtliche Kaliberunterschiede ausgeglichen werden müssen.

Definitive Harnableitung mit nassem cutanem Stoma

Die Indikation zu der im allgemeinen irreversiblen definitiven Harnableitung mit einem nassen cutanen Stoma ist unumstritten: 1. Bei malignem Grundleiden, so den Rhabdomyosarkomen, 2. der Myelodysplasie, und 3. als letzter Ausweg bei beidseitigem Megaureter nach mißglückten Rekonstruktionsversuchen.

Hinsichtlich der Rhabdomyosarkome der Blase und des weiblichen Genitales sind:

1. Vorbestrahlung nur bei fortgeschrittenen Fällen, ansonsten vordere Exenteration einschließlich Lymphadenektomie
2. Verlagerung der Harnableitung aus dem kleinen Becken als Voraussetzung für die spätere Nachbestrahlung
3. Cytostatische Therapie standardisierte Behandlungsverfahren.

Max. 4000 bis 6000 R. Actinomycin D 0.075 mg/kg (max. 0,5 mg täglich 5 Tage); Vincristine 0,05 mg/kg/Woche (in 9wöchentlichem Cyclus, 1 Jahr); (Endoxan 10 mg/kg/Tag (10 Tage).

Unter der oben angeführten Therapie wurden die bisher besten 5 Jahresüberlebenzeiten(—50%) erreicht.

Kongenitale Myelodysplasien

Kongenitale Myelodysplasien werden in der Bundesrepublik derzeit bei einer auf 1000 Geburten registriert. Durch frühzeitige neurochirurgische Intervention überleben heute 80% der Kinder mit lumbodorsaler Spina bifida.

Schlaffe, spastische, vorwiegend aber gemischte Formen der neurogenen Blasenentleerungsstörung beeinflussen die oberen Harnwege zu unterschiedlichen und schwer voraussehbaren Zeitpunkten und in verschiedenem Ausmaß.

Zwischen den beiden Ausscheidungsurogrammen links und rechts (Abb. 1) bei einem 4 Monate alten Mädchen mit einer kongenitalen lumbodorsalen Spina bifida liegt ein Zeitraum von nur 6 Monaten.

Bis zum 5. Lebensjahr wird eine deutliche Zunahme der Nierenveränderungen beobachtet, die mit dem 15. Lebensjahr eine gewisse Spitze erreichen, wonach rund 50% aller Patienten irreversible Insuffizienzerscheinungen aufweisen.

Der Aufwand an neurochirurgischen und orthopädischen Eingriffen, an Pflege und Rehabilitation erscheint somit wenig sinnvoll, wenn darüber die letzten Endes entscheidende rechtzeitige Korrektur der Harnwege versäumt wird oder unterbleibt. Die transurethrale Elektroresektion des äußeren Schließmuskels vermindert zwar die Gefahr für die oberen Harnwege, ohne jedoch das soziale Problem der totalen Inkontinenz zu lösen.

Eine Indikation zur Harnableitung ergibt sich:

1. Bei Kindern mit einem primär hohen Blasenausgangsdruck, die im Rahmen der 6monatlichen röntgenologischen Routinekontrolle erste stauungsbedingte

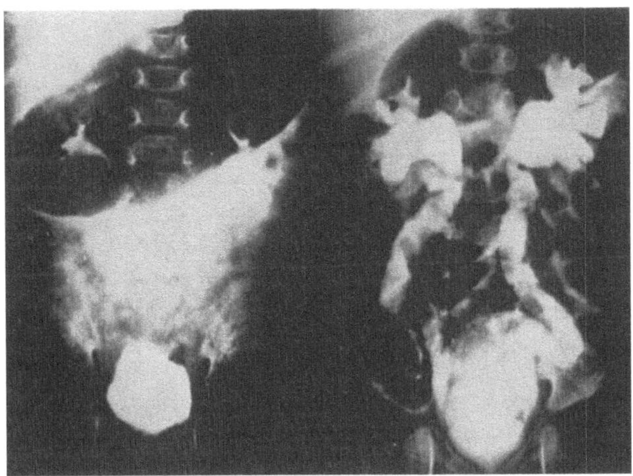

Abb. 1

Veränderungen an den oberen Harnwegen zeigen oder bei denen ein vesicoureteraler Reflux nachweisbar ist.

2. Bei Kindern mit normalen oberen Harnwegen, mißglücktem Versuch des konservativen und medikamentös unterstützten Blasentrainings sowie totaler Inkontinenz aus sozialer Indikation.

Die definitive Ureterocutaneostomie ist ausschließlich bei Niereninsuffizienz, Acidose und extrem dilatierten Harnleitern indiziert und somit bei Kindern, bei denen das Risiko einer Darmzwischenschaltung zur Harnableitung zu hoch ist. Für alle anderen genannten Indikationen gelten Colon-Conduit und Ileum-Conduit als Alternativ- und Konkurrenzverfahren. Wir persönlich bevorzugen den Colon-Conduit aus folgenden Gründen:

1. Bei Myelodysplasien, und diese bilden das Hauptkontingent aller Patienten, besteht zugleich ein Megacolon. Die Wiederherstellung der Darmkontinuität am erweiterten Sigma ist einfach, intestinale Komplikationen dementsprechend die Ausnahme.

2. Der Conduit liegt retroperitoneal und isoperistaltisch.

3. Die Implantation auch extrem dilatierter, und wenn erforderlich, verschmälerter Harnleiter nach Goodwin oder nach Mathisen verringert das Refluxrisiko.

Das Risiko eines Refluxes aus dem Conduit im Harnleiter- und Nierenbeckenkelchsystem ist gegeben:

1. Wenn die Kinder die Körperhaltung im Schlafe, z. B. auf dem Bauche liegend, verändern.

2. Beim Sitzen im Rollstuhl, wenn eine Abknickung der ausgeschalteten Darmschlinge erfolgt.

3. Wenn das Stoma entweder primär zu tief angelegt wurde oder wenn es mit zunehmendem Längenwachstum des Kindes nach distal rückt.

4. Wenn auch nur temporäre entzündungsbedingte Stomakomplikationen auftreten.

Die Tabelle 1 zeigt eine Gegenüberstellung der Komplikationen beim Ileum-Conduit, Colon-Conduit und der Ureterocutaneostomie. Ausschließlich Publikationen mit vollständigen Angaben über den Krankheitsverlauf wurden berücksichtigt.

Unberücksichtigt blieben wichtige Faktoren, wie persönliche Erfahrungen und technische Modifikationen, die die Komplikationsrate entscheidend vermindern können.

So verzeichnete Eckstein in seiner letzten Serie von 70 retroperitoneal angelegten Ileal-Conduits kaum mehr eine nennenswerte Komplikation. Gleichbedeutend ist eine Statistik der UCLA, wonach die Komplikationsrate bei erfahrenen Operateuren 8,5%, bei weniger geübten dagegen doppelt so hoch lag.

Tabelle 1. Harnableitung

	†	Intestinum	Ureter	Stoma	Niere	Gutes Ergebnis
	%					
Ileum-Conduit (524 Fälle)	4	11	3	15	16	75
Colon-Conduit (59 Fälle)	2	14	20	15	20	87
Ureterocutaneostomie (223 Fälle)	13		2	22	14	79

Auch die von Moog beschriebenen Komplikationen beim Colon-Conduit traten ausschließlich in der ersten Serie am anisoperistaltisch angelegten Darmsegment auf und später nicht mehr.

Bei 26 Kindern und einer Beobachtungszeit bis zu 7 Jahren beobachteten wir an Komplikationen: Einmal eine Nierenkelchsteinbildung, nach einjähriger Bettruhe bei orthopädischer Versorgung eine korrekturbedürftige Ureterstenose und zweimal eine temporär ausgeprägte Dermatitis im Bereich des cutanen Stomas.

Exstrophie

Bei Kindern mit einer Blasenekstrophie und einem intakten oder aller Wahrscheinlichkeit nach intaktem analem Schließmuskel ist der Entschluß zur primären irreversiblen Harnableitung mit einem nassen cutanen Stoma zu einem Zeitpunkt, zu dem die Kinder nicht selbst darüber entscheiden können, schwer. Alternativverfahren sind:

1. Der primäre Blasenverschluß und die Aufbauplastik.

2. Die Rectumblase mit einem der transsphinctären Durchzugsverfahren.

3. Die Implantation des Trigonums in das Rectum oder die Anastomose der Blasenplatte mit dem Rectum nach Boyce-Vest.

4. Die Ureterosigmoidostomie mit und ohne Anlage eines temporären Anus praeter.

In den Tabellen 2 und 3 sind jeweils in der oberen Kolumne die vorwiegend retrospektiv ermittelten und nur teilweise vollständigen Angaben aus dem Weltschrifttum bis 1969 dargestellt. Diese wurden jeweils in der unteren Kolumne den persönlich mitgeteilten Erfahrungen von Kinderurologen im Rahmen eines Exstrophie-Symposions 1970 gegenübergestellt.

Übereinstimmend wurden die Spätergebnisse der Blasenaufbauplastik ungünstig beurteilt. Reflux und Inkontinenz dominieren unter den Komplikationen.

Tabelle 2

	Anzahl	†	Komplikationen	Gute Ergebnisse
		%		
Aufbauplastik				
Literatur	327	3	74	10
Symposion	185	5		15
Rectum-Blase, Durchzugsoperation				
Literatur	212	11		86
Symposion	47	17	52	49
Maydl-Boyce-Vest				
Literatur	397	25		58
Symposion	44	6	31	59

Bei den verschiedenen transsphinctären Durchzugsverfahren wurden anläßlich des Symposions strenge Maßstäbe hinsichtlich Kontinenz und Unterscheidungsmöglichkeit von Stuhl-, Harn- und Windabgang angelegt, die zu differenten Ergebnissen im Vergleich zum Schrifttum führten.

Nur 60% aller nach Maydl, bzw. Boyce-Vest operierten Kinder hatten zufriedenstellende Spätergebnisse. Zumindestens in einem Teil der Fälle dürfte die primäre Insuffizienz der Harnleiterostien hierfür verantwortlich sein. Kombinierte

Tabelle 3

	Anzahl	†	Komplikationen	Gute Ergebnisse
		%		
Rectum-Blase				
Literatur	219	11		88
Symposion	25	14	19	71
Ureterosigmoidostomie				
Literatur	1161	12		44
Symposion	107	8	33	59

Stuhl-Harnfisteln waren bei dem Verfahren nach Boyce-Vest häufigste Komplikation.

Vergleicht man zuletzt die Ergebnisse der Harnleiterdarmimplantation mit und ohne primärer Anlage eines Anus praeter, so sind sie erwartungsgemäß bei der Sigma-Rectumblase und somit der getrennten Stuhl-Harnableitung besser, als bei der Harnumleitung in den nicht ausgeschalteten Darm.

Bis heute existiert somit kein stomafreies Harnableitungsverfahren, das zugleich einen sicheren Schutz für die oberen Harnwege gewährleistet. Nach den unbefriedigenden Spätergebnissen mit der Blasenaufbauplastik und den bei der

Blasenekstrophie ebenfalls nicht überzeugenden transsphinctären Durchzugsverfahren zeichnet sich am Kontinent in gewisser Hinsicht eine Renaissance der Ureterosigmoidostomie ab, die in den Vereinigten Staaten verpönt ist und durch den primären Ileal-Conduit ersetzt wurde.

Auf der Suche nach einem Ausweg aus dem Dilemma zahlreicher modifizierter Operationsverfahren mit nur teilweise befriedigenden Spätergebnissen, verfolgen wir bei Kindern mit Blasenekstrophie seit 7 Jahren folgendes Konzept:

1. Keine primäre irreversible Harnableitung mit nassem cutanem Stoma aus psychologischen Gründen.

2. Ureterosigmoidostomie am Ende des 2. Lebensjahres in der Modifikation nach Goodwin unter folgenden Voraussetzungen:

1. Sorgfältige laufende und kurzfristige Überwachung der oberen Harnwege mittels Sequenzszintigraphie und Isotopennephrographie aus Gründen der geringen Strahlenbelastung in halbjährlichen Abständen.

2. In gleichen Abständen Blutgasanalysen und medikamentöse Korrektur der Acidose mittels Acetolyt.

3. Antibiotische Langzeittherapie.

4. Sofort bei Auftreten von Komplikationen an der Harnleiter-Darmimplantationsstelle Korrektur der Harnleiterimplantation, gegebenenfalls unter Anlegen eines Anus praeter bei beidseitigen Stenosen.

5. Primäre Sigmarectumblase bei Kindern, bei denen die Voraussetzungen für eine kurzfristige Kontrolle auf lange Zeit nicht gegeben sind.

6. Rückverlagerung der Colostomie, wenn im schulpflichtigen Alter die oberen Harnwege unauffällig sind, kein Reflux besteht und die Beseitigung der Colostomie gewünscht wird.

7. Umwandlung der Ureterosigmoidostomie in einen Colon-Conduit, bei weiterbestehenden Mängeln an der Implantationsstelle oder wenn sich herausstellt, daß der anale Schließmuskel flüssigen Darminhalt nicht zu kontrollieren vermag.

Unter den genannten Voraussetzungen der kurzfristigen Kontrolle und der sofortigen Korrektur bei Reflux oder Stenose an der Harnleiterdarmimplantationsstelle scheinen die bisherigen Ergebnisse der Ureterosigmoidostomie durchaus verbesserungsfähig.

Unser eigenes Krankengut umfaßt insgesamt 12 Kinder mit einer Blasenekstrophie, die bei einer Kontrolle zwischen 2 und 7 Jahren normale obere Harnwege aufwiesen, wobei in 2 Fällen eine Korrektur der Ureterimplantationsstelle vorgenommen worden war.

Zusammenfassung

1. Temporäre Harnableitung, Nephrostomie bzw. Durchzugsnephrostomie bei extrem dilatiertem Harnleiter, auch wahlweise hohe oder tiefe tangentiale Ureterocutaneostomie ausschließlich bei Risikofällen, ansonsten primäre Beseitigung der Harnabflußhindernisse.

2. Definitive Harnableitung in Form der Ureterocutaneostomie nur bei extremer Harnleiterdilatation und eingeschränkter Nierenfunktion somit bei Kindern, bei denen die Darmzwischenschaltung als zu riskant erscheint.

3. Harnableitung mit nassem cutanem Stoma in Form des Colon- oder Ileal-Conduit bei malignem Grundleiden, Rhabdomyosarkomen der Blase oder des weiblichen Genitales wegen der erforderlichen Nachbestrahlung, bei Meningomyelocelen mit drohenden Nierenveränderungen oder zur Beseitigung der Inkontinenz und als letzter Ausweg zur Korrektur nach mißglückten Megaureteroperationen oder mißglückten Voroperationen wegen Exstrophie und Epispadie.

4. Harnumleitung in den nicht ausgeschalteten Darm nach Mathisen, Goodwin oder Leadbetter bei der Blasenexstrophie unter den Voraussetzungen der kurz-

fristigen Kontrolle der oberen Harnwege, der medikamentösen Langzeittherapie und Behandlung einer evtl. auftretenden Acidose und der sofortigen Korrektur bei Auftritt von Mängeln an der Implantationsstelle.

Professor Dr. R. Hohenfellner
Direktor der Urol. Univ.-Klinik
D-6500 Mainz
Langenbeckstraße 1

H. B. Eckstein: **Harnableitung durch Ileum-Conduit** (Film)

H. B. Eckstein M. A., M. D., M. Chir., F. R. C. S.
Hospital for Sick Children
Great Ormond Street
London
and Queen Mary's Hospital for Children
Surrey (Großbritannien)
Carshalton

E. Heiming: **Erfahrungen mit der Bricker-Blase beim Kind**

In den letzten 4 Jahren mußten wir 20mal die Indikation zu einer definitiven Harnableitung beim Kind stellen. Wir wählten den Ileum-Conduit, um zunächst eigene Erfahrungen mit einer Methode zu sammeln, da nach dem Literaturstudium die Wahl und das Für und Wider der zahlreichen Methoden die Entscheidung nicht gerade erleichterte. Die Indikation ergab sich in 13 Fällen aus einer Blasenexstrophie, 4mal handelte es sich um neurogene Blasenstörungen bei Meningomyelocelen, 1mal um eine solche Störung bei multiplen Mißbildungen und 2mal betraf sie embryonale Rhabdomyosarkome, die eine totale Cystektomie erforderten. Insgesamt waren es 6 Knaben und 14 Mädchen. Bei den Meningomyelocelen naturgemäß nur Mädchen, da wir bei Knaben ein Penisurinal anlegen und wenn notwendig die Elektroteilresektion des Sphincter externus durchführen. Die Letalität mit zwei Kindern erscheint zunächst hoch, ein Kind ist aber an der bösartigen Grundkrankheit gestorben und das zweite kam leider mit einer unerkannten Urämie zu spät in die Klinik (Abb. 1).

	Indikation			
Grundkrankheit	Anzahl	♂	♀	†
Blasenexstrophie	13	5	8	1
Neurogene Blase (Meningomyelocele)	4		4	
Neurogene Blase (multiple Mißbildung)	1		1	
Rhabdomyosarkom	2	1	1	1
Gesamt	20	6	14	2

Abb. 1. Indikation zur Durchführung einer definitiven Harnableitung

Das Operationsalter ergibt den Gipfel zwischen dem 4. und 5. Lebensjahr. Auch hier handelt es sich wieder um Meningomyelocelenkinder. Wir empfehlen in diesen Fällen die Anlage der definitiven Harnableitung vor der Einschulung in Übereinstimmung mit sehr vielen Autoren. Großen Wert legen wir auf die intensive Aufklärung und Unterrichtung der Eltern. Sie müssen regelrecht in die Pflege miteinbezogen werden, dann können psychische Betreuung und sorgfältige ärztliche

Überwachung dem Kind ein annähernd normales Leben ermöglichen. Immer aber sollte die definitive Harnableitung vor Auftreten sekundärer Nierenschäden erfolgen. Leider kommen häufig Kinder nach Operation einer Meningomyelocele zu spät in die urologische Behandlung. Es bestehen dann schon schwerste sekundäre Nierenstörungen und irreversible Schäden durch die neurogen bedingten Blasenentleerungsstörungen. Dann kann die definitive Harnableitung lediglich noch die globale Restfunktion erhalten aber nicht mehr bessern.

Abb. 2 zeigt ein 12jähriges Mädchen im Zustand nach multiplen notwendigen operativen Vorkorrekturen bei vesicointestinaler Fissur. Hier konnte abschließend die bestehende Blaseninkontinenz durch eine Ileumblase gebessert werden. Durch das „Trockenwerden" lebte das vorher sehr schwer gestörte Mädchen sichtbar auf und hat sich schnell an das Tragen des Urinals gewöhnt. Hier hat die Dünndarmblase eine besondere Domäne, da wegen der begleitenden Analfunktionsstörungen und der oft in diesen Fällen vorkommenden Dickdarmfehlbildungen andere Harnableitungen gar nicht möglich sind.

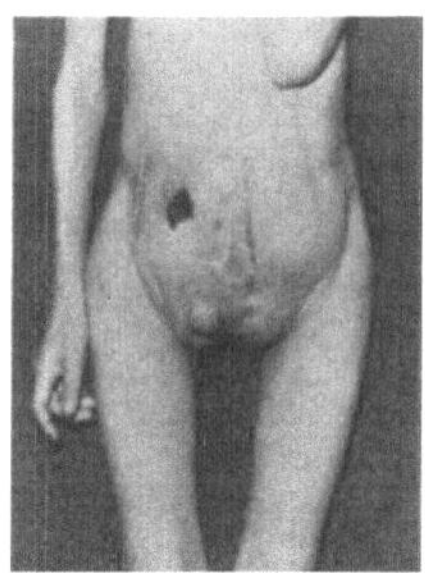

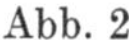

Abb. 2

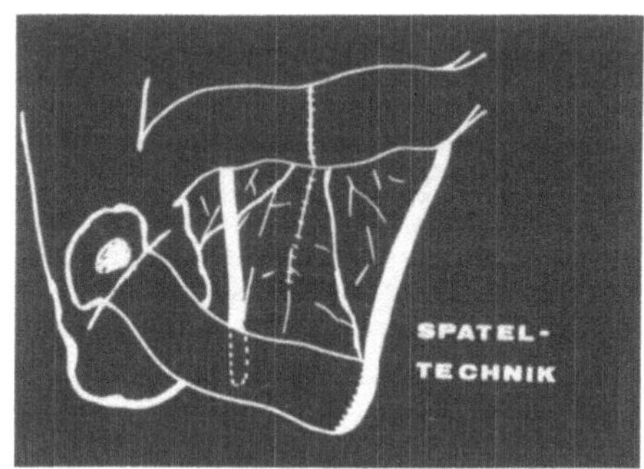

Abb. 3

Abb. 2. 12jähriges Mädchen mit vesicointestinaler Fissur nach Anlage einer definitiven Harnableitung durch Ileum-Conduit

Abb. 3. Spateltechnik: Spatelförmiges Anschneiden der Ureteren vereinfacht die Anastomose zwischen Ureter und Darm und verhindert Stenosen

Die Operationstechnik sollte drei Forderungen erfüllen:

1. Genügend weite Ureter-Darmanastomosen.
2. Genügend kurzer Conduit, damit dauernder Urindurch- und -ausfluß gewährleistet ist.
3. Genügend weites und gut funktionierendes Ileostoma.

Abb. 3 zeigt die von uns angewandte sog. Spatel-Technik bei den Ureter-Darmanastomosen. Der Ureter wird dabei spatelförmig angeschnitten, die Anastomose dadurch breit und gut durchführbar. Der sonst zusätzliche orale Ileumverschluß fällt bei dieser Methode weg. Appendektomie, Peritonealisierung, Mesenterialschlitzverschluß und leichte Pexierung des Darmsegments an der inneren rechten Bauchwand sind erforderlich. Wir schienen die Ureteren für 8 bis 10 Tage und achten darauf, daß der Conduit nicht länger als 9 bis 10 cm ist, selbstverständlich unter zusätzlicher Berücksichtigung einer 2 cm langen Muffe und unter Beachtung der Bauchwanddicke. Unter ausreichender Haut-, Muskel- und Fascienexcision bei der Anlage des Stomas können spätere Stenosen vermieden werden. Als Nahtmaterial verwenden wir 4×0 Chromcat.

Die postoperative Überwachung besteht in der Elektrolytbilanz, Harnstoffkontrollen, Infusionen, 5tägiger Nahrungskarenz und antibiotischer Abschirmung. Präoperativ wird der Darm mit Nebacetintabletten desinfiziert. Postoperativ führen wir Röntgenkontrollen nach 3 Wochen, 6 Monaten und dann 1- bis 2jährlich durch. Als Auffangbeutel verwenden wir das Chironurinal, glauben aber, daß die Pflege des Gummibeutels besonders für die Eltern zu Hause manchmal relativ schwierig ist und sind der Meinung, daß man sich in Zukunft nach besser zu verwendenden und häufiger zu wechselnden Plastikmaterialien umsehen sollte.

Abb. 4 ergibt eine Zusammenstellung unserer eigenen Komplikationen, die in der Literatur als sehr zahlreich beschrieben werden und insbesondere die Ileostomastenose hervorheben, die 30% aller Komplikationen ausmacht. Wir sahen viermal in den ersten 2 Jahren eine Ureter-Darmanastomosenstenose, die durch die damals noch angewandte sog. Eintauchmethode (elephant-trunk) entstanden war. Inzwischen haben wir aber alle Kinder nachkorrigiert unter Verwendung der auf Abb. 3 beschriebenen Spateltechnik und haben danach keine Ureter-Darmanastomosenstenosen gesehen. Dreimal kam es in unserem Krankengut zu einem Platzbauch. Hier handelt es sich aber immer um jeweils bereits präoperativ schwerstgeschädigte Kinder mit einer enorm herabgesetzten Widerstandskraft.

Art	Komplikationen		
	Blasen-exstrophie	Neurogene blase	Rhabdomyo-sarkom
Platzbauch	2	1	
Ureterstenose	4		
Stomastenose			1
Urincyste	1		
Absceß	1		
Ileus			1
Steinbildung	2		

Abb. 4. Zusammenstellung der postoperativen Komplikationen bei 20 Kindern mit Ileum-Conduit

Zweimal traten Steinbildung auf, die eindeutig durch das auch von uns früher zu lang angelegte Ileumsegment entstanden sein dürften. Verzögerte Entleerung mit Urinstase und dadurch Unterhaltung des Infektes sind mitverantwortlich zu machen. In unseren beiden Fällen von Steinbildung waren Nachkorrekturen durch Kürzung des Segments erforderlich. Die in der Abbildung aufgeführte Urincyste und ein Absceß konnten gut beherrscht werden. Lediglich einmal trat ein Ileus auf, dabei handelte es sich um ein vorbestrahltes Tumorkind und war somit als Komplikation nicht der Methode anzulasten. Einmal sahen wir eine Stomastenose durch Angulation eines wiederum zu langen Segmentes gleich hinter dem Stoma. Auch hier war die operative Kürzung indiziert. Fünfmal beobachteten wir eine mäßige kurzfristige Harnstofferhöhung, siebenmal kam es zu leichten Natrium- und Kaliumanstiegen, die jeweils rasch beherrscht werden konnten. Bezüglich der neurogenen Blasen ist noch anzufügen, daß wir hier das ursprüngliche Organ belassen und eine Zeitlang postoperativ mit Harndesinfizien spülen. Eine Cystektomie wegen persistierender eitriger Cystitiden war bis jetzt nicht notwendig.

Wir glauben, daß der Ileum-Conduit beim Kind eine geeignete Form der definitiven Harnableitung darstellt, wenn die Ureter-Darmanastomose genügend weit und das Ileumsegment genügend kurz ist. Auftretende Komplikationen sollte man sofort korrigieren und die beschriebenen Schwierigkeiten können sämtlich bei Vermeidung technischer Detailfehler verhindert werden. Der gefürchtete Ileus trifft für das Kind sehr selten zu. Eventuell gefürchtete Dünndarmanastomoseninsuffizienzen sind weniger gefährlich als Dickdarmanastomoseninsuffizienzen, z. B. bei der Dickdarmblase. Eine Rückresorption besteht bei der Dünndarmblase praktisch nicht. Eine hyperchlorämische Acidose stellt eine hohe Rarität dar. Der Urininfekt ist bei dem zu fordernden kurzen Segment zu beherrschen und der angeblich bei der Dickdarmblase besser zu verhindernde Reflux kommt bei der Dünndarmblase in situ mit guter Peristaltik nicht zum Tragen. Wir fanden das durch Conduitogramme bestätigt, die erst bei Auffüllen des Segmentes mit unphysiologisch großen Mengen Refluxe produzierten. Dagegen glauben wir, daß als Kontrolluntersuchung wesentlich besser ein Belastungsurogramm geeignet ist um evtl. Funktionsstörungen nachzuweisen oder auszuschließen. Die einzelnen Phasen der Belastung zeigen deutlich etwaige Dilatationen des Nierenbecken- und Ureterhohlsystems, und insbesondere zeigen die Spätaufnahmen den Funktionsablauf des Conduits und etwaige mangelnde zügige Entleerung. Auch ist die Strahlenbelastung bei diesen Untersuchungen wesentlich geringer als beim Conduitogramm.

Bei bereits stark dilatierten Harnleitern sind auch wir heute der Meinung, daß eine Uretero-Ureterocutaneostomie dieselben Dienste leistet und den Ileum-Conduit nicht notwendig macht. Bei neurogenen Blasen im Rahmen der Spina bifida-Kinder behandeln wir natürlich auch zunächst konservativ mit Ausdrücken, Infektbehandlung, evtl. Sphincteromyotomie. Bei den Mädchen dann aber vor der Einschulung Indikation zur definitiven Harnableitung. Bis zu diesem Zeitpunkt ist die sorgfältige Überwachung mit jährlichen Röntgenkontrollen angezeigt, um den Beginn einer sekundären Nierenschädigung nicht zu übersehen. Insgesamt gesehen halten wir den Ileum-Conduit bei guter Funktion für eine befriedigende Lösung einer definitiven Harnableitung sowohl für die Kinder als auch für die Eltern, was nicht zu vergessen ist. Der drohende Nierenschaden ist gebannt, die Integration dieser kleinen Patientin in die Gesellschaft doch wesentlich erleichtert.

Dr. E. Heiming
Kinderchirurg. Klinik
des Kinderkrankenhauses
D-5000 Köln
Amsterdamer Straße 59

K. Jurkovic und W. Schwarzhaupt: **Alloplastische Stomaprothese beim Sigma-Conduit**

Die Schwierigkeit der Versorgung eines nassen Stomas liegt einerseits am wasserdichten Verschluß, der erst die Gesellschaftsfähigkeit des Patienten gewährleistet, andererseits in der individuell ziemlich unterschiedlichen Hautempfindlichkeit.

Die Grundvorstellung des Tierversuchs lag darin, die Inkontinenz des Conduit-Stomas durch Interposition einer in die Bauchdecke eingeheilten alloplastischen Prothese auszuschalten. Über die prinzipielle Lösung dieses Problems wurde bereits berichtet; spezielle Schwierigkeiten ergaben sich im Gegensatz zur heute schon routinemäßigen Kunststoffverwendung in der Weichteilchirurgie durch Kontakt der Prothese mit Harn, Darmsekret und Außenwelt.

Bei der Versuchsanordnung an Kaninchen und Hunden handelte es sich im Prinzip um einen harnführenden Darmteil, dessen Stoma nicht wie üblich im Hautniveau, sondern im Peritoneum parietale fixiert wurde. Die Überbrückung der gesamten Bauchdecke mit einer eingeheilten Rohrprothese sollte als eine völlig in sich geschlossene Harnableitung und damit einen sicheren Schutz vor Hautschäden und Leckbildungen im Sammelsystem garantieren. Das Rohr wurde mit einer subcutanen und einer präperitonealen Ringplatte stabilisiert. Die Operation wurde meist zweizeitig durchgeführt: Zunächst wurde die Prothese implantiert und in zweiter Sitzung der Conduit angeschlossen.

Bei dieser Form der alloplastischen Harnableitung ergaben sich neben der Inkrustationsgefahr noch weitere Probleme dadurch, daß das Transplantat an beiden Enden eine Verbindung zwischen Weichteilmedium und Außenwelt herstellt und die Harnpassage im Kunststoffrohr durch Obstruktion mit Darmschleim zusätzlich gefährdet ist. Ein Verschluß des Rohrs mit Drucksteigerung im Conduit führt in jedem Fall zur Harnunterspülung und Verlust der Prothese. Die Gefahr der Inkrustation wurde in späteren Versuchen durch Verwendung eines austauschbaren Innencylinders vermieden, der Verschluß durch Darmsekret kann durch entsprechende Dimensionierung des Rohrquerschnittes von etwa 10 mm im Versuchsmodell am Hund verhindert werden.

Das Ziel der letzten Versuchsserie war, eine perfekte Abdichtung des Kunststoff-Conduits nach außen und innen zu finden und dessen reaktionslose Einheilung histologisch nachzuweisen. Abgesehen von der Gingiva gibt es kein Epithel, daß penetrierende Fremdkörper primär toleriert bzw. komplett abdichtet und damit eine Keimaszension in das Implantatlager verhindert. Andererseits haben tierexperimentelle Versuche und auch vereinzelte klinische Anwendungen — allerdings nur unter kurzzeitiger Beobachtung — gezeigt, daß sowohl velourartige Kunststoffasergewebe, als auch feinporige Kunststoffschwämme als Auflage auf einen die Bauchdecke durchdringenden Fremdkörper eine absolut dichte Isolation gegen umgebende Weichteile einerseits und angrenzende Haut- bzw. Schleimhautoberfläche andererseits herstellen können. Die schwache Stelle des Implantates ist also der Winkel zwischen Epithel und durchtretendem Rohr. Glattes Kunststoffmaterial heilt gesetzmäßig unter Ausbildung einer Bindegewebskapsel mit capillärem Spalt ein, in dem das Implantat sozusagen schwimmt, während faseriges Material vollkommen vom Bindegewebe ohne Ausbildung einer Tasche durchsetzt wird, womit im Falle des penetrierenden Conduits das Implantatlager gegen eine Keiminvasion oder möglicherweise erhöhten Innendruck des Darmsegmentes geschützt wäre.

Die verwendete Conduit-Prothese, die diesen Anforderungen entsprach, bestand in ihren festen Teilen aus einem Äthylenpolymer, das mit Epoxydkleber an den Platten fixierte Fasermaterial war Treviravelour, das nur an den dem Epithel zugewandten Seiten der Platten aufgetragen wurde.

Die Implantate heilten sowohl bei Kaninchen wie Hunden reaktionslos ein. Das Verlourmaterial gewährleistete bei freien Abflußverhältnissen einen festen Schluß der Haut um das durchtretende Conduit-Rohr.

Die histologischen Schnitte des 6 bis 12 Wochen nach Operation exstirpierten Implantatlagers zeigten in van Gieson-Färbung eine dichte Durchsetzung des Velours mit reaktionslosem Bindegewebe, das an der Grenzfläche zwischen Conduit-Rohr und Faserplatte fest haftete und nur scharf abgelöst werden konnte. Diese velourartigen Stoffe provozieren im Gegensatz zu dem in der Chirurgie verwendeten Filzmaterial eine wesentlich stärkere Bindegewebsproliferation. Die Velourplatte fungierte also als Matritze für einen breiten bindegewebigen Dichtungsring um das Conduit-Rohr.

Zusammenfassend brachte dieser Tierversuch also folgende Ergebnisse: Ein harnableitender penetrierender Hohlkörper ist gegen Abstoßung geschützt, wenn er drei Bedingungen erfüllt:

Er muß ein ausreichend weites Lumen aufweisen, das harnführende System muß auswechselbar sein und der solide Conduit-Körper muß zur Abschirmung gegen Außenwelt und Darmlumen an beiden Durchtrittsstellen eine Veloursauflage tragen. Mit Ausarbeitung der Details ist das Problem jedoch nicht gelöst; in der

Klinik ist der Conduit nur im langfristigen Konzept sinnvoll, so daß erst die laufenden Langzeittierversuche die Möglichkeit und die Sicherheit eines klinischen Einsatzes anzeigen werden.

Dr. K. Jurkovic
Dr. W. Schwarzhaupt
Urol. Univ.-Klinik
D-6500 Mainz
Langenbeckstraße 1

Diskussion zu den Vorträgen S. 6 bis 28

H. H. Baur, Wuppertal: Ich möchte auf zwei Dinge kurz eingehen. Zunächst zur Terminologie: Es wurde vorher bei der Harnableitung wieder von der Bricker-Blase gesprochen. Es gibt immer mehr Kollegen, die der Ansicht sind, daß man den Begriff „Bricker-Blase" nicht mehr verwenden sollte, da er nicht zutreffend ist. Bricker hat zwar um die Verbreitung des Verfahrens die größten Verdienste, seit er im Jahre 1950 die Methode neu aufgegriffen hat. Aber schon vor ihm haben Shoemaker u. Zaaijer im Jahre 1910 und Seiffert (1932) dieses Prinzip angewendet.

Wesentlicher noch erscheint mir die Tatsache, daß es sich bei der cutanen Ureteroileostomie nicht um eine Blase im Sinne eines Urinreservoirs handelt. Wir haben bei etwa 30 unserer Patienten mit Ileum-Conduit die ausgeschaltete Ileumschlinge abkathetert, sie war in den meisten Fällen leer oder enthielt höchstens 10 ml Urin. Der Begriff „Conduit", der sich in der angelsächsischen und französischen Literatur eingebürgert hat, entspricht viel eher diesen Gegebenheiten. Denn es handelt sich lediglich um ein Darmrohr, durch das der Urin läuft und infolge der Peristaltik ständig nach außen abfließt. Ich möchte vorschlagen, statt „die Bricker-Blase" künftig „der Ileum-Conduit" zu sagen.

Dann noch ein Wort zur Meningomyelocele: Wir haben in Wuppertal bisher 48 Fälle mit Ileum-Conduit operiert, davon 6 Patienten mit Spina bifida und noch einige Kinder mit anderen Diagnosen. Spina bifida-Kinder haben in der Regel keinen funktionstüchtigen Analsphincter. Aus diesem Grunde entfällt hier die Diskussion, ob man nicht eine Ureterosigmoidostomie vorziehen sollte. Ein Sigma-Conduit oder ein Ileum-Conduit ist hier die Methode der Wahl, zumindest bei inkontinenten Mädchen.

Über die Indikation zur Harnableitung bei Jungen sind die Ansichten geteilt. Die meisten Jungen kann man inkontinent resezieren und mit einem Urinal versorgen. Aber ich halte den Ileum-Conduit mit wasserdicht aufgeklebten Urinauffangbeutel auch hier für die bessere Methode. Durch die Fortschritte der Neurochirurgie wird jetzt eine Flut von Meningomyelocelen auf uns zukommen. Nach statistischen Berechnungen sollen es pro Jahr in der Bundesrepublik 1300 sein. Wir sollten uns unbedingt intensiv mit der urologischen Versorgung dieser Kinder beschäftigen. Vor allem müssen wir die Zusammenarbeit mit den Neurochirurgen, Pädiatern und Orthopäden anstreben.

Und zum Schluß noch zwei Fragen an Herrn Eckstein: In welchem Alter stellen Sie bei der Meningomyelocele die Indikation zur Harnableitung und wie stehen Sie zur Harnableitung bei Jungen?

P. Bischoff, Hamburg: Ich möchte vor allem zu dem Vortrag von Herrn Sigel etwas sagen, weil diese Zusammenfassung wirklich das beste, klarste und z. T. mit neuen Ideen gespickte Referat war, was ich gehört habe. Ich darf ihn sehr herzlich dazu beglückwünschen.

Zum Bricker-Conduit möchte ich feststellen, daß wir einen Unterschied machen zwischen einem Conduit und einer Bricker-Blase. Den Conduit legen wir an, wenn er für das ganze Leben gedacht ist, die Bricker-Blase — oder wie Sie es nennen wollen — machen wir dann, wenn wir die Absicht haben, den Schenkel an die inzwischen bei der Extrophie aufgebaute Blase anzuschließen. In solchen Fällen machen wir nicht einen queren, sondern einen senkrechten Conduit oder eine Blase. Ich gebe zu, daß wir — wie wahrscheinlich alle —, die sich mit der Materie beschäftigen, unter Steinbildungen zu leiden haben. Ich habe wohl 4 oder 5 Bricker-Blasen, und Herr Hohenfellner hat eine für mich operiert, die alle einen fast taubeneigroßen Stein hatten. Ich muß aber feststellen, daß sich diese Steinbildung nicht wiederholt hat und es nur in der ersten Zeit dazu gekommen ist. Weiterhin wollte ich noch sagen, daß wir sehr große Schwierigkeiten haben, wie Sie sicher alle, mit den Urinbeuteln und dazu übergegangen sind, einfach Foley-Katheter einzulegen, obwohl das ja gegen die Lehre ist. Die Foley-Katheter schließen dicht ab, und die Kinder dürfen den Katheter sogar 2 bis 3 Std abstöpseln, und die Mütter bzw. Kinder, wenn sie größer sind, sind durchaus in der Lage, alle 2 oder 3 Wochen die Foley-Katheter zu wechseln. Ich habe diese Kinder 20 Jahre lang beobachtet — wir haben insgesamt allein bei Extrophien 60 Bricker-Blasen angelegt — und wir haben bei keinem dieser Kinder nach 10 und 15 Jahren irgendwelche Elektrolytverschiebungen feststellen können. Die Kinder gewöhnen sich so an diesen Zustand, trotz eines leichten Refluxes treten keine Nierenschäden auf, so daß ich keine Bedenken habe, dieses Vorgehen zu empfehlen.

H. B. Eckstein, London: Bezüglich des Alters der Kinder bei der Harnableitung durch Ileum-Conduit führe ich diesen Eingriff in der Regel im Alter zwischen dem 4. und 5. Lebensjahr durch, weil die Kinder bei uns in England mit 5 Jahren in die Schule gehen und sie dann durch den Eingriff trocken sind, so daß man sie meistens in normalen Schulen unterbringen kann. Ich führe die Harnableitung bei Mädchen nur bei Inkontinenz durch, während ich sie bei Jungen *nie* für eine Inkontinenz allein, d. h. also bei Spina bifida, durchführe, sondern nur dann, wenn ständig Harninfekte bestehen oder sich die oberen Harnwege trotz anderer Operationen erweitern. Ich halte es also nicht für nötig, sondern sogar für falsch, ein Ileum-Conduit oder einen sonstigen Conduit bei Jungen anzulegen, deren obere Harnwege noch normal sind, da man sie mit anderen Beuteln versorgen kann.

W. Lutzeyer, Aachen: Zum Vortrag von Herrn Sigel bezüglich der Harnableitung, bei diesen schweren Formen des Megaureters, möchte ich feststellen, daß ich wie Herrn Hohenfellner der Ansicht bin, daß die hohe Ableitung mit einer Durchzugsnephrostomie sicherer ist, weil man die Niere, wie man sagt, besser in der Hand hat. Die Stauung ist oft nicht übersehbar und nicht beseitigt durch die Bridenbildung beim Megaureter; die renale Situation kann nicht in dem Maße beurteilt werden, und die Rekonstruktion des Harnleiters macht oft Schwierigkeiten.

Ich habe zwei Fragen an Herrn Sigel:

1. Sie haben gesagt, daß es keinen vesicoureteralen Reflux allein auf der Grundlage eines Infektes gibt.
2. Sie sagten, die Methode der Wahl bei der Korrektur des Blasenhalses ist allein die transurethrale Elektroresektion und nicht die YV-Plastik.

Ich möchte Sie nun fragen, was mit diesen Kindern später bezüglich der Ejaculation geschieht und ob hier irgendwelche Untersuchungen vorliegen.

A. Sigel, Erlangen: Im allgemeinen macht die Infektion keinen Reflux. Bei einer tuberkulösen Schrumpfblase z. B. ist das allerdings etwas anderes, sie spielt jedoch in der Kinderurologie keine Rolle. Bezüglich des Blasenhalses ist festzustellen, da die Blasenhalskontraktur höchst selten ist, daß die Indikation zur YV-Plastik entfällt. Ich habe in den letzten 6 bis 7 Jahren keinerlei YV-Plastiken mehr gemacht, und wenn sie tatsächlich einmal indiziert sein sollte, dann ist die TUR vorzüglich geeignet, sie zu beseitigen. Im Hinblick auf die Störungen bei der Ejaculation danach wird immer wieder festgestellt, sie würde rückläufig in die Blase erfolgen. Ich habe darüber keine eigenen Untersuchungen, aber es gibt Veröffentlichungen, daß diese alte Vorstellung nicht oder zumindest nur noch in der Hälfte der Fälle stimmt und bei Kindern überhaupt nicht mehr zutreffen soll.

Für die freundlichen und wertvollen Worte von Herrn Bischoff möchte ich mich bedanken, und zu den Bemerkungen zur Terminologie von Herrn Bauer kann ich nur feststellen, daß es eine Selbstverständlichkeit ist, daß wir nicht Bricker-„Blasen" meinen, d. h. kein Reservoir, sondern einen Conduit. Aus diesem Grunde bin ich darauf nicht näher eingegangen.

H. Marberger, Innsbruck: Ich wollte nur noch auf etwas hinweisen, was für alle meine Vorredner wahrscheinlich Selbstverständlichkeit ist, und zwar auf die Tatsache, daß man bei der Art der Wahl der Harnableitung bedenken muß, wie die Druckverhältnisse in den oberen Harnwegen während der Austreibung sind und wie sie im Zwischenstück bzw. im künstlichen Reservoir sein werden, das man schaffen wird.

Man sollte bei einem vorgeschädigten oberen Harntrakt immer an die Druckverhältnisse denken und die Harnleiter in ein Niederdrucksystem einpflanzen. Dabei hat sich nach unseren Erfahrungen an vielen hunderten, ich möchte sagen tausenden Fällen bei stark geschädigtem oberen Harntrakt besonders das Ileum-Conduit bewährt. Dabei ist weniger das Stoma des Conduits oder der Austreibungsdruck aus dem Darm maßgebend, sondern es ist zu bedenken, daß der Harnleiter den Urin in das ausgeschaltete Darmstück transportieren muß und daß dies eine Arbeit ist, die unter bestimmten Drucken zu erfolgen hat.

D. Zoedler, Düsseldorf: Mir ist aufgefallen, daß bei den Statistiken über den Ileum-Conduit in einem großen Prozentsatz Exstrophien die Indikation für diesen Eingriff waren. Ich darf vielleicht Herrn Hohenfellner in seinen Anschauungen unterstützen, daß man bei der Blasenexstrophie die Ureterosigmoidostomie weitgehend wieder in die Diskussion einführen sollte. Wir haben auf der letzten Tagung der Nordrhein-Westfälischen Gesellschaft über 200 Ureterosigmoidostomien berichtet, allerdings nicht bei Kindern, und an diesem Material feststellen können, daß die Komplikationsrate (Acidose) sich durch eine konstante Überwachung wesentlich bessern ließ. Die gilt auch bei kleinen Kindern.

R. Hohenfellner, Mainz: Ich glaube, daß die Ureterosigmoidostomie ihre Berechtigung hat, wenn wir diese Kinder laufend überwachen. Es ist entscheidend, daß eine mißglückte Ureterosigmoidostomie sofort korrigiert werden muß. Wir tun das ja auch bei anderen mißglückten Eingriffen, und deshalb ist es nicht verständlich, weshalb wir zuschauen, wie eine

Niere zugrunde geht und letztlich dann nur die Letalität registrieren. Zur Drucksteigerung im Ileum-Conduit und Colon-Conduit wurde von anderen mit Hilfe von radioaktiv markierten Colikeimen nachgewiesen, daß diese in der Niere bis zu 30mal solange verbleiben wie im Conduit, sofern ein Reflux besteht. Dies sollten wir bei der Anlage einer Zwischenschaltung von Darm zur Harnableitung berücksichtigen. Wir müssen daran denken, daß die Kinder im Schlafe und im Rollstuhl ganz andere Druckverhältnisse haben können, auch wenn sie nur temporär sind. Besteht dann eine Infektion, dann können diese Keime in der Niere zu einer Pyelonephritis führen, die erst nach 7, 8 und 10 Jahren endgültig zum Tragen kommt.

S. TSUCHIDA: **The Mechanism of Vesicoureteral Reflux** (mit Film)

Although many experimental and clinical studies on the etiology of vesicoureteral reflux (VUR) have been carried out, its mechanism is still an open question to urologists. In examing the various proposed theories, the question is raised as to which one is most accurate [1, 2, 3, 4]. Among these, the passive valve theory, first advanced by Sampson [1], has received wide support. Sampson's concept of the oblique passage of the ureter through the bladder wall does encompass some reasonable points. Using photomicrographs of the ureterovesical junction, Sampson showed the ureter becoming increasingly oblique as the bladder was distended. This was apparently due to the insertion of the distal tip of the ureter into the fixed trigone and occurred because the intramural ureter was carried upwards as the bladder wall stretched. Sampson also showed that the lumen of the intravesical ureter is round when the bladder is empty and flattened when the bladder is distended. He postulated that it is this compression of the intravesical ureter between a firm bladder wall and an increasing pressure in the bladder that prevents reflux.

To test the accuracy of Sampson's hypothesis, a series of experiments were performed and is described here. It is shown that the passive valve concept contains some incomplete or inaccurate assumptions. Because Sampson's study was done from an anatomical viewpoint, the study described here is concentrated on the physiology of the intra- and extravesical portions of the ureter. From this study, it is concluded that the intramural ureter remains closed except during reflux. In the model used in this study, the intramural part of the ureter remained closed and reflux therefore, did not occur. It is concluded that the intramural ureter remains patently closed.

Under what pathologic situation of the ureter does VUR occur ? This question is discussed in this paper and illustrated experimentally on animal and human preparations.

A Test for the Accuracy of Sampson's Hypothesis

Under intravenous pentobarbital anesthesia, three mongrel dogs weighing 13 kg were sacrificed and a ureter and the urinary bladder were exstirpated. The ureter was transsected 3 cm below the ureteropelvic junction. The urinary bladder was partially resected to include the left ureteral orifice and most of the trigone. This resected urinary bladder with the ureter was secured with silk thread to an open-ended glass tube as seen in Fig. 1a. The glass tube was filled with a physiological saline solution and pressure was created in the tube by pushing a stopper inward. When the pressure in the tube reached the level of 70 mmHg, the bladder wall distended but the saline solution did not pass through the ureter. This result seems to be substantiated by Sampson's idea that the ureter closes as the bladder wall distends.

A plastic disc was then secured to the tube outside the bladder portion to prevent bladder distention. To fix the disc in place, a piece of silk material was placed over it, covering the end of the tube. This is shown in Fig. 1b. After filling the tube with a saline solution and pushing the stopper into the tube to the same pressure level as before, the saline solution failed to pass through. If Sampson's theory was correct, the solution should have passed through because the bladder wall could not distend. The result of this experiment tends to invalidate Sampson's theory.

Physiology of the Extra- and Intramural Ureter

To attack the problem of VUR, a study was devised using electroureterography and intraureteral pressure tracing (urometry) of the extra -and intramural

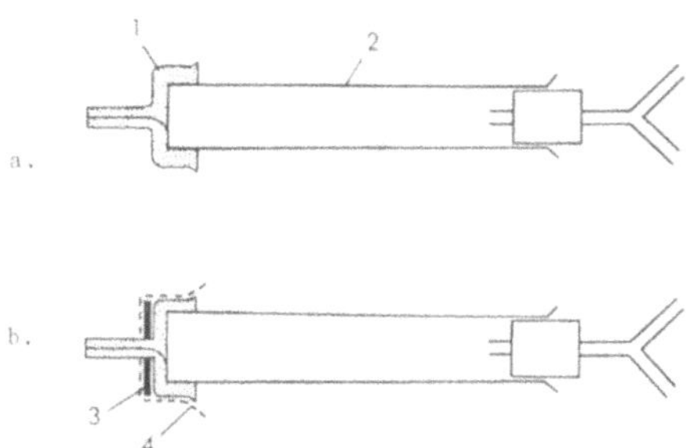

Fig. 1. Schematic representation of glass tube with attached animal bladder and ureter. *1* Animal bladder with ureter, *2* glass tube, *3* plastic disc, *4* silk material cover

parts of the ureter. Subjects were three adults without demonstrable urological disease.

Electroureterography was carried out by the previously reported method [5]. Urometry was carried out by Kiil's method using a No. 3 Fr. whistle-tipped polyethylene ureteral catheter [6]. Both electroureterograms and urometrograms were recorded from the intramural portion of the ureter as well as from other ureteral portions.

As shown in Fig. 2, no noticeable alteration was noted in the action potential complex until the electrode was pulled down to the portion 2.5 cm proximal to the

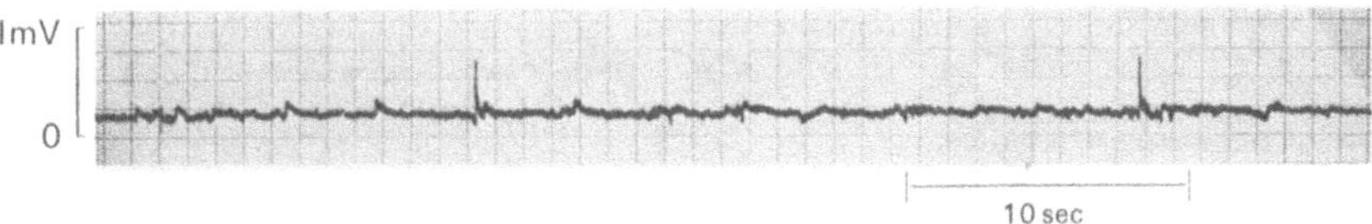

Fig. 2. Electroureterogram of the normal human ureter. An electro-ureterogram recorded at the portion 5 cm from the ureteral orifice. It shows a typical action potential complex. The discharge interval is 23.4 sec, amplitude 0.73 sec, and duration 0.40 sec

ureteral orifice where an abrupt decrease in the amplitude of action potential was recognized. Then an electroureterogram was recorded at the portion 1 cm proximal to the ureteral orifice. This indicated the presence of action-potential of very low amplitude. It was impossible to discern each deflection of the complex. Further distally, the amplitude decreased and no action potential was recognized in the vicinity of the ureteral orifice.

The urometrogram recorded at 5 cm proximal to the ureteral orifice showed the usual contraction complex with a precontraction phase and a contraction phase (Table, Fig. 3).

As was seen in the electroureterogram, no noticeable change was observed in the pattern of the contraction complex until the tip of the catheter came down to about 2.5 cm proximal to the ureteral orifice. Then the contraction phase of the contraction complex disappeared abruptly.

In a previous report, we demonstrated that the contraction phase of the complex on the urometrogram indicated the ureteral contraction and that the precontraction phase coincided with the volume of a urinary bolus pushed downward by the ureteral contraction [7].

Table. Measurements on urometrogram of the normal ureter

Recording site	Distance from the ureteral orifice (cm)	Resting pressure (cm H_2O)	Contraction interval (sec)	Maximum pressure of the pre-contraction phase (cm H_2O)	Contraction pressure (cm H_2O)	Duration of contraction (sec)
Extravesical	3.5	2 – 6	16 – 19	10 – 12	48	13
portion	3.0	2 – 6	16 – 19	10 – 12	33 – 50	11 – 14
Intramural	2.5	2 – 6	16 – 19	10 – 14	11 – 24	8 – 10
portion	2.0	2 – 6	16 – 19	9 – 12		8 – 9
	1.0	2 – 6	16 – 19	9 – 12		8 – 9
	0.5	2 – 6	16 – 19	9 – 12		8 – 9

In addition, it is the fact that, cystoscopically, the ureteral orifice appears closed if no urine is passing through. From these findings, it can thus be concluded that the intramural ureter is a thin, closed tube with no positive opening or closing action.

In the author's opinion, the bolus which has reached the intramural portion is pushed forward by the ureteral contraction progressing downwards and a high pressure would be produced there. Because of this pressure, the lumen of

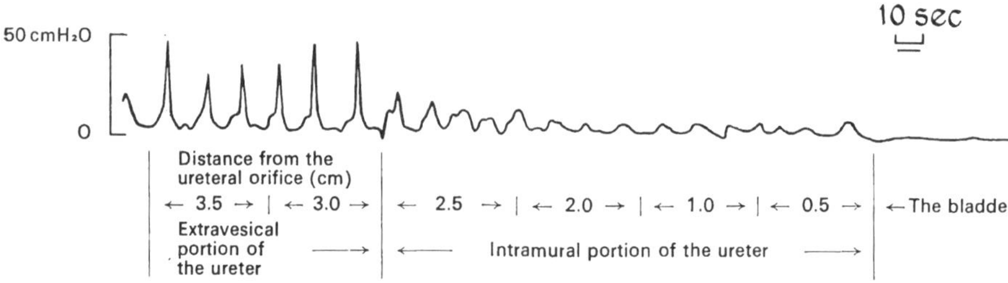

Fig. 3. Urometrogram of the normal human ureter. The contraction complex recorded at the extravesical portion shows a typical pattern. When the recording site enters the intramural portion of the ureter, the contraction phase of a contraction complex disappears abruptly. Urine rate: 2 ml/min. Recording speed: 0.625 mm/sec

the intramural portion of the ureter is forced open, though it must be much narrower than in the upper portion of the ureter, and the urinary bolus is passively ejected into the bladder through the narrow path. As shown in Fig. 3, the amplitudes of the precontraction phase of the intramural portion were very low with its maximum of only 10 cm H_2O whereas that of the contraction phase recorded at 5 cm from the ureteral orifice reached as high as 100 to 50 cm H_2O. Because of the narrow lumen of the intramural portion and high pressure of the urinary bolus located just above the portion, the power of the ejection becomes so strong as to overcome intravesical pressure.

This concept is supported by the other fact that the musculature of the intramural portion consists of longitudinal fibers alone and that the ureteral orifice is pulled upwards after the ejection of urinary bolus is completed. If the intramural portion actually contracts as Mathisen [8] and other investigators assume, the contraction must be cystoscopically observed because this portion is situated immediately beneath the mucosa of the bladder. The contraction of the longitudinal fibers as indicated by electroureterography would only shorten the intramural portion. It is difficult to assume that the longitudinal fibers in the portion would forward a urinary bolus by a single contraction.

Model of the Intramural Bladder

From the results above, it is obvious that the intramural part of the ureter must be closed except at the moment of the passage of the urinary bolus. A model of the urinary bladder and intramural ureter was constructed. A model of the

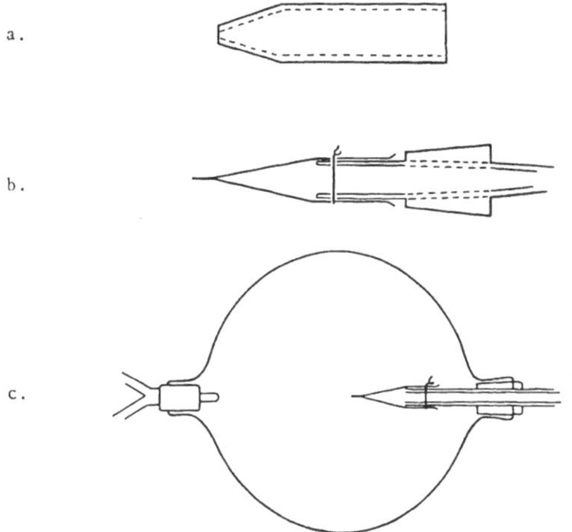

Fig. 4a—c. Model intramural ureter and bladder. (a) Model ureter consisting of two laterally seamed nylon sheets. (b) Nylon sheets fastened to glass tube. (c) Model bladder with (b) (above) attached

intramural ureter was constructed by placing one nylon sheet on top of another nylon sheet and seaming the lateral portions closed (Fig. 4a). This was secured to one end of a glass tube which was then attached to a glass globe for Figs. 4b and c. An outlet was made on the side of the globe opposite the model ureter. The model bladder was filled with saline solution. A gum tube was connected to the model ureter through which the indigocarmine solution was passed. The force of the injection of the solution represents the contraction pressure of ureteral peristalsis and raises the intraluminal pressure which ejects the solution into the model bladder. Pressure was created at the outlet opposite the ureter, representing the urethra, and it was noted that no solution passed through the model ureter. Thus, it can be said that VUR did not occur.

Reversible and Irreversible VUR

How then can VUR be created in the model? It is obvious that when we cut the distal end of the nylon sheet, reflux will occur. Following this principle, a lateral incision was made in the intraversical ureters of all three animals studied. The incised ureter and bladder portion was placed at the end of the tube, and upon injecting saline solution through the tube, it can be seen that the solution passed through. Reflux occurred. In a second experiment using three different animal ureter as described earlier, 20 ml of 2% of formalin solution was injected through the tip of the ureter and passed through to the tube thus creating edema in the intramural ureter. Following an injection of saline solution through the tube above, the solution passed through the ureter. Thus reflux occurred.

It is obvious also that if the lumen remains inside the intramural part of the ureter, reflux occurs easily.

Experimental and clinical reflux can be classified as shown in Fig. 5. Clinically Figs. 5b and c occur in the case of cystitis in which infiltration extends to the intramural part of the ureter. If inflammation disappears, reflux disappears. Reflux can be created experimentally as in Figs. 5d and e. If the mucosa regenerates or musculature adheres and mucosa regenerates, reflux disappears. These may be called reversible reflux. The other cases, Figs. 5f, g and h, may not be cured with conservative therapy, but need surgical treatment, they may be called irreversible reflux.

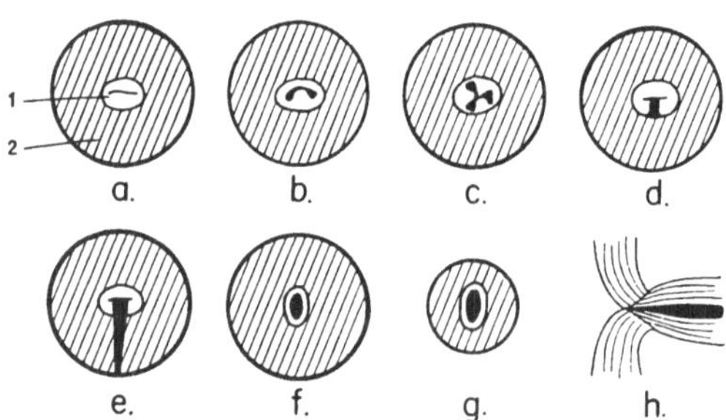

Fig. 5a—h. A schematic illustration of the causes of the intramural portion. (a) Transverse section of the normal intramural portion (*1* mucose, *2* musculature). (b) Inflammatory mucosal edema in a part of the circumference of the ureteral lumen. (c) Inflammatory edema of the mucosa in the whole circumference of the ureteral lumen. (d) Partial resection of the mucosa. (e) Resection of the mucosa and musculature. (f) Atrophy of the ureteral mucosa. (g) Atrophy of the ureteral musculature. (h) Shortening of the intramural portion of the ureter

When we consider the surgical treatment of reflux, inflammation must not exist in the distal part of the ureter. Also elasticity must be maintained in the ureter. Further, normal peristalsis must be maintained. If peristalsis is weak, hydronephrosis may occur.

Summary

In order to study the pathogenesis of vesicoureteral reflux, and particularly to test the accuracy of Sampson's passive valve theory, several experiments were devised. From these experiments, and as demonstrated in a model bladder and ureter, it is concluded that the ureter remains closed except at the time of efflux.

The question of conditions of ureter pathology conducive to VUR is considered and illustrated schematically.

Experimental and clinical reflux are classified and it is noted that prior to surgical intervention, the following must be considered: 1. Peristalsis of the ureter must be normal. 2. The intraluminal portion of the ureter must be normal, i.e., free of inflammation, edema, or atrophy.

References

1. Sampson, J. A.: Bull. Johns Hopk. Hosp. **14**, 334 (1903). — 2. Hutch, J. A.: J. Urol. (Baltimore) **86**, 534 (1961). — 3. Stephans, F. D., Lenaghan, D.: J. Urol. (Baltimore) **87**, 669 (1962). — 4. Tanagho, E. A., Hutch, J. A.: J. Urol. (Baltimore) **93**, 158 (1965). — 5. Tsuchida,

S., Kimura, Y.: Tohoku J. exp. Med. 83, 1 (1963). — 6. Kiil, F.: The function of the ureter and renal pelvis. Oslo: Oslo University Press 1957. — 7. Tsuchida, S., Kimura, Y.: Tohoku J. exp. Med. 87, 85 (1966). — 8. Mathisen, W.: Surg. Gynec. Obstet. 118, 965 (1964).

S. Tsuchida, M. D.
Department of Urology
Tohoku University, School of Medicine
Sendai (Japan)

H. Mildenberger, A. Flach, T. Lutz: **Ergebnisse konservativer und operativer Refluxbehandlung im Kindesalter**

Nach wie vor ist die Indikation zum konservativen oder operativen Vorgehen beim vesicoureteralen Reflux im Kindesalter ein kontroverses Thema. Durch eine Analyse des Krankengutes unserer kinderchirurgischen Abteilung der Jahre von 1966 bis 1970 haben wir versucht, objektive Kriterien zur Lösung dieser Streitfrage beizusteuern. Es wurden ganz bewußt nur diejenigen Kinder in diese Studie

Tabelle 1. Krankengut 1966 bis 1970

Refluxgrad	Kinder	Refluxe
2. Grad	48	60
3. Grad	54	78
4. Grad	25	43
Insgesamt	127	181

einbezogen, die außer einem Reflux keinerlei sonstige urologische Abnormitäten aufwiesen, also keine Doppelnieren, keine Hydro- oder Megaureter, keine Ureterocelen oder ähnliches, und zum weiteren nur solche Kinder, bei denen wir einen Verlauf von mehr als $1^1/_2$ Jahren seit Therapiebeginn bzw. seit der Operation überblicken (Tabelle 1).

Mit diesen Einschränkungen handelt es sich um 127 Kinder mit 181 Refluxen. Bei 54 Kindern, das sind 43%, fand sich der Reflux doppelseitig, und zwar um so häufiger, je stärker der Reflux war: bei einem Viertel der Kinder mit zweitgradigem Reflux, bei fast der Hälfte mit drittgradigem, und fast bei drei Vierteln mit viertgradigem Reflux.

Tabelle 2. Refluxe 2. Grades

48 Kinder insgesamt, davon: 12 innerhalb von 6 Monaten operiert. 36 zunächst konservativ behandelt: 28 später röntgenologisch kontrolliert, 13 ohne Reflux (= 46%), 15 mit Reflux.

Benutzt wurde die Refluxgradeinteilung von Heikel u. Parkkulainen [2], wobei alle Refluxe ersten Grades der Kürze und Übersichtlichkeit wegen in dieser Untersuchung unberücksichtigt blieben.

In die Gruppe mit Reflux zweiten Grades (also Refluxe, die zwar das Nierenbeckenhohlsystem erreichen, aber keine Dilatation der Harnwege verursachen) fallen 48 Kinder (Tabelle 2). Zwölf dieser Kinder wurden innerhalb von 6 Monaten nach Erkennung des Refluxes operiert. Bei diesen Zwölf handelt es sich um solche Patienten, die entweder schon vor der Refluxdiagnose einen längeren konservativen Behandlungsversuch hinter sich hatten, oder bei denen unter der zunächst eingeleiteten konservativen Behandlung frühzeitig ein Pyelitisrezidiv auftrat.

36 Kinder erhielten eine mindestens 6 Monate dauernde konservative Behandlung, meist sogar eine von 1 bis 2 Jahren Dauer. Aus dieser Gruppe konnten 28 Kinder nachuntersucht werden: Bei 13 war der Reflux inzwischen verschwunden, 15 hatten einen persistierenden oder gar verstärkten Reflux.

Wir sind uns wohl bewußt, daß diese Zahlen nur mit großer Vorsicht zu beurteilen sind. Die konservative Behandlung war sicherlich nicht in allen Fällen intensiv und konsequent durchgeführt worden. Nachlässigkeit der Eltern, Medikamentenunverträglichkeit und gelegentlich auch mangelnde Kontrolle durch uns oder die Hausärzte mögen hierbei eine Rolle gespielt haben. Andererseits sind dies die Risiken einer konservativen Therapie, die man berücksichtigen und den Risiken der operativen Therapie gegenüberstellen muß.

Tabelle 3. Refluxe 3. Grades

54 Kinder insgesamt, davon: 29 innerhalb von 6 Monaten operiert. 25 zunächst konservativ behandelt. 24 später röntgenologisch kontrolliert, 7 ohne Reflux (= 29 %), 17 mit persistierendem Reflux.

Von den 54 Patienten der Gruppe mit drittgradigem Reflux (Kriterium: Milde Dilatation der oberen Harnwege) wurden 29 aus den vorhin dargelegten Gründen primär operiert, während 25 mindestens 6 Monate lang konservativ behandelt wurden (Tabelle 3). Die Abheilungsquote betrug hier 29%, allerdings ist diese Zahl sicherlich immer noch zu hoch, weil ein Teil der konservativ nicht abheilenden Refluxe sich zusätzlich unter den 29 primär operierten Kindern versteckt.

In die Gruppe mit Reflux vierten Grades sind 25 Kinder mit erheblicher, Dilatation der oberen Harnwege aufgenommen worden (Tabelle 4). Bei sechs dieser Kinder wurde die operative Behandlung von den Eltern zunächst abgelehnt. Unter der deshalb durchgeführten konservativen Therapie ist es in keinem Fall zum Ausheilen des Refluxes gekommen.

Tabelle 4. Refluxe 4. Grades

25 Kinder insgesamt, davon: 19 innerhalb von 6 Monaten operiert. 6 zunächst konservativ behandelt. 6 mit persistierendem schwerem Reflux, 5 davon inzwischen operiert.

In einer nächsten Gruppe möchten wir 14 Kinder mit doppelseitigen Reflux vorstellen, die zunächst nur einseitig operiert wurden (ich muß bekennen, daß wir uns vor 1970 gescheut haben, eine beidseitige Antirefluxplastik in *einer* Operationssitzung vorzunehmen). Bei immerhin fünf dieser Kinder war der kontralaterale Reflux später nicht mehr nachzuweisen. Die Gegenprobe stellten 42 Kinder dar, die wegen eines einseitigen Refluxes auf dieser einen Seite operiert wurden. Bei späteren Kontrollen wiesen 3 dieser Kinder auf der zunächst gesunden kontralateralen Seite einen neu aufgetretenen Reflux zweiten oder dritten Grades auf, 3 weitere einen solchen ersten Grades. Hieraus die Forderung abzuleiten, bei einseitigem Reflux stets beide Seiten zu operieren, erscheint uns nicht gerechtfertigt.

Im Folgenden sollen nun die Ergebnisse bei den operativ behandelten Kindern besprochen werden. Ziel der Therapie, auch der Operation, ist das Abheilen der Pyelonephritis. Damit muß der Erfolg der Operation an drei Kriterien gemessen werden: 1. An der Beseitigung des Refluxes, 2. an der Vermeidung einer Harnabflußbehinderung im Operationsgebiet, und 3. am Ausbleiben von Infektrezidiven, auch nach Absetzen der postoperativen Chemotherapie.

Im Berichtszeitraum wurden bei 101 Patienten 122 Antirefluxoperationen als Ersteingriffe durchgeführt. Postoperative Verläufe mit Röntgenkontrollen über mindestens $1^1/_2$ Jahre seit der Operation liegen von 96 Patienten (= 116 Antirefluxplastiken) vor. Im Wesentlichen bedienten wir uns der Methode nach Leadbetter-Politano, nur 3mal wurde in dieser Serie nach Grégoir, 2mal wie bei einer Witzel-Fistel die Antirefluxoperation vorgenommen.

In Tabelle 5 sind die Mißerfolge aufgeführt. Ein oder mehrere Pyelonephritis rezidive traten nach der Operation bei 28 Kindern (das sind 30%) auf. Zwar ist, verglichen mit in der Literatur veröffentlichten Resultaten [1, 3, 4], unsere Quote von 70% postoperativ infektionsfrei bleibender Patienten kein besonders schlechtes Ergebnis. Eine Analyse dieser Mißerfolge läßt aber vielleicht Fehler erkennen, die in Zukunft vermeidbar sind.

Tabelle 5. Mißerfolge operativer Refluxbehandlung, 96 Patienten, 116 Antirefluxoperationen

	Harnleiter	Patienten	Relation %
Pyelonephritis nach der Operation		28	30
Stenose im Operationsgebiet	12	11	10
Reflux-Rezidiv	4	3	3

Bei einigen Kindern sind operative Fehler als Ursache der persistierenden Pyelonephritis anzusehen: Wir sahen bei 11 Kindern 12mal eine Stenose, bei 3 Kindern 4mal ein Refluxrezidiv. Über die operativen Fehler im Einzelnen soll hier nichts gesagt werden, da diese in einem späteren Vortrag (Mellin) behandelt werden. Wir möchten hier nur sehr betonen, daß die postoperative Stenose symptomlos verlaufen kann und eine Infektion nicht die notwendige Folge der Stenose zu sein braucht.

Bei vier Kindern (Tabelle 6) ist das Pyelonephritisrezidiv wahrscheinlich auf eine zu kurze, d. h. unter 6monatige postoperative Chemotherapie zurückzuführen. Wir behandeln unsere operierten Kinder mindestens ein Jahr über die Operation hinaus. In der untersten Rubrik der Tabelle 6 sind elf Kinder aufgeführt, die trotz gelegentlicher Infektrezidive, was Schwere und Häufigkeit der Harnwegsinfektionen anbelangt, seit der Operation ganz eindeutig gebessert sind, obgleich sie hier unter den Mißerfolgen figurieren. Aus dieser Erfahrung möchten wir folgern, bei Kindern mit schon vor der Operation langdauernden, häufigen und schweren Pyelonephritiden von vornherein eine über Jahre gehende postoperative Chemoprophylaxe anzusetzen.

Tabelle 6. 28 Patienten mit Infektionen trotz Antirefluxoperation

Operative Fehler (Stenose oder Refluxrezidiv)	8
Ungenügende postoperative Chemotherapie	4
Ohne erkennbare Ursache	5
Trotz gelegentlicher Infektionen seit Operation eindeutig gebessert	11

Zusammenfassung

Aus einem umfangreichen kinderurologischen Krankengut der Jahre 1966 bis 1970 wurden zur Analyse konservativer und operativer Behandlungsergebnisse beim vesicoureteralen Reflux nur diejenigen 127 Kindern (181 Refluxe) ausgewählt, die außer dem Reflux keinerlei sonstige urologische Abnormitäten aufwiesen und bei denen ein postoperativer Verlauf von mindestens $1^1/_2$ Jahren unter sorgfältigen Nachkontrollen überblickt wird.

Nach diesen Untersuchungen scheinen unter den üblichen Bedingungen einer konservativen Behandlung Refluxe zweiten Grades höchstens in 40 bis 50% der Fälle (13 von 28 eigenen Patienten) abzuheilen, Refluxe dritten Grades höchstens in 20 bis 30% (7 von 24 eigenen Patienten), hochgradige Refluxe dagegen keine Chance der Abheilung zu bieten.

In der Gruppe der operierten Kinder (96 Patienten, 116 Antirefluxplastiken) fanden sich 28 Patienten (= 30%) mit auch postoperativ ein- oder mehrmals auftretenden Pyelonephritisrezidiven. Bei 11 Kindern (= 10%) kam es zur Stenose des neuimplantierten Ureters, bei 3 Kindern viermal zum Refluxrezidiv.

Neben diesen operativen Mißerfolgen ist die Häufigkeit postoperativ auftretender Pyelonephritisrezidive sicherlich abhängig von der präoperativ bereits vorhandenen Schädigung der Nieren sowie von der Güte der Nachsorge.

Literatur

1. de Weerd, J. H., Farsund, T., Burke, E. C.: J. Urol. (Baltimore) **101**, 520—526 (1969). — 2. Heikel, P. E., Parkkulainen, K. V.: Ann. Radiol. **9**, 37—40 (1966). — 3. Price, St. E., Johnson, S. H., Marshall, M.: J. Urol. (Baltimore) **103**, 485—490 (1970). — 4. Williams, D. I., Eckstein, H. B.: Brit. J. Urol. **37**, 13—24 (1965).

Privatdozent Dr. H. Mildenberger
Professor Dr. A. Flach
Kinderchirurg. Abteilung
der Chirurg. Univ.-Klinik
D-7400 Tübingen
Calwer Straße 7

Dr. T. Lutz
D-7403 Ammerbuch 1
Herdweg 21

K.-F. Albrecht, J. Seiferth, H.-O. Bützler, M. Bulla, B. Brinkmann, W. Ehrhardt, R. Engelking: **Konservative und operative Therapie des vesicoureteralen Refluxes beim Kind**

Krankengut

In der Zeit von 1964 bis Anfang 1972 wurden in Wuppertal und im Univ.-Klinikum Köln 193 Kinder mit 300 refluxpositiven Harnleitern behandelt.

Etwa zur Hälfte war der Reflux einseitig (94 Kinder) und zur anderen Hälfte doppelseitig (99 Kinder). Das Lebensalter der Kinder lag zwischen 3 Monaten und 14 Jahren. Mädchen zeigten eine wesentlich größere Refluxhäufigkeit als Jungen (männlich: 59 = 31%, weiblich: 134 = 69%). Nachuntersucht wurden 185 Kinder = 96%.

Es empfiehlt sich, das Krankheitsbild in einem *primären* und einen *sekundären* Reflux einzuteilen, um klare Behandlungsrichtlinien aufstellen zu können:

1. Primärer Reflux:	
a) Angeborene Ostiuminsuffizienz infolge Hypoplasie der Trigonummuskulatur mit Klaffen der Ostien	35%
b) Reflux in Doppelureteren	9%
2. Sekundärer Reflux:	
a) Bei entzündlich veränderten Ostien	21%
b) Bei infravesicalen Hindernissen	18%
c) Bei neurogenen Blasenentleerungsstörungen (Spina bifida)	8%
3. Reflux aus ungeklärter Ursache	9%
	100%

Symptomatik

In unserem Krankengut finden sich zwei Altersgipfel: Bei den Kindern im 2. und 3. Lebensjahr imponiert als häufigstes Symptom in 83% der unklare Fieberschub. Bei Kindern im 6. und 7. Lebensjahr ist die Enuresis (tags und nachts) in 65% das häufigste Symptom. Fieberschübe treten in diesem Alter nur in 56% der Fälle auf (Abb. 1).

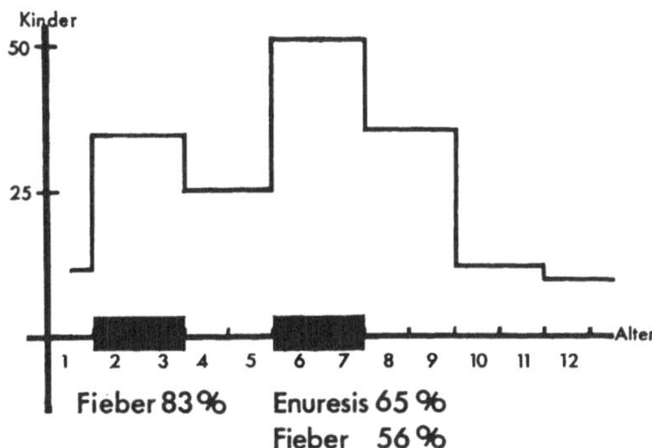

Abb. 1. Zwei Altersgipfel bei Kindern mit vesicoureteralem Reflux

Operationsindikation

Eine Antirefluxoperation ist angezeigt beim *primären Reflux* mit einer angeborenen Ostiuminsuffizienz (golflochähnliches, klaffendes Ostium), wenn sich im Miktionscystourethrogramm die gesamten oberen Harnwege einschließlich des Nierenbeckens mit Kontrastmittel füllen.

Beim *sekundären Reflux* infolge einer entzündlichen, irreversiblen Ostiumschädigung und *Dilatation* der oberen Harnwege ist ebenfalls eine Antirefluxoperation angezeigt, dabei muß ein infravesicales Hindernis unbedingt mitentfernt werden. Darüber hinaus sollte beim sekundären Reflux *ohne* Dilatation der oberen Harnwege eine Antirefluxoperation erst nach Versagen einer 6- bis 8monatigen gezielten antibiotischen Therapie zur Anwendung kommen.

Operationsmethoden

Es stehen die Reimplantationsmethode nach Politano-Leadbetter und die extravesicale Antirefluxplastik nach Lich-Grégoir miteinander in Konkurrenz. Andere Operationsmethoden spielen heute keine Rolle mehr.

Die extravesicale Methode nach Lich-Grégoir kann vor allen Dingen beim einseitigen vesicoureteralen Reflux angewandt werden. Die Operation ist in ihrer technischen Einfachheit bestechend und rasch auszuführen. Allerdings muß man mit temporären Stauungszuständen rechnen. Aus diesem Grunde ist die Reimplantationsmethode nach Politano-Leadbetter besonders beim *doppelseitigen* vesicoureteralen Reflux eher zu empfehlen.

Liegt neben dem Reflux eine prävesicale Harnleitereinengung vor, so ist die Resektion der Stenose mit Reimplantation des Harnleiters nach Politano-Leadbetter Methode der Wahl (Abb. 2).

Behandlungsergebnisse

Konservativ wurden 40 Kinder mit sekundärem Reflux (53 refluxpositive Harnleiter) behandelt. In 67% der refluxpositiven Harnleiter verschwand der Reflux.

Bei weiteren 38 Kindern (55 refluxpositive Harnleiter) mit einem vesicoureteralen Reflux mit gleichzeitigem infravesicalen Hindernis konnte der Reflux in 40% der refluxpositiven Harnleiter allein durch Entfernung der Blasenabflußstörung beseitigt werden. Es handelte sich um 20 Meatusstenosen, 15 Blasenhalsstenosen und um 3 Urethralklappen. Bei den restlichen 60% mußte später zusätzlich eine Antirefluxplastik ausgeführt werden.

Eine Antirefluxplastik nach Lich-Grégoir wurde bei 70 Kindern mit 88 refluxpositiven Harnleitern durchgeführt. Die Erfolgsquote lag bei 88%, die durchschnittlichen, in der Literatur festgelegten Ergebnisse liegen bei 87% (Sammelstatistik 242 Fälle, Streuungsbreite 60 bis 100%).

Nach Politano-Leadbetter wurden 53 Kinder mit 78 refluxpositiven Harnleitern operiert (neunmal doppelseitig in einer Sitzung). Die Erfolgsquote betrug 97% (Literaturergebnisse im Durchschnitt 94%, Streuungsbreite 82 bis 98% [1707 Fälle]).

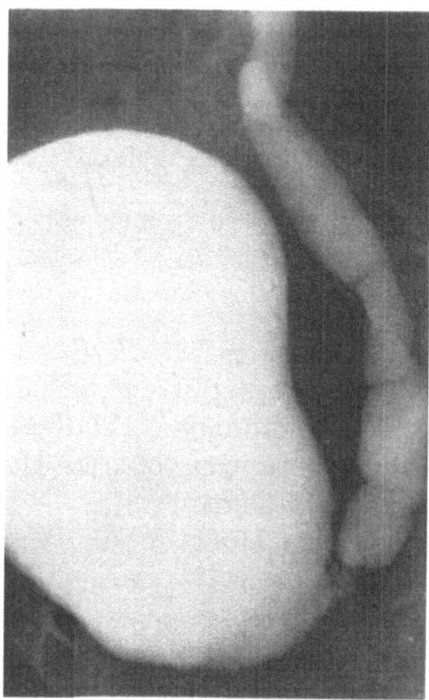

Abb. 2. Miktionscystourethrogramm einer 9jährigen Patientin mit Reflux bei gleichzeitiger prävesicaler Harnleiterstenose

Bei den Reimplantationen nach Politano-Leadbetter blieben längere prävesicale Harnleiterstauungen bei 11 Harnleitern = 15% bestehen. Bei 4 Harnleitern mußte eine Ureterolyse mit Schienung durchgeführt werden. Bei 7 weiteren Harnleitern bildete sich die Harnleiterstauung unter konservativer Behandlung zurück.

Bei Rezidiven nach der Lich-Grégoir-Antirefluxplastik empfiehlt es sich, den Harnleiter nach der etwas aufwendigeren Methode von Politano-Leadbetter neu in die Blase einzupflanzen. In einzelnen Fällen konnte bei uns aber das Rezidiv auch nach einer nochmaligen Lich-Grégoir-Operation beseitigt werden. Gelegentlich können Rezidive durch eine konservative Langzeitbehandlung wieder verschwinden. Konsequente antibiotische Behandlung und Spätkontrollen sind deshalb empfehlenswert. Eine Rezidivoperation sollte aus diesem Grunde nicht vor einem Jahr nach der Erstoperation diskutiert werden.

Zum Abschluß möchten wir noch auf zwei uns wichtig erscheinende Beobachtungen eingehen:

Wird bei einem beidseitigen primären Reflux zunächst nur eine Seite operiert, so kann bei späteren Kontrollen der kontralaterale Reflux, wahrscheinlich durch operative Verziehung des Trigonums, verschwinden. Bei 8 Kindern (7mal Lich-Grégoir, 1mal Politano-Leadbetter) konnten wir dies beobachten.

Gelegentlich sahen wir aber nach einer einseitigen Antirefluxplastik das Auftreten eines präoperativ nicht vorhandenen, bzw. nicht nachweisbaren vesicoureteralen Refluxes auf der Gegenseite. Eine Beobachtung, die auch Warren u. Mitarb. in der Mayo-Klinik machten. Es ist deshalb zu diskutieren, ob nicht bei cystoskopisch klaffenden und lateralisierten Ostien, auch wenn nur auf einer Seite im Röntgenbild ein Reflux nachweisbar ist, die primäre doppelseitige Operation ausgeführt werden sollte.

Literatur

Warren, M. M., Kelalis, P. P., Stickler, G. B.: J. Urol. (Baltimore) **107**, 466—468 (1972).

Professor Dr. K. F. Albrecht
Urologische Klinik der Stadt Wuppertal
im Klinikum Barmen
D-5600 Wuppertal 2
Heusnerstraße 40

W. Straube, J. G. Moormann und H. Seeliger: **Anatomische Veränderungen an der Harnleiter-Blasenverbindung bei der Antirefluxplastik nach Lich/Grégoir**

Das Prinzip der Operation nach Lich-Grégoir besteht bekanntlich in der Verlagerung des Harnleiters zwischen Muskulatur und Schleimhaut der Blase. Es entsteht dabei ein langer, submuköser Harnleiterverlauf, der den Reflux verhindert, wie die Erfahrung zeigt. Ein wesentlicher Vorteil dieser Operationsmethode ist der Verzicht auf die Eröffnung der Harnwege. Eine Schienung des Harnleiters ist nicht erforderlich.

Bei der Durchtrennung der Blasenmuskulatur können selbst durch subtile Technik kleine, capilläre Blutungen aus Harnleiter und Muskelwand nicht vermieden werden. Diese verursachen ein Hämatom im Tunnelbereich, zumal die Schleimhaut kein festes Widerlager bietet und nur eine geringe Kompression ausübt. Beobachtungen über Ausmaß und Dauer des Hämatoms und seine Auswirkungen auf die postoperativ zunächst immer vorhandene Harnabflußstörung sind bisher nicht berichtet. Ebenso ist nichts über die Veränderungen am Harnleiter im Bereich der Tunnelnarbe bekannt.

Wir haben daher im Tierversuch am Hund makroskopische und mikroskopische Untersuchungen durchgeführt, die durch einzelne klinische Beobachtungen ergänzt wurden.

Bei allen 16 Hunden, an denen insgesamt 20 Antirefluxoperationen vorgenommen wurden, fand sich in den ersten Wochen nach der Operation ein Hämatom im Tunnelverlauf. An der Außenseite waren die Blasenwand bzw. das Operationsgebiet jeweils unauffällig.

Die Befunde wurden an Hand von zwölf Diapositiven demonstriert. Für den Druck wurden davon vier Abbildungen ausgewählt.

Insgesamt zeigten die histologischen Untersuchungen keine auffallenden Veränderungen im Bereich des Harnleiters als Folge der Operation nach Lich-Grégoir.

Im Gegensatz zu dem längere Zeit restierenden Hämatom ergab die Messung der Durchflußrate durch den Harnleiter über einen Nierenfistelkatheter, daß bei allen Hunden die präoperativen Werte zwischen dem 7. bis 10. Tag wieder erreicht wurden. Daraus folgt, daß das unvermeidliche Tunnelhämatom nur eine untergeordnete Rolle in der Genese der postoperativen Stauung bei der Operation nach Lich-Grégoir spielt. In Übereinstimmung mit unseren klinischen und tierexperimentellen Erfahrungen ist vielmehr die Weite der Durchtrittsstelle des Harnleiters durch die Blasenmuskulatur von entscheidender Bedeutung. Die letzte Muskelnaht darf den Harnleiter nicht einengen, da sonst die Gefahr einer länger dauernden postoperativen Stauung gegeben ist. Auch bei großzügiger Bemessung

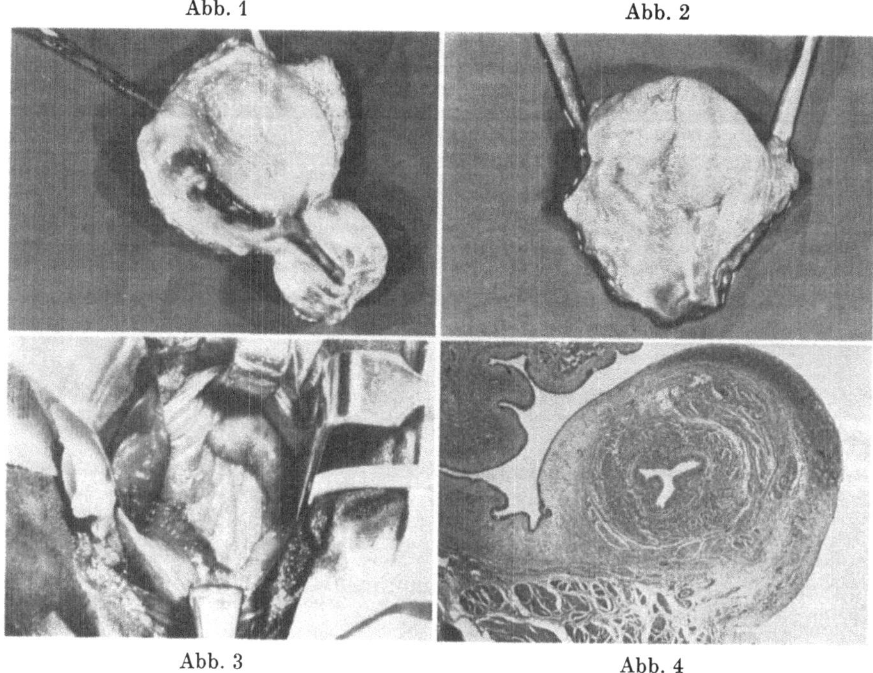

Abb. 1. Aufgeschnittenes Blasenpräparat mit Tunnelhämatom rechts am 12. postoperativen Tag

Abb. 2. Reizloser Tunnel rechts 10 Wochen nach der Operation

Abb. 3. Sectio alta (wegen Blasenstein erforderlich) unmittelbar nach Beendigung der Antirefluxoperation beidseits. Der zuerst gebildete Tunnel links ist bereits deutlich stärker verquollen als derjenige rechts

Abb. 4. Eingetunnelter Harnleiter 3 Wochen nach der Operation. Submuköses Hämatom und ödematös aufgelockerte Abschnitte sind noch deutlich zu erkennen (Vergr. ca. 14fach)

der Harnleitereintrittsöffnung haben wir im Tierversuch in diesem Bereich nie eine Divertikelbildung gesehen. Narbige Veränderungen der getunnelten Harnleiterwand, die theoretisch zu Harntransportstörungen führen könnten, wurden auch mikroskopisch nicht beobachtet.

Literatur

Grégoir, W.: Acta urol. belg. **30**, 286 (1962). — Lich, R., Jr., Howerton, L. W., Davis, L. A.: J. Urol. (Baltimore) **86**, 554 (1961).

Professor Dr. W. Straube
Urologische Univ.-Klinik
D-6650 Homburg a. d. Saar

P. Mellin: Mißerfolge bei Eingriffen gegen den vesicorenalen Reflux

Die operative Behandlung des Refluxes hat, so erfreulich ihre Resultate im allgemeinen sind, auch ihre Schwächen. Betrachten wir einmal alles, was letztlich nach Eingriff und Nachsorge nicht unseren Erwartungen entspricht, als Versager unserer operativen Bemühungen, so finden wir diese Mißerfolge: Persistieren oder Rezidiv des Refluxes, Stenosierung des Ureters, Wachstumsstörungen der Niere, therapieresistente Pyelonephritis.

Es ist nicht leicht, sich über die Häufigkeit derart unerwünschter Ausgänge ein genaues Bild zu machen. Statistiken, die eine Refluxbeseitigung in beinahe allen operierten Fällen melden, stehen Berichte gegenüber, nach denen dies nur in 70 oder 80% der Fälle gelang. Ureterstenosen verbleiben mit einer Frequenz zwischen 2 und 12%, und während man hier die Harnwegsinfektion in 9 von 10 Fällen nach der Operation beseitigt, gelingt dies dort nur bei zwei Drittel der operierten Patienten. Unterschiedliche Operationsverfahren, verschiedene Indikationen, differierendes Ausgangsmaterial und kaum miteinander vergleichbare Beurteilungsmaßstäbe erschweren dem kritischen Betrachter den Überblick. Selbst am eigenen Material operierter vesicorenaler Refluxe, es sind im Verlaufe von 8 Jahren 424 Refluxureteren bei 345 Kindern, fällt es nicht leicht, die Mißerfolge exakt zu bestimmen und vor allem ihre Ursachen eindeutig zu belegen.

Die Resultate operativer Maßnahmen gegen den Reflux werden von folgenden Faktoren entscheidend beeinflußt. Es sind dies: Indikation, operative Technik, intra- und postoperative Komplikationen, Vorschäden an den Nieren und Harnwegen, Nachbehandlung.

Falsche Indikationen wie z. B. Antirefluxplastiken bei Bestehen subvesicaler oder neurogener Entleerungsstörungen, bei hochgradig erweiterten Ureteren oder während bzw. unmittelbar nach einem akuten Schub einer Pyelonephritis müssen genauso zu Mißerfolg führen wie Fehler der operativen Technik. Reflux- und infektbedingte Schäden an der Niere und an den Harnwegen vergrößern das Risiko des operativen Mißerfolges. Wer bereit ist, einen Eingriff gegen Reflux auch noch bei den weniger günstigen Fällen durchzuführen, wird zwangsläufig eine höhere Versagerquote in Kauf nehmen müssen. Postoperative Röntgenkontrollen sind notwendig, um Gefahren rechtzeitig abzuwenden, und konsequente weitere Nachbehandlung begünstigt die Ausheilung der in der Regel bestehenden Infektion.

Aus einem großen Angebot operativer Methoden haben sich in den letzten Jahren einige wenige herauskristallisiert. Mit den Verfahren von Politano-Leadbetter, Grégoir oder Hutch können ähnlich gute Resultate erzielt werden. Wir verglichen 40 nach Grégoir mit 76 nach Politano-Leadbetter unter gleichen Bedingungen operierte Refluxe. Beide Gruppen hatten 15% Rezidive. Es bestehen also, was den Reflux anlangt, keine wesentlichen Unterschiede. Von verschiedener Seite sind mit diesen Methoden Erfolgsquoten von über 90% erreicht worden. In der Regel liegen sie aber wohl weit darunter.

Vermeidbare technische Fehler und nicht immer zu umgehende Komplikationen belasten die Erfolgsstatistik: Zur Persistenz des Refluxes führen die unzureichende submuköse Verlagerung des Ureters oder Nahtdehiszenzen. Es gibt keine Möglichkeiten, in der Nachbehandlung daran noch etwas zu ändern.

Postoperative Störungen der Ureterpassage verlangen dagegen aktive Therapie. Sieht man von flüchtigen Harnleiterdilatationen ab, die die Regel darstellen und 2 Wochen nach dem Eingriff noch bei der Hälfte aller Fälle nachweisbar sind, beobachten wir drei Typen. Die *spindelförmige Einengung* des submukösen und intramuralen Ureters durch Ödem oder Hämatom verschwindet unter Corticosteroiden innerhalb weniger Wochen. Die *abrupte Verengung* deutet auf Durchblutungsstörung, Ureternekrose und Narbenbildung hin. Sie bessert sich nicht und bedarf der operativen Korrektur genauso wie die *Abknickung des Ureters* durch die Arteria uterina oder den Ductus deferens.

Infizierte gestaute Nieren müssen selbstverständlich sofort gefistelt werden. Der Zeitpunkt der Korrektur am Ureter hängt vom Grade der Harnstauung ab. Mit korrekturbedürftigen Stenosen rechnen wir bei etwa 5% unserer Plastiken.

Die Diagnose einer Harnstauung, ihr Schweregrad und in gewissem Umfange auch ihre Ursache sind nur mit dem Urogramm möglich. Wir verzichten deshalb nicht auf diese Röntgenuntersuchung, zu der jeweils nur eine Aufnahme notwendig ist, 14 Tage nach dem Eingriff. Weitere Kontrollen richten sich nach dem jeweiligen Befund. Da Harnstauungen klinisch völlig unbemerkt vor sich gehen können, führt die Unterlassung dieser Untersuchung dazu, daß Komplikationen übersehen werden, die rechtzeitig erkannt noch korrigierbar gewesen wären.

Die Quote erfolgloser Refluxoperationen und postoperativer Stenosierungen steigt mit dem Grade reflux- und infektbedingter Vorschäden. Die höhere Gefährdung durch bakterielle Infektionen am Ort der Plastik oder durch Tonus- und Durchblutungsstörungen des Ureters dürfte hieran in erster Linie die Schuld tragen. Wo eine erhebliche Pyelonephritis bereits besteht, läßt das Resultat schließlich auch bei technisch gelungenem Eingriff dadurch zu wünschen übrig, daß selbst eine konsequente medikamentöse Therapie das Fortschreiten der entzündlichen Veränderungen an der Niere nicht mehr aufhalten kann.

Die außerordentlich differierenden Angaben verschiedener Autoren über die Resultate ihrer operativen Therapie finden damit ihre Erklärung vor allem in der unterschiedlichen Ausgangssituation. Die Operationsmethode spielt dagegen wahrscheinlich nur eine geringe, die Technik eine wichtige aber nicht allein entscheidende Rolle.

Schließlich muß noch auf ein wenig beachtetes doch wichtiges Phänomen hingewiesen werden. Selbst dann, wenn es gelingt, den Reflux und die Infektion zu beseitigen, droht der vorgeschädigten Niere eine Störung ihrer weiteren Organentwicklung. Scott u. Stansfeld haben hierauf aufmerksam gemacht und Droste aus unserer Kinderklinik, die 51 von uns operierte Refluxe nachuntersuchten, fanden bei 20 vorgeschädigten Nieren nur 6, die eine normale Parenchymentwicklung zeigten, 7 ließen Wachstumsstillstand, 7 weitere sogar einen Parenchymschwund im Verlaufe von 1 bis 2 Jahren nach der Operation erkennen. Unter 12 Nieren mit schweren pyelonephritischen Vorschäden waren nur 2 mit einer normalen weiteren Parenchymentwicklung. Man mag zu Recht einwenden, daß es sich hier um einen Prozeß handelt, der voraussichtlich auch ohne den Eingriff in ähnlicher, vielleicht sogar verstärkter Weise abgelaufen wäre. Zumindest als Argument für die Empfehlung, Refluxe vor Eintritt schwerer Schädigungen zu operieren, wird man diese Feststellung aber betrachten müssen.

Zusammenfassend läßt sich feststellen: Wer vesicorenale Refluxe operiert, kann nicht nur mit guten Resultaten rechnen. Mißerfolge nach dem Eingriff sind nur zu einem Teil der Operation selbst anzulasten und beruhen in einem erheblichen Umfang auf anderen Faktoren. Durch eine genaue Indikationsstellung, durch einwandfreie Operationstechnik, durch aufmerksame postoperative Kontrolle und durch sorgfältige Nachbehandlung lassen sie sich weitgehend reduzieren. Ganz vermeidbar werden sie nie werden.

Professor Dr. P. Mellin
Direktor der Urologischen Univ.-Klinik
der Gesamthochschule Essen
D-4300 Essen
Hufelandstraße 55

R. Ackermann: **Der Wert der endoskopischen Untersuchung bei vesicoureteralem Reflux**

Neben dem Ausscheidungsurogramm und dem Miktionscystourethrogramm gehört die cystoskopische Untersuchung wesentlich zu den diagnostischen Maßnahmen bei Verdacht auf einen vesicoureteralen Reflux. Die Tatsache, daß damit Ursachen eines sekundären Refluxes häufig erfaßt werden können, rechtfertigt allein schon den instrumentellen Eingriff.

Dagegen schien die cystoskopische Untersuchung bis jetzt gegenüber den röntgenologischen Verfahren bei primärem vesicoureteralem Reflux keine weiteren wesentlichen Aufschlüsse zu liefern.

Im Gegensatz zu den Vorstellungen von Hutch, Paquin und Tanagho ist Politano nach seinen neueren Untersuchungen folgender Meinung: Vor allem die Länge des submukösen oder suburothelialen Ureteranteiles entscheidet über die Kompetenz oder Inkompetenz der Harnleiterblasenmündung.

Die guten Ergebnisse, die mit jenen Operationsverfahren, die auf einer Verlängerung des suburothelialen Ureteranteils durch Bildung eines submukösen Tunnels beruhen und bei denen z. T. auch außerdem noch die muskulären Verbindungen des Ureters im Trigonum durchtrennt werden, unterstützen diese Theorie von Politano nachhaltig.

Ireland u. Cass konnten in einem signifikanten Prozentsatz ihrer Fälle folgendes nachweisen: Mit einer Verkürzung des suburothelialen Anteils des Ureters geht eine Lateralisation des Ureterostiums auf der Trigonumleiste einher. Das Ureterostium nimmt dabei eine immer ausgeprägtere pathologische Konfiguration an.

Es besteht eine Abhängigkeit zur Blasenfüllung und damit zum Blaseninnendruck. Bei ihren Untersuchungen haben sie die Stadieneinteilung der Ostien nach dem Schema von Lyon, Marshall u. Tanagho zugrunde gelegt. Dabei wird zwischen einem Ostium Grad 0: „cone orifice", Ostium Grad I: „stadium orifice", Ostium Grad II: „horseshoe orifice", Ostium Grad III: „golf hole orifice", unterschieden.

Die Tatsache, daß ein Reflux intermittierend auftreten kann in Abhängigkeit der Detrusorkontraktion und daß er damit nicht in jedem Fall mittels der Miktionscystourethrographie erfaßt werden kann, führte zu der Überlegung, welchen Wert die Cystoskopie gegenüber dem röntgenologischen Untersuchungsverfahren zum Nachweis eines Refluxes besitzt und wieweit eine Korrelation zwischen röntgenologischen und endoskopischen Befunden zu erwarten ist.

Es wurden dazu die röntgenologischen und cystoskopischen Befunde von 79 Patienten mit einem Durchschnittsalter von 11,3 Jahren verglichen. Es handelt sich also dabei vorwiegend um Kinder. Die Befunde der Miktionscystourethrogramme wurden dabei in fünf verschiedene Schweregrade unterteilt.

1. Gruppe: Reflux in den prävesicalen Ureterabschnitt.
2. Gruppe: Reflux mit Darstellung des gesamten Ureters.
3. Gruppe: Reflux mit Darstellung der gesamten oberen Harnwege.
4. u. 5. Gruppe: Reflux mit geringer und ausgeprägter Ureteropyelocaliektasie.

Die Einteilung der Ostien erfolgt nach dem umseitigen Schema (s. S. 46).

Wie aus der tabellarischen Zusammenstellung zu erkennen ist, waren bei den Fällen der Gruppe 1 bis 3 vorwiegend große hufeisenförmige Ostien zu finden. Es waren aber auch „golf hole"-Ostien und Ostien vom Typ des „stadium orifice" zu sehen.

Auf Grund dieser Feststellung darf daher angenommen werden: Bei allen jenen Fällen, bei denen sich ein „stadium orifice" fand, besteht effektiv nur ein geringer Reflux. Es ist aber zu vermuten, daß beim Vorliegen eines „golf hole"-Ostiums stets mit einem massiven vesicoureteralen Reflux bis in das Nierenhohlsystem zu rechnen ist. Das ist auch dann der Fall, wenn röntgenologisch nur ein geringer Reflux in den Ureter oder evtl. überhaupt kein Reflux nachzuweisen ist, vielleicht durch verminderten Blaseninnendruck bei schwacher Detrusorkontraktion. Auffallend war jedenfalls die Tatsache, daß der röntgenologische Befund bei Patienten mit geringer und noch deutlicher bei Patienten mit ausgeprägter Ureteropyelocaliektasie in der Schwere ungefähr mit dem cystoskopischen Befund korrelierte. Das bedeutet: Sehr stark pathologisch veränderte Ostien führen im allgemeinen zu ausgeprägten organpathologischen Veränderungen im Bereich der oberen Harnwege. Interessant ist aber auch die Feststellung, daß bei immerhin vier Patienten mit sog. normalen Ostien ein z. T. recht deutlicher Reflux festzustellen war. Sowohl Politano wie Lyon, Marshall u. Tanagho konnten auch in ihren Untersuchungen diese Feststellung treffen.

Um umgekehrt eine Bewertung der cystoskopischen Diagnostik zu ermöglichen, wurde eine weitere Gruppe von 90 ausgeprägten pathologischen Ostienformen, d. h. „horseshoe“ oder „golf hole“-Ostien daraufhin überprüft, ob nach eindeutiger cystoskopischer Feststellung eines pathologischen Ostiums auch ein vesicoureteraler Reflux im Miktionscystourethrogramm zu finden war. Es zeigte sich, daß bei 6 „golf hole“-Ostien und bei 3 „horseshoe“-Ostien bei einer einmaligen

Ostienformen bei vesicoureteralem Reflux

Ostium	Reflux nur i. d. prävesicalen Ureter	Reflux i. d. gesamten Ureter	Reflux i. d. „normalen“ Ureter u. d. Nierenbeckenkelchsystem	Reflux mit geringer Ureteropyelocaliektasie	Reflux mit ausgeprägter Ureteropyelocaliektasie
Cone orifice Grad 0	0	0	3	1	0
Stadium orifice Grad I	3	1	8	3	1
Horseshoe orifice Grad II	8	1	16	2	5
Golf hole orifice Grad III	4	2	5	7	9

röntgenologischen Untersuchung kein Reflux demonstriert werden konnte. Eine Ursache hierfür war nicht klar erkennbar. Eine ungenügende Kooperation der vorwiegend kleinen Patienten bei der Anfertigung des Miktionscystourethrogrammes mag dabei eine Rolle spielen. Mehrmalige Wiederholungen des Miktionscystourethrogrammes wurden zunächst nicht vorgenommen.

Auf Grund dieser Gegenüberstellungen wird deutlich, daß die endoskopische Untersuchung dem röntgenologischen Befund bisweilen überlegen und treffsicherer ist, daß dies aber nicht die Regel ist. Fehlt bei Verdacht auf einen vesicoureteralen Reflux der Nachweis im Miktionscystourethrogramm, so ist neben seiner Wiederholung die cystoskopische Untersuchung natürlich auch aus anderen Gründen unbedingt erforderlich, um einen Reflux erfassen zu können.

Neben dem Nachweis wesentlicher sekundärer Veränderungen der unteren Harnwege, die als Ursache eines sekundären Refluxes in Frage kommen, wie z. B. Urethralklappen, eine kongenitale Blasenhalsstenose, ektope Ureterostien oder eine Trabekulierung der Blase als Folge einer neurogenen Blasenentleerungsstörung, soll mit der Urethrocystoskopie vor allem auch die Lage und Form der Ostien beurteilt werden.

Bei ausgeprägter pathologischer Konfiguration der Ostien, d. h. „horseshoe“- und „golf hole“-Ostien mit erkennbarer Lateralisation ist auch bei negativem Miktionscystourethrogramm ein Reflux als sicher anzunehmen. Der endoskopische Befund kann dann neben dem bakteriologischen und urographischen Untersuchungsergebnis entscheidend für die Wahl einer konservativen oder operativen Behandlungsweise sein. Eine mehrmalige Wiederholung des Miktionscystourethrogrammes ist damit wegen der vermehrten Strahlenbelastung der vorwiegend kleinen Patienten nicht mehr erforderlich. Findet sich ein sog. „stadium orifice" ohne wesentliche Lateralisation, so ist bei negativem Röntgenbefund zunächst eine konservative Therapie indiziert. Auch in diesen Fällen kann zunächst auf eine Wiederholung des Miktionscystourethrogrammes verzichtet werden. Mit der cystoskopischen Untersuchung wird also ein Teil jener Fälle mit vesicoureteralem Reflux erfaßt werden können, die zunächst im Miktionscystourethrogramm keinen Reflux aufweisen.

Literatur

1. Cass, A. S., Ireland, G. W.: J. Urol. (Baltimore) **107**, 963 (1972). — 2. Hutch, J. A.: J. Urol. (Baltimore) **86**, 534 (1961). — 3. Ireland, G. W., Cass, A. S.: J. Urol. (Baltimore) **107**, 564 (1972). — 4. Lyon, R. P., Marshall, S., Tanagho, E. A.: J. Urol. (Baltimore) **102**, 504 (1969). — 5. Paquin, A. J., jr.: J. Urol. (Baltimore) **82**, 573 (1959). — 6. Politano, V. A.: J. Urol. (Baltimore) **107**, 239 (1972).

Dr. med. R. Ackermann
Abt. für Urologie der Universität
D-8700 Würzburg
Luitpoldkrankenhaus

J. F. Glenn: **Distal Tunnel Ureteral Reimplantation** (Film)

J. F. Glenn, M.D.
Chairman, Department of Urology
Duke University
Durham, North Carolina (U.S.A.)

Diskussion zu den Vorträgen S. 30 bis 47

H. Melchior, Aachen: Bei Sekundäroperationen im Bereich des pelvinen Harnleiters hat sich uns die *hohe Ureterocystoneostomie* unter Bildung einer Hörnerblase bewährt. Wir wenden folgende Operationstechnik an (Abb. 1).

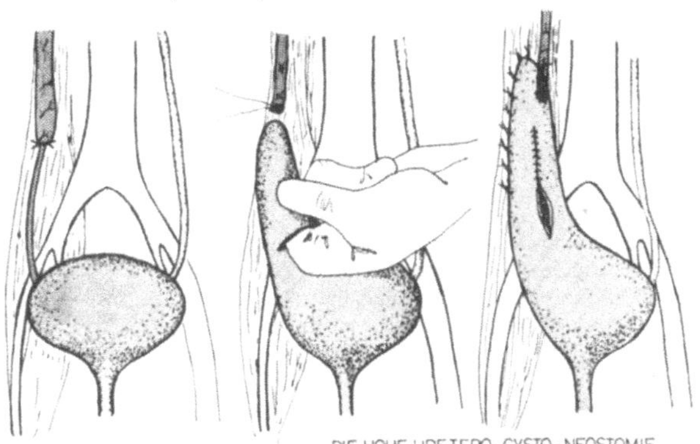

Abb. 1

Mobilisation und Extraperitonealisation der Blase. Quere Cystostomie, Ausstülpung eines Blasenhornes, Fixation des Blasenhornes am M. psoas und Ureterocystoneostomie. Bei der Ureterocystoneostomie bevorzugen wir auch hier das Verfahren mit Schrägkanalbildung und submuköser Tunnelierung. Die hohe Ureterocystoneostomie unter Bildung einer Hörnerblase ist technisch einfach und erlaubt auch die Überbrückung größerer Defekte. Wir haben sie bei den nachfolgend aufgeführten Fällen mit gutem Erfolg angewandt:

1. 7jähriger Knabe: Nierenaplasie li., Megaureter mit vesicorenalem Reflux re. Mit 2 Jahren Laparotomie und Appendektomie wegen Ileus. Jetzt rezidivierende schwere Harnwegsinfekte.

Operation: Ureterolyse, Streckung des Harnleiters und Ureterocystoneostomie nach Politano-Leadbetter mit temporärer transvesikaler Schienung. Intraoperativ zeigte sich, daß der Ureter in Höhe des Beckeneinganges durch Naht am Peritoneum fixiert war.

Komplikation: Fistelbildung in Höhe des Beckeneinganges durch Ureterwandnekrosen.

Sekundäroperation: Hohe Ureterocystoneostomie unter Bildung einer Hörnerblase.

2. 14jähriger Knabe mit iatrogener Ureterstriktur nach Appendektomie.

Operation: Hohe Ureterocystoneostomie unter Bildung einer Hörnerblase.

Bei sehr großen Ureterdefekten ist eine Kombination von Hörnerblase und Blasenlappenplastik nach Boari durchaus möglich. Tierexperimentelle Untersuchungen haben gezeigt, daß mit dieser Technik sogar ein Totalersatz des Ureters möglich ist. Inwieweit aber ein solcher Uretersatz auch funktionell gute Ergebnisse liefert, muß weiteren Untersuchungen vorbehalten bleiben.

H. Klosterhalfen, Hamburg: Wir haben eine Menge über Refluxe gehört und alle Vortragenden mit den großen Zahlen haben nach zwei Methoden operiert, einmal nach Lich-Grégoir und einmal nach Politano-Leadbetter. Es hat leider niemand dazu Stellung genommen, wann er die eine und wann er die andere Methode anwendet. Hierauf hätte ich gerne eine Antwort.

A. Sigel, Erlangen: Bis vor 2 bis 3 Jahren haben wir immer gesagt, daß leichte und mittlere Fälle nach Lich-Grégoir operiert werden, während bei stärkerer Dilatation die Harnleiter unter Bildung eines submukösen Tunnels implantiert werden, eine Methode, die jetzt alle Politano nennen, unabhängig davon, wie viele Vorläufer bereits vorhanden waren. Das ist ein gutes Rezept, gegen das nichts einzuwenden ist. Später habe ich erfahren, daß Grégoir, den ich persönlich nicht kenne, generell seine eigene Methode anwendet, die ich auch öfter versucht habe, mit überwiegend ausgezeichnetem Erfolg. Die Grundproblematik bleibt jedoch: je größer das Kaliber des Megaureters ist, um so mehr sinken die Erfolgschancen und umgekehrt. Zur Zeit führen wir die Neuimplantation relativ oft, dann allerdings von außen, durch. Wenn man große Blasen hat, wie dies eben im Film gezeigt wurde, dann geht das auch gut. Sind die Blasen jedoch voroperiert oder handelt es sich um chronisch veränderte Blasen, dann ist die Bildung des submukösen Tunnels schwierig.

Darf ich gleich weiter Stellung nehmen. Zu Herrn Mellin: Ich stimme eigentlich in allem wesentlich mit ihm überein. Aber zu den ungünstigen Fällen kann man noch folgendes sagen: Gleichgültig, ob man nach Grégoir, Politano oder Paquin operiert, man sollte keine Angst vor der Schienung haben. Wie oft habe ich gehört, daß etwa nach der Operation nach Grégoir ein paar Tage hinterher Temperatursteigerungen selbstverständlich seien. Das haben wir unter 205 Fällen nur viermal erlebt. Wir sind sicher deshalb davon verschont geblieben, weil wir generell einen Ureterkatheter am Beginn der Operation einlegen, das erleichtert auch die Grégoir-Operation selbst. Wir lassen den Ureterkatheter 3 bis 4 Tage liegen und entfernen den Blasenkatheter dann einen Tag später. Auf diese Weise haben wir bei 205 Fällen nur 8 Komplikationen erlebt. Davon sind 4 Stenosen und 4 Fälle haben wieder einen Reflux bekommen. Allerdings hatten wir bei etwa zehn hochgradigen Megaureteren, die wir auch nach Grégoir operiert haben — es befanden sich auch Erwachsene unter diesen Fällen — in 6 von den 10 Fällen schlechte Ergebnisse. Aber diese sind mit jeder Operationsmethode schlecht; das liegt allein an der Qualität des Harnleiters.

Dann habe ich noch einige Bemerkungen zu Herrn Albrecht: In den 20er oder 30er Jahren hat ein amerikanischer Urologe, Cooper, experimentell klipp und klar nachgewiesen, daß man mit Überdruck keinen Reflux erzeugen kann. Wenn wir sagen, das subvesicale Hindernis würde einen Reflux erzeugen, muß ich feststellen, das das Gegenteil der Fall ist; denn das subvesicale Hindernis verstärkt ja den Detrusor, verstärkt ja auch die Pars intravesicalis, und dies wirkt im Gegenteil ja direkt antireflux. Wenn also in einem Drittel der Fälle, wobei es sich nicht nur um unsere Zahlen handelt, beides besteht, d. h. ein subvesicales Hindernis und ein Reflux, dann handelt es sich ganz eindeutig um zwei Krankheiten. Wenn Herr Albrecht feststellt, daß bei Beseitigung des subvesicalen Hindernisses in einem Teil der Fälle der Reflux verschwindet, so ist das völlig glaubwürdig; denn es gibt ja die spontane Maturation. Ein so enorm kundiges Zentrum, wie das in Melbourne, macht für meine Begriffe nur den einzigen Fehler, daß sie überhaupt keine Refluxe operieren. Dies leuchtet mir nicht ganz ein. Herr Bischoff hat einmal gesagt, daß ihm von sämtlichen Monographien und sämtlichen Büchern, die er jemals über Kinderurologie in der Hand hatte, daß Werk von Campbell aus dem Jahre 1951 das wichtigste gewesen sei. Dies kann ich nur bestätigen. Das zweitwichtigste ist die Monographie von Stephens über kongenitale Malformationen im anorerectalen und urologischen Gebiet aus dem Jahre 1963. Wenn ich dieses Buch nicht gehabt hätte, würde ich bis heute, was die morphologischen Formalismen betrifft, noch unsicher sein. Insofern kann ich auf das Buch nicht verzichten.

Zu dem Vortrag von Herrn Straube möchte ich feststellen, daß ich ihm im wesentlichen zustimme. Wenn man, wozu man im allgemeinen keinen Grund hat, einige Tage nach der

Grégoir-Plastik cystoskopiert dann findet man schon erhebliche Verschwellungen im Bereich der Blasenschleimhaut. Das große Hämatom, das ich ein einziges Mal sah, mußte auch ich nachoperieren.

K. F. Albrecht, Wuppertal: Herrn Sigel möchte ich antworten, daß das Problem der infravesicalen Stenosen von uns aus nach klinischen Gesichtspunkten gestellt worden ist. Es besteht gar keine Frage, wir haben diese Fälle ausgezählt, daß nach Beseitigung eines infravesicalen Hindernisses in 40% der Fälle der Reflux verschwindet. Ich glaube, aber da komme ich sicher mit Herrn Sigel wieder in Schwierigkeiten, daß ein Teil dieser Refluxe durch entzündliche Starrheit der Ostien hervorgerufen war, ohne daß der Überdruck dabei eine Rolle spielte. Klinisch konnten wir jedenfalls in 40% der Fälle eine Beseitigung des Refluxes feststellen, wobei ich auch gerne einräume, daß ein Teil durch Maturation oder durch eine sehr viel spätere Nachuntersuchung verschwunden ist, aber daß die Infektion, die ja nun primär erst einmal sehr häufig vorhanden ist, zu einer urologischen Untersuchung des Kindes führte. Man fand Fieberschübe, Enuresis, man findet oft eine Cystitis granularis im Trigonumbereich, die dann hinterher absolut verschwinden und die Harne werden steril. Ich möchte vielleicht nicht unbedingt darauf bestehen, daß es ein Überdruck ist, aber die Tatsache spricht doch dafür, daß das infravesicale Hindernis in irgend einer Form einen Zusammenhang mit diesem Reflux haben muß.

A. Sigel, Erlangen: Wenn das infravesicale Hindernis oder die Infektion den Blasenboden zerstört, dann ist auch jeder normale Antirefluxmechanismus aufgehoben. Dies ist ja der Prototyp für die tuberkulöse Schrumpfblase. Es ist das gleiche, wenn wir transurethral aus irgend einem Grunde falsch resezieren, kann man einen Reflux erzielen. Jede Ursache, durch die das Trigonum zerstört wird, und das kann auch einmal ein infravesicales Hindernis sein, führt zu einem Reflux.

K. F. Albrecht, Wuppertal: Ich glaube, daß Herr Sigel und ich mit unserer Ansicht gar nicht so weit auseinander sind. Zu der anderen Frage von Herrn Klosterhalfen, die ja auch mich betrifft, möchte ich feststellen, daß ich sie aus Zeitgründen im Konzept wieder streichen mußte. Ich möchte sie hier beantworten. Bei dem reinen einseitigen Reflux kann man sowohl nach Leadbetter-Politano oder auch nach Grégoir operieren. Wir haben eine Zeit lang die Grégoir-Plastik bevorzugt, weil sie an sich bestechend einfach ist, die Blase nicht eröffnet werden muß und es schneller geht. Wir haben aber auch temporäre Stauungszustände erheblichen Ausmaßes gesehen, so daß wir bei doppelseitigen Operationen an sich ganz davon wieder abgekommen sind, nach Grégoir zu operieren, sondern wir operieren dann primär nach Politano-Leadbetter. Die dritte Indikation für die Operation nach Politano-Leadbetter war gezeigt worden bei Fällen mit prävesicaler Stenose. Ich glaube, es ist im wesentlichen nur eine persönliche Ansicht, welcher Methode man sich zuwendet.

H. Haschek, Wien: Herr Sigel, ich glaube nicht, daß immer das Trigonum durch Entzündung zerstört werden muß. Wir haben, als wir uns für die Genese der Pyelonephritis interessierten, geprüft, ob es wahr ist, daß eine akute Cystitis bei der Frau einen Reflux erzeugt, der dann wieder spontan verschwindet. Das ist sicher richtig. Wir haben also eine Reihe von Patienten beobachtet, die während der akuten Cystitis einen Reflux hatten, der nach 14 Tagen nicht mehr nachzuweisen war. Die Ostien waren cystoskopisch normal.

W. Brosig, Berlin: Wir haben so viel über die Methode nach Lich-Grégoir bzw. Politano-Leadbetter gehört. Ich möchte fragen, was aus der guten Plastik nach Bischoff geworden ist, die er vor Jahren propagierte und die meiner Meinung nach eigentlich wegen ihrer Einfachheit genial war. Wir haben selbst vor Jahren diese Bischoff-Plastik durchgeführt und haben sogar einen Vergleich mit Bischoff und Lich-Grégoir angestellt. So weit ich es im Augenblick überblicke, sind es je 20 Fälle. Die Resultate waren bei beiden Methoden gleich, sie lagen bei etwa 80%. Wir sind natürlich im Zuge der Zeit dann ganz auf die Methode nach Politano-Leadbetter umgeschwenkt. Aber ich würde doch fragen, was aus der Plastik nach Bischoff geworden ist.

K. F. Albrecht, Wuppertal: Ich habe die Zahlen nicht exakt parat, da sie z. T. noch aus der Zeit von Herrn Boshamer stammen. Die Erfolgsquote lag bei 27%, war also in keiner Weise vergleichbar mit der Methode nach Grégoir. Ich glaube, es waren nur 2 oder 3 Fälle ohne Reflux, während alle übrigen Patienten ein Rezidiv hatten und nachoperiert werden mußten.

R. Hohenfellner, Mainz: Ein Wort zunächst zur Frage der Schienung bei der Methode nach Grégoir. Wir haben bei 300 Grégoir-Operationen nicht geschient und haben eigentlich die gleiche Anzahl von Mißerfolgen und Komplikationen, etwa acht Fälle, wie sie Herr Sigel genannt hat. Ich glaube nicht, daß dies ein entscheidender Punkt ist. Etwas anderes erscheint mir jedoch wesentlich. Heute haben wir von wahrscheinlich etwa insgesamt 700 Fällen gehört, die nach Grégoir bzw. Politano-Leadbetter operiert wurden. Bei diesen Fällen handelt es sich wohl um ein Material, das wohl mehr oder minder retrospektiv analysiert wurde. Wenn wir weiter in dieser Weise fortfahren und nicht zu einer prospektiven Studie kommen, dann werden wir in 10 oder 15 Jahren, wenn diese Kinder im gebärfähigen Alter sind, und die Frage, ob diese Operationen überhaupt sinnvoll sind, genau so viel wissen wie heute. Ich glaube, es wäre notwendig, zu einer einheitlichen Nomenklatur zu kommen. Es genügt nicht zu sagen, daß das Kontrastmittel das Nierenbecken erreicht. Wir müssen so vorgehen, wie dies heute Herr Mildenberger getan hat und nach Stadien einteilen. Außerdem glaube ich, daß wir alle, die wir eine so große Anzahl von Refluxen haben uns endlich zusammentun sollten, um zu einer einheitlichen Nomenklatur zu kommen, sonst stehen wir in 10 Jahren genauso hoffnungslos da wie heute.

C. C. Schulman, Brüssel: Als Mitarbeiter von Grégoir möchte ich einige Bemerkungen machen. Wir operieren nicht alle Refluxe nach der extravesicalen Technik, sondern nur dann, wenn die Harnleiter nicht sehr dilatiert sind. Sind die Harnleiter ungefähr 3- bis 4mal stärker dilatiert als einem normalen Harnleiter entspricht, werden sie nach Politano implantiert. Bei doppelseitigem Reflux operieren wir beide Seiten gleichzeitig. Wir haben nie einen Katheter in die Blase oder in den Ureter eingelegt, da dies keinen Zweck hat und der Vorteil der extravesicalen Operation gerade darin liegt, daß weder eine Harnleiterschienung noch ein Blasenkatheter angewandt wird.

G. Mense, Kassel: Die Herren, die in kleineren Abteilungen tätig sind und mit dem Problem des Mißerfolges fertig werden müssen, es sei denn, sie überwiesen die Patienten zur Sekundäroperation an eine größere Klinik, würden noch einige Hinweise bezüglich einer Sekundäroperation interessieren, damit sie dann auch in gleicher Weise verfahren können.

A. Sigel, Erlangen: Als Sekundäroperation kommt die Operation nach Lich-Grégoir nicht mehr in Betracht. Man muß dann natürlich eine Reimplantation des Harnleiters mit submukösem Tunnel durchführen.

W. Lutzeyer, Aachen: Zum Vortrag von Herrn Sigel möchte ich noch einmal abschließend insistieren. Ich kann mir einfach nicht vorstellen, und ich glaube, auch ein Großteil des Gremiums nicht, daß wir uns auf den einfachen Satz beziehen können, daß es keinen infektbedingten Reflux gäbe. Das hieße umgekehrt und logisch gedacht, daß wir jeden Reflux, den wir feststellten, überhaupt nicht mehr behandeln, sondern sofort operieren müßten. Ich möchte nun an Sie, Herr Sigel, die Frage stellen: Sollen wir überhaupt keinen Reflux mehr behandeln, sondern sollen wir ihn sofort operieren? Das ist ja die Alternative, die Sie ausgesprochen haben.

A. Sigel, Erlangen: Es interessiert überhaupt nur der Reflux in den ersten 6 bis maximal 12 Lebensjahren. Und in diesem Zeitraum gibt es eine hohe Zahl von spontaner Maturation. Es wird ja überhaupt erst seit 10 Jahren der Reflux operiert. Würden alle Refluxe persistieren, müßte es schließlich Millionen von Menschen mit persistierendem Reflux geben, während in Wirklichkeit die Zahl nur sehr klein ist. Die Maturation erfolgt aber zu einem Zeitpunkt, in dem die Folge des Refluxes, die Pyelonephritis, inzwischen nun zur selbständigen Erkrankung geworden ist. Das kann problematisch werden, und man muß dem zuvorkommen bezüglich der Auswahl. Die Indikation ist schwierig, sie ist aber trotzdem relativ einfach. Ein endoskopisch starres Ostium ist eine klare Indikation. Eine kinomatisch beobachtete Entleerungszeit, die 2 bis 4 min übersteigt, ist ebenfalls eine klare Operationsindikation. Wenn aber ein kurzer Reflux besteht, wenn ein Reflux besteht bei normaler oder fast normaler Ausscheidungsurographie, dann besteht keine Notwendigkeit zu einer sofortigen Operation, dann kann man zunächst einmal die Kinder in pädiatrische Behandlung rücküberweisen. Hier hat man eine sorgfältige Auswahl zu treffen. Wie aus einer Arbeit der Mayo-Klinik hervorgeht, werden dort nur etwa 15% der Refluxe, die diagnostiziert werden, operiert. Dies scheint mir allerdings zu niedrig. Ich würde meinen, daß 40 bis 60% der Refluxe operiert werden müssen, allerdings kann man das nicht so genau festlegen. Wenn eine einfache Infektion zu einem Reflux führt, dann hat das sicher keine große Bedeutung. Diese Fälle sind wenig interessant, sondern nur die angeborenen Refluxe, die eine angeborene Minderausstattung des gesamten Detrusors, vor allem des Trigonums, darstellen. Nur um diese Fälle geht es. Außerdem hat man genau zu unterscheiden zwischen dem — man kann es primärer oder sekundärer Reflux nennen — exakter sollte es heißen, zwischen dem isolierten Reflux und der Doppelkrankheit: infravesicales Hindernis und gleichzeitiger Reflux. Mit meinen Ausführungen wollte ich nur auf diese Tatsache hinweisen, die ich in allen Details in dem Lehrbuch für Kinderurologie festgehalten habe. Sie stellen eine Zusammenfassung der bis Mitte 1971 auf das exakteste ausgewerteten Weltliteratur dar, insbesondere, was an den maßgeblichen Zentren in Amerika und in England erarbeitet wurde.

S. Körner, Hamburg: Wie Sie wissen, habe ich vor 8 Jahren vor diesem Kreis in Wien meine Untersuchungen über die Struktur und Funktion des distalen Ureters dargelegt. Ich konnte damals zeigen, daß das Trigonum einschließlich der beiden Harnleiter eine nicht zu durchbrechende Einheit darstellt, die sich morphologisch deutlich von der übrigen Blasenwand abhebt. Die Blasenwand ist eine dicke Muskulatur, die fischnetzartig angeordnet ist, während die Trigonummuskulatur, die Harnleitermuskulatur, die Wandmuskulatur des Ureters eine ganz feine, sehr eng liegende Muskulatur ist, die eine Einheit darstellt. Ich habe damals dargelegt, daß im Trigonum eine sehr große Zahl von Ganglienzellen zu finden ist, im Gegensatz zu den Feststellungen von Hryntschak, die er 1922 wohl publiziert hat. Diese Ganglienzellen brauchen, wie wir wissen, eine ganze Zeit auch nach der Geburt, bis sie sich voll entwickeln, bis nämlich die Blase kontinent wird; denn das Trigonum geht ja auch in die Harnröhre hinein, weit bis über den Utriculus prostaticus hinaus und ist auch für den Blasenschluß mit verantwortlich. Ich kann mir nicht vorstellen, daß der Druck in der Blase bei einem normal entwickelten Trigonum wesentlich zu einem Reflux beiträgt, denn wie wäre es dann bei unseren Prostatikern mit einer totalen Harnsperre. Denn wenn sie 500 ml oder mehr Urin in der Blase haben, haben sie meistens auch noch keinen Reflux. Da muß erst noch etwas anderes hinzukommen. Diese Ganglienzellen im Trigonum aber haben ihre Schaltstelle in dem Ganglion vesico-ureterale. Wenn wir dort unten nun unsere Refluxoperation machen, so sehen wir das, was Herr Mellin ja auch schon dargestellt hat: es kommt zu einer vorübergehenden Störung der Motilität des Harnleiters. Wenn man natürlich das Ganglion echt verletzt, kommt es eben auch zu einer echten Störung, die möglicherweise irreversibel ist.

H. Marberger, Innsbruck: Ich wollte zuerst Herrn Tsuchida zu seinem Film gratulieren. Dieser Film hat mit ganz einfachen genialen Experimenten etwas gezeigt, worum wir immer herumreden und uns drücken. Wir sagen immer, die Pars intramuralis sei ein Ventil und deswegen fließe der Harn bei der Kontraktion der Blase nicht zurück in die Niere. Dies ist nicht so, wie ich bereits vor 45 Jahren, da ich auf dem Land aufgewachsen bin und dort Pathophysiologie und Anatomie gelernt habe, feststellen konnte. Wenn nämlich der Metzger zum Schluß beim Schwein oder beim Kalb die gefüllte Blase herausreißt und auf den Boden wirft, dann ist sie nicht etwa eine flache Scheibe; denn sie enthält Harn, sondern sie ist eine Kugel. Drückt man nun auf diese Kugel, die Blase, die ja ein isoliertes Präparat darstellt, und man kann dies im Laboratorium, wie ich es oft getan habe, wiederholen, dann spritzt zuerst der Harn aus der Harnröhre und später erst aus beiden Ureteren heraus. Dies beweist, daß erst bei außerordentlicher Übersteigerung des Blaseninnendruckes unter Umständen der Ventilmechanismus versagt. Genauso wie die Harnröhre unter Umständen bei einer bestimmten Höhe des Blaseninnendruckes nicht mehr kontinent ist. Dies sollte ein Punkt zum Argument von Herrn Sigel sein. Es handelt sich um Laboratoriumsbedingungen, die vielleicht nicht direkt übertragbar auf unser Problem sind. Wir müssen uns aber etwas anderes überlegen, und zwar einen einfachen Mechanismus für die Funktion der Pars intramuralis, von deren Länge ja offensichtlich weitgehend abhängt, ob man einen Reflux hat oder nicht, ob das Trigonum breiter ist als normal, das Ostium lateralisiert, so daß die Pars intramuralis direkt aus der Blase herausgeht. Es gibt ein einfaches Modell: wenn wir uns vorstellen, daß dieser Teil des Harnleiters einem „Mädchenfänger" entspräche. Es handelt sich dabei um ein Geflecht, einen Cylinder, der aus einem Geflecht besteht und wesentlich länger und viel kürzer wird, wenn man an seinen beiden Enden zieht. Den Austreibungswiderstand in diesem Rohr steigert man durch diese minimale Veränderung, die durch einen ganz einfachen Mechanismus erzielbar ist, auf ein Vielfaches. Schiebt man diesen „Mädchenfänger" zusammen, wird das Rohr weit und außerordentlich kurz und ein ähnlicher Mechanismus scheint entscheidend für die Funktion der Pars intramuralis und damit für das Bestehen oder Nichtbestehen des Refluxes zu sein.

H. K. Büscher, Hannover: Vielen Dank für die einleuchtenden, sehr naturverbundenen Äußerungen. Man könnte sie fast als Schlußwort nehmen, zumal wir uns dem Ende der Diskussionszeit nähern. Vielleicht darf ich Herrn Sigel noch zu einem kurzen Schlußwort bitten.

A. Sigel, Erlangen: Uns bremsen die Pädiater vor einer röntgenologischen Polypragmasie. Wir röntgen die Kinder zunächst überhaupt nicht. Ein Kind, das nach der Antirefluxoperation völlig asymptomatisch bleibt, keine Temperaturen entwickelt, wird zuerst nach Hause entlassen und dann erst nach 2 bis 4 Monaten wieder zur Ausscheidungsurographie einbestellt. Ist sie normal, spricht dies meist von vornherein sehr für den Erfolg. Trotzdem machen wir als nächstes noch ein Cystourethrogramm, manchmal aber erst $^1/_2$ Jahr nach der Operation, wenn das Kind erneut einbestellt wird. Dies ist also gar nicht so eilig.

C. C. Schulman: **Die ektopischen Harnleiterimplantationen**

Eine Harnleiterektopie ist die Folge einer abnormalen Entwicklung der Harnleiterknospe aus dem Wolffschen-Gang. Eine tiefere Einsicht in die Embryologie und Physiopathologie der Harnleiter-Blasenverbindung führt zu einer besseren Deutung des Entwicklungsvorganges der betreffenden Mißbildung und der vielen diese oft begleitenden Abweichungen. Die Zeit ist leider zu knapp für eine umfassende Besprechung des gesamten Erscheinungskomplexes und eine genaue Umschreibung der vielen dazugehörigen Begriffe, so daß wir gezwungen sind uns auf bestimmte klinische Hauptaspekte zu beschränken.

Unsere Untersuchung bezieht sich auf 91 Harnleiterektopiefälle. Die ektopischen Ureterocelen sind hier außeracht gelassen. Es handelt sich um 78 weibliche und 13 männliche Fälle. Diese 3- bis 4mal größere Ektopiehäufigkeit beim weiblichen als beim männlichen Geschlecht entspricht nicht notwendigerweise der Wirklichkeit, da sie durch die leichte Erkennung der Mißbildung beim Weibe in Anwesenheit einer typischen Scheininkontinenz bedingt sein kann.

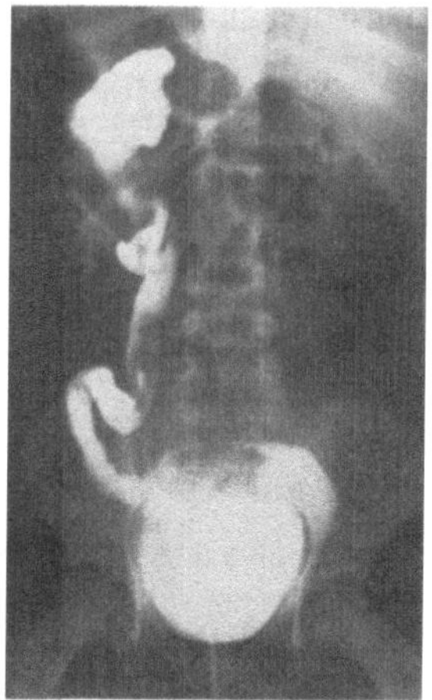

Abb. 1. Typische vestibuläre Ektopie bei Doppelniere

Das Alter, in dem die Ektopie entdeckt wird, ist sehr verschieden. Die meisten unserer Fälle sind Kinder; nur fünf sind Erwachsene. Bei der Frau befindet sich die ektopische Harnleiterimplantation meistens in Urethra und Vestibulum. Beim Manne dagegen wird die Ektopie meistens in der prostatischen Urethra gefunden. Ektopien im Genitaltractus des Mannes sind seltene Erscheinungen. Sie sind häufiger bei der Einzel- als bei der Doppelniere. Nur selten ist die Harnleiterektopie eine alleinstehende Mißbildung. In mehr als zwei Drittel aller Fälle geht sie mit einer Harnleiterdoppelung einher. Gemäß dem Weigert-Meyer-Satz befällt die Ektopie immer den oberen Harnleiter.

In Abb. 1 sieht man ein sehr typisches Ektopiebeispiel beim Doppelharnleiter: Der ektopische obere Harnleiter bleibt unsichtbar bei der Urographie, der ektopische Harnleiter zeigt sich bei der retrograden Pyelographie.

Beim Mädchen offenbart sich eine Ektopie in der Urethra bisweilen in der Form eines scheinbaren Harnröhrendivertikels. Es ist aber zu bemerken, daß ein derartiges Divertikel beim Mädchen nie auftritt, so daß in den betreffenden Fällen immer der Verdacht einer Harnleiterektopie besteht (Abb. 2). Hier sieht man die Cystourethrographie eines 5jährigen Mädchens mit Infektion der Harnwege. Die Aufnahme zeigt das Bild eines Divertikels der Harnröhre. Mit einem in dieses Divertikel hineingeführten Katheter wird aber eine Harnleiterektopie festgestellt. Ektopie mit Harnleiterdoppelung ist weniger häufig beim männlichen als beim weiblichen Geschlecht. Von unseren 13 Ektopiefällen beim männlichen Geschlecht waren 11 ohne und nur 2 Fälle mit Doppelharnleiter. In den meisten Harnleiterektopiefällen ohne Verdoppelung ist das entsprechende Parenchym Sitz pyelo-

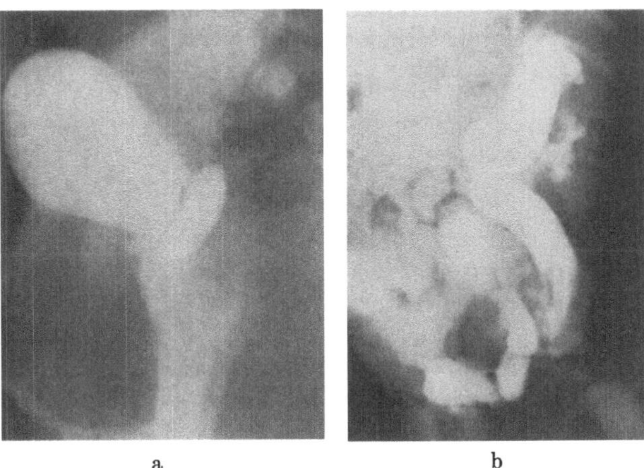

Abb. 2a u. b. Weibliche urethrale Ektopie. a Cystourethrographie: Scheinbares Harnröhrendivertikel. b Retrograde Pyelographie: Eingeführter Katheter in dieses „Divertikel" zeigt einen ektopischen Harnleiter

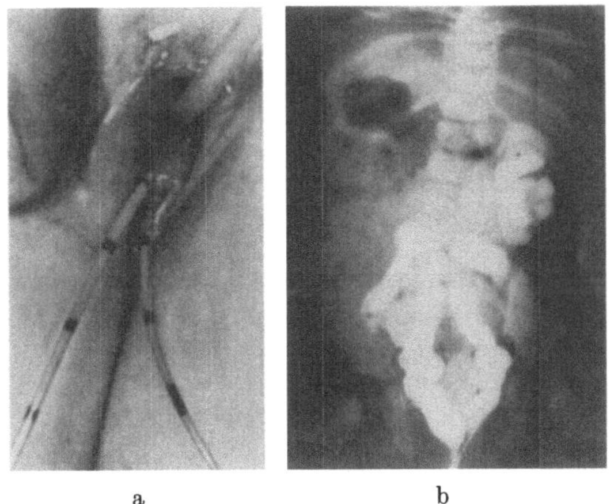

Abb. 3a u. b. Einfache beiderseitige Ektopie. a Katheter in beiden vestibulären Harnleitern. b Retrograde Pyelographie: Einfache beiderseitige Ektopie und Blasenagenesie

nephritischer und dysplasischer Erscheinungen, und bleibt meistens stumm bei der Urographie.

Ein typischer Fall ist der folgende. Es handelt sich um einen 6jährigen Knaben mit wiederholter Infektion der Harnwege. Die rechte Niere bleibt stumm bei der Urographie. Die Endoskopie ermöglicht die Katheterisierung einer ektopischen Harnleiteröffnung in der prostatischen Urethra.

Die Ektopie im Genitaltractus gibt es häufiger beim Einzel- als beim Doppelharnleiter. Die folgenden Abbildungen beziehen sich auf den Fall einer Ektopie in der Samenblase. Die Urographie zeigt eine stumme rechte Niere und die Cystourethrographie eine Harnröhrenklappe. Es handelt sich um eine kleine dysplasische Niere in ektopischer Sacrallage mit in der übergroßen einzigen Samenblase einmündenden Harnleiter. Außerdem gibt es Klappen der hinteren Harnröhre.

Die *einfache beiderseitige Ektopie* ist auf Grund der starken begleitenden Mißbildungen als eine besondere klinische und pathologische Erscheinung zu betrachten. Zu den von uns untersuchten Fällen gehören sieben Fälle einfacher beiderseitiger Ektopie. In derartigen Fällen fehlt meistens der Sphinctermechanismus, und eine beiderseitige Harnleiterimplantation allein ist nicht genügend. Die Beseitigung der Mißbildung erfordert eine Urethroplastik oder intestinale Blasensubstitution.

Die einfache beiderseitige Ektopie geht bisweilen mit einer totalen Blasenagenesie einher. Dieses Beispiel (Abb. 3) bezieht sich auf ein 5jähriges Mädchen mit Dauerinkontinenz. Das Kind hatte keine Blase und beide Harnleiter mündeten in das Vestibulum.

Wie hat man sich in bezug auf ein Kind mit vermutlicher Harnleiterektopie zu verhalten?

Die Symptomatologie und die Urographie geben genügende Information zur Bestätigung der Vermutung. Die genaue Lokalisierung der Mißbildung bietet aber oft Schwierigkeiten. Wichtig ist die Ausscheidungsurographie mit verspäteten Aufnahmen.

Intravenöse Indigokarmininjektion erleichtert oft das Auffinden der ektopischen Öffnung. Das Nierenparenchym muß aber genügend funktionsfähig bleiben, um den Farbstoff ausscheiden zu können. In Ausnahmefällen, d. h. bei Ektopie im Rectum, wird das Indigokarmin beim Stuhlgang ausgeschieden. Das war beispielsweise bei einem 3wöchigen Mädchen mit einer ektopischen Ureterocele der Fall. Bei der Urographie trat eine bilaterale Verdoppelung zutage und die Blasenuntersuchung bestätigte die Anwesenheit einer ektopischen Ureterocele in bezug auf den linken oberen Harnleiter. Da die Öffnung des rechten oberen Harnleiters sich der Darstellung entzog, wurde Indigokarmin injiziert, das wenige Stunden später im Stuhl gefunden wurde. Der chirurgische Eingriff bestätigte die ektopische Harnleitereinpflanzung im Rectum. 6 Jahre nach einer bilateralen Heminephroureterektomie, zeigte die urographische Kontrolle eine sehr befriedigende Wirkung des Nierenparenchyms.

In bestimmten Fällen sind auch besondere Röntgenaufnahmen aufschlußreich. So ermöglicht z. B. die anterograde Pyelographie die Darstellung des ektopischen Harnleiterteils. Diese Urographie bezieht sich auf einen Verdoppelungsfall mit schweigendem oberen Harnleiter und auf dieser anterograden Pyelographie tritt der ektopische Harnleiterteil dank der Verabreichung eines Kontrastmittels deutlich zutage. Auch die Vaginographie eignet sich dafür, um in bestimmten Fällen einen ektopischen Harnleiterteil ans Tageslicht zu bringen.

Welche ist die in Frage kommende Behandlung nach der Diagnose einer Harnleiterektopie?

Die Wahl des Eingriffes ist vielmehr eine Frage des Prinzips, als eine technische Angelegenheit. Muß der Eingriff konservativ sein oder nicht? In den allermeisten Fällen ist das dem ektopischen Harnleiter entsprechende Parenchym sehr geschwächt und die Harnwege erweitert und infiziert. Es ist ja vollkommen unzweckmäßig, eine funktionell wertlose Niere zu behalten und sogar gefährlich, ein infiziertes Organ nicht zu entfernen. In weitaus den meisten Fällen kommt als chirurgischer Eingriff nur die Exärese in Frage und die Operation muß radikal sein. Ein Harnleiterstummel, sogar der kleinste, bietet ja immer die Gefahr, ein Infektionsherd zu werden und dadurch Schwierigkeiten zu verursachen, welche einen Neueingriff erfordern.

Wenn der ektopische Harnleiter irgendwo außerhalb der Harnwege, z. B. externer Ektopie oder in den Genitaltractus, ausmündet, kann er allenfalls an Ort und Stelle gelassen werden. Die chirurgische Entfernung des Endteiles eines ektopischen Harnleiters ist bisweilen ein schwieriges und für den betreffenden Sphincter sogar gefährliches Unternehmen. Gemäß dem von uns empfohlenen Verfahren, wird der Harnleiterstummel in die Harnblase geschoben. Er wird ins Blaseninnere geschoben im Hinblick auf seine Anwendung als Führer und Zugangriffspunkt zwecks Erleichterung der Dissektion und zum Schutz der Sphinctermuskulatur.

Eine konservative Lösung empfiehlt sich nur, wenn das dem ektopischen Harnleiter entsprechende Parenchym noch einen genügenden Funktionswert aufweist. Das ist aber sehr selten. Eine konservative Lösung kommt auch in Frage, wenn die andere Niere pathologisch ist und es darauf ankommt, jede Nierenfunktion, sogar die schwächste, zu erhalten.

Die gewaltigen, in jüngster Zeit gemachten Fortschritte auf dem Gebiet der Anästhesie und der humoralen Ausbalancierung, sogar bei Neugeborenen, ermöglichen jetzt die Durchführung und Erledigung vollständiger chirurgischer Programme in einem einzigen Operationsgang, was vor wenigen Jahren noch vollkommen ausgeschlossen war.

Literatur

Schulman, C. C.: Acta urol. belg. **40**, 193—504 (1972).

Dr. C. C. Schulman
Clinique Urologique
Hopital Universitaire Brugmann
B-1020 Bruxelles

H. GOLDSCHMIDT, J. P. POCHON und B. HERZOG: **Diagnostische Probleme bei Nierenagenesie und Nierenhypoplasie im Kindesalter**

Das Durchschnittsalter der Patienten zum Zeitpunkt der Entdeckung einer einseitigen Nierenagenesie im Krankengut der Mayo-Klinik einer neueren Aufstellung beträgt etwa 37 Jahre. Das bedeutet, daß die einseitige Nierenagenesie ein Zufallsbefund sein kann, auf den kaum klinische Symptome hinzuweisen vermögen. In der Kinderurologie ist dieser Befund nicht ganz so zufällig. Bei 13 unserer 16 Patienten der letzten 10 Jahre waren es rezidivierende Urininfekte und Gedeihstörungen oder andere zusätzliche Mißbildungen, die zur Abklärung des Urogenitalsystems führten. Nur bei dreien waren es reine Zufallsbefunde etwa der Art, daß nach einem Sturz auf die rechte Flanke mit nachfolgender Hämaturie ein i.v. Pyelogramm und die weiteren Zusatzabklärungen eine Nierenagenesie der linken Seite zeigten.

Für die Diagnose Nierenagenesie werden als wichtigste Feststellungen angeführt: 1. Fehlende Kontrastmittelausscheidung, 2. fehlendes Ureterostium, 3. fehlender arterieller Gefäßbaum mit fehlendem nephrographischem Effekt unilateral.

Das *i.v. Pyelogramm*, das immer am Anfang der röntgenologischen und radiologischen Untersuchungsmethoden steht, liefert für die Diagnose nicht mehr als nur einen Verdacht. Fehlende Kontrastmittelausscheidung auf einer Seite kann auf einer Ausscheidungsinsuffizienz der Niere beruhen. Die Beurteilung des i.v. Pyelogramms wird um so schwieriger, je jünger das Kind ist. Findet man auf der nicht stummen Seite eine große oder vergrößerte Niere, so legt dies den Verdacht einer Agenesie nahe.

Das Fehlen eines Ureterostiums bei der *Cystoskopie*, häufig verbunden mit einer Asymmetrie des Trigonums, kann aus technischen Gründen irrtümlicherweise angenommen werden. Andererseits fanden wir bei drei unserer Fälle auch ein zweites, normal aussehendes Ostium, doch ließ es sich nur einmal geringfügig sondieren. Ein hypoplastischer Ureter bei Nierenagenesie, häufig kombiniert mit Infektion der kontralateralen Seite, ist in der Literatur schon öfters beschrieben worden.

Mit Einführung des *Renovasogramms* und Überwindung der technischen Schwierigkeiten bei der Katheterisierung von Kinderarterien steht uns eine sichere Methode zur Bestimmung der Nierenagenesie zur Verfügung. Sie kam in elf unserer Fälle zur Anwendung. Doch kann im Verlauf chronisch schrumpfender, reduktiver Parenchymerkrankungen eine Niere vollständig vom Blutstrom abgeschaltet werden. In solchen Fällen kann man eine lanzettförmige Ausziehung im Kontrastmittelschatten an der Aortenbasis der Nierenarterie finden, die auf die richtige Diagnose hinweist.

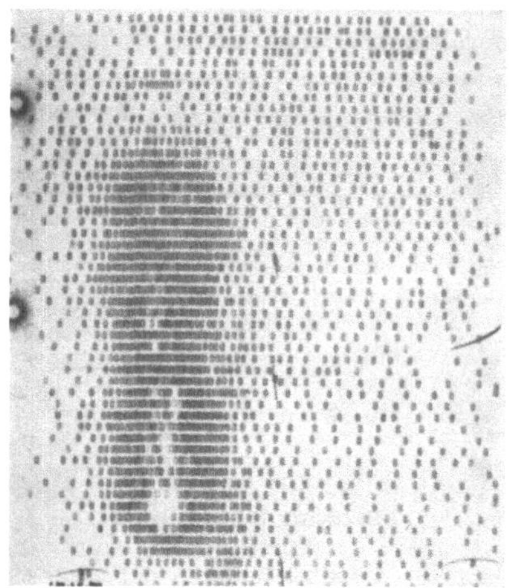

Abb. 1. Nierenszintigramm mehrmals von hinten mit dem Magnascanner: Unmittelbar nach Injektion von 350 μCi Indium 113m DTPA reichert sich Aktivität in der Gegend der linken Niere und harnableitenden Systeme an. In den Spätbildern findet sich ein deutlich erweitertes Nierenbeckenkelchsystem und ein Hydroureter links, ebenso läßt sich die Blase nachweisen. Auf der rechten Seite ist keine Aktivität vorhanden

Seit etwa 4 Jahren werden bei uns *Isotopennephrogramme* und *Nierenszintigramme* routinemäßig durchgeführt. Das ING ergibt bei der Diagnose der Agenesie gegenüber den vorher angeführten Untersuchungsmethoden keine zusätzliche Information. Das Nierenszintigramm schließt aber gleichzeitig mit der Funktion auch das Vorhandensein einer ektopischen Niere aus.

Bei einem Jungen (G. R., geb. 3. 11. 1967), der wegen rezidivierender Urininfekte zu uns in Behandlung kam, fanden wir im i.v. Pyelogramm rechts eine stumme Niere, zusätzlich eine Hydronephrose und einen Hydroureter links. Bei der Cystoskopie ließen sich zwei Ostien darstellen. Das Renovasogramm ergab links normale Verhältnisse, rechts das Fehlen einer Nierenarterie. Gegenüber den doch mit relativ hoher Strahlenbelastung erhobenen Befunden sind diese bei nur geringer Strahlenbelastung auch durch das Nierenszintigramm zu erhalten.

Bei eindeutigem Fehlen eines Ostiums bei der Cystoskopie und klarem, szintigraphischem Befund wird man auf ein Renovasogramm zur Diagnosestellung der Nierenagenesie verzichten können, um zusätzliche Strahlenbelastung zu vermeiden. Eine *chirurgische Exploration* ist bei Ausnutzung der heute zur Verfügung stehenden Untersuchungsmethoden nach unserer Erfahrung nur noch in seltenen Fällen notwendig.

Weit mehr als bei der Nierenagenesie führen bei der Nierenhypoplasie rezidivierende Urininfekte zur Abklärung des Urogenitalsystems. Doch steht auch hier die Kombination von Mißbildungen oder sekundären Veränderungen des Urogenitalsystems im Vordergrund. Nur einmal bei unseren 18 Fällen fand sich bei massivem Urininfekt eine Hypoplasie der einen Niere ohne sonstige Beteiligung des Urogenitalsystems. Den radiologischen Untersuchungsmethoden kommt bei der Hypoplasie vielleicht eine noch größere Bedeutung zu als bei der Agenesie, da am Schluß jeder Abklärung fast immer die Frage steht: Nephrektomie — ja oder nein?

Das *i.v. Pyelogramm* kann auch hier nur den Verdacht erbringen. Die Möglichkeit der verschiedenartigen Deutung ist noch größer. Sie reicht von der „stum-

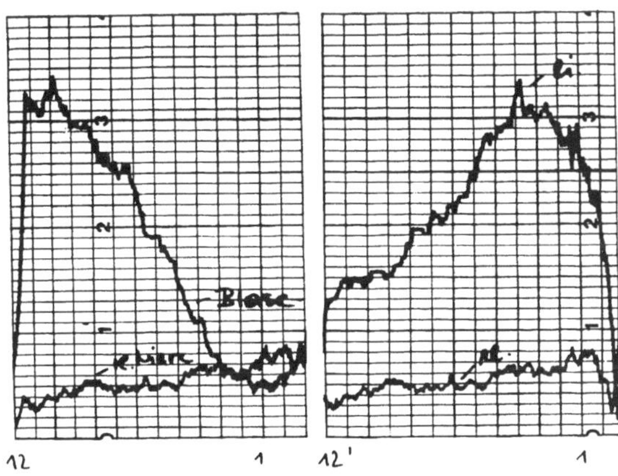

Abb. 2. Isotopennephrogramm nach Injektion von 5,5 μCi Hippuran Jod 131. Das Aktivitätsprofil über der linken Niere liegt im Normbereich. Über der rechten Niere verläuft die Kurve sehr flach

men Niere“ bis zur Hydronephrose oder überhaupt der Unmöglichkeit, eine exakte Beurteilung abzugeben. Es informiert aber über zusätzliche Veränderungen des Urogenitalsystems.

Die *Cystoskopie*, meist nur wegen dieser zusätzlichen Befunde durchgeführt, dient als Ausgangspunkt sowohl des anschließenden *retrograden Pyelogrammes* als auch der sehr wichtigen, seitengetrennten bzw. selektiven Uringewinnung zur *bakteriologischen Untersuchung* mittels Ureterenkatheter.

Das *Renovasogramm* gibt uns Aufschluß über Größe und Gefäßversorgung der betroffenen Niere. Doch auch bei deutlich hypoplastischer Nierenarterie und guter Gefäßversorgung kann nur die Histologie zeigen, ob es sich um eine primäre Nierenhypoplasie oder um eine sekundäre pyelonephritische Schrumpfniere handelt. Trotz hohem Aussagewert tritt heute das Renovasogramm gegenüber dem ING und dem Nierenszintigramm zurück.

Einen guten Funktionsvergleich beider Nieren bietet das *Isotopennephrogramm*. Doch läßt sich mit ihm nur die Funktion beurteilen, die Diagnose Hypoplasie aber nur vermuten. Die Befunde reichen von „vermindertem Inflow und eingeschränkter tubulären Sekretion“ bis zum kompletten „Nephrektomietyp“. Die so wichtige Unterscheidung, ob primär oder sekundär „kleine Niere“, ist nicht möglich. Es ist auch wichtig zu wissen, daß bei weit fortgeschrittenen, destruktiven Nephropathien mit einer Parenchymreduktion unter 20% des funktionstüchtigen Nierenparenchyms die Funktion der Niere mit dem ING nicht mehr erfaßt werden kann.

Die vasculäre Aktivität intra- und extrarenaler Gefäßprovinzen überlagert die Aktivität des Restparenchyms.

Das *Nierenszintigramm* ist in der Kinderurologie zur zusätzlichen Funktionsbeurteilung bei Verdacht auf Hypoplasie das feinere Verfahren. Durch die *Funktionsszintigraphie*, wie sie von zum Winkel u. Jost angegeben wird, soll sich bei verkleinerten Nieren eine Abgrenzung der Hypoplasie von der entzündlichen oder vasculären Schrumpfniere erreichen lassen.

Im Gegensatz zur Agenesie ist bei der Hypoplasie die *operative* Freilegung der Niere sowohl aus diagnostischen Gründen als auch zur Indikation einer evtl. Nephrektomie notwendig. Doch müssen durch die vorher genannten Untersuchungen die seitengetrennte Funktion und der seitengetrennte bakteriologische Befund bekannt sein. Die endgültige Diagnose wird aber oft erst die histologische

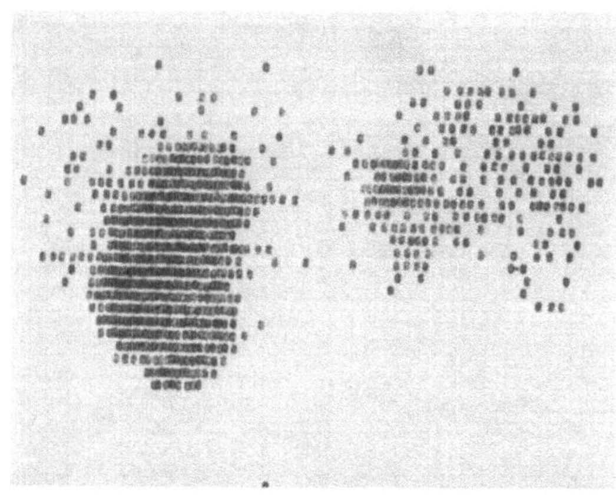

Abb. 3. Nierenszintigramm: 3 Std nach Gabe von $1^1/_2$ mCi Technetium-99m Eisenhydroxyd-Komplex

Untersuchung durch Biopsie unter Sicht oder durch Untersuchung des entfernten Organes erbringen.

Zum Abschluß das ING eines 8jährigen Jungens (B. D., geb. 15. 9. 1963), das eine hochgradige Funktionseinschränkung der rechten Niere zeigt.

Im Nierenszintigramm findet man dagegen einen daumenendgliedgroßen Bezirk, der eine regelrechte Speicherung auf der rechten Seite aufweist. Lateral vom Speicherbezirk ist nicht zu entscheiden, ob es sich um Aktivität im Nierengewebe oder in der Leber handelt.

Die deshalb durchgeführte operative Freilegung ergab zwar eine kleine Niere, die aber makroskopisch völlig normal aussah und deshalb belassen wurde.

Literatur

Becker, Ch., Becker, H. W., Fritz, W.: Z. Kinderchir. **5**, 3—4 (1968). — Frey, K. W., Hoer, G., Steinhoff, H., Seidel, P.: Z. Kinderchir. **4**, 2 (1967). — zum Winkel, K., Jost, H.: Act. Urol. **3**, 1—8 (1972).

Dr. H. Goldschmidt
Dr. J.-P. Pochon
Privatdozent Dr. B. Herzog
Kinderspital, Kinderchirurg. Abteilung
CH-4005 Basel

K. ALTROCK und H. D. WULFF: **Die Problematik der Doppelnieren im Kindesalter**

Wir beobachteten in den Jahren 1967 bis 1971 45 Kinder mit kompletter ein- oder beidseitiger Doppelbildung der Niere und des ableitenden Hohlsystems, die wegen rezidivierender Fieberschübe mit therapieresistentem Harninfekt stationär behandelt wurden. In 27 Fällen fand sich ein vesicoureteraler Reflux, 11mal eine Ureterocele, 4mal eine terminale Stenose beider Harnleiter und 3mal

Tabelle 1. Klinische Symptomatik und Harnabflußstörung bei 45 Kindern mit operierten Doppelnieren

Operierte Doppelnieren	45
Klinische Leitsymptome:	
Rezidivierende Fieberschübe	
Chronischer therapieresistenter Harninfekt	
Pathologisch-anatomische Ursache	
Vesicoureteraler Reflux	27
Ureterocele	11
Terminale Stenose	4
Ektope Harnleitermündung	3

Tabelle 2. Postoperative Ergebnisse bei Kindern mit vesicoureteralem Reflux bei Doppelnieren

DOPPELNIEREN MIT REFLUX 27

Antirefluxplastik nach GREGOIR	23	Heminephrektomie-Ureterektomie
Infekt ausgeheilt	23 •	4
freier Abfluß	23	4
negativer Reflux	23	4

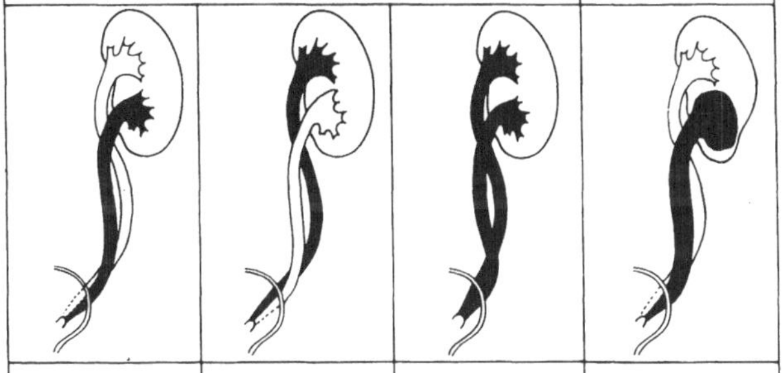

19	1	3	4

• 5 Patienten stehen noch unter Langzeitinfektprophylaxe

eine ektope Harnleitermündung als Ursache der klinischen Symptomatik (Tabelle 1).

Weitaus am häufigsten gab der vesicoureterale Reflux Anlaß zu einem operativen Vorgehen. Von insgesamt 27 Kindern konnten 23 organerhaltend operiert werden. Unabhängig davon, welcher Doppelnierenanteil durch den Reflux betroffen war — 19mal war er röntgenologisch in den unteren, 1mal in den oberen und 3mal in beide Harnleiter nachweisbar — wurde als Operationsmethode einheitlich die von Grégoir angegebene Antirefluxplastik gewählt (Tabelle 2). Dabei werden beide in der gemeinsamen Bindegewebshülle verlaufende Harnleiter ohne Eröffnung der Blase zusammen in einen entsprechend breiten submucösen Tunnel verlagert. Alle nach Grégoir operierten Kinder sind infektfrei, bei fünf Kindern dauert die Langzeitinfektprophylaxe, die wir routinemäßig ein Jahr lang nach dem Eingriff durchführen, noch an. Bei guten Abflußverhältnissen sind alle Patienten refluxfrei. Nur bei vier Kindern führte die permanente refluxbedingte Drucksteigerung zur Zerstörung des unteren Nierenanteils. Die fehlende oder nicht beurteilbare Kontrastmittelausscheidung gab die Indikation zur Heminephrektomie-Ureterektomie. Das postoperative Ergebnis war in allen Fällen gut. Auch ein Uretermündungsdivertikel ist keine Kontraindikation für die Antirefluxoperation nach Grégoir. Nach Spaltung der Muscularis wird das Divertikel zusammen mit beiden Harnleitern im Tunnel versenkt (Abb. 1).

Die Ureterocele führt auf Grund der Stenose des zugehörigen Harnleiters schneller zu einer Zerstörung des betroffenen oberen Doppelnierenanteils. Wir

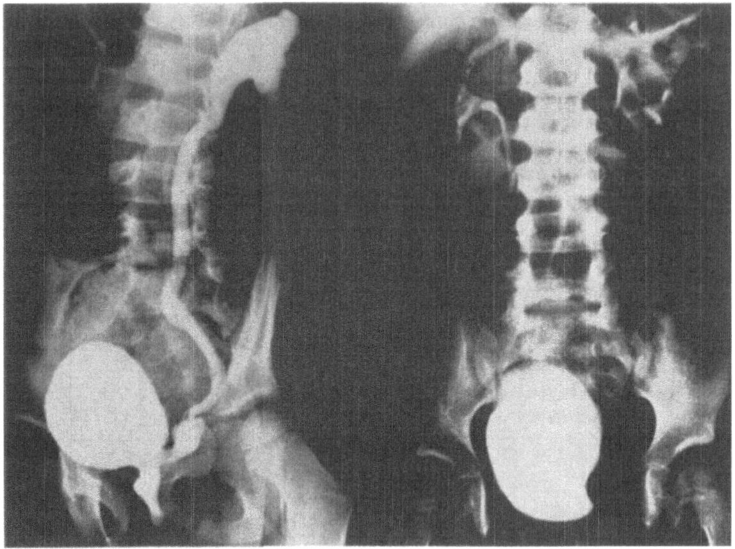

Abb. 1. $3^1/_2$jähriges Mädchen. Präoperativ massiver Reflux in den unteren Anteil einer linksseitigen Doppelniere bei gleichzeitig vorliegendem Uretermündungsdivertikel. Das postoperative Urogramm nach Grégoir-Plastik zeigt freien Abfluß

waren daher bei 5 von insgesamt 11 Kindern mit einer Ureterocele zur Heminephrektomie des cranialen Nierenanteils gezwungen. Bei weiteren drei Kindern war zusätzlich das darüber gelegene Ostium in den stenosierenden Prozeß miteinbezogen. Beide Doppelnierenanteile waren so schwer geschädigt, daß eine primäre Nephroureterektomie erfolgen mußte. Nur in drei Fällen, bei denen urographisch keine wesentliche Parenchymschädigung nachweisbar war, konnte organerhaltend operiert werden (Tabelle 3). Es wurde nach Abtragung der Ureterocele die Neuimplantation beider Harnleiter nach dem von Bettex beschriebenen en bloc-Verfahren entsprechend dem von Politano-Leadbetter angegebenen Prinzip durchgeführt. Die postoperative Kontrolle ein Jahr nach der Operation ergab bei allen drei Kindern freie Abflußverhältnisse, negativen Reflux und Infektfreiheit.

Nach dem gleichen Operationsverfahren, der en bloc-Neueinpflanzung beider Harnleiter, wurden drei Kinder mit terminaler Stenose beider Harnleiter operiert. Während bei zwei Kindern ein gutes Operationsergebnis erzielt wurde, besteht bei einem Kind postoperativ weiterhin ein Reflux mit chronisch rezidivierendem

Tabelle 3. Operatives Vorgehen und postoperative Ergebnisse bei Doppelnieren mit Ureterocele

DOPPELNIEREN MIT URETEROCELE 11

Ureterocystoneo-stomie	Heminephrektomie-Ureterektomie	Nephro-ureterektomie
• 2 •• 3 ••• 2	5 5 5	∅
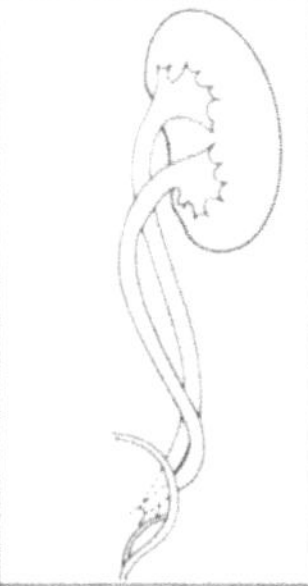	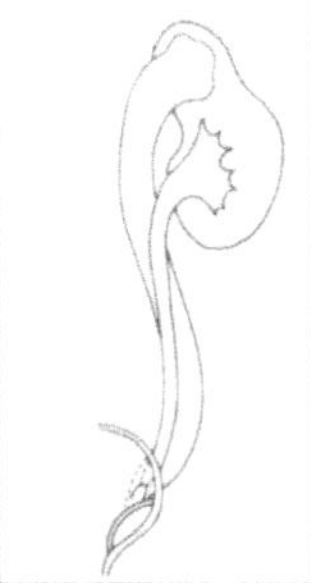	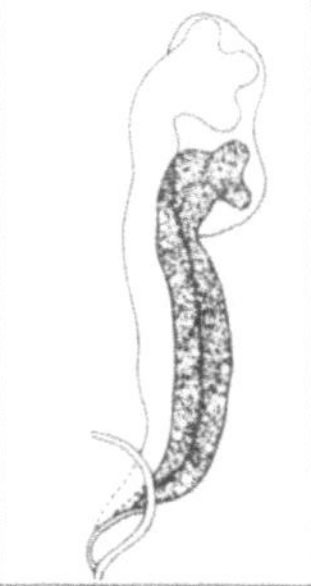
3	5	3

• negativer Reflux •• freier Abfluß ••• Infekt ausgeheilt

Tabelle 4. Operatives Vorgehen und postoperative Ergebnisse bei Doppelnieren mit terminaler Stenose und ektoper Harnleitermündung

DOPPELNIEREN MIT SONSTIGEN ABFLUSSTÖRUNGEN 7

Ureterocystoneo-stomie	UCN (1) u. Hemi-nephr.-Ureterekt(2)	Nephro-ureterektomie
• 3 •• 3 ••• 3	3 3 3	∅
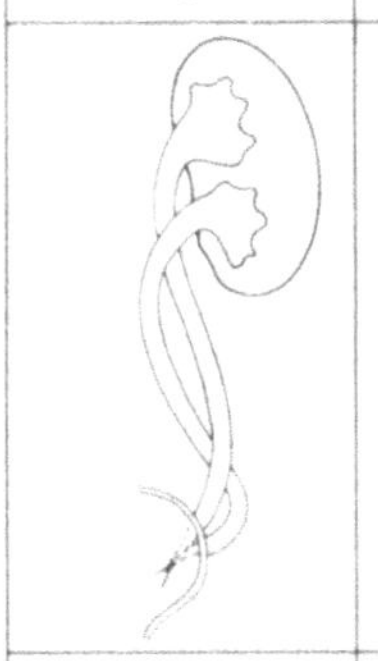	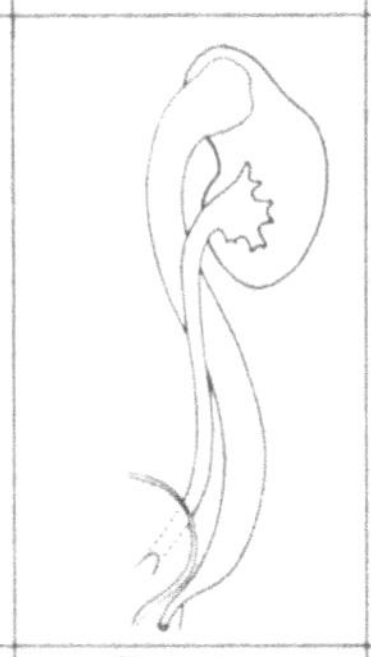	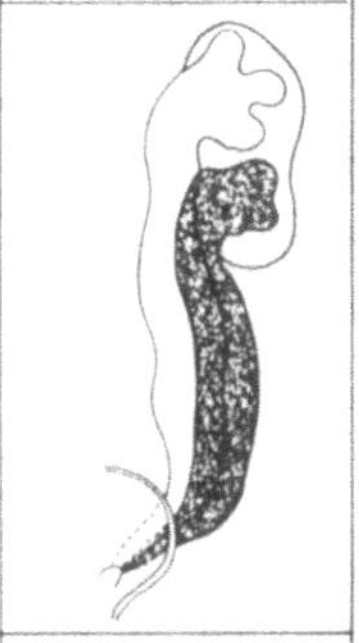
Stenose	Ektopie	Megaureter
3	3	1

• negativer Reflux •• freier Abfluß ••• Infekt ausgeheilt

Harninfekt. In einem Fall führte die terminale Stenose zur Ausbildung extremer Megaureteren mit Zerstörung beider Doppelnierenanteile, so daß eine Nephroureterektomie erfolgen mußte (Tabelle 4).

Bei 3 Kindern mit einer Harnleiterektopie wurde in 2 Fällen ein vaginal mündender Ureter gefunden. Der zugehörige obere Nierenanteil war in beiden

Fällen so schwer geschädigt, daß eine Heminephrektomie-Ureterektomie durchgeführt werden mußte. Bei einem Kind lag die ektope Mündung im Bereich der hinteren Harnröhre. Hier konnte erfolgreich die Neuimplantation des Harnleiters nach Politano-Leadbetter durchgeführt werden (Tabelle 4).

Bei insgesamt 45 behandlungsbedürftigen Doppelmißbildungen konnte somit 30mal vollständig organerhaltend operiert werden. Bei 11 Kindern wurde eine Heminephrektomie durchgeführt, nur in 4 Fällen hielten wir die primäre Nephrektomie für angezeigt (Tabelle 5). Die Entscheidung darüber, inwieweit die ganze Doppelniere oder ein Teil zu erhalten war, fiel in erster Linie auf Grund einfacher urographischer Kriterien. Dabei waren Zeitpunkt und Dichte der Kontrastmittelausscheidung sowie das morphologisch nachweisbare Ausmaß der Parenchymreduktion entscheidend für die Indikationsstellung. Der Wert einer erweiterten

Tabelle 5. Operatives Vorgehen bei 45 Kindern mit behandlungsbedürftigen Doppelnieren und Ergebnisse nach vollständig organerhaltender Operation

Gesamtzahl operativer Eingriffe	45
Vollständig organerhaltend	30
Teilweise organerhaltend	11
nicht organerhaltend	4
Ergebnisse nach vollständig organerhaltendem Eingriff (30 Patienten)	
Infektfrei	29
Refluxfrei	29
Freier Abfluß	30

nuclearmedizinischen Diagnostik in Form der Sequenzszintigraphie und der seitengetrennten Clearance für die Wahl des operativen Vorgehens ist nach unseren Erfahrungen bisher nicht schlüssig bewiesen. Es ergeben sich zwar hierdurch zusätzliche Informationen über die augenblickliche Nierenfunktion, eine verläßliche prognostische Aussage hinsichtlich der Erholungsfähigkeit des geschädigten Nierenparenchyms ist jedoch nicht mit der erwünschten Sicherheit möglich. Unabhängig vom Ausmaß des Refluxes fiel auch in Zweifelsfällen die Entscheidung zugunsten der organerhaltenden Operation. Dabei wurde bewußt das Risiko eines evtl. später notwendigen Zweiteingriffs eingegangen, der bislang jedoch glücklicherweise bei keinem Kind erforderlich wurde. Von 30 nach diesem Konzept organerhaltend operierten Kindern konnte 29mal ein gutes postoperatives Ergebnis erzielt werden (Tabelle 5).

Dr. K. Altrock
Prof. Dr. H. D. Wulff
Urologische Univ.-Klinik
D-6500 Mainz
Langenbeckstraße 1

Diskussionen zu den Vorträgen S. 52 bis 62

W. A. Maier, Karlsruhe: (Zur Problematik der Doppelnieren im Kindesalter): An der Kinderchirurgischen Klinik der Städt. Krankenanstalten Karlsruhe kamen in einem 7jährigen Beobachtungszeitraum insgesamt 71 Kinder mit klinisch manifesten Krankheitserscheinungen bei Doppelnieren zur operativen Behandlung. Wir können keine Zahlenangaben darüber machen, wie häufig Doppelbildungen klinisches Interesse erlangen. Sicher ist, daß unsere Pädiater wesentlich mehr Doppelungen ohne Reflux oder Ureterocele diagnostizieren, als wir gezwungen sind, Doppelungen operativ anzugehen. Ein außerhalb des Trigonums verlagertes Ureterostium zieht wohl mit einiger Sicherheit die Erkrankung des zugehörigen Nierenanteils nach sich. Wir haben zusammen mit dem Pathologen unseres Klinikums, Herrn Prof. Gusek, die Frage überprüft, ob Nierengewebe, das durch einen ektop mündenden Harnleiter drainiert wird, vor einer Infektion strukturell stets dem der übrigen Niere gleichwertig zu setzen sei. Es geht darum, ob solchermaßen betroffene Parenchymabschnitte niemals primär anlagemäßig verändert sind oder ob nicht doch Dysplasien für das Zustandekommen eines krankhaften Prozesses ursächlich mit in Frage kommen. Die intensive histologische Auswertung von insgesamt 24 Resektionspräparaten nach Polabsetzungen der cranialen zwei Fünftel einer Niere sowohl bei der inkompletten wie auch der kompletten Duplikatur, scheint die Frage nach einem primär dysplastischen Vorgang bei aller gebotenen Vorsicht wenigstens teilweise zu bejahen.

Sechsmal war eine solche parenchymatöse Dysplasie im konventionellen Sinne nachweisbar, 4mal mit einer zusätzlichen Lymphangiomatose, in 1 Fall auch mit einer Hämangiomatose, bei 2 weiteren ohne eine Angiomatose. Neun Untersuchungsergebnisse waren durch eine Lymphangiomatose ohne andere Dysplasiezeichen auffällig. Rechnet man die Angiomatose, die man normalerweise unter den stauungsbedingten pyelonephritischen Veränderungen ja *nicht* vorfindet, zur primären Dysplasie, so lag in unseren 24 Fällen insgesamt 15mal histologisch diese primär anlagebedingte Veränderung des Organes vor. Hingegen hat man die einfache Lymphstauung wohl sicher als einen reaktiven, also sekundären Vorgang aufzufassen.

Die klinische Bedeutung der angiomatösen Befunde ist darin zu sehen, daß der Gefäßbindegewebsapparat Reaktionsfeld der Entzündung darstellt. Dies gilt generell auch schon für anatomisch normale Nieren. Je mehr Reaktionsfeld in Bereitschaft steht, besonders in Verbindung mit Abflußstörungen, um so höher ist die Entzündungsgefahr. Umgesetzt auf unsere klinischen Belange würde dies bedeuten, daß ein vermehrter Gefäßbindegewebskomplex in der Doppelungsanlage auch eine höhere Infektanfälligkeit nachzieht.

E. Schmiedt, München: Ich möchte Herrn Altrock bzw. Herrn Hohenfellner zu ihren schönen Ergebnissen beglückwünschen, die hier eben bei der Antirefluxbehandlung von Doppelureteren gezeigt wurden. Wir sind ja kinderurologisch präjudiziert in München, und ich kann deshalb nicht über so viele Fälle berichten, aber wir haben doch in letzter Zeit 4 oder 5 Doppelureteren bei Kindern mit Reflux behandelt und haben auch zunächst, wie Herr Altrock dies eben mitteilte, die Operation nach Lich durchgeführt. Wir hatten in allen Fällen einen Mißerfolg, da nach wie vor ein vesicoureteraler bzw. sogar vesicorenaler Reflux bestand. Daraufhin haben wir die Reimplantation nach Politano-Leadbetter vorgenommen und konnten mit dieser Operation den Reflux beseitigen. Mich würde nun interessieren, ob Sie eine besondere Variante der Lich-Methode anwenden, da Sie ja mit diesem Verfahren den Reflux verhindern können.

R. Hohenfellner, Mainz: Vielen Dank, daß Sie mich zu den Erfolgen beglückwünschen, aber die Idee dazu stammt eigentlich von meinem Mitarbeiter, Herrn Wulff, der den von mir selbst durchgeführten Operationen nach Politano-Leadbetter zu kritisch gegenüberstand und deshalb selbst die Operation nach Lich-Grégoir durchgeführt hat. Ich glaube, die Besonderheit besteht einfach darin, daß man den Tunnel zunächst einmal weit und groß genug macht, dann eine ganz sorgfältige, minutiöse Blutstillung durchführt, so daß sich kein Hämatom entwickeln kann und dann ein genügend breites Muskelpolster über dem Ureter schließt. Wenn diese drei Voraussetzungen erfüllt sind, dann besteht bei den Doppelbildungen kein Anlaß, weshalb man nicht nach Lich-Grégoir operieren soll. Wie Sie aus dem amerikanischen Schrifttum der letzten Zeit entnehmen konnten, wird in den USA diese Methode jetzt auch bei den Doppelnieren angewendet.

C. F. Rothauge, Gießen: In diesem Zusammenhang möchte ich eine Frage an Herrn Hohenfellner stellen: Bei der Blutstillung stellt sich ja immer die Frage, ob man diese mittels Coagulation durchführen darf. Ich habe dabei immer gewisse Hemmungen, auf der anderen Seite sind natürlich kleine Unterbindungen nachher bei der Kanalbildung unter Umständen lästig. Wie ist Ihre Meinung dazu?

R. Hohenfellner, Mainz: Es ist am besten, wenn Sie mit dem Mikrokauter arbeiten können, aber sonst mit ganz schwachem Coagulationsstrom bzw. mit dem neuen Siemens-Radiotom mit ganz schwacher Stromstärke, so daß keine Nekrosen auftreten. Wir selbst führen die Blutstillung also mittels Coagulation durch.

H. B. Eckstein und K. Somasundaram: **Transperitonealer Zugang bei Ureterabgangsstenose**

Die Ureterabgangsstenose ist eine gut bekannte kongenitale Abnormalität. In dieser Arbeit wird unsere Erfahrung mit 42 Nieren bei 37 Patienten, die in den Jahren 1963 bis 1971 behandelt wurden, mitgeteilt. Nur chirurgisch behandelte Fälle sind in dieser Arbeit enthalten, dagegen sind alle Kinder mit nur geringgradiger Erweiterung des Nierenbeckens und fehlenden Krankheitssymptomen nicht eingeschlossen. Diese Serie umfaßt 26 Jungen und 11 Mädchen. Einen Grund, der das 2:1-Überwiegen des männlichen Geschlechtes erklären könnte,

Tabelle 1. Symptome

Schmerz	19
Hämaturie	7
Infektion	6
Zufallsbefund	5
	37

Tabelle 2. Symptomdauer

Weniger als 1 Monat	7
1 bis 3 Monate	5
3 bis 6 Monate	5
6 bis 12 Monate	6
Über 1 Jahr	9
Keine Symptome	5
	37

läßt sich nicht finden. Die Symptomatik ist in Tabelle 1 zusammengefaßt, danach ist der Schmerz beim älteren Kind das häufigste Symptom. Hämaturie nach nur geringem Bauchtrauma ist nahezu diagnostisch hinweisend auf eine Hydronephrose. Bei fünf Patienten, wurde die subpelvine Stenose entdeckt, als wegen Enuresis, Myelomeningocele oder anorectaler Mißbildungen ein Ausscheidungsurogramm durchgeführt wurde. Bei diesen Patienten fehlten typische, auf eine Hydronephrose hinweisende Beschwerden.

Tabelle 3. Alter zum Zeitpunkt der Diagnose

Unter 1 Jahr	2
1 bis 2 Jahre	5
2 bis 3 Jahre	4
3 bis 4 Jahre	1
4 bis 5 Jahre	2
5 bis 6 Jahre	3
6 bis 7 Jahre	3
7 bis 8 Jahre	4
8 bis 9 Jahre	1
9 bis 10 Jahre	3
Über 10 Jahre	5

Tabelle 4. Seite

Rechts	13
Links	19
Doppelseitig	5
	37

Ungefähr die Hälfte der Patienten hatten ihre Beschwerden nur für 6 Monate, jedoch eine signifikante Anzahl länger als ein Jahr, darunter einige, die sogar deswegen in auswärtigen Krankenhäusern appendektomiert worden waren (Tabelle 2).

Das Alter zum Zeitpunkt der Diagnose ist in Tabelle 3 dargestellt, wobei die geringe Zahl der Kinder unter einem Jahr bemerkenswert erscheint. Diese Tatsache ist wahrscheinlich auf die Auswahl des Materials dadurch, daß die Kinder nicht von einer speziellen kinderurologischen, sondern von einer allgemeinen kinderchirurgischen Abteilung untersucht wurden, zurückzuführen.

Die befallene Seite ist aus Tabelle 4 zu entnehmen; das Überwiegen der linken Seite steht in Übereinstimmung mit anderen veröffentlichten Serien. Bei fünf Patienten trat die subpelvine Stenose doppelseitig auf.

Mit der Grundkrankheit verknüpfte Schädigungen bei unseren Patienten sind in Tabelle 5 zusammengefaßt. Auch diese decken sich mit den Befunden anderer Autoren, wobei die Ureterabgangsstenose mit weiteren Mißbildungen des Urogenitaltraktes, des anorectalen Kanales oder des ZNS verknüpft sein kann.

Tabelle 5. Assoziierte Mißbildungen

Urogenitaltrakt	3	Hypospadie Multicystische Niere Prävesicale Harnleiterstenose
Andere	2	Myelomeningocele Anorectale Mißbildung

Aberrierende untere Polgefäße als Ursache einer Ureterabgangsstenose ergaben mehrmals Anlaß zu Diskussionen, da es oft schwierig zu entscheiden ist, ob ein aberrierendes Gefäß die Stenose verursachte, oder ob das Gefäß nur sekundäre Bedeutung hat.

Tabelle 6. Grad der Dilatation

Gering	2
Mäßig	20
Schwer	20
	42

Wir fanden in 15 unserer Patienten untere Polgefäße, während bei 3 Patienten keine Angaben vorlagen. Bei Patienten mit doppelseitiger Hydronephrose wurden einmal doppelseitige aberrierende Gefäße gefunden, in einem weiteren Fall bestanden die aberrierenden Gefäße nur einseitig, und bei 3 Fällen fehlten sie ganz.

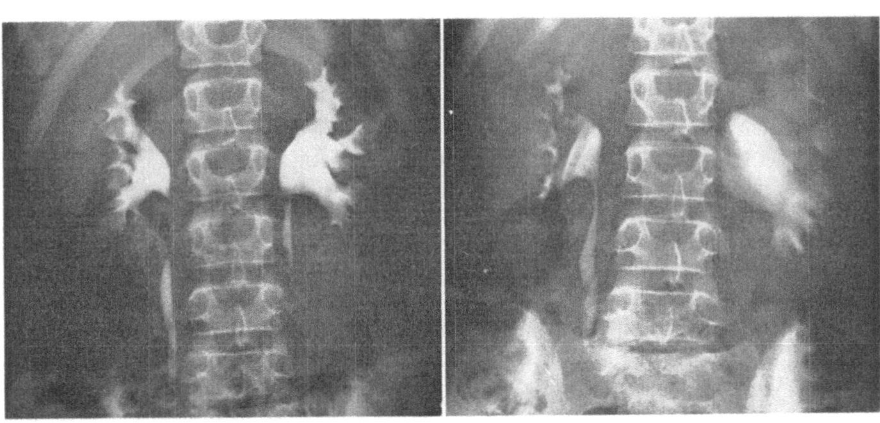

Abb. 1 Abb. 2

Abb. 1. 11jähriges Mädchen mit typischem linksseitigem Flankenschmerz

Abb. 2. Dieselbe Patientin 6 Monate später. Beachtenswert ist die deutliche Zunahme der Dilatation des rechten Nierenbeckens und die Verplumpung der Kelche zu diesem Zeitpunkt

Der Grad der Dilatation ist in Tabelle 6 zusammengefaßt, wobei er im Einzelfall oft schwierig festzulegen war. Zum Beispiel hängt er von dem Grad der Diurese zum Zeitpunkt der Urographie ab. Abb. 1 u. 2 zeigen dieselbe Patientin in einem Intervall von 6 Monaten, in dem das Mädchen andauernde linksseitige

Flankenschmerzen hatte. Das erste Ausscheidungsurogramm war normal, während das Wiederholungsurogramm 6 Monate später bereits eine recht ausgeprägte Dilatation aufwies.

Bei drei Patienten am Beginn unserer Serie wurde ein Standardflankenschnitt angewendet, alle anderen Nierenbeckenplastiken haben wir durch einen vorderen, transperitonealen Zugang ausgeführt. Bei einseitigen Fällen wurde eine Kocher-incision angewendet, während bei doppelseitigen Fällen ein langer Oberbauchquerschnitt angelegt wurde, so daß beide Nierenbecken zur selben Zeit dargestellt werden konnten (Tabelle 7).

Wenn das Peritoneum eröffnet ist, wird ein Denis Browne-Sperrer eingespannt und der Dünndarm zur Seite verlagert. Der Schnitt wird durch das hintere Peritoneum ungefähr 1 cm seitlich vom Colon ascendens oder descendens gelegt, und das Colon wird nach medial umgeschlagen. Ein ausgezeichneter Zugang zum Ureterabgang kann ohne aufwendige Präparation erreicht werden. Der Nierenstiel wird dabei überhaupt nicht in Mitleidenschaft gezogen. Wir fanden es nicht schwierig, beide Nierenbecken mit doppelseitiger Ureterabgangsstenose freizupräparieren. Bei einem weiteren Patienten wurde eine Cystenniere auf einer Seite entfernt und zur gleichen Zeit eine Pyeloplastik der anderen hydronephrotischen Niere ausgeführt.

Tabelle 7. Chirurgischer Zugangsweg

Transperitoneal von vorn	39
Flanke, extraperitoneal	3
	42

Fünf Patienten hatten eine doppelseitige Nierenbeckenplastik in einer Sitzung.

Tabelle 8. Art der Operation

Anderson-Hynes	34
Foley	4
Culp	2
Primäre Nephrektomie	2
	42
Sekundäre Nephrektomie	1

Die Art der chirurgischen Intervention ist auf Tabelle 8 angegeben. In nur zwei Fällen wurde eine primäre Nephrektomie vorgenommen, da die Niere so schwer geschädigt war, daß ein konservatives Vorgehen nicht mehr gerechtfertigt erschien. Nach unserer Auffassung sollte man Nieren jedoch stets so konservativ wie möglich operieren. Unter der Voraussetzung, daß das Nierenbecken groß genug war, wurde eine Anderson-Hynes-Nierenbeckenplastik als Standardeingriff durchgeführt. Handelt es sich jedoch um ein verhältnismäßig schmales Nierenbecken, dann wurde die Methode nach Foley oder Culp bevorzugt. Nur einmal war eine sekundäre Nephrektomie bei einem 4 Wochen alten Kind erforderlich, das eine schwere Rezidivstriktur mit Pyonephrose entwickelte.

Die Art der Drainage, die wir verwendeten, ist auf Tabelle 9 wiedergegeben. Dabei wird deutlich, daß in der Mehrzahl der Fälle lediglich extrarenal drainiert wurde. In den ersten Fällen aus dieser Serie haben wir noch eine Nephrostomie oder Pyelostomie angelegt, diese Methoden jedoch später aufgegeben wegen der möglichen Sekundärinfektion durch die Drainagerohre. Bei 3 Patienten wurde überhaupt nicht drainiert, dies hatte jedoch Extravasation und urinösen Ascites bei 2 Patienten zur Folge, so daß wir dieses Verfahren nicht empfehlen können.

Die postoperativen Komplikationen haben wir in Tabelle 10 zusammengestellt. Bemerkenswerterweise waren keine nennenswerten Nachwirkungen auf die Eröffnung des Peritoneums zurückzuführen. Nur bei einem Patienten trat ein länger als 24 Std dauernder paralytischer Ileus ein. Urinöser Ascites und Extravasation traten dann auf, wenn keine Drainage eingelegt wurde, oder aber diese schlecht plaziert worden war. Nur ein Kind entwickelte eine Rezidivstenose nach einer Foleyschen Nierenbeckenplastik, während ein weiterer Patient einen Nierenstein bildete, höchstwahrscheinlich um eine Catgutnaht. Es erscheint bemerkenswert, daß bei dem einzigen Patienten, dessen Harnleiter-Nierenbeckenanastomose mit Dexon genäht worden war, eine ausgedehnte Extravasation auftrat, die sich jedoch gut auf sekundäre Drainage zurückbildete.

Tabelle 9. Art der Drainage

Keine	3
Extrarenal	32
Nephrostomie	6
Pyelostomie	1
	42

Tabelle 10. Komplikationen

Paralytischer Ileus (über 24 Std)	1
Urinöser Ascites	1
Extravasation	4
Striktur	1
Steine	1
Pyonephrose	1

Unter Berücksichtigung der sicherlich unüblichen Drainageart, wurde die Dauer der Harnfistel retrospektiv untersucht. Bei 11 Fällen bildete sich die Harnfistel binnen 7 Tage nach der Operation zurück, und bei 15 weiteren Fällen war dies binnen 2 Wochen nach der Operation der Fall. Bei einem Patienten persistierte die Harnfistel für mehr als 3 Wochen (Tabelle 11). Die wenigen Patienten die

Tabelle 11. Harnfistel

Weniger als 1 Woche	11
1 bis 2 Wochen	15
2 bis 3 Wochen	8
3 bis 4 Wochen	1
Über 4 Wochen	—
	35

Tabelle 12. Dauer des Krankenhausaufenthaltes

Bis zu 1 Woche	2
Bis zu 2 Wochen	23
Bis zu 3 Wochen	8
Über 3 Wochen	4
	37

entweder pyelo- oder nephrostomiert wurden, finden sich verstreut in dieser Tabelle, und trotz der geringen Erfahrung mit einer derartigen Drainage scheint die Zeitdauer der persistierenden Harnfistel nicht nennenswert geringer zu sein.

Tabelle 12 zeigt die Dauer der Hospitalisierung. Daraus geht hervor, daß die Mehrzahl der Kinder zwischen 2 und 3 Wochen nach der Nierenbeckenplastik nach Hause entlassen werden konnten.

Tabelle 13. Postoperatives I.V.P.

Besser	29		
Schlechter	3	Striktur	1
		Stein	1
		Pyonephrose	1
Nicht verfügbar	4		
Zu früh	3		
Nephrektomie	3		
	42		

Schwierig ist die Auswertung der Ergebnisse der Nierenbeckenplastik. In klinischer Hinsicht sind die Resultate ausgezeichnet gewesen, und keiner der Patienten klagte nach der Operation über fortbestehende Schmerzen mit Ausnahme eines Kindes, das eine Rezidivstenose bekam und eines weiteren, das einen Stein bildete. Von all den Kindern, die einen Harninfekt oder eine Hämaturie vor der Operation aufwiesen, klagte keines über ein Wiederauftreten dieser Symptome nach der Operation.

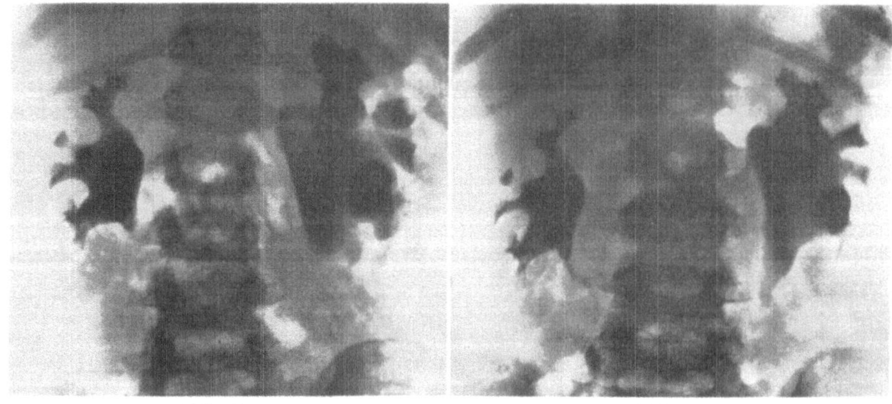

Abb. 3 Abb. 4

Abb. 3. 11jähriger Junge mit typischem Flankenschmerz

Abb. 4. Derselbe Patient ein Jahr nach Nierenbeckenplastik nach Anderson-Hynes. Beachte die weite Verbindung zwischen Nierenbecken und Harnleiter

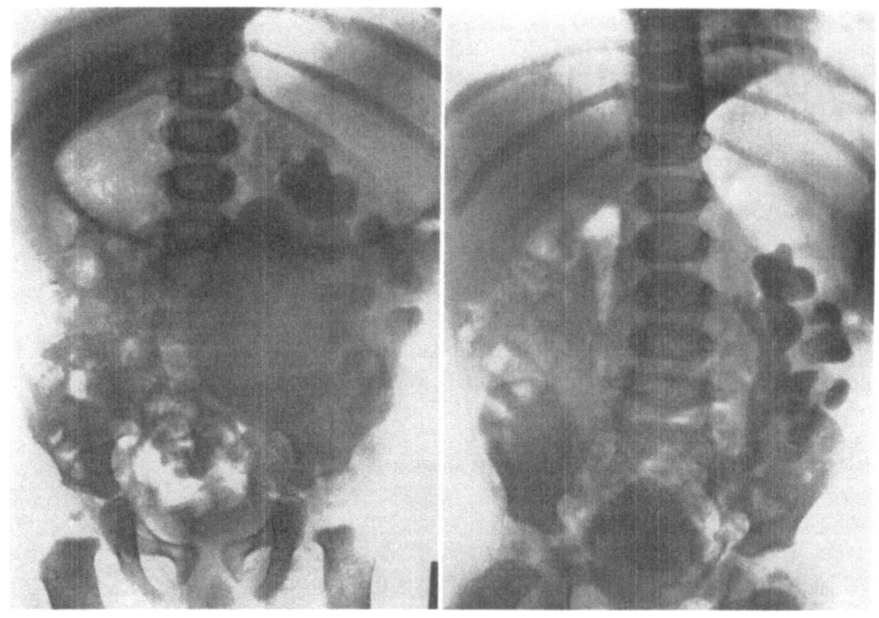

Abb. 5 Abb. 6

Abb. 5. Einjähriger Junge mit dem Zeichen eines Harninfektes. Erweiterte linke Niere mit funktionsloser rechter Seite (die rechte Niere war multicystisch)

Abb. 6. Derselbe Patient 3 Jahre später. Beachte die bemerkenswerte Erholung der Niere und den guten Kontrastmittelabfluß in den Harnleiter

Im Gegensatz hierzu sind die urographischen Veränderungen weniger ermutigend, und eine vollständige Rückbildung kann kaum erwartet werden (Tabelle 13). Dennoch war eine deutliche Besserung auf dem Ausscheidungsurogramm bei 25 unserer Patienten festzustellen, wie es aus den Abb. 3 bis 6 zu entnehmen ist.

Zusammenfassend möchte ich sagen, daß der vordere Zugang zur Niere sich ausgezeichnet für eine Nierenbeckenplastik eignet. Das Einlegen von extrarenalen Drains allein hat bereits die Häufigkeit der Sekundärinfektion verringert, und unter der Voraussetzung, daß diese Drainagen akkurat plaziert sind, sollte keine Harnextravasation vorkommen. Bei Patienten mit doppelseitiger Ureterabgangsstenose ist es sicher und vernünftig, eine doppelseitige Nierenbeckenplastik in einer Sitzung vorzunehmen. Bei dieser Methode werden wiederholte Krankenhausaufenthalte vermieden, die Gesamtdauer der Hospitalisierung ist kürzer, und gleichzeitig wird die manchmal schwierige Frage entschieden, welche der zwei befallenen Nieren zuerst operiert werden sollte.

H. B. Eckstein, M. A., M. D., M. Chir., F.R.C.S.
Hospital for Sick Children
Great Ormond Street, London
Queen Mary's Hospital for Children
Carshalton, Surrey (Großbritanien)

Diskussionen zu den Vorträgen S. 64—69

W. A. Maier, Karlsruhe: Zum Vortrag meines Freundes Eckstein, den ich sehr beglückwünsche zu seinen Ergebnissen, ist zu sagen, daß es ja außer Zweifel steht, daß der durchschnittliche britische Intestinaltrakt einen etwas spartanischeren Fütterungsmodus gewohnt ist als der deutsche. Vielleicht geht dies direkt proportional einer erhöhten Resistenz des britischen Abdomens gegenüber einer Verschmutzung durch infektiösen Urin. Ich wollte dies vorausschicken, um zu sagen, daß wir sehr gerne, trotz des abdominellen Vorgehens bei unseren letzten 60 Anderson-Hynesplastiken sehr gerne das Peritoneum geschlossen lassen, und es läßt sich sehr schön von der vorderen Bauchwand nach der Durchtrennung der Muskulatur als geschlossener Kegel präparieren und zur Mitte abschieben.

A. Sigel, Erlangen: Ich hatte gerechnet, daß vielleicht Herr Bischoff oder andere Experten dazu Stellung nehmen. Aber wenn es gar niemand tut, finde ich, irgend einer muß es von uns machen:

1. Ich halte es nicht für richtig, daß alles was machbar ist auch empfehlenswert ist. Eine Hydronephrose transperitoneal zu operieren, halte ich für einen falschen Weg.
2. Eine doppelseitige Hydronephrose in einer Sitzung operieren halte ich für falsch. In ganz hervorragenden Händen mag das gut gehen, das wird bei Herrn Eckstein schon zutreffen, aber das als generelle Empfehlung herauszugeben, halte ich für eine fast unstatthafte Exposition der Kinder.
3. Wenn ich es richtig verstanden habe, traten Harnfistelungen in zwei Drittel der Fälle auf. Es ist doch gerade ein Prinzip aller plastischen Maßnahmen, daß keine Urinfisteln auftreten sollen. Eine Nierenbeckenplastik ohne jede Schienung zu machen mögen deshalb nur Künstler fertig bringen. Ich würde das nicht machen. Es spricht nichts gegen eine Schienung von 4 bis 6 Tagen und dann hat man doch 80 oder 90 % aller Fälle von vornherein völlig harnfrei. Das waren eigentlich, bei aller Verehrung, Herr Eckstein, meine Einwände, die man einfach, nachdem es sonst niemand machte, für meine Begriffe vorbringen mußte.

H.-K. Büscher, Hannover: Vielen Dank Herr Sigel. Sie haben, glaube ich, eine gewisse Verunsicherung wieder rückgängig gemacht und uns auf den Boden zurückgeführt, auf dem wir uns im Durchschnitt wohl befinden.

P. Bischoff, Hamburg: Lieber Herr Sigel. Da wir uns heute immer die Bälle zuspielen, will ich das weiter fortführen. Ich bin ganz Ihrer Meinung: Wir brauchen vielleicht nicht so viel zu schienen, wie wir früher geschient haben, aber ich würde doch unbedingt wenigstens für 3 Tage, auch in glatten Fällen, eine Nephrostomiedrainage empfehlen. Wir wissen, daß das lange Nässen die postoperativen Stenosen außerordentlich begünstigt und wir wissen, daß gerade die Stenosen nach Hydronephroseplastiken, die wir ja gelegentlich beobachten, immer nur dann eintreten, wenn Urin außen um die Harnwege fließt. So bin ich auch der Ansicht, wir sollten lieber mehr schienen. Falls nicht geschient wird, sollte man aber eine ganz sichere Harnableitung machen, damit wir ein primär vollkommen trockenes Operationsgebiet haben.

C.-E. Alken, Hamburg: Herr Präsident, meine Damen und Herren! Wir sind noch in der olympischen Oktav und wir können den olympischen Jargon vielleicht noch benutzen. Wenn ich es übertragen darf: Wir hatten heute morgen und heute nachmittag den Preis der Nationen, Reit- und Springkonkurrenz mit einem sehr schwierigen Parcours. Am Start waren glänzende, bekannte Einzelreiter und Equipen der großen Schwerpunktskliniken mit sehr eindrucksvollen Demonstrationen. Nun ist aber folgendes zu sagen: Die Dinge, die wir z. T. gesehen haben, die uns Ältere auch beeindruckt haben, sind für die Information der Praxis notwendig, aber wenn wir wollen, wie das Herr Sigel betont hat, daß die Kinderurologie, die ja nun „unsere" Organe betrifft, eine breitere Basis erhält und in die Praxis geht, dann sollten wir versuchen, die Dinge in eine Form zu bringen, wie sie in der Praxis realisierbar ist. Es besteht kein Zweifel, daß die ganz großen plastischen Eingriffe großes technisches Können, Erfahrung, einen großen Apparat und vor allem die pflegerischen Möglichkeiten erfordern, die einer kleinen Abteilung, einer Belegabteilung nicht gegeben sind. Wenn wir nun versuchen, schrittweise vorzugehen, und das tun wir, dann möchte ich auf den Reflux noch einmal zurückkommen, der in den vorangegangenen Vorträgen auch eine Rolle spielte. Der Reflux ist mit Sicherheit die häufigste der beobachteten Folgen von Mißbildungen, und das sind Dinge, die lassen sich auch in der Praxis diagnostizieren. Und wie bei allen plastischen Operationen ist der technisch einfachste Eingriff, wenn die Indikation dafür gegeben ist, sicher der, welcher am gängigsten ist und am besten realisiert werden kann. Und da ist nun für die einfachen Formen des Refluxes ohne schwere Harnleiterveränderung das Verfahren nach Lich-Grégoir die ideale Methode, weil die Blase nicht eröffnet werden muß und in einem einfachen Vorgang der submuköse Tunnel geschaffen werden kann. Zur Praxis noch: Das, was Herr Rothauge Herrn Hohenfellner gefragt hat, ist sicher sehr berechtigt. Bei allen plastischen Eingriffen, ob es nun eine Hypospadie ist oder andere Operationen sind: Bei Kindern kommt es auf eine subtile Blutstillung an, denn jede Nachblutung schafft Komplikationen. Und was nun die Coagulation angeht, so gebe ich Herrn Hohenfellner Recht. Wenn man coaguliert, dann mit der Mikrosonde. Ich würde sagen, wenn Sie nicht ein sehr gut einstellbares Elektrocoagulationsgerät haben, dann machen sie lieber mit der Feinstklemme und mit 3 × 0 Catgut die feinste Unterbindung.

Nun noch etwas: Wie bringen wir das in die Praxis? Bei uns haben sich in der letzten Zeit folgende Dinge abgespielt: Kollegen aus der Praxis, z. T. ältere Schüler, riefen mich an und fragten, ob sie sich plastische Operationen ansehen könnten. Ich habe sie eingeladen, und sie haben sich die Dinge angesehen. Dann haben sie noch gefragt, ob bei der ersten Operation zu Hause nicht einer meiner älteren Assistenten oder Oberärzte assistieren könne, um den Unsicherheitsfaktor des ersten Eingriffes auszuschalten. Ich glaube, das wäre ein Hinweis für die Praxis, den man sicher ganz gut realisieren kann.

Das zweite ist die Komplikationsquote, die ja wirklich eine Rolle spielt. Bei jeder Methode, wenn man die Anfangsphase hinter sich hat, das hat ja Herr Hohenfellner ganz klar gesagt, ist die zweite Serie in der Regel immer besser als die erste Serie. Wenn man die Anfangsphase hinter sich hat, dann ist die Komplikationsquote beim Lich-Grégoir mit einer sauberen Indikation und einer subtilen Technik praktisch nachher sehr gering bei den einfachen Fällen. Nun, für die Praxis draußen gebe ich Ihnen folgenden Rat: Immer wenn Sie plastische Eingriffe machen, insbesondere bei Kindern, und Kinderpraxis ist ja eine Frage der Großmütter und der Mütter, sollten Sie sich mit Umsicht absichern. Denn überall, wo wir organerhaltend plastisch vorgehen müssen, muß man selbst bei bester Technik mit einer bestimmten Komplikationsquote rechnen, abhängig natürlich von der gegebenen Situation und der Anatomie, von Spätfolgen usw. Und wir haben, das als Prinzip: Immer wenn wir plastisch arbeiten, und das ist eine Anweisung an meine Mitarbeiter, sagen sie den Angehörigen oder den Patienten, daß wir bei diesem Eingriff nach dem derzeitigen Stand der internationalen Erfahrung trotzdem aber mit einer bestimmten Komplikationsquote rechnen müssen.

Nun noch ein Wort zu den sog. „Ringen" in der männlichen Harnröhre. Für mich war es ganz interessant, daß Herr Frick den Mädchen 10% Stenosen der Harnröhre zugesteht und die weibliche Harnröhre ist ja erfahrungsgemäß etwas einfacher als die männliche Harnröhre. Sie werden in den letzten $2^1/_2$ Jahren Arbeiten von uns gelesen haben über Ringe, hier und da mit Abbildungen. Dies könnte vielleicht den Eindruck erwecken, die Ringe seien in Homburg erfunden worden, und wir würden langsam „ringoman". Zunächst einmal Folgendes: Wie so vieles in unserem Fach sind auch diese Ringe lange bekannt. Diese Ringe wurden von den Urologen schon vor 100 Jahren, die eine sehr viel subtilere Anatomie betrieben haben als wir heute, beschrieben. In der Neuzeit wurden sie von einigen amerikanischen Autoren wieder veröffentlicht. Wir machen seit 2 oder 3 Jahren die routinemäßige Urethrocystoskopie. Die Ringe sind beschrieben worden auch im Röntgenbild nachweisbar. Wir stehen heute auf folgendem Standpunkt: Was man erzählt, das muß man glauben, Glauben ist Religionssache, was man aber mit dem Auge sehen kann oder mit der endoskopischen Farbphotographie, das kann man nicht aus der Welt schaffen. Und sehen Sie sich vielleicht am Wolff-Stand das große Kaleidoskop an. Ich lade auch die Herren ein, zu uns nach Homburg zu kommen. Wir haben jetzt eine Serie dokumentiert von 120 bis 130 Fällen vom Säugling bis zum Erwachsenen. Wenn jemand Funktionsstörungen hat, also einen schlechten Uroflow, den man 2- bis 3mal manchmal machen muß, um ganz sicher zu sein, wenn wir das entsprechende Röntgenbild haben und wenn wir dann im Urethroskop einen Befund sehen, den wir dokumentieren können, dann glaube ich, daß man diese Dinge hinnehmen muß. Wir wollen die Ringe nicht überbewerten, aber so weit ich das bis jetzt übersehe, dann kann ich nur sagen, da ist etwas dran. Ich habe viele Fehler, meine Damen und Herren, aber ich glaube, ich habe in der Vergangenheit bewiesen, daß ich realpolitisch denke und mit Sicherheit kein Phantast bin, und ich möchte sagen: Denken Sie vielleicht einmal daran, daß bei einem Teil unseres Patientengutes vom Kind bis zum Erwachsenen, auch bei der Enuresis usw., ein Ring die Ursache der Beschwerden sein kann. Über die Therapie sind wir uns noch nicht ganz klar, aber an der Tatsache, daß diese angeborenen Stenosen vorhanden sind, kann man nach meiner Ansicht sicher nicht zweifeln. Etwas embryologisch gedacht ist aus der Erfahrung zu sagen, daß gerade in der Kinderurologie die ganzen Anomalien, die Störungen an den embryologischen Nahtstellen — und 1,5 cm präsphinctär ist eine embryologische Nahtstelle — wo Ektoderm und Entoderm der primären und der sekundären Harnröhre zusammentreffen — auftreten. Dort sehen wir sie, dort ist die Nahtstelle und wir glauben auch, unter Vorbehalt, daß ein hoher Prozentsatz, sagen wir 30 bis 40% dessen, was früher als Klappen beschrieben wurde, in diesen Komplex hineingehört. Ich danke Ihnen.

H.-K. Büscher, Hannover: Vielen Dank Herr Alken, daß Sie noch einmal auf diesen Komplex hingewiesen haben. Herr Moormann hat uns ja in Essen schon eine Serie sehr schöner Aufnahmen gezeigt und auch veröffentlicht und ich glaube auch, daß diese Ringe lange Zeit einfach vernachlässigt worden sind. Ich muß sagen, ich habe sie eigentlich beinahe täglich im Röntgenbild gesehen, im Urethrogramm, ohne eigentlich das richtige Gewicht darauf zu legen. Es schadet nichts, wenn man auf diese Dinge, auch wenn sie schon älteren Datums sind, immer wieder noch einmal hinweist, sie wachen ja auf wie aus einem Dornröschenschlaf und gewinnen plötzlich doch die Bedeutung, die ihnen zukommt.

P. F. Bischoff: Die Bedeutung des Rundstiellappens für die plastische Urologie

Mit dem Gewinn der völligen Selbständigkeit unseres Faches sind wir Urologen mehr denn je verpflichtet, nach neuen Erkenntnissen, Techniken und Methoden anderer Disziplinen, deren Anwendung unseren urologischen Kranken nützlich sein können, Ausschau zu halten.

Neben der Notwendigkeit mit der allgemeinen Chirurgie und der inneren Medizin Schritt zu halten, ist es vor allem die plastische Chirurgie, deren Techniken und Methoden wir bisher viel zu wenig Beachtung geschenkt haben.

Wenn wir Anspruch auf die chirurgische Rekonstruktion der hypospadischen und epispadischen Harnröhre und der Blasenextrophie erheben — was durchaus legitim ist —, müssen wir sie auch besser korrigieren können, als die plastischen Chirurgen und die Kinderchirurgen.

Es ist notwendig, daß wir uns mit den Möglichkeiten der Z-Verschiebeplastik, der Übertragung eines Spalthautlappens oder der Formung und Anwendung eines Rundstiellappens und den verschiedenen Methoden der verfeinerten Nahttechnik der plastischen Chirurgie beschäftigen.

Lassen Sie mich eine in ihrer Bedeutung für die Urologie noch nicht allgemein erfaßte Methode, die Formung und Anwendung des Rundstiellappens, herausgreifen.

Ich verdanke die Erlernung dieser Technik meinem Freund Karl Schuchardt, der den ersten Fall gemeinsam mit mir operiert hat. Die Rundstielplastik gilt als einer der bedeutendsten Fortschritte der plastischen Chirurgie. Seine Autorschaft ist umstritten, da Ganzer in Deutschland, Filatow in Rußland und Gillies in England, alle gleichzeitig 1917 und offenbar unabhängig voneinander erstmals diese Methode beschrieben und anwandten.

Ein paar Worte zur Technik. Um Ernährungsstörungen zu vermeiden, sollte die Länge eines Brückenlappens, der zur Bildung des Rundstiellappens benötigt wird, nicht das dreifache seiner Breite überschreiten. Bei einer maximalen Breite von 8 cm sollte der Lappen also nicht länger als 24 cm sein.

Da für die Bildung der Lappenfüße je 2 cm verlorengehen, bleibt also eine Nutzlänge von 20 cm, die für unsere Zwecke in der Urologie in der Regel völlig ausreichend ist.

Das wesentliche bei der Technik ist, daß alle Wundflächen mit Haut abgedeckt werden, so daß eine vollständige Heilung per primam, ohne störende Granulationen eintritt (s. Abb. 1b).

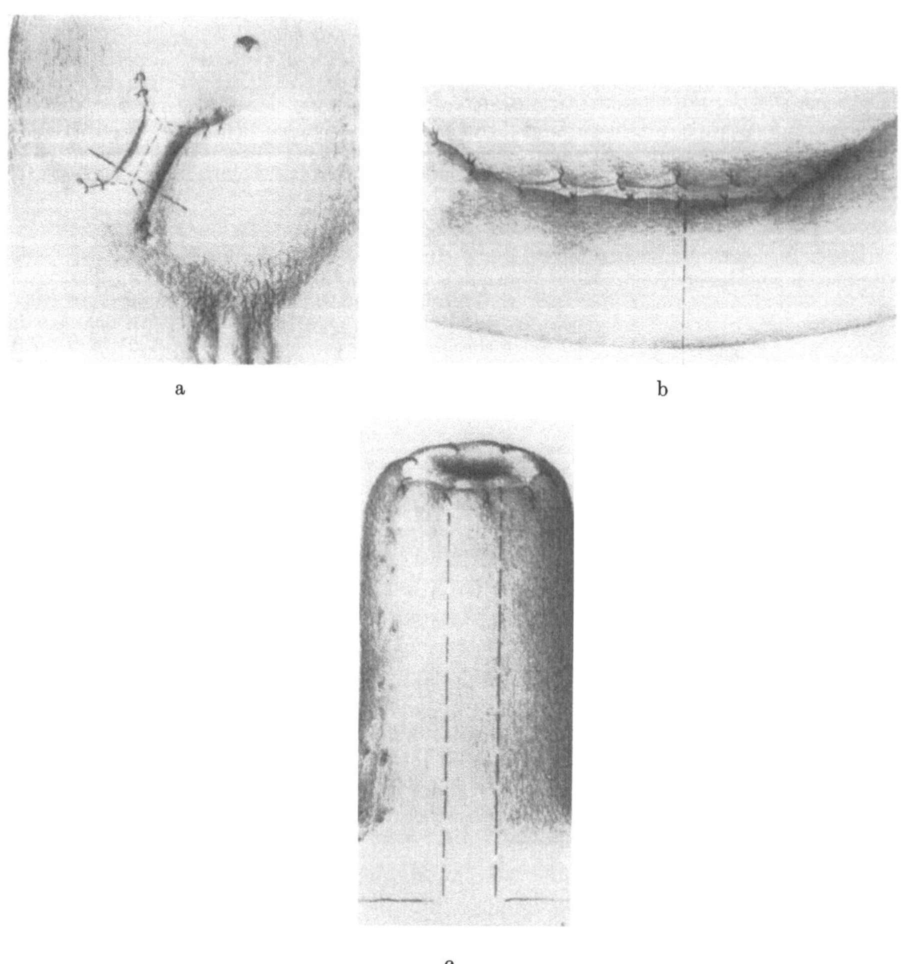

Abb. 1. a Formung eines Rundstiellappens der seitlichen rechten Bauchdecken als Träger zur künstlichen Harnableitung einer Uretero-Uretero-Anastomose mit Cutaneostomie oder einer Bricker-Blase. Der Lappen wird besonders kräftig gewählt mit etwa 3 cm Durchmesser, um sein Inneres später mit dem Ureter oder Dünndarm füttern zu können. b Nachdem der Lappen gut eingeheilt ist (etwa nach 6 Wochen) wird er asymmetrisch durchtrennt, so daß der obere Anteil genügend lang ist, um den Träger für die Ureter- oder Dünndarmfistel zu bilden. c Die obere Hautspitze des Lappens wird abgetrennt und der Ureter oder Dünndarm nach Extraperitonealisierung seines Endes durch den Lappen nach außen geleitet. In diesem Fall handelt es sich um das endgültig gedachte Stoma einer Dünndarmblase

Die Ablösung eines Endes des Rundstieles setzt eine genügende Entwicklung des „privaten Kreislaufes“ voraus. In 4 Wochen ist dieser so weit entwickelt, daß man Rundstiellappen bis etwa 18 cm Länge einzeitig und ohne Gefährdung der Ernährung transportieren kann.

Weitere Einzelheiten, insbesondere über das schrittweise Ablösen längerer Lappen, die Verstärkung eines Rundstiellappens durch Fett bei mageren Personen, oder über die Verlängerung eines Rundstiellappens, sind aus der Originalarbeit von Schuchardt zu entnehmen (s. Schrifttum).

Die Technik selbst ist also keineswegs schwierig und für jeden geschickten Operateur leicht erlernbar.

Der Rundstiellappen bietet sich für den totalen Ersatz des Penis geradezu an, wobei man ihn zur Bildung der Harnröhre von vornherein mit einem Hautstreifen füttern kann.

Des weiteren ist der Rundstiellappen außerordentlich nützlich, wenn man ihn als Träger für die Ureterocutaneostomie oder das Stoma einer endgültigen Dünn-

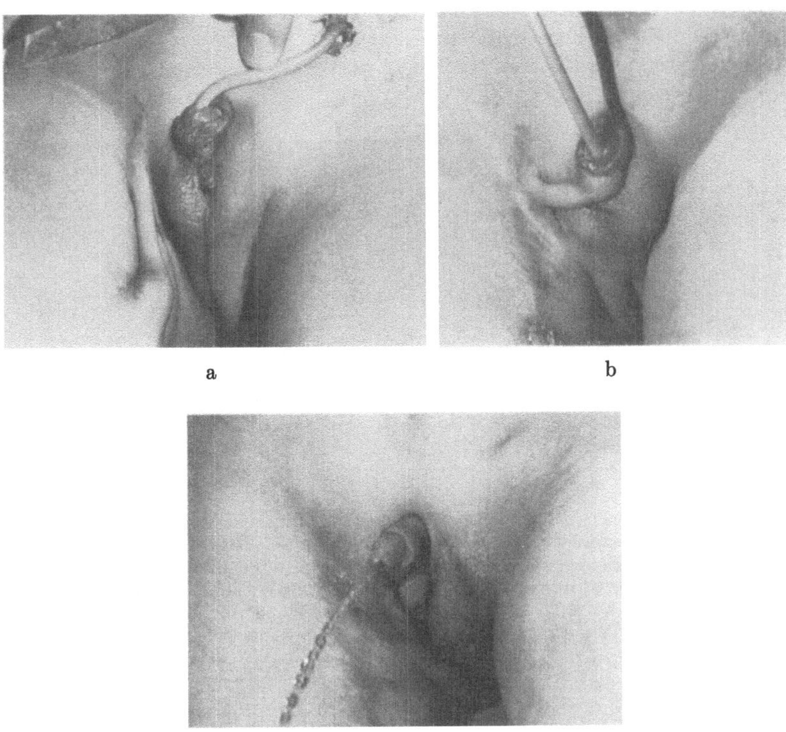

Abb. 2a—c. P. V., 6jähriger Knabe. a Inkrurable Harnröhrenfistel nach Denis Browne-Plastik. Anlage des Rundstiellappens aus der Innenseite des Oberschenkels. b der Lappen ist oberhalb der Fistel in der Penishaut eingeheilt. c 6 Wochen nach Deckung des Defektes mit dem Rundstiellappen. Einwandfreie Miktion. (Zur Einheilung des Rundstiellappens war eine Dammfistel angewandt worden.)

oder Dickdarmblase verwendet, um den wasserdichten Sitz der Prothese zu sichern. Der Fistelträger wird in solchen Fällen zuerst gebildet und erst nachträglich mit dem Ureter oder Darm gefüttert.

Mir scheint aber die Anwendung des Rundstiellappens von ganz besonderer Bedeutung für die Korrektur der Mißbildungen der Harnröhre und zur Deckung von Defekten am Penis zu sein.

Sie wissen alle aus eigener Erfahrung um die Crux multipler Fisteln der Harnröhre nach Hypospadieplastiken, besonders nach der Methode von Denis Browne.

In der folgenden Abb. 2 ist ein solcher Fall wiedergegeben (P. V., Knabe, 6 Jahre) (Abb. 2a). Hier handelt es sich um einen 6jährigen Knaben, bei dem wegen multipler, inkrurabler Harnröhrenfisteln von urologischen und plastischen

Chirurgen viermal der vergebliche Versuch unternommen worden war, die Fisteln zu verschließen.

Abb. 2b zeigt den Transport nach Anlage des Rundstiellappens an den Penis. Abb. 2c der gleiche Fall 6 Wochen nach Deckung des Defektes mit dem Rundstiellappen (zwischen jedem Operationsakt liegen 6 Wochen).

Es folgen fünf Beispiele von Knaben, bei denen inkrurable Harnröhrenfisteln nach Hypospadieoperationen in gleicher Weise operativ beseitigt werden konnten. Wegen Platzmangel nicht wiedergegeben. Unter diesen befindet sich auch ein Fall, bei dem die Deckung durch den Rundstiellappen nicht sofort geglückt war.

Auch zum Schluß der epispadischen Harnröhre bei der Epispadie ist der Rundstiellappen äußerst nützlich, insbesondere zur Ausfüllung der über der Basis des Penis immer entstehenden Grube und zur Verstärkung des Penisrückens nach erfolgreichen Epispadieplastiken (es folgen drei weitere Beispiele).

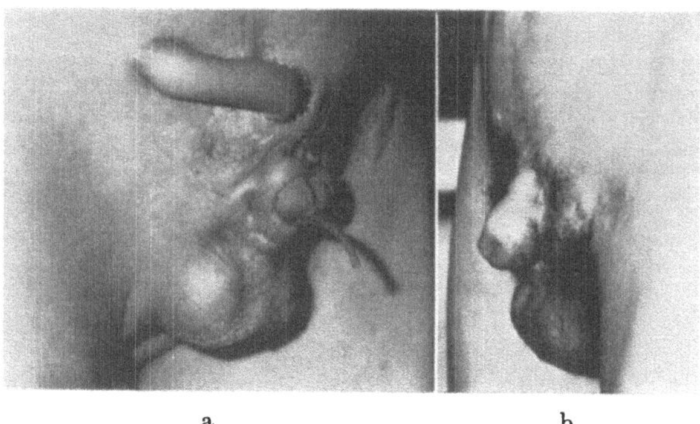

a b

Abb. 3a u. b. Siebenjähriger Knabe, P. Pf., Blasenextrophie. a Nach Versenkung der Blase, Erweiterung durch Dünndarm, Harnableitung am Damm, Restitution der Bauchdecken, Harnröhrenbildung aus dem Scrotum nach Denis Browne und Anschluß an die Dammfistel. Ein Rundstiellappen wurde in mehreren Sitzungen von der seitlichen Bauchwand nach unten transportiert. b Der gleiche Fall mit 16 Jahren nach Modellage und Einheilung des Rundstiellappens als Penisrücken. Kontinenz durch Rectusfascienzügelplastik

Die außerordentlich gute Durchblutung des Rundstiellappens und des Penis haben uns ermutigt, den Rundstiellappen auch zum Aufbau des Penis und der Harnröhre bei der Blasenextrophie zu verwenden. Hier hat er sich uns als ein unentbehrliches Hilfsmittel erwiesen.

Ich darf Ihnen zunächst die Abbildung eines damals 7jährigen Jungen (P. Pf.), der mangelhaft anoperiert zu uns kam und bei dem wir die ersten Korrekturmaßnahmen schon durchgeführt hatten, demonstrieren.

Unsere Operationsmaßnahmen zur Korrektur der Blasenextrophie sollen hier nur am Rande erwähnt werden. In diesem Fall hatten wir eine Harnableitung am Damm durchgeführt, nachdem die mangelhaft versenkte Harnblase excidiert, korrigiert, versenkt und durch Darm erweitert worden war. Harnröhrenbildung war nach Denis Browne aus dem Scrotum erfolgt. Da der epispadische Penisrücken sehr mangelhaft war und nur an der Glans durch eine schmale Hautbrücke überbrückt worden war, wurde ein Rundstiellappen aus der seitlichen oberen Bauchhaut geformt. Es war dies einer unserer ersten Fälle, bei denen wir den Rundstiellappen noch von hoch oben herunterholten. Die Abbildung zeigt den schon mehrfach transportierten Rundstiellappen vor seiner Anlage an das Dorsum penis. Die nächste Abb. 3b zeigt den Endzustand, der Lappen; in mehreren Sitzungen angelegt und modelliert, bildet bei dem 16jährigen Knaben nach Abschluß aller plastischen Maßnahmen einen kräftigen Penis. Inzwischen wurde durch eine Rectuszügelplastik Kontinenz erzielt. Es sei aber nicht verschwiegen, daß wir eine Reihe von Schwierigkeiten gerade in diesem Fall wegen Kalkinkrustationen an Haaren hatten, die in der aus Scrotum geformten Harnröhre entstanden waren.

Es folgen nun eine große Anzahl von Beispielen von Knaben mit Blasenexstrophie der verschiedensten Stadien und Altersgruppen, bei denen nach Anlage einer Dünn- oder Dickdarmblase und nach Symphysennaht und plastischer Wiederherstellung der Bauchdecken der Anschluß an die restaurierte Harnröhre erfolgte und bei denen der Penisrücken mit einem Rundstiellappen gedeckt worden war.

Unter diesen Kindern befinden sich drei weitere abgeschlossene Fälle, bei denen ebenfalls Harnkontinenz durch eine Rectuszügelplastik erzielt werden konnte. Aus Platzersparnisgründen sind auch diese Fälle nicht abgebildet.

Meine Damen und Herren. Ich hoffe, daß es mir gelungen ist, Sie davon zu überzeugen, wie notwendig gerade für den Urologen die Beschäftigung mit den Nachbardisziplinen, insbesondere mit den Techniken der plastischen Chirurgie heute geworden ist.

Literatur

Aufricht, G.: Med. J. Rec. **14**, 6, 310—313 (1937). — Bischoff, P. F.: Urol. int. (Basel) **23**, 137—150 (1968). — Chir. plast. **5**, 91 (1968). — Pädiat. Prax. **11**, 399—412 (1972); **12** (1973) (i. Druck). — Filatow: Westnik Ophtalm. **4**, 5 (1917). — Ganzer: Dtsch. klin. Wschr. **45**, 1095 (1917). — Gillies: Amer. J. Surg. N.S. **43**, 201—215 (1939). — Herlin, K. E.: Die Wiederherstellungschirurgie: Die Verwendung der Rollappenplastik. Stuttgart: Thieme 1949. — Lexer, E.: Die gesamte Wiederherstellungschirurgie, Bd. I u. II. Leipzig: Barth 1931. — Schuchardt, K.: Der Rollstiellappen in der Wiederherstellungschirurgie. Leipzig: Thieme 1944.

Professor Dr. P. F. Bischoff
D-2000 Hamburg 20
Heilwigstraße 28

G. Ravasini und F. Pagano: **Harnascites bei einem Neugeborenen mit Urethralklappe und vesicoureteralem Reflux. Beidseitiger Ersatz der Ureteren durch Dünndarmschlingen nach mißlungener Uretermodellage und Antirefluxplastik**

(Manuskript nicht eingegangen.)

H. Schach und J. Scheidt: **Klinische Untersuchungen über die Häufigkeit organischer Ursachen der Enuresis**

Von primärer Enuresis sprechen wir, wenn die Beherrschung der Blasenfunktion nicht rechtzeitig erlernt wird, von sekundärer Enuresis, wenn sie im Laufe der Entwicklung wieder verlorengeht.

Davon abzugrenzen ist die Inkontinenz durch mangelnde Blasenbeherrschung infolge örtlicher oder übergeordneter Störungen.

Neben der häufigsten Form, der Enuresis nocturna, die nach Haarbauer etwa 80% ausmacht, findet man in 10 bis 15% der Fälle eine Enuresis diurna und in 5 bis 10% ein Einnässen bei Tag und Nacht.

Nach größeren Statistiken nässen 10 bis 15% der Kinder im Alter von 5 Jahren noch ein (Medo, Zilinski). Zur Zeit der Einschulung beträgt der Prozentsatz noch 5 bis 6% (von Harnack, Haarbauer), im 10. Lebensjahr 5%. Er fällt auch ohne Therapie bis zum 15. Lebensjahr auf 1% ab.

Der geringe Abfall zwischen dem 7. und 11. Lebensjahr ist dadurch erklärbar, daß in dieser Altersstufe die sekundäre Enuresis beginnt (Tabelle 1).

Die Vielschichtigkeit der Faktoren, die bei der Enuresis eine Rolle spielen, beleuchten die Tabellen 2 bis 4, die wir der Arbeit von Harnack entnommen haben.

Auch an der Essener Kinderklinik geht die psychosomatische Abteilung dem Problem der Enuresis mit besonderem Interesse nach. So kommt es, daß in den letzten Jahren eine zunehmende Anzahl von Kindern mit Enuresis dort untersucht, behandelt und in diesem Zusammenhang einer urologischen Untersuchung zugeführt wurde. Dabei stand für uns als Urologen die Frage im Vordergrund,

Tabelle 1. Vergleich zwischen dem 7. und dem 11. Lebensjahr bei Kindern mit primärer bzw. sekundärer Enuresis (nach G. v. Harnack)

	%
Primäre Enuresis im 7. Lebensjahr	5,3
Primäre und sekundäre Enuresis im 11. Lebensjahr	4,4

Tabelle 2. Häufigkeit der Enuresis bei Kindern aus unterschiedlichen sozialen Schichten (nach G. v. Harnack)

	%
Oberschicht	3,7
Mittelstand	3,3
Facharbeiter	4,2
Hilfsarbeiter	9,6

Tabelle 3. Häufigkeit der Enuresis bei Kindern ohne und mit Geschwistern bzw. mit nervösen und ausgeglichenen Müttern (mit einem oder mehreren Kindern)

	%
Einzelkind	1,9
Kind mit Geschwistern	3,4
Ausgeglichene Mütter	3,1
Nervöse Mütter	4,9

Tabelle 4. Häufigkeit der Enuresis bei Kindern aus intakten Familien und getrennt lebenden Eheleuten bzw. bei Großstadtkindern mit Wohnlage in Randbezirken und Innenstadt

	%
Eltern nicht getrennt	3,7
Eltern getrennt	7,6
Randbezirk	2,7
Innenstadt	4,1

ob und wie häufig Veränderungen an den Harnorganen gefunden werden und Ursache der Enuresis sind.

Dazu haben wir die von uns in den letzten 2 Jahren bei 113 Kindern mit Enuresis erhobenen Befunde ausgewertet. Neben der ausführlichen Anamnese, bei der besonders die Miktionsgewohnheiten der Kinder erfragt wurden und die auf urologische Vorerkrankungen und die familiäre Belastung einging, erfolgten anschließend folgende diagnostische Maßnahmen: Eingehende körperliche Untersuchung, Harnstatus, Röntgenuntersuchung der Harnorgane mit einem Urogramm und Miktionscystourethrogramm sowie bei Kindern mit Abweichungen an Blase und Harnröhre eine Urethrocystoskopie.

Von den 64 Knaben und 49 Mädchen im Alter zwischen 5 und 14 Jahren hatten 72 eine primäre und 41 eine sekundäre Enuresis.

Die familiäre Belastung, d. h. Vorkommen von Enuresis bei Eltern und weiteren Verwandten wurde bei Mädchen und Jungen fast gleich häufig gefunden, nämlich in 17 bzw. 20 Fällen. Dagegen fiel ein doppelt so häufiges Vorkommen einer familiären Belastung bei Kindern mit primärer Enuresis im Vergleich zur sekundären Form auf.

Von den so untersuchten Bettnässern wiesen 39, d. h. 34%, verschiedene Anomalien oder Erkrankungen der Harnorgane auf (Tabelle 5).

Es geht uns bei dieser Tabelle darum, auf die Häufigkeit von der Norm abweichender Befunde bei diesen Kindern hinzuweisen. Auffallend ist dabei, daß einige Fehlbildungen überdurchschnittlich häufig bei den von uns untersuchten Kindern mit Enuresis gefunden wurden.

Wenn auch oft ein direkter Zusammenhang zwischen der Enuresis und diesen Befunden nicht zwangsläufig einzusehen ist, weist doch die deutliche Diskrepanz auf mögliche Zusammenhänge hin. Auch Murphy u. Chapman weisen auf diesen auffallenden Unterschied hin.

Tabelle 5. Ergebnisse einer urologischen Untersuchung von 113 Kindern mit Enuresis im Vergleich zum durchschnittlichen Vorkommen einiger Anomalien der Harnorgane

Befund	N	%	Normale Häufigkeit %
Nierenaplasie	3	2,65	0,2
Nierenhypoplasie	1	0,88	0,03
Markschwammniere	1	0,88	
Ureterabgangsstenose	2	1,76	
Restniere	1	0,88	
Doppelniere	8	7,1	0,67
Reflux ohne Doppelniere	11	9,7	
Ektope Harnleitermündung	1	0,88	
Urethrastenose	12	10,6	2,0
Harnwegsinfekte	13	11,5	

Die am häufigsten gefundenen Veränderungen waren Doppelnieren (ohne Reflux), vesicorenale Refluxe, Urethrastenosen und chronische Harnwegsinfekte ohne röntgenologisch faßbare pyelonephritische Destruktionen.

Doppelnieren wurden bei unseren Kindern mit Enuresis, wie Tabelle 5 zeigt, über zehnmal so häufig gefunden, wie nach der Literatur für die Durchschnittsbevölkerung zu erwarten wäre. Nur in einem Falle ließ sich in dieser Gruppe eine urologisch faßbare Ursache für die Enuresis nachweisen, nämlich ein extrasphinctär mündender Harnleiter, wobei es sich hier strenggenommen um keine eigentliche Enuresis handelt.

Fast ein Drittel der 39 Kinder mit von der Norm abweichenden Befunden an den Harnorganen wies eine Urethrastenose mit bereits deutlicher Trabekulierung der Blase auf. Es handelt sich dabei überwiegend um Mädchen, von denen zwei einen doppelseitigen vesicorenalen Reflux hatten.

Es ist bei der primären Form der Enuresis vorstellbar, daß die erschwerte Blasenentleerung mit Hypertrophie des Detrusors schließlich zu einer Erhöhung des Ruhetonus führt und gleichzeitig eine Verkürzung der Miktionsintervalle bewirkt. Durch diesen Vorgang wäre die Beherrschung der Blasenfunktion erschwert und entsprechend schlechter zu erlernen. Ob dies bei älteren Kindern mit sekundärer Enuresis ebenfalls zutrifft, ist zumindest fraglich. Hier gelten wohl eher die gleichen Bedingungen wie bei Erwachsenen, bei denen chronische Blasenentleerungsstörungen nicht eine Enuresis, aber als Pendant dazu eine Nykturie bewirken.

Harnwegsinfekte, die mit dem klinischen Bild einer akuten Cystitis einhergehen, können auch bei einem Kind, das die Blasenbeherrschung erlernt hat, vorübergehend zu einer Enuresis führen. Im allgemeinen ist dieser Zusammenhang aber extrem selten, da Kinder, die wegen einer Enuresis zur Behandlung kommen, bereits über einen längeren Zeitraum und ohne Krankheitsgefühl einnässen. Bei chronischen Harnwegsinfektionen, und um solche handelte es sich in unseren Fällen, ist ein Zusammenhang auszuschließen, wenn nach einer erfolgreichen antibiotischen Behandlung die Enuresis nicht sistiert.

Auch der vesicorenale Reflux wird unter Kindern mit einer Enuresis häufig gefunden. Bei einem Drittel dieser Kinder konnten wir nach erfolgreicher Antirefluxplastik und Therapie der bestehenden chronischen Harnwegsinfektion ein Sistieren der Enuresis feststellen. Inwieweit hierbei die Operation oder der Milieuwechsel durch den stationären Aufenthalt eine Rolle spielen, ist nicht zu klären.

Bei Epispadien dritten Grades und der Hypospadie beim Mädchen kann die bestehende Inkontinenz mit einer Enuresis verwechselt werden. Das gleiche gilt für die Erkennung der neurogenen Blasenstörung mit Inkontinenz.

Die Enuresis ist weiterhin Gegenstand lebhafter Diskussionen. Sie alleine mit urologischen Untersuchungen klären und mit urologischen Eingriffen heilen zu wollen, ist nach unserer Ansicht nicht ausreichend. Wir können aber zusammenfassend feststellen, daß wir im Gegensatz zu unserer ursprünglichen Ansicht überraschend häufig Abweichungen an den Harnorganen gefunden haben, deren ursächlicher Zusammenhang mit der Enuresis zwar vorstellbar, bisher aber nicht gesichert ist. Nur bei einigen urologischen Erkrankungen ist er klar ersichtlich.

Die Bedeutung einer fachurologischen Untersuchung wird dadurch nicht in Frage gestellt, sondern unterstrichen. Die häufigen und mannigfachen Anomalien der Harnorgane, die im Rahmen einer solchen Untersuchung aufgedeckt und gegebenenfalls rechtzeitig einer Behandlung zugeführt werden, auch wenn sie nicht ursächlich mit der Enuresis zusammenhängen, sollten für uns Urologen Grund sein, diesen Fragen weiter nachzugehen und darüber hinaus zu prüfen, ob nicht auf Grund dieser Tatsachen generell eine Verbesserung des Vorsorgeprogramms im Kindesalter anzustreben ist.

Dr. H. Schach
Urologische Univ.-Klinik
der Gesamthochschule Essen
D-4300 Essen
Hufelandstraße 55

J. Frick, H. Madersbacher und H. Puschban: **Zur Problematik der sog. distalen Harnröhrenveränderung beim Mädchen**

Das zu behandelnde Thema mag ein abgedroschener Slogan sein, wenn man die Flut der Arbeiten auf den Tisch legt, in denen in den letzten Jahren zu diesem Problem Stellung genommen wurde.

Im gesamten Röhrensystem des Harntraktes stellt die Urethra des Mädchens bzw. der Frau die engste und somit wohl auch schwächste und anfälligste Stelle dar. Die Harnröhre der Frau ist von einem Muskelnetz umgeben, das sich gegen den Meatus hin verjüngt, der unmittelbare Öffnungsbereich stellt einen praktisch muskelfreien Bezirk dar; weiter finden sich zahlreiche Anhangsdrüsen der HR sowie die Skeneschen Drüsen, die in der Nähe des äußeren Meatus münden. Die Öffnung der HR liegt zudem noch in der Scheide und ist exponiert für eine ständige Keimkontamination.

Als Folge einer echten distalen Enge, einer Vulvitis, Polypen am Meatus externus, einer Hymenfalte kommt es erstens zu einer chronischen Urethritis, das HR-Epithel wird rauh und uneben — das sog. Waschschrumpelphänomen — die Hydrodynamik und das Auswaschvermögen ist gestört und das Angehen eines Infektes um ein Vielfaches größer als unter normalen Verhältnissen. Wie man aus vielen Anamnesen, aufgenommen mit den Eltern solcher Kinder, in Erfahrung bringen kann, zeigen die Kinder fast durchwegs ein gestörtes Miktionsverhalten; sie halten die Miktion zurück oder zögern sie hinaus oder müssen stärker pressen und Ähnliches mehr. Die schweren Veränderungen am oberen Harntrakt der Frau, die wir in den letzten Jahren gar nicht so selten auch schon bei jüngeren Frauen gesehen haben, treffen wir jetzt weniger oft an. Viele dieser Frauen mögen als Kinder an rezidivierenden Harnwegsinfekten gelitten haben, auf Grund der vorhin aufgezählten Möglichkeiten.

Material

Wir haben unser Material an rezidivierenden Harnwegsinfekten bei Mädchen der letzten $3^1/_2$ Jahre zusammengestellt und mit der besonderen Fragestellung durchleuchtet: Wie oft ist der unterste Teil des Harntraktes als Ursache eines Harnwegsinfektes anzusehen?

Fast alle diese Kinder hatten, bevor sie zu uns zur Untersuchung kamen, mindestens eine zweimalige nachgewiesene Pyurie, in einem geringen Prozentsatz bestand die Pyurie noch bei der Erstuntersuchung. Ein kleiner Anteil der Mädchen wurde ausschließlich wegen einer Enuresis abgeklärt.

Vom 1. 1. 1969 bis Ende Juni 1972 haben wir 354 Mädchen mit rezidivierenden Harnwegsinfekten untersucht. 80 Kinder (23 %) hatten eine operationsbedürftige Ursache (Reflux, Hydronephrose, pyelonephritische Schrumpfniere, Nierensteine, Blasenhalssklerose, Megaureter, Ureterocele, HR-Divertikel, Fremdkörper), 18 (5 %) litten an einer neurogenen Blasenentleerungsstörung, bei 52 Mädchen (15 %) wurde eine echte distale Harnröhrenenge gefunden, bei 204 (57 %) war die Ursache des Harnwegsinfektes entweder eine chronische Urethritis, Trigonitis, Zotten am Blasenhals, Hymenfalte oder Polypen am Meatus.

Die folgenden Abbildungen zeigen einige solcher Veränderungen (Abb. 1 bis 4).

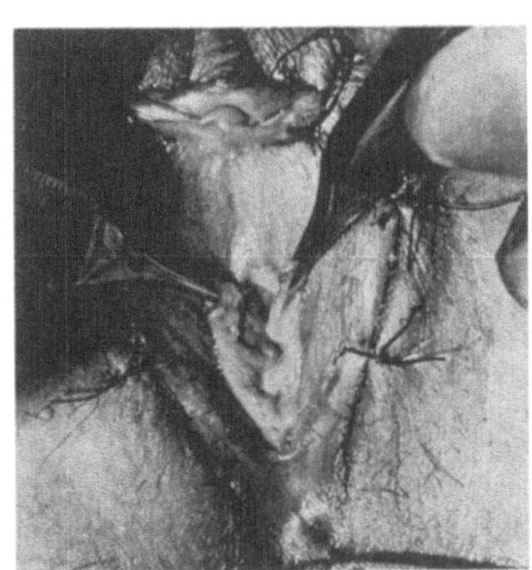

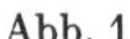

Abb. 1

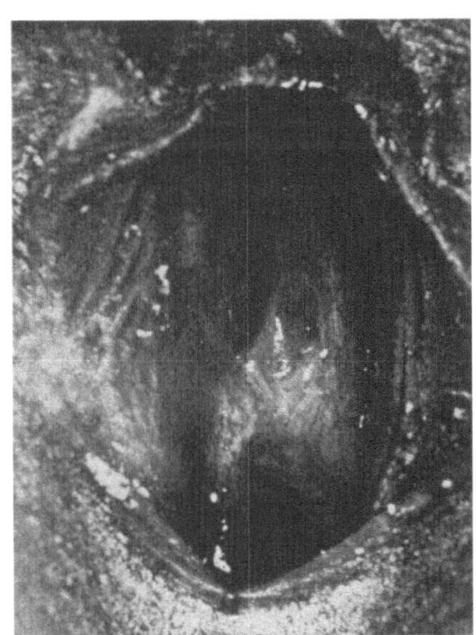

Abb. 2

Abb. 1. $8^1/_2$jähriges Mädchen: Polypenartige Gebilde am Meatus externus.

Abb. 2. 9jähriges Mädchen: Vulvitis und Meatitis

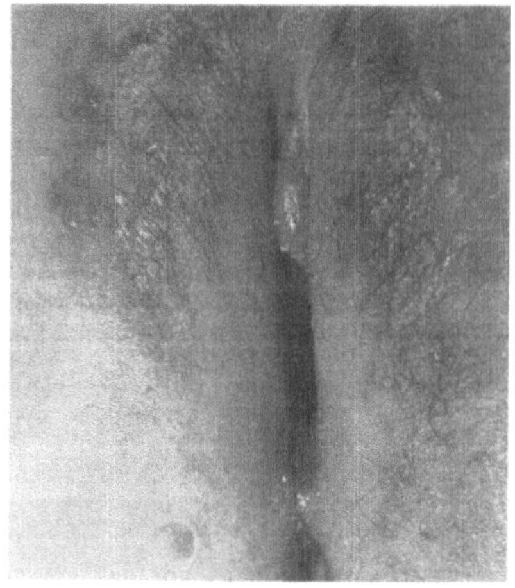

Abb. 3

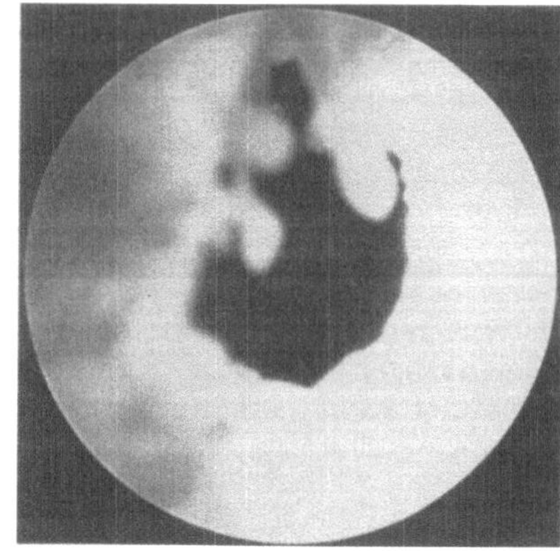

Abb. 4

Abb. 3. $11^1/_2$jähriges Mädchen: Perigenitale entzündliche Veränderungen als Restzustand bei Vulvitis

Abb. 4. 7jähriges Mädchen: Zottenbildung am Blasenhals

80% der Mädchen waren zum Zeitpunkt der Erstuntersuchung zwischen dem 3. und 8. Lebensjahr, 10% waren 2 Jahre oder jünger, 10% fielen in die Altersgruppe der 9- bis 14jährigen.

Alle Kinder, die wegen eines Harnwegsinfektes zur Abklärung kommen, werden nach einem bestimmten Plan untersucht, dazu gehören: Anamnese, klinische Untersuchung, Harnuntersuchung — Sedimentbefund, Leukokammerzählung, Keimbefund —, i.v. Urogramm, Infusionscystographie mit Miktionsbildern in verschiedenen Ebenen, Cystoskopie in Narkose.

Bei 85% der Mädchen, die keine operationsbedürftige Ursache des Harnwegsinfektes aufwiesen, war der obere Harntrakt urographisch normal. Cystoskopisch fanden wir in 70% eine leicht bis mittelgradige, in 10% eine erhebliche Balkenblase, in 88% war der Blasenhals wellig konfiguriert, die Ostien erschienen in 47,5% normal, in 50% leicht und in 2,5 % schwer deformiert.

Therapie

Die Behandlung bei diesen Kindern wird folgendermaßen durchgeführt:

1. Antibiotische Therapie von mindestens 2 Monaten.

2. Behandlung der Vulvitis bzw. der entzündlichen Veränderungen am Meatus externus.

3. Hymenfalten, polypöse Gebilde am Meatus, die sich dachziegelartig über den Ausgang legen, werden entfernt, wenn die vorangegangene Behandlung erfolglos blieb.

4. Die Aufdehnung der HR führen wir nicht nur bei den Mädchen mit einer sog. echten distalen HR-Enge durch, sondern auch in den Fällen mit rezidivierenden Infekten auf Grund der übrigen bereits erwähnten Befunde.

Wir glauben, daß auch bei diesen Kindern der Effekt der Bougierung ein günstiger ist, da das Epithel entfaltet wird, das Miktionsverhalten der Kinder wird wenigstens für kurze Zeit mehr oder weniger normalisiert. In dieser kurzen Zeit besteht die Möglichkeit, wenn die Kinder genügend trinken, die HR richtiggehend zu reinigen und die Keime auszuschwemmen.

Auf Grund der von uns eingeschlagenen Therapie kam es bei 82% der Mädchen zum Aufhören der Pyurie, Strang- und Pollakisurie verschwanden in 81%, die Enuresis nocturna in 62%.

Literatur

1. Bandhauer, K.: Z. Kinderchir. **8**, 12, 107 (1970). — 2. Forbes, P. A.: J. Pediat. **75**, 937 (1969). — 3. Fisher, R. E.: J. Urol. (Baltimore) **102**, 67 (1967). — 4. Frick, J., Madersbacher, H., Puschban, H.: Zur Problematik der distalen Harnröhrenveränderung beim Mädchen. (im Druck). — 5. Halverstadt, D. B., Leadbetter, G. W.: J. Urol. (Baltimore) **100**, 297 (1968). — 6. Harvard, B. M.: J. Urol. (Baltimore) **103**, 236 (1970). — 7. Hinman, F., Jr.: J. Urol. (Baltimore) **96**, 546 (1966). — 8. Immergut, M. A., Wahman, G. E.: J. Urol. (Baltimore) **99**, 189 (1968). — 9. Immergut, M., Culp, D., Flocks, R. H.: J. Urol. (Baltimore) **97**, 693 (1967). — 10. Keitzer, W. A., Benavent, C.: J. Urol. (Baltimore) **89**, 384 (1963). — 11. Klein, S. J.: J. Urol. (Baltimore) **103**, 345 (1970). — 12. Knappenberger, S. T.: J. Urol. (Baltimore) **89**, 95 (1963). — 13. Kunin, C. M.: Urinary tract infections in school children: an epidemiologic Medicine **43**, 91—130 (1964). — 14. Lapides, J.: Urol. Dig. **1968**, 10—14. — 15. Lapides, J., Diokuo, A. C.: J. Urol. (Baltimore) **103**, 243 (1970). — 16. Lyon, R. P., Tanagho, E. A.: J. Urol. (Baltimore) **93**, 379 (1965). — 17. Lyon, R. P., Smith, D. R.: J. Urol. (Baltimore) **89**, 414 (1963). — 18. Marberger, H.: Pers. Mitteilung. — 19. Marberger, H.: Z. Urol. **58**, 871 (1965). — 20. McGovern, J. H., Marshall, V. F.: J. Urol. (Baltimore) **101**, 668 (1969). — 21. Manley, Ch. B., Frech, R. S.: J. Urol. (Baltimore) **103**, 348 (1970). — 22. Marshall, V. F.: J. Urol. (Baltimore) **106**, 441 (1971). — 23. Muecke, E. C., Marshall, V. F.: Conferences in pedriatic urology. Baltimore: The Williams and Wilkins Comp. 1969. — 24. Smith, D. R.: J. Amer. med. Ass. **207**, 1686 (1969). — 25. Stansfeld, J. M.: Brit. med. J. **1**, 635 (1966). — 26. Steele, R. E.: New Engl. J. Med. **269**, 883 (1963).

Privatdozent Dr. J. Frick
Dr. H. Madersbacher
Dr. H. Puschban
Urologische Univ.-Klinik
A-6020 Innsbruck
Anichstraße

H. Sommerkamp: Supravesicale Harnableitung bei Urethralklappen

Beim urämischen Neugeborenen mit dekompensierten Harnstauungsnieren finden sich als Ursache nicht selten Blasenentleerungsstörungen durch Klappen der hinteren Harnröhre. Bei einem derartigen Befund ist es zunächst von untergeordnetem Interesse wie und wann die Klappen beseitigt werden sollen — im Vordergrund der therapeutischen Überlegungen steht einzig die Frage, wie die kritische urämische Phase zu überwinden und die Nierenfunktion langfristig zu bessern ist.

Im Prinzip stehen hierfür mehrere erprobte Methoden der Harnableitung zur Verfügung: Die Entlastung über einen *Blasenkatheter* ist bei vorhandenem Reflux von Wert, wenn sie befristet und als vorbereitende Maßnahme zur operativen supravesicalen Harnableitung eingesetzt wird. Meist ist der Effekt auf die oberen Harnwege jedoch unzureichend, bedingt durch verzögerten Harntransport in den dilatierten Ureterschlingen oder lokale Obstruktion.

Die *Nephrostomie* als Standardform der Harnableitung beim Erwachsenen, legen wir bei kinderurologischen Fällen aus Sicherheitsgründen stets als Durchzugsnephrostomie an und erreichen damit eine wirksame Dekompression. Schwerwiegende Nachteile sind der Verbleib von Fremdmaterial in den Harnwegen mit konsekutivem Infekt und die erschwerte häusliche Pflege der Kinder. In dieser Hinsicht günstigere Methoden sind die *laterale* oder *terminale Ureterocutaneostomie* und ggf. die *Pyelocutaneostomie*. Diese Verfahren gewährleisten zwar eine langfristige infektarme Harnableitung; ihr Nachteil liegt jedoch in der weitgehenden oder vollständigen funktionellen Ausschaltung der Blase, die bei späteren rekonstruktiven Eingriffen infolge fehlenden Wachstumsreizes nur als geschrumpftes Organ zur Verfügung steht. Auf diese Problematik hat besonders Sigel hingewiesen.

Eine Variante der lateralen Ureterocutaneostomie wurde vor einem halben Jahr von Sober als sog. „Y-Pelviureterostomie" veröffentlicht und von Williams empfohlen. Sie soll die Vorteile einer wirksamen Druckentlastung der oberen

Harnwege ohne alloplastisches Material mit denen einer Aufrechterhaltung der normalen Harnpassage verbinden. Wir hatten bereits einige Fälle nach dieser von uns als *lateroterminale Ureterocutaneostomie* (Abb. 1) bezeichneten Methode operiert, da auch wir einen Vorteil gegenüber der konventionellen lateralen Ureterhautfistel in der primären Streckung und Rekonstruktion des cranialen Harnleiters sahen, die später lediglich die Exstirpation des lateralen Ureterschenkels nach Art eines Fistelgangs erfordert hätte. Diese Hoffnungen sind z. T. enttäuscht worden. Hierzu einige klinische Beispiele:

Vier Wochen alter Säugling mit Niereninsuffizienz; schwere Refluxhydronephrose rechts und röntgenologisch sowie endoskopisch nachweisbare hintere Urethralklappen. Zur temporären Harnableitung haben wir zweizeitig eine Durchzugsnephrostomie beiderseits angelegt.

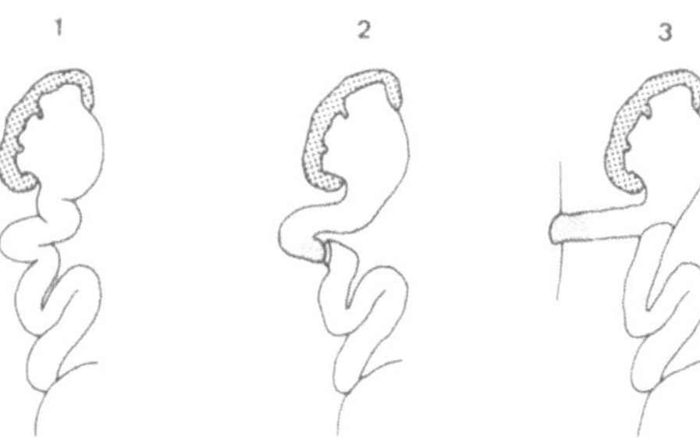

Abb. 1. Prinzip der lateroterminalen Ureterocutaneostomie zur temporären supravesicalen Harnableitung beim Kind mit dekompensierten Harnstauungsnieren

Die Nierenfunktion links besserte sich in den folgenden Monaten deutlich, die rechte Niere mußte wegen hochgradiger Funktionseinbuße mit Infekt jedoch geopfert werden. Nach transurethraler Resektion der Klappen steht das Kind jetzt im Alter von 14 Monaten zur linksseitigen Ureterreimplantation bei noch liegender Nephrostomie an. Intermittierende Infektschübe und ein Soorbefall der Harnwege zwangen zur fast durchgehenden stationären Behandlung des Kindes.

Bei einem ähnlich gelagerten Fall mit Urethralklappen Typ I nach Young und erheblichen Harnstauungsnieren mußte nach bilateraler Nephrostomie später ebenfalls die rechte Niere entfernt werden. Nach Klappenresektion und Reimplantation des linken Ureters war die Rekonstruktion im Alter von $1^1/_2$ Jahren abgeschlossen. Nachteile des Vorgehens wiederum: Pflegeprobleme infolge der Nephrostomie und rezidivierende Infekte.

Bei einem weiteren Fall hatten wir zunächst probeweise auf der einen Seite eine lateroterminale Ureterocutaneostomie und kontralateral eine konventionelle Durchzugsnephrostomie angelegt. Die Technik der lateroterminalen Fistel ist einfach: Nach Mobilisierung des oberen Ureterdrittels excidiert man ein ovales Stück aus der Basis des cranialen Schlingenschenkels und bildet eine Seit-zu-Endanastomose mit dem angeschrägten unteren Ureterabschnitt. Eine innere Schienung der Anastomose ist nicht erforderlich; wir drainieren lediglich das Wundgebiet für einige Tage.

Der weitere Verlauf bei diesem Kind zeigte (Abb. 2), daß das laterale Ureterstoma zwar zur Stenosierung neigte, jedoch eine ausreichende und infektfreie Dekompression gewährleistete. Auffällig war eine Verziehung der Anastomose nach lateral, vermutlich durch narbige Schrumpfung des lateralen Ureterschenkels.

Bei einem weiteren Kind im Alter von 4 Wochen (Abb. 3) haben wir dann in zwei Sitzungen auf beiden Seiten eine lateroterminale Ureterocutaneostomie angelegt. Die Nierenfunktion besserte sich auch hier deutlich und das Kind konnte nach Behebung eines initialen Infekts in elterliche Pflege entlassen werden; es scheidet jetzt Urin über beide Fistelöffnungen und die Blase aus.

Unsere Beobachtungen bestätigen die im Schrifttum niedergelegten Erfahrungen, daß die temporäre Ableitung dekompensierter oberer Harnwege mittels Blasenkatheter ungenügend und mittels Nephrostomie durch unvermeidbare chronische Pyelonephritis belastet ist. Terminale Ureterhautfisteln haben den unerwünschten Nebeneffekt einer vollständigen Ausschaltung der Blase. Eine langfristige infektarme Harnableitung ohne größere Probleme bei der häuslichen Pflege unter Beibehaltung der normalen Harnpassage ist nur bei einer Pyelostomie, der lateralen und lateroterminalen Ureterocutaneostomie gegeben. Wir verwenden daher jetzt nur noch eine der beiden letztgenannten Methoden. Die lateroterminale Fistel eignet sich besonders für mittelstarke Harnleiterektasien mit wenig überschüssiger Ureterlänge; die Durchtrennung und Reanastomose des Harnleiters an der Basis der mobilisierten Schlinge liefert nämlich die doppelte Schlingenlänge zur spannungsfreien terminalen Ureterhautanastomose. Bei hochgradiger Harnleiterdilatation bevorzugen wir die laterale Ureterocutaneostomie nach Art eines seitlichen Ureterfensters. Bei der endgültigen Rekonstruktion mit Neueinpflan-

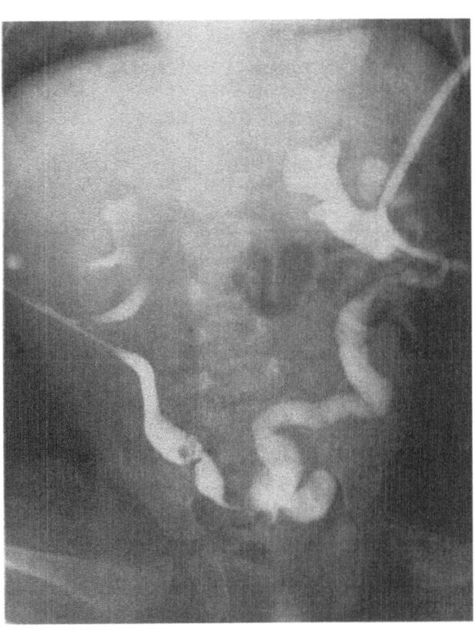

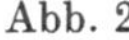

Abb. 2

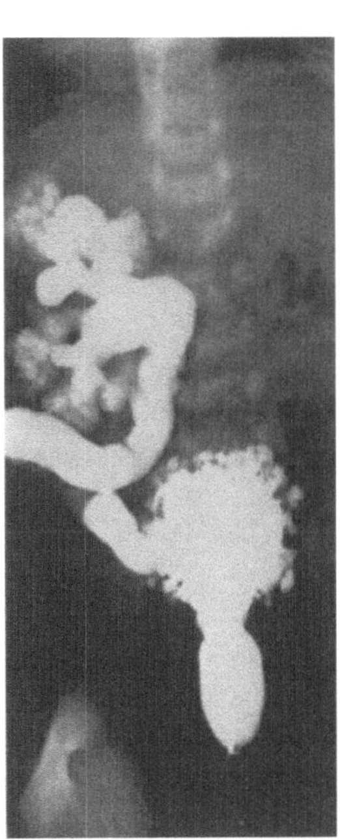

Abb. 3

Abb. 2. 3 Monate alter Säugling nach bds. supravesicaler Harnableitung: Rechts mit lateroterminaler Ureterocutaneostomie, links mit Durchzugsnephrostomie

Abb. 3. 4 Wochen alter Säugling mit Urethralklappen und dekompensierten Harnstauungsnieren bds.; Refluxcystogramm vor der operativen supravesicalen Harnableitung

zung des Harnleiters in die Blase muß bei der lateralen Fistel stets eine Resektion der Schlinge und Reanastomose vorgenommen werden. Zu der Frage, ob sich dies bei der lateroterminalen Fistel einfacher gestaltet, liegen noch keine Erfahrungen vor. Meines Erachtens handelt es sich bei dieser Form der temporären Harnableitung jedoch um eine Methode die der Erprobung und kritischen Prüfung wert ist.

Literatur

Lome, L. G., Howat, J. M., Williams, D. I.: J. Urol. (Baltimore) **107**, 496 (1972). — Maloney, J. D., Smith, J. P.: J. Urol. (Baltimore) **103**, 790 (1970). — Sober, I.: J. Urol. (Baltimore) **107**, 473 (1972).

Privatdozent Dr. H. Sommerkamp
Leiter der Urologischen Abteilung
Chirurg. Univ.-Klinik
D-7800 Freiburg i. Br.
Hugstetterstraße 55

G. Rodeck, K. Naber, K. H. Bichler und B. Böhringer: **Spätergebnisse nach operativen Eingriffen an Nieren und ableitenden Harnwegen im Kindesalter unter besonderer Berücksichtigung des Harninfektes**

Eine enge Beziehung zwischen Harninfekt im allgemeinen und Pyelonephritis im besonderen mit all ihren Folgeerscheinungen ist vor allem im Kindesalter gegeben. Die Lebenserwartung der Kinder mit einer frühkindlichen Pyelonephritis wird weitgehend von dem Verlauf dieser Erkrankung mitbestimmt.

Es erschien daher gerechtfertigt, ein kinderurologisches Krankengut dahingehend zu sichten, in welchem Maße durch den operativen Eingriff mit angestrebter Beseitigung bestehender Fehlbildungen oder anderweitiger krankhafter Zustände, die Besserung bzw. Heilung eines Harninfektes erzielt werden kann. Gleichzeitig sollte geprüft werden, inwieweit der operative Eingriff als Ursache eines Langzeitinfektes anzusehen ist, wobei wir bewußt den Ausdruck „chronisch“ vermeiden möchten.

Im Zeitraum von 1960 bis 1970 wurden in der Urologischen Klinik Marburg 219 Kinder einem operativen Eingriff an den Nieren oder ableitenden Harnwegen

Tabelle 1. 219 operativ behandelte Harnwegserkrankungen im Kindesalter aus den Jahren 1960 bis 1970

Krankheitsgruppe	n	
I. Kongenitale Erkrankungen		148
1. obstruktive Anomalien	57	
2. funktionelle Anomalien	40	
3. sonstige Anomalien	51	
II. Erworbene Erkrankungen		56
1. Harnsteine	47	
2. Traumen	6	
3. sonstige Erkrankungen	3	
III. Maligne Tumoren		15
1. Niere		
2. Blase		
Gesamt		219

unterzogen. Von diesen konnten 177 Kinder im Rahmen einer Doktorarbeit nachuntersucht bzw. durch Fragebogen erfaßt werden. Um einen besseren Überblick zu gewinnen, haben wir eine Einteilung in drei Gruppen vorgenommen (Tabelle 1).

Die Gruppe der *kongenitalen* Erkrankungen ist mit 148 Kindern naturgemäß am größten. Sie wurde unterteilt in obstruktive, funktionelle und sonstige Anomalien.

In der Gruppe *erworbener* Erkrankungen wurden Harnsteine, Traumen und sonstige Erkrankungen zusammengefaßt.

Die malignen Tumoren bilden die Gruppe III, in der die Nierentumoren bei weitem überwiegen.

In den folgenden Tabellen sind die jeweiligen Untergruppen mit Geschlechtsverteilung und operativer Therapie sowie eine Gegenüberstellung der präoperativen Infektionsraten und bei Nachuntersuchungen aufgeführt. Die Beurteilung des Infektes stützte sich in erster Linie auf Untersuchungen des Nativurins in der Fuchs-Rosenthal-Kammer, wobei bis 20 Leukocyten/mm^3 als normal, bis 100 Leukocyten/mm^3 als leichter und über 100 Leukocyten/mm^3 als schwerer Infekt gewertet wurden. In allen Fällen erfolgte auch die bakteriologische Untersuchung des Urins mit Keimzahlbestimmung. Auf eine Prozentangabe wurde im Hinblick auf relativ kleine Zahlen der Untergruppen verzichtet.

Weitere Daten wie Operationsalter, Art und Dauer der antibiotischen Therapie, Beobachtungszeitraum und Ergebnis von Röntgenkontrollen wurden nur in den Gruppen berücksichtigt, wo sich wesentliche Rückschlüsse ergaben.

In der Gruppe der *kongenitalen Erkrankungen mit Obstruktion* wurden 31 Kinder mit Ureterabgangsstenosen (19 Knaben und 12 Mädchen) operiert. Das Operationsalter verteilte sich etwa gleichmäßig auf alle Altersstufen von 1 bis 14 Jahren. Die Ureterabgangsplastik — meist mit temporärer Schienung — wurde bei 23 Kindern, eine Nephropexie 6mal und die alleinige Gefäßverlagerung 3mal, ausgeführt.

Die *Doppelnieren* wurden einheitlich in die Gruppe mit Obstruktionen aufgenommen, obwohl nicht in allen Fällen primäre Abflußstörungen durch Ureterocelen oder sonstige Stenosen vorlagen. Auffällig ist die hohe Zahl von 18 weiblichen gegenüber 2 männlichen Kindern.

14 Heminephrektomien mit Exstirpation des zugehörigen Ureterabschnittes stehen in der Therapie der Doppelniere vier primären Nephrektomien, einer Ureterocelenspaltung und einer Reimplantation gegenüber.

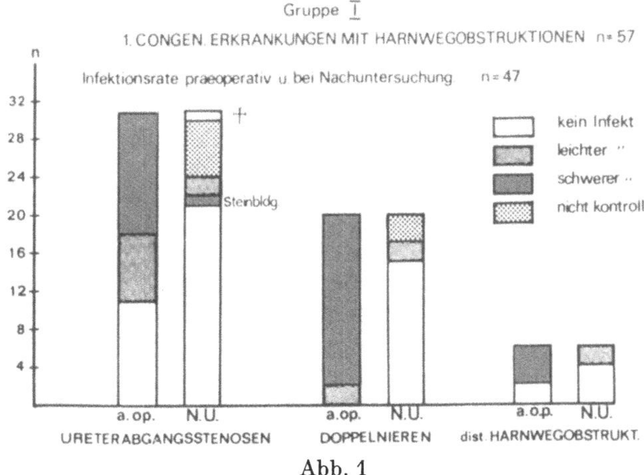

Abb. 1

Distale Harnwegsobstruktionen, wie Ureterocele (1), Blasenhalsstenose (1), Harnröhrenklappe (2) oder -divertikel (1) fanden sich bei insgesamt 6 Kindern.

Von 57 kongenitalen Erkrankungen mit Obstruktion konnten 47 nachuntersucht werden (Abb. 1). Ein Kind verstarb $1^1/_2$ Jahre nach Abgangsplastik bei extremer hydronephrotischer Einzelniere im Alter von 7 Jahren an Urämie.

Bei den Ureterabgangsstenosen zeigt sich ebenso wie bei den Doppelnieren und distalen Harnwegsobstruktionen ein deutlicher Rückgang der präoperativen Infektionsrate. Die drei Kinder mit nachweisbarer Harninfektion lassen bei den Röntgenkontrollen keine Rückbildung der Harnstauung und in einem Falle eine Steinbildung erkennen.

Die Ergebnisse der Röntgenkontrollen bei 15 Kindern sind unter Berücksichtigung des ursprünglichen Schweregrades und des postoperativen Beobachtungszeitraumes (Zahlen oberhalb der Säulen) in Abb. 2 dargestellt.

Das gute Ergebnis bei den Doppelnieren konnte unseres Erachtens durch die radikale Entfernung des pyelonephritisch veränderten und zumeist urographisch stummen Nierenanteiles einschließlich des zugehörigen Ureterabschnittes erzielt werden.

Die distalen Harnwegsobstruktionen zeigten insgesamt auch eine wesentliche Besserung der präoperativen Harnweginfekte.

I,1

URETERABGANGSSTENOSEN

N.U. – Röntgenkontrolle n = 15

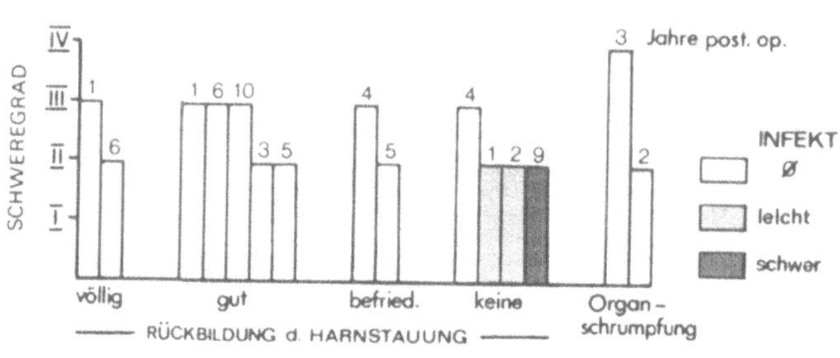

Abb. 2

In der Gruppe der *funktionellen kongenitalen Störungen* (n = 40) war das weibliche Geschlecht dreimal häufiger vertreten. Die besondere Problematik dieser Erkrankungen hinsichtlich einer erfolgreichen operativen Korrektur ist allgemein bekannt und findet auch in unserem Krankengut ihren Niederschlag. Insgesamt wurden 24 Antirefluxplastiken, darunter 2 Kinder mit doppelseitiger Operation, 8 Ureterreimplantationen, 3 Ureterocutaneostomien, 2 Blasenhalsplastiken, 1 Blasenteilresektion, 1 Sphincterplastik und 1 primäre Nephrektomie ausgeführt.

In der Behandlung des vesicoureteralen Refluxes bevorzugten wir die Plastik nach Grégoir. Röntgenkontrollen ergaben, daß 5 Kinder weiterhin einen Ruhereflux, 3 einen Miktionsreflux und 3 einen Teilreflux in den Ureter haben (Abb. 3a).

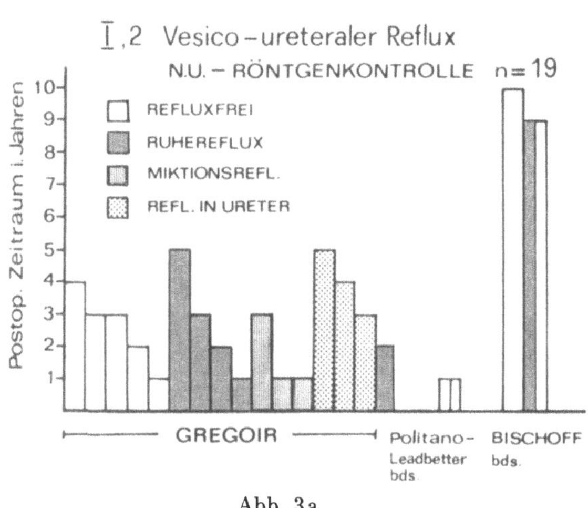

Abb. 3a

Das Ergebnis ist also nicht befriedigend. Inwieweit dies auf die Methode oder fehlerhafte Ausführung zurückzuführen ist, soll hier nicht erörtert werden. Zweifellos spielt die Technik der Refluxkontrolle (Miktionscystogramm, Beobachtung am Monitor) und der zeitliche Abstand von der Operation eine nicht unerhebliche Rolle.

Bei einem 5 Monate alten Knaben wurde mit der beidseitigen Plastik nach Politano-Leadbetter ein gutes Ergebnis erzielt! Es zeigt sich auch, daß die behandlungsbedürftigen Infektionen Kinder mit weiterbestehendem Reflux betreffen (Abb. 3b).

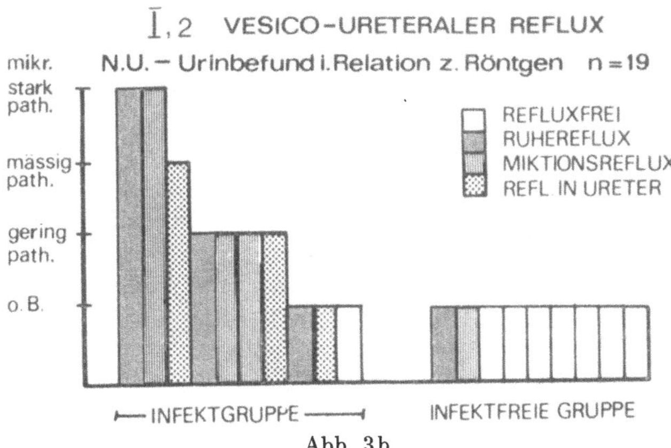

Abb. 3b

Insgesamt konnten im Rahmen unserer Nachuntersuchungen von 40 Kindern mit kongenitalen funktionellen Störungen 33 ausgewertet werden. Die Ergebnisse sind in Abb. 4 aufgeführt. Es ergibt sich bezüglich Zahl und Intensität der Infekte eine deutliche Besserung, aber es bleibt doch ein nicht geringer Anteil unbeeinflußt bzw. behandlungsbedürftig.

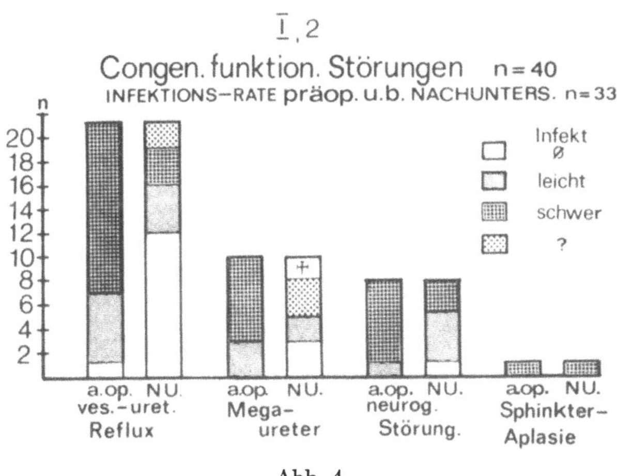

Abb. 4

Die Zahl der nachuntersuchten Kinder mit Megacystis und Megaureter ist zu klein, um eine Aussage zu treffen. Der Infekt konnte in 3 von 5 nachuntersuchten Fällen als ausgeheilt betrachtet werden. Wie zu erwarten, waren die Ergebnisse im Falle der neurogenen Störungen am schlechtesten. Nur bei einem von acht Kindern konnte der Harninfekt durch operative und chemotherapeutische Maßnahmen dauerhaft beherrscht werden. Die Ursache hierfür liegt darin, daß die Blasenfunktionsstörungen nicht entscheidend beeinflußt werden konnten. Im Interesse der Nierenfunktion sollte häufiger als bisher von einer Uretero-

Ureterocutaneostomie oder bilateralen medianen Cutaneostomie Gebrauch gemacht werden.

In der Gruppe I. 3 sind 40 Hypospadien (ohne Hypospadia glandis), 4 Analatresien, 4 Blasenekstrophien und 3 seltene Erkrankungen wie einseitige aplastische Cystenniere, Serometra bei Nierenaplasie und 1 Fall von dystoper Einzelniere zusammengefaßt.

Die *Hypospadien* nehmen hier insofern eine Sonderstellung ein, als primär kein Harninfekt vorliegt, dieser aber durch die langzeitige perineale oder suprapubische Harnableitung unvermeidlich ist. Als begünstigendes Moment ist die ausschließliche Rückenlage während der im Durchschnitt 38tägigen stationären Behandlung zu werten. 26 sekundäre Fisteloperationen mit einer durchschnittlichen Behandlungsdauer von 15 Tagen wurden bei 23 Patienten vorgenommen.

Betrachten wir die prä- und postoperative Infektionsrate der in dieser Gruppe aufgeführten Erkrankungen, so ergibt sich, daß von 34 nachuntersuchten Kindern mit Hypospadie noch 2 einen leichten Harninfekt haben (Abb. 5).

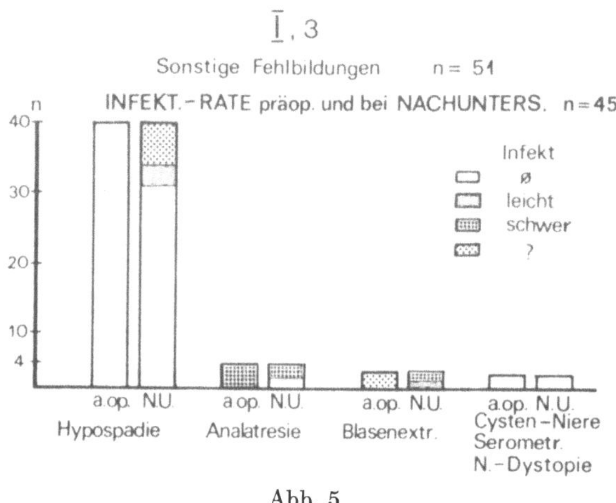

Abb. 5

Bei den vier Analatresien führte der operative Eingriff zweimal zu infektfreien Harnwegen, in einem Falle wird der Infekt durch Restharnbildung unterhalten.

Von den Kindern mit Blasenekstrophie haben 2 mit vollständig separierter Rectumblase einen fast normalen mikroskopischen Befund und Keimzahlen um 10000 bis 1 Mill. Ähnlich günstige Befunde zeigen 2 weitere Knaben, bei denen die Operation aber erst 6 Monate bzw. $1^1/_2$ Jahre zurückliegt und deshalb in der vorliegenden Studie nicht berücksichtigt wurden. Die drei einnierigen Kinder der letzten Gruppe haben gute Nierenfunktion und sind infektfrei.

Von den *erworbenen Erkrankungen* bildeten die Kinder mit Urolithiasis die größte Gruppe (n = 47). Die Geschlechtsverteilung ist mit 26:21 etwa gleich. Es wurden drei Gruppen unterschieden:

Gruppe A: Solitäre oder multiple Steine bei gleicher Lokalisation (n = 30).

Gruppe B: Multipler Steinbefall einer Niere und verschiedener Lokalisation (n = 9).

Gruppe C: Beidseitig multiple Steine verschiedener Lokalisation (n = 8).

Insgesamt wurden 56 operative Eingriffe, z. T. mehrzeitig, ausgeführt. Darunter nur eine primäre und zwei sekundäre Nephrektomien.

Bei weitem die größte Zahl der Kinder war zum Zeitpunkt der Operation erst 2 Jahre alt (Abb. 6). Dies läßt darauf schließen, daß zumindest bei einem Teil der Kinder die Harnsteine schon bei Geburt vorlagen. Es muß betont werden, daß es sich hier um Fälle von Urolithiasis ohne erkennbare kongenitale Anomalie handelt. Wie aus Tabelle 2 ersichtlich, wurden zum Zeitpunkt der Nachunter-

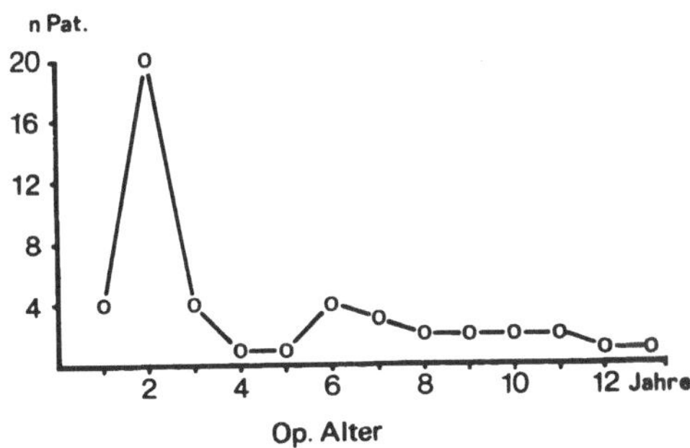

Abb. 6. Altersverteilung bei Kindern mit Urolithiasis

suchung zwar bei 8 von 31 Kindern kleinere Restkonkremente zumeist im Kelchbereich gefunden, aber die Zahl der Rezidivkonkremente ist relativ gering. Die in der Tabelle eingezeichneten Kreuze kennzeichnen die Fälle mit jetzt noch bestehendem Harninfekt, also durchaus nicht alle Restkonkremente haben einen Infekt zur Folge. Von 31 klinisch Nachuntersuchten waren 27mal der Urin

Tabelle 2. Harnsteine

Nachuntersuchungsergebnisse	A	B	C
Röntgenbefund			
Regelrechter Befund	12	1	
Restkonkremente	4	2 +	1
Rezidivkonkremente	2		1
Restkonkremente mit pyelonephritischen Veränderungen		1 +	
Pyelonephritische Veränderungen	1 +	2	
Keine Kontrolle	2	1	1
Urinbefund			
Mikroskopisch			
Regelrecht	19	5	3
Gering pathologisch	1		
Stärker pathologisch	1	2	
Bakteriologisch			
Keimfrei	6	2	2
KZ - 100000	13	4	1
-1 Mill.	1		
>1 Mill.	1	1	

mikroskopisch o.B., und nur 4 Kinder zeigten eine geringe bzw. mäßige Leukocyturie bei gleichzeitiger Keimzahl über 100000 bzw. 1 Mill.

Diese Untersuchungsergebnisse lassen erhoffen, daß in den meisten Fällen die frühkindliche Steinbildung nur eine zeitlich begrenzte Erkrankung darstellt und keine lebenslange Disposition zur Steinbildung besteht. Dennoch oder gerade deshalb sollte die Indikation zur Nephrektomie auch bei einseitigem Steinbefall besonders streng gestellt werden.

Die Zahl der operativen Eingriffe bei traumatischen Verletzungen der Harnwege ist infolge strenger Indikation in unserem Krankengut erstaunlich klein (n = 6), obwohl im Beobachtungszeitraum etwa 30 Verletzungen aller Schweregrade zur Behandlung kamen. Eine absolute Operationsindikation sehen wir nur in Schweregrad 3 nach Hodges, wo zumeist nur die Nephrektomie in Frage kommt. Bei zwei Kindern wurde die Nierenteilresektion einmal primär und einmal sekundär nach 5 Jahren ausgeführt.

In der Gruppe II. 3. konnte die operative Therapie im Falle einer pyelonephritischen Schrumpfniere und einer Nierenvenenthrombose ebenfalls nur in der Nephrektomie bestehen, während im dritten Fall unter temporärer Nephrostomie die spontane Rückbildung eines entzündlichen Tumors im Beckenbereich und damit der beidseitigen Harnstauung abgewartet werden konnte.

Für die gesamte Gruppe der erworbenen Erkrankung sind die präoperativen und bei Nachuntersuchungen gefundenen Infektionsraten noch einmal in Abb. 7

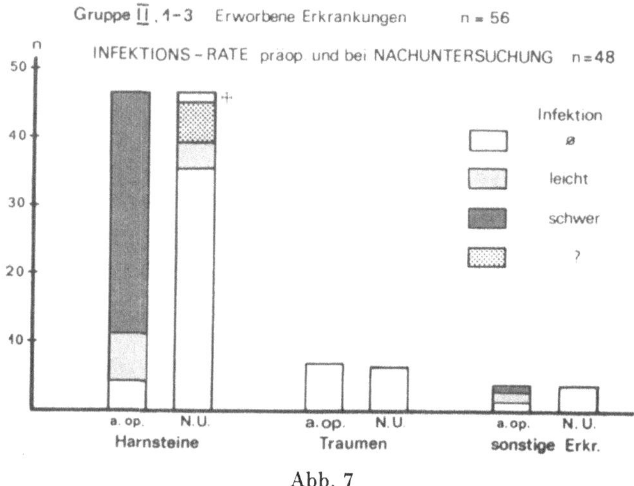

Abb. 7

aufgeführt. Sowohl für Harnsteine als auch für Traumen und sonstige Erkrankungen sind die Untersuchungsergebnisse recht günstig.

Wesentlich ungünstiger sind die Ermittlungen in der Gruppe der malignen Tumoren, und zwar nicht hinsichtlich eines Harninfektes, sondern der Überlebenszeit. Von den 13 Wilms-Tumoren sind nur zwei Kinder länger als 3 Jahre am Leben. Von den beiden hochmalignen Blasentumoren überlebte ein jetzt 9jähriger Junge mit einem Rhabdomyosarkom, den zweifachen Eingriff 7 Jahre. Die drei Kinder haben keinen Harninfekt. Unter Berücksichtigung der speziellen Thematik können also die malignen Tumoren bei einer abschließenden Betrachtung außer acht gelassen werden.

In Abb. 8 sind noch einmal die präoperativen und bei Nachuntersuchung gewonnenen Befunde für die kongenitalen und erworbenen Erkrankungen gegenübergestellt. Dabei ist zu berücksichtigen, daß der relativ große Anteil der primär infektfreien Hypospadien die Ausgangssituation der kongenitalen Gruppe begünstigt.

Die vier Todesfälle traten nicht im postoperativen Zeitraum auf, sondern es handelt sich um Spättodesfälle an den Folgen der nichtbeeinflußbaren Grunderkrankung.

I + II n = 205

INFEKTIONS-RATE praeoperativ
u. bei N.U. n=174

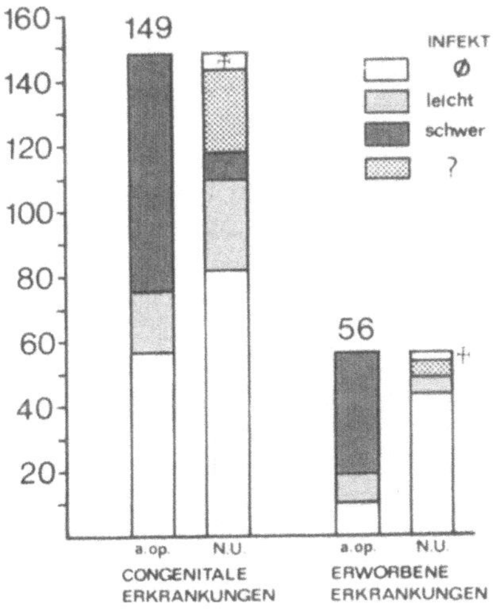

Abb. 8

Für die Harninfektionen ergeben sich folgende Relationen, wobei eine gewisse Dunkelziffer bei den Nachuntersuchungen infolge der nicht kontrollierten Kinder in Betracht zu ziehen ist (Tabelle 3).

Tabelle 3

	Kongenitale Erkrankungen		Erworbene Erkrankungen	
	präoperativ %	Nach-untersuchung %	präoperativ %	Nach-untersuchung %
Infektfrei	39	74	19	90
Leichter Infekt	14	18	14	10
Schwerer Infekt	47	8	67	—

Es kann also gesagt werden, daß die Effektivität des operativen Eingriffes hinsichtlich Beseitigung eines bestehenden Harninfektes bei den erworbenen Erkrankungen weitaus am größten war. Zieht man in Betracht, daß bei allen Eingriffen die Organerhaltung angestrebt wurde, so sind die erzielten Ergebnisse auch bei den erworbenen Erkrankungen durchaus zufriedenstellend.

Professor Dr. G. Rodeck
Direktor der Urol. Univ.-Klinik
D-3550 Marburg (Lahn)
Robert-Koch-Straße 8

G. Höltl, P. P. Figdor und H. Wiltschke: **Veränderungen der Nierenfunktion nach kinderurologischen Operationen**

Harnstauung und Pyelonephritis führen zu einer ganz charakteristischen Schädigung der Nierenfunktion, nämlich zu einer Verminderung der Konzentrationsfähigkeit der Nieren. Die Situation nach Operationen ist durch eine erhöhte ADH-Aktivität gekennzeichnet. Wenn daher nach operativen Eingriffen ein hochkonzentrierter Harn gebildet werden soll, war zu erwarten, daß seitengetrennte Nierenfunktionsproben bei einseitigem ausgeprägten Nierenschaden ein deutlich unterschiedliches Verhalten beider Nieren aufzeigen würden.

An der Urologischen Univ.-Klinik Wien haben wir uns seit Jahren mit dem postoperativen Verhalten der Nierenfunktion an nunmehr über 1000 Patienten beschäftigt. Die angeführte Fragestellung sollte an unserem kinderurologischen Material untersucht werden.

Günstige Voraussetzungen waren dabei durch die im Gegensatz zu den Erwachsenen wesentlich häufigeren großen Operationen am Ureter gegeben, die einerseits ein seitengetrenntes Harnsammeln ohne zusätzlichen Aufwand ermöglichten, andererseits trotz des erwünschten Operationstraumas keine direkte Manipulation am Nierenparenchym bedeuteten. Außerdem waren bei einseitigen Mißbildungen deutliche Seitendifferenzen in der Nierenfunktion zu erwarten.

Material und Methodik

Untersucht wurden 20 Kinder im Alter von 4 bis 17 Jahren, bei denen es nach der Operation über Katheter und eingelegte Schienen möglich war über mindestens eine Woche seitengetrennt den Harn zu sammeln. Vier Kinder wurden nach zwei Operationen, eines dreimal untersucht, insgesamt konnten also 26 postoperative Verläufe zur Auswertung herangezogen werden.

Patienten mit einem unkomplizierten Reflux wurden in diese Serie nicht einbezogen, ebenso Eingriffe an der Niere selbst. Es handelte sich also vorwiegend um Operationen an Mega- oder Hydroureteren zwecks Korrektur oder Harnumleitung.

Die Trennung zwischen normaler oder einigermaßen normaler Nierenfunktion und ausgeprägtem Nierenschaden erfolgte außer durch Bestimmung der Harnkonzentrationen für Ureastickstoff und Kreatinin, bzw. der Harn-Plasmaquotienten für Ureastickstoff und Kreatinin in erster Linie auf Grund von Röntgenuntersuchungen. Eine beträchtliche Parenchymreduktion neben starker Ausweitung des Hohlraumsystems und eine deutlich verzögerte Kontrastmittelausscheidung wurde als Kriterium eines entsprechenden Nierenschadens genommen. Isotopenuntersuchungen haben sich für diesen Zweck als nicht geeignet erwiesen.

Acht Kinder wiesen nach diesen Gesichtspunkten beidseits einigermaßen normale Verhältnisse auf und bilden die Gruppe I (Abb. 1).

Bei sechs Kindern bestand eine deutliche Seitendifferenz: In Gruppe IIa sind die Werte der gut funktionierenden, nicht operierten Niere zusammengefaßt, in Gruppe IIb die der schlecht funktionierenden operierten Seite.

Bei sieben Kindern konnte auf Grund der Laboratoriumsbefunde und der Röntgenuntersuchung eine ausgeprägte Funktionsstörung beider Nieren angenommen werden. Sie werden als Gruppe III bezeichnet (Abb. 1).

Bestimmt wurden Ureastickstoff, Kreatinin und Elektrolyte in Plasma und Harn. Clearance-Untersuchungen wurden nicht durchgeführt, da exaktes seitengetrenntes Harnsammeln nicht immer zu erzielen war. So wurden die Harn-Plasmaquotienten für Ureastickstoff und Kreatinin zur Beurteilung der Nierenfunktion verwendet.

Ergebnisse und Diskussion

Stellvertretend für die ganze Zahl der Befunde sind in Abb. 1 und 2 die Kreatininkonzentrationen im Harn sowie der Harn-Plasmaquotient für Kreatinin dargestellt, ausdrückt in Mittelwert und Standardabweichung.

Überraschend war der geringe Unterschied in den Laboratoriumsbefunden von normal funktionierenden gesunden und deutlich geschädigten Nieren während der ersten postoperativen Woche. Entgegen früheren Angaben in der Literatur (vor allem Moore u. Bland sowie Le Quesne), fanden sich relativ niedrige Urea- und Kreatininkonzentrationen im Harn der untersuchten Kinder nach der Operation.

Gleiches zeigte sich auch in der Gruppe I (Fälle mit zwei normal funktionierenden Nieren). Es entspricht dies unseren Erfahrungen, die an einem großen urologischen Krankengut gewonnen wurden.

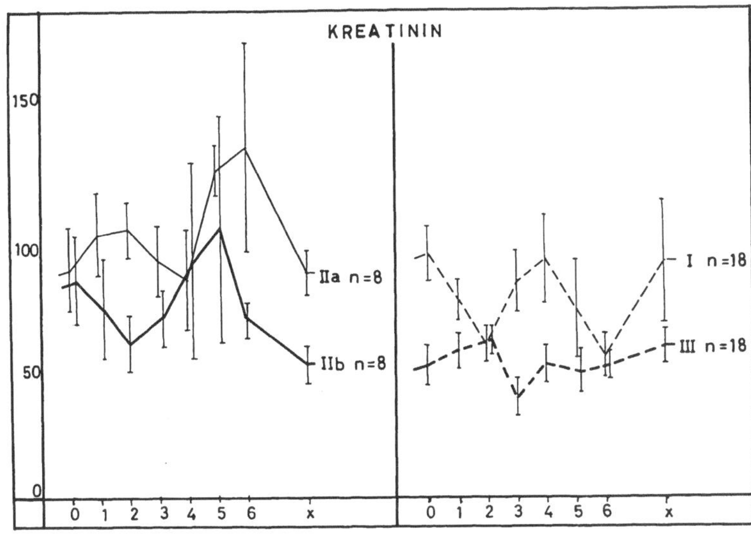

Abb. 1. Harnkonzentrationen für Kreatinin in mg-%, Mittelwerte und Standardabweichung, an den einzelnen postoperativen Tagen. I Gruppe mit beidseits guter Funktion, 9 Patienten = 18 Nieren. IIa Patienten mit einseitigen Affektionen, gute Seite. IIb Schlechte Seite. III Gruppe mit beidseits geschädigten Nieren

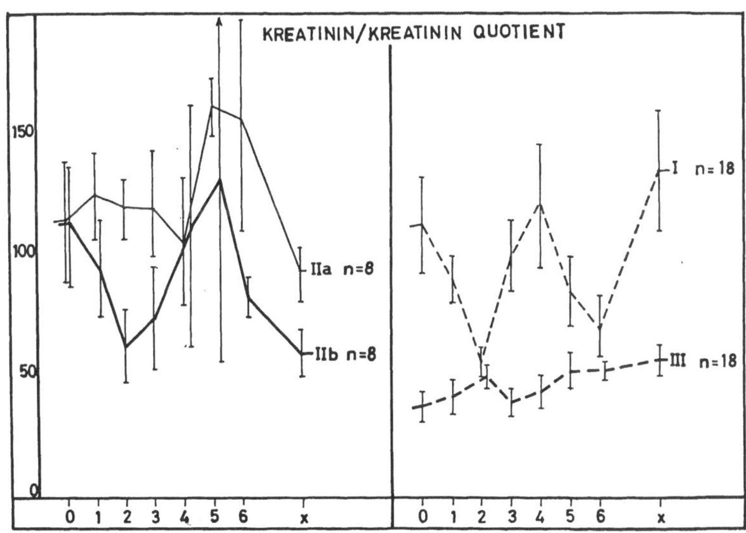

Abb. 2. Harn-Plasmaquotient für Kreatinin, Mittelwerte und Standardabweichung (Bezeichnung wie Abb. 1)

Daß die schlechtere Seite der Gruppe II, also b, tatsächlich einen beträchtlichen Nierenschaden aufwies, ist aus der Höhe der Kreatininkonzentrationen im Harn zu ersehen, die denen der Fälle mit ausgeprägtem beidseitigen Nierenschaden entsprechen. Die niedrigeren Harn-Plasmaquotienten für Kreatinin dieser Gruppe III sind durch den höheren Serumspiegel zu erklären.

Es scheint also unter den derzeitigen prä-, intra- und postoperativen Verhältnissen nur ausnahmsweise eine ausgeprägte ADH-Aktivität aufzutreten. Es besteht daher keine Veranlassung, einen stark konzentrierten Harn zu produzieren, was die Voraussetzung wäre, daß Unterschiede in der Funktion gesunder und geschädigter Nieren deutlicher zu Tage treten könnten. Aus diesem Grund ließen sich selbst bei Untersuchungen von der Dauer von mehr als einer Woche von seiten der Laboratoriumsbefunde keine wesentlichen Differenzen bezüglich der Leistungsfähigkeit der Nieren oder ihres Unvermögens zu konzentrieren, beobachten.

Auf der Basis dieser Untersuchungen — postoperative seitengetrennte Nierenfunktionsprüfungen bei Kindern — kann prognostisch nichts Sicheres bezüglich des Leistungsvermögens oder der Erholungsfähigkeit der Nieren ausgesagt werden. Dies ist ein Grund mehr, die konservative organerhaltende Chirurgie bei Kindern in den Mittelpunkt unserer Bemühungen zu stellen.

Literatur

Bland, J. H.: Disturbances of body fluids. Philadelphia-London: W. B. Saunders Co. 1957. — Figdor, P. P.: Z. Urol. **52**, 543 (1960). — Figdor, P. P., Höltl, G., Zinnbauer, B.: Wien. Z. inn. Med. **49**, 471 (1968). — Figdor, P. P., Hak-Hagir, A., Höltl, G., Zekert, F., Zinnbauer, B.: Wien. klin. Wschr. **83**, 480 (1971). — Figdor, P. P., Höltl, G., Zekert, F., Zinnbauer, B.: Int. Urol. Nephrol. **4**, 109 (1972). — Le Quesne, L. P., Lewis, A. A. G.: Lancet **I**, 153 (1953). — Moore, F. D.: Ann. Surg. **137**, 189 (1953). — Moore, F. D., Steenburg, R. W., Ball, M. R., Wilson, G. M., Myrden, J. A.: Ann. Surg. **141**, 145 (1955).

Dr. G. Höltl
Urol. Univ.-Klinik
A-1090 Wien
Alserstraße

E. Willich, K. Schärer und H. Köhler: **Nierenwachstum bei chronischer Pyelonephritis**

In jüngerer Zeit wurden Größenmessungen an den Nieren gesunder Kinder von Hodson vorgenommen, jedoch fehlen systematische Studien über die Größe und das Wachstum der Nieren bei chronischer Pyelonephritis (CPN) im Kindesalter (Hodson u. Craven; Rolleston). Es wurden daher 518 Pyelogramme von 193 Kindern mit CPN ausgewertet. Unberücksichtigt blieben Kinder mit angeborenen Mißbildungen des Harntrakts. Gemessen wurden von uns die Nierenlänge und -breite, die Dicke des Parenchyms am oberen, mittleren und unteren Nierenpol und die Länge und Breite des Nierenbeckenkelchsystems. Die gewonnenen Daten wurden mit Normalwerten verglichen, die sowohl aus eigenem Krankengut als auch aus der Literatur gewonnen wurden (Hodson, Currarino, Stolpe u. a.).

Die Analyse der Pyelogramme unserer Kontrollgruppe zeigte, daß die Beziehung zwischen Nierengröße und Körpergröße besser verwertbar ist als die zwischen Nierengröße und dem Alter des Kindes oder der Körperoberfläche. Daher wurden alle Messungen der pathologischen Fälle auf die Körpergröße bezogen. Die Nierenlänge erwies sich als günstigster und genauer Parameter der allgemeinen Nierengröße.

Statistisch analysiert wurden 90 Pyelogramme verschiedener Kinder mit CPN, die gleichmäßig auf verschiedene Gruppen nach Körpergröße und bisheriger Dauer der klinischen Symptome verteilt waren. Bei den meisten Nierenmessungen ergab sich eine umgekehrt S-förmige Kurve der Beziehungen zwischen Körpergröße und Nierengröße. Der Mittelwert und die Standardabweichung der linken Niere in Beziehung zur Körpergröße ist als repräsentativ für andere Meßwerte anzusehen.

Im Gegensatz zur Kurve des normalen Nierenwachstums nimmt die Nierenlänge bei einer Körpergröße zwischen 100 und 130 cm weniger rasch zu als unter 100 und über 130 cm. Die Varianzanalyse der 90 Fälle zeigte keine Korrelation zwischen Nierengröße und Dauer der klinischen Symptome.

Die 193 Fälle von CPN wurden aufgeteilt in Kinder mit einseitigen (97 Fälle) oder beidseitigen (37) morphologischen Veränderungen des Nierenbeckenkelchsystems oder der Nierenkonturen, die als charakteristisch für eine CPN gelten, und solche ohne pathologische Abweichungen (59).

Bei den Fällen mit einseitigem Nierenbefall wurden *die Nierenlänge in Beziehung zur Dauer der Pyelonephritisanamnese* gesetzt. Dabei ergaben sich bei einer Anamnesedauer bis zu 4 Jahren Nierenlängen zwischen 90 und 110% unserer Mittelwerte für normale Kinder derselben Körpergröße, bei längerer Dauer der Krankheit als 4 Jahre aber eine signifikante Verkleinerung der pyelonephritischen Niere im Vergleich zur kontralateralen, normal großen Niere. Die häufig beobachtete Vergrößerung der nicht erkrankten Niere in Beziehung zum Mittelwert der Kontrollgruppe ließ uns ein kompensatorische Hypertrophie dieses Organs annehmen.

Mit der *Zahl der Rezidive* nahm die Länge der Pyelonephritisnieren ab. Nach mehr als vier Rezidiven war die Nierenlänge unter die Werte der Kontrollgruppe

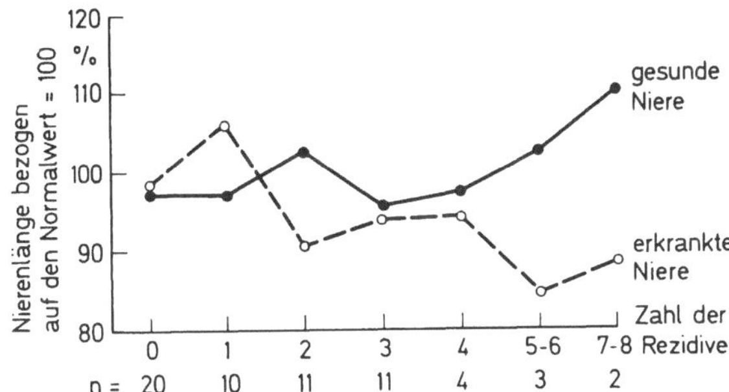

Abb. 1. Nierenlänge bei einseitiger chronischer Pyelonephritis in Abhängigkeit von der Zahl der Rezidive. Auswertung von 61 Fällen

abgesunken, während die gegenüberliegende Niere eine Tendenz zur Hypertrophie aufwies (Abb. 1). Ähnliche Veränderungen nach lang dauernder Pyelonephritis fanden sich im renocorticalen Index. Dieser bedeutet

$$\frac{\text{Pyelon-länge} \cdot \text{Pyelon-breite}}{\text{Nierenlänge} \cdot \text{Nierenbreite}},$$

der nach Vuorinen u. Weingärtner als geeigneter Parameter für das funktionstüchtige Nierenparenchym gilt. Ein renocorticaler Index von mehr als 0,34 zeigt nach Hodson eine pathologische Abnahme des Nierenparenchyms an. Mit zunehmender Dauer der klinischen Symptomatik steigt der renocorticale Index der Pyelonephritisniere an, während der der gesunden Niere abnimmt, was auf eine funktionelle Anpassung letzterer schließen läßt.

Während bei langdauernder einseitiger CPN eine signifikante Nierenverkleinerung eintritt, ließ sich eine Größenabnahme bei der Gruppe der *beidseitigen CPN* nicht beobachten (Abb. 2).

Alle bisher aufgeführten Nierengrößenmessungen betreffen Querschnittsuntersuchungen. Tanner u. Mitarb. haben darauf hingewiesen, daß sich die normale und pathologische Dynamik der Körpergröße besser in Longitudinaluntersuchungen, d. h. Mehrfachmessungen am selben Menschen über einen längeren Zeitraum, beurteilen läßt.

Wir haben daher Nierenmessungen an 54 Kindern in einem Abstand von 6 Monaten bis zu 10 Jahren an Hand von 2 bis 5 Pyelogrammen vorgenommen. Da ähnliche Mehrfachmessungen an einem gesunden Kollektiv schwer zu erhalten sind, wurde die Wachstumsgeschwindigkeit der Pyelonephritisnieren mit der normaler Nieren aus Querschnittsuntersuchungen verglichen. Wir glauben, daß derartige serienmäßige Größenbestimmungen von kindlichen Nieren über viele Jahre die funktionelle Anpassungsfähigkeit der Wachstumspotenz der Niere bedeutend besser widerspiegeln als die Einzelbewertung der absoluten Nierengröße allein.

Durch diese Untersuchungen konnten unterschiedliche Formen des Nierenwachstum aufgedeckt werden. Eine langanhaltende aktive CPN kommt häufig

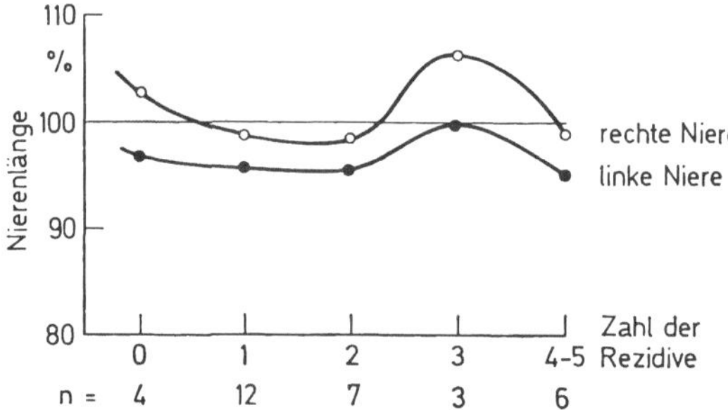

Abb. 2. Nierenlänge bei doppelseitiger chronischer Pyelonephritis in Abhängigkeit von der Zahl der Rezidive. Auswertung von 32 Fällen

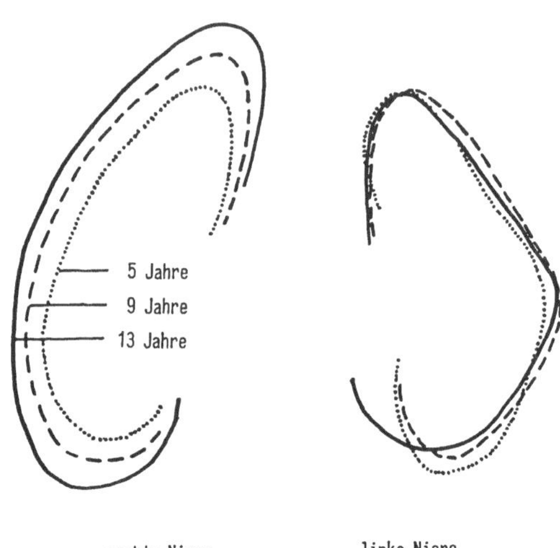

Abb. 3. Skizze der Nierengrößen eines Kindes mit drei i.v. Pyelogrammen bei chronischer Pyelonephritis im Alter von 5, 9 und 13 Jahren: Wachstumsstillstand der linken Niere

mit einer herabgesetzten Wachstumsgeschwindigkeit oder auch verminderten Nierengröße vor, auch wenn morphologische Veränderungen im Sinne einer Pyelonephritis fehlen (Abb. 3).

Eine Langzeitbehandlung der Pyelonephritis — ob antibakteriell oder chirurgisch, z. B. wegen eines vesicoureteralen Refluxes — kann also mit einem vermehrten Aufholwachstum einhergehen. In anderen Fällen, z. B. nach einer langen Pyelonephritisdauer, ist das Wachstumsvermögen der Niere ständig eingeschränkt, besonders bei klinischer Inapparenz der Krankheit oder fehlender funktioneller Beeinträchtigung.

Zusammenfassung

Bei über 300 Kindern mit CPN (davon 193 ohne gleichzeitige Harnwegsmißbildung) wurden sieben Parameter der Nierengröße aus i.v. Urogrammen bestimmt. Zur Beurteilung des gesamten Nierenwachstums bei CPN erwies sich die Nierenlänge im Vergleich zur Körpergröße als bester Parameter. Bei einseitiger Nierenerkrankung zeigte sich ein Wachstumsstillstand der betroffenen Niere mit kompensatorischer Hypertrophie der kontralateralen Niere, wenn die pyelonephritischen Symptome länger als 4 Jahre gedauert hatten. Longitudinalmessungen der Nierengröße eignen sich besser zur Beurteilung der Wachstumskapazität als Querschnittsuntersuchungen. Auch die Kombination der Pyelonephritis mit einem vesicoureteralen Reflux führt zur Wachstumsverzögerung, der nach klinischer Heilung der Pyelonephritis bzw. nach Antirefluxoperation vielfach, wenn auch nicht regelmäßig, ein Aufholwachstum der betroffenen Niere folgen kann. Die regelmäßige Bestimmung der Nierenlänge ist somit auch für die Spätprognose der kindlichen Pyelonephritis wertvoll.

Literatur

Currarino, G.: Amer. J. Roentgenol. **93**, 404 (1965). — Hodson, C. J., Craven, J. D.: Clin. Radiol. **17**, 305 (1966). — Hodson, C. J., Drewe, J. A., Karn, M. N., King, A.: Arch. Dis. Childh. **37**, 616 (1962). — Rolleston, G. L., Shannon, F. T., Utley, W. L. F.: Brit. med. J. **I**, 460 (1970). — Stolpe, Y., Kind, L. R., White, H.: Invest. Urol. **4**, 6 (1967). — Tanner, J. M.: Growth at adolescence. Oxford: Blackwell Sci. Publ. 1962. — Vuorinen, P., Antilla, P., Wegelius, H., Kauppila, A., Koivisto, E.: Acta radiol. (Stockh.) Suppl. **211**, 5 (1962). — Weingärtner, L., Fukala, K., Fukala, E., Enke, H.: Renocorticaler Index bei Pyelonephritis im Kindesalter. Vortr. 16. Tagg. d. Tschech. Ges. f. Pädiatrie, Prag 1971.

Privatdozent Dr. E. Willich
Leiter der Röntgenabteilung
der Univ.-Kinderklinik
D-6900 Heidelberg

Diskussionen zu den Vorträgen S. 71 bis 97

R. Übelhör, Wien: Bei dem infravesicalen Hindernis wird die Therapie oft operativ sein, nur hat keiner der Redner darauf hingewiesen, daß es einmal auch ein Dauerkatheter sein kann. Der Dauerkatheter zeigt spätestens nach 48 Std, ob sie sinnvoll ist oder nicht. Man wird ihn also vielleicht nicht in den dringlichsten Fällen anwenden. Wenn man aber in den ersten 24 oder 48 Std sieht, daß eine Polyurie eintritt, bei den subvesicalen Hindernissen, also etwa bei der Klappe, wenn sich die Serumwerte, die Harnwerte und auch das Ionogramm verändern, dann gewinnt man doch zumindestens Zeit, zu einer sehr viel genaueren Untersuchung, als man sie machen kann, wenn man gleich operiert. Ich empfehle also, wir machen das gelegentlich, nicht routinemäßig, daß man bei einem solchen Kind auch einmal ganz einfach einen Dauerkatheter einlegt, es sich allerdings selbst nicht einfach macht, sondern selbstverständlich eine exakte Harnmessung durchführt und eine genaue chemische Bestimmung von Harnstoff und Serumelektrolyten. Selbstverständlich muß für die Korrektur der Elektrolyte durch Infusionen gesorgt werden.

H. Singer, München: Ich darf daran anknüpfen, daß ich seit 7 Jahren bei Säuglingen, die in einem sehr elenden Zustand mit einer Harnröhrenklappe kommen, automatisch zunächst einmal einen Katheter einlege, und zwar für 3 Wochen. Das hat zweierlei Vorteile: Operative Maßnahmen in diesen ersten Tagen oder die sich dem akuten Zustand, in dem die Kinder meistens kommen, anschließen, sind belastend. Wir haben eine Entlastung, wenn sie natürlich meist auch nicht ausreicht. Man muß in den nächsten Tagen und Wochen doch mehr machen, in vielen Fällen habe ich jedoch einen vollständigen Rückgang der Klappe beobachten können.

W. Lutzeyer, Aachen: Zwei kurze Bemerkungen zu Herrn Schach möchte ich ergänzen. Ich habe als eine organische Ursache der Enuresis die Phimose mit der Balanitis vermißt, und ich glaube, das ist doch in der Praxis eine sehr häufige Ursache, die ganz einfach korrigiert werden kann. Außerdem möchte ich Herrn Bischoff fragen: Er hat uns vor 3 oder 4 Jahren anläßlich eines Kongresses über ein Verfahren der Klappenspaltung von außen berichtet, ob das auch auf die neuen Ringe von Moormann-Alken zutrifft?

P. Bischoff, Hamburg: Es handelt sich in dem Fall um die sog. prostatische Klappe, die ja nicht so selten ist und nur bei Knaben vorkommt. Ich habe bei Mädchen auch versucht, die Fascia superficialis perinei zu spalten, einmal ohne Erfolg. Bei Knaben kann ich nur empfehlen, die Klappe von außen zu spalten, wenn der Dauerkatheter keinen Erfolg bringt. Sie werden überrascht sein, wie alles in sich zusammenfällt und die größten Klappen später nicht mehr nachweisbar sind. Ich glaube, das wäre eine sehr gute Methode, aber es muß natürlich stimmen, daß es wirklich eine solche Pseudoklappe ist. In der Literatur laufen diese Dinge alle als echte prostatische Klappen, die es meiner Ansicht nach überhaupt nicht gibt.

H. Melchior, Aachen: Eine Frage an Herrn Willich: Ich bin mir bewußt, daß es sehr problematisch ist, die biologischen Größen miteinander zu korrelieren. Wenn ich aber die Korrelation zwischen Nierenlänge und Körpergröße gesehen und richtig verstanden habe und die dort eingezeichnete Extrapolation verfolge, müßte bereits ein Kind von 1,50 m Körpergröße eine unendlich große Niere haben. Ist hier vielleicht das Ende der Kurve anders zu verfolgen als es eingezeichnet wurde?

E. Willich, Heidelberg: Selbstverständlich biegt die Kurve am Schluß wieder um bis zu dem Alter, wo ein Wachstumsstillstand eintritt. Wir haben, was ich hier nicht zeigen konnte, selbstverständlich erst Normalgrößen entworfen von Nieren im Verhältnis zur Körpergröße und wie nicht schwer zu erraten, stehen ja im Grunde genommen alle menschlichen Organe in ihrer Größe in einer gewissen Relation zur Körpergröße. Es hat keinen Sinn, bei einem Kind mit einem Minderwuchs, das normalerweise eine kleinere Niere haben wird als ein gleichaltriges Kind normaler Größe, hier eine Nierenverkleinerung anzunehmen, nur deswegen, weil eben die Niere in einer normalen Relation zur Körpergröße steht.

PHARMAKOTHERAPIE

R. HUBMANN: Pharmakokinetik und antibakterielle Eigenschaften der Chemotherapeutica als Grundlage für Behandlungsindikationen und Dosierung

Die klinische Pharmakologie hat sich in den letzten 10 Jahren zu einer eigenen medizinischen Fachdisziplin entwickelt. Ihr Spezialgebiet, die Pharmakokinetik, machte es sich zur Aufgabe, die Verteilung eines Medikamentes im Körper, die auftretenden Substanzkonzentrationen in den verschiedenen Körperflüssigkeiten, in Abhängigkeit von Zeit und Dosis aufzuzeigen (Schema 1). Besondere Bedingungen sind beim Neugeborenen, Kleinkind und Kind zu erwarten [14].

Die bevorzugten Testsubstanzen waren anfangs Sulfonamide und Antibiotica, bei denen kleinere Veränderungen am Molekül ganz erhebliche Unterschiede in

Schema 1

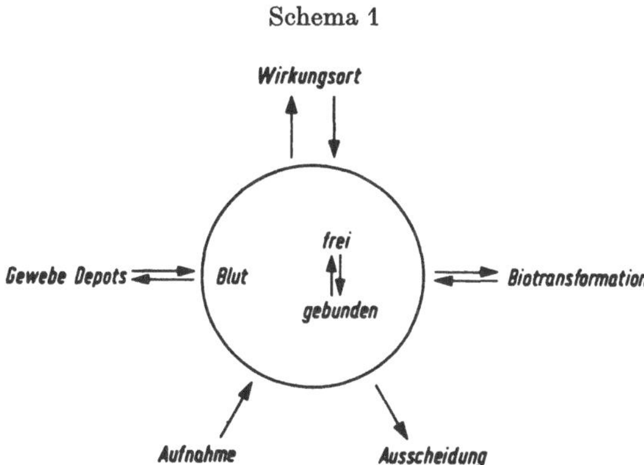

ihrem Verhalten im Körper hervorrufen, während die antibakteriellen Eigenschaften sehr viel weniger variieren (Tabelle 1). Gleichzeitig hat auch die sog. klinische Bakteriologie große Fortschritte gemacht, so daß viele Probleme der antibakteriellen Chemotherapie aus dem Bereich der Vermutungen in berechenbare Vorgänge gebracht werden konnten.

Die Ausgangspunkte der modernen antibakteriellen Chemotherapie (Schema 2) sind einmal eine genaue Abklärung des Krankheitsbildes, zum anderen die Kenntnis der wichtigsten pharmakologischen und antibakteriellen Eigenschaften der Medikamente, mit denen der Arzt in der täglichen Praxis arbeiten will und vor allem bei chronischen Infektionen auch die Kenntnis der Erreger und ihrer Empfindlichkeit.

Die moderne antibakterielle Chemotherapie ist als ein Konzentrationsgeschehen am Wirkungsort zu verstehen. Im Plasma, in der interstitiellen Flüssigkeit und damit am Entzündungsherd müssen Substanzkonzentrationen erreicht werden, die imstande sind, die vorliegenden Erreger zu schädigen. Es muß also die zur Hemmung eines Erregers notwendige minimale Konzentration, die sich im Reagenzglas gut bestimmen läßt, an den Ort der Entzündung gebracht werden [15, 23]. Die Frage nach der Wirksamkeit eines Medikamentes läßt sich damit auf die Formel von Naumann bringen (Schema 3):

Ist die für den vorliegenden Erreger erforderliche antibakteriell wirksame Konzentration kleiner als die unter Normdosen erreichbare Konzentration am

Tabelle 1. Einteilung der Sulfonamide nach ihrer Plasmahalbwertszeit (Abfall der Plasmakonzentration um 50%)

	Halbwertszeit Std
Kurzzeitsulfonamide	
Sulfacarbamid (Euvernil)	3
Sulfathiazol (Cibazol)	4
Sulfisoxazol (Gantrisin)	6
Sulfasomidin (Elkosin, Aristamid)	7
Mittelzeitsulfonamide	
Sulfaäthylthiodiazol (Sulfa-Perlongit)	8
Sulfanilamid	9
Sulfapyridin	9
Sulfamethoxazol (Sinomin, Gantanol)	10
Sulfaphenazol (Orisul)	10
Sulfamoxol (Sulfuno, Tardamid)	11
Sulfadiazin	16
Langzeitsulfonamide	
Sulfamerazin	24
Sulfamethoxypyridazin (Lederkyn, Kynex usw.)	35
Sulfamethoxydiazin (Durenat)	37
Sulfamethyldiazin (Pallidin)	41
Sulfadimethoxin (Madribon)	41
Sulfamethoxypyrazin (Kelfizin)	60
Sulfaorthodimethoxin (Fanasil, Fontasul)	120

Schema 2

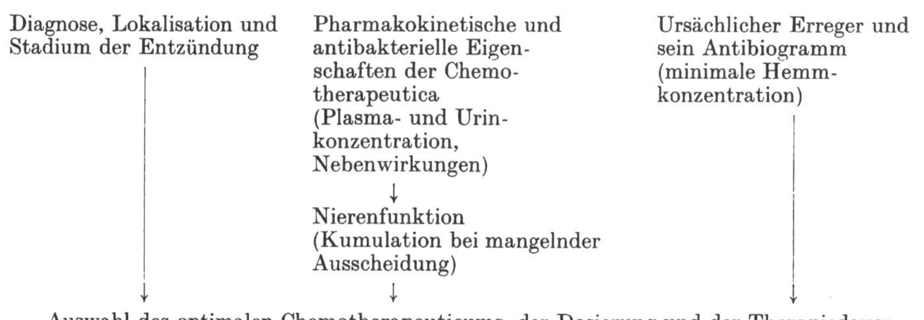

Schema 3

Antibakteriell wirksame Wirkstoffkonzentration, Substanz wirksam				
Konzentration (MIC) in µg oder E/ml	$<$	in vivo in µg oder E/ml	$=$	oder Erreger sensibel

Antibakteriell wirksame Wirkstoffkonzentration, Substanz unwirksam				
Konzentration (MIC) in µg oder E/ml	$>$	in vivo in µg oder E/ml	$=$	oder Erreger resistent

Entzündungsherd, so ist die Substanz wirksam bzw. der Erreger sensibel oder umgekehrt [22, 23].

Die Plasmakonzentration (Blutspiegel) gilt bei Kenntnis der Diffusionsverhältnisse als relativer Bewertungsmaßstab für eine im Interstitium eines Organs ablaufende Entzündung [36]. Die zentralen Behandlungsfaktoren sind also die Erregerempfindlichkeit und die Medikamentenkonzentration am Entzündungsherd. Beide sind teilweise dosisabhängig. In Abb. 1 und 2 wurde versucht, diese Dosisabhängigkeit der Empfindlichkeit eines Bacteriums für Cephalexin (Oracef) und Ampicillin (Binotal usw.) darzustellen. Die Plasmakonzentration von Cephalexin [23] bei verschiedenen Dosierungen ist der Empfindlichkeit größerer Populationen verschiedener Erregerspecies gegenübergestellt (Abb. 1). Während mit einer Dosis von 4 bis 6 g Cephalexin fast alle Colistämme und Proteus mirabilis gut beeinflußt werden können, müssen die sonst wenig problematischen Enterokokken als weitgehend resistent angesehen werden. Die Abbildung für Ampicillin läßt erkennen, daß die meisten urologisch aktuellen Erreger mit einer Dosis von etwa 3 bis 6 g zu behandeln sind (Abb. 2) [23, 27]. Die Vielzahl der toxischen Nebenwirkungen begrenzt jedoch bei den meisten Medikamenten die Maximaldosis.

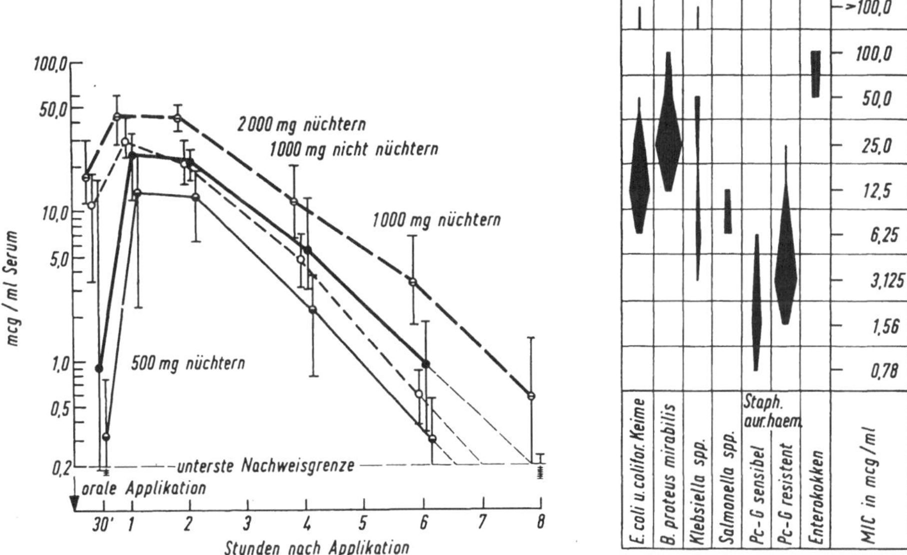

Abb. 1. Konzentrationen von Cephalexin nach einmaliger oraler Gabe im Vergleich zur antibakteriellen Aktivität in vitro gegenüber verschiedenen Erregerspecies. (Nach Naumann [22])

Das Transportmedium für die Chemotherapeutica ist das Blutplasma und davon abhängig die interstitielle Flüssigkeit. Die direkte Abhängigkeit der Chemotherapeuticakonzentration in der Nierenlymphe als spezielle Form der interstitiellen Flüssigkeit von der Plasmakonzentration konnte im Tierexperiment gezeigt werden [9]. Für die Konzentration einer Substanz in einem capillararmen Entzündungsherd ist jedoch auch das Diffusionsvermögen eines Medikamentes in Abhängigkeit besonders von der Molekülgröße, der Lipoidlöslichkeit und seiner Dissoziationskonstanten von Bedeutung.

Im regelrecht durchbluteten Gewebe mit einem Capillarabstand von 50 μ wird ein Medikament in 6 sec von der Capillare bis in die gesamte interstitielle Flüssigkeit verteilt. Bei größerem Capillarabstand können Stunden und Tage erforderlich werden bis zum Auftreten einer wirksamen Konzentration im Zentrum des Entzündungsherdes. Wesentlich für die Diffusion einer Substanz, z. B. in einem Absceß oder in mit Eiter gefüllten Prostatadrüsen ist eine möglichst konstante Plasmakonzentration während des gesamten Behandlungszeitraumes. Bei stark schwankenden Blutspiegeln wird die Substanz mit absinkender Plasmakonzentration wieder aus dem Gewebe entsprechend dem Konzentrationsgefälle zurück in die Capillare diffundiert. Dadurch tritt im Zentrum des Entzündungsherdes nie eine ausreichende Konzentration auf. Dieses Problem ist zufriedenstellend bei den langwirkenden Medikamenten (z. B. Durenat oder Vibramycin usw.) gelöst, bei denen durch langsame Elimination während eines längeren Zeitraumes eine ausreichend hohe Plasmakonzentration besteht (Abb. 3) [2, 3, 33].

Wovon hängt nun die Aufrechterhaltung einer antibakteriell wirksamen Medikamentenkonzentration im Plasma ab? Im wesentlichen von der Dosis, den Zeitabständen, in denen die Substanz in 24 Std gegeben wird und von der Eliminationsgeschwindigkeit, mit der die Substanz wieder aus dem Körper ausgeschieden wird. Die Elimination kann auf drei verschiedenen Wegen erfolgen: renal,

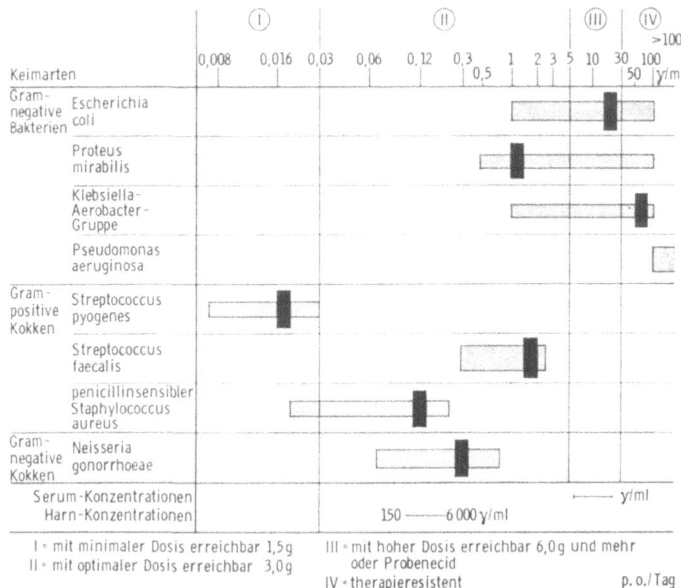

Abb. 2. In vitro-Wirksamkeit von Ampicillin. Darstellung der Beziehungen zwischen der erforderlichen minimalen Hemmkonzentration (MHK γ/ml) und den erreichbaren Plasmakonzentrationen bei verschiedenen Dosierungen [36]

extrarenal oder durch endogenen Abbau (Abb. 4). Bei gestörter Nierenfunktion treten daher besondere Gegebenheiten auf [27].

Wie verhalten sich die Chemotherapeuticakonzentrationen in den wichtigsten Körperflüssigkeiten nach ein oder mehreren Medikamentengaben?

Nach Applikation einer Dosis nimmt die Plasmakonzentration (B) rasch zu. Die im Magen-Darmtrakt (GI) befindliche Dosis sinkt rasch ab. Die Elimination durch die Niere führt mit leichter Verzögerung zu hohen Urinkonzentrationen (U). Im rasch diffusiblen Raum des Gewebes (P) wird sich der größte Teil der applizierten Dosis verteilen. Ein kleinerer Anteil verbleibt im Plasma (Abb. 5) [16]. Bei der Sägezahnkurve in Abb. 6 können die Dosierungsintervalle, die Abstände zwischen den Einzelgaben Beispiel für zwei verschiedene Medikamententypen sein. Bei einem Dosierungsintervall von 8 Std zeigt die Sägezahnkurve das Verhalten des Plasmaspiegels eines Medikamentes mit rascher Ausscheidung (z. B. Penicilline, Chloramphenicol, Kurzzeitsulfonamide), die zweite Kurve das eines Langzeitsulfonamids oder Tetracyclins (z. B. Durenat oder Vibramycin). Nimmt man als Dosierungsintervall 24 Std, so entspricht die Sägezahnkurve etwa dem Durenat,

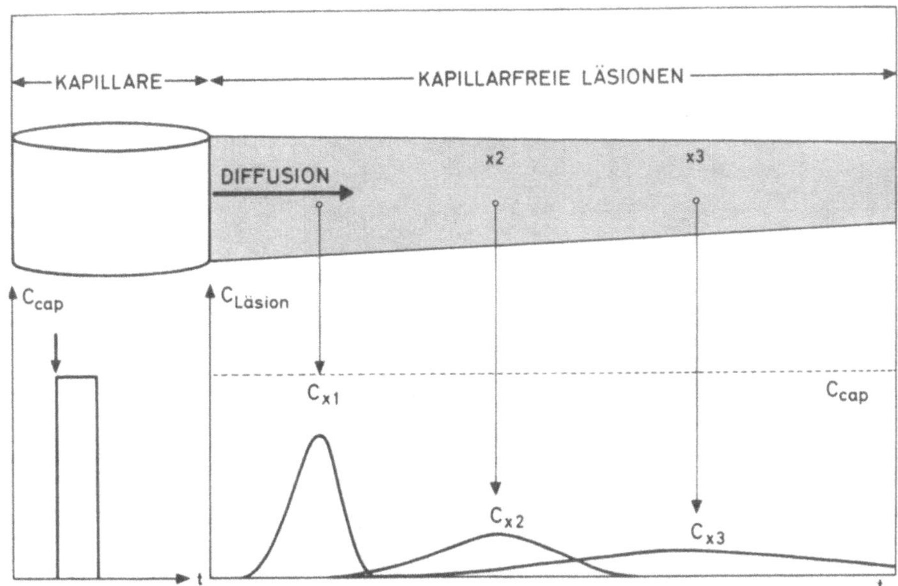

Abb. 3. Schematische Darstellung der Diffusion einer Substanz in einem capillarfreien Gewebsbezirk (z. B. Absceß) bei kurz ansteigendem und abfallendem Plasmaspiegel in Abhängigkeit von der Zeit. (Nach Dettli [3])

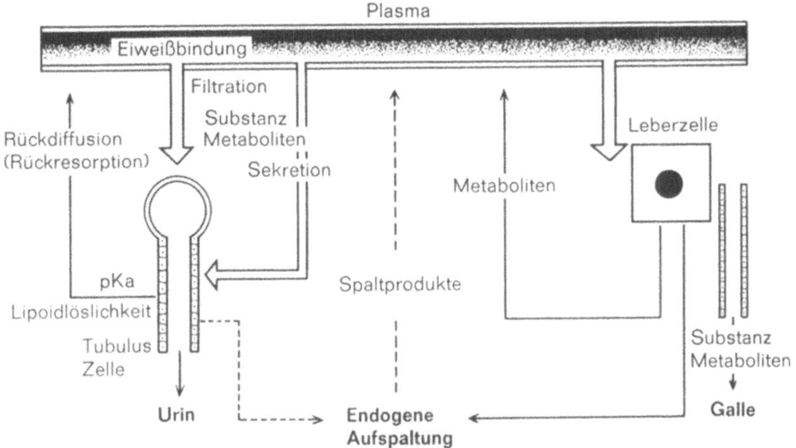

Abb. 4. Verschiedene Wege der Elimination eines Chemotherapeuticums aus dem Körper

die zweite Kurve dem Ultralangzeitsulfonamid Kelfizina-Longum, das mit einer Dosis von 2,0 g über 7 Tage eine wirksame Plasmakonzentration aufrecht erhält.

Bei den ausschließlich bakteriostatisch wirkenden Substanzen, den klassischen Breitbandantibiotica und den Sulfonamiden darf die erforderliche minimale Hemmkonzentration nicht unterschritten werden, da sonst die Bakterienvermehrung wieder einsetzt. Bei den bactericidwirkenden Medikamenten, die die Bakterien direkt abtöten, reichen aus verschiedenen Gründen 2 bis 3 Konzentrationsmaxima in 24 Std zu einem guten kurativen Effekt aus. Die optimale Dosierung ist also wesentlich für den antibakteriellen Wirkungsbereich, für die konstante Plasmakonzentration und damit für eine bestmögliche Diffusion an dem Entzündungsherd. Es gibt nur die Behandlungsform der Therapia magna sterilisans und der Prophylaxe. Die Maximaldosen werden durch die auftretenden Nebenwirkungen in wechselnden Umfang begrenzt (Schema 4) [15, 32].

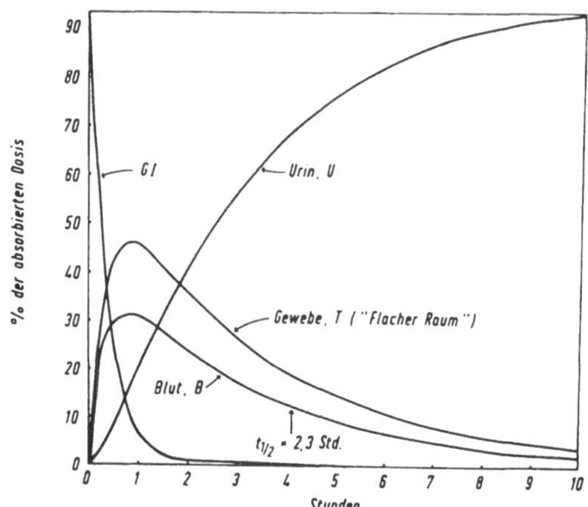

Abb. 5. Aufnahme und Verteilung einer Substanz im Körper in Prozent der absorbierten Dosis (Nach Kuemmerle [16])

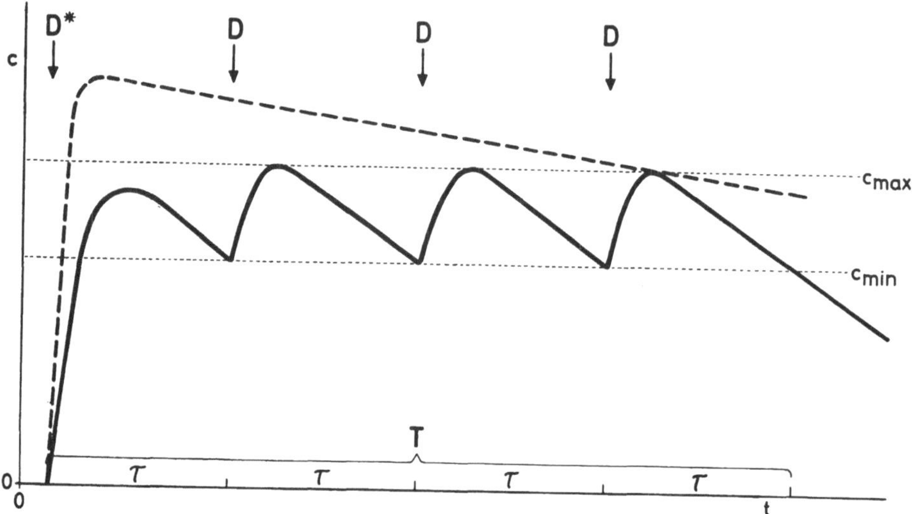

Abb. 6. Verlauf der Plasmakonzentration für ein Langzeitsulfonamid oder -Tetracyclin (ausgezogene Kurve) mit einem Dosierungsintervall von 24 Std. Die gestrichelte Kurve entspricht dem Ultralangzeitsulfonamid Longum (Kelfizina) 2 g alle 7 Tage

Die im allgemeinen durchgeführten Resistenzbestimmungen mit dem Plättchen-(Diffusions)-Test sind auf die unter Normdosen zu erhaltenden Plasmakonzentrationen abgestimmt. Mit dem Reihenverdünnungstest können die klinischen Bakteriologen sehr viel genauere Dosierungsempfehlungen geben. In Tabelle 3 sind die Norm- und Maximaldosen der für die Urologie wichtigsten Chemotherapeutica und Antibiotica zusammengestellt.

Schema 4

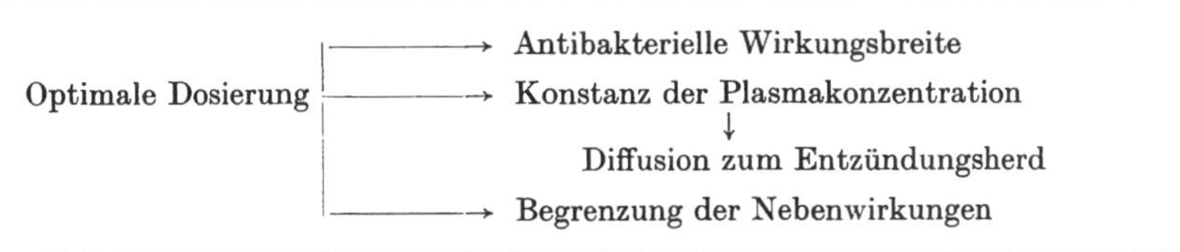

Tabelle 2. Die Chemotherapie bakterieller Infektionen des Urogenitalsystems

	Normdosis pro die	Extreme Dosis
Ampicillin	3,0 g	10,0 g
Carbenicillin	6,0 g	20—30 g
Cephalosporine		
Cephalexin	4,0 g	—
Cephalotin	4,0 g	30 g
Cephaloridin	3,0 g	max. 100 mg/kg KG
Chloramphenicol	2,0 g	—
Penicillin G		60—(120) Mill. E
Tetracycline		
klassische	1,0—1,5 g oral	—
	0,5—0,75 g parenteral	—
langwirkende	0,6 g bzw. 0,1 g	—
Gentamycin	80 mg	160 mg
Polymyxin E	4—6 Mill. E	9—12 Mill. E
Nalidixinsäure	4,0 g	—
Nitrofurantoin	0,4 g	—
Bactrim	2 × 2 Tabletten	3 × 2 Tabletten
Sulfonamide	(entsprechend der Plasmahalbwertszeit)	
Sulfacarbamid (Euvernil)	6,0 g	—
Sulfioxazol (Gantrisin)	4,0 g	—
Sulfadimethyloxazol (Sulfuno)	2,0 g	—
Sulfamethoxypyrimidin (Durenat)	0,5 g	—
Sulfamethoxypyrazin (Kelfizina)	0,1 g	—

Tabelle 3. Die Langzeitprophylaxe der Reinfektionen

Bactericide Antibiotica		
Ampicillin (Binotal usw.)	1,0—1,5 g	
Cephalexin (Oracef)	0,5—1,0 g	wirksame *Urin*konzentration
Nitrofurantoin (Furadantin usw.)	0,1—0,2 g	
Bactrim	2 × 1 Tablette	

Für die Langzeitprophylaxe bei chronisch rezidivierenden Harnwegsinfektionen oder nach cutanen Harnableitungsplastiken bzw. Harnleiterdarmimplantation hat sich gezeigt, daß die Unterhaltung einer ausreichend hohen antibakteriellen Wirkstoffkonzentration im Urin mit verschiedenen bactericidwirkenden Substanzen die beste Wirkung und damit die geringste Reinfekthäufigkeit erreichen läßt (Tabelle 3) [1, 5, 6, 7, 13, 17, 24, 25, 28, 35].

Von den verschiedenen Körperflüssigkeiten sind für den Urologen hinsichtlich der zu erwartenden Wirkstoffkonzentrationen neben dem Plasmaspiegel nur die

Urinkonzentration und die Substanzkonzentration in den Exkreten der männlichen Adnexorgane von Interesse.

Die starke Anreicherung der Antibiotica und Chemotherapeutica im Urin ist eine Folge der überwiegend renalen Ausscheidung von Fremdsubstanzen. Die hohen Substanzkonzentrationen wirken nur auf Bakterien, die im Lumen der Tubuli und der ableitenden Harnwege vorhanden sind [8, 10, 34].

Die Relation von Plasma- und Urinkonzentration für verschiedene typische Chemotherapeutica sind in Abb. 7 gegenübergestellt. Wegen der extremen Unterschiede mußte ein logarithmischer Abbildungsmaßstab gewählt werden. Bei den Penicillinen liegen die Urinkonzentrationen tausendfach höher als die gleichzeitigen Plasmawerte (in der Abbildung bezogen auf Normdosen, z. B. 3 g Ampicillin). Oxytetracyclin, Chloramphenicol und Kurzzeitsulfonamide erreichen die

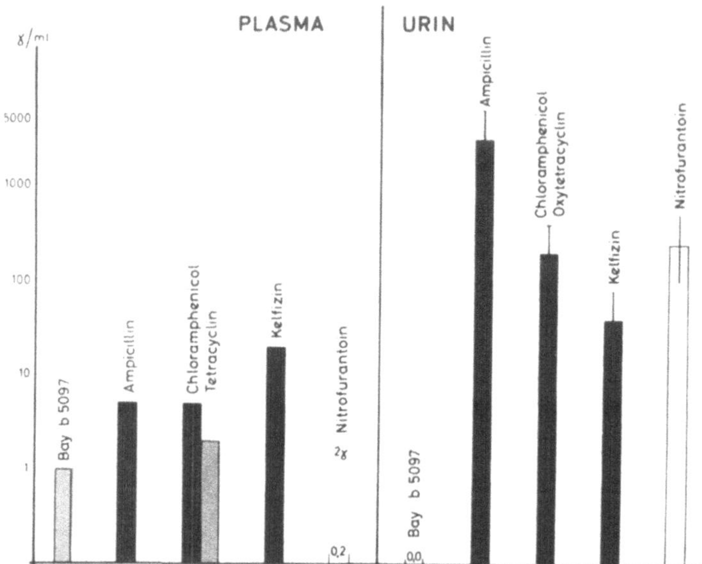

Abb. 7. Vergleichende Darstellung der mittleren Plasma- und Urinkonzentrationen verschiedener Chemotherapeutica unter Normdosen

hundertfache, das Ultralangzeitsulfonamid Kelfizina mindestens noch die zweifache Plasmakonzentration im Urin. Unter fast allen Bedingungen, auch bei eingeschränkter Nierenfunktion, findet sich im Urin bei optimaler Plasmakonzentration noch eine antibakteriell wirksame Substanzkonzentration. Die einzige Ausnahme bildet das neue Bayer-Präparat BAY b 5097 zur Bekämpfung von Hefeinfektionen [20, 26]. Es wird im Körper abgebaut und erscheint nicht im Urin. Trotzdem wirkt es bei Infektionen der Niere und der ableitenden Harnwege gut, dagegen unterhält Nitrofurantoin bei Dosen, die noch verträglich sind, bekanntlich keine wirksame Plasmakonzentration.

In die oberste Schicht des Uroepithels der ableitenden Harnwege diffundieren lipoidlösliche, nicht dissozierte Substanzen gut. Wir konnten das für Sulfonamide nachweisen. Kürzlich wurden entsprechende Befunde, insbesondere bei einer Cystitis, auch für Cephaloridin und Chloramphenicol erhoben [11]. Vergleichsweise passiert Inulin und bei intakter Blasenschleimhaut auch Neomycin das Uroepithel nicht. Auch für Elektrolyte und Paraaminohippursäure sowie Harnstoff ist die Diffusion, entsprechend dem Konzentrationsgefälle, seit langem bekannt. Nahe den Blutcapillaren tritt dann sofort wieder ein Konzentrationsausgleich zum Plasmawert ein.

Die direkte Bestimmung der Chemotherapeuticakonzentrationen in der Samen- und Prostataflüssigkeit sowie auch im Gewebe (Myofibroadenom bzw. Tierversuche) wurde in den letzten Jahren von verschiedenen Untersuchern durchgeführt [4, 8, 12, 21, 29, 30, 31, 37). Die Werte in den normalen Sekreten entsprechen allerdings sicher nicht den Gegebenheiten in einem mit Eiter gefüllten Drüsengang der Prostata. Im Vergleich zum Plasma fanden sich im Sperma- und Prostatasekret bzw. -gewebe ausreichende Substanzkonzentrationen von verschiedenen Sulfonamiden, Bactrim-Eusaprim, Erythromycin und auch einzelnen Tetracyclinen, niedrige für Ampicillin. Auch nach eigenen Gewebsspiegelbestimmungen ist die Diffusion für Penicillin G und Ampicillin in das Prostatagewebe schlecht. Durch eine Erhöhung der Dosis und damit des Plasmaspiegels steigt allerdings auch die wirksame Konzentration im Prostatagewebe [8]. Dementsprechend wurde mehrfach zur Behandlung der akuten und chronischen bakteriellen Prostatitis eine hochdosierte klinische Therapie empfohlen [18, 19]. Eine Anreicherung im Prostatasekret des Hundes wurde von Erythromycin beobachtet [21]. Die Untersuchungsbefunde der verschiedenen Autoren zu diesem Abschnitt sind nicht immer gleichlautend. Nur Nitrofurantoin gelangt nach übereinstimmenden Angaben wegen eines zu niedrigen Plasmaspiegels nicht in wirksamer Menge in das Prostatasekret.

Literatur

1. Bailey, R. R., Gower, P. E., Roberts, A. P., de Wardener, H. E.: Lancet **II**, 1112 (1971). — 2. Dettli, L., Staub, H.: Schweiz. med. Wschr. **90**, 924 (1960). — 3. Dettli, L.: Schweiz. med. Wschr. **91**, 921 (1961). — 4. Dunn, B. L., Stamey, T. A.: J. Urol. (Baltimore) **97**, 505 (1967). — 5. Gayer, J.: Dtsch. med. Wschr. **92**, 1358 (1967). — 6. Haschek, H.: Urologe **2**, 20—27 (1963). — 7. Hubmann, R., Brühl, P.: Urologe **5**, 15 (1966). — 8. Hubmann, R.: Fortschr. Med. **86**, 679 (1968). — 9. Hubmann, R., Opelt, B., Moormann, J. G., Schmidt, F. H.: Verh. dtsch. Ges. Urol. 256 (1969). — 10. Hubmann, R., Booz, K. H., Mootz, W.: Int. J. clin. Pharm. **3**, 228 bis 237 (1970). — 11. Kageyama, T.: Acta urol. (Kyoto) **17**, 225 (1971). — 12. Kelly, R. G., Kanegis, L. A.: Toxicol. appl. Pharmacol. **11**, 171 (1967). — 13. Kincaid-Smith, P., Fairley, K. F.: Brit. med. J. **145**, 5650 (1969). — 14. Krauer, B., Spring, P., Dettli, L., Früh, F.: Pharmacol. Clin. **1**, 47 (1968). — 15. Krüger-Thiemer, E.: Int. Ber. Borstel **5**, 316 (1961). — 16. Kuemmerle, H. P., Garret, E. R., Spitzy, K. H.: Klinische Pharmakologie und Pharmakotherapie. München: Urban u. Schwarzenberg 1971. — 17. Lippman, R. W., Wrobel, L. J., Rees, R., Hoyt, R.: J. Urol. (Baltimore) **80**, 77 (1958). — 18. Ludvik, W.: Wien. med. Wschr. **114**, 825 (1964). — 19. Ludvik, W.: Verh. V. Internat. Congr. Chemotherap. **I/2**, 959—963 (1967). — 20. Marget, W., Adam, D.: Acta paediat. scand. **60**, 341 (1971). — 21. Möhring, A., Madsen, P. O., Nader, M.: Konzentration verschiedener Antibiotika und Chemotherapeutika im Prostatasekret. Vortrag Nordrh.-Westf. Ges. Urol. (1972). — 22. Naumann, P., Fedder, J.: Int. J. Clin. Pharmacol. Suppl. **2**, 6 (1969). — 23. Naumann, P.: Antibiot. et Chemother. (Basel) **10**, 1 (1962). — 24. Oechslen, D., Weinhard, D., Kluthe, R.: Anwendung von TMP/SMZ (Eusaprim) bei chronischer Pyelonephritis. Medikamentöse Therapie bei Nierenerkrankungen. Stuttgart: G. Thieme 1971. — 25. Örsten, P. A.: Acta med. scand. **172**, 259 (1962). — 26. Plempel, M., Bartmann, K., Büchel, K. H., Regel, E.: Dtsch. med. Wschr. **26**, 1356 (1969). — 27. Remmer, H.: Dtsch. med. Wschr. **91**, 289 (1966). — 28. Sarre, H.: Therapie der Harnwegsinfekte, insbesondere der Pyelonephritis. — 29. Scott, U. W., Wade, J. C.: Invest. Urol. **5**, 414 (1968). — 30. Schirren, C., Scheller, D.: Verh. dtsch. Ges. Urol. 281 (1970). — 31. Soanes, W. A., Bander, M. J., Ricci, P., Shulmann, S.: J. Urol. **90**, 72 (1963). — 32. Spitzy, K. H.: Verh. dtsch. Ges. Urol. 347 (1965). — 33. Spitzy, K. H., Thetter, O.: Doxycyclin in der Intervall- und Langzeittherapie chronischer Infektionen. Verh. V. Internat. Congr. IV, S. 121. Verlag Wiener Med. Akademie 1967. — 34. Stamey, T. A., Govan, D. E., Palmer, J. M.: Medicine **44**, 1 (1965). — 35. Turck, M., Anderson, K. N., Petersdorf, R. G.: New Engl. J. Med. **275**, 70 (1966). — 36. Walter, A. M., Heilmeyer, L.: Antibiotika-Fibel, III. Aufl. Stuttgart: G. Thieme 1969. — 37. Winningham, D. G., Stamey, Th. A., Nemoy, N. J.: Nature (Lond.) **219**, 139 (1968).

Privatdozent Dr. R. Hubmann
Allgem. Krankenhaus St. Georg
D-2000 Hamburg
Lohmühlenstraße 5

D. Höffler: Antibiotische Therapie bei Niereninsuffizienz

In der Urologie stellt die Antibioticatherapie die häufigste Form der Arzneimitteltherapie überhaupt dar. In diesem Fachgebiet ergibt sich zudem oft die Notwendigkeit, Patienten zu behandeln, bei denen gegenüber der Norm veränderte Ausscheidungsverhältnisse vorliegen, da die meisten antibakteriellen Substanzen über die Niere eliminiert werden. Im einzelnen gibt es dafür folgende Gründe:

1. Bei einer Vielzahl von Patienten eines urologischen Krankengutes liegt eine mehr oder minder hochgradige Niereninsuffizienz vor.

2. Bakterielle Infektionen stellen nicht selten eine Komplikation schwerer klinischer Zustandsbilder, z. B. nach Operationen und Verletzungen dar, die als solche mit einer Verminderung des Blutvolumens und des Nierenplasmastromes einhergehen.

3. Septische Krankheitsbilder — in der Urologie sehr häufig — bedingen regelhaft eine Kreislaufdepression und somit eine Verminderung des Nierenplasmastroms.

4. Bei Kranken mit einem akuten Nierenversagen ergibt sich nahezu in jedem Fall die Notwendigkeit antibakterieller Therapie.

Alle hier aufgeführten Krankheitsbilder erfordern eine hochdosierte Therapie. Da jedoch allen Antibiotica — auch den Penicillinen — eine konzentrationsabhängige Toxicität zukommt, kann eine beliebige Dosissteigerung oder die Gabe von Normdosen bei eingeschränkter Nierenfunktion nicht verantwortet werden. Es besteht aber weiterhin die Gefahr, daß infolge Unkenntnis des Kumulationsgrades wertvolle Antibiotica wie z. B. Gentamycin oder Colistin in der Behandlung schwerer Krankheitsbilder zu niedrig dosiert oder erst gar nicht eingesetzt werden. Es sind daher Dosierungsrichtlinien erforderlich, die bei Berücksichtigung der Nierenfunktion unter Vermeidung toxischer Konzentrationen hohe Serumspiegel garantieren.

Für *praktische Zwecke* erscheint eine Einteilung der heute zur Verfügung stehenden Antibiotica in drei Gruppen nützlich:

1. Antibiotica, die durch therapeutisch wirksame Plasmaspiegel gekennzeichnet sind und deren antibakterielle aktive Form überwiegend renal ausgeschieden wird: die Penicilline, die Cephalosporine, das Gentamycin und die Tetracycline.

2. Antibakteriell wirksame Mittel, deren Wirkungsprinzip vorwiegend in der Erzielung hoher Harnspiegel besteht und die nur geringe Plasmaspiegel erreichen: Colistin, Nitrofurantoin, Nalidixinsäure, Kurzzeitsulfonamide.

3. Substanzen, deren antibakteriell wirksame Form im Stoffwechsel inaktiviert und deren Abbauprodukte renal eliminiert werden: Chloramphenicol, Sulfamethoxydiacin (Durenat) sowie andere Langzeitsulfonamide.

Erfassung der Niereninsuffizienz

Die Inulinclearance wäre ohne Zweifel die verläßlichste Grundlage einer Arzneimitteldosierung bei Niereninsuffizienz. Diese Untersuchung gehört jedoch nur in wenigen spezialisierten Zentren zur Routine und steht dem behandelnden Arzt nur in Ausnahmefällen zur Verfügung. Da der Harnstoff in seiner Höhe vom Grad der Proteinzufuhr abhängig ist, eignet er sich nicht als Maß. Als klinisch brauchbare Methode hat sich jedoch die Bestimmung des Plasmakreatinins erwiesen, dessen Bildungsgröße nur wenig mit der Proteinzufuhr zu tun hat. Die Beziehung zwischen Plasmakreatinin und Glomerulumfiltrat, bestimmt mit der ^{51}Cr-EDTA-Clearance, ist in Abb. 1 dargestellt. Da die Beziehung einer Potenzfunktion folgt, kommt es bei sehr geringem Glomerulumfiltrat zu einem außerordentlichen raschen Anstieg des Plasmakreatinins, während im Bereich eines

Filtrates über 50 ml/min selbst große Änderungen der Clearance nur geringgradige Veränderungen des Kreatinins bewirkt.

1. Antibiotica, die durch therapeutisch wirksame Plasmaspiegel gekennzeichnet sind

Bei dieser Gruppe von Antibiotica, zu denen insbesondere die Penicilline, die Cephalosporine und das Gentamycin zählt, ließ sich zeigen, daß die Halbwertszeit in Form einer Potenzfunktion von der Nierenleistung abhängig ist. Die Abb. 2 macht das am Beispiel des Ampicillins und seiner Beziehung zum Plasmakreatinin deutlich. Auf die Darstellung der Beziehung zum Glomerulumfiltrat wurde absichtlich verzichtet, da, wie oben ausgeführt, diese Größe in der Praxis meist nicht zur Verfügung steht. Aus dem gezeigten mathematischen Zusammenhang

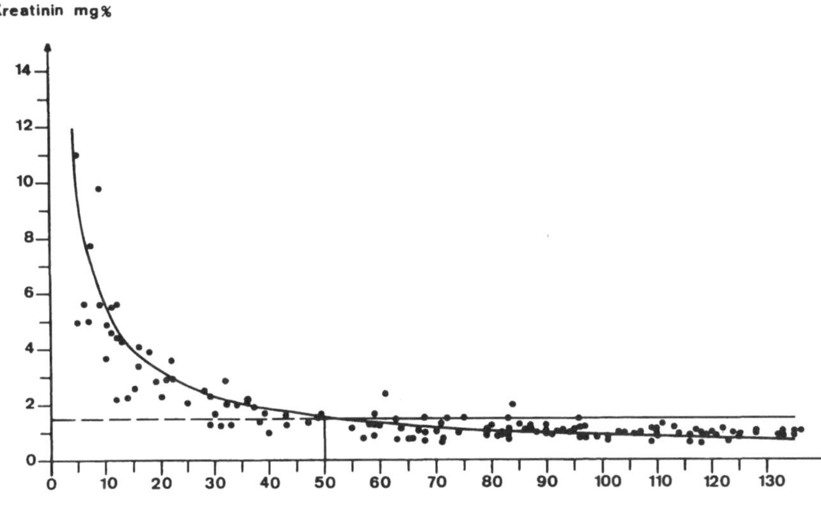

Abb. 1. Korrelation zwischen Glomerulumfiltrat und Plasmakreatinin. Die Beziehung folgt einer Potenzfunktion (d. h. bei logarithmischer Darstellung der Ordinate und Abszisse würde sich eine Gerade ergeben). Es wird deutlich, daß kleine Änderungen des Glomerulumfiltrates im Bereich unter etwa 30 ml/min große Steigerungen des Plasmakreatininspiegels zur Folge haben, während bei größeren Filtratwerten selbst stärkere Änderungen keinen Einfluß auf die Höhe des Plasmakreatinins besitzen.

ergibt sich, daß im Bereich geringer Grade der Nierenfunktionseinschränkung (Glomerulumfiltrat über 50 bis 60 ml/min, d. h. Plasmakreatinin unter 1,5 mg-%) selbst große Änderungen der Nierenfunktion wie z. B. der Verlust von 20 ml Glomerulumfiltrat kaum einen Einfluß auf die Halbwertszeit ausüben. Bei stärkeren Graden der Nierenfunktionseinschränkung (Plasmakreatinin über ca. 5 mg-%) bedingen jedoch kleine Unterschiede in der Nierenfunktion wie z. B. der Verlust von 3 ml Glomerulumfiltrat starke Unterschiede in der zu erwartenden Halbwertszeit. Bei den nur gering toxischen Penicillinen spielen diese Differenzen nur dann eine Rolle, wenn extreme Dosierungen gewählt wurden. Bei den Cephalosporinen, bei Gentamycin und den Tetracyclinen sind diese Unterschiede jedoch auch schon bei vergleichsweise niedrigen Dosierungen von Wichtigkeit.

Penicilline

Als allgemeine Regel kann gelten, daß Penicillin G und die halbsynthetischen Penicilline (Ampicillin, Carbenicillin, Dicloxacillin) bei jedem Grad der Niereninsuffizienz bis zu 6 g/Tag (entspricht 10 Mill. E Penicillin G) gegeben werden können. Bei wesentlich höherer Dosierung und/oder über eine Woche ausgedehnter Therapie muß mit Krampfanfällen gerechnet werden, wie sie bei hoch dosierter Penicillin G-Therapie beobachtet wurden [2, 19, 20, 27, 28.) Nach ersten eigenen Untersuchungen scheint zwar die Neurotoxicität von Ampicillin wesentlich geringer zu sein als die von Penicillin G, doch muß bis zum Vorliegen genauerer Daten das Einhalten der angegebenen Grenze angeraten werden. Streng genommen gilt sie (6 g/Tag)

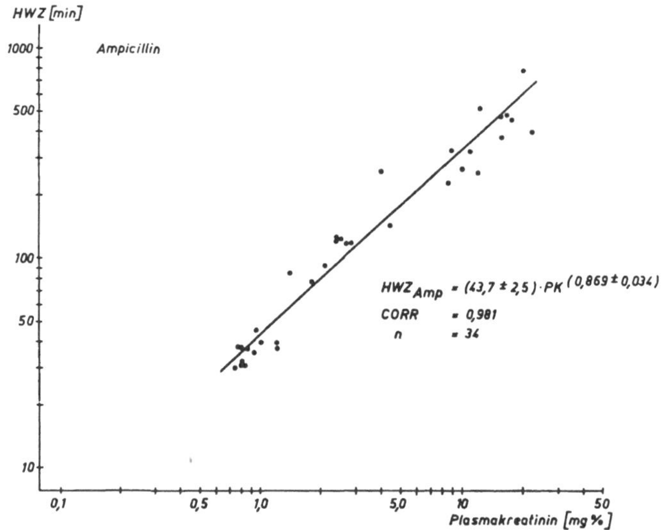

Abb. 2. Korrelation zwischen der Halbwertszeit des Ampicillins und dem Plasmakreatininspiegel. Auch diese Beziehung folgt (wie die Beziehung Plasmakreatinin/Glomerulumfiltrat, s. Abb. 1) einer Potenzfunktion, d. h. es ergibt sich bei logarithmischer Darstellung von Abszisse und Ordinate eine Gerade. Aus der dargestellten Geraden oder der angegebenen Formel läßt sich bei bekanntem Plasmakreatinin innerhalb bestimmter Fehlergrenzen die Halbwertszeit des Ampicillins voraussagen. Die mathematische Beziehung einer Potenzfunktion bedingt es, daß im Bereich niedriger Filtratwerte (d. h. hoher Plasmakreatininwerte) geringe Veränderungen der Nierenfunktion mit einer starken Veränderung der Halbwertszeit verbunden sind. Ampicillin ist unter anderem als Amblosin, Binotal, Penbrock, im Handel

Tabelle 1. Maximale Dosierungen der Penicilline

		Ampicillin			Carbenicillin			Dicloxacillin		
Inul	Krea	HWZ	DOS	DI	HWZ	DOS	DI	HWZ	DOS	DI
150	0,8	38	12	6	41	12	6	56	12	6
45	2,0	77	12	6	87	12	6	93	11	6
18	3,5	131	10	6	153	9	6	137	9	6
9	6,0	211	10	8	253	8	8	193	8	6
2	15,5	474	10	12	589	9	24	346	7	8
≤0,5		1068	7	24	1412	6	24	621	9	24

Inul = Inulinclearance (ml/min), Krea = Plasmakreatinin (mg-%), HWZ = zu erwartende Halbwertszeit (min), DOS = höchste zu empfehlende Dosis (g), DI = Dosisintervall (Std).

nur für doppelseitig nephrektomierte Patienten eines Hämodialyseprogramms. Soll für Patienten mit geringerer Nierenfunktionseinschränkung eine maximale, jedoch gerade noch nicht toxische Dosis gegeben werden, so kann das folgende Dosierungsschema eine Orientierung darstellen (Tabelle 1).

Cephalosporine

Wegen ihres breiten Wirkungsspektrums gegen gramnegative und grampositive Keime sind Cephalothin und Cephaloridin in der Klinik häufig angewandte Antibiotica. Beide Substanzen sind dosisabhängig nephrotoxisch, doch ist ihre therapeutische Breite groß. Die nephrotoxische Wirkung ist beim Cephaloridin bereits bei niedrigeren Dosierungen zu beobachten, ein Nachteil, der durch die stärkere bakteriologische Aktivität dieser Substanz wieder ausgeglichen wird. Jedenfalls müssen aber beide Substanzen bei eingeschränkter Nierenfunktion in reduzierter Dosierung gegeben werden. Da der Zusammenhang zwischen Halbwertszeit und Nierenfunktionseinschränkung wie bei den Penicillinen und dem Gentamycin einer Potenzfunktion folgt, können die Dosierungsvorschläge nicht in einfacher Art erfolgen, sie müssen vielmehr in tabellarischer Form gegeben werden (s. Tabelle 2).

Gentamycin

Unter allen derzeit verfügbaren Antibiotica hat diese zur Gruppe der Aminoglucosidantibiotica gehörende Substanz das breiteste Wirkungsspektrum. Es ist somit insbesondere bei jeder klinisch-bakteriologischen Notfallsituation indiziert, wenn eine Erregerisolierung nicht abgewartet werden kann, so z. B. bei der in der Urologie so oft auftretenden Urosepsis. Leider ist diese Substanz mit einer nicht unerheblichen Toxicität gegenüber dem Nervus vestibularis, jedoch auch gegenüber dem Nervus acusticus behaftet. Bei überhöhten Plasmaspiegeln durch Kumulation bei eingeschränkter Nierenfunktion kann es rasch zu irreversiblen Schäden, meistens zuerst am Gleichgewichtsorgan, kommen. Aus diesem Grunde ist eine reduzierte Dosierung bei eingeschränkter Nierenfunktion unbedingt erforderlich. Wie bei allen Antibiotica der genannten Gruppe sind einfache Regeln für die Dosierung nicht möglich. Da in der Literatur über die Spiegelhöhe, bei der mit vestibulo- und ototoxischen Wirkungen

Tabelle 2. Maximale Dosierungen der Cephalosporine und Gentamycin

		Cephaloridin			Cephalothin			Gentamycin		
Inul	Krea	HWZ	DOS	DI	HWZ	DOS	DI	HWZ	DOS	DI
150	0,8	64	2	6	23	4	8	83	0,04	6
45	2,0	97	2	8	39	4	8	140	0,04	12
18	3,5	134	2	12	60	2	8	209	0,04	12
8	6,0	179	1,5	12	86	1	6	297	0,04[a]	24
2	15,5	291	1	12	162	1	12	545	0,02[a]	24
≦0,5	—	474	1	24	305	1	24	988	0,02[a]	24

[a] In lebensbedrohlichen Fällen am 1. Tag der Therapie 0,08 g als Initialdosis.

Inul = Inulinclearance (ml/min), Krea = Plasmakreatinin (mg-%), HWZ = zu erwartende Halbwertszeit (min), DOS = höchste empfohlene Dosis (g), DI = Dosisintervall (Std).

zu rechnen ist, keine klaren Aussagen vorliegen, ist auch die Aufstellung differenzierterer, tabellarischer Dosierungsrichtlinien für Gentamycin schwierig. Die von uns angegebenen Dosen sollten als absolute obere Grenze aufgefaßt werden; sie bedürfen einer strengen Indikationsstellung und sorgfältigen klinischen Überwachung. Da wirklich zuverlässige Arbeiten über die Beziehung zwischen Spiegelhöhe und -dauer einerseits und Vestibularisschäden andererseits noch nicht vorliegen, sind die aufgeführten Empfehlungen (Tabelle 2) als vorläufig anzusehen. Zur klinischen Überwachung gehört es, täglich nach den ersten Zeichen einer Gentamycinschädigung des 8. Hirnnerven, nämlich Gangunsicherheit, Schwindel und Nystagmus zu suchen. Es ist also erforderlich, bei dem behandelten Patienten täglich den Rombergschen Versuch ausführen zu lassen und den „Seiltänzergang“ zu überprüfen. Leider sind diese einfachen klinischen Untersuchungen bei einer Vielzahl von Patienten, denen unter der obengenannten Indikation Gentamycin gegeben wurde, nicht möglich. Wird bei der ersten Beobachtung entsprechender Symptome die Behandlung abgebrochen, so sind nach bisherigen Erfahrungen die Schäden am Vestibularis gering. Hörschäden sind bei rechtzeitigem Abbruch infolge früh erkannten Vestibularisschadens selten.

Tetracycline

Die Halbwertszeit i.v. verabreichten Tetracyclins ist von normal 8 auf 80 bis 100 Std bei kompletter Anurie verlängert. Sehr eingehende Untersuchungen liegen über Pyrrolidinomethyltetracyclin (Reverin) vor. Die normale Halbwertszeit ist bei dieser Substanz von 8 auf 40 bis 50 Std erhöht. Da ein direkter toxischer Effekt hoher Tetracyclinkonzentrationen auf das Nierengewebe nachgewiesen werden konnte und wiederholt ein verstärkter Katabolismus unter hohen Tetracyclingaben behauptet wurde, ist eine Dosisreduzierung äußerst wichtig. Doxycyclin (Vibramycin) zeigt jedoch bei Niereninsuffizienz keine überhöhten Spiegel, obwohl die renale Exkretion vermindert ist. Auch soll es im Gegensatz zu anderen

Tetracyclinen keinen antianabolen Effekt haben, so daß sich dieses Tetracyclin — wenn sich eine Indikation zur Gabe von Tetracyclinen bei eingeschränkter Nierenfunktion ergibt — besonders empfiehlt.

2. Antibakteriell wirksame Mittel mit dem Wirkprinzip hoher Harnspiegel

Colistin

Schon in Normdosen bei normaler Nierenfunktion kann dieses keineswegs indifferente Polypeptidantibioticum zu allerdings harmlosen neurotoxischen Erscheinungen, wie Kribbeln um den Mund, führen. Da Colistin außerdem nur parenteral gegeben werden kann, ergibt sich eine enge Indikationstellung von selbst. Diese sollte sich beschränken auf solche Krankheitsfälle, in denen Keime vorliegen, die gegenüber allen gängigen Antibiotica, insbesondere den halbsynthetischen Penicillinen, resistent sind. Dies ist nicht selten bei Pseudomonas der Fall. Colistin wird rasch renal eliminiert, so daß sich bei Nierengesunden nur niedrige Plasmaspiegel, jedoch hohe Harnspiegel ergeben. Das Hauptanwendungsgebiet des Colistin sind demgemäß Harnwegsinfektionen. Da es bei Niereninsuffizienz, auch wenn diese nur ein geringes Ausmaß hat, zu einer Überhöhung der Plasmaspiegel und einer Verminderung der Urinspiegel kommt, sollte diese Substanz bei einem Plasmakreatinin über 1,5 mg-% nicht mehr oder nur noch in reduzierter Dosierung (2 × 1 Mill. E Colistin/Tag) gegeben werden. Finden sich Hinweise auf neurotoxische Nebenwirkungen (Kribbeln um den Mund, verwaschene Sprache, ataktischer Gang), sollte die Behandlung, insbesondere auch im Hinblick auf die potentielle Nephrotoxicität, abgebrochen werden. Bei schwerer Niereninsuffizienz (Plasmakreatinin über 5 mg-%) ist Colistin nur in seltenen Ausnahmefällen indiziert.

Kurzzeitsulfonamide

Auch für diese heute noch zu Recht in der Therapie von Harnwegsinfektionen verwandten Substanzen gilt, daß ein Einsatz bei Plasmakreatininwerten über 1,5 mg-% nicht mehr sinnvoll ist. Es konnte nämlich gezeigt werden, daß bei Patienten mit Nierenfunktionseinschränkung die Harnspiegel von Sulfonamiden deutlich reduziert sind. Eine Gefährdung des Patienten dürfte allerdings — zumindest bei einer Therapie, die 1 bis 2 Wochen nicht überschreitet — nicht zu erwarten sein.

Nitrofurantoin

Nach oraler Gabe wird Nitrofurantoin gut resorbiert. Die Ausscheidung erfolgt rasch mit einer Halbwertszeit von 20 min. Antibakteriell wirksame Serumspiegel werden nicht erreicht, die Substanz erscheint jedoch in hohen Konzentrationen im Harn. Bei diesem pharmakokinetischen Verhalten kann eine Kumulation bei eingeschränkter Nierenfunktion leicht vorausgesagt werden. Diese überhöhten Plasmaspiegel, die experimentell von Loughridge belegt wurden, können zu einer Polyneuropathie führen, über die erstmals 1954 berichtet wurde. Inzwischen ist eine umfangreiche Literatur über diese Nebenwirkung entstanden. Es handelt sich um degenerative Schädigungen der peripheren Nerven, der motorischen Vorderhornzellen und der Muskulatur. Entzündliche Komponenten fehlen. Eine klinische Differenzierung von der urämischen Polyneuropathie ist leicht, da diese zumeist bei längergehender, schwerster Niereninsuffizienz, d. h. praktisch nur bei Dialysepatienten manifest wird.

Leider machen die meisten Autoren, die über eine *Nitrofurantoinpolyneuropathie* berichten, keine genauen Angaben über den Grad der Niereninsuffizienz ihrer Patienten. Die entscheidende Frage, bei welchem Glomerulumfiltrat die Substanz vermieden werden soll, ist somit nicht leicht zu beantworten. Es liegen jedoch Berichte vor, nach denen es bei Patienten mit einem Plasmakreatinin von 1,7 mg-% (entspricht etwa einem Glomerulumfiltrat von 50 ml pro min) bereits eine Nitrofurantoinpolyneuropathie auftrat. Wir selbst mußten in zwei weiteren Fällen analoge Beobachtungen machen. Auffallend ist, daß es Patienten gibt, die trotz starker Nierenfunktionseinschränkung eine langgehende Nitrofurantoinbehandlung komplikationslos vertragen. Die Nitrofurantoinpolyneuropathie ist also nicht die unabdingbare Konsequenz einer Nitrofurantoinbehandlung bei eingeschränkter Nierenfunktion. Dennoch ist die vorläufige Empfehlung berechtigt, bei Patienten mit einem Glomerulumfiltrat unter 80 bis 60 ml/min, d. h. einem Plasmakreatinin über 1,2—1,5 mg-%, Nitrofurantoin nicht mehr zu verwenden. Diese Indikationseinschränkung ist auch insofern sinnvoll, als bei eingeschränkter Nierenfunktion die Harnspiegel — das therapeutische Prinzip der Substanz — erniedrigt sind. Dosierungsempfehlungen, die sich an der Harnstoffhöhe orientieren, können heute nicht mehr als sinnvoll angesehen werden.

Nalidixinsäure

Infolge rascher renaler Elimination kommt es nach peroraler Einnahme von Nalidixinsäure (Nogram) kaum zu antibakteriell wirksamen Serumspiegeln, jedoch zu hohen Harnkonzentrationen. In diesem Punkte ist also Nalidixinsäure dem Nitrofurantoin vergleichbar. Obwohl Berichte vorliegen, nach denen Patienten mit einer Plasmakreatininerhöhung bis zu 2,5 mg-% behandelt wurden und Nebenwirkungen nicht in Erscheinung traten, sollte bis zum Vorliegen genauerer Daten und im Hinblick auf die potentielle Gefährdung und die verminderten therapeutischen Chancen bei einem Glomerulumfiltrat unter 80 bis 60 ml/min. d. h. einem Plasmakreatinin über 1,2 bis 1,5 mg-% besser auf Nalidixinsäure verzichtet werden. Dies gilt um so mehr, als es sich um eine vergleichsweise schwach antibakteriell wirksame Substanz handelt, deren therapeutischer Wert im Hinblick auf eine Langzeitsanierung nicht unbestritten ist.

3. Substanzen, deren antibakteriell wirksame Form im Stoffwechsel inaktiviert wird

Chloramphenicol

Bei Normalpersonen wird Chloramphenicol zu einem großen Teil in der Leber glucuronisiert und nur zu etwa 10% in aktiver Form renal ausgeschieden. Es ist demnach bei Niereninsuffizienz keine wesentliche Steigerung der Serumspiegel an bakteriologisch aktivem Chloramphenicol zu erwarten. Sehr wohl aber ist mit der Kumulation der Chloramphenicolabbauprodukte zu rechnen. Tatsächlich konnte diese theoretische Erwartung bestätigt werden: Unter Chloramphenicolbehandlung finden sich bei Niereninsuffizienz genau so hohe Spiegel an bakteriologisch aktivem Chloramphenicol wie bei Nierengesunden. Es kommt jedoch zu hohen, unter der Einzeldosis nur noch gering schwankenden Spiegeln an Chloramphenicolabbauprodukten, über deren Toxicität keine einheitliche Meinung herrscht.

Tabelle 3. Regeln zur antibakteriellen Therapie bei Niereninsuffizienz

1. Plasmakreatinin unter 1,5 mg-%: Alle Medikamente in Normdosierung.
2. Plasmakreatinin über 1,5 mg-%: Nitrofurantoin, Nalidixinsäure, Colistin und Kurzzeitsulfonamide nicht mehr anwenden.
3. Chloramphenicol, Durenat und Doxycyclin bei jeder Nierenfunktion in Normdosierung, jedoch bei fortgeschrittener Niereninsuffizienz nicht über 2 bis 3 Wochen.
4. Ampicillin, Carbenicillin und Dicloxacillin bei jeder Nierenfunktion bis maximal 6 g/Tag.
5. Sind maximale Dosierungen der Penicilline erforderlich oder sollen Gentamycin, Cephaloridin und Cephalothin gegeben werden, müssen detaillierte Dosierungsempfehlungen (Tabellen) verwendet werden.

Während amerikanische Autoren eine stärkere Gefährdung von Nierenkranken durch diese Abbauprodukte nachweisen zu können glaubten, fanden sich in eigenen Untersuchungsserien keine erkennbaren Störungen der Erythropoese. Aus den vorliegenden Daten ist die Empfehlung abzuleiten, Chloramphenicol beim Niereninsuffizienten wie beim Nierengesunden zu dosieren. Im Hinblick auf die noch nicht geklärte Frage der Toxicität der Abbauprodukte sollte jedoch besser eine Dosis von 3 g/Tag und ein Behandlungszeitraum von 2 Wochen bei fortgeschrittener Niereninsuffizienz nicht überschritten werden. Auf die allgemeinen Indikationseinschränkungen von Chloramphenicol sei nur kurz verwiesen.

Langzeitsulfonamide

Genauere pharmakokinetische Untersuchungen liegen hier nur von Sulfamethoxydiazin (Durenat) vor. Die Verhältnisse gleichen weitgehend denen des Chloramphenicols, doch kommt es auch zu einer gewissen Kumulation der aktiven Substanz. Daher kann die Dosierung bei stärkeren Graden der Nierenfunktionseinschränkung (Plasmakreatinin über 5 mg-%) reduziert werden (Initialdosis 1 g, dann 2tägige Gaben von 0,4 g). Patienten mit einem Glomerulumfiltrat über 10 ml/min (Plasmakreatinin unter 5 mg-%) sollten die Normdosis erhalten. Aus Gründen der Vorsicht muß es zur Klärung der Toxikologie der Abbauprodukte bei Niereninsuffizienten der Behandlungszeitraum auf maximal 3 Wochen begrenzt werden.

Zusammenfassung und Ausblick

Die antibakterielle Therapie bei Niereninsuffizienz läßt sich nur bis zu einem gewissen Grade in ein einfaches Schema pressen. Entsprechende grob vereinfachendere Regeln sind in der Tabelle 3 zusammengefaßt. Bei dem komplizierten mathematischen Zusammenhang zwischen Halbwertzeit und Nierenfunktion bei den Substanzen, die in aktiver Form ausgeschieden werden, wird deutlich, daß mit einfachen, einem normalen menschlichen Gedächtnis zumutbaren Dosierungsregeln nur ein Teil der Therapiechancen unserer Patienten genutzt werden kann. Es liegt daher der Gedanke nahe, die heute bekannten pharmakokinetischen, toxikologischen und bakteriologischen Fakten, die über ein Antibioticum bekannt sind, in eine Datenverarbeitungsmaschine einzugeben und sie dann mit Hilfe eines Programmes abzurufen. Auf diesem Wege ist es möglich, sich einen Überblick über die zu erwartende Spiegelhöhe bei verschiedener Dosierung, verschiedenem Körpergewicht, verschiedenen Dosierungsintervallen und verschiedenen

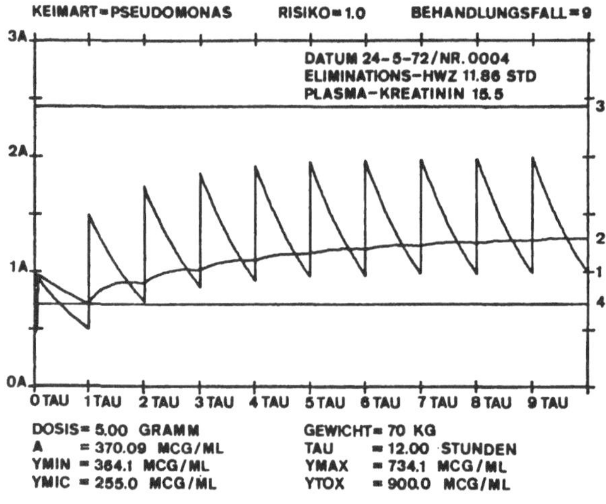

Abb. 3. Beispiel einer auf dem Schirm des Display-Gerätes erscheinenden Information über den vermutlichen Spiegelverlauf, die minimale inhibitorische Konzentration (MIC) des Erregers und toxische Grenzen*. Im vorliegenden Fall ist der vermutliche Spiegelverlauf bei einem Patienten mit einem Plasmakreatinin von 15,5 mg-% (Glomerulumfiltrat um 2 ml/min pro 1,73 m^2) bei 12stündiger Injektion von 5 g Ampicillin aufgezeichnet. Der Spiegel liegt über der MIC des in Frage stehenden Erregers (eines Pseudomonasstammes). Die mit etwa 900 mcg/ml angenommene toxische Grenze wird während des gesamten Behandlungszeitraumes unterschritten

Graden der Nierenfunktion zu verschaffen und diese Spiegel in Beziehung zur minimalen inhibitorischen Konzentration in Frage stehender Erreger und toxischer Grenzen zu setzen. Die Kommunikation mit dem Computer ist über ein Display-Gerät möglich, das über eine Telefonleitung mit dem Rechenzentrum verbunden werden kann und aus einem schreibmaschinenähnlichen Gerät und einer Art Fernsehschirm besteht. Über das Schreibmaschinengerät können die Fragen an den Computer gestellt werden, die Antworten leuchten auf dem Bildschirm auf. Als Beispiel für eine mögliche Antwort ist die Abb. 3 aufgeführt.

Literatur beim Verfasser.

Professor Dr. D. Höffler
I. Med. Klinik und Poliklinik
Johannes Gutenberg-Universität Mainz
D-6500 Mainz

* Entstanden in Zusammenarbeit mit Prof. Dr. Ing. P. Koeppe, FU Berliin.

Diskussionen zu den Vorträgen S. 99 bis 114

H.-K. Büscher, Hannover: Herzlichen Dank Herr Höffler für Ihren Vortrag, den Sie als Nephrologe gehalten haben und in dem Sie uns Urologen so komplizierte Sachverhalte verständlich machen konnten. Dies zeigt doch deutlich, wie notwendig die Beziehung zwischen der klinischen Pharmakologie und der Urologie ist.

K. Naber, Marburg: Herr Höffler hat darauf hingewiesen, daß der Zusammenhang zwischen Halbwertszeit und Kreatininspiegel in einer Potenzfunktion besteht und deshalb keine einfachen Vorschläge zu machen sind. Wir haben entsprechende klinische Untersuchungen durchgeführt, die Halbwertszeiten bestimmt, zur Nierenfunktion in Beziehung gesetzt und dann entsprechende Berechnungen angestellt. Dabei konnten wir feststellen, daß die HWZ doch in sehr enger Beziehung zum Kreatinin stehen und daß der Fehler, wenn man sie als lineare Beziehung zumindest im unteren Bereich, d. h. bis 5 mg-% Serumkreatinin auffaßt, in diesem Bereich gering und die HWZ durchaus linear ausdrückbar sind. Dabei wollen wir nicht über die schwere Niereninsuffizienz sprechen. Es ergibt sich dann als einfache klinische Empfehlung, daß man bei entsprechend angestiegenem Serumkreatinin, z. B. auf das Doppelte, die Dosis auf die Hälfte zu reduzieren hat bei gleichem Dosisintervall. Dies gilt natürlich nur für Antibiotica, die ausschließlich oder im wesentlichen über die Niere ausgeschieden und die im Körper nicht abgebaut werden oder sonst aus einem Grund ihre Aktivität im Körper verlieren.

W. Lutzeyer, Aachen: Herr Höfflers Referat war ausgezeichnet, und zwar deshalb, weil er uns Richtlinien gegeben hat, wie wir sie brauchen. Wir selbst haben Ende der 50er Jahre in Würzburg in einer Arbeitsgruppe um Dimmling durch Beobachtungen ganz zufällig die Ausscheidung des Tetracyclins untersucht, als wir im Rahmen einer Untersuchung des Ausscheidungsmodus den Plasmaspiegel und den Urinspiegel bestimmten und im urologischen Kollektiv dann feststellten, daß bei Niereninsuffizienz der Urinspiegel erniedrigt ist. Wir konnten umgekehrt schließen, daß eine tubuläre Funktionsstörung dem Ausscheidungsmodus der Tetracycline zugrunde liegt. Dies wurde soeben auch festgestellt. Mit den von uns damals angewandten Methoden wurden jedoch keine weiteren Erfahrungen besonders im glomerulären Bereich nach Reduzierung der Dosis von Tetracyclin bei den schwer niereninsuffizienten Patienten gesammelt. Wir fragten uns damals, was mit den Tetracyclinabbauprodukten geschieht und stellten bei Serumbestimmungen nach 8 Tagen einen etwas erhöhten Urinspiegel bei etwas erniedrigtem Plasmaspiegel fest, konnten jedoch nicht sagen, wo die übrigen Tetracycline verblieben waren, ob sie sich im Gewebe oder in den Organen abgelagert hatten. Da Herr Höffler die Abbauprodukte des Chloramphenicols zeigte, wäre dies eine meiner Fragen an ihn. Darüber hinaus möchte ich ihn fragen, was wir in Zukunft bei einem Patienten tun sollen, bei dem wir in der Praxis für die Langzeitbehandlung Nitrofurantoin empfehlen und dessen Kreatinin etwa zwischen 1 und 2 mg-% schwankt. Müssen wir von diesen Präparaten einfach abgehen oder müssen wir gerade bei diesen ambulanten Patienten das Serumkreatinin ständig bestimmen?

H. Haschek, Wien: Meine Bemerkungen sollen in keiner Weise als Kritik aufgefaßt werden, sondern stellen lediglich eine Ergänzung dar. Ich kann mich des Eindruckes nicht erwehren, daß wir vergessen, daß es sich nicht um eine Beziehung zwischen Bacterium und Chemotherapeuticum allein handelt. Diese ganze Computerberechnung gibt uns sicherlich außerordentlich wertvolle Aufschlüsse und wir sind verpflichtet, in dieser Richtung so intensiv und so genau wie möglich weiter zu arbeiten. Ich glaube jedoch, daß die aktuelle Abwehrlage des Patienten einen weitaus größeren Einfluß auf den Therapieablauf hat, als wir annehmen. Sonst wäre es nämlich nicht erklärbar, daß z. B. bei Frauen, bei denen der Harnabfluß nicht gestört ist, die Pyelonephritis mit welchen Medikamenten auch immer behandelt wird, ohne daß es gelingt, sie zu sanieren. Der Grund dafür kann nur sein, daß der Abwehrmechanismus an irgend einer Stelle defekt ist. Ich halte es deshalb für weitaus wichtiger, daß wir uns bemühen, diese Fragen aufzuklären und uns immer bewußt sind, daß der Patient auch noch bei diesen Problemen eine wesentliche Rolle spielt.

D. Zoedler, Düsseldorf: Ich glaube, daß immer noch eine gewisse Diskrepanz zwischen den theoretischen Forderungen der Antibioticatherapie und ihrer praktischen Durchführbarkeit besteht. Ich darf an die Experten der Antibioticatherapie vielleicht an Hand eines Beispieles folgende Frage richten: Nach Prostatektomie, Nierenbeckenplastik oder Ausgußstein mit temporärer Fistelung gibt man nach vorheriger Austestung für 6 bis 8 Tage das wirksame Antibiotikum in der entsprechenden Dosierung. Danach muß man oder will man vielleicht das Antibioticum wechseln, weil es entweder nicht länger gegeben werden darf oder auch aus wirtschaftlichen Gründen, bzw. der Patient vor der Entlassung steht und man dem niedergelassenen Urologen, der die Weiterbehandlung durchführen soll, entsprechend informieren muß, welches Medikament nun wirksam ist und was er verordnen soll. Dies erfordert eine entsprechende Testung. Für die Testung besteht aber die Forderung, daß der Patient 2 oder 3 Tage kein Antibioticum nimmt und man muß dann mindestens 48 Std warten, bis das Ergebnis der Testung vorliegt. Das heißt also, daß in der kritischen Phase, in der der Katheter, die Nierenbeckenfistel oder der Splint entfernt wird, der Patient ohne den entsprechenden antibiotischen Schutz ist. Was tut man in dieser Zeit sinnvoll, um diese kritische Phase zu überbrücken?

Aus dem Auditorium: Herr Höffler hat ebenso wie Herr Brosig im Jahre 1968 darauf hingewiesen, daß es nach Gentamycingaben zu schwerer Schädigung des Acusticus bzw. Vestibularis kommen kann. Herr Brosig hat damals festgestellt, daß er bei einem Patienten nach Gabe von Gentamycin für nur eine Woche völlige Taubheit beobachtet hat. Ich selbst habe in diesem Jahr sehr reichlich Gentamycin bei jeder Nierenfunktion verabreicht ohne diese Komplikation beobachtet zu haben. Ich wollte fragen, ob diese Schädigung irreversibel ist, ob jemand ähnlich schwere Komplikationen erlebt hat oder ob der von Herrn Brosig mitgeteilte Fall eine Einzelbeobachtung darstellt.

H. Hohenfellner, Mainz: Ich habe an Herrn Hubmann drei Fragen:

1. Haben Sie die Beziehung zwischen pH und Antibiotica in Ihrem Therapieplan mit berücksichtigt; denn es ist ja bekannt, daß Antibiotica und Chemotherapeutica in pH-Abhängigkeit stehen.
2. Kann eine hochdosierte antibiotische Behandlung beim Endotoxinschock unter Umständen das Krankheitsbild verschlimmern?
3. Ist etwas über die Möglichkeit der Beeinflussung von Persister- oder L-Formen, die ja jetzt eine größere Rolle spielen, bekannt?

D. Höffler, Mainz: Zu Herrn Naber darf ich feststellen, daß sich selbstverständlich eine größere Zahl von vereinfachten Dosierungsrichtlinien aufstellen lassen, die vielfach auch den Ansprüchen der Praxis genügen. Dies habe ich auch dargestellt. Meine Darstellungen über die Computerberechnungen, d. h. den Einbruch der Pharmakokinetik in die moderne Medizin, sollten eigentlich nur zeigen, wie man in besonders schwierigen Fällen das Letzte an Therapie herausfinden und den schmalen Weg zwischen gerade noch nicht toxischer Dosis bzw. sicherer Überschreitung der MIC herausfindet.

Zur Frage der Nitrofurantoinschäden bei entsprechenden Kreatininwerten möchte ich folgendes feststellen: Bei einem Serumkreatinin unter 1,5 mg-% besteht keine Gefahr und man kann Nitrofurantoin auch auf Dauer geben. Man sollte sich jedoch die Mühe machen, das Kreatinin mehrfach nachzubestimmen. Ich darf hier auf die Schwierigkeit hinweisen, daß das Plasmakreatinin ja noch normal oder jedenfalls unter 1,5 mg-% sein kann, wenn das Glomerulumfiltrat bereits eingeschränkt ist. Streng genommen müßte man also eigentlich eine Glomerulumfiltratbestimmung fordern, was natürlich selbst in mittleren Krankenhäusern schwierig bzw. nahezu unmöglich ist. Deshalb sollte man sich in der Praxis also nach dem Plasmakreatinin richten. In diesem Zusammenhang möchte ich feststellen, daß ich erstaunlich oft Patienten gesehen habe, die selbst bei starker Einschränkung der Nierenfunktion Nitrofurantoin über lange Zeit genommen haben und keinerlei Nervenschädigungen aufwiesen. Daraus geht hervor, daß ein bisher noch unbekannter Faktor, nennen wir ihn Disposition, hinzukommen muß. Wer jedoch noch nie Komplikationen nach Nitrofurantoin unabhängig von der Nierenfunktion gesehen hat, hat sicher nicht gezielt danach gesucht, zumal in Zweifelsfällen die Untersuchungen aufwendig (Nervenleitgeschwindigkeit) und deshalb nicht überall möglich sind.

Zu der von Herrn Haschek hervorgehobenen Abwehrlage muß ich feststellen, daß sich diese natürlich der Berechnung des Computers entzieht. Ich konnte deshalb auch nur die Beziehung zwischen zu erwartendem Blutspiegel und minimaler inhibitorischer Konzentration als Grundlage der antibakteriellen Behandlung darstellen. Natürlich wird man ein Antibioticum ablehnen, daß selbst bei höchster Dosierung niemals auch nur entfernt in die Größenordnung der MIC des in Frage stehenden Erregers kommt oder umgekehrt, welches eben in toxische Bereiche führt. Was ich Ihnen zu zeigen versuchte, war nicht die antibakterielle Therapie, sondern lediglich ihre Voraussetzungen.

Zur Frage von Herrn Zoedler würde ich folgendes praktisches Vorgehen vorschlagen: Wenn es von der Klinik her zu verantworten ist, sollte man das Antibioticum für 24 Std absetzen, Urin zum Antibiogramm einsenden und direkt nach der Urinentnahme bereits wieder mit der Therapie beginnen, die natürlich blind sein muß, die man dann aber nach 3 oder 4 Tagen, wenn das bakteriologische Ergebnis vorliegt, notfalls korrigieren kann.

Zur Frage der Gentamycinhörschäden gilt ähnliches wie zu den Komplikationen nach einer Therapie mit Nitrofurantoin. Auch hier muß man gezielt nach möglichen Schäden suchen, zumal diese Schäden mehr den Vestibularis als den Acusticus betreffen. Gerade ältere Patienten klagen ja häufig einmal über Schwindel, und wer nun nicht sehr genau weiterforscht, wird diese Beschwerden leicht auf eine Arteriosklerose beziehen können. Geht man diesen Beschwerden nach und zieht einen HNO-Arzt hinzu, der den Patienten genau untersucht, dann stellt man fest, daß vestibulare Schäden nach Gentamycin nicht selten sind! In der Praxis sind sie jedoch meist nicht so gravierend, weil der Patient durch den Gesichtssinn den ausgefallenen Gleichgewichtssinn kompensiert und dann nur noch den Schwindel oder die Gangunsicherheit in der Dunkelheit verspürt, weil dann der Gesichtssinn nicht mehr angewendet werden kann, um den ausgefallenen Gleichgewichtssinn zu kompensieren. Hierbei handelt es sich also um sehr feine Dinge, auf die man achten muß, wenn man Gentamycin in Normdosierung bei eingeschränkter Nierenfunktion gibt.

Zu den Fragen von Herrn Hohenfellner über die Antibioticagabe beim Endotoxinschock und die Möglichkeit, daß das Antibioticum über das Zwischenglied zugrundegehender Bakterien eine Herxheimer Reaktion auslösen könnte, ist festzustellen, daß dies im Prinzip zwar theoretisch denkbar ist, sich jedoch durch die interessanten Arbeiten von W. Dissmann, Berlin, nachweisen ließ, daß die Antibioticagabe gerade beim Patienten im schweren Endotoxinschock die entscheidende therapeutische Maßnahme ist und daß man ohne Gabe von Antibiotica keine Chancen hat, den Patienten zu retten.

A. Hofstetter, A. Schmiedel, P. Falge und R. Schwab: **Antibioticatiterbestimmungen im Prostataexprimat**

Die antibakterielle Behandlung von Entzündungen der Prostata erfordert besondere physikalische und chemische Eigenschaften der angewandten Antibiotica sowie Chemotherapeutica, damit den physiologischen Verhältnissen der Prostata und dem überwiegend canaliculären Infektionsmodus Rechnung getragen werden kann. So besiedeln die Mikroorganismen gewöhnlich von der hinteren Urethra aus die Lumina der Prostataacini. Die antibakteriell wirksamen Substanzen müssen dagegen vom Blutplasma durch die Drüsenepithelmembranen in die Epithelzellen gelangen, von wo sie dann in die Drüsenlumina ausgeschieden werden.

Die entscheidenden Faktoren, die einen Übergang der antibakteriell wirksamen Substanzen durch Zellmembranen ermöglichen, sind die Lipoidlöslichkeit sowie die Dissoziationskonstante. Letztere sollte, wie zahlreiche Untersuchungen zur Membrandurchlässigkeit gezeigt haben, mindestens 8,6 betragen.

Die meisten antimikrobiellen Wirkstoffe sind entweder nicht lipoidlöslich, ober haben eine niedrige Dissoziationskonstante. Experimentelle Untersuchungen von Stamey u. Mitarb. an Hunden haben bestätigt, daß nicht lipoidlösliche Substanzen mit geringer Dissoziationskonstante nicht im Prostatasekret nachweisbar sind.

Aus diesem Grunde untersuchten wir einige der gebräuchlichsten antibakteriellen Substanzen, die wir bei Entzündungen der Prostata verwenden und die auf Grund ihrer physikalischen Eigenschaften die oben geschilderten, erforderlichen Bedingungen nur z. T. erfüllen.

Es handelte sich hierbei um das Ampicillin *Deripen*[1], das Cephalosporinderivat *Oracef*[2], das Oxytetracyclin *Macocyn*[3] sowie das Doxycyclin *Vibramycin*[4]. Während die beiden erstgenannten Substanzen nicht lipoidlöslich sind und einen pk von 7,27 bzw. 6,3 aufweisen, besitzen die beiden übrigen eine mäßige bis gute Lipoidlöslichkeit bei einem pH-Wert von 7,4 bzw. 7,5 im Prostatasekret.

Diese antibakteriell wirksamen Substanzen wurden peroral verabreicht, und zwar *Oracef* 8 g/die, jeweils 2 g in 6stündlichen Abständen, *Deripen* 2 g/die, jeweils 0,5 g in 6stündlichen Abständen, *Macocyn* 2 g/die, jeweils 0,5 g in 6stündlichen Abständen und *Vibramycin* 0,2 g/die, jeweils 0,1 g in 12stündlichen Abständen.

Pro Substanz wurden zehn Versuchspersonen getestet. Die Antibiotica sollten jeweils nach Nahrungsaufnahme eingenommen werden.

[1] Registriertes Warenzeichen der Fa. Schering A. G.
[2] Registriertes Warenzeichen der Fa. Lilly
[3] Registriertes Warenzeichen der Fa. H. Mack Nachf.
[4] Registriertes Warenzeichen der Fa. Pfizer GmbH

Die Exprimatuntersuchungen fanden 1 bis $1^1/_2$ Std nach Antibioticaeinnahme statt. Bei den Versuchspersonen handelte es sich um Kranke im Alter zwischen 24 und 36 Jahren mit chronisch rezidivierender Prostatitis. Die Diagnose wurde durch Prostatabiopsien sowie Keimzahlbestimmungen im Prostataexprimat verifiziert.

Nach Reinigung der Glans penis mit Merfen-Tinktur und Prostatamassage wurde der erste Tropfen des Exprimates für die mikroskopischen Untersuchungen verwandt und der zweite auf ein geeichtes Filterpapierplättchen[5] von 1 cm Durchmesser (Nr. BF) gegeben und sofort tiefgefroren. Das Fassungsvermögen eines Plättchens betrug 0,025 ml. Diese Testmaterialträger wurden auf Agarplatten gelegt, die pro ml 8000 Sporen von Bac. subtilis (ATCC 6633) enthielten.

Nach 2 Std Prädiffusionszeit wurden die mit Testträgern belegten Agarplatten (DST-Agar) über Nacht bei 37 °C bebrütet und am nächsten Morgen die Hemmhöfe bestimmt. Die gefundenen Werte wurden dann mit den Hemmhöfen zweier bekannter Verdünnungsreihen eines „working standards" verglichen.

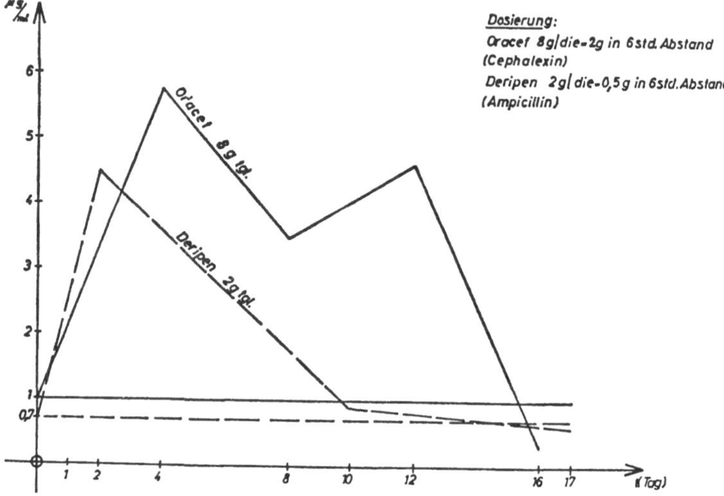

Abb. 1. Mittelwerttiterkurven (n = 10) nach Verabreichung von 8 g Oracef/die bzw. 2 g Deripen/die. Auf der Abszisse sind die Behandlungstage angegeben, wobei Oracef in der angegebenen Dosierung über 12 Tage und Deripen über 10 Tage per os verabreicht wurde. Die Kontrolluntersuchungen fanden am 16. bzw. 17. Tag statt. Auf der Ordinate sind die Titergrößen in μg/ml angegeben

Ergebnisse

Abb. 1 zeigt Mittelwertkurven aus jeweils zehn Untersuchungen. Hierbei fanden sich deutlich schwankende Titergrößen des Antibioticum im Prostataexprimat bei Verabreichung von Deripen. Weniger ausgeprägt waren diese Titerschwankungen bei Oracef.

Betrachtet man die Abb. 3, so findet sich die Erklärung für die schwankenden Mittelwertkurven der Abb. 1. So konnte in 4 von 10 Fällen im Prostataexprimat Deripen nicht nachgewiesen werden. Dies würde mit den Untersuchungen von Stamey übereinstimmen, nach denen nicht lipoidlösliche Substanzen die Drüsenepithelmembran nicht durchdringen können und somit nicht in die Lumina der Prostataacini ausgeschieden werden.

Dem widersprechend fanden sich jedoch in den übrigen sechs Fällen Deripentiter im Prostataexprimat zwischen 1 und 8 γ/ml, ein Titerbereich, der die meisten grampositiven sowie gramnegativen Keime erfaßt. In diesem Zusammenhang sei

Hersteller: Fa. Schleicher & Schüll.

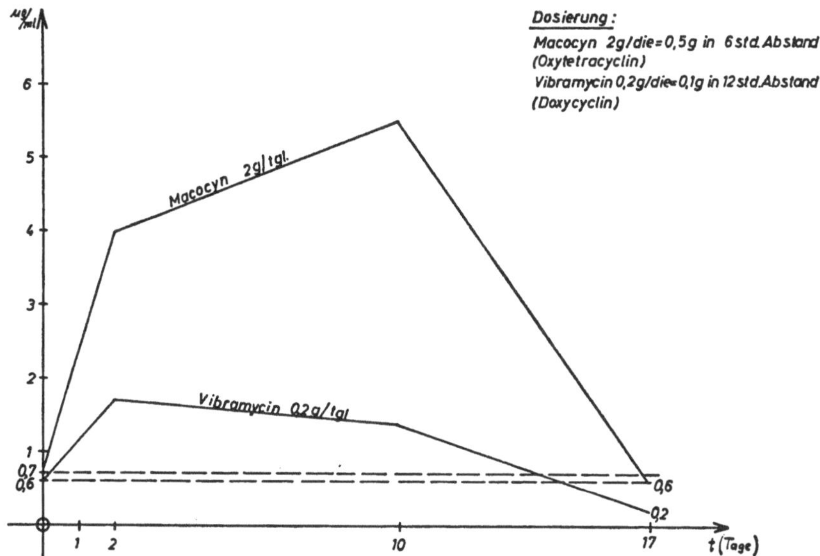

Abb. 2. Mittelwerttiterkurven (n = 10) bei peroraler Verabreichung von Macocyn 2 g/die bzw. Vibramycin 200 mg/die. Auf der Abszisse sind die Behandlungs- bzw. Kontrolluntersuchungstage nach Absetzen des Antibioticum angegeben. Die Ordinate gibt die Titerhöhen in µg/ml wieder

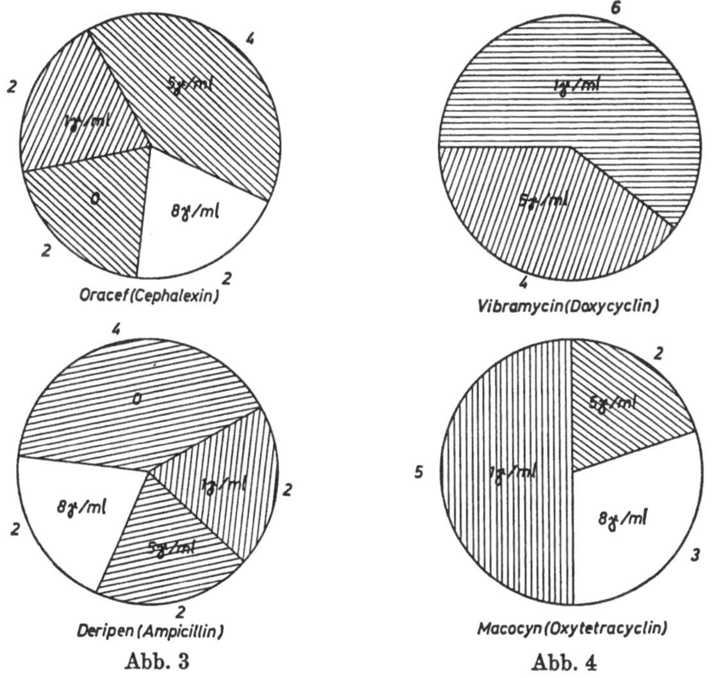

Abb. 3. Antibioticatiter im Prostataexprimat gemessen in µg/ml eine Std nach peroraler Einnahme von Oracef 2000 mg bzw. Deripen 500 mg bei insgesamt zehn Probanden

Abb. 4. Antibioticatiter im Prostataexprimat gemessen in µg/ml eine Std nach peroraler Einnahme von Vibramycin 100 mg bzw. Macocyn 500 mg bei zehn Probanden

erwähnt, daß sich das sog. Prostataexprimat aus Sekreten der Urethra, evtl. geringen Urinmengen, vor allem wenn der Untersuchte unmittelbar vor der Exprimatgewinnung urinierte, Sekreten der Bläschendrüsen und der Prostata zusammensetzt. Da Ampicillin erfahrungsgemäß sehr hohe Urinspiegel macht, wären Fehlbestimmungen durchaus denkbar. Andererseits ist jedoch zu bedenken, daß die Untersuchungen von Stamey an nicht entzündlich veränderten Prostatae von Hunden durchgeführt wurden. Es ist bekannt, daß sich bei Entzündungen die Permeabilitätsverhältnisse der Zellmembranen im Sinne einer vermehrten Durchlässigkeit hydrophiler Substanzen ändern. Allein diese Tatsache könnte die nachgewiesenen Titer von *Deripen* und *Oracef* im Prostataexprimat bei Prostatitis erklären. Die höheren Titer von *Oracef*, verglichen mit den *Deripen*titern, sind offensichtlich auf das höhere Konzentrationsgefälle Plasma zu Prostatasekret zurückzuführen, evtl. auch auf die geringere Wasserlöslichkeit sowie Proteinbindung des *Oracefs*.

Aus Abb. 2 geht hervor, daß die Tetracycline *Macocyn* und *Vibramycin* praktisch keine Titerschwankungen aufweisen. Dies ist durch die Lipophilie dieser Tetracycline zu erklären. Da jedoch die gefundenen Werte, die nach der Henderson-Hasselbachschen Gleichung errechneten Werte bei weitem überschreiten, andererseits die oben erwähnten Titergrößen von *Oracef* sowie teilweise auch von *Deripen* den errechneten Werten für lipoidlösliche Substanzen entsprechen würden, kann ein aktiver Sekretionsmechanismus der Drüsenepithelzellen der Prostata nicht ausgeschlossen werden. Die bereits diskutierte mögliche Verfälschung der Antibioticatiter im Prostataexprimat durch entsprechend hohe Urinkonzentrationen der einzelnen Substanzen ist unwahrscheinlich, da sich sonst in Abb. 1 keine Nullwerte ergeben hätten.

Abb. 4 zeigt, daß in keinem Fall nach Tetracyclinverabreichung Nullwerte zu sehen waren, was eine gute Übereinstimmung mit den theoretischen, experimentellen Untersuchungen bedeutet und ebenfalls gegen eine Verfälschung der Prostataexprimattiter durch Urinantibioticatiter spricht.

Zusammenfassend kann aus unseren Untersuchungen folgendes festgestellt werden:

1. Auch weniger oder nicht lipophile Substanzen können im Prostataexprimat nachgewiesen werden und Titerhöhen erreichen, die die üblicherweise vorkommenden Keime vernichten können. Trotzdem sollten diese antibakteriellen Substanzen primär bei entzündlichen Erkrankungen der Prostata nicht angewandt werden, da im Einzelfall keine Garantie für entsprechend antibakteriell wirksame Titer gegeben ist.

2. Zur Behandlung einer Prostatitis sollten antibakterielle Substanzen mit einem pH um 8,6 bei gleichzeitiger Lipoidlöslichkeit verwendet werden, da nur dadurch konstante antibakterielle Titer im Prostataexprimat aufrechterhalten werden können. Auf Grund unserer Untersuchungen scheint das Oxytetracyclin *Macocyn* und das *Doxycyclin Vibramycin* für die Prostatitistherapie geeignet, da sie weitgehend die erforderlichen physikalischen und chemischen Eigenschaften besitzen, die die notwendigen Konzentrationen eines Antibioticum im Prostatasekret garantieren.

Literatur

Borski, A. A., Pulaski, E. J., Kimbrough, J. C., Fusillo, M. H.: Antibiotics and Chemotherapy **4**, 905—910 (1954). — 2. Stamey, T., Meares, E. M., Winningham, D. G.: J. Urol. (Baltimore) **103**, 187—194 (1970). — 3. Winningham, D. G., Nemoy, N. J., Stamey, T. A.: Nature (Lond.) **219**, 139—143 (1968). — 4. Klein, P.: Bakteriologische Grundlagen der chemotherapeutischen Laboratoriumspraxis. Berlin-Göttingen-Heidelberg: Springer 1957.

Privatdozent Dr. A. Hofstetter
Urolog. Univ.-Klinik
D-8000 München 15
Thalkirchner Straße 48

J. S. Braun, W. Straube und K. Haubensak: **Quantitative Bestimmung von Trimethoprim in Serum und Urin bei normaler und eingeschränkter Nierenfunktion**

Die Kenntnis der Pharmakokinetik von Chemotherapeutica ist immer dann von besonderer Bedeutung, wenn Patienten mit eingeschränkter Nierenfunktion behandelt werden müssen.

Trotz der breiten Anwendung, die die Kombinationspräparate von Trimethoprim (TMP) und Sulfonamide wegen der guten Wirksamkeit gefunden haben, sind Untersuchungen über das pharmakokinetische Verhalten von Trimethoprim bei Patienten mit eingeschränkter Nierenfunktion erst ganz vereinzelt (Hitzenberger) [7] mitgeteilt.

Trimethoprim ist ein vor einigen Jahren entwickeltes Chemotherapeuticum, das die Synthese der Folsäure in den Mikroorganismen hemmt.

Soweit aus der Literatur zu ersehen, erfolgte die Bestimmung der Konzentration von Trimethoprim überwiegend mit mikrobiologischen Techniken [1—3]. Hierbei werden die Hemmkonzentrationen von Verdünnungsreihen gegen bestimmte Keime verglichen. 1970 veröffentlichte Schwartz [4] eine chemische Methode zur Bestimmung von Trimethoprim und berichtete über pharmakokinetische Studien bei vier Normalpersonen. Bei diesem Verfahren wird Trimethoprim nach Extraktion oxydativ umgewandelt und das Oxydationsprodukt dann fluorometrisch gemessen.

Mit dieser Methodik haben wir bei Patienten mit normaler und eingeschränkter Nierenfunktion die Serum- und Urinkonzentrationen von Trimethoprim nach einmaliger Gabe von zwei Tabletten Eusaprim®[1] bestimmt, das entspricht 160 mg Trimethoprim. Als Parameter der Nierenfunktion dienten das Serumkreatinin und die endogene Kreatininclearance.

Die *Ergebnisse* dieser Untersuchungen werden auf der folgenden Abbildung dargestellt:

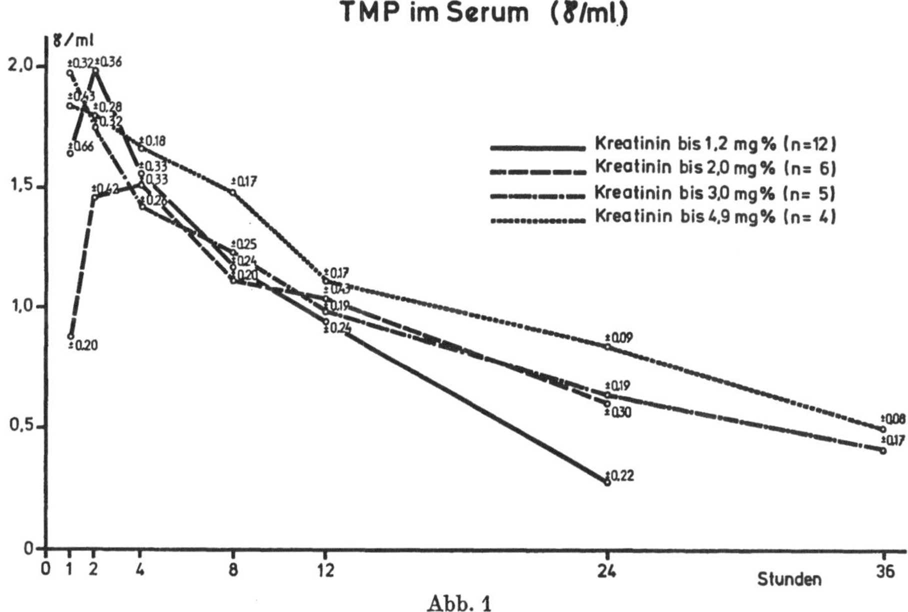

Abb. 1

Die vier Kurven zeigen die Mittelwerte der Serumkonzentrationen von Trimethoprim bei einem normalen Vergleichskollektiv und drei Patientengruppen mit eingeschränkter Nierenfunktion.

Die ausgezogene Linie entspricht dem Normalkollektiv. Das Patientenkollektiv haben wir unterteilt in drei Gruppen: 1. Gruppe mit Serumkreatinin bis 2 mg-%, die 2. Gruppe von 2 bis 3 mg-% und die 3. Gruppe von 3 bis 5 mg-%.

[1] Registriertes Warenzeichen der Fa. Deutsche Wellcome GmbH.

Die Zahlen an den Kurvenpunkton sind dio Standardabweichungen der jeweiligen Mittelwerte.

In Übereinstimmung mit Schwartz [5] fanden wir, daß die maximale Konzentration von Trimethoprim im Serum mit etwa 2,0 γ/ml nach ca. 2 Std erreicht ist, die Halbwertszeit liegt bei 8 bis 9 Std, nach 24 Std sind nur noch 0,3 γ/ml nachweisbar.

Bei der Patientengruppe bis 2 mg-% Kreatinin liegt das Maximum auch hier bei 2 Std; wie die Plateaubildung der Kurve zwischen der 2. und 4. Std nach Tabletteneinnahme zeigt, bleibt das steady-state über einen längeren Zeitraum erhalten. Die Halbwertszeit liegt bei etwa 15 Std, nach 24 Std konnten im Serum noch 0,6 γ/ml gemessen werden, diese Konzentration ist doppelt so hoch wie in der Normalgruppe.

Bei der Gruppe 3 (Kreatinin bis 3 mg-%) und Gruppe 4 (Kreatinin von 3 bis 5 mg-%) liegt das Maximum schon innerhalb der 1. Std nach Tabletteneinnahme. Die Halbwertszeit in der Gruppe 3 entspricht mit 14 Std etwa der in der Gruppe 2, bei Gruppe 4 ist sie jedoch auf 22 Std verlängert.

Die Serumkonzentrationen nach 24 Std betragen 0,63 γ/ml in der Gruppe 3 bzw. 0,85 γ/ml in Gruppe 4; nach 36 Std werden immerhin noch 0,42 γ/ml bzw. 0,5 γ/ml gemessen, diese Werte liegen noch höher als beim Normalkollektiv nach 24 Std.

Tabelle 1

Kreatinin im Serum (mg/100 ml)	U_1 0–12 Std γ/ml	U_2 12–24 Std	U_3 24–48 Std
bis 1,2	56,0 (38,6–80,0)	48,5 (18,8–99,5)	25,6 (7,2–80,0)
1,3–2,0	33,3 (24,0–47,0)	24,9 (14,5–43,5)	14,1 (9,6–19,0)
2,1–3,0	19,6 (14,2–29,0)	16,1 (11,0–29,0)	11,3 (5,9–22,8)
3,1–5,0	16,7 (5,0–24,0)	14,5 (6,0–19,6)	11,3 (2,4–18,6)

Ausscheidung von Trimethoprim im Urin (γ/ml). Mittelwerte mit Extrembereichen.

Zur Bestimmung der im Urin ausgeschiedenen Trimethoprimkonzentrationen wurden während der ersten 24 Std nach Tabletteneinnahme zwei getrennte 12 Std-Portionen gesammelt, anschließend wurde nochmals ein 24 Std-Urin gesammelt. Die Ergebnisse sind in der folgenden Tabelle zusammengefaßt. Beim Normalkollektiv liegen die ausgeschiedenen Mengen in allen drei Sammelurinen weit über den minimalen Hemmkonzentrationen, die von Bushby [6] für Trimethoprim allein mit 0,3 bis 3 γ/ml, bei gleichzeitiger Anwesenheit eines Sulfonamidpräparates mit 0,05 bis 0,2 γ/ml angegeben sind. Bei den Patientengruppen nimmt die Ausscheidung in direkter Abhängigkeit vom Serumkreatinin ab. Die minimalen Hemmkonzentrationen werden jedoch in keinem Fall unterschritten.

Aus unseren Untersuchungen ergeben sich folgende Schlußfolgerungen:

1. Mit zunehmender Einschränkung der Nierenfunktion wird die maximale Konzentration von Trimethoprim im Serum bedeutend eher erreicht als bei Normalpersonen, sie liegt schon innerhalb der 1. Std nach Tabletteneinnahme; der Abfall der Serumkonzentration ist deutlich verzögert und die Halbwertszeit entsprechend verlängert.

2. Mit steigendem Kreatininwert im Serum verzögert sich die Ausscheidung von Trimethoprim im Urin; die gemessenen Konzentrationen liegen aber immer noch im therapeutisch wirksamen Bereich.

3. Bei eingeschränkter Nierenfunktion können die Dosis reduziert oder die Dosisintervalle verlängert werden. Genauere Angaben hierüber sind jedoch nur unter Berücksichtigung der entsprechenden Werte für die Sulfonamidkomponente des Kombinationspräparates möglich; hierüber ist eine Mitteilung in Vorbereitung.

Literatur

1. Biro, L., Ivan, E., Pereny, T., Arr, A.: Int. Z. Klin. Pharmakol., Therapie und Toxikologie 3, 328 (1971). — 2. Meyer-Romn, J., Schmidt, P., Liehr, W.: Fortschr. Med. 88, 715 (1970). — 3. Beck, H.: Rev. Méd. 23, 1437 (1971). — 4. Schwartz, D. E., Koechlin, B. A., Weinfeld, R. E.: Chemotherapy (Basel) Suppl. 14, 22 (1969). — 5. Schwartz, D. E., Rieder, J.: Chemotherapy (Basel) 15, 337 (1970). — 6. Bushby, S. R. M.: Postgrad. med. J. Suppl. 45 (1969). — 7. Hitzenberger, G.: Eusaprim-Symposion, Tegernsee, Oktober 1971.

Dr. J. S. Braun
Urolog. Univ.-Klinik
D-6650 Homburg (Saar)

S. Scultéty und M. Gábor: **Zur Frage therapeutischer Anwendung gewisser Flavonoidverbindungen in der Urologie**

Auf die kurative Wirkung der Flavonoide, die die reichen Farbenvariationen der Pflanzenwelt zustande bringen, haben Szentgyörgyi u. Rusznyák [4] die Aufmerksamkeit gelenkt. Schon 1959 [1], als die Kenntnisse über ihre biologischen Eigenschaften anfangs erst sehr gering waren, schreibt Böhm diesen Verbindungen wenigstens 40 verschiedenartige pharmakodynamische Effekte zu. In letzter Zeit gibt es zahlreiche Publikationen, die sich mit ihrer therapeutischen Anwendung beschäftigen, und das Hauptindikationsgebiet scheint doch die Reduzierung der auf Grund pathologischer Capillarfragilität entstandenen Blutungen und die Prophylaxe dieser Komplikationen zu sein.

In urologischer Hinsicht ist es äußerst interessant, daß gewisse Chromonverbindungen, ebenfalls aus der Flavonoidgruppe, über eine sehr ausgeprägte spasmolytische Eigenschaft verfügen. Als wirksamste aus dieser Reihe wurde das Flavoxat, Piperidino-ethyl-3-methyl-flavon-8-carboxylat-hydrochlorid bei Setnikars [3] Untersuchungen gefunden. Seine akute Toxicität ist viel geringer; die antispasmodischen Eigenschaften übertreffen jedoch das klassische Papaverin. Die spasmolytische Wirkung auf die glatte Muskulatur wurde im Dünndarmexperiment in vitro und in vivo, auch bei Spontanaktivität gegen Spasmogene, ebenso an Bronchialmuskulatur, an Gallenblase, Uterus, an Samenbläschen der Ratten erwiesen. Ihre analgetische Eigenschaft ist viermal stärker als sie bei Aminopyrin ist; die sehr wichtige lokalanästhetische Wirkung ist halb so groß wie die des Procains. Besonders bedeutungsvoll ist diese bei spastischen Zuständen urogenitalen oder intestinalen Ursprungs, die von entzündlichen oder ulcerativen Prozessen entstehenden Schmerzimpulsen verursacht werden. Das autonome Nervensystem wird von dem neuen Medikament nicht beeinflußt. Es ist auch sehr wichtig, daß die Flavonoide in gewissen Modellexperimenten auch entzündungshemmende Eigenschaften aufweisen (Gábor [2]).

In *unseren Untersuchungen* haben wir die Flavoxatwirkung auf normale und neurogene Blasen mit der cystometrischen Methode in zwei unabhängigen Patientengruppen in Doppelblind-, Cross-over-Studien geprüft. In der ersten Gruppe, die aus 25 Patienten (11 Männer, 14 Frauen) bestand, war die Blasenfunktion normal. In der zweiten hatten die 25 Patienten (23 Männer, 2 Frauen) neurogene Blasen, besonders 21 mit spastischen und 4 mit flacciden Erscheinungen. In beiden Gruppen wurden die Blasenkapazität und der Blasendruck in der präkontraktionellen Phase mit der üblichen Methode vor und 2 Std nach der separierten Einnahme von 200 mg Flavoxat[1] und 30 mg Propanthelin[2] bestimmt. Eine Woche später wurde diese Prozedur mit dem anderen Medikament bei denselben Versuchspersonen zur Ergänzung der Cross-over-Studie wiederholt. Zur Elimination der Variationsmöglichkeiten wurden identische Verhältnisse, also dieselbe Tagesperiode, dieselbe Methode der Blasenfüllung usw., gewählt. Zur statistischen Analyse wurde der Student-paired „T"-Test appliziert und als signifikant die „P"-Werte mit 0,005 oder weniger bewertet.

---

[1] Urispas, Fa. Smith, Kline & French, Philadelphia.
[2] Probanthine, Fa. Searle, High Wycombe.

Nach beiden Medikamenten vergrößerte sich die Kapazität bei der Hälfte der Normalblasen signifikant (Abb. 1). Es scheint so, daß die Männer empfindlicher auf Flavoxat als auf Propanthelin reagieren. Bei Frauen ist die Veränderung der Kapazität nach beiden Medikamenten durchschnittlich dieselbe.

Der Ruhetonus der Harnblase bei Frauen verminderte sich nach beiden Medikamenten im Durchschnitt um 2 cmH_2O (Abb. 2). Dieselbe Verminderung haben wir bei Männern auch nach Propanthelin aber nicht nach Flavoxat gemessen.

Bei spastischen neurogenen Blasen hat die Flavoxatverabreichung die Kapazität in 13 von 21 Fällen vergrößert, so lange wurde es nach Propanthelin in 8 von 21 Fällen wahrgenommen (Abb. 3). Die Vergrößerung der Durchschnittskapazität nach Flavoxat ist also deutlicher als nach Propanthelin. Keines von den Medikamenten verursachte signifikante Veränderungen im präkontraktionellen Blasentonus.

Abb. 1. Vergrößerung der normalen Blasenkapazität

	Männer	Frauen
Kontrolle vs. Flavoxat	49,5 ± 16,9 ml (p 0,02–0,01)	35,7 ± 11,0 ml (p 0,005–0,001)
Kontrolle vs. Propanthelin	23,1 ± 9,8 ml (p 0,05–0,025)	32,1 ± 8,5 ml (p 0,005–0,001)
Vergrößerung mit 50 ml oder mehr		
Flavoxat	6 von 11	7 von 14
Propanthelin	5 von 11	8 von 14

Abb. 2. Reduktion des Ruhetonus bei normaler Blase

	Männer[a]	Frauen[a]
Kontrolle vs. Flavoxat	1,3 ± 1,3 cm (p 0,1)	2,1 ± 0,4 cm (p 0,001)
Kontrolle vs. Propanthelin	2,4 ± 0,99 cm (p 0,05–0,02)	1,9 ± 0,27 cm (p 0,001)

[a] Männer 11, Frauen 14 Patienten.

Abb. 3 Vergrößerung der Kapazität bei neurogener Blase[a]

Kontrolle vs. Flavoxat	48,1 ± 10,8 ml (p 0,001)
Kontrolle vs. Propanthelin	44,4 ± 15,95 ml (p 0,02–0,01)
Vergrößerung mit 50 ml oder mehr	
Flavoxat	13 von 21
Propanthelin	8 von 21

[a] 20 Männer und eine Frau.

Die Wirkung des Flavoxats und des Propanthelin auf die normale Blase ist also ähnlich der Vergrößerung der Kapazität und der Reduktion des Ruhetonus. Die Kapazität der spastischen Blase wird auch größer, obwohl die präkontraktionelle Phase der Blasendruckkurve unverändert bleibt. Die Erklärung dieser Erscheinung verdient vielleicht weitere Aufmerksamkeit.

Auf Grund unserer Untersuchungen scheint die Flavoxatwirkung mit der von Propanthelin gleichrangig zu sein. Es ist ein Vorteil der Flavoxattherapie, daß keine Dehydration der Otopharynx, keine Beeinflussung des intraoculären Druckes verursacht wird. Das urologische Indikationsgebiet ist also gegeben in allen Fällen, wo die Relaxation des Detrusor notwendig scheint. Im Laufe unserer therapeutischen Beobachtungen haben wir erfahren, daß die Flavoxattherapie in der Behandlung der Harnwegsinfektionen und bei gewissen Formen der neurogenen

Blase als wirkungsvolles und rasches Adjuvans recht gut brauchbar ist. Die Tagesdosis beträgt 3 × 100 mg oder mehr, auch durch längere Zeit. *Nebenwirkungen* haben wir nicht beobachtet, obwohl es hauptsächlich bei alten Patienten cerebrale Störungen, schlechtes Allgemeinbefinden verursachen kann. Als *Kontraindikation* gelten die obstruktiven Zustände der unteren Harnwege oder des gastrointestinalen Traktes.

Die Einführung der Flavonoidverbindungen in die Reihe der urologischen Spasmoanalgetika stellt eine neue Möglichkeit dar: Die Flavoxattherapie vereinigt in sich selbst die von diesen Medikamenten erwünschten Vorteile ohne die Nebenwirkungen der bisher gebräuchlichen Präparate. Durch weitere Forschung über Flavonoide wird die Klinik sicherlich neue therapeutische Möglichkeiten erhalten.

Zusammenfassung

Es wird über die bisher wenig bekannte spasmoanalgetische Eigenschaft und urologische Anwendungsmöglichkeit des Flavoxats, einer chemischen Verbindung aus der Flavonoidreihe, berichtet. In einer Doppelblind-, Cross-over-Studie wurde seine Wirkung auf die normale und neurogene Blase, parallel mit Propanthelin, cystometrisch untersucht. Auf Grund der statistischen Analyse wurde das Flavoxat in den genannten Relationen mit Propanthelin als gleichrangig bewertet.

Literatur

1. Böhm, K.: Arzneimittel-Forsch. **9**, 539 (1959). — 2. Gábor, M.: The antiinflammatory action of flavonoids. Budapest: Akadémiai Kiado 1972. — 3. Rusznyák, I., Szentgyörgyi, A.: Nature (Lond.) **138**, 356 (1936). — 4. Setnikar, I., Ravasi, M. T., Da Re P.: J. Pharmacol. exp. Ther. **130**, 356 (1960).

Dr. S. Scultéty
Dr. M. Gábor
Urolog. Abt. des Stadtkrankenhauses
Institut für Pharmakognosie
Szeged (Ungarn)

H. Madersbacher und E. Semenitz: **Harnwirksame Minimaldosen verschiedener Antibiotica**

Bei einer Reihe urologischer Patienten ist über kürzere oder längere Zeit eine Infekt- bzw. Hohlraumprophylaxe mit Antibiotica angezeigt. Diese sollte rationell und für den Kranken wenig belastend durchgeführt werden. Es wäre daher wünschenswert mit einer möglichst niedrigen, aber doch wirksamen Dosis des gewählten Chemotherapeuticum, mit der harnwirksamen Minimaldosis, auszukommen.

Da sich in der Literatur nur wenig einschlägige Angaben finden (Naumann, 1962; Haschek u. Mitarb, 1965; Lais, 1971; Hubmann, 1972), andererseits aber in der Pharmakokinetik der verschiedenen Substanzen beträchtliche Unterschiede beobachtet wurden, prüften wir verschiedene Chemotherapeutica, wie lange bei minimaler Dosierung ein wirksamer Harnspiegel gegen einige, häufig vorkommende Erreger von Harnwegsinfekten nachweisbar ist.

Methodik

Zunächst haben wir bei Patienten mit frischen Querschnittsläsionen, die wegen der Blasenparese intermittierend katheterisiert wurden, geprüft, bei welcher Minimaldosis verschiedener Chemotherapeutica noch in vitro wirksame Harnkonzentrationen, also Hemmhöfe, im Plattentest nachzuweisen waren. Wir fanden, daß es bei einigen Chemotherapeutica möglich war, mit einer Tablette oder Kapsel der handelsüblichen Präparationen auszukommen. Daraufhin haben wir die Untersuchung wie folgt durchgeführt:

Die Querschnittspatienten erhielten zu fixen Zeiten das jeweilige Chemotherapeuticum. Anschließend wurden nach 6, 12 und 24 Std die Harnspiegel im Vergleich zur Reinsubstanz qualitativ im Plattentestverfahren bestimmt. Als Teststämme verwendeten wir E. coli und B. subtilis ATCC 6633. Da bei dieser Gruppe von Querschnittspatienten eine Spontanmiktion noch nicht möglich war, konnte die in der Zwischenzeit produzierte Harnmenge jeweils durch Katheterismus gewonnen werden. Fehler beim Harnsammeln, wie sie bei einer Kontrollgruppe gesunder Probanden auftraten, wurden dadurch vermieden. Da die Patienten wegen der Gefahr der Blasenüberdehnung ein strenges Flüssigkeitsregime einhalten müssen, zeigte die Harnausscheidung in den einzelnen Sammelperioden nur geringe Schwankungen.

Tabelle 1. Ergebnisse nach Gabe von 500 mg Ampicillin, Tetracyclin-HCL und Chloramphenicol: Die Säulen stellen die Höhe der im Harn gefundenen Wirkstoffspiegel der getesteten Substanzen in γ/ml nach 6, 12 und 24 Std dar; die Werte sind im halblogarithmischen System aufgetragen

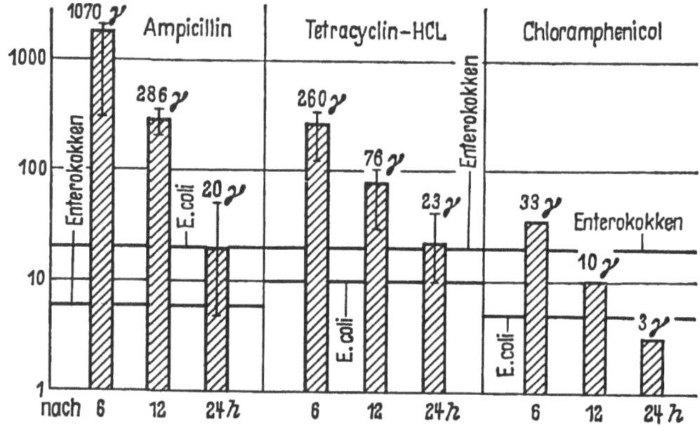

Bei insgesamt 15 Querschnittspatienten wurden 563 Harnspiegelbestimmungen durchgeführt. Folgende Medikamente wurden getestet: Ampicillin, Tetracyclin-HCL und Chloramphenicol, ferner Nitrofurantoin, Nalidixinsäure und die Kombination von Trimethoprim und Sulfomethoxazol.

Ergebnisse

Die Wirkstoffspiegel von *Ampicillin* nach Einnahme von 500 mg betrugen nach 6 Std 1070 γ, nach 12 Std 286 γ und nach 24 Std 20 γ; die entsprechenden Spiegel von *Tetracyclin-HCL* lagen bei 260, 76 und 23 γ; nach Einnahme von 500 mg *Chloramphenicol* bei 33, 10 und bei 3γ (s. Tabelle 1). Die waagerechten, stärker gezeichneten Linien in der Tabelle zeigen die mittleren Hemmkonzentrationen der getesteten Substanzen gegen E. coli und Enterokokken auf Grund der Angaben von H. Welch (1959) u. anderen Autoren. Somit liegen die Harnspiegel dieser Antibiotica nach Einnahme von 500 mg Substanz noch nach 24 Std in einem Bereich, in dem man, eine entsprechende Empfindlichkeit vorausgesetzt, eine antibakterielle Wirkung annehmen kann.

In einer weiteren Serie wurden Nitrofurantoin, Nalidixinsäure sowie die Wirkstoffkombination Trimethoprim und Sulfomethoxazol untersucht. Hier zeigte sich, daß nach Einnahme von 100 mg *Nitrofurantoin* nach 12 Std, nach einer einmaligen Gabe von 500 mg *Nalidixinsäure* nach 24 Std keine Wirkstoffspiegel nachweisbar waren. Nach Gabe von 80 mg *TMPS* zusammen mit 400 mg *Sulfomethoxazol*, entsprechend einer Tablette der handelsüblichen Präparationen, konnten wir über 24 Std eine gegen die gängigen Harnkeime wirksame Harnkonzentration finden (s. Tabelle 2). Bei der letztgenannten Wirkstoffkombination wurden in der Tabelle nicht die Wirkstoffmengen in γ, sondern die ermittelten Hemmhofgrößen in gemessenen mm angegeben, da es bei Kombinationspräparaten nicht sinnvoll ist, die in vitro-Wirksamkeit im Plattentestverfahren in γ anzugeben.

Diskussion

Auf Grund unserer Ergebnisse erscheint es durchaus möglich, durch Gabe eines geeigneten Antibioticums in der erwähnten niedrigen Dosierung, eine echte Prophylaxe gegen Hohlrauminfektionen zu erzielen. Auch die einmalige Gabe

Tabelle 2. Wirkstoffspiegel im Harn nach einer einmaligen Dosis von 100 mg Nitrofurantoin, 500 mg Nalidixinsäure und nach Gabe einer Kombination von 80 mg Trimethoprim und 400 mg Sulfomethoxazol

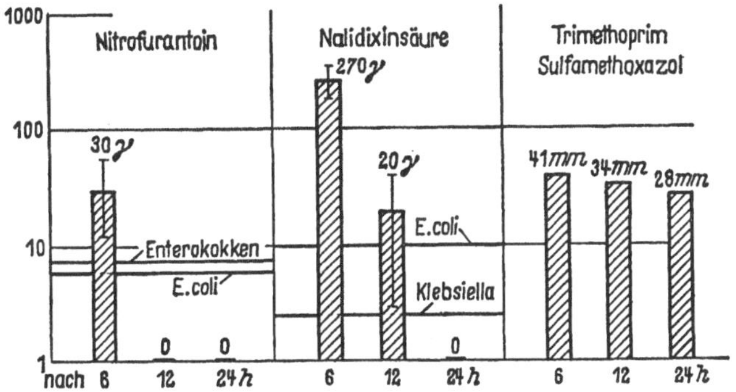

eines der erwähnten Medikamente zur Infektprophylaxe nach diagnostisch-instrumentellen Eingriffen bei gefährdeten Patienten kann daher rationell und sinnvoll sein. Die Wirkung kann verstärkt werden, wenn das Antibioticum am Abend eingenommen wird, da es im konzentrierten Nachtharn besser zur Wirkung kommt.

Die bei unseren Querschnittspatienten erreichte recht niedrige Infektrate — etwa 50% bleiben während der gesamten Katheterisierungsperiode infektfrei, über 85% werden mit steriler Kultur entlassen — führen wir neben der „non touch technique" des Katheterismus auf die Abschirmung mit minimalen Antibioticadosen zurück. Eine Entwicklung besonders resistenter Keime haben wir trotz der lang dauernden Medikation nicht beboachtet.

Zusammenfassung

Harnspiegeluntersuchungen, 6, 12 und 24 Std nach Einnahme von Antibiotica sowie klinische Verlaufskontrollen bei Querschnittspatienten während der Katheterisierungsperiode haben gezeigt, daß bestimmte Substanzen durchaus in der Lage sind, auch in geringer Dosierung und bei einmaliger Verabreichung eine echte Hohlraumprophylaxe zu bewirken.

Literatur

Lais, J.: Wien. med. Wschr. 121, 553—559 (1971). — Haschek, H., Porpaczy, P.: Die antibakterielle Therapie der Harninfektion bei Niereninsuffizienz. Berlin-Heidelberg-New

York: Springer 1966. — Naumann, P.: Arzneimittel-Forsch. 12, 984—992 (1962). — Welch, H.: A guide to antibiotic therapy. New York: Medical Encyclopedia, Inc. 1959. — Reimann-Hunziker, R. G. J.: Praxis, Schweiz. Rundschau Med. 53, 15—19 (1964). — Warnecke: Zit. bei R. und G. J. Reimann-Hunziker.

Dr. H. Madersbacher
Urolog. Univ.-Klinik
A-6020 Innsbruck

D. Latal und S. Rummelhardt: **Hochdosierte antibiotische Therapie nach dem 60. Lebensjahr**

In den Jahren 1965 bis 1971 waren unter den Patienten der Urologischen Abteilung des Krankenhauses der Stadt Wien-Lainz 50 in der Altersgruppe von 60 bis 84 Jahren, die wegen einer Sepsis mit hochdosierten Antibioticis (in der Hauptsache Penicillin) behandelt wurden.

Der Grund der stationären Betreuung waren Nieren- oder Uretersteine, Prostatahypertrophie, Zustand nach Prostatektomie, Prostatacarcinom, Epididymitis, Pyelonephritis und N. vesicae.

Tabelle 1

Operative Therapie	37
Nicht wegen septischer Komplikationen	22
Wegen septischer Komplikationen (Incision, Semikastration, Nephrektomie)	15
Konservative Therapie	13

Einer operativen Therapie wurden 37 Patienten unterzogen, teils wegen des primär zur Aufnahme führenden Grundleidens, teils wegen der septischen Manifestation; 13 Patienten wurden konservativ behandelt. Die bei allen Patienten routinemäßig geprüfte Nierenfunktion ergab bei 35 Patienten normale Befunde, bei 6 Patienten Grenzwerte und 9 Patienten zeigten eine deutliche Einschränkung ihrer Nierenfunktion.

Tabelle 2

Septische Manifestation	
Epididymitis	30
Pyelonephritis-Pyonephrose	17
Paraurethraler Absceß	2
Prostatitis	1
Erregernachweis (Harnkultur)	
E. coli	15
Proteus	11
Pseudomonas aeruginosa	7
Staphylococcus, bzw. Mischinfektion	7
Steril	12

Die Sepsis wurde 30mal durch eine Epididymitis, bei 17 Patienten durch eine Pyelonephritis bzw. Pyonephrose verursacht, zweimal bestand ein paraurethraler Absceß und einmal handelte es sich um eine akute Prostatitis. Beim Erregernachweis in der Harnkultur konnte bei 15 Patienten E. coli, bei 11 ein Proteus vulgaris, bei 7 Pseudomonas aeruginosa und bei weiteren 7 Staphylococcus aureus u. a. Keime festgestellt werden. Bei 12 Patienten ergab die Harnkultur keinen pathologischen Befund: Epididymitis 9, Pyelonephritis 2 und Pyonephrose 1.

Das Einsetzen der massiven antibiotischen Therapie erfolgte gewöhnlich nach 1- bis 3tägiger Fieberdauer, bei wenigen Patienten zu einem späteren Zeitpunkt, nämlich dann, wenn die Patienten längere Zeit zu Hause fiebernd gelegen und erst verspätet stationär aufgenommen wurden.

Elf Patienten wurden mit Penicillin allein behandelt, bei 10 Patienten wurde die hochdosierte Penicillintherapie mit Ampicillin oder Gentamycin kombiniert, bei etwa der Hälfte der Patienten kam die Tripel-Therapie in Anwendung, d. h. es wurde hochdosiert Penicillin (2mal 5 bis 2mal 20 Mill. E) täglich mit Ampicillin (2mal 1,0 bis 2mal 2,0) und Gentamycin (2- bis 3mal 40 mg) kombiniert, bei einer kleinen Patientenzahl wurde — allerdings erst in jüngerer Zeit — Cephalosporin (2mal 3,0) zur Anwendung gebracht.

In mehr als zwei Drittel (36) des Patientengutes dauerte die Verabreichung von 4 bis 10 Tagen, bei jeweils 7 Patienten kürzer, bzw. länger, was für alle Patienten nach Spitzy eine Unterdosierung bedeutet. Insgesamt verstarben 12 der so behandelten 50 Patienten an Urosepsis, bzw. Urämie.

Da wiederholt in der Literatur (Bloomer; Zinner u. Hitzenberger) sowie in Diskussionen (Sigel u. Schmiedt) behauptet wurde, daß die hochdosierte Penicillintherapie bei Patienten höheren Alters zu cerebralen Komplikationen wie

Tabelle 3

	Patienten
Antibiotische Therapie	
Nach 1 bis 3 Tagen Fieber	43
Nach 4 Tagen und später	7
Penicillin allein (10 bis 20 Mill. täglich)	11
Penicillin, kombiniert mit Ampicillin oder Gentamycin	10
Tripeltherapie (Penicillin, Ampicillin, Gentamycin)	24
Cephalosporin	5

Krampfanfällen, Bewußtseinsstörungen führen kann, wurde das vorliegende Krankengut in dieser Hinsicht genau untersucht.

Bei zwei Patienten lagen anscheinend cerebrale Komplikationen vor. Der eine Patient, 74jährig, war nach einer suprapubischen Prostatektomie bereits nach Hause entlassen worden und kam 16 Tage nach der Operation wegen eines seit 24 Std bestehenden septischen Zustandsbildes neuerlich zur Aufnahme. Trotz sofortiger hochdosierter Penicillintherapie mit 20 Mill. E täglich wurde der Patient nach weiteren 24 Std komatös; es bestand eine Leukocytose von 29000, das Serumkreatinin stieg auf über 8 mg-% an. Der Patient starb am 4. Tag nach der Aufnahme. Die hochdosierte Penicillintherapie war nach Eintreten des komatösen Zustandes, also nach einem Tag, sofort abgesetzt worden. Die Todesursache muß jedoch in diesem Fall eher der Sepsiswirkung allein zugeschrieben werden. Es fanden sich auch bei der Autopsie eine Pyelonephritis und Rindenabscesse.

Bei dem zweiten Patienten handelte es sich um einen 69jährigen Diabetiker, der wegen einer Fournierschen Gangrän und 24 Std bestehender septischer Temperaturen stationär aufgenommen und incidiert wurde. Der Patient wurde der Tripel-Therapie unterzogen und entwickelte am 8. Tag der Medikation eine Hemiparese links, worauf Penicillin und Binotal sofort abgesetzt wurden. Bei dem Patienten bestand außerdem eine Leukämie. Von seiten des Neurologen wurde diese Lymphadenose für das Entstehen der Hemiparese verantwortlich gemacht. Der Patient verstarb 4 Wochen nach der Spitalsaufnahme an Herz- und Kreislaufversagen.

In dem vorliegenden Krankengut kann auch bei kritischer Betrachtung keine nachteilige Wirkung der hochdosierten antibiotischen Therapie bei Patienten höheren Lebensalters gefunden werden, so daß die Indikationsstellung zur Anwendung auch im höheren Lebensalter ohne Einschränkung gegeben erscheint.

Literatur

1. Bloomer, A. H., Barton, L. J., Maddock, R. K.: J. Amer. med. Ass. **200**, 121 (1967). — 2. Hitzenberger, G., Zinner, G.: Wien. klin. Wschr. **50**, 914 (1964). — 3. Schmiedt, E., Sigel, A.: Persönliche Mitteilung auf der wiss. Sitzung der Bayrischen Urologen-Vereinigung. Erlangen, 17. 3. 1972. — 4. Spitzy, K. H.: Sinnvolle Anwendung von Antibiotika bei chirurgischen Patienten. Vortrag gehalten auf der 12. Tagg. der Österr. Ges. f. Chirurgie. Innsbruck, Juni 1971.

Dr. D. Latal
Professor Dr. S. Rummelhardt
Urolog. Abt. des Krankenhauses
der Stadt Wien-Lainz
A-1130 Wien
Wolkersbergenstraße 1

K. Naber, P. O. Madsen und K. H. Bichler: **Problematik der Nierengewebsspiegelbestimmung von Antibiotica**

Es besteht Einigkeit darüber, daß zur antibakteriellen Behandlung der Pyelonephritis ausreichende Nierengewebsspiegel entsprechend wirksamer Antibiotica und Chemotherapeutica erforderlich sind. Daher wurde mit den verschiedensten Methoden versucht, Nierengewebsspiegelbestimmungen durchzuführen.

Nach einer von Albert u. Krüger-Thiemer (1961) aufgestellten Theorie muß im Verteilungsgleichgewicht die Konzentration des freien Chemotherapeuticums, also des Teiles der antibakteriell wirksam ist, in allen Teilräumen des Körpers gleich sein. Diese Theorie konnte durch Versuche von Scholtan u. Schmid (1962) an der Maus bestätigt werden. Nach Gabe verschiedener Penicilline wurde im Serum und Gewebe zwar ein verschiedener Gehalt an gesamtem, aber nicht an freiem Penicillin gefunden.

Diese Verhältnisse lassen sich jedoch nur mit Einschränkung auf die Niere übertragen. Für die Antibiotica mit hoher renaler Clearance gilt, daß sie 1. zwar in den „Urinraum" eindringen können, dort aber selektiv konzentriert werden, und 2. in der Niere keine konstante Plasmakonzentration aufbauen: hohe Konzentration im arteriellen und niedrige Konzentration im venösen Schenkel.

Daraus ergibt sich die Problematik der Nierengewebsspiegelbestimmung solcher Antibiotica. Versteht man unter dem Begriff „Gewebsspiegel" die Konzentration im Interstitium — dies entspricht dem Ort, wo die antibakterielle Wirkung entfaltet werden soll; so werden alle Methoden unsinnig, die bei der Konzentrationsbestimmung den Urinraum mit einbeziehen.

Hubmann (1966) konnte zeigen, daß der Substanzgehalt im Gewebshomogenat für verschiedene Sulfonamide, Penicillin G, Ampicillin und Colistin zur Intensität der renalen Ausscheidung der jeweiligen Substanz in Beziehung steht. Nicht anders sind Untersuchungen zu werten, bei denen mit ähnlicher Methodik Spiegelbestimmungen bei normalen und krankhaft veränderten Nieren durchgeführt wurden. Meist lassen sich diese Befunde ohne weiteres auf eine veränderte Clearance oder Urinkonzentration zurückführen. Daß bei einer akuten, nicht infizierten Harnstauungsniere gegenüber der normalen Niere höhere sog. Gewebsspiegel gefunden werden (Truss u. Nabert-Bock, 1971) ist dadurch erklärt, daß die Konzentration bei akuter Harnstauung maximale Werte erreicht.

Die Problematik der Nierengewebsspiegelbestimmung konnte ebenfalls durch die Methode der Autoradiographie, die sich zunächst als Methode der Wahl anbietet, nicht gelöst werden. So konnten Romas u. Clark (1969) bei ihren Versuchen mit Tritium geladenem Tetracyclin und Penicillin lediglich feststellen, daß bei der pyelonephritischen Niere weniger Antibioticum im Tubuluslumen zu lokalisieren ist als bei der normalen Niere.

Als z. Z. verläßlichste Methode gilt die Konzentrationsbestimmung von Antibiotica und Chemotherapeutica in der Nierenlymphe, da hierbei die Trennung zum Urinraum möglich ist. Der wesentliche Anteil der Lymphe entsteht als Filtrat der dünnwandigen intrarenalen Venen. Versuche von Bell u. a. (1970) an der Nierenlymphe mit gleichzeitiger Messung des intrarenalen Venendruckes haben ergeben, daß keine Komponente der peritubulären Capillaren und Vasa recta zumindest unter normalen Umständen nachweisbar ist. Somit hat die tubuläre Rückresorption oder Diffusion keinen unmittelbaren Einfluß auf die Lymphkonzentration, was auch durch die Befunde von Hubmann (1969) gezeigt werden konnte.

An eigenen Untersuchungen (Naber, Madsen, Bichler, 1972) haben wir bei 15 Hunden Nierenlymphkonzentrationen folgender Antibiotica bestimmt: C 23'278-Ba, ein in der Entwicklung stehendes Cephalosporinderivat der Fa. Ciba, Carbenicillin, das uns als Anabactyl (Fa. Beecham) und Cephaloridin, das uns als Loridine (Fa. Lilly) zur Verfügung stand. Die Untersuchungen erfolgten unter Clearance-Bedingungen bei gleichzeitiger Gabe von ^{125}J-Jothalamat und ^{131}J-o-Jodohippurat zur gleichzeitigen Bestimmung von GFR und ERPF.

Unsere Untersuchungen zeigten entgegen den Ergebnissen, bei denen Gewebshomogenat verwendet wird, daß die Lymphkonzentration von Antibiotica mit hoher renaler Clearance signifikant niedriger ist als die arterielle Plasmakonzentration. Bei Antibiotica mit gleichzeitiger tubulärer Sekretion kann die Lymphkonzentration bis auf etwa die Hälfte abfallen, was auch ungefähr der Konzentration von PAH und o-Jodohippurat entspricht. Daraus ergeben sich, wie wir meinen, Konsequenzen für die Dosierung bei der antibakteriellen Therapie der Pyelonephritis.

Literatur

Bell, R. D., Keyl, M. J., Parry, W. L.: Invest. Urol. 8, 356 (1970). — Hubmann, R.: Habilitationsschrift. Homburg (Saar), 1966. — Hubmann, R., Opelt, B., Moormann, J. G., Schmidt, F. H.: Verh. dtsch. Ges. Urol. 256 (1969). — Krüger-Thiemer, E.: Jahresber. Borstel 5, S. 316—400. Berlin-Göttingen-Heidelberg: Springer 1961. — Naber, K., Madsen, P. O.: In Vorbereitung. — Romas, N. A., Clark, I.: J. Urol. (Baltimore) **102**, 541 (1969). — Scholtan, W., Schmid, J.: Arzneimittel-Forsch. **12**, 741 (1962). — Truss, F., Nabert-Bock, G.: Urologe **10**, 21 (1971).

Dr. K. Naber
Urolog. Univ.-Klinik
D-3550 Marburg (Lahn)

Diskussion zu den Vorträgen S. 117 bis 131

K. Bandhauer, St. Gallen: Ich möchte Herrn Hofstetter fragen, ob er bei den Antibioticauntersuchungen im Prostatasekret auch gleichzeitig Gewebsspiegeluntersuchungen durchgeführt hat. Ich kann mir nämlich nicht ganz vorstellen, daß man bei einer chronisch-rezidivierenden Prostatitis tatsächlich durch eine Prostatamassage in allen Fällen eine repräsentative Sekretmenge bekommt, um in ihr den Antibioticaspiegel zu bestimmen. Wenn man die chronisch-rezidivierende Prostatitis untersucht, dann findet sich zumindest häufig in den seltensten Fällen solche Sekretmenge — man kann überhaupt nur von Tropfen sprechen — die aus der Urethra herauskommt, und ich glaube, daß es sich dabei doch mehr um Urin handelt, der in der Urethra zurückbleibt. Es würde mich interessieren, ob solche Gewebsspiegeluntersuchungen gemacht worden sind, weil ich glaube, daß man nur dann wirklich über den Wert eines Antibioticums bei der Prostatitis sprechen kann.

A. Hofstetter, München: Wir haben Gewebsspiegeluntersuchungen nicht durchgeführt und zwar deshalb, weil wir uns zunächst nicht für die Antibioticatiter im Gewebe interessierten, sondern für das, was sich wirklich im Exprimat befindet. Dem anderen Einwand, daß man nicht genügend Exprimat gewinnen könne, kann ich nicht zustimmen. Wir jedenfalls haben immer genügend Exprimat gehabt. Vielleicht liegt das an unserer Massagetechnik, was ich jedoch nicht ganz glaube. Außerdem haben wir auch vorher entsprechende mikroskopische Untersuchungen durchgeführt, die eindeutig das gewonnene Sekret als Prostataexprimat auswiesen.

R. Hubmann, Hamburg: Zu der Bemerkung von Herrn Latal möchte ich feststellen, daß man das Penicillin G eigentlich aus der Therapie streichen kann, da das Ampicillin in seiner Wirkung viel breiter und viel gefahrloser ist, denn die Gefahr eines Status epilepticus ist bei hochdosierter Penicillin G-Therapie nicht zu vernachlässigen. Bezüglich der Antibioticatiterbestimmung im Prostataexprimat möchte ich darauf hinweisen, daß aus Untersuchungen mit Furadantin bekannt ist, daß selbst nach 10 γ Furantoin im Serum zwar meßbare Konzentrationen in der Prostata erreicht werden, daß diese jedoch nur ein Achtel der Plasmakonzentration im Prostatasekret erreichen, obgleich das Furadantin hinsichtlich der Lipoidlöslichkeit eigentlich gut die Prostata erreichen müßte.

A. Hofstetter, München: Zum Vortrag von Herrn Latal hinsichtlich der hochdosierten Penicillintherapie möchte ich auf Grund unserer Erfahrungen feststellen, daß das Penicillin in hoher Dosierung nicht so harmlos ist, wie es geschildert wurde. Wir haben immerhin bei Dosierungen zwischen 40 und 60 Mill. E bis zu 60% cerebraler Krampfanfälle gesehen und konnten sie nur auf die Penicillintherapie zurückführen.

H. Loebenstein, Wien: Zum Vortrag von Herrn Latal möchte ich feststellen, daß für das Penicillin das gleiche gilt wie für andere Antibiotica: In dem Augenblick, in dem die Ausscheidung gestört ist, d. h. wenn eine Niereninsuffizienz eintritt, beginnen die Gefahren bei der Penicillinbehandlung in gleicher Weise wie bei allen anderen Antibioticis. Wir haben durch Jahre — und die Arbeiten von mir und meinen Mitarbeitern sind zitiert worden — die Halbwertszeit bei der Penicillintherapie genau überprüft. Mit zunehmendem Serumkreatinin und abnehmender Clearance steigt die Kumulation und damit die Gefahr cerebraler Komplikationen. Dem kann man ganz einfach dadurch entgehen, indem man nicht die Dosis herabsetzt, sondern die Intervalle vergrößert. Dann treten keine cerebralen Komplikationen mehr auf. Herr Latal ist leider nur auf die septische Seite eingegangen, aber die Insuffizienz bei allen uroseptischen Erkrankungen ist ja immer, bzw. sehr häufig vorhanden und man muß darauf Rücksicht nehmen.

Auditorium: Was Herr Loebenstein gesagt hat, ist voll zu bestätigen. Es handelt sich nicht um die Frage der Dosis, sondern des Intervalls, in welcher Zeit die Dosis gegeben wird. Es bleibt zu fragen, ob die Wiener Schule bezüglich der Höchstdosierung Recht hat, wenn sie feststellt, daß eine Dosierung unter 5 Mill. täglich sinnlos sei. Gewöhnlich dosieren wir 2 × 5 bis zu 2 × 20 Mill. täglich. Was wird als Höchstdosis bezeichnet? Eine andere Frage ist, daß in der Schweiz zeitweise noch Dosierungen von 200 bis 300 Mill. Penicillin täglich in Dauertropfinfusionen über 24 Stunden durchgehend gegeben werden. Wird das noch durchgeführt?

J. Scheidt, Essen: Zum Vortrag von Herrn Madersbacher möchte ich feststellen, daß die von ihm vorgelegten Ergebnisse, die er bei der Bestimmung der minimalen Dosen zur Langzeitbehandlung mit bestimmten Antibiotica erarbeitet hat, sicher nicht auf die Langzeitbehandlung bei der chronischen Pyelonephritis, die bei vielen urologischen Erkrankungen mit Harnwegsinfekt schließlich die Folge ist, übertragen werden können. Die beachtenswerten Ergebnisse, die er bei seinen querschnittsgelähmten Patienten durch den intermittierenden Katheterismus erreicht hat, sind meines Erachtens nicht ein Hinweis auf die gute Wirksamkeit der Langzeitbehandlung mit diesen niedrigen Dosen, sondern auf die hohe Qualität der Methode des intermittierenden Katheterismus zurückzuführen. Wir jedenfalls haben bei der Langzeitbehandlung chronischer Harnwegsinfekte mit Pyelonephritis festgestellt, daß selbst bei ganz normaler Dosierung und regelrechter Nierenfunktion eine hohe Rezidivquote auftritt. Es ist demnach wohl so, daß die Patienten, die vorher keinen Harnwegsinfekt hatten, durch die sachgemäße Behandlung und weniger durch die Chemotherapie steril geblieben sind.

H. Madersbacher, Innsbruck: In meinem Vortrag habe ich bereits erwähnt, daß es sich bei unserer Therapie um eine Hohlraumprophylaxe handelt und wir der Meinung sind, daß wir es bei der Prophylaxe mit viel weniger Keimen zu tun haben als bei einer ausgeprägten Infektion. Sie haben Keimzahlen sicherlich unter 10^4, vielleicht 100000/ml. Ich bin der Ansicht, daß bei Einbringen von Keimen durch Katheterismus oder Cystoskopie bei einem gefährdeten Patienten, dessen Abwehrlage schlecht und bei dem die Hydrodynamik gestört ist, auch geringe Keimzahlen, wenn man nichts dagegen tut, pathologisch werden. Wenn Sie dagegen ein Antibioticum in der erwähnten niedrigen Dosierung geben, erhalten Sie zwar keine bactericide Wirkung; Sie erreichen aber zumindest eine Hemmung des Keimwachstums und die in ihrer Zahl geminderten Keime werden so der körpereigenen Abwehr zugänglich.

R. NAGEL, K.-H. KOLB, CH. KROEMER, P. MAKSIMOVIĆ, und G. LAUDAHN:
Verteilungsstudien und pharmakokinetische Parameter nach i.m. Gabe von Gestonoron-capronat (Depostat) und Cyproteron-acetat (Androcur) beim Menschen

Es wird über die Pharmakokinetik der beiden Steroidhormone Gestonoron-capronat (Depostat) und Cyproteron-acetat (Androcur) bei insgesamt 22 alten Patienten mit Prostataadenom bzw. -carcinom berichtet. Als Kontrollgruppe dienten sieben junge, gesunde Versuchsprobanden.

Den vorliegenden Untersuchungen lag folgende Fragestellung zugrunde:

1. Inwieweit unterscheidet sich der *Abtransport der Pharmaca* aus dem Injektionsdepot bei alten Patienten mit reduzierter Mobilität von dem bei jungen, klinisch gesunden Probanden?
2. Nachweis der Verteilung der Verbindung und/oder ihrer Metaboliten in verschiedenen Körpergeweben in Abhängigkeit von der Zeit.
3. Durch Ermittlung und Vergleich der bei 20 Patienten mit Prostataadenom und 2 Patienten mit Prostatacarcinom bestimmten pharmakokinetischen Werte sollte Aufschluß über das optimale Injektionsintervall gewonnen werden.

Für die Untersuchungen wurden die Pharmaka radioaktiv markiert. Dadurch war es möglich, in den verschiedenen Verteilungsräumen, d. h. in den untersuchten Geweben sowie in Stuhl und Urin noch so kleine Konzentrationen nachzuweisen, wie sie mit der herkömmlichen Analytik nicht mehr faßbar gewesen wären.

Die *Pharmakokinetik* beschreibt den Konzentrationsverlauf eines Pharmakons innerhalb der verschiedenen Verteilungsräume (Gewebe) des Organismus. Sie folgt biochemischen und physiko-chemischen Gesetzmäßigkeiten, wobei im lebenden Organismus stets mehrere biologische Gleichgewichte ineinander übergreifen, so daß immer mehrere Vorgänge gleichzeitig und in gegenseitiger Abhängigkeit stattfinden.

Da diese komplexen Systeme nach herkömmlichen mathematischen Methoden nicht mehr lösbar sind, wurde deshalb als Hilfsmittel zur Beschreibung dieser differenzierten pharmakokinetischen Vorgänge ein Analog-Computer verwandt, der mathematisch formulierbare Modelle dadurch simuliert, daß analoge Daten eingegeben und auf Grund der elektrodynamischen Gesetzmäßigkeiten verändert werden.

Unter bestimmten Voraussetzungen, auf die an dieser Stelle nicht näher eingegangen werden kann, hat sich der Analog-Computer unter anderem als vorzügliches Hilfsmittel erwiesen, die Relevanz bestehender quantitativer Vorstellungen — wie etwa Applikationsmenge und -intervalle — zu überprüfen.

Über die drei Schritte: 1. Darstellung eines biologischen Modelles, 2. Umformung der biologischen Vorgänge in eine mathematische Beschreibung, 3. Entwicklung des daraus resultierenden Analog-Computerprogrammes kann eine gültige Beziehung zwischen Pharmakon und Organismus erstellt werden, wie experimentelle Untersuchungen eindeutig bewiesen haben.

Abb. 1: Schematische Darstellung eines biologischen Modells für die i.m. Verabreichung von Gestonoron-capronat, in der die Kompartimente aufgezeigt werden, mit denen es möglich war, die Pharmakokinetik zu simulieren. Es hat Gültigkeit sowohl für die Patienten als auch für die klinisch gesunden Probanden. In diesem Modell sind die Kompartimente, d. h. Gewebe und Ausscheidungsmedien, dargestellt, zwischen denen der Transport der Pharmaka erfolgt. Die Verbindungen zwischen den einzelnen Kompartimenten stellen die Geschwindigkeitskonstanten dar, durch die der Transport der Pharmaka charakterisiert wird. Wesentlich ist, daß diese Schritte zwischen den einzelnen Kompartimenten gleichzeitig und in gegenseitiger Abhängigkeit stattfinden.

I. Gestonoron-capronat (Depostat)

Abb. 2: Darstellung der aus dem biologischen Modell entwickelten Simulationskurven für Depostat. Sie ergeben sich aus den ermittelten *Eliminationskurven* des markierten Depostats durch vielfach wiederholte analytische Untersuchungen von Blut, Stuhl und Urin.

Die als „*Injektionsort*" bezeichnete Kurve stellt den Abtransport aus der Muskulatur dar. Die mit „*Urin*" und „*Faeces*" dargestellten Kurven markieren

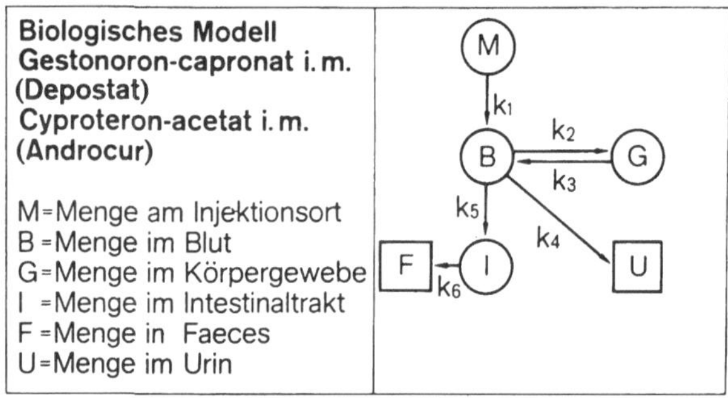

Abb. 1

die kumulative Elimination über diese beiden Ausscheidungsmedien, während die Konzentration im Blut wegen der geringen Mengen zur besseren Übersicht um das Zehnfache erhöhte dargestellt wurde.

Die mit „*Gewebe*" bezeichnete Kurve stellt nun die im Gewebe befindliche Menge dar, die sich einmal als logische Konsequenz aus der Modellvorstellung und

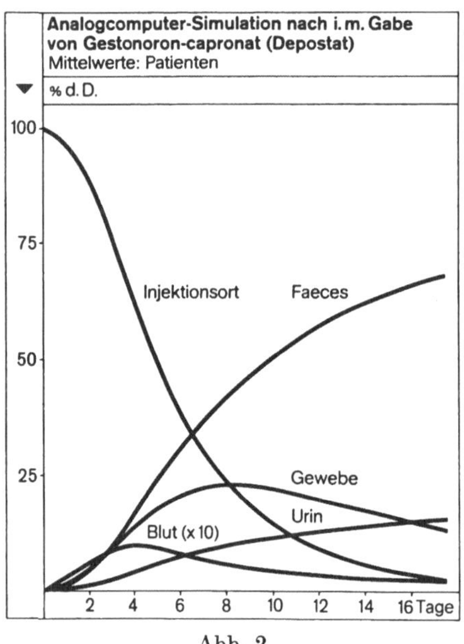

Abb. 2

zum anderen aus den zu unterschiedlichen Zeiten ermittelten Konzentrationen in den verschiedenen Geweben bei den verschiedenen Patienten ergibt.

Für Depostat zeigt sich, daß im Gewebe zwischen dem 6. und 12. Tag eine annähernd gleich hohe Konzentration vorliegt.

Einen weiteren bemerkenswerten Befund stellt die *gemittelte Eliminationszeit* dar. Sie war gegenüber den klinisch gesunden Probanden bei 6 von 11 Patienten doppelt so groß und bei 4 Patienten bis zum Zehnfachen größer, d. h. die *Elimination* erfolgt bei gesunden Probanden weitaus schneller.

Aus der Gesamtheit der pharmakokinetischen Untersuchungen kann für Depostat ein Applikationsintervall von 14 Tagen angenommen werden, mit dem durch Kumulation bedingte unerwünschte Nebenwirkungen des Pharmakons vermieden werden können.

Abb. 3: Zur Beantwortung der Frage, in welchen Geweben die Verbindung besonders angereichert wird, wurde die Radioaktivitätskonzentration zu verschiedenen Zeitpunkten nach der Injektion in folgenden Geweben untersucht: Blut, Prostata (sog. chirurgische Kapsel), Adenom, Skeletmuskulatur, Blasenmuskulatur, Fascie, Fettgewebe und Haut.

Bei allen Patienten war zwischen dem 2. und 4. Tag post injectionem im peripheren Blut die Maximalkonzentration erreicht, während am 7. Tag post injectionem dieser Blutspiegel wieder deutlich abgefallen war. Demgegenüber stieg in den untersuchten Geweben der Radioaktivitätsgehalt bis zum 7. Tag nach

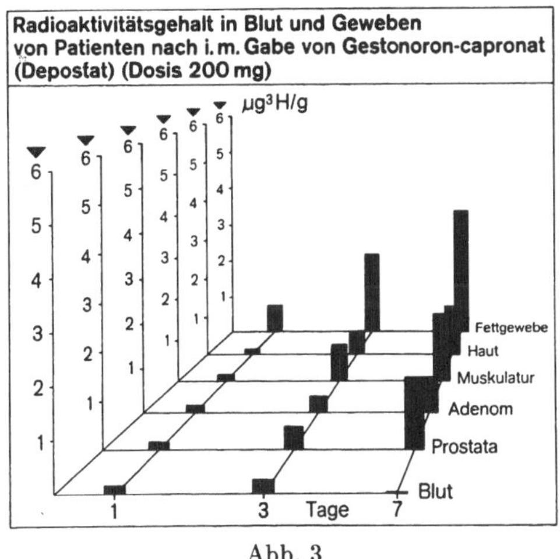

Abb. 3

der Injektion weiter an, und zwar um das *Zwei- bis Dreifache*, wobei die *höchste Konzentration im Fettgewebe* gefunden wurde.

Diese erstmalig am Menschen durchgeführte Verteilungsstudie erklärt durch den Nachweis eines sog. „deep compartment" die lange Halbwertszeit im Organismus. Dies bedeutet, daß trotz des raschen Abtransportes aus dem Injektionsgebiet das Pharmakon (Depostat) auf Grund seiner hohen Affinität zum Fettgewebe im Organismus gespeichert wird. Damit hängt die pharmakodynamische Wirkung des Pharmakons wesentlich vom Anteil des Fettgewebes, bezogen auf das gesamte Körpergewicht, ab.

So fanden wir bei einem mittelgroßen, aber 94 kg schweren Patienten eine doppelt so hohe Konzentration im Fettgewebe (7 μg^3 H/g) gegenüber einem normal gewichtigen Patienten.

Abb. 4: Qualitative Untersuchungen in den Geweben mittels Mikroautoradiographie ergaben, wie die schwarzen Granula in den histologischen Schnitten des Adenoms zeigen, daß die markierte Verbindung und/oder ihre Metaboliten 24 Std post injectionem in die Lumina des Adenoms eingedrungen war (a).

Auch die Basalzellen sind bei 1600facher Vergrößerung zum gleichen Zeitpunkt deutlich markiert (b).

II. Cyproteron-acetat (Androcur)

In gleicher Art wurden die pharmakokinetischen Untersuchungen nach i.m. Injektion von 300 mg Cyproteron-acetat durchgeführt.

Abb. 5: Die Analog-Computersimulation ergibt bei Patienten folgendes: Gegenüber den klinisch gesunden Probanden ist der Abtransport aus dem „Injektionsort" (Muskulatur) verzögert und die Konzentration im Gewebe, die zwischen dem 7. und 10. Tag eine Maximalmenge von annähernd 30% der applizierten Dosis aufweist, ist etwa dreimal so groß wie bei den klinisch gesunden Probanden, bei denen der Abtransport aus dem Injektionsgebiet auch wesentlich schneller erfolgt als bei den Patienten.

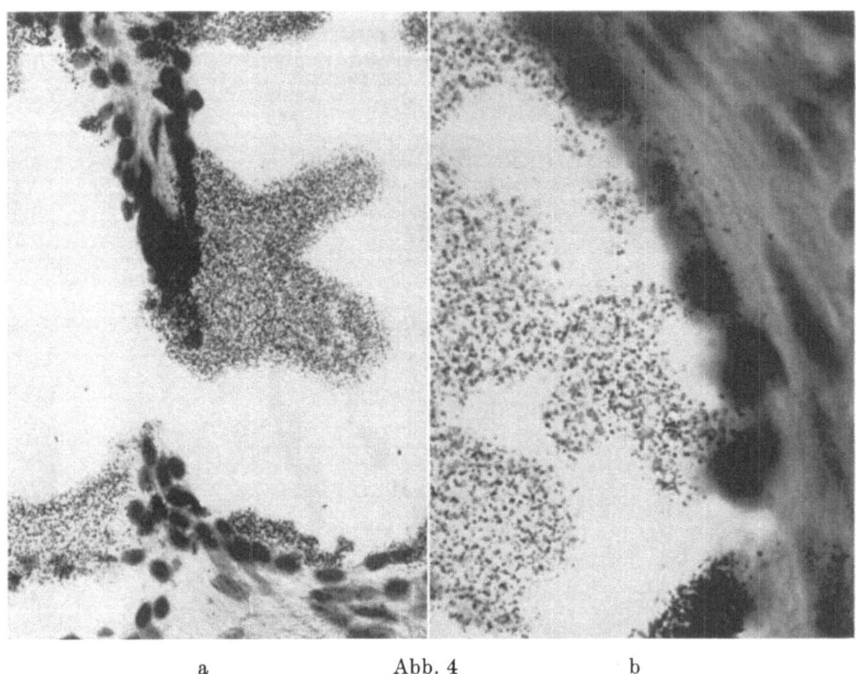

a Abb. 4 b

Auch die *Eliminationshalbwertszeiten* waren bei den Patienten mit durchschnittlich 16 Tagen etwa doppelt so lang wie bei den klinisch gesunden Probanden. Hieraus ergibt sich also eine wesentlich längere Verweildauer des Pharmakons im Organismus der älteren Patienten gegenüber den jüngeren Probanden.

Bemerkenswert gegenüber der Ausscheidung von Depostat ist, daß das Cyproteron-acetat fast gleichmäßig durch Stuhl und Urin (s. Kurven) ausgeschieden wird, während die Ausscheidung von Depostat zu fast 75% über den Stuhl erfolgt.

Die verschiedenen *gemessenen Parameter* und die *Eliminationshalbwertszeit* bei den elf Patienten zeigen, daß wiederholte Applikationen ohne Gefährdung durch Kumulation im Abstand von 14 Tagen möglich sind, während bei den jungen, klinisch gesunden Kontrollprobanden dieses Zeitintervall bei Mehrfachapplikationen ohne Gefahr einer Kumulation bei 7 Tagen liegt — wie nachgewiesen werden konnte — und damit gegenüber den alten Patienten wesentlich kürzer ist.

Abb. 6: Diese Abbildung veranschaulicht die Ursache für die hohe Gewebekonzentration. Während am 12. Tag die Radioaktivitätskonzentration im peripheren Blut stark abgefallen war (ihr Maximum lag zwischen dem 3. und 5. Tag), war jetzt die Konzentration im Fettgewebe gegenüber den Untersuchungen zu früheren Zeitpunkten am höchsten.

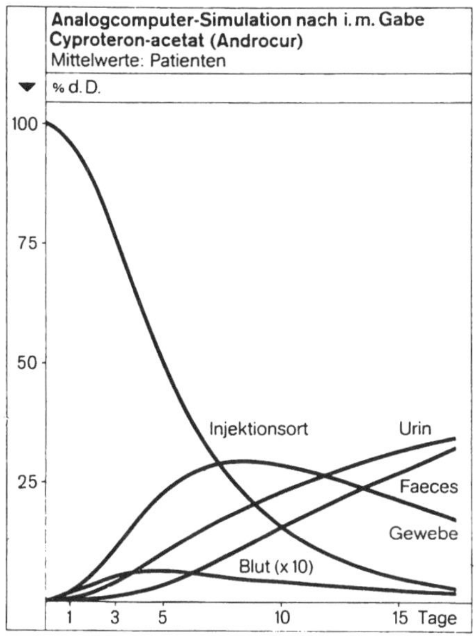

Abb. 5

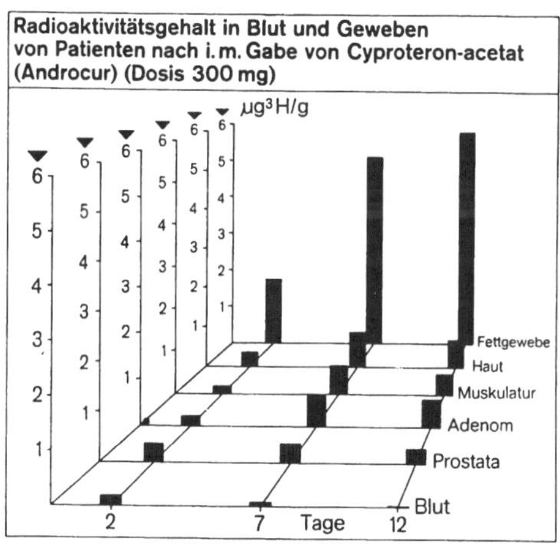

Abb. 6

Im Gegensatz dazu war in den anderen Geweben die Radioaktivitätskonzentration gegenüber den am 7. Tag gefundenen Werten wieder abgefallen. Der *Radioaktivitätsgehalt im Fettgewebe* war im Vergleich zum Blut um annähernd das *50fache* (!) größer.

Damit erweist sich auch für das Cyproteron-acetat das Fettgewebe als das die Verweildauer im Organismus bestimmende sog. „deep compartment“.

Abb. 7: Die autoradiographische Untersuchung zeigt — wie beim Depostat —, daß 12 Tage post injectionem der überwiegende Teil der im Adenom gefundenen Menge in das Drüsenlumen sezerniert war, während die Konzentration im echten Prostatagewebe (sog. chirurgische Kapsel) wesentlich geringer als im Adenom war. Aus diesem Befund lassen sich zumindest z. Z. noch keine Rückschlüsse auf eine lokale Wirkung ziehen.

Zusammenfassung

Durch die vorgelegten Untersuchungsbefunde wurde folgendes gezeigt:

1. Pharmakokinetische Untersuchungen der hier geschilderten Art sind hervorragend geeignet, das Applikationsintervall zu ermitteln, mit dem durch Kumulation bedingte unerwünschte Nebenwirkungen eines Pharmakons vermieden werden können.

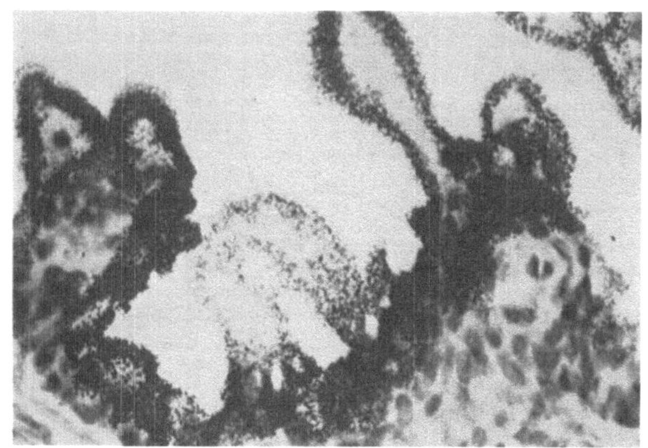

Abb. 7

2. Die in der Regel nur an klinisch gesunden jungen Probanden erhobenen Befunde sind *nicht* für alte Patienten repräsentativ und auf sie übertragbar.
3. Entsprechende *Untersuchungen am Tier* sind wegen der unvergleichbaren morphologischen Verhältnisse im Hinblick auf die Fragestellung — Kinetik und Pharmakodynamik — ebenfalls nicht ohne weiteres auf den Menschen übertragbar und damit fragwürdig.
4. Durch Untersuchung verschiedener menschlicher Gewebe zu unterschiedlichen Zeiten nach der Injektion konnte erstmals nun auch beim Menschen die Verteilung der untersuchten Pharmaka auf bisher nur theoretisch angenommene Gewebskompartimente eindeutig dargestellt und festgelegt werden.

Gleiche Untersuchungen werden z. Z. mit *Oestradiolundecylat* durchgeführt, um beim Prostatacarcinom die Gültigkeit des von uns bevorzugten 3wöchentlichen Injektionsintervalles von 100 mg Progynondepot zu überprüfen.

Professor Dr. R. Nagel
Direktor der Urolog. Klinik und Poliklinik
der FU Berlin, Klinikum Westend
D-1000 Berlin 19, Spandauer Damm 130

F. ORESTANO, P. KNAPSTEIN, K. KLOSE und J. ALTWEIN: **Beeinflussung des Testosteronmetabolismus durch Oestrogene im Prostataadenom- und Carcinomgewebe**

Das im Hypophysenvorderlappen entstehende Gonadotropin ICSH stimuliert die Leydigschen Zellen zur Testosteronproduktion. Die ICSH-Ausschüttung wird durch das Testosteron und möglicherweise auch durch die Oestrogene, welche in geringen Mengen von den Leydigschen Zellen sezerniert werden, gegenreguliert. Testosteron stimuliert das Wachstum und die sekretorische Tätigkeit der Prostata. Das Testosteron wird in der Prostatazelle zu 5 α-Dihydrotestosteron reduziert und dieses wird durch eine 3 keto-Reduktase im Cytoplasma, aber nicht im Nucleus der Zelle, zu Androstandiol metabolisiert.

Die Umwandlung von Testosteron in Dihydrotestosteron ist ein entscheidender Schritt zur Androgenwirksamkeit in der Prostata. Dieser metabolischer Prozeß

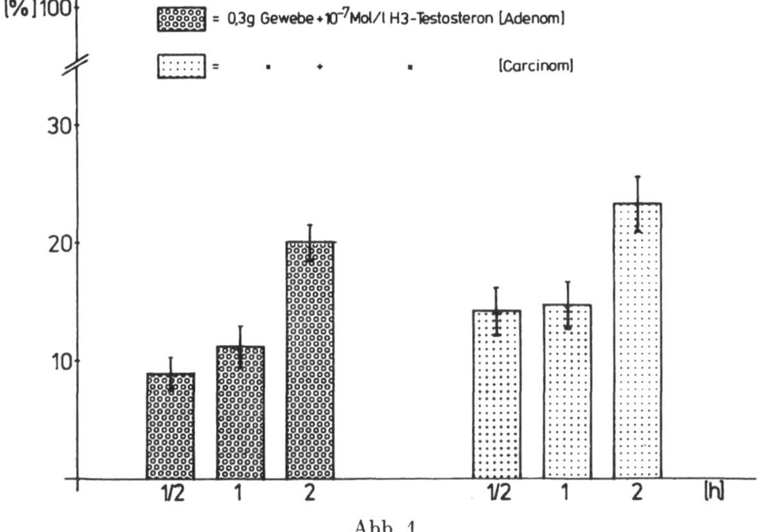

Abb. 1

verhält sich quantitativ und qualitativ in gleicher Weise sowohl in der normalen Prostata als auch im Prostataadenom.

Wie schon früher berichtet, konnten wir ebenfalls keinen Unterschied des Reduktionsprozesses von Testosteron zu Dihydrotestosteron zwischen menschlichem Prostataadenom- und Prostatacarcinomgewebe feststellen.

Diesen Befund haben wir durch eine neue Versuchsreihe überprüft. Frisch entnommenes Gewebe vom menschlichen Prostataadenom und Carcinom wurde mit Tritium-markiertem Testosteron für $^1/_2$, 1 und 2 Std inkubiert. Nach Extraktion aus dem Inkubat wurden die Steroide mittels der Dünnschichtchromatographie isoliert und identifiziert. Die Aktivitätsmessung erfolgte im Packard-Szintillationsspektrometer.

In Abb. 1 sind die Durchschnittswerte mit dem Standardfehler des aus dem Testosteron neugebildeten Dihydrotestosterones von 9 Adenomen und 7 Carcinomen der Prostata aufgezeichnet. Die Mittelwerte entsprechen dem prozentualen Anteil des Dihydrotestosterones von der insgesamt wiedergewonnenen Aktivität. Kein signifikanter Unterschied der Dihydrotestosteronneubildung konnte auch in dieser Versuchsreihe zwischen beiden Gewebsarten gefunden werden.

Die Orchiektomie und die Oestrogengabe dienen zur negativen Beeinflussung der Testosteronproduktion. Die erste führt zur Ausschaltung der Hauptproduktionsstätte des Testosterones. Die Oestrogene hemmen die ICSH-Ausschüttung aus dem Hypophysenvorderlappen. Dadurch fehlt die Stimulation der Leydigschen Zellen zur Androgenproduktion.

Sowohl die exogenen Oestrogene als auch die Orchiektomie werden in der Behandlung des Prostatacarcinoms angewandt. Offen ist die Frage ob die Oestrogene eine direkte Wirkung auf die Prostatacarcinomzellen ausüben.

PROSTATA-ADENOM

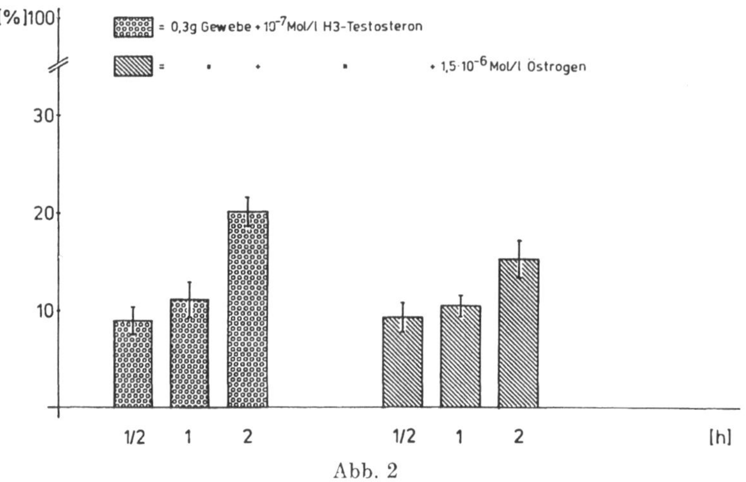

Abb. 2

PROSTATA - CARCINOM

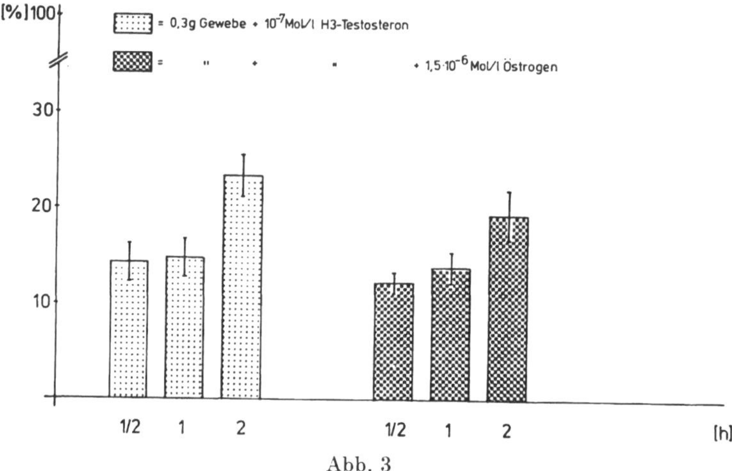

Abb. 3

In der selben vorher erwähnten Versuchsreihe haben wir die Wirkung von Oestradiol 17 β in der Konzentration von 10 γ ($1{,}5 \cdot 10^{-6}$) auf die Umwandlung von Testosteron in Dihydrotestosteron im Gewebe vom Prostataadenom und -carcinom geprüft. Diese oestrogene Substanz in der verwendeten Konzentration führt zu keiner Inhibition dieses metabolischen Schrittes in beiden Gewebsarten (Abb. 2 und 3).

Die Dihydrotestosteronneubildung zeigt sowohl im Adenomgewebe als auch im Carcinomgewebe keinen signifikanten Unterschied nach Inkubation mit Testosteron oder mit Testosteron und Oestradiol 17 β.

Diese Befunde können als Hinweis gedeutet werden, daß die in pharmakologischen Dosen verabreichten Oestrogene lediglich über eine Hemmung der ICSH-Ausschüttung die Testosteronproduktion beeinflussen.

Dr. F. Orestano
Urologische Klinik der Universität Mainz
D-6500 Mainz
Langenbeckstraße 1

G. Rutishauser: **Pharmakodynamik der oberen Harnwege**

Die Pathophysiologie der oberen Harnwege ist in den letzten Jahren zu einem vielbearbeiteten und vielbeachteten Forschungsgebiet geworden, für das sich auch die Klinik in zunehmendem Maße interessiert. Bis vor etwa 25 Jahren wurden pharmakodynamische Aspekte vorwiegend am Ureterpräparat in vitro bearbeitet. Klinische Untersuchungen waren damals nur vor dem Röntgenschirm möglich. Frequenz und Fortpflanzungsgeschwindigkeit der peristaltischen Wellen konnten so zwar gemessen, aus Gründen des Strahlenschutzes aber nur während einer sehr beschränkten Periode verfolgt werden. Verständlicherweise führten diese Untersuchungen nicht zu übereinstimmenden Auffassungen. Erst die Einführung der Elektromanometrie und Elektromyographie schuf die Voraussetzungen, um auch klinische Untersuchungen zeitlich so auszudehnen, wie das für die Beurteilung von Medikamentenwirkungen notwendig ist.

Angeregt vor allem durch die Arbeiten von Lapides (1948) und Davis (1954), befaßten sich inzwischen viele Untersucher mit der experimentellen und klinischen Pharmakodynamik von Nierenbecken und Harnleiter. Erwähnung verdienen, außer den Genannten, Melick et al. (1960 bis 1961), Weinberg et al. (1961), und dann vor allem die Gruppe von Boyarsky (1972), und aus unserer näheren Umgebung Knipper (1953), Kiil (1953), Chaillet (1957), Grasset (1966), Ross (1967) sowie Lutzeyer, Melchior et al. (1957 bis 1971).

Auf dem Weg zu unserer eigentlichen pharmakodynamischen Fragestellung muß kurz auf einige Beobachtungen aus der Harnleiterneurophysiologie hingewiesen werden:

Untersuchungen an Rückenmarksverletzten mit unterschiedlich hohem Querschnittssyndrom, wie auch an Patienten mit ausgedehnten Sympathektomien haben ergeben, daß die Dynamik der oberen Harnwege durch solche Läsionen nicht tangiert wird.

Die Erfahrungen mit Nierentransplantationen beweisen, daß sogar der von Nervenzuleitungen völlig isolierte Ureter seine Funktion normal weiter erfüllt. Transplantationsbedingte Transportstörungen sind nicht bekannt geworden.

Im Gegensatz zur Blase führen also am Harnleiter weder eine Verletzung des Zentralnervensystems noch die Unterbrechung zuleitender Nerven und auch nicht die vollständige Denervation zu erkennbaren Störungen der Dynamik. *Diese Feststellungen legen vorerst einmal den Schluß nahe, daß sich äußere Nerveneinflüsse an den oberen Harnwegen vermutlich nur in sehr beschränktem Maße funktionell auswirken.* In dieser Hinsicht bestehen nicht nur Unterschiede zur Blase, sondern auch zum Magen-Darmtrakt, wo die Vagusdurchtrennung Fundusatonie und Pylorospasmus zur Folge hat und wo die Resektion des sympathischen Ganglion coeliacum zur Aktivierung der Dünndarmmotilität führt.

Es wird heute außerdem allgemein anerkannt, daß die Peristaltik durch den Dehnungseffekt des Urinbolus auf die Harnwegswand in Gang gesetzt und unter-

halten wird. Die Hauptfaktoren für eine Modifikation der Dynamik sind einerseits die Diurese und andererseits der Widerstand, der dem Harntransport allenfalls entgegensteht.

Ob die Fortpflanzung der Kontraktionswelle aber, wie es auf Grund der bisherigen Ausführungen den Anschein haben muß, ein ausschließlich myogenes Phänomen darstellt, ist nicht endgültig entschieden. Die gut entwickelten Nervenplexus der Harnleiterwand sprechen zum mindestens nicht a priori in dieser Richtung.

Nierenbecken und Harnleiter werden durch sympathische und parasympathische Nervenfasern versorgt, deren Ausläufer die Harnleiterwand bis in die unterste Epithelschicht intensiv durchflechten. Das ist neuerdings wieder von verschiedener Seite u. a. von Duarte-Escalante (1969) mit modernen histochemischen Methoden zur Identifizierung adrenergischer und cholinergischer Strukturen demonstriert worden. Cholinergische Endorgane finden sich angeblich besonders im Bereich von Blutgefäßen und Epithelzellen. Adrenergische Endorgane haben enge Beziehung zu den Muskelzellen und kommen im proximalen und distalen Abschnitt des Harnleiters gehäuft vor. Ganglienzellnester trifft man in besonders großer Zahl im Bereiche des ureterovesicalen Überganges.

Vom Harnleiter kennt man im Gegensatz zum Darm keine kongenitalen neuroanatomischen Defektzustände. Bischoff (1961) und neuerdings Tanagho (1971), haben bei Untersuchungen am Megaureter nie einen — der Hirschsprungschen Erkrankung analogen — Ganglienzelldefekt gefunden, der als Hinweis auf eine Reglerfunktion des intramuralen Nervenplexus aufgefaßt werden könnte.

Aber selbst wenn der normale Ablauf der Peristaltik, wie wir gesehen haben, weder auf äußere Nerveneinflüsse noch auf die regulierende Funktion innerer Nervenschaltungen angewiesen ist, so bedeutet das immer noch nicht, daß überhaupt keine Beeinflussung der Peristaltik durch Vermittlung zuführender Nerven möglich ist.

Tatsächlich gelingt es nämlich, die Peristaltik sowohl durch mechanische als auch durch elektrische und chemische Reizung des Plexus renalis zu aktivieren. Aufpinseln von Nicotin, einer Substanz, von der man heute weiß, daß sie nebst ihrer cholinomimetischen Wirkung die Eigenschaft besitzt, Katecholamine in Nebennieren und sympathischen Endorganen freizusetzen, steigert die Peristaltik dosisabhängig für Minuten auf das Doppelte und Mehrfache.

Auch durch parenteral verabreichte Pharmaka läßt sich die Peristaltik modifizieren, wobei über den genauen Angriffspunkt vieler Substanzen allerdings noch Unklarheiten bestehen. Wirkt der Stoff auf die glatten Muskelzellen der Harnwegswand, wirkt er auf die Gefäßmuskulatur, wirkt er durch Vermittlung von Nerven oder läßt sich sein Effekt etwa durch Beeinflussung der Diurese erklären?

Letzteres ist bei einigen der bisher geprüften und vielfach als kreislaufaktiv bekannten Substanzen, wie z. B. den Sympathicomimetika ohne Zweifel der Fall. Von anderen, etwa dem Papaverin, weiß man, daß sowohl Gefäß- wie auch Organmuskulatur beeinflußt werden und wieder andere, beispielsweise Nicotin, üben, wie wir gesehen haben, ihren Einfluß indirekt durch Vermittlung von Nerven aus. Nur eine sorgfältige, kombinierte Untersuchung in vitro – zur Ausschaltung von Gefäßmuskulatur und Diurese – und im Tierexperiment nach Ganglionblockade — zur Ausschaltung indirekter Nerveneinflüsse — kann den Wirkungsort pharmakodynamisch präzis ermitteln.

Diese aufwendige Methodik der wissenschaftlichen Pharmakologie haben eigentlich nur Boyarsky und seine Gruppe (1972) mehr oder weniger systematisch angewandt. Die Mehrzahl der mehr klinisch orientierten Untersucher, uns miteingeschlossen, müssen sich den Einwand gefallen lassen, daß ihre Experimente viele Faktoren unberücksichtigt lassen: Zur Beurteilung der Wirkung eines Stoffes auf die Harnwegsdynamik genügt es nicht, einmalig eine nach dem Körpergewicht berechnete, sog. „therapeutische“ Dosis zu verabreichen. Für ein solches, dem klinisch Interessierten natürlich naheliegendes Vorgehen, liegt der Ureter, wie sich Boyarsky ausdrückt, „nicht nur anatomisch, sondern auch physiologisch viel zu tief im Körper“. Aussagekräftige Ergebnisse darf nur erwarten, wer Applikationsweg, Verteilung des Medikamentes im Körper, Neutralisation oder Fixation in Organen, zu denen eine Affinität besteht, genau bestimmt und kennt und seine Versuche mit definierten Dosen vielfach wiederholt.

So konnten unter anderem Boatman (1967), Kaplan (1968), Melchior u. Lutzeyer (1972) nachweisen, daß es vor allem *sympathicotrope Substanzen sind, die die Harnwegsdynamik modifizieren.* Seit den Arbeiten von Ahlquist (1948) ist bekannt, daß für sympathicomimetische Reize zwei verschiedene Arten von Receptoren vorhanden sind. Die Stimulation der sog. α-Receptoren führt zur Erregung des Organs, während andererseits die Anwendung der β-Receptoren gegenteiligen Effekt hat.

Typische Sympathicomimetika wie Adrenalin und Noradrenalin beschleunigen die peristaltische Frequenz sowohl in vitro als auch wenn sie dem Versuchstier parenteral zugeführt oder bei ihm durch Massage der Nebennieren aus endogenen Depots mobilisiert werden. Der die Peristaltik anregende Effekt dieser Katecholamine, wie im übrigen auch die stimulierende Wirkung der elektrischen Reizung des Nierenstiels wird durch Substanzen, die diese α-Receptoren blockieren, wie Phentolamin (Regitin), neutralisiert.

In ihrem Effekt den α-Blockern ähnlich wirken Substanzen, welche die β-Receptoren erregen. So hemmt der typische β-Stimulator Isoproterenol (Aleudrin, Alupent, Isoprel) die Frequenz der peristaltischen Wellen dosisabhängig, ein Effekt, der auf eine sog. „spasmolytische Wirkung" solcher Substanzen deuten könnte.

Warum *parasympathicotrope Stoffe* kaum einen Einfluß auf die Harnwegsdynamik haben, obwohl im Harnleiter reichlich cholinergische Fasern vorhanden sind, ist noch wenig geklärt. Es scheint, daß der gelegentlich beobachtete stimulierende Effekt der Parasympathicomimetika durch eine Acetylcholin-bedingte Katecholaminausschüttung der Nebenniere zustande kommt. Atropin als Prototyp eines Parasympathicolytikums beeinflußt jedenfalls Frequenz und Form der peristaltischen Komplexe nicht.

Abgesehen von diesen Pharmaka des autonomen Systems wird die Harnwegsperistaltik auch von verschiedenen anderen Drogen beeinflußt, wie z. B. durch Prostaglandine, Polypeptidkinine, Histamin und Histaminanaloge, Antihistaminika und Serotonin. Die meisten dieser Stoffe und besonders Histamin und Histaminanaloge steigern Frequenz und Amplitude der Kontraktionskomplexe erheblich, ohne daß sich in formaler Hinsicht grundsätzliche Unterschiede zur sympathicomimetischen Stimulation erkennen ließen.

Viel diskutiert in Zusammenhang mit der schwangerschaftsbedingten Erweiterung der oberen Harnwege des Menschen, aber nach wie vor kontrovers ist die Frage, ob auch Sexualhormone die pyeloureterale Dynamik beeinflussen.

Zweck dieser Aufzählung kann nur sein, den aktuellen Wissensstand in großen Zügen zu umreißen. Für Details über Wirkungsart und Wirkungsort bestimmter Substanzen muß auf die Literatur verwiesen werden. Die Pharmakodynamik der Harnwegsperistaltik ist in ihren Einzelheiten sehr kompliziert und läßt sich in diesem Rahmen auch nicht annähernd detaillieren. Es intervenieren so verschiedenartige und verschiedenwertige Faktoren, daß der Effekt auch nachgewiesenermaßen aktiver Substanzen sich durchaus in der physiologischen Basisdynamik verstecken kann.

Bei der klinischen Nachtestung von Medikamenten liegt die Hauptschwierigkeit in der Ausschaltung diuresebedingter Artefakte. Zur Lösung dieses Problems haben Lutzeyer u. Melchior (1969) zusammen mit Wissenschaftlern der Technischen Hochschule Aachen durch Entwicklung der Uro-Rheno-Manometrie einen wichtigen Beitrag geleistet. Die von ihnen konstruierte Meßsonde mit den Dimensionen eines normalen Harnleiterkatheters gestattet, Schwankungen des intraureteralen Druckes und des Harnflusses simultan zu registrieren und kann in der Klinik ohne besondere anästhesiologische Vorbereitungen benützt werden.

Bei *eigenen Untersuchungen* auf diesem Gebiet haben wir den Störfaktor Diurese dadurch eliminiert, daß die Messung bei Nephrektomierten im zurückgelassenen Ureterstumpf vorgenommen wurden, indem mit einem zweiten, neben der Meßsonde eingelegten Katheter ein konstanter künstlicher Harnfluß simuliert wurde. Diese Methode ist seither auch von verschiedenen anderen Untersuchern benützt worden.

Die Erfahrungen der letzten Jahre haben eindeutig gezeigt, daß zwischen den oberen Harnwegen des Menschen und denjenigen der wichtigsten Versuchstiere, Hund und Schwein, kein grundsätzlicher funktioneller Unterschied besteht. Auch das neurohistochemische Bild ist durchaus vergleichbar und die in vitro und in vivo Reaktionen auf Pharmaka sind weitgehend identisch.

Trotzdem können die experimentellen Ergebnisse nicht einfach in die Klinik übertragen werden. Zwar wäre eine Möglichkeit zur medikamentösen Intensivierung der Peristaltik bei der Behandlung von Infekten außerordentlich erwünscht. Es ist wiederholt gezeigt worden, daß Colibacillen in den oberen Harnwegen die Peristaltik für Stunden dämpfen. Radiologisch werden Zeichen der Stase erkennbar, zu deren Behebung ein aktivitätssteigerndes Medikament von großem Nutzen sein könnte. Ähnliches gilt für postoperative Zustände, etwa nach Entfernung von Harnleiterschienen oder Nephrostomien, dann aber auch für alle Fälle wo ureteraler ,,Restharn" als pathogenetischer Faktor mitwirkt, wie bei Reflux, Uretermißbildungen und bei der Schwangerschaftspyelonephritis. Theoretisch kämen zur Anregung der Dynamik am ehesten Nicotin und Sympathicomimetika vom Typ der α-Stimulatoren in Frage. Leider stehen aber die Nebenwirkungen solcher Stoffe auf Herz und Kreislauf in keinem akzeptablem Verhältnis zu einem allfällig günstigen Effekt auf die Harnwegsdynamik und verbieten ihre Anwendung mit dieser Indikation.

Ähnlich ist die Situation z. Z. auch noch bei Stoffen, die die Peristaltik dämpfen und den Wandtonus senken. Solche Medikamente wären höchst willkommen und wertvoll in der Behandlung der Steinkolik. Nach dem aktuellen Stand des Wissens erstaunt es nicht, daß Atropin und Scopolamin, die auf Grund ihrer erwiesenen Wirkung auf die Harnblase auch als sog. ,,Spasmolytika" für die oberen Harnwege empfohlen werden, keinen Einfluß auf das Geschehen haben. Hingegen konnten Melchior et al. (1971) zeigen, daß durch Verabreichung von Substanzen, welche die β-Receptoren stimulieren, wie Isoproterenol (Aleudrin, Alupent) in Einzelfällen eine günstige Beeinflussung des Kolikgeschehens möglich ist. Kubacz u. Catchpole (1972) konnten auch mit dem α-Blocker Phentolamin (Regitin) in einem erstaunlich hohen Satz von 70% Kolikschmerzen günstig beeinflussen, während β-Blocker, wie zu erwarten, keine Wirkung zeigten.

Die therapeutische Breite auch dieser Substanzen ist aber zu gering und die Nebenwirkungen auf den Kreislauf sind so schwerwiegend, daß sich die allgemeine klinische Anwendung mit dieser Indikation verbietet.

Direkt auf die glatten Muskelfasern wirkende Pharmaka wie Papaverin können wegen mangelnder Spezifität in der Koliktherapie ebenfalls nicht empfohlen werden, so daß die Behandlung nach wie vor auf die intensiv wirkenden, zentral angreifenden Analgetika und Sedativa angewiesen bleibt.

Über die Pharmakodynamik der oberen Harnwege läßt sich zusammenfassend sagen, daß die vergangenen Jahre zwar eine einheitliche Auffassung über Funktion und typische Funktionsänderungen durch Medikamente gebracht haben, die wohl auch für die nächste Zukunft Geltung haben wird: Die oberen Harnwege sind ein Transportsystem mit myogen geleiteter diuresegesteuerter Peristaltik, dessen Aktivität durch neurogene und vorerst auch durch pharmakologische Einflußnahme nur in sehr engen Grenzen modifizierbar ist.

Direkte Auswirkungen auf die praktische Urologie haben aber die bisherigen Ergebnisse der pharmakodynamischen Forschung vorerst deshalb noch nicht, weil es noch kein Medikament gibt, das genügend spezifisch wirkt und dessen stimulierender oder hemmender Einfluß in einem akzeptablen Verhältnis zu seinen Nebenwirkungen steht. Wir hoffen aber für die Zukunft, daß uns die pharmakologische Forschung in absehbarer Zeit in die Lage versetzen wird, daß wir die Erkenntnisse über die pyeloureterale Pharmakodynamik auch dem Patienten zugute kommen lassen können.

Literatur

Monographien

Bergmann, H.: The Ureter. New York-London: Hoeber Medical Div., Karger and Row 1967. — Boyarsky, S., Gottschalk, C. W., Tanagho, E. A., Zimskind, P. D.: Urodynamics. Hydrodynamics of the ureter and renal pelvis. New York-London: Academic Press 1971. — Boyarsky, S., Labay, P.: Ureteral dynamics. Pathophysiology, drugs and surgical implications. Baltimore: Williams and Wilkins 1972. — Chaillet, B.: L'éléctromanométrie urinaire. Paris: R. Foulon 1957. — Kiil, F.: The function of the ureter and renal pelvis. Philadelphia-London: W. B. Saunders 1957. — Lutzeyer, W., Melchior, H.: Ureterdynamik. Stuttgart: Thieme 1971. — Ross, J. A., Edmond, P., Kirkland, J. S.: Behaviour of the human ureter in health and disease. Edinburg-London: Churchill Livingstone 1972. — Rutishauser, G.: Druck und Dynamik in den oberen Harnwegen. Fortschritte der Urologie und Nephrologie, Bd. 2. Darmstadt: Steinkopff-Verlag 1970.

Zeitschriften

1. Ahlquist, R. P.: Amer. J. Physiol. **153**, 586 (1948). — 2. Bischoff, P.: Urol. int. (Basel) **11**, 257 (1961). — 3. Boatman, D. L., Lewin, M. L., Culp, D. A., Flocks, R. H.: Invest. Urol. **4**, 509 (1967). — 4. Davis, D. M.: Ann. Surg. **140**, 839 (1954). — 5. Duarte-Escalante, O., Labay, P., Boyarsky, S.: J. Urol. (Baltimore) **101**, 803 (1969). — 6. Grasset, D., Roulet, J. F.: J. Urol. Néphrol. **72**, 47 (1966). — 7. Kaplan, N., Elkin, M., Sharkey, J.: Invest. Urol. **5**, 468 (1968). — 8. Kiil, F.: Scand. J. clin. Lab. Invest. **5**, 383 (1953). — 9. Knipper, W.: Medizinische **1953 I**, 778. — 10. Kubacz, G. J., Catchpole, B. N.: J. Urol. (Baltimore) **107**, 949 (1972). — 11. Lapides, J.: J. Urol. (Baltimore) **59**, 501 (1948). — 12. Lutzeyer, W.: Z. Urol. **50**, 109 (1957). — 13. Lutzeyer, W., Melchior, H.: Urologe **8**, 208 (1969). — 14. Melchior, H., Terhorst, B., Kettner, A.: Urol. int. **26**, 367 (1971). — 15. Melchior, H., Diemer, K. F., Simhan, K., Lutzeyer, K., Lutzeyer, W.: Z. Urol. **61**, 93 (1971). — 16. Melick, W.F., Naryka, J. J., Schmidt, J. H.: J. Urol. (Baltimore) **85**, 145 (1961); **86**, 46 (1961). — 17. Ross, J. A., Edmond, P., Griffiths, J. M. T.: Brit. J. Urol. **39**, 26 (1967). — 18. Rutishauser, G.: Schweiz. med. Wschr. **95**, 492 (1965). — 19. Tanagho, E. A., Meyers, F. H.: Neurophysiological theory of ureteral function. In: Urodynamics (Boyarsky, S., Ed.). Kap. 19, p. 225. — 20. Wein, A. J., Leoni, J. V., Schoenberg, H. W., Jacobowitz, D.: J. Urol. (Baltimore) **108**, 232 (1972). — 21. Weinberg, S. R., Maletta, T. J.: J. Amer. med. Ass. **175**, 15 (1961).

Professor Dr. G. Rutishauser
Urolog. Univ.-Klinik
CH-4000 Basel

W. Lutzeyer und H. Melchior: **Pharmakodynamische Untersuchungen an den abführenden Harnwegen in situ**

Pharmakodynamische Untersuchungen an den abführenden Harnwegen zielen darauf ab, medikamentös bedingte Reaktionen der Muskulatur des Hohlraumsystems zu erfassen. Auf Grund anatomischer und physiologischer Zusammenhänge differenziert man zwischen oberen und unteren Harnwegen (Abb. 1): Nierenbeckenkelchsystem und Ureter dienen dem fast kontinuierlichen Urintransport, die Blase der Urinspeicherung und -entleerung, die Harnröhre der intermittierenden Urinpassage. Daher müssen pharmakodynamische Untersuchungen in situ berücksichtigen, daß:

1. Die abführenden Harnwege weder funktionell noch morphologisch eine Einheit darstellen.

2. Wegen der engen funktionellen Verknüpfung die isolierte Betrachtung einzelner Funktionsabschnitte nicht sinnvoll ist.

3. Die Funktion der abführenden Harnwege der Kontrolle übergeordneter nervöser Zentren und damit auch psychischen Einflüssen unterliegt.

Für funktionelle Untersuchungen an den abführenden Harnwegen in situ stehen uns folgende Untersuchungsverfahren zur Verfügung (Abb. 2):

1. Zu simultanen Druck- und Strömungsmessungen im Ureter die *Urorheomanometrie.*

2. Für intravesicale Druck- und Volumenmessungen die *Cystomanometrie.*

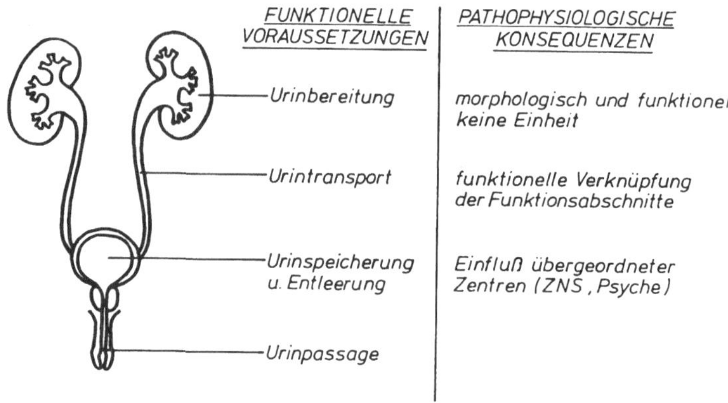

Abb. 1. Funktionelle Voraussetzungen und pathophysiologische Konsequenzen bei pharmakodynamischen Untersuchungen in situ an den abführenden Harnwegen

3. Für intraurethrale Druckmessungen die *Sphincteromanometrie.*

4. Zur Messung der Aktivität der quergestreiften Beckenbodenmuskulatur die *Elektromyographie.*

5. Die *Uroflowmetrie* zur Kontrolle des Harnstrahls.

Aus dem Spektrum der gebotenen Untersuchungsmöglichkeiten gilt es, in Abhängigkeit von der Fragestellung eine gezielte Auswahl zu treffen.

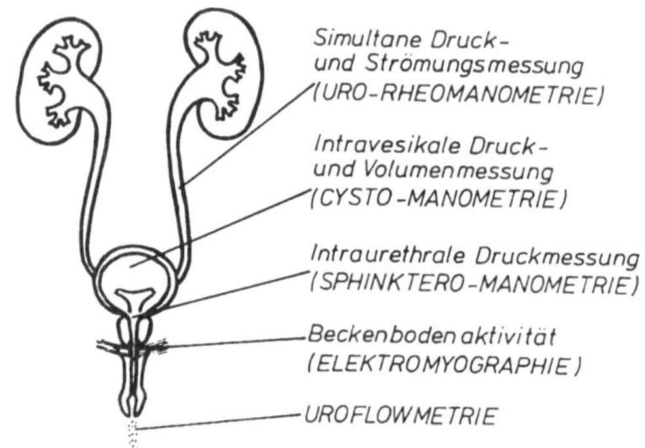

Abb. 2. Funktionelle Untersuchungsmethoden an den abführenden Harnwegen

I. Obere Harnwege

Pharmakodynamische Untersuchungen an den oberen Harnwegen (Abb. 3) müssen neben den Parametern der Ureterdynamik sowohl die hydrodynamischen als auch die muskelphysiologischen Faktoren berücksichtigen. Unter physiologischen Bedingungen hängen das Flüssigkeitsangebot von der Diurese und der Strömungswiderstand in erster Linie vom intravesicalen Druck ab. Dagegen haben wir bis heute keine Möglichkeit, Erregungsbildung und Erregungsleitung in situ zu erfassen. Daher muß auf Tonus und Erregbarkeit der glatten Muskulatur des Harnleiters indirekt geschlossen werden.

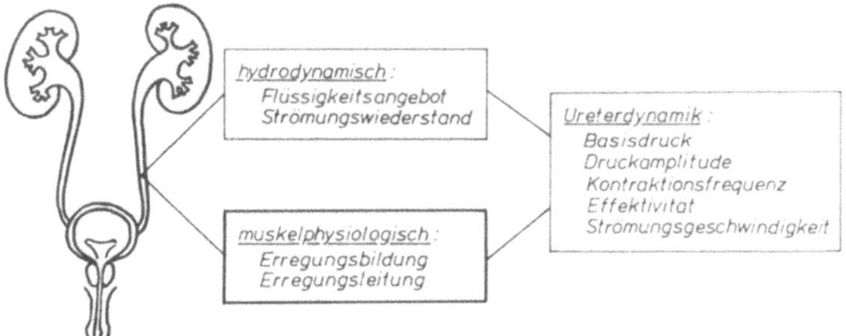

Abb. 3. Parameter des peristaltischen Harntransportes

Beispiel (Abb. 4)

64jähriger Pat. mit Pollakisurie und Dysurie bei Sphinctersklerose. Bei einer Blasenfüllung mit 300 ml typische hypertone Blasenkontraktionen mit Druckspitzen bei 40 bis 50 mmHg. Ein entsprechend hoher Sphinctertonus verhindert den unwillkürlichen Urinabgang. Diesen hohen intravesicalen Druck kann der Harnleiter trotz stark erhöhter Aktivität

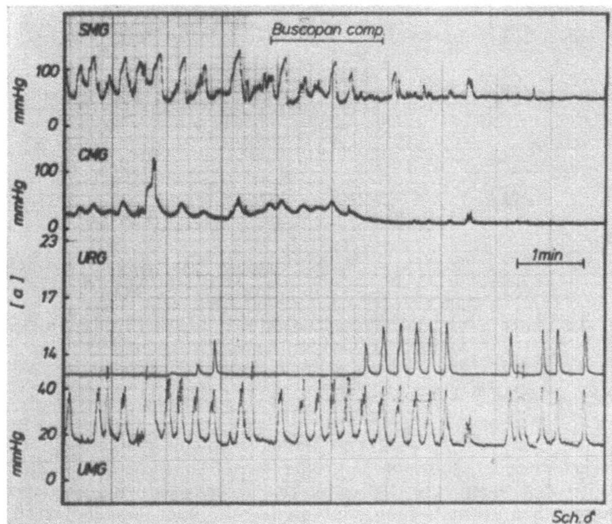

Abb. 4. Funktionsdiagramm eines 64jährigen Patienten mit Pollakisurie und Dysurie bei Sphinctersklerose. *SMG* Sphincterdruck, *CMG* intravesicaler Druck, *URG* Strömungsgeschwindigkeit im re. Ureter, *UMG* peristaltische Druckschwankungen im re. Ureter $[\alpha] = 10^{-4}$ cal $°C^{-1}$ s^{-1} cm^{-2}

mit systolischen Druckspritzen von über 40 mmHg nicht überwinden, die Strömungsgeschwindigkeit sistiert, es kommt zur Harnstauung. Während i.v. Applikation von 5 ml Buscopan compositum fällt der intravesicale Druck auf etwa 10 mmHg, die einzelnen peristaltischen Kontraktionen werden wieder effektiv, die Harnstauung wird kompensiert.

Betrachtet man allein die Parameter der Ureterdynamik, so müßte man schließen, daß durch Buscopan compositum ein spasmolytischer Effekt auf die Ureterdynamik ausgeübt würde. Bekanntlich hat aber Hyoscin-N-butylbromid (Buscopan) keinen Einfluß auf die Ureterperistaltik, lediglich dem Novaminsulfon (Novalgin) kommt neben den zentral wirkenden analgetischen Komponenten ein gewisser spasmolytischer Effekt zu. Der pharmakodynamische Effekt des Buscopan compositum liegt hier vor allem in den parasympathischen Angriffspunkten am Detrusor vesicae.

Allein auf Grund der klassischen Parameter: Kontraktionsfrequenz, Basisdruck und Druckamplitude, ist es also nicht möglich zu entscheiden, ob z. B. durch pharmakologische Einflüsse Diurese, Wandtonus oder Strömungswiderstand geändert worden sind. Daher haben wir als ein semiquantitatives Maß für Tonus und Effektivität der Ureterperistaltik zusätzlich das *Druckgeschwindigkeitsprodukt P* und den *urodynamischen Quotienten Q* definiert.

Definition:

$$P = \frac{\int_0^T v(t)\,dt \int_0^T p(t)\,dt}{T^2}$$

$$Q = \frac{\int_0^T v(t)\,dt}{\int_0^T p(t)\,dt}$$

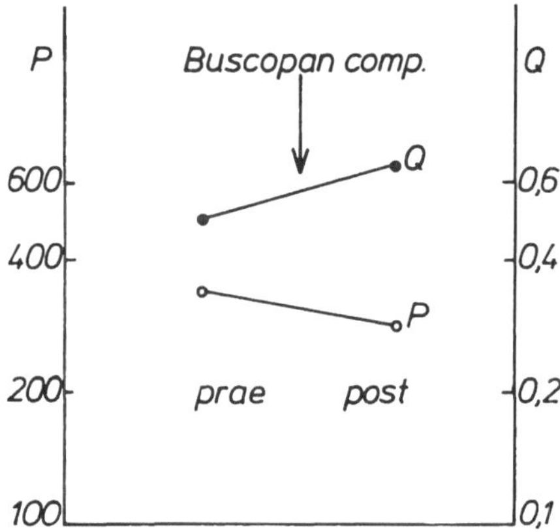

Abb. 5. Änderung des Druckgeschwindigkeitsproduktes P und des urodynamischen Quotienten Q durch Buscopan compositum

Beispiel (Abb. 5):

Durch Buscopan compositum wird das Druckgeschwindigkeitsprodukt P vermindert, während der urodynamische Quotient Q größer wird. Eine deutliche Zunahme des urodynamischen Quotienten sowie eine Reduktion des Druckgeschwindigkeitsproduktes weisen auf die Aufhebung einer Harnstauung und nicht auf einen spasmolytischen Effekt mit Reduktion des Uretertonus hin.

Zusammen mit den üblichen urodynamischen Parametern (Abb. 6) erlauben das Druckgeschwindigkeitsprodukt und der urodynamische Quotient somit eine differenzierte Aussage über die urodynamische Situation und ergänzen damit entscheidend die Aussagekraft pharmakodynamischer Untersuchungen in situ.

II. Untere Harnwege

Im Gegensatz zum mehr oder weniger kontinuierlichen Harntransport der oberen Harnwege ist die Funktion der unteren Harnwege zweiphasig (Abb. 7):

1. Die Phase der Harnspeicherung.
2. Die Phase der Harnentleerung.

Entsprechend dieser zweiphasigen Funktion definieren wir:

1. Die statischen Parameter der Harnspeicherung.
2. Die dynamischen Parameter der Harnentleerung.

Beide erfordern eine differenzierte Versuchsanordnung.

1. Statische Parameter der Harnspeicherung

Zur simultanen Beobachtung und Registrierung der statischen Parameter der Urinspeicherung: Blasenfüllung, intravesicaler Druck, „Sphincterdruck", Aktivität der quergestreiften Beckenbodenmuskulatur, lagern wir den Patienten in typischer Weise auf dem Untersuchungstisch. Über einen doppelläufigen Katheter

	Diurese	Stauung	Hypertonie	Hypotonie
Frequenz	+ +	+ + +	+ +	–
Mitteldruck	+ + +	+ + +	+	– –
Amplitude	+ / –	–	+ +	– –
Strömungsgeschwindigkeit	+ +	– – –	+	–
Druckgeschwindigkeitsprodukt	+ + +	+ / –	+ +	–
Urodynamischer Quotient	–	– –	0/ –	0/ +

Abb. 6. Reaktionen der urodynamischen Parameter der Ureterperistaltik durch Diurese und Stauung sowie Hypertonie und Hypotonie der glatten Muskulatur

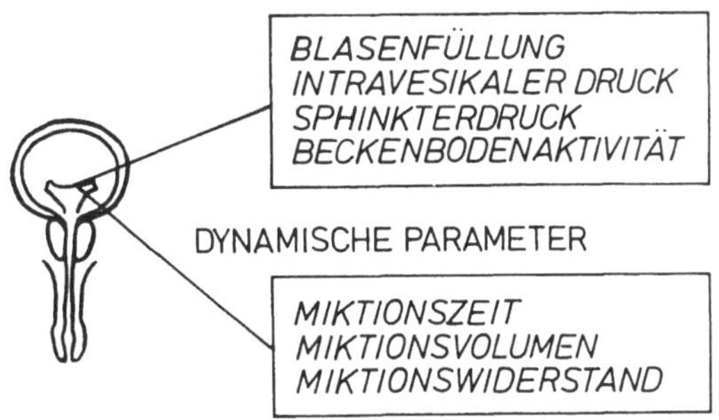

Abb. 7. Funktionelle Parameter der Blasenfunktion

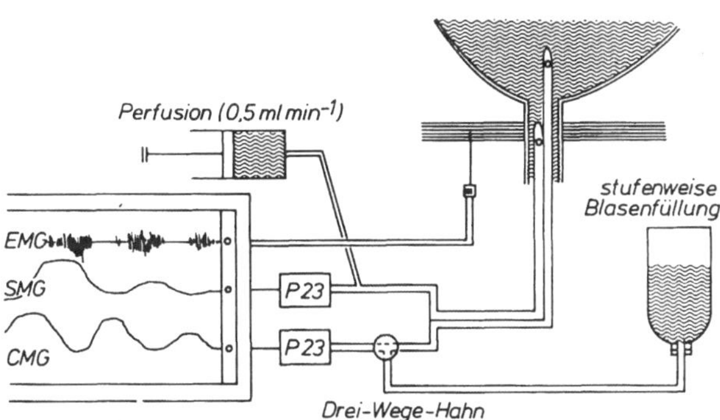

Abb. 8. Versuchsanordnung zur Messung der statistischen Parameter der Blasenfunktion

(Abb. 8) von 10 bis 12 Charr wird sowohl der intravesicale Druck als auch simultan der Druck in der hinteren Harnröhre, der sog. Sphincterdruck, in Abhängigkeit von der Blasenfüllung gemessen. Die Füllung der Blase erfolgt stufenweise über diesen Katheter. Da die hintere Harnröhre jedoch normalerweise keine Flüssigkeit enthält, ist eine konstante Perfusion mit 0,5 ml/min erforderlich. Die Beckenbodenaktivität wird elektromyographisch uni- oder bipolar abgeleitet.

Beispiel (Abb. 9):

80jähriger Pat. nach TUR der Prostata. In Abhängigkeit von der Blasenfüllung Zunahme des intravesicalen Druckes und entsprechend des Sphincterdruckes. Auffällig die hohe Aktivität der quergestreiften Beckenbodenmuskulatur bei starkem Harndrang. Weniger als eine min nach i.v. Applikation von 20 mg Hyoscin-N-butylbromid (Buscopan) normalisiert sich die Beckenbodenaktivität, ohne daß es zu einer signifikanten Änderung des intravesicalen Druckes gekommen wäre. Der Druck in der hinteren Harnröhre fällt jedoch um etwa 5 mmHg. Auf den Einfluß von Buscopan auf die hypertone Blase wurde oben bereits hingewiesen.

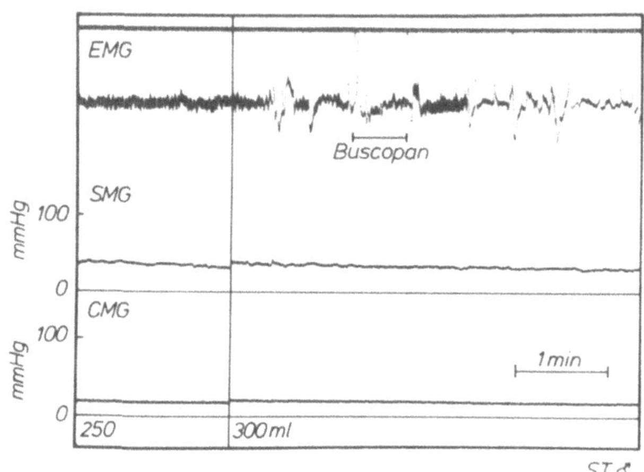

Abb. 9. Funktionsdiagramm eines 80jährigen Patienten nach TUR der Prostata. *EMG* Elektromyogramm der quergestreiften Beckenbodenmuskulatur, *SMG* Spincterdruck, *CMG* intravesicaler Druck

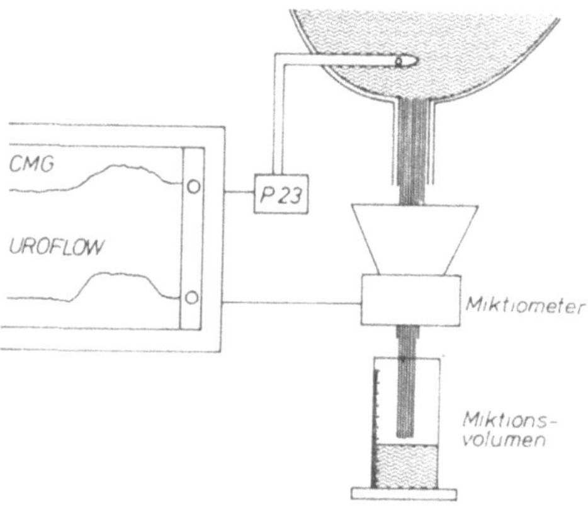

Abb. 10. Versuchsanordnung zur Messung der dynamischen Parameter der Miktion

2. Dynamische Parameter der Urinausscheidung

Die dynamischen Parameter der Miktion (Abb. 7): Miktionszeit, Miktionsvolumen, Miktionswiderstand, erfordern eine Versuchsanordnung, welche den normalen Miktionsablauf möglichst wenig alteriert (Abb. 10). Wir wählen im allgemeinen folgende Versuchsanordnung: Messung des intravesicalen Druckes über einen suprapubischen PVC-Katheter, Messung der Uroflows in der allgemein standardisierten Weise, Errechnung des Miktionswiderstandes aus intravesicalem Druck und Uroflow nach dem Hagen-Poiseuille-Gesetz; Miktionszeit und Miktionsvolumen sind direkt ablesbar.

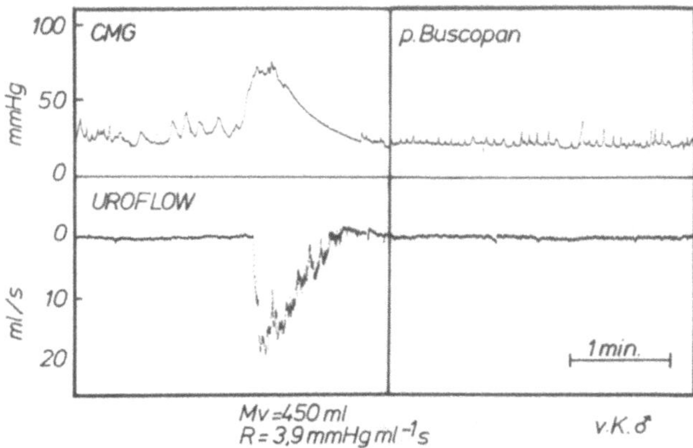

Abb. 11. Funktionsdiagramm eines 45jährigen Patienten mit Dysurie vor und nach i.v. Applikation von 20 mg Hyoscin-N-butylbromid (Buscopan). *CMG* intravesicaler Druck

Beispiel (Abb. 11):

45jähriger Pat. mit Dysurie und verzögertem Miktionsbeginn. Trotz Harndrang erst 2 min nach Aufforderung zur Miktion einsetzende Austreibungskontraktion der Harnblase und Miktion. Miktionswiderstand mit 3,9 mmHg ml^{-1} sec deutlich erhöht. 10 min nach i.v. Applikation von 20 mg Hyoscin-N-butylbromid (Buscopan) ist der Pat. bei gleichem Blasenvolumen nicht mehr in der Lage, eine Austreibungskontraktion des Detrusor vesicae bewußt zu induzieren.

Diese hier gezeigten Versuchsanordnungen zur funktionellen Untersuchung der abführenden Harnwege in situ sind in unserer Klinik weitgehend standardi-

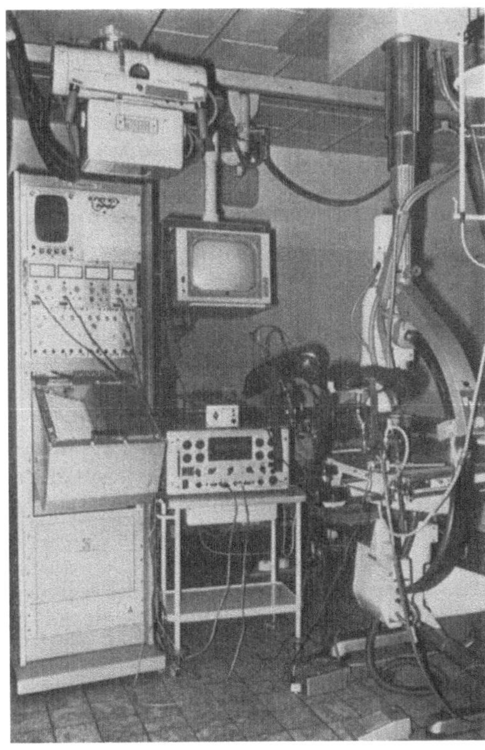

Abb. 12. Urodynamischer Untersuchungsplatz (urologische Funktionsdiagnostik)

siert, sie erfordern einen nicht unerheblichen apparativen Aufwand (Abb. 12): Neben den üblichen Röntgeneinrichtungen mit Bildverstärker-Fernsehkette und Videorecorder verwenden wir einen Schwarzer-Polyphysiographen, welcher die für Druck-, Strömungs- und Potentialmessungen erforderlichen Verstärkereinheiten enthält. Eine solche Anlage gibt uns dann die Möglichkeit, für jede Fragestellung eine individuelle Versuchsanordnung auszuwählen.

Trotzdem kann auch eine solche Versuchseinrichtung noch kein Optimum darstellen, da sie eine psychische Alteration der Patienten in keiner Weise ausschließen kann. Hier sind weitere Entwicklungsarbeiten erforderlich. Einen entsprechenden Weg hat für die dynamischen Parameter der Miktion die Arbeitsgruppe um Zinner mit einer stroboskopischen Harnstrahlanalyse gewiesen. Hier liegt jedoch bereits ein neues Denkmodell zugrunde, welches nicht nur einen Einfluß auf die pharmakodynamischen Untersuchungen in situ, sondern auf die funktionelle Betrachtungsweise in der Urologie überhaupt haben wird.

Diese kurze Übersichtsarbeit soll nicht nur die Problematik urodynamischer Untersuchung in situ anreißen, sie soll zeigen, daß die *subjektive Beurteilung* einer medikamentösen Effektivität als unkritisch und fehlerhaft abzulehnen ist, und daß allein die *objektive Beurteilung* auf Grund urodynamischer Meßergebnisse einen positiven Aussagewert besitzt.

Literatur

1. Boyarsky, S., Gottschalk, C. W., Tanagho, E. A., Zimskind, P. D.: Urodynamics. New York-London: Academic Press 1971. — 2. Boyarsky, S., Labay, P.: Ureteral dynamics. Baltimore: Williams & Wilkins 1972. — 3. Hinman, F.: Hydrodynamics of micturition. Springfield, Ill.: Thomas- Publisher 1971. — 4. Keitzer, Huffman: Urodynamics. Springfield, Ill.: Thomas-Publisher 1971. — 5. Kiil, F.: The function of the ureter and renal pelvis. Philadelphia-London: W. B. Saunders 1957. — 6. Lutzeyer, W., Melchior, H.: Ureterdynamik. Stuttgart: Thieme 1971. — 7. Rutishauser, G.: Druck und Dynamik in den oberen Harnwegen. Darmstadt: Steinkopf-Verlag 1970.

Professor Dr. W. Lutzeyer
Priv.-Doz. Dr. H. Melchior
Urolog. Klinik der Medizinischen Fakultät
der Rhein.-Westf. Technischen Hochschule
Aachen
D-5100 Aachen
Goethestraße 27—29

B. von Rütte: Die Pharmakologie der Blase in klinischer Hinsicht

Unsere Ausführungen über die Pharmakologie der Blase beschränken sich auf die wichtigsten klinischen Belange. Was experimentelle Untersuchungen betrifft, so sei auf die Arbeiten von Campbell [1], Gyermek [2], Matsumura [3], Winter [4], Teitelbaum [5], Chester [6] sowie Kleeman [7], hingewiesen.

Der Parasympathicus (N. pelvicus) spielt an der Blase in motorischer und sensorischer Hinsicht gegenüber dem Sympathicus eine überragende Rolle. Über die Bedeutung des *Sympathicus* (N. praesacralis) bestehen divergierende Ansichten, doch dürfte er zur Leitung gewisser afferenter Reize (Dehnung, Schmerz) sowie efferenter Impulse für die Vasomotorik der Blase dienen. Zudem spielt der Sympathicus beim Sexualakt eine wichtige Rolle.

Aus diesen anatomischen Vorbemerkungen ist zu schließen, daß vorwiegend Neuropharmaka, die auf den Parasympathicus fördernd oder hemmend einwirken, blasenphysiologische Bedeutung besitzen.

Parasympathicomimetika

Bekanntlich übermittelt *Acetylcholin* neurale Impulse in parasympathischen und sympathischen Ganglien sowie an den parasympathischen Nervenenden.

Die cholinergische Wirkung an der myo-neuralen Verbindung wird infolge Abbaus des Acetylcholins durch das Enzym *Cholinesterase* rasch aufgehoben.

In seiner Eigenschaft als Übermittlersubstanz parasympathischer Nervenimpulse steigert Acetylcholin, peroral oder subcutan verabreicht, die Blasenaktivität. Häufiger Harndrang, erhöhte Miktionsfrequenz unter Entleeren kleiner Urinportionen in kräftigem Strahl sind die

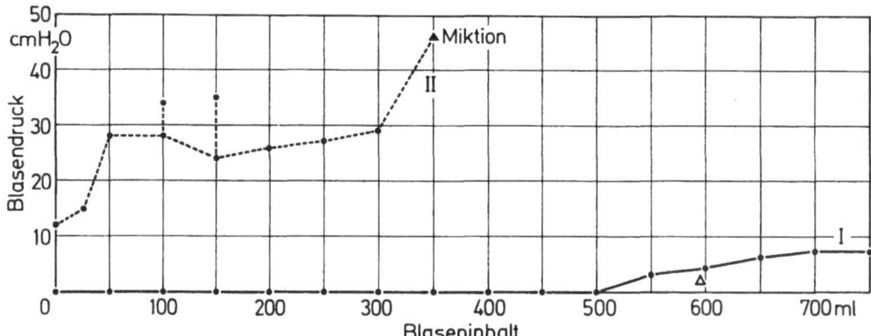

Abb. 1. Wirkung eines Parasympathicomimetikums (Doryl) auf den hypotonen Blasenmuskel (Kurve I): Starke Steigerung des Detrusortonus und spontane Kontraktionen (Kurve II). Legende zu Abb. 1 bis 10: ○ leichter Drang, △ unangenehmer Drang, ꜟ spontane Detrusorkontraktion, ▲ Miktion. Abb. 1 bis 4 und 7 bis 10 sind mit freundlicher Genehmigung des Verlags F. Enke, Stuttgart, der Monographie „Die Reizblase der Frau" (von Rütte [23]), entnommen

Tabelle 1. Parasympathicomimetika (Anticholinergika)

Cholinester

Carbacholchlorid: *Doryl*

Wirkung: Postganglionär, ganglionär. Cholinesterase-empfindlich.

Dosierung: Subcutan 0,25 bis 0,5 mg mit Wirkungsdauer von 1 bis $1^1/_2$ Std.
Oral 2 bis 4 mg (3 bis 4 × in 24 Std).

Bethanecholchlorid: *Urecholin*

Wirkung: Nur postganglionär. Cholinesterase-unempfindlich.

Dosierung: Subcutan 5 bis 10 mg mit Wirkungsdauer von $2^1/_2$ Std.
Oral 30 bis 100 mg (4 × in 24 Std) mit Wirkungsdauer von 2 bis 6 Std (je nach Dosis).

Pilocarpin

Wirkung: Postganglionär, leicht ganglionär.

Dosierung: 3 bis 30 mg oral oder subcutan.

Indikationen

Postoperative + postpartale Harnretention.
Myogene und neurogene Hypotonie + Atonie der Blase.

Kontraindikation

Organische Blasenausgangsstenose, Asthma, Hyperthyreose, Magenulcus.

bekannten klinischen Folgen. Bei der *Blasenmanometrie* werden als parasympathicomimetischer Effekt ein massiver Anstieg des Detrusortonus, frühzeitig auftretende Spontankontraktionen bei verminderter Blasenkapazität registriert.

Klinisch werden heute vor allem *Doryl* (Carbacholchlorid) sowie *Urecholin* (Bethanecholchlorid), kaum mehr aber Pilocarpin verwendet (Tabelle 1).

Urecholin wird durch Cholinesterase nicht abgebaut (Schildbach [8]), wodurch seine parasympathicomimetische Wirkung im Vergleich zu Doryl (cholinesteraseempfindlich) länger anhält. Da dem Urecholin im Gegensatz zum Doryl jegliche ganglionäre Wirkung fehlt (Scultéty [9]), treten *Nebenerscheinungen* (Schwitzen, Speichelfluß, gesteigerte Magen-Darmperistaltik) in geringerem Grade auf.

Nach Lapides [10] ist die Stärke des parasympathicomimetischen Effekts von Urecholin bei Vergleich der oralen zur subcutanen Applikation wie 1:5. Bei subcutaner Injektion tritt der Maximaleffekt nach 15 bis 30 min auf, um $2^1/_2$ Std anzuhalten. Mit Tabletten ist eine verlangsamte, nicht vor einer Std auftretende Detrusorreaktion, die je nach Dosierung 2 bis 6 Std anhält, zu registrieren.

Einen parasympathicomimetischen, aktivitätsfördernden Effekt auf die Blase besitzen auch Stoffe, die einen Abbau des Acetylcholins durch die Cholinesterase verhindern *(Cholinesterasehemmer)*.

Gut bekannt sind *Prostigmin* (Neostigmin) und *Mestinon* (Pyridostigmin), weniger das von gynäkologischer Seite (Gitsch [11], Gitsch-Brandstetter [12], Mermon [13], Ledermair [14]) empfohlene *Ubretid*, das gegenüber Neostigmin eine stärkere und verlängerte Wirkung (5 bis 6 Tage) besitzt, wobei bis zum maximalen Effekt 24 Std verstreichen. Ermutigende Erfolge verzeichneten Gitsch [11], Gitsch-Brandstetter [12] sowie Mermon [13] bei der Behandlung der weiblichen Inkontinenz, wobei eine gleichzeitige hormonale Behandlung sich als günstig erwies. Ebenfalls gute Resultate mit Ubretid wurden bei der postoperativen Harnretention beobachtet (Gitsch [11], Ledermair [14], Masumi [27]).

Die Behandlung der postoperativen und postpartalen Harnretention mit einem Parasympathicomimetikum zur Steigerung von Tonus und Reflexaktivität des Detrusors sind hinreichend bekannt.

Nach Garvey [15] tritt in 60%, nach Scultéty [9] in 70% mit Urecholin eine Blasenentleerung auf, wobei der letztere Autor mit Doryl einen Erfolg nur in 63% registrieren konnte. Mit Recht empfiehlt nach unserer Erfahrung Møller [16] bei ausbleibender Blasenentleerung eine erneute Injektion von Doryl nach einer Std.

Zur *Rehabilitation einer hypo- oder gar atonen Blase* sind Parasympathicomimetika wertvoll: Durch den regelmäßig eintretenden tonussteigernden und kontraktionsfördernden Effekt (= „pharmakodynamisches Training“) wird der Detrusor wieder kräftiger, die Blasenentleerung besser (v. Rütte [17]). Lapides [10] empfiehlt zur Behandlung der Blasenatonie vorerst die subcutane Injektion von Urecholin in absteigender Dosierung, um dann bei geringem Restharn auf die orale Therapie überzugehen.

Eine gleichzeitige Verwendung eines Cholinesterasehemmers (Ubretid, Prostigmin, Mestinon) zur Verstärkung des parasympathicomimetischen Effekts ist zu empfehlen.

Parasympathicolytika (Anticholinergika)

Die Empfindlichkeit parasympathischer Receptoren gegenüber Acetylcholin an der myoneuralen Verbindung wird durch *Atropin* bekanntlich aufgehoben. Dadurch verschwindet bei erhöhtem Detrusortonus und gleichzeitiger Hyperreflexie die Überregbarkeit des Blasenmuskels und wir registrieren manometrisch tiefnormale Werte (Abb. 2).

Verschiedene quarternäre Ammoniumbasen (z. B. Buscopan, Pelerol, Banthine) haben ebenfalls einen anticholinergischen Effekt auf organeigene parasympathische Ganglien, in geringerem Grade auch auf die myoneurale Verbindung. Der allgemeine vagolytische Effekt (Herz, Kreislauf, Speichelsekretion, Auge) ist im Gegensatz zu Atropin sehr gering. Dies gilt z. B. auch für das im Pelerol enthaltene quartäre Tropinderivat Tropenzilium (v. Rütte [18]) mit seiner tonussenkenden, die Erregbarkeit des Detrusors dämpfenden und die Blasenkapazität steigernden Wirkung (Abb. 3).

Erwähnenswert ist die Tatsache, daß der Effekt eines Parasympathicomimetikums am Blasenmuskel durch Atropin oder ein neurotropes Spasmolytikum aufgehoben wird (Abb. 4).

Nach einem Parasympathicolytikum kann Doryl oder Urecholin seine parasympathicomimetische Wirkung am Detrusor nicht entfalten.

Ganz allgemein betrachtet, entspricht die Wirkung von Parasympathicomimetika und Parasympathicolytika dem Gesetz von Wilder [19]: Je höher der Ausgangswert liegt, eine desto geringere Neigung zum Anstieg, aber eine um so stärkere Tendenz zum Abfall et vice versa besteht. Eufinger [20] sowie Erbslöh [21] betonen mit Recht, daß z. B. gegenüber Buscopan eine individuelle Reaktionsbereitschaft bestehe, die nach unserer Erfahrung durch die jeweilige neurovegetative Tonuslage bestimmt wird.

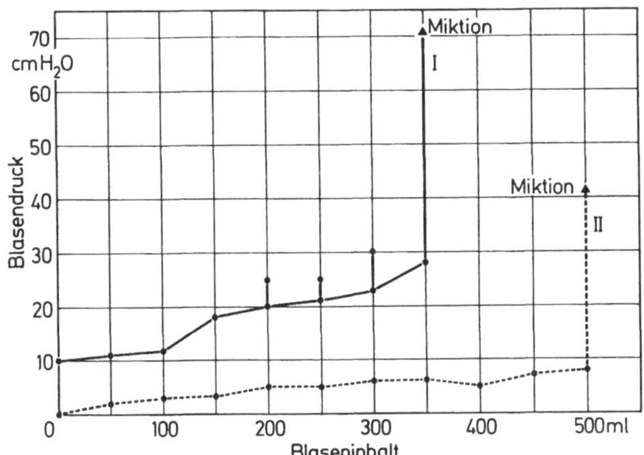

Abb. 2. Wirkung von Atropin auf den hypertonen Blasenmuskel (II). *I* Blasendruckkurve vor Medikament

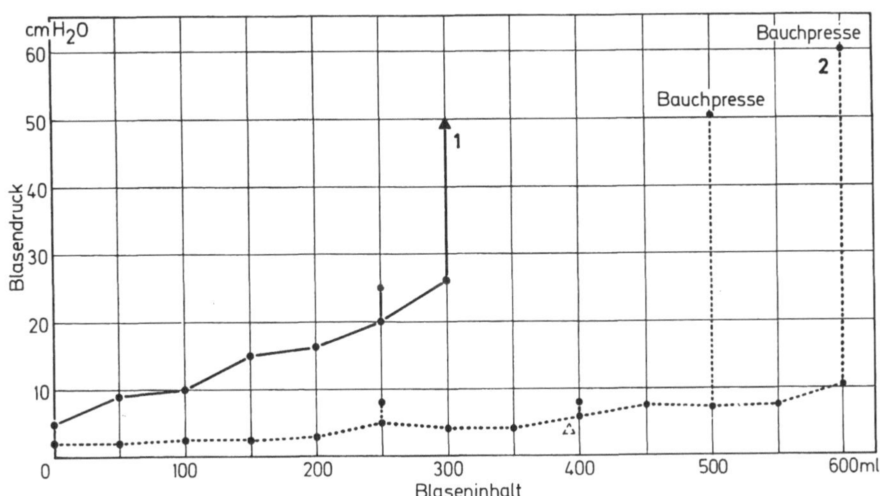

Abb. 3. Tonussenkende Wirkung von Tropenzilium (neutropes Spasmolytikum) auf den Blasenmuskel (2). (*1* Blasendruckkurve vor Medikament)

Parasympathicolytika (Tabelle 2) wirken bei jeglicher Art von *Reizblase* dämpfend auf den überaktiven Detrusor (v. Rütte [22, 23]). Klinisch äußert sich dies in der Abnahme der Miktionsfrequenz und im Anstieg der einzelnen Urinportionen.

Die bei *Reizblase* bestehende Hyperreflexie wird durch ein Parasympathicolytikum wie z. B. mit dem im *Spasmo-Urgenin* enthaltenen neurotropen Spasmolytikum, einer Azoniaspiranverbindung, unterdrückt, was zur Kapazitätszunahme und damit zum Verschwinden der Pollakisurie führt (Abb. 5).

Neben der spasmolytischen Wirkung dürfte auch der gleichzeitige antikongestive, antiphlogistische Effekt des Urgenins die therapeutische Bedeutung dieses Präparates bestimmen.

Durch Erhöhung der Reizschwelle des Detrusors kommt es bei der *neurogenen Reizblase* mit ihrer Hypertonie und Hyperreflexie zu einer intravesicalen Drucksenkung sowie zur Unterdrückung spontaner Detrusorkontraktionen, woraus eine Zunahme der Blasenkapazität resultiert (Abb. 6).

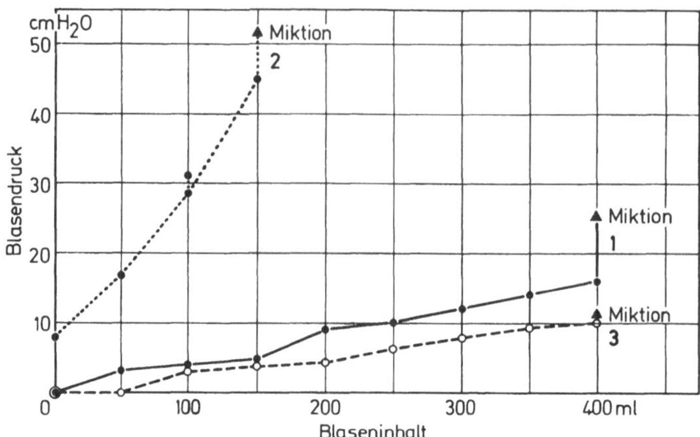

Abb. 4. Nach Tropenzilium i.v. (neurotropes Spasmolytikum) wird der Doryleffekt am Blasenmuskel (2) aufgehoben (3). Kurve 1 = Blasendruck vor Doryl

Tabelle 2. Parasympathicolytika (Anticholinergika)

Chemie	Präparat	Wirkung	Dosierung
Atropin		postganglionär	0,5—1 mg oral oder subcutan
Scopolamin		zentral	0,5 mg
Adephenin	Trasentin	postganglionär	75 mg/3 Std, oral
Quarternäre Amoniumbasen		intramuraler parasympathischer Nervenplexus	
Methanthelin	Banthin		50—150 mg/4 Std, oral
Propanthelin	Probanthin		15 mg/4 Std, oral
Butyl-scopolamoniumbromid	Buscopan		15 mg oral 2—4 × in 24 Std, 15—30 mg i.m. oder i.v. 2—4 × in 24 Std
Tropenzilium	Pelerol		2—3 × 1 Supp. (30 mg) in 24 Std 1—3 × 1 Amp. (10 mg) in 24 Std
Oxyphenium	Antrenyl		5 mg/4 Std, oral 4 mg i.v.

Indikationen

Blasenspasmen infektiös-entzündlicher Genese, Reizblase bei psychophysischer Dysregulation, neurogene Reizblase.

Kontraindikation

Hindernis am Blasenauslaß, Restharn, Glaukom, Myasthenia gravis.

Neurotrope Spasmolytika eignen sich deshalb zur *Rehabilitation ungehemmter Rückenmarksblasen*, da der imperative Harndrang und damit eine vorzeitige Detrusorkontraktion mit Harnabgang unterdrückt werden. Dadurch wird das eigentliche *Blasentraining* erleichtert (v. Rütte [17]).

Wird unter einem neurotropen Spasmolytikum die Funktion einer spastischen Blase kaum oder nicht beeinflußt, dann deutet dies auf eine *Schrumpfblase* (Blasenwandfibrose) hin.

Die Detrusoraktivität wird durch folgende Pharmaka, die keine Wirkung auf Parasympathicus und Sympathicus haben, beeinflußt: Gut bekannt ist der relaxierende Effekt von *Papaverin* auf die glatte Muskulatur der Blase.

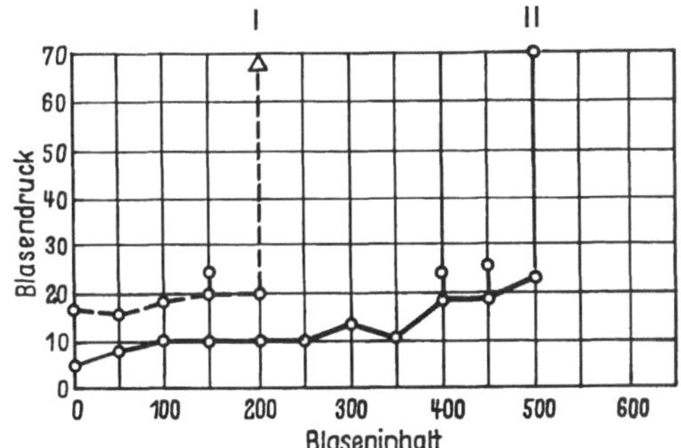

Abb. 5. Neurohormonale Reizblase (I vor Medikament, II nach 0,2 mg Azoniaspiro (3 benziloyloxynortropan-8,1′-pyrrolidin)-chlorid)

Von Pedersen [59] wird *Lisidonil* (Diaethyl-amino-triazin-tartat) zur Behandlung neurogener Muskelspasmen (multiple Sklerose, Paraplegie) empfohlen. Dieses gut verträgliche Medikament hat keinen Einfluß auf die neuromuskuläre Verbindung, sondern übt eine hemmende Wirkung auf interspinale Neurone aus. Dadurch werden mehr die polysynaptischen als monosynaptischen Reflexe gehemmt. Nach Kollberg, Petersén, Selldén [60] wird dadurch der Tonus des Sphincter externus gesenkt, was eine erleichterte Miktion bei neurogenen Blasenstörungen erlaubt. Einen guten Therapieerfolg verzeichnet Pedersen [59], besonders bei

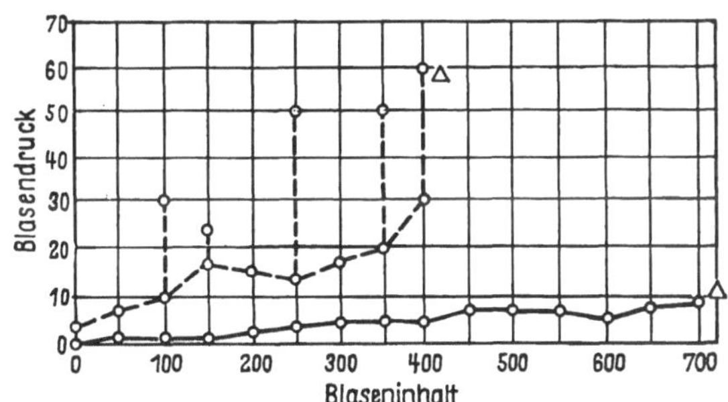

Abb. 6. Neurogene Reizblase. Verschwinden der Hypertonie und Hyperreflexie nach einem neurotropen Spasmolytikum (Palerol)

ungehemmter Rückenmarksblase, indem die Miktionsfrequenz sowie der imperative Harndrang mit Inkontinenz verschwanden, ohne daß Restharn auftritt. Die Dosierung beträgt 10 bis 11 mg Lisidonil/kg Körpergewicht.

Ohne daß schon klinische Beobachtungen vorliegen, dürfte das kürzlich im Handel erschienene *Lioresal* (Derivat der γ-Aminobuttersäure), das sowohl polysynaptische wie monosynaptische Reflexübertragungen im Rückenmark hemmt, ähnlich wie Lisidonil, günstig auf neurogene Blasenstörungen bei spinalspastischem Syndrom wirken.

Von Bauer [47] wird auf den blasentonisierenden Effekt von *Strychnin* hingewiesen. Die Strychninwirkung läßt sich als Erregung der spinalen Umschaltneurone bzw. Lähmung der Hemmapparate in der Reizübertragung erklären. Durch Erhöhung der Reflexerregbarkeit wird die Muskelaktivität gefördert.

Sympathicomimetika (Adrenergica)

Überblickt man die Literatur, so wird der blasenphysiologische Effekt von Sympathicomimetika sehr uneinheitlich beurteilt. So konnten Bauer [24], Brosig [25], Lapides [10], Teitelbaum [5] keinen Einfluß von Sympathicomimetika auf den Blasenmuskel registrieren.

Andererseits liegen klinische Mitteilungen über Harnretention nach Adrenergica vor (Balyeat [28], Schneierson u. Bergman [29], Scultéty [9]). Von Youssef [33], Winter [31] und Ohnesorge [32] wurde eine Senkung des Blasentonus und eine vermehrte Blasenkapazität registriert.

Wir glauben, daß den Sympathicomimetika keine wesentliche Bedeutung bei der Behandlung funktioneller Blasenleiden beizumessen ist.

Bei kritischer Beurteilung klinischer Angaben möchten wir mit van Duzen [58] dem häufig verwendeten Ephedrin eher eine zentral subcorticale Wirkung als einen peripheren auf die Blase wirkenden adrenergischen Effekt beimessen. Dabei dürfte die jeweilige neurovegetative Tonuslage ausschlaggebend sein. Wohl mit Recht führt van Duzen [58] den Therapieerfolg bei der weiblichen Stressinkontinenz auf eine zentrale Wirkung des Ephedrin zurück.

Sympathicolytika (Adrenolytika)

Sympathicolytika verhindern die Wirkung postganglionärer sympathischer Nervenimpulse am Erfolgsorgan. Ganglienblocker (Pendiomid, Arfonad) haben einen hemmenden Einfluß auf die Gangliensynapsen.

Sie sind heute auf urologischem Gebiet durch die neurotropen Spasmolytika verdrängt worden. Einzig bei transurethralen, endovesicalen Eingriffen an Paraplegikern mit *autonomer Hyperreflexie* haben sie noch therapeutische Bedeutung um den, trotz Narkose, durch Dehnungsreflexe aus Blase und Urethra ausgelösten, oft bedrohlichen Blutdruckanstieg zu unterdrücken.

In der Literatur wird vorwiegend von gynäkologischer Seite über die erfolgreiche Behandlung der *postoperativen* und *postpartalen Harnretention* mit *Ergot-Alkaloiden*, insbesondere Dihydergotamin sowie Hydergin berichtet. Außer von Scultéty [9] und Youssef [33] wurde kaum von anderen Autoren die blasenmanometrische Ausgangslage bestimmt. Scultéty [9] und Youssef [33] fanden meist eine Hypotonie des Detrusors und eine Hypertonie am Blasenauslaß.

Nach Thönnis u. Bischoff [34] sind sympathische Fasern zur Blase wahrscheinlich die Leiter afferenter pathologischer Impulse. Auf vasomotorisch-reflektorischem Wege kommt es dann durch efferente sympathische Impulse zu einer von der Norm abweichenden Beeinflussung der Blasenfunktion.

Bekanntlich haben hydrierte Ergot-Alkaloide (Dihydergot, Hydergin) neben einer schwachen spasmolytischen Wirkung auf die glatte Muskulatur vor allem einen zentral-sympathicolytischen Effekt (Vasomotorenzentren). Da der Sympathicus, wie schon erwähnt, eine untergeordnete Rolle bei der Blasenentleerung spielt, dürften die durch Ergot-Alkaloide verzeichneten Erfolge postoperativer und postpartaler Miktionsstörung vermutlich auf einem regulierenden Effekt auf vegetative Zentren, besonders der Vasomotorik beruhen.

Die *Dosierung* von Dihydroergotamin wird im allgemeinen mit 3 × 15 bis 30 Tropfen (20 Tropfen = 2 mg) täglich oder 1 bis 2 Ampullen zu 1 mg in 24 Std angegeben. Von Hydergin wird täglich ebenfalls 3 × 20 bis 30 Tropfen oder 1 bis 3 Ampullen verordnet.

Narkotica und Schmerzmittel

Durch die Narkose, welcher Art sie auch sei (Äther, Barbiturate), tritt eine *Koordinationsstörung* corticaler, subcorticaler und spinaler Zentren auf, wobei deren Grad von Tiefe und Dauer der Narkose abhängt. Auch die Blasenfunktion wird von dieser Regulationsstörung betroffen, indem der supraspinale hemmende oder fördernde Einfluß auf das sakrale Miktionszentrum wegfällt. Da es sich um einen komplexen Vorgang handelt, ist die Auswirkung der Narkose sehr wechselnd.

Sigel [35] erwähnt mit Recht eine individuelle Reaktionsbereitschaft auf die vor und während der Anästhesie verabreichten Medikamente.

Die wenigen an narkotisierten Patienten erhobenen blasenmanometrischen Befunde wechseln von Autor zu Autor. Neben der verschieden angewandten Narkosetechnik, dürften Tiefe und Dauer der Anästhesie für die unterschiedlichen Befunde verantwortlich sein.

In diesem Zusammenhang sei auf die von Eufinger [20] festgestellten Blasendruckverhältnisse am schockierten Tier hingewiesen: Im akuten Schock besteht eher eine Detrusorhypertonie, im protrahierten Schock dagegen eine Detrusorhypotonie.

Morphium und seine Derivate (z. B. *Dolantin*, *Physepton*) bewirken an der Blase eine Tonuserhöhung, wobei aber wegen verminderter oder gar aufgehobener Reflexaktivität die Detrusorkontraktion stark beeinträchtigt ist. Klinisch tritt eine erschwerte Miktion mit Restharn oder gar eine totale Harnretention auf. Dabei dürfte die daraus resultierende Blasenüberdehnung infolge mangelhafter zentraler Registrierung afferenter Reize eine Rolle spielen. Ein vorbestehendes Hindernis am Blasenauslaß verstärkt die durch Morphium erzeugte Miktionsstörung, eine Feststellung, die für alle von uns erwähnten Pharmaka zutrifft.

Psychopharmaka

Psychopharmaka, besonders aus der Reihe der Phenothiazine (z. B. Chlorpromazin, Largactil) und Thymoleptika (z. B. Tofranil, Laroxyl) besitzen zentrale, aber auch periphere *anticholinergische Eigenschaften* (Goodman [36], Litvak [37]). Das Auftreten von Miktionsstörungen hängt, abgesehen von der Art des Medikamentes und von der individuellen Empfindlichkeit, auch von Höhe und Dauer seiner Dosierung ab. Morgendliche Dysurie, später zunehmende Entleerungsschwierigkeiten mit Restharn bis zur totalen Harnretention sind die Klagen der Patienten. Die Blasenmanometrie deckt eine herabgesetzte Blasensensibilität, eine Detrusorhypotonie mit gesteigerter Blasenkapazität auf.

Ritter/Grabner [38] fanden auch bei beschwerdefreien Patienten eine ausgeprägte Detrusorhypotonie. Die unter Psychopharmaka registrierten Blasenstörungen, meist auf subjektiven Angaben beruhend, werden in der Literatur mit 5 bis 15% angegeben. Sicher dürfte bei einer cystometrischen Reihenuntersuchung ein bedeutend höherer Prozentsatz gefunden werden.

Um die Blasenhypotonie und die damit verbundene Miktionsstörung zu beheben, werden Parasympathicomimetika (Doryl, Urecholin) sowie Cholinesterasehemmer (Prostigmin, Ubretid) unter Fortsetzen der Psychopharmakotherapie empfohlen (Merrill [39], Ritter u. Grabner [38]).

Psychopharmaka aus der Reihe der Tranquillizer (Librium, Valium) werden in der Urologie zur Behandlung der neuro-hormonalen Reizblase verordnet (v. Rütte [23]). Die Verwendung von *Tofranil* mit seinen anticholinergischen und neuroleptischen Eigenschaften bei der Enuresis ist bekannt (Poussaint u. Ditman [40], Diokno [41], Litvak [37]). Neben Tofranil (Bors [30]) wird Amitriptylen (Laroxyl) zur Behandlung der ungehemmten sowie der reflektorischen Rückenmarksblase erwähnt (Litvak [37] und Fowlks [42]).

Hormone

Männliches und weibliches Hormon können sowohl das organische Substrat (Schleimhaut, Bindegewebe, Muskulatur, Gefäße), als auch die neurovegetative Tonuslage von Blase und Urethra beeinflussen.

Aus *tierexperimentellen Untersuchungen* (Molnar u. Nagy [43], Terzi [44], Raynaud [45]) sowie aus klinischer Erfahrung (v. Rütte [46]) geht hervor, daß Oestrogene, aber auch Androgene zu einer Schleimhautproliferation, insbesondere in der Urethra posterior und Trigonum führen. Gleichzeitig tritt neben einer Hypertrophie von Bindegewebe und Muskulatur eine vermehrte Vascularisation (Arterien und Venen) auf.

Aus diesen hormonal bedingten anatomischen Veränderungen läßt sich der therapeutische Nutzen von Sexualhormon bei der Urethritis atrophicans (v. Rütte [46]), Blasenatonie (Bauer [47]) sowie weiblichen Stressinkontinenz erklären.

In neurovegetativer Hinsicht besitzt nach Artner [48] sowie Hauser [49] das Follikelhormon eine parasympathicomimetische Wirkung, während Gestagene, wie übrigens auch das Thyroxin, einen sympathicomimetischen Effekt entfalten. Von klinischen Beobachtungen ausgehend, schreiben Chwalla [50], Weghaupt [51], Hesse [52] sowie Weber [53] dem Androgen eine parasympathicomimetische Wirkung zu.

Tabelle 3

Autor	Kapazität			Tonus			Patientenmaterial
	erhöht	gleich	erniedrigt	erhöht	gleich	erniedrigt	
	Wirkung der Oestrogene auf den Blasenmuskel[a]						
Hoffmann-Treite [177]	–	–	+	–	–	–	Postklimakterische Frau
Halter [178]	–	–	+	–	–	–	Status nach totaler
Richter [179]	–	–	+	–	–	–	Uterusexstirpation
Hartl [180]	–	–	+	–	–	–	
Gibel [181]	–	–	+	+	–	–	Prostatahypertrophie
Brosig [68]	–	–	+	–	+	–	
Reuter [182]	–	–	–	+	–	–	
Steinkamm [183]	–	–	–	+	–	–	Weibliche Inkontinenz
Youssef [184]	–	–	–	+	–	–	Patientin ohne pathologischen Befund
Bauer [185]	–	–	–	–	–	+	Prostatahypertrophie
Staehler [186]	–	–	–	–	–	+	
Martius [187]	–	–	–	–	–	+	Weibliche Inkontinenz
Terruzzi [188]	–	+	–	–	–	–	
	Wirkung der Androgene auf den Blasenmuskel[a]						
Brosig [68]	–	+	–	–	+	–	Prostatahypertrophie
Gibel [181]	–	+	–	–	+	–	
Müllner [189]	–	–	+	+	–	–	
Bauer [185]	–	–	–	+	–	–	
Egger [190]	–	–	–	+	–	–	
Nahser [191]	–	–	–	+	–	–	
Lippross [192]	–	–	–	+	–	–	
Staehler [186]	–	–	–	–	–	+	
Youssef [184]	–	–	–	–	+	–	Normales weibliches Urogenitale

[a] Literatur bei v. Rütte [23].

Bei Durchsicht der Literatur stößt man auf eine Menge sich widersprechender Angaben über die Wirkung der einzelnen Hormone auf Tonus und Kapazität der Blase. Es sei aber gleich erwähnt, daß einige Autoren zur Beurteilung der Hormonwirkung nur die subjektiven Angaben der Patienten berücksichtigt haben; zudem wurde der Hormoneffekt häufig an Patienten mit Prostatahypertrophie studiert, die aus blasenphysiologischen Gründen als ein recht ungünstiges Versuchsobjekt für hormonale Studien am Blasenmuskel zu bezeichnen sind.

Wir haben in Tabelle 3 einige Angaben aus der Literatur zusammengestellt. Dabei wurde als Kriterium der Hormonwirkung nur die Veränderung der Kapazität und des Tonus der Blase berücksichtigt.

Aus den angeführten Literaturangaben darf zusammenfassend geschlossen werden: Das Follikelhormon bewirkt eine Steigerung des Blasentonus und damit eine Verminderung der Blasenkapazität. Auch Androgene wirken in gleicher Weise, doch weniger intensiv und konstant auf die Blase. Über den Effekt des Corpus luteum-Hormons können keine Aussagen gemacht werden, da nur vereinzelte und sich widersprechende Angaben in der Literatur gefunden werden.

Die sich widersprechenden Befunde lassen sich durch folgende klinische und experimentelle Erfahrungen erklären: Zwischen neurovegetativem System und Drüsen innerer Sekretion besteht eine innige Verbindung. Jegliche Zufuhr einer auf das neurovegetative oder endokrine System wirkende Substanz hat ihre Auswirkung auf das gesamte neuroendokrine System.

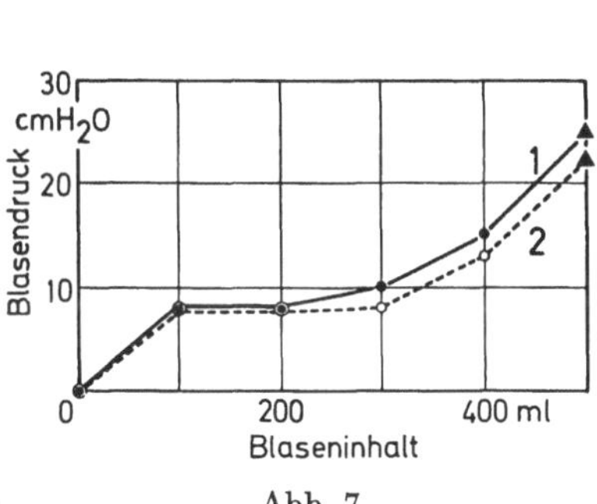

Abb. 7

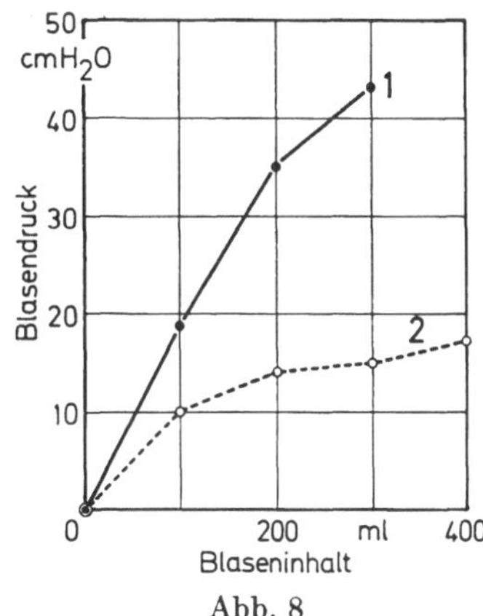

Abb. 8

Abb. 7. Unveränderte Blasendruckkurve (1) einer geschlechtsreifen Frau nach Testosteron. (Kurve 2)

Abb. 8. Erhöhter Detrusortonus (Kurve 1) infolge Hyperoestrogenie bei einer geschlechtsreifen Frau. Nach Testosteron normaler Blasendruck (Kurve 2)

Damit ist es verständlich, daß in funktioneller Hinsicht durch Hormongaben nicht nur ein Einzelorgan, sondern der ganze Organismus über den Weg des psychophysischen Systems beeinflußt wird. Es kann dadurch zu einer Umstellung der allgemeinen neurovegetativen Reaktionslage kommen.

Die vegetative Ausgangslage sowohl des Gesamtorganismus als auch des Einzelorgans dürfte den jeweiligen hormonalen Effekt bestimmen. Die Harnblase kann deshalb, je nach der neuro-hormonalen Situation eine verschiedene Reaktion auf das ein- und dasselbe Hormon zeigen (v. Rütte [23]). (Abb. 7 bis 10).

Auch das Schilddrüsenhormon *Thyroxin*, mit seinem den Sympathicus stimulierenden Effekt, beeinflußt, wie klinische Beobachtungen von Chwalla [54] und von uns an Patienten mit Hyperthyreose gezeigt haben, die Blasenfunktion im Sinne einer Reizblase.

Im Gegensatz zur Hyperthyreose kann ein Mangel an Schilddrüsenhormon eine Blasenatonie erzeugen. Sherill u. Mackay [55] haben dies tierexperimentell bewiesen, während Evans [56], Méndes Bauer [57] über klinische Fälle von Hypothyreose mit Blasenatonie berichten. Manometrisch konnten nach durchgeführter Hormontherapie ein Verschwinden der Blasenatonie, d. h. normale intravesicale Druckwerte registriert werden (Méndes Bauer [57]).

Pituitrin (Hypophysenhinterlappenhormon), auf den Muskel direkt wirkend, soll nach van Duzen [58] einen dem Pilocarpin ähnlichen Effekt auf die Blase ausüben.

Lokale pharmakologische Beeinflussung der Blase

In die Blase instillierte oder durch die Niere ausgeschiedene Medikamente können durch Kontakt mit der Schleimhautoberfläche einen blasenphysiologischen Effekt bewirken. Dies gilt z. B. für *Lokalanästhetika*, die durch eine intakte Schleimhaut nicht resorbiert werden, aber durch Oberflächenwirkung die sensiblen Nervenendigungen inaktivieren (Goodman [36]). Dies gilt auch für den Azofarb-

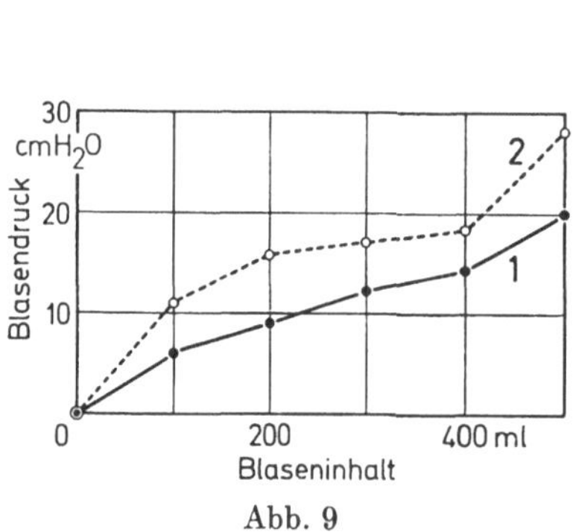

Abb. 9

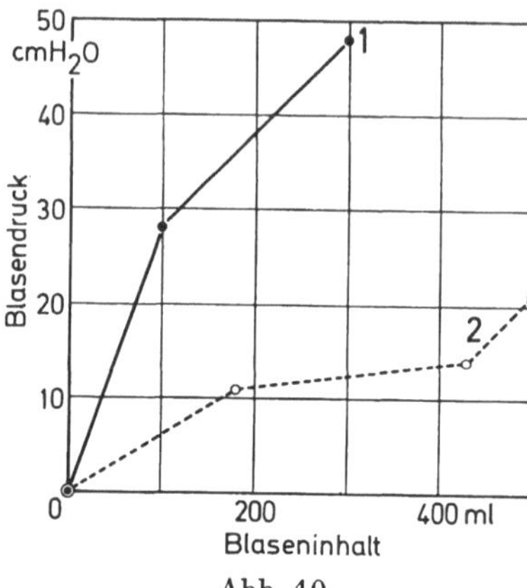

Abb. 10

Abb. 9. Ansteigen des normalen Detrusortonus (Kurve 1) bei einer geschlechtsreifen Frau nach Oestradiol (Kurve 2)

Abb. 10. Nach Oestradiol sinkt der erhöhte Detrusortonus (Kurve 1) bei einer 62jährigen Frau auf normale Werte (Kurve 2)

Tabelle 4

Substanz	Autor
Aminosäuren Zucker	Morris u. Bryan [63]
Kochsalz	Rothauge [64]
Kontrastmittel	Frey [65]
Indigocarmin Phenolsulfophtalein	Lowsley [66]
Nitrofurantoin	Hakamies [67]
Epinephrin Pilocarpin	Lowsley [66]
Carbachol (Doryl)	Vahlensieck [68]
Radioaktive Substanzen	Marucci [69] Eisenman [70]

stoff *Pyridium*, der neben einer antiphlogistischen auch eine lokalanästhetische Wirkung besitzt, die nach Schümann [61] wenigstens zweimal so stark wie bei Cocain sein soll. Häufig wird heute deshalb die Kombination von Pyridium mit einem Sulfonamid oder Antibiotica gewählt (z. B. Uro-Gantanol, Urobiotic).

Urotropin besitzt wegen der bei seinem Abbau entstehenden Formaldehyds einen die Schleimhaut reizenden Effekt und wurde früher bei Blasenatonie zur Förderung der Detrusoraktivität verwendet.

Die intakte, nicht entzündete Blasenschleimhaut besitzt eine geringe Resorptionsfähigkeit (Schär [62]). Ist die Wand aber gedehnt oder entzündlich verändert, dann ist die Diffusion für gewisse Stoffe gesteigert (Steller, Vondra [71]).

In Tabelle 4 sind Stoffe, die durch die Blasenschleimhaut resorbiert werden können aus der Literatur zusammengestellt.

Zusammenfassung

Aus klinischer Sicht sind vor allem Neuropharmaka, die den Parasympathicus der Blase beeinflussen, therapeutisch interessant. Ihre Wirkung hängt neben organeigenen Veränderungen in Blase und Urethra insbesondere von der neurohormonalen Situation ab.

Parasympathicomimetika (Doryl, Urecholin) sowie *Cholinesterasehemmer* (Prostigmin, Ubretid) fördern die Aktivität des Detrusors. Sie besitzen deshalb bei postoperativer oder postpartaler Harnretention sowie zur Rehabilitation einer hypo- oder atonen Blase therapeutische Bedeutung.

Parasympathicolytika heben die Empfindlichkeit parasympathischer Receptoren gegenüber Acetylcholin an der myoneuralen Verbindung auf. Wegen ihres geringen allgemeinen vagolytischen Effekts werden vorwiegend *quarternäre Amoniumbasen* (z. B. Buscopan, Palerol, Banthine) zur Beeinflussung eines überaktiven Blasenmuskels (Hypertonie, Hyperreflexie) verwendet. Auf den Sympathicus wirkende Pharmaka haben geringe blasenphysiologische und damit klinische Bedeutung.

Narkotica und Schmerzmittel, besonders Morphium und seine Derivate beeinflussen die Blasenfunktion nachhaltend. Dies gilt auch für die meisten *Psychopharmaka* mit ihren anticholinergischen Eigenschaften.

Männliches und weibliches *Hormon* können sowohl das organische Substrat (Schleimhaut, Bindegewebe, Muskulatur, Gefäße) als auch die neurovegetative Tonuslage von Blase und Urethra beeinflussen.

Literatur

1. Campbell, M. F.: J. Urol. (Baltimore) **43**, 356 (1940). — 2. Gyermek, L.: Amer. J. Physiol. **201**, 3258 (1961). — 3. Matsumura, S., Taira, N., Hashimoto, K.: Tohoku J. exp. Med. **96**, 247 (1968). — 4. Winter, J. C.: J. Urol. (Baltimore) **46**, 952 (1941). — 5. Teitelbaum, H. A., Langworthy, O. R.: J. Pharmacol. exp. Ther. **72**, 152 (1941). — 6. Chesher, G. B., Thorp, R. H.: Brit. J. Pharmacol. **25**, 288 (1965). — 7. Kleeman, F. J.: J. Urol. (Baltimore) **104**, 549 (1970). — 8. Schildbach, F.: Zbl. Gynäk. **21**, 809 (1956). — 9. Scultéty, S., Balogh, E.: Urol. int. (Basel) **15**, 245 (1963). — 10. Lapides, J., Friend, Ch. R., Ajemian, E. P., Sonda, L. P.: Invest. Urol. **1**, 94 (1963). — 11. Gitsch, E.: Wien. klin. Wschr. **82**, 579 (1970). — 12. Gitsch, E., Brandstetter, F.: Arch. Gynäk. **188**, 234 (1957). — 13. Mermon, R.: Wien. klin. Wschr. **74**, 29 (1962). — 14. Ledermair, O., Schurz, A. R.: Wien. med. Wschr. **120**, 478 (1970). — 15. Garvey, F. K., Bowman, M. C., Alsobrok, W. L.: Surg. Gynec. Obstet. **88**, 196 (1954). — 16. Møller, K. O.: Pharmakologie als theoretische Grundlage einer rationellen Pharmakotherapie. Basel: B. Schwabe 1966. — 17. Rütte, B. v.: Schweiz. med. Wschr. **87**, 1534 (1957). — 18. Rütte, B. v.: Schweiz. med. Wschr. **91**, 330 (1961). — 19. Birkmayer, W., Winkler, W.: Zit. v. Wilder: Klinik und Therapie der vegetativen Funktionsstörungen. Wien: Springer 1951. — 20. Eufinger, H.: Geburtsh. u. Frauenheilk. **15**, 3 (1955). — 21. Erbslöh, J.: Zbl. Gynäk. **79**, 1501 (1957). — 22. Rütte, B. v.: Arzneimittel-Forsch. **16**, 929 (1966). — 23. Rütte, B. v.: Die Reizblase der Frau. Stuttgart: Enke 1970. — 24. Bauer, K. M.: Z. Urol. **44**, 752 (1951). — 25. Brosig, W.: Med. Mschr. **5**, 648 (1951). — 26. Lapides, J.: J. Urol. (Baltimore) **79**, 707 (1958). — 27. Masumi, M.: Zit. Ledermair [14]. — 28. Balyeat, R. M., Rinkel, H. J.: J. Amer. med. Ass. **98**, 1545 (1932). — 29. Schneierson, S. J., Bergman, H.: J. Urol. (Baltimore) **75**, 342 (1956). — 30. Bors, E., Comarr, A. E.: Neurological Urology. Basel-New York: S. Karger 1971. — 31. Winter, J. C.: J. Urol. (Baltimore) **45**, 388 (1941). — 32. Ohnesorge, F. K.: Naunyn-Schmiedebergs Arch. exp. Path. Pharmak. **238**, 81 (1960). — 33. Youssef, A. F.: Obstet. and Gynec. **13**, 61 (1959). — 34. Tönnis, W., Bischoff, W.: Hdb. d. Urologie, Bd. 13/1, S. 366. Berlin-Göttingen-Heidelberg: Springer 1961. — 35. Sigel, A.: Med. Klin. **63**, 29 (1968). — 36. Goodman, L. S., Gilman, A.: The pharmacological basis of therapeutics. London-Toronto: The MacMillan Company 1970. — 37. Litvak, A. S., Rea, M., Baker, J.: J. Urol. (Baltimore) **99**, 462 (1968). — 38. Ritter, G., Grabner, F.: Nervenarzt **41**, **41**, 232 (1970). — 39. Merrill, D. C., Markland, C.: J. Urol. (Baltimore) **107**, 768 (1972). —

40. Poussaint, A. F., Ditman, K. S.: J. Pediat. **67**, 283 (1965). — 41. Diokno, A. C.: J. Urol. (Baltimore) **107**, 42 (1972). — 42. Fowlks, E. W., Strickland, D. A., Peirson, G. A.: Amer. J. phys. Med. **44**, 9 (1965). — 43. Molnar, G., Nagy, T.: Zbl. Gynäk. **83**, 676 (1961). — 44. Terzi, I.: Minerva ginec. **11**, 1045 (1959). — 45. Raynaud, A.: C.R. Soc. Biol. (Paris) **126**, 215 (1937). — 46. Rütte, B. v.: Praxis **57**, 548 (1968). — 47. Bauer, K. M.: Urologe **2**, 96 (1963). — 48. Artner, J.: Arch. Gynäc. **192**, 379 (1960). — 49. Hauser, G. A.: Akt. Probl. Dermat. **1**, 123 (1959). — 50. Chwalla, R.: Wien. med. Wschr. **96**, 337 (1946). — 51. Weghaupt, K.: Wien. med. Wschr. **104**, 477 (1954). — 52. Hesse, F.: Medizinische **18**, 686 (1955). — 53. Weber, H.: Wien. med. Wschr. **105**, 171 (1955). — 54. Chwalla, R.: Z. Urol. **53**, 409 (1960). — 55. Sherill, J. W., Mackay, E. M.: J. Urol. (Baltimore) **46**, 34 (1941). — 56. Evans, W.: Endocrinology **16**, 409 (1941). — 57. Méndez Bauer: Zit. v. Rütte. — 58. Duzen, R. E. van: J. Amer. med. Ass. **156**, 1393 (1954). — 59. Pedersen, E.: Acta neurol. scand. Suppl. 20, **42**, 111 (1966). — 60. Kollberg, S., Petersén, I., Selldén, U.: Brit. J. Urol. **34**, 70 (1962). — 61. Schümann, H.: Arzneimittel-Forsch. **7**, 74 (1957). — 62. Schär, W.: Z. urol. Chir. **44**, 183 (1938). — 63. Morris, C. R., Bryan, G. T.: Invest. Urol. **3**, 577 (1966). — 64. Rothauge, C. F.: Z. Urol. **49**, 426 (1956). — 65. Frey, S.: Bruns' Beitr. klin. Chir. **155**, 577 (1932). — 66. Lowsley, O. S., Kirwin, Th. S.: Clinicai Urology, Vol. 2, p. 1477. Baltimore: Williams and Wilkins Company 1956. — 67. Hakamies, L.: Schweiz. med. Wschr. **51**, 2212 (1970). — 68. Vahlensieck, W., Fabian, K., Mörsdorf, K.: Z. Urol. **64**, 59 (1971). — 69. Marucci, H. D.: Surg. Gynec. Obstet. **101**, 285 (1955). — 70. Eisenman, B. C., Vivian, J.: J. Urol. (Baltimore) **74**, 222 (1955). — 71. Steller, L., Vondra, N.: Z. urol. Chir. **46**, 57 (1941).

Privatdozent Dr. B. von Rütte
CH-3008 Bern
Effingerstraße 15

R. L. Vereecken und H. Verduyn: **Die spasmolytische Wirkung der Antibiotica auf den Harnleiter**

Vor 4 Jahren haben Grana u. Mitarb. (1969) demonstriert, daß manche Bakterien die peristaltische Aktivität des Harnleiters hemmen: Escherichia coli durch Ausscheidung von Endotoxinen und Proteus wahrscheinlich durch Produktion von Cyansäure. Spasmen des Harntraktes werden auch vielfach durch Entzündungen verursacht.

Wir haben untersucht, ob die Antibiotica, die meistens in höheren Konzentration im Urin ausgeschieden werden, am Harntrakt auch spezifische, nicht antiinfektiöse Wirkungen haben können. Vor allem wurde dabei untersucht, ob die Antibiotica einen direkten Einfluß auf die glatten Muskelzellen des Harnleiters haben können. Solche direkte Einwirkungen werden möglich gemacht durch zwei Gründe:

1. Weil die Membranen verschiedener reizbarer Zellen — Muskelzellen und Bakterien — ähnliche Phospholipoproteinstrukturen haben (Triggle).

2. Weil die Calciumionen eine wichtige Rolle spielen sowohl in der elektromechanischen Kopplung der Muskelzellen als auch in der Wirkung der Antibiotica. Zum Beispiel wird die Wirkung von Polymyxin B herabgesetzt durch zweiwertige Kationen, da sie die Fixierung an den Cytoplasmamembran hemmen. Ebenso werden die Effekte von Actinomycin und Vancomycin auf die Escherichia coli verstärkt durch E.D.T.A. (Ethylen-diaminotetraessigsäure) da es die Calciumionen bindet (Leivi, Russel).

Diese Hypothese wurde neuerdings bekräftigt durch die Untersuchungen von Benzi u. Mitarb. Sie haben eine myorelaxierende Wirkung von verschiedenen Antibiotica auf einige glatte Muskeln wir Choledochus [2], Bronchialmuskeln [9] und Harnleiter [3—8] beschrieben.

Wir haben untersucht, ob die Hypothese hinsichtlich einer spasmolytischen Wirkung von Antibiotica richtig ist, ob diese relaxierende Wirkung eventuell von einem klassifizierbaren Strukturunterschied abhängig ist und ob diese spasmolytische Wirkung auch eine Bedeutung hat bei der klinischen Anwendung von Antibiotica.

Methodik

Harnleitersegmente von Hunden und Meerschweinchen mit einer Länge von 3 bis 5 cm werden in ein Organbad, gefüllt mit Krebs-Solution bei 37 °C, gelegt. Das eine Ende ist fixiert und das andere wird mit einem Spannungswandler verbunden; dieser registriert die Kontraktionen des Harnleiters via einem Verstärker und einem Kompensationsschreiber (Görtz). Die Präparate können mit einem Grass-Stimulator S4 elektrisch stimuliert werden (Feldstimulation oder externe Elektroden an einem Ende des Harnleiters). Durch Zusatz von Histaminsulfat (0,05 bis 0,5 mcg/ml) oder Bariumchlorid (20 bis 40 mcg/ml) zu der Krebs-solution im Organbad kann die tonische und/oder phasische Aktivität des Harnleiters erhöht werden.

Antibiotica verschiedener chemischer Komposition und Reaktionsweise werden geprüft. Sie werden in steigender Konzentration in die Krebs-Solution gegeben. Es wird nur ein Antibioticum pro Harnleiter angewendet. Die Reversibilität der observierten Phänomene kontrolliert man dadurch, daß man die Antibiotica enthaltende Krebs-Solution in dem Organbad

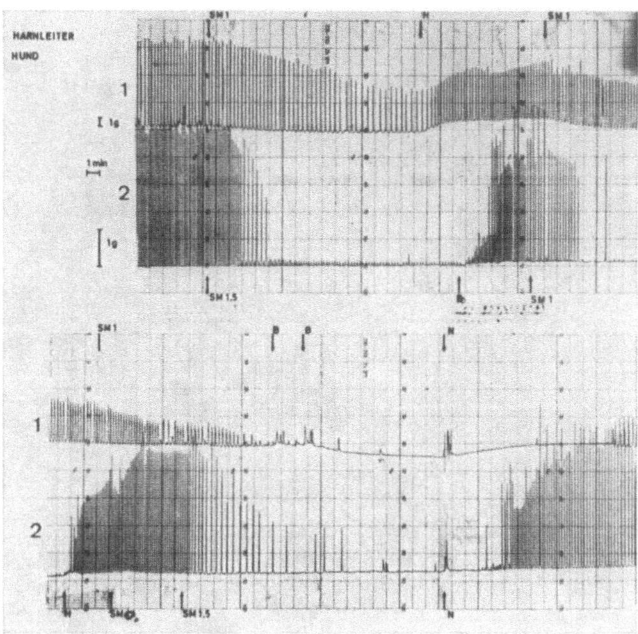

Abb. 1. Spontanaktivität von 2 (1 und 2) Harnleitern vom Hunde in vitro (die unterste Kurve folgt unmittelbar auf die oberste). SM 0, SM 1 und SM 1,5 = Zusatz von 250, 1000 oder 1500 mgm/ml Streptomycin. B = $BaCl_2$ 30 mgl/ml, H = 0,25 mcg/ml Histaminsulphat. N = Rückkehr zu normaler Krebs-Lösung

durch eine neue Krebs-Solution ersetzt. Die Amplituden und Frequenz der Kontraktionen werden gemessen während Perioden von 5 min. Diese Perioden fangen an, mindestens 3 min nach Zusatz eines Produktes, und vorzugsweise wenn die Änderungen der Aktivität stabilisiert sind (15 bis 40 min). Da die Amplitude der Kontraktionen bei höherer Frequenz verkleinert ist (Vereecken, 1972), wird bei Harnleitern mit Spontanaktivität das Produkt von Amplitude mal Frequenz als Maßstab der Aktivität genommen. Die Zuverlässigkeit der Aktivitätsänderungen wird statistisch geprüft.

Ergebnisse

Die meisten geprüften Antibiotica hemmen die normale spontane Aktivität wie sie die durch Histamin oder Bariumchlorid stimulierte Aktivität des Harnleiters in vitro hemmen.

Abb. 1 gibt zwei Beispiele des hemmenden Effektes durch Streptomycin auf die Spontanaktivität des Hundenureters in vitro, und auch auf die durch Histamin verursachte Motilität. Sie zeigt die Reversibilität der Hemmung nach Rückkehr in normaler Krebs-Lösung.

Die Konzentration des Antibioticums, bei der die Hemmung der Ureterperistaltik auftritt, ist sehr verschieden. Sie ist abhängig von der Art des Antibioticums, und ist meistens ein wenig kleiner bei den Ureteren von Meerschweinchen als bei den von Hunden. Benzylpenicillin (Peni G.) ist nur wenig wirksam. Man braucht Konzentrationen von mehr als 1000 γ/ml, um eine signifikante Reduktion der Aktivität zu bekommen. Wenn man daraus extrapoliert, was man braucht, zur Halbierung der Aktivität (E.D.50), dann stellt es sich heraus, daß dies 2,2 mg/ml ist im Falle des Hundeharnleiters und 1,5 mg/ml im Falle des Harnleiters des Meerschweinchens (Abb. 2).

Wenn statt eines Natrium- oder Kaliumsalzes, Procainpenicillin angewendet wird, erhöht sich nicht nur die normale Spontanaktivität, sondern auch die durch andere Antibiotica verursachte Hemmung wird umgewandelt zu einer deutlichen Aktivierung (Abb. 3). Wir haben schon die aktivierende Wirkung von Procain

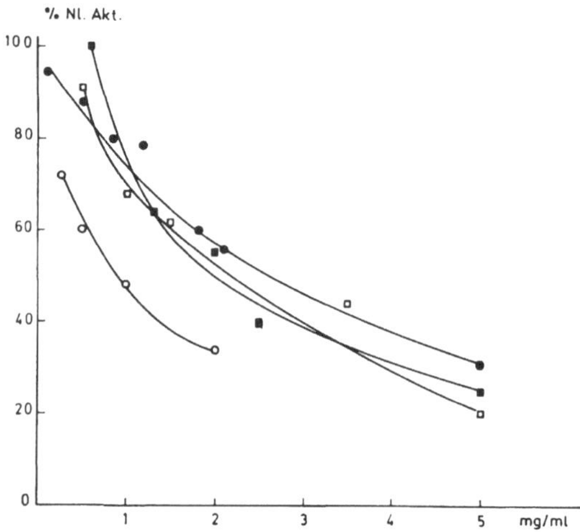

Abb. 2. Herabsetzung der normalen (= 100%) Aktivität des Hundeharnleiters bei Kalium. Penicillin G (■), Ampicillin (□), Cephalosporin (●) und Cloxacillin (○). Vergleich der Dosis-Wirkungskurven. Jeder Punkt ist ein Mittelwert von sechs Experimenten

(10^{-8} bis 10^{-5}M) auf die intracelluläre Aktionspotentiale und Kontraktionen des Harnleiters des Meerschweinchens beschrieben [14].

Auch Ampicillin hat nur eine geringe hemmende Wirkung. Hier ist die Schwelle 500 mg/ml (Abb. 2).

Die muskelrelaxierende Wirkung von Cloxacillin ist etwa siebenmal stärker als die Wirkung der vorhergehenden Penicillins. Eine deutliche Hemmung des Harnleiters ist merklich bei 80 mcg/ml und die ED 50 ist 900 mcg/ml. Die Konzentration die erfordert wird, um einen durch Histamin hyperaktiv gemachten Harnleiter gegen zu wirken, ist eben noch 10% niedriger.

Die Dosis-Wirkungskurve der Cephalosporins ist nicht verschieden von der des Penicillins (Abb. 2), obwohl eine leichte Hemmung jetzt nachweisbar ist an 100γ/ml. Die ED 50 ist 2,3 mg/ml. Es wird kein Unterschied festgestellt zwischen Cephalothin und Cephaloridin.

Chloramphenicol hat ohne Zweifel die kräftigste hemmende Wirkung der geprüften Antibiotica: die ED 50 ist etwa 20 μg/ml. Mit 400 μg/ml ist alle normale Spontanaktivität verschwunden. Und schon mit 250 μg/ml können durch Bariumchlorid (40 μg/ml) keine Spasmen mehr hervorgerufen werden (Abb. 4).

In der Gruppe der Aminoglucosid-Antibiotica ist Streptomycin am wenigsten wirksam. Die Hemmung tritt nur auf, wenn man 1 mg/ml gebraucht aber mit

2,5 mg ist sie fast komplett. Kanamycin gibt ein biphasisches Antwort: nach einer Steigerung der ureteralen Aktivität mit 50 γ/ml tritt eine Hemmung von 73% auf mit 100 µg/ml, eine Hemmung von 25% mit 200 µg/ml und eine Hemmung von

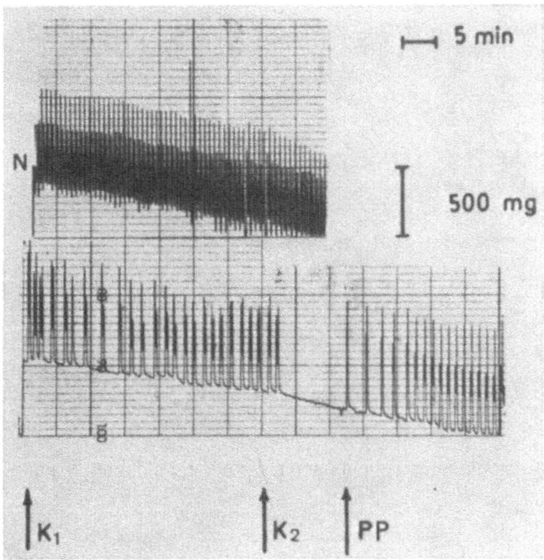

Abb. 3. Spontanaktivität eines Harnleiters vom Meerschweinchen in vitro. *N* Aktivität in Krebs-Lösung, *K 1* Zusatz von 200 mgm/ml Kanamycin, *K 2* neue Dosis von 200 mgm/ml Kanamycin, *PP* Zusatz von Procain (Penicillin) 2000 E

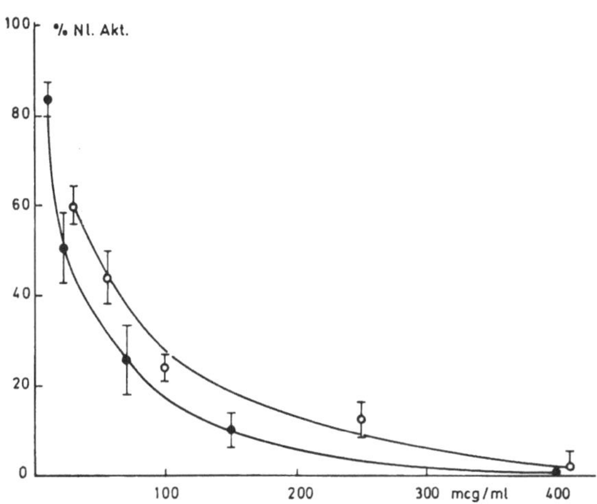

Abb. 4. Effekt von Chloramphenicol am Harnleiter des Hundes (○) und des Meerschweinchens (●). Dosis-Wirkungskurven: Mittelwerte mit Standarddeviation (vertikale Linien) von zehn Experimenten

etwa 100% mit 500 µg/ml (Abb. 3). Auch Gentamycin, das einen Halbierungswert von 216 µg/ml hat, ist sehr wirksam (Abb. 5) auf den Harnleiter des Meerschweinchens.

Aus der Gruppe des Tetracyclins wurde bis jetzt nur Oxytetracyclin geprüft. Es verursacht eine komplette Hemmung der induzierten Aktivität mit 4 mg/ml.

Nur Colistin erhöht die spontane oder histamininduzierte Aktivität des Harnleiters. Bei dem Meerschweinchen ist die Zunahme 10% mit 150 µg/ml und 20% mit 300 µg/ml.

Wenn man den extrapolierten Halbierungswert ED 50 gebraucht, um die harnleiterhemmende Wirkung der verschiedenen Antibiotica zu vergleichen (Tabelle 1), dann bekommt man diese Reihenfolge: Chloramphenicol (20 µg/ml),

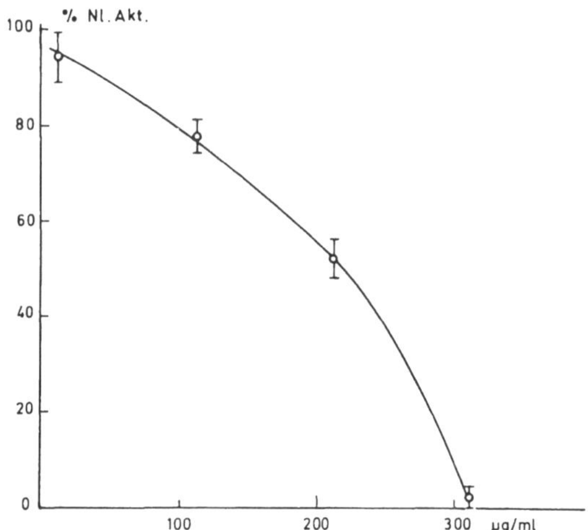

Abb. 5. Hemmung der Harnleiteraktivität beim Meerschweinchen durch Gentamycin. Dosiswirkungskurve (Mittelwerte mit Standarddeviation von zehn Experimenten)

Tabelle 1. Konzentrationen (mcg/ml) der Antibiotica, wobei die spontane oder elektrisch induzierte Aktivität bis zu 50% reduziert ist (extrapolierte abgerundete Werte aus den Mittelwerten der geprüften Konzentrationen)

Antibioticum	ED_{50}	
	Hunde	Meerschweinchen
Chloromycin	20	15
Kanamycin	250	150
Gentamycin	275	216
Cloxacillin	820	900
Tetracyclin	1660	
Streptomycin	2000	1780
Cephalosporine	2100	23
Penicillin G	2200	1500
Ampicillin	2500	5000

Gentamycin (216 µg/ml), Kanamycin (250 µg/ml), Chloxacillin (900 µg/ml), Streptomycin (2000 µg/ml), übrige Penicilline und Cephalosporine (etwa 2200 µg pro ml).

Diskussion

Außer Colistin, das die Harnleiteraktivität erhöht, hemmen alle geprüfte Antibiotica (in der Folge: Chloramphenicol, Gentamycin, Kanamycin, Cloxacillin, Streptomycin, Ampicillin, Penicillin G, Cephalosporine) die Spontanaktivität des Harnleiters in vitro und erniedrigen sie die Amplituden der Kontraktionen. Diese Wirkung läuft im selben Sinne für Harnleiter von Hunden und Meerschweinchen. Die Hemmung ist dosisabhängig und reversibel. Auch die durch spasmogene Produkte wie Histamin und Bariumchlorid provozierte Hyperaktivität werden durch die Antibiotica neutralisiert.

Die paralysierende Wirkung von Antibiotica erscheint bei Konzentrationen, die viel höher sind als die antibakteriellen Werte und die bisweilen das Hundertfache der erreichbaren Serumwerte überschreiten. Jedoch sind diese Konzentrationen therapeutisch erreichbar im Urin (Tabelle 2). Darum ist es möglich, daß diese Wirkung bei einigen Antibiotica eine klinisch pharmakologische Bedeutung hat, namentlich wenn während der verlängerten Kontaktzeit bei Subobstruktion eine Diffusion durch das Urothelium stattfinden kann oder wenn die Antibiotica unmittelbar mittels eines Katheters instilliert werden. Obwohl die Modalitäte solcher Diffusion durch die Mucosa noch unbekannt ist, hat Benzi bewiesen, daß die kontinuierliche Perfusion des Harnleiters in situ mit Antibioticalösungen eine deutliche Hemmung der Peristaltik und des Tonus verursacht.

Tabelle 2

	Konzentrationen (mcg/ml)		
	Maximum[a] im Serum	Urin[a]	Harnleitermuskulatur
I. Antibiotica mit Angriffsort auf die Zellwandsynthese, deriviert von zwei Aminosäuren			
1. Penicilline			
Benzylpenicillin			
Kalium	300	1—6000	1000—7000
Procain	500	10000	
Ampicillin	12	150—6000	500—5000
Cloxacillin	23	600—3000	80—2500
2. Cephalosporine			
Cephaloridin	35	50—8600	500—6000
Cephalothin	23	650—5200	
II. Antibiotica, wirkend auf die Funktion der Cytoplasmamembran			
Polypeptide			
Colistin	2	3— 60	150— 200
III. Antibiotica mit Interferenz der Proteinbiosynthese			
1. Deriviert von einer Aminosäure			
Chloramphenicol	18	30— 400 (15% frei)	12— 400
2. Aminoglykosidantibiotica			
Streptomycin	60	200—1000	200—5000
Kanamycin	35	40—1500	100— 500
Gentamycin	8	500	75—1000
3. Tetracyclingruppe			
Oxytetracyclin	13	60— 300	200—4000

[a] Die Konzentrationen sind direkt proportional zur Dosishöhe, abhängig von der Applikationsart und im Harn umgekehrt proportional zum Harnvolumen.

Die paralysierende Eigenschaft der beschriebenen Antibiotica ist unabhängig von ihrer antibakteriellen Wirkung, da sie vom biologischen Spektrum und chemischen Gesichtspunkten aus sehr verschieden sind.

Der exakte Wirkungsmechanismus ist bisher noch unbekannt. Einige prälimi-näre Experimente, wobei die Calciumkonzentration der Krebssolution variiert wurde, weisen auf eine Interferenz der Calciumionen.

Obwohl die Konzentrationen der Antibiotica, nötig für die spasmolytische Wirkung, vielfach höher sind als die Hemmwerte den pathogenen Keimen gegenüber, scheinen in den Muskelzellen keine toxische Änderungen stattzufinden. Argumente dafür sind die komplette Reversibilität der Effekte nach Rückkehr zu normaler Krebssolution und die antagonistischen Einflüsse von Histamin und Bariumchlorid.

In der uns bekannten Literatur wird die myorelaxierende Wirkung von Antibiotica nur beschrieben und geprüft bei Benzi u. Arrigoni. Obwohl einige Differenzen bestehen hinsichtlich der spasmolytischen Konzentrationen besonders in vitro für Ampicillin (zehnmal höher) und Tetracycline (zehnmal niedriger), sind ihre und unsere Resultate vergleichbar. Also findet Benzi in Experimenten in vivo folgende ED 50-Werte: freies nicht conjugiertes Chloramphenicol 22 mcg/ml, Dicloxacillin 25 mcg/ml, Gentamycin 220 mcg/ml, Spiramycin 518 mcg/ml, Ampicillin 2100 mcg/ml.

Die beschriebenen Experimente erfordern weitere Untersuchungen: Nicht nur müssen die myorelaxierenden Effekte der Antibiotica studiert werden beim menschlichen Harnleiter und der Blase, in vitro und in vivo, sondern besonders die Wirkungsmechanismen dieser Effekte fordern eine weitere Aufklärung.

Zusammenfassung

1. Die Antibiotica interferieren mit Tonus und Motilität des Harnleiters.

2. Die meisten Antibiotica hemmen völlig oder teilweise die normale peristaltische Aktivität und die Hyperaktivität (Histamin, $BaCl_2$) des Harnleiters: Chloramphenicol, Gentamycin, Kanamycin, Cloxacillin, Ampicillin und Penicilline.

3. Die Konzentrationen der paralysierenden Wirkung sind vielfach höher als die der baktericiden Konzentrationen.

4. Die paralysierenden Konzentrationen für einige Antibiotica werden erreicht im Urin bei normaler Dosierung.

5. Die Paralyse ist nicht verursacht durch eine toxische Schädigung der Muskelzellen.

Literatur

1. Arrigoni, E., Benzi, G., Ferrara, A.: Brit. J. Pharmacol. **44**, 788 (1972). — 2. Benzi, G., Crema, A., Berte, F., Frigo, G. M., Arrigoni, E.: Arch. int. Pharmacodyn. **177**, 140 (1969). — 3. Benzi, G., Bermudez, E., Arrigoni, E., Berte, F.: Arch. int. Pharmacodyn. **183**, 159 (1970). — 4. Benzi, G., Arrigoni, E.: Arch. int. Pharmacodyn. **184**, 68 (1970). — 5. Benzi, G., Arrigoni, E., Sanguinetti, L.: Arch. int. Pharmacodyn. **185**, 329 (1970). — 6. Benzi, G., Arrigoni, E., Sanguinetti, L.: Arch. int. Pharmacodyn. **187**, 269 (1970). — 7. Benzi, G., Arrigoni, E., Sanguinetti, L., Berte, F.: Arch. int. Pharmacodyn. **188**, 137 (1970). — 8. Benzi, G., Arrigoni, E., Sanguinetti, L., Berte, F.: Arch. int. Pharmacodyn. **189**, 303 (1971). — 9. Benzi, G., Arrigoni, E., Manzo, L., de Bernardi, M.: Arch. int. Pharmacodyn. **194**, 233 (1971). — 10. Grana, L., Donnellan, W. L., Swenson, O.: J. Urol. (Baltimore) **99**, 539 (1968). — 11. Leive, L.: Biochem. biophys. Res. Commun. **18**, 13 (1965). — 12. Russell, A. D.: J. appl. Bact. **30**, 395 (1967). — 13. Triggle, D. J.: Neurotransmitter — Receptor interactions. London: Academic Press 1971. — 14. Vere-ecken, R. L.: Dynamical aspects of urin transport in the ureter. Thesis Louvain 1972. — 15. Walter, A. M., Heilmeyer, L.: Antibiotika Fibel, 3. Aufl. Stuttgart: Thieme 1969.

Dr. R. L. Vereecken
Urolog. Abt. der Univ.-Klinik St. Raphael
B-Löwen

W. VAHLENSIECK: **Cytostatika in der Urologie**

Nicht erfüllte Hoffnungen nach spektakulären Ankündigungen neuer Cytostatika wie die mannigfachen Komplikationsmöglichkeiten bei dieser Behandlung haben vielerorts zu erheblicher Skepsis, wenn nicht sogar vollständiger Ablehnung einer cytostatischen Therapie geführt.

Auch die Verlaufsbeobachtungen nach 157 Tumornephrektomien unseres Krankengutes (bis Mai 1971 Urolog. Abt. d. Chirurg. Universitäts-Klinik, Direktor: Prof. Dr. A. Gütgemann) induzieren — wenn man von der relativ geringen Fallzahl der verschieden behandelten Gruppen einmal absieht — den Schluß, daß die 5- und 10-Jahresüberlebensquoten bei den allein operierten Patienten günstiger sind, als bei den Patienten die nachbestrahlt, allein cytostatisch nachbehandelt, bzw. cytostatisch nachbehandelt und nachbestrahlt wurden. Dabei spielt die Frage nach dem Vorhandensein solitärer Fernmetastasen oder einer Metastasierung in den regionären Lymphknoten zunächst keine Rolle, da der Anteil solcher Patienten in allen Gruppen etwa gleich war und wir in der Regel bei massiver generalisierter Metastasierung von der Tumornephrektomie abgesehen haben. Auch nicht

Tabelle 1. Übersicht zur Behandlungsart sowie den Überlebenszeiten bei 157 durch Verlaufskontrollen erfaßten Patienten mit Nierentumoren

Therapie	Gesamtzahl	Überlebenszeiten in %		
		1 Jahr	5 Jahre	10 Jahre
Operation	51	50,9	35,3	17,6
Operation + Bestrahlung	43	72,0	18,6	7,0
Operation + Cytostatika	18	61,1	22,2	11,1
Operation + Cytostatika + Bestrahlung	45	46,6	13,3	8,8
	157 durch Verlaufskontrollen erfaßte Patienten			

1950 bis 1970 statistisch 243 Nierentumoren (rund 75% hypernephroide Carcinome).
45 Inoperabel oder Operation abgelehnt. 198 Operationen (164 extraperitoneal = 82,8%, 34 transperitoneal = 17,2%).

relevant ist hier der insbesondere von Brosig dargelegte positive Effekt der präoperativen Tumorbestrahlung, da wir das erst neuerdings praktizieren. Zu vernachlässigen ist bei dieser Übersicht auch die Frage, inwieweit durch eine Perfektionierung der Operationstechnik mit optimaler Schnittführung, präliminarer Gefäßunterbindung, Exstirpation von Capsula adiposa, Tumorniere und Nebenniere in toto sowie eventueller Entfernung oder Teilresektion von Nachbarorganen und Symphadenektomie zu besseren Ergebnissen zu kommen ist, wie es insbesondere Schmiedt gezeigt hat. Daß auch wir heute eine solche radikale Nierentumorbehandlung praktizieren, deutet der Anteil transperitonealer Tumornephrektomien an, doch geschieht das erst seit einigen Jahren, so daß sich das zumindest bei den 5- und 10-Jahresüberlebenszeiten noch nicht niederschlägt. Es sind auch noch nicht so viele Fälle, daß dadurch die besseren 1-Jahresüberlebensquoten bei Operation und Nachbestrahlung sowie Operation und cytostatischer Nachbehandlung erklärt werden könnten. In diesem Zusammenhang mag auch die relativ ungünstigere 1-Jahresüberlebensquote nach Operation, cytostatischer und radiologischer Nachbehandlung überraschen. Hier ist zu vermerken, daß wir früher in der Regel bei allen cytostatisch behandelten Fällen einmalig intraoperativ Endoxanstöße zwischen 1 bis 10 g verabreicht haben. Nur in drei Fällen erfolgte eine Behandlung mit Trenimon. Retrospektiv muß gesagt werden, daß diese kombinierte cytostatische und radiologische Nachbehandlung offenbar zu einer — früher von Bandhauer schon betonten — Blockierung des Abwehrsystems geführt hat, die einer nachfolgenden rascheren Metastasierung wie Manifestation konkurrierender Erkrankungen Vorschub leistet und die schlechte 1-Jahresüberlebensquote erklärt. Darin liegt auch die Begründung der enttäuschenden 5- und 10-Jahresüberlebensquoten aller Gruppen mit cytostatischer und/oder radiologischer Nachbehandlung, wenn man von geringen, durch Altersunterschied, Allgemeinzustand und eventueller Metastasierung bedingten Unterschieden absieht.

Nach unseren guten Erfahrungen mit der cytostatischen Behandlung bei Patienten mit Hodentumoren, auf die später noch eingegangen wird, kamen wir zu der Auffassung, daß durch die Auswahl eines geeigneteren Cytostatikums, den Applikationsmodus und die Dauer der Nachbehandlung auch bei hypernephroiden Carcinomen und Wilmstumoren bessere Überlebensquoten zu erreichen sein müßten. Daraus resultiert unser mit Prof. P. Thurn, dem Direktor der Radiologischen Universitäts-Klinik Bonn und den Herren Dr. R. Hoefer und Dr. W.

Tabelle 2. Behandlungsplan für hypernephroide Nierencarcinome

Präoperativ und intraoperativ kein Metastasennachweis

48 Std präoperativ Tumorradiatio 1500—2000 R
(2 Sitzungen Telekobalt oder Rö-Bremsstrahlung)
Radikale Operation
Ab 6. Tag postoperativ Radiatio 4000—5000 R (Telekobalt oder Rö-Bremsstrahlung)

Präoperativ oder intraoperativ Metastasennachweis

48 Std präoperativ Tumorradiatio 1500—2000 R
(2 Sitzungen Telekobalt oder Rö-Bremsstrahlung)
Subradikale Operation
Intraoperativ 2 g Ifosfamid (weiter täglich 2 g 6—8 Tage)
Anschließend Radiatio 4000—5000 R (Telekobalt oder Rö-Bremsstrahlung)
Anschließend 2 Jahre „cytostatische Langintervalltherapie"
(alle 3 Monate 8—10 Tage täglich 2 g Ifosfamid)

Inoperable-generalisierte Metastasen, sekundäre Metastasen

Radiatio 1000 R Oberflächendosis Abstandbestrahlung (Tumor- u. Metastasenregionen)
Anschließend täglich 2 g Ifosfamid 8—10 Tage
Anschließend „cytostatische Kurzintervalltherapie"
(alle 4 Wochen 8—10 Tage täglich 2 g Ifosfamid)

Scheef von der Strahlenklinik Janker Bonn abgestimmter, in der Tabelle aufgezeigter Behandlungsplan für *hypernephroide Carcinome*.

Die heutigen Möglichkeiten erlauben dabei eine effektive präoperative Radiatio innerhalb von 48 Std vor der Operation, so daß der Einwand des großen Zeitverlustes durch eine präoperative Bestrahlung entfällt.

Besonders zu beachten ist, daß wir bei Patienten ohne prä- oder intraoperativen Metastasennachweis postoperativ kein Cytostatikum verabreichen, insbesondere wenn wir die radikale Operation als gelungen ansehen und allein auf Grund dieses Umstandes eine hohe Überlebensquote erwarten. Ob man bei diesen Fällen durch eine zusätzliche cytostatische Nachbehandlung mit qualifizierteren Cytostatika darüber hinaus bessere Ergebnisse erreichen kann, wird man erst entscheiden können, wenn ausreichend große Vergleichskollektive vorliegen. Im Moment hält uns auch die von Schmähl betonte Gefahr einer Tumorinduzierung durch die Cytostatika ab, die bei langen Überlebenszeiten relevant werden kann.

Bei der Gruppe mit prä- oder intraoperativem Metastasennachweis und somit subradikaler Operation, setzen wir heute vom Operationstag an *Ifosfamid* ein. Gegenüber dem früher üblichen einmaligen Cytostatikastoß bevorzugen wir aber die protrahierte Behandlung mit täglichen Gaben von 2 g, um auf diese Weise über Tage effektive Cytostatikaspiegel zu haben und auf die optimale Gesamtdosis von 150 mg/kg KG zu kommen. Auf diese Weise sind auch die Nebenwirkungen in erträglichen Grenzen zu halten. Dem dienen auch einige weitere Maßnahmen:

1. Abgesehen von der Verabreichung während der Narkose, hat sich ansonsten die Applikation einer Ampulle (15 mg) Pervitin sowie einer Ampulle Psyquil (10 oder 20 mg) eine Std vor Verabreichung des Cytostaticums zur Coupierung von Übelkeit und Brechreiz bewährt, die ansonsten die Verabreichung des Cytostaticums zur täglich neuen Qual werden lassen können.

2. Besonderer Wert ist auf eine regelmäßige und intensive Mundpflege zu legen, um ulcerativen Stomatitiden vorzubeugen, die ansonsten im Extremfall dem Patienten kaum noch eine Flüssigkeits- und Nahrungsaufnahme erlauben. In der Anfangsphase bevorzugen wir regelmäßige Mundspülungen mit Kamillosan, im weiteren Verlauf und bei sich andeutenden Beschwerden, insbesondere auch zur Soorbehandlung, Hexoral, bzw. Moronal, wobei durch häufigere Spülungen mit stärker verdünnten Lösungen zusätzliche Irritationen vermieden werden, die bei Verwendung konzentrierterer Lösungen zu erwarten sind.

3. Bei Verwendung von Ifosfamid muß zur Vermeidung der Entstehung hämorrhagischer Tubulusnekrosen, Pyelitiden, Ureteritiden, bzw. Cystitiden die Diurese durch eine entsprechende Flüssigkeitszufuhr auf etwa 4 l in 24 Std gehalten werden. Bei einer Ausscheidung unter 500 ml in 4 Std hat sich die Steigerung der Diurese durch Lasix (eine Ampulle zu 2 ml: 20 mg und notfalls mehr) bewährt.

Abgesehen von Fällen mit Entleerungsstörungen, legen wir primär keinen Dauerkatheter allein zwecks Kontrolle der Ausscheidung, um dadurch bedingte Infektionen möglichst zu vermeiden. Wir kontrollieren aber täglich den Urin auf Erythrocyten und legen bei zunehmender Erythrourie einen Dauerkatheter, um alle 4 Std eine Instillation von zwei Ampullen Reducdyn (20 ml) gelöst in der gleichen Menge Aqua bidest. vornehmen, bzw. bei stärkerer Blutung eine Dauerspülung mit physiologischer Kochsalzlösung und Reducdynzusatz durchführen zu können.

4. Es hat sich darüber hinaus gezeigt, daß bei einer Alkalisierung des Urins eindeutig weniger Hämaturien auftreten. Das bedeutet, daß der Urin-pH regelmäßig zu kontrollieren und eine gezielte Einstellung mit Uralyt-U erforderlich ist.

5. Zu kontrollieren sind insbesondere auch die Erythrocyten, Leukocyten, Thrombocyten und die Gerinnungszeit. Bei Abfall der Leukocyten auf 1000 und weniger setzen wir das Medikament ab. Es folgt meist noch eine weitere Leukocytendepression, gelegentlich bis auf 0, die jedoch toleriert werden kann und sich nach Absetzen des Medikamentes bald wieder behebt. Gravierende Gerinnungsstörungen sind selten, doch muß man für evtl. Zwischenfälle zumindest Ery- und Thrombocytenkonzentrate schnell erreichbar haben.

6. Generell führen wir bei den operierten Patienten vom Operationstag, bei alleiniger cytostatischer Therapie vom 5. bis 6. Tag an eine antibiotische Schutztherapie durch. Bei bereits bestehendem Harninfekt erfolgt die Auswahl des Antibioticums nach dem Ergebnis von Kultur- und Resistenzbestimmung, während wir ansonsten 2 × täglich 2 g Binotal verabreichen und — je nach Verlauf — entweder die Dosis erhöhen oder das Antibioticum wechseln.

Abgesehen von diesen peinlichst zu beachtenden methodischen Regeln zur Toleranzinduzierung für diese Behandlung erscheint uns nach den in der Tabelle 1 gezeigten Überlebenszeiten eine Weiterführung der Behandlung in Form einer „cytostatischen Lang-Intervalltherapie", d. h. mit Cytostatikastößen im Abstand von 3 Monaten bis zu 2 Jahren erforderlich, um ein sekundäres Tumorwachstum zu verhindern. Dieses Postulat stützen wir auf unsere Beobachtungen bei den Hodentumoren, bei denen sich unter der cytostatischen Lang-Intervalltherapie wesentlich günstigere Überlebenszeiten abzeichnen, als wir sie beim einmaligen cytostatischen Stoß bei den Nierentumoren erreicht haben.

Anders ist die Situation allerdings bei primär inoperablen Nierentumoren mit generalisierter Metastasierung oder bei sekundärer Metastasierung. Was hier mit der Abstandbestrahlung und „cytostatischen Kurz-Intervalltherapie" erreicht werden kann, demonstrieren folgende, mir von der Strahlenklinik Janker überlassenen Abbildungen:

Anfang 1971 operative Entfernung eines hypernephroiden Carcinoms. Die Abb. 1a zeigt mehrere große Lungenmetastasen im April 1971.

Es wurde eine Abstandsbestrahlung mit täglich 100 R Oberflächendosis bis zu insgesamt 1500 R durchgeführt. Vom 5. bis 7. Tag wurden außerdem täglich 60 mg/kg Körpergewicht Ifosfamid verabreicht. Die Abb. 1b zeigt einen rezidivfreien Status bei ansonsten auch klinisch unauffälligen Befunden im Juli 1972, d. h. über ein Jahr nach Manifestation der Metastasen.

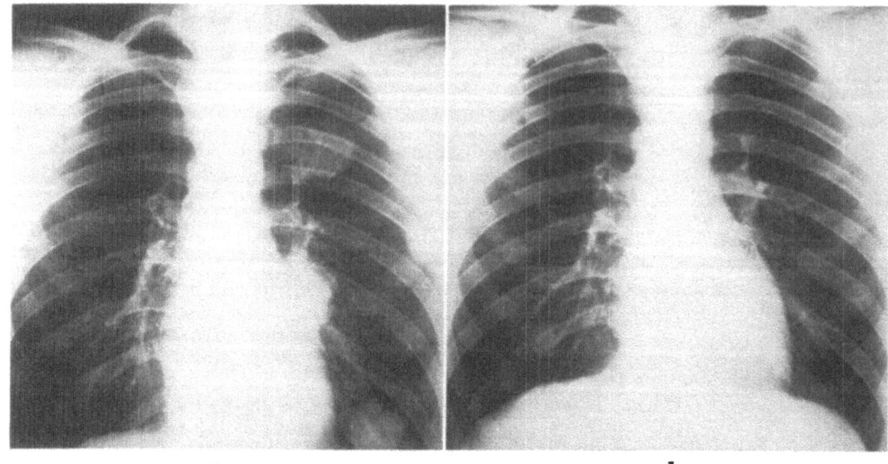

a b

Abb. 1. a Lungenmetastasierung $^1/_4$ Jahr nach operativer Entfernung eines hypernephroiden Nierencarcinoms. b Rezidivfreiheit $1^1/_4$ Jahr nach Abstandbestrahlung und protrahierter Ifosfamidbehandlung

Tabelle 3. Behandlungsplan für Wilms-Tumoren

Präoperativ und intraoperativ kein Metastasennachweis

48 Std präoperativ Tumorradiatio 1000 R
(2 Sitzungen Telekobalt oder Rö-Bremsstrahlung)
Radikale Operation
Intraoperativ und 4—5 Tage postoperativ täglich 0,015 mg/kg Körpergewicht Actinomycin D
Anschließend Radiatio 3000—4000 R (Telekobalt oder Rö-Bremsstrahlung)
Anschließend 2 Jahre „cytostatische Langintervalltherapie"
(alle 3 Monate 4—5 Tage täglich 0,015 mg/kg Körpergewicht Actinomycin D)

Präoperativ oder intraoperativ Metastasennachweis

48 Std präoperativ Tumorradiatio 1000 R
(2 Sitzungen Telekobalt oder Rö-Bremsstrahlung)
Subradikale Operation
Intraoperativ und 4—5 Tage postoperativ täglich 0,015 mg/kg Körpergewicht Actinomycin D
Anschließend Radiatio 3000—4000 R (Telekobalt oder Rö-Bremsstrahlung)
Anschließend 2 Jahre „cytostatische Langintervalltherapie"
(alle 3 Monate 4—5 Tage täglich 0,015 mg/kg Körpergewicht Actinomycin D)

Inoperable-generalisierte Metastasen, sekundäre Metastasen

Radiatio 500 R Oberflächendosis Abstandbestrahlung (Tumor- u. Metastasenregionen)
Anschließend 4—5 Tage täglich 20—40 mg/kg Körpergewicht Ifosfamid
Anschließend „cytostatische Kurzintervalltherapie"
(alle 4—6 Wochen 4—5 Tage täglich 20—40 mg/kg Körpergewicht Ifosfamid)

Für die *Wilmstumoren* haben wir den in dieser Tabelle dargestellten Behandlungsplan aufgestellt. Zu beachten ist hier die niedrigere Dosierung sowohl bei der prä- wie bei der postoperativen Bestrahlung. Zu erwähnen ist auch hier die kurze Dauer und trotzdem hohe Effektivität der präoperativen Bestrahlung, die eine — insbesondere von Sullivan — mit Vincristin empfohlene, präoperative cytostatische Therapie — die immerhin auch 12 bis 21 Tage in Anspruch nimmt — überflüssig macht. Auf Grund recht guter Ergebnisse kommt hier primär Actinomycin D (Lyovac-Cosmegen) zur Anwendung. Über die Verbesserung der 2-Jahresüberlebenszeiten auf rund 60 bis 85% durch dieses Cytostatikum haben insbesondere Colebath, Fernbach u. Martyn, Howard, Schneider u. Mitarb. sowie die childrens cancer study group A eindrucksvolle Daten vorgelegt, wobei letztere ganz besonders den Vorteil der cytostatischen Nachbehandlung in Form der „Lang-Intervalltherapie" betonten.

Bei inoperablen Fällen, primär generalisierter oder sekundärer Metastasierung möchten wir heute aber auch beim Wilms-Tumor die Abstandbestrahlung und Ifosfamidbehandlung nach dem in der Tabelle 3 dargestellten Schema empfehlen.

Immerhin ist in diesem Zusammenhang anzumerken, daß gelegentlich die absolute individuelle Unverträglichkeit eines Cytostatikums dazu zwingt, ein anderes einzusetzen und dazu käme bei den Wilms-Tumoren zweifellos in erster Linie Vincristin in Betracht, mit dem Vietti u. Mitarb. unter wöchentlichen Dosen von 0,075 mg/kg Körpergewicht bei 22 Kindern mit metastasierten Wilms-Tumoren in rund zwei Drittel der Fälle Remissionen erreichten und rund die Hälfte der Kinder dann über 2 Jahre rezidivfrei halten konnten.

Wesentlich problematischer erscheint mir heute noch die cytostatische Behandlung der *Harnblasentumoren*, obwohl gerade hier Fortschritte am dringlichsten erforderlich wären, da selbst die Perfektionierung der Tumorelektroresektion, der Blasenteilresektion wie schließlich die frühzeitige Cystektomie uns nicht in dem Ausmaß wie erhofft zu besseren Überlebensquoten verholfen hat.

Eigene Erfahrungen haben wir nur mit Thiotepa. In Einzelfällen rezidivierender Papillome sowie mit diffuser Papillomatose haben wir unter der Instillation von jeweils 60 mg Thiotepa in 60 ml Aqua bidest. bei 14tägiger Applikation in den ersten 3 Monaten und weiterer Instillation alle 6 Wochen bis zu 2 Jahren das Ausbleiben von Rezidiven festgestellt. Hier bleibt aber die Frage offen, ob nicht durch die meist zuvor durchgeführte Elektroresektion der Tumoren und der Prostata mit konsekutiv verbessertem Harnabfluß, wie durch die in allen Fällen empfohlene Steigerung der Flüssigkeitszufuhr und daraus resultierende gesteigerte Diurese allein evtl. auch Rezidivfreiheit erreicht worden wäre. Unabhängig von diesen offenen Fragen dürfte ein solcher Behandlungsversuch nach der Elektroresektion von Harnblasenpapillomen, insbesondere bei erwiesener Rezidivneigung sowie multiplen Papillomen bzw. Papillomerasen so lange indiziert sein als keine bessere cytostatische Behandlungsmethode zur Verfügung steht und wenn radikale operative Maßnahmen nicht möglich sind.

Dieses Postulat wird auch durch die kürzlich anläßlich der Tagung der nordrhein-westfälischen Gesellschaft für Urologie in Essen von Kierfeld u. Mellin vorgelegte Statistik gestützt, nach der bei 15 Patienten, die durchschnittlich 3,6 Monate behandelt wurden, immerhin bei 12 Patienten während einer durchschnittlichen Nachbeobachtungszeit von 13,5 Monaten ein Tumorrezidiv nicht mehr nachgewiesen wurde.

Zu achten ist bei dieser Behandlung auf die fast regelmäßig auftretende Leukocytendepression. Nicht selten ist die Manifestation eines bakteriellen Infektes, insbesondere bei Applikation des Cytostatikums mit einem Katheter. Wir bevorzugen daher heute die transurethrale Instillation mit einer Spritze und Olive nach sorgfältiger Reinigung der Glans und des Orifizium urethrae externum mit Oxycyanat und haben dabei bisher keine Komplikationen gehabt. Ein anderes Problem ist die chemisch ausgelöste hämorrhagische Cystitis, die Zingg u. Rutishauser sowie Lunglmayr bei etwa 60% ihrer Patienten, Veenema u. Mitarb. dagegen relativ selten sahen. Die Art der Vorbehandlung, Verweildauer und Konzentration des Medikamentes in der Harnblase dürften hier entscheidende Faktoren sein. Wir suchen diese Komplikationen dadurch zu umgehen, daß wir einerseits frühestens 3 Tage nach einer Instrumentation bzw. Elektroresektion das Medikament applizieren, dann zu Einhalten so lange wie möglich, aber gleichzeitig auch zu reichlicher Flüssigkeitszufuhr raten. Kierfeld u. Mellin betonten auch das Fehlen lebertoxischer Nebenwirkungen wie auch das von uns beobachtete Ausbleiben einer gravierenden Thrombopenie. Immerhin sind auf Grund der von Ovaristo sowie Zingg u. Rutishauser mitgeteilten hämoto- und hepatotoxischen Komplikationen regelmäßige Kontrolluntersuchungen angezeigt.

Mit *Bleomycin* haben wir keine eigenen Erfahrungen, so daß dazu auf die nachfolgenden Ausführungen von Herrn Ichikawa verwiesen sei.

Wie dem in Tabelle 4 dargestellten Behandlungsplan zu entnehmen ist, setzen wir auch bei der Therapie germinaler Hodentumoren Cytostatika ein. Bei primärer multipler Metastasierung, Resistenz manifester Metastasen gegenüber der Radiotherapie wie sekundärer Metastasenmanifestation bei reinen Seminomen haben wir bisher eine „cytostatische Kurzintervalltherapie" mit Endoxan, bei Resistenz mit Vincristin oder Mithramycin durchgeführt. Abgesehen von temporären Remissionen haben uns die Ergebnisse keineswegs befriedigt, so daß wir jetzt auch eine Behandlung in der in Tabelle 1 und 2 dargestellten Form mit Abstandbestrahlung und Ifosfamid bevorzugen.

Tabelle 4. Behandlungsplan für germinale Hodentumoren

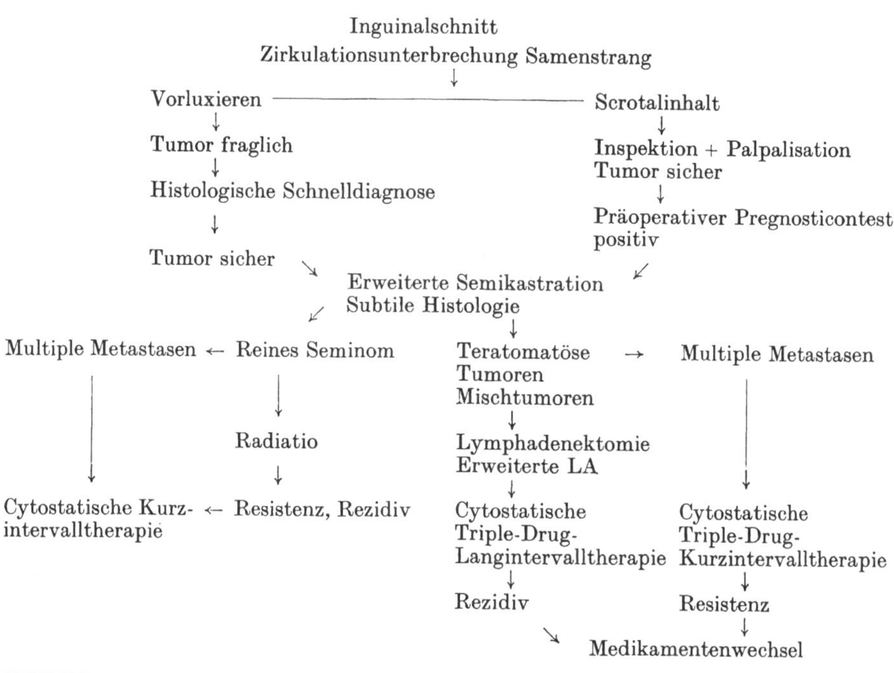

Bei diesem Patienten wurde im Mai 1970 ein Hodenmischtumor aus Seminom und embryonalem Carcinom operativ exstirpiert. Die Abb. 2a zeigt eine generalisierte Lungenmetastasierung im Juli 1971. Remission unter typischer Abstandbestrahlung und Verabreichung von 135 mg/kg Körpergewicht Ifosfamid am 5. Tag der Bestrahlung.

Abb. 2b zeigt Rezidivfreiheit im August 1972, also ein Jahr nach Abschluß der Behandlung.

Bei den operablen teratomatösen Hodentumoren führen wir außer der Lymphadenektomie konstant eine „cytostatische Lang-Intervalltherapie" mit Actinomycin-D (Lyovac-Cosmegen), Leukeran und Methotrexat bis zu 2 Jahren durch.

Wenn man bei unseren insgesamt 65 Lymphadenektomien von den ersten 20 Fällen mit nicht optimaler, einseitiger und extraperitonealer Lymphadenektomie sowie den Fällen des letzten Jahres einmal absieht, deutet die Tabelle 5 an Hand der 21 Fälle ohne und der 18 Fälle mit retroperitonealer Metastasierung überraschende Überlebensquoten an, die wir nicht nur auf die radikalere Operationstechnik, sondern auch auf die langfristige cytostatische Nachbehandlung zurückführen. Die Verstorbenen erlagen — bis auf eine Ausnahme — alle einem schließlich nicht mehr beeinflußbaren Metastasenwachstum, selbst wenn bei Resistenz gegen die Triple-Drug-Therapie andere Cytostatika wie Vincristin, Mithramycin oder Asparaginase eingesetzt wurden.

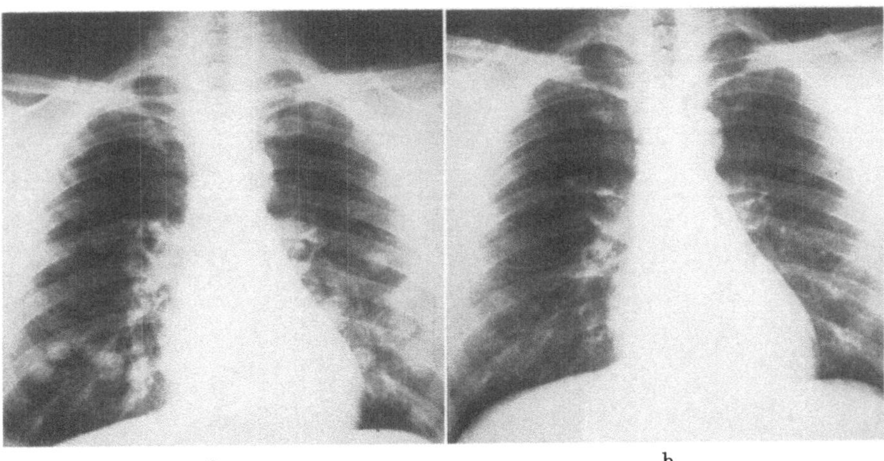

a b

Abb. 2. a Lungenmetastasen im Juli 1971 nach operativer Entfernung eines Hodenmischtumors aus Seminom und embryonalem Carcinom im Mai 1971. b Rezidivfreiheit ein Jahr nach Abstandbehandlung (täglich 100 R Oberflächendosis bis 1500 R) und Ifosfamidstoß mit 135 mg/kg Körpergewicht am 5. Tag der Bestrahlung

Daß hier bisher nur temporäre Remissionen zu erreichen sind, zeigt auch der Verlauf bei 12 Fällen mit generalisierter Metastasierung, von denen nur ein einziger das 2. Jahr nach Behandlungsbeginn erreicht hat.

Auch in diesen Fällen erhoffen wir uns aber Fortschritte von der Abstandsbestrahlung und Ifosfamidbehandlung, insbesondere wenn man den in Abb. 3a demonstrierten Fall vor Augen hat, bei dem 1969 durch Semikastration ein embryonales Hodencarcinom entfernt worden ist.

Tabelle 5. Überlebenszeiten bei 51 teratomatösen Hodentumoren, von denen 39 (21 ohne, 18 mit retroperitonealer Metastasierung) einer transperitonealen, bilateralen Lymphadenektomie und anschließenden „cytostatischen Triple-drug-Langintervalltherapie" und 12 ausschließlich einer „cytostatischen Kurzintervalltherapie" unterzogen wurden

			Jahr				
			1.	2.	3.	4.	5.
LA	negative LK	leben	8	7	1	2	2
		gestorben	1				
	positive LK	leben	6	3	1		3
		gestorben	4	1			
Cyt.	multiple Meta	leben	1				
		gestorben	10	1			

Die Abbildung zeigt die fortgeschrittene Lungenmetastasierung bei der Einlieferung in die Strahlenklinik Janker am 2. Juli 1971 im moribunden Zustand.

Die Abb. 3b zeigt eine erstaunliche Remission am 2. August 1971, also 4 Wochen nach Abstandsbestrahlung und protrahierter Ifosfamidbehandlung, d. h. 90 mg/kg Körpergewicht jeweils am 5. und 6. Tag der Bestrahlung. Der Patient konnte entlassen werden und war bis zu einem weiteren Rezidiv im Dezember 1971 arbeitsfähig. Er sprach dann allerdings nicht mehr so gut auf die in gleicher Weise wiederholte Behandlung an und verstarb im Februar 1972.

Gerade auch dieser Fall dürfte dic Notwendigkeit der Weiterführung einer cytostatischen Behandlung in Form der „Lang-Intervalltherapie" oder in Form der „Kurz-Intervalltherapie" andeuten. Dadurch und durch die Auswahl effektiver Cytostatika an Hand der — kürzlich auch von Klein u. Mitarb. in der DMW betonten — Untersuchungen zur Proliferationskinetik der einzelnen Tumoren

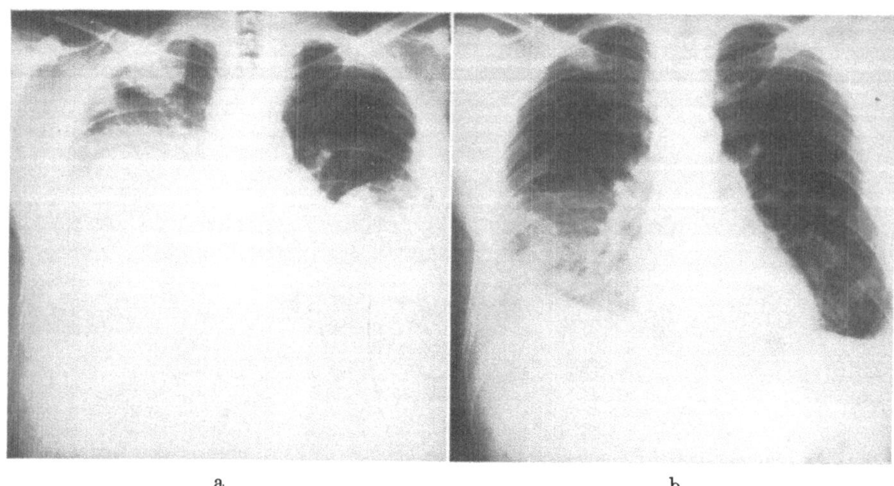

a b

Abb. 3. a Fortgeschrittene Lungenmetastasierung und moribunder Zustand am 2. Juli 1971 nach Semikastration eines embryonalen Hodencarcinoms. 1969. b Eindrucksvolle Remission 4 Wochen nach Abstandbestrahlung (täglich 100 R Oberflächendosis bis insgesamt 1500 R) und protrahierter Ifosfamidbehandlung, d. h. 90 mg/kg Körpergewicht jeweils am 5. und 6. Tag der Bestrahlung

wie der zellphasenspezifischen Wirkung von Cytostatika und ihrer optimalen Dosierung dürfte eine Verbesserung der Prognose bei den Tumoren der Nieren und des Harntraktes über die Erfolge der verbesserten Operationstechnik und Radiotherapie hinaus zu erwarten sein. Außer Zweifel steht aber, daß die cytostatische Therapie eine subtile Sachkenntnis, absolute Präzision und persönlichen Einsatz verlangt. Um sich vor Rückschlägen und Enttäuschungen zu bewahren, ist die Einarbeitung in versierten Zentren ebenso angeraten wie der dauernde Kontakt mit den die Therapie weiterentwickelnden Zentren, bzw. den dort zusammenarbeitenden Onkologen, Radiologen und Urologen.

Professor Dr. W. Vahlensieck
Direktor der Urolog. Univ.-Klinik
D-5300 Bonn-Venusberg

T. Ichikawa: **Bleomycinbehandlung der urogenitalen Geschwülste — Vorschlag eines Specificums gegen Plattenepithelcarcinom**

Bleomycin, ein neues cytostatisch wirkendes Antibioticum, wurde von Umezawa [1] im Jahre 1962 entdeckt. 1965 begannen meine Mitarbeiter und ich [2, 3] mit seiner klinischen Prüfung in der Behandlung von Malignomen des Urogenitaltraktes. Bleomycin war unwirksam bei Carcinomen der Blase, Prostata, Niere oder bei Seminomen. Dennoch konnten wir eine überzeugende Wirkung in einem Falle von Peniscarcinom, einer Neoplasie, die in Japan selten vorkommt, feststellen. Das Peniscarcinom ist eine besondere Art von Hautkrebs; histologisch handelt es sich um einen Plattenepitheltumor. Diese Befunde führten mich zu der Annahme, daß dies der Grund für die erstaunlich gute Wirkung von Bleomycin sein könnte.

Diese Idee führte zur Aufstellung zweier Hypothesen:

1. daß Bleomycin gegen Plattenepithelkrebs wirken könnte, ganz gleich welcher Lokalisation, und

2. daß Bleomycin gegen gewisse Hirntumoren wirken könnte, da das Gehirn wie die Haut ektodermalen Ursprungs ist.

Um die Richtigkeit meiner Hypothesen zu beweisen, ging ich mit meiner Forschungsarbeit zwei verschiedene Wege: Erstens dehnten wir die Anwendung

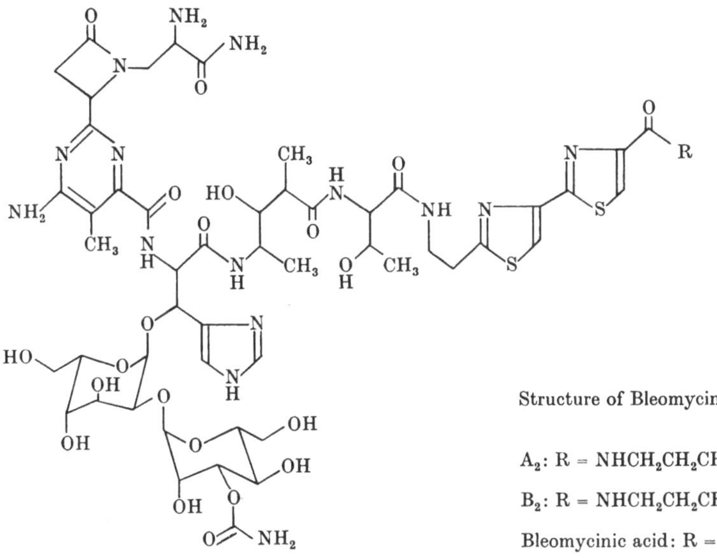

Structure of Bleomycin (R: terminal amine)

A_2: R = $NHCH_2CH_2CH_2^{+}S{<}^{CH_3}_{CH_3}$

B_2: R = $NHCH_2CH_2CH_2CH_2NHC{\lessgtr}^{NH}_{NH_2}$

Bleomycinic acid: R = OH

Abb. 1. Struktur von Bleomycin

von Bleomycin auf weitere klinische Gebiete aus, und zweitens betrieben wir Grundlagenforschung, die auch Tierversuche umfaßte. Um die klinische Forschung zu erweitern, gründete ich den „Ausschuß für die klinische Prüfung von Bleomycin", der aus neun Arbeitsgruppen besteht, nämlich: Urologie, Dermatologie, Otorhinolaryngologie, Mundchirurgie, Gynäkologie, Oesophaguscarcinome, Lungencarcinome, Hirntumoren und malignes Lymphom.

Nun will ich kurz Bleomycin erklären.

Bleomycinhydrochlorid kommt als wasserlösliches basisches und weißes Pulver vor. Das wurde nach Umezawa [4] chromatographisch in zwei Gruppen A und B aufgeteilt. Gruppe A besteht aus neun Fraktionen (A_{1-6}, Demethyl-A_2, A'_2-a und A'_2-b) und Gruppe B besteht aus sieben Fraktionen (B_{1-6} und B',). Jede Fraktion hat sechs Aminosäuren, ein Amin und zwei Zucker (Abb. 1, 2 und 3). Bleomycin ist ein Glykopeptid, dessen komplizierte Struktur noch nicht vollkommen bekannt ist. Injiziertes Bleomycin wird hauptsächlich über die Nieren ausgeschieden, nachdem es in Blut und verschiedenen Organen verteilt wurde. Verteilung von Bleomycin ist charakteristisch; besonders hohe Konzentration erscheint in Haut, Lunge, Peritoneum und Lymphe, die auf eine innige Beziehung zwischen den Wirkungen und Nebenwirkungen von Bleomycin hinweist (Ichikawa et al. [5]).

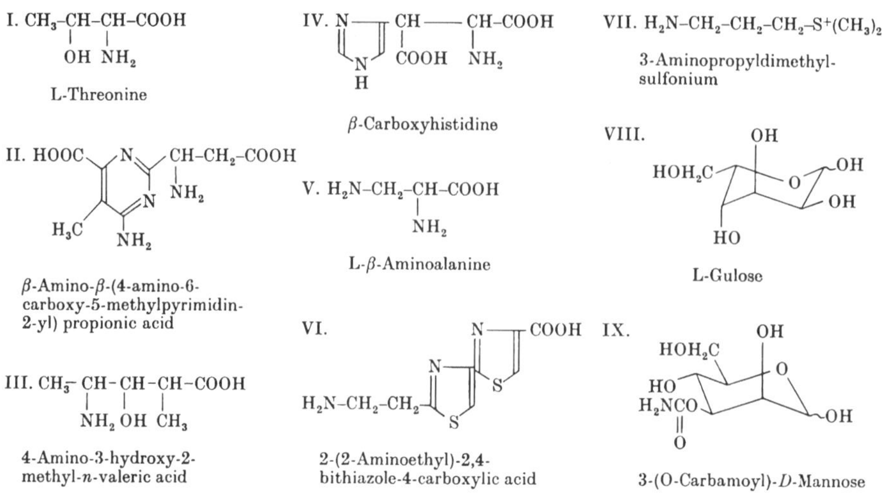

I. CH_3-CH(OH)-CH(NH_2)-COOH

L-Threonine

II. HOOC–(pyrimidine: N, N; H_3C; NH_2)–CH(NH_2)-CH_2-COOH

β-Amino-β-(4-amino-6-carboxy-5-methylpyrimidin-2-yl) propionic acid

III. CH_3-CH(NH_2)-CH(OH)-CH(CH_3)-COOH

4-Amino-3-hydroxy-2-methyl-*n*-valeric acid

IV. (imidazole: N, N–H)–CH(COOH)–CH(NH_2)-COOH

β-Carboxyhistidine

V. H_2N-CH_2-CH(NH_2)-COOH

L-β-Aminoalanine

VI. H_2N-CH_2-CH_2–(bithiazole: N, S, N, S)–COOH

2-(2-Aminoethyl)-2,4-bithiazole-4-carboxylic acid

VII. H_2N-CH_2-CH_2-CH_2-$S^+(CH_3)_2$

3-Aminopropyldimethylsulfonium

VIII. (HOH_2C, OH, O, OH, OH, HO)

L-Gulose

IX. (HOH_2C, OH, O, HO, H_2NCO (C=O), OH)

3-(O-Carbamoyl)-*D*-Mannose

Abb. 2. Bestandteile von Bleomycin A_2

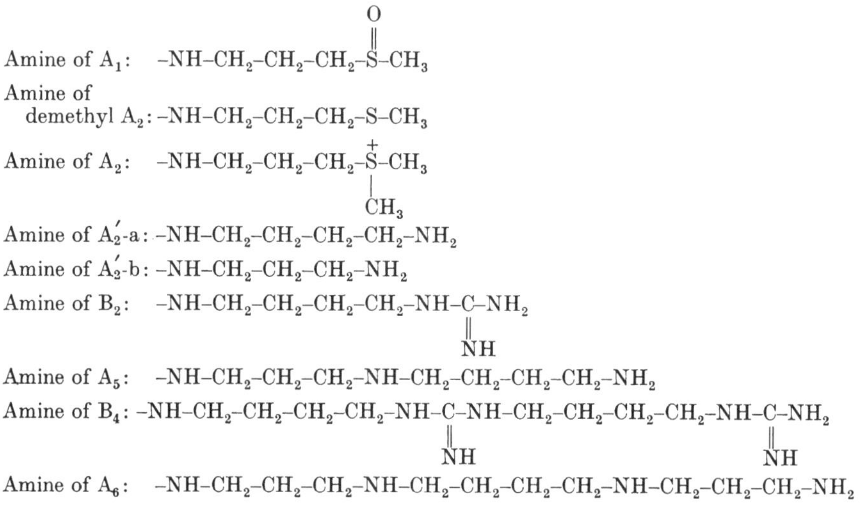

Amine of A_1: –NH–CH_2–CH_2–CH_2–S(=O)–CH_3

Amine of demethyl A_2: –NH–CH_2–CH_2–CH_2–S–CH_3

Amine of A_2: –NH–CH_2–CH_2–CH_2–$\overset{+}{S}$(CH_3)–CH_3

Amine of A_2'-a: –NH–CH_2–CH_2–CH_2–CH_2–NH_2

Amine of A_2'-b: –NH–CH_2–CH_2–CH_2–NH_2

Amine of B_2: –NH–CH_2–CH_2–CH_2–CH_2–NH–C(=NH)–NH_2

Amine of A_5: –NH–CH_2–CH_2–CH_2–NH–CH_2–CH_2–CH_2–CH_2–NH_2

Amine of B_4: –NH–CH_2–CH_2–CH_2–CH_2–NH–C(=NH)–NH–CH_2–CH_2–CH_2–CH_2–NH–C(=NH)–NH_2

Amine of A_6: –NH–CH_2–CH_2–CH_2–NH–CH_2–CH_2–CH_2–CH_2–NH–CH_2–CH_2–CH_2–NH_2

Abb. 3. Amine in verschiedenen Bleomycinen

Klinik

Bleomycin wird nach Ichikawa et al. [6] in den meisten Fällen einmal 15 bis 30 mg und wöchentlich zweimal intravenös oder intramuskulär injiziert. Diese einmalige Dose muß bis 5 mg oder noch geringer herabgesetzt werden, wenn der Patient nach der Injektion mit hohem Fieber, Nausea, Erbrechen usw. reagiert. Da die totale Dosis einer Kur nach meiner Meinung 300 mg beträgt, wird eine Kur in der Regel innerhalb 5 bis 10 Wochen vervollkommnet. Aber die totale Dosis und Zeitdauer für eine Kur muß durch die Nebenwirkungen des Mittels in jedem Falle reguliert werden. In der Kombinationsbehandlung von Bleomycin mit Bestrahlung darf die totale Dosis in einer Kur weniger als 300 mg sein. Bleomycin wird auch intraarteriell oder lokal gegeben. Lokale Anwendung wird mit der Injektion oder Salbe durchgeführt. Bei den Erkrankungen handelt es sich um sklerosierte Carcinomherde, gutartige Hauttumoren etc.

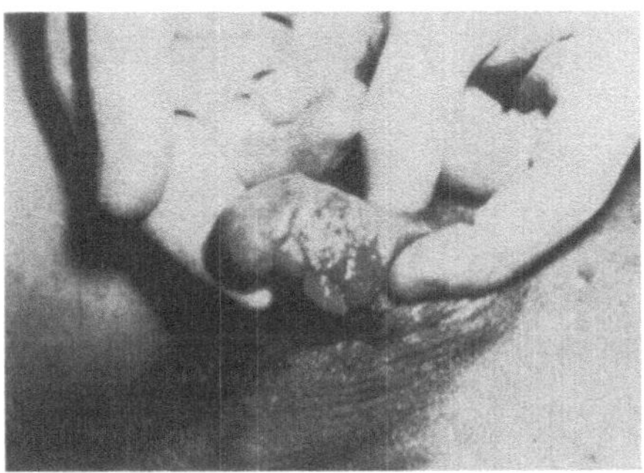

Abb. 4

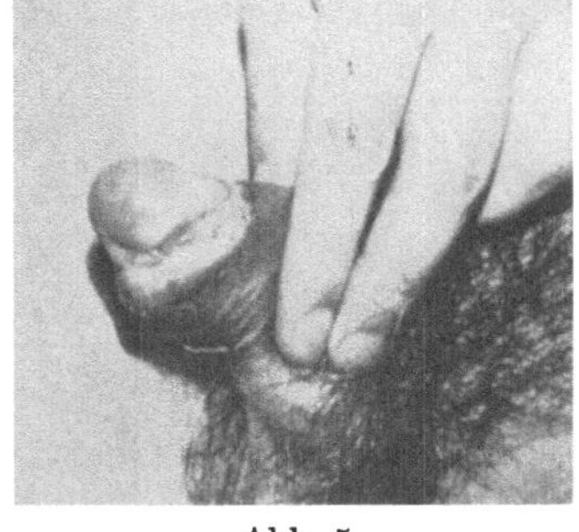

Abb. 5

Abb. 4. Peniscarcinom vor Behandlung eines 50jährigen Japaners (5. Dezember 1966)

Abb. 5. Zustand nach Verabreichung von 600 mg (16. Juni 1967)

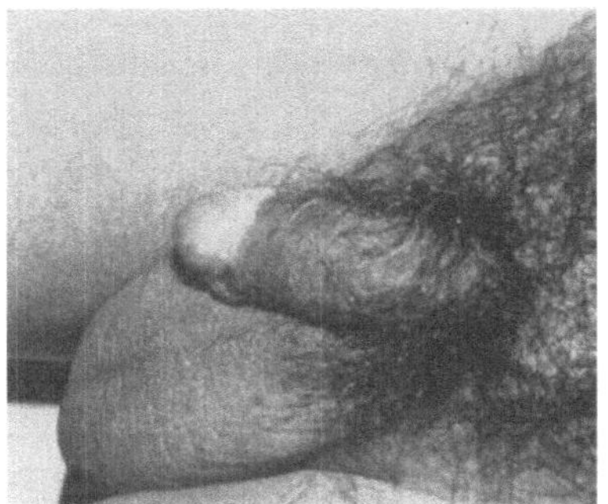

Abb. 6. Gegenwärtiger Zustand (23. Juni 1972)

Typische nur mit Bleomycin behandelte Peniscarcinome

Ein Fall ist mit Photo gezeigt worden (Abb. 4 bis 6).

Typische mit Bleomycin behandelte spitze Kondylome des Penis

Ein Fall ist mit Photo gezeigt worden (Abb. 7 bis 9).

Peniscarcinom ist historisch wichtig in der klinischen Forschung von Bleomycin, da ich erst bei dieser Krankheit die klinische Wirkung von Bleomycin entdeckte. Wie man aus Tabelle 1 ersieht, ist es bemerkenswert, daß Bleomycin bei nicht vorbehandelten Fällen wirkungsvoller ist.

Tabelle 2 zeigt, daß Bleomycin auch dann Erfolg verspricht, wenn man die Überlebensrate betrachtet. Wenn die Patienten 1 Jahr lang nach der Behandlung gesund bleiben, haben sie eine gute Überlebenschance, ganz gleich ob operiert wurde oder nicht. Einige Autoren [20] haben bewiesen, daß Bleomycin einen radiomimetischen Wirkungsmechanismus hat und mit der Strahlentherapie synergistisch wirkt. Andererseits hat die chirurgische Operation auch seit langem einen großen Beitrag in die Behandlung des Peniscarcinoms geleistet. Möglicherweise wird die Anwendung der Bleomycinbehandlung in Kombination mit Strahlentherapie und/oder chirurgischen Eingriffen, die Behandlungsdauer herabsetzen, die chirurgischen Methoden vereinfachen und die Nebenwirkungen sowohl von Bleomycin als auch der Bestrahlung abschwächen. Abe et al. [7] und Yamashita et al. [8] empfahlen die simultane Anwendung von etwa 300 mg Bleomycin und 6000 bis 7000 rad von Röntgenstrahlen für eine Kur des Peniscarcinoms.

Die folgenden Autoren haben auch über Bleomycinbehandlung des Peniscarcinoms geschrieben: Aso et al. [9], Higuchi [10], Mathé et al. [11] und Johansen et al. [12].

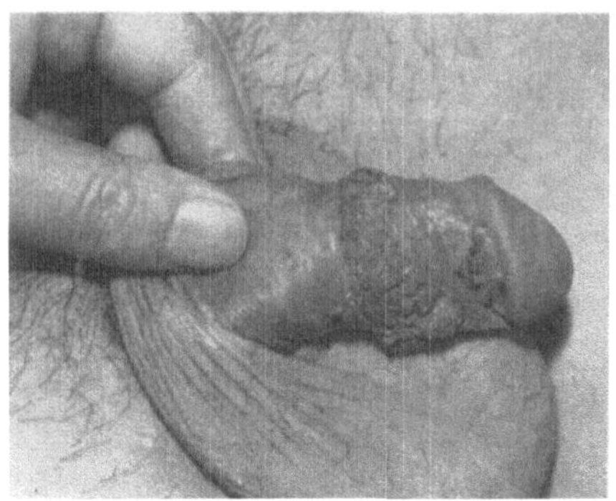

Abb. 7

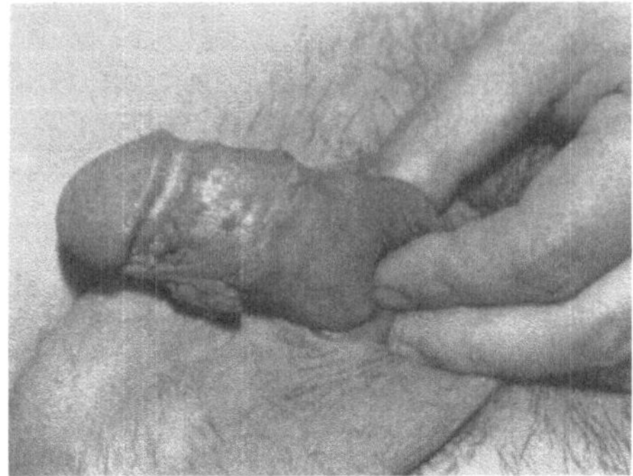

Abb. 8

Abb. 7. Zustand nach Umstülpen der Vorhaut desselben Falles (17. Januar 1972)

Abb. 8. Zustand nach Verabreichung 50 mg von Bleomycin (4. Februar 1972)

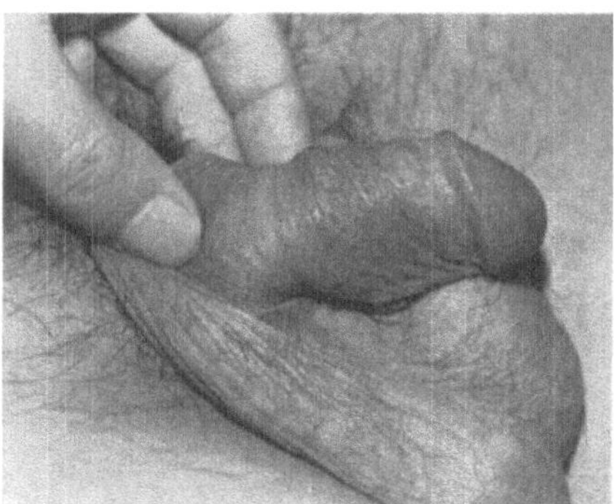

Abb. 9. Zustand nach Verabreichung von 80 mg Bleomycin (18. Februar 1972)

Blasencarcinom und Bleomycin

Was das Blasencarcinom betrifft, haben wir in Japan meistens Übergangsepithelcarcinome und sehr selten ein Plattenepithelcarcinom, so daß ich selbst kein Plattenepithelcarcinom der Blase gesehen habe. Aber es gibt einen ausgezeichneten Bericht darüber in Deutschland. Völters [13] Vortrag, gehalten vor dem 2. Fortbildungskongreß in München 1970, zeigte, daß ein großes verhornendes Plattenepithelcarcinom der Blasenwand nach 3 Wochen mit der Bleomycinbehandlung verschwand. Dabei erhielt der Patient insgesamt 600 mg Bleomycin intravenös; und zwar zunächst 22 Tage lang täglich 15 mg, dann wurde die Dosis auf wöchentlich 30 mg reduziert. Obwohl dieser Fall etwa 16 Wochen nach der Behandlung ein Rezidiv am ehemaligen Tumorsitz hatte, wurde der Effekt von Bleomycin dadurch vernichtet, weil in diesem Fall weder Zusatz von Bleomycin noch Bestrahlung und chirurgische Eingriffe durchgeführt wurden. Mit anderen Worten muß ein solcher Fall noch vorsichtiger beobachtet und den Umständen gemäß wiederholt behandelt werden.

Kasuistik in Japan

Nakayama [14] an der Univ.-Klinik in Kagoshima hat von einer Patientin berichtet.

Fall: 55jährige Japanerin. Bei dieser Kranken waren die intravesicale Instillation von Mitomycin C-Lösung, i.v. Injektion von 5-FU, Cystostomie usw. erfolglos. Im Februar 1970 wurden die i.v. Injektion von Bleomycin und beiderseitige Ureterostomie durchgeführt. 15 mg Bleomycin wurden wöchentlich zweimal gegeben. Nach den 5maligen Injektionen begann die Abnahme des stinkenden Sekretes aus der Cystostomiewunde und nach 30maligen Injektionen (450 mg gebraucht) war das Sekret kaum zu bemerken. Biopsie zeigte vor der Behandlung ein Plattenepithelcarcinom des stark verhornenden Typus; mit der Bleomycinbehandlung veränderte sich dieser Befund folgendermaßen: Nach Verabreichung von 150 mg von Bleomycin ereignete sich die partielle Nekrose des Tumors und die diffuse Degeneration zeigte Vacuolenbildung der Tumorzellen, Polymorphismus der Zellen und Kerne sichtbar. Nach der Gabe von 300 mg gab es eine deutliche Pyknose und hochgradigen Zerfall der Kerne. Nach 450 mg verstärkten sich die oben beschriebenen Veränderungen, obwohl die Basalschicht intakt war. Die Patientin starb im Mai wegen unklarer Ursache. Ich glaube, daß Bleomycin in diesem Fall eine selektive Wirkung zeigen konnte, obwohl die Anwendung zu spät war und das Leben nicht retten konnte.

Tabelle 1. Wirkung von Bleomycin, eingeteilt in zwei Gruppen mit und ohne vorheriger Behandlung

	TNM	Wirkung					
		+++	++	−	+	?	Summe
Fälle ohne vorherige Behandlung	T_1	1	1				2
	T_2	7	16	7	2		32
	T_3		4		2		6
	T_4		2				2
	Summe	8	23	7	4		42
Fälle mit vorheriger Bestrahlung	T_1						0
	T_2					2	2
	T_3		2		2		4
	T_4		1	1	2		4
	?				2	3	5
	Summe		3	1	6	5	15
mit vorheriger Chemotherapie	T_4		1				1
	Summe		1				1
Totalsumme							58

Tabelle 2. Prognose des Peniscarcinoms

Beobachtungszeit Jahre	Lebend	Gestorben
1	7	11
1—2	10	2
2—3	9	2
3—4	5	
4—5	4	
	35	15

Takai [15] aus der Univ.-Klinik in Yokohama hat auch von einem Fall berichtet. Bei einer 67jährigen Patientin wurde die Resektion der Blasenwand durchgeführt und ein Plattenepithelcarcinom diagnostiziert. Tumorzelleninfiltration war an allen Rändern des Operationspräparates nachweisbar. Als Nachbehandlung wurden 4800 rad Kobaltstrahlen und 150 mg Bleomycin gegeben. Die Kranke ist jetzt ohne zusätzliche Behandlungen mehr als 4 Jahre ganz gesund.

Plattenepithelcarcinom des Nierenbeckens und Bleomycin

Fall von Tari [16]: 47jähriger Mann. Im Dezember 1968 wurde der Patient nephrektomiert und das Operationspräparat der rechten Niere hatte einen großen Nierenstein und Plattenepithelcarcinom des Nierenbeckens. Ungefähr 3 Monate nach dem glatten Verlauf der Operation hatte der Patient wieder rechte Seitenbauchschmerzen. Ein faustgroßer retroperitonealer Tumor, welcher hinter dem Duodenum mit der Umgebung (einschl. Vena cava inferior) stark verwachsen war, wurde durch Probelaparotomie entdeckt. Die Biopsie zeigte eine Lymphdrüsenmetastase des Nierenbeckentumors, und es wurde sofort mit Bleomycinbehandlung begonnen.

15 mg Bleomycin wurden wöchentlich zweimal i.v. injiziert, und nach drei Injektionen verschwanden die Schmerzen und Fiebersteigerung. Nachdem 225 mg Bleomycin und 8000 rad Co-Strahlen gegeben wurden, konnte der Patient in gebessertem Zustand aus dem Hospital entlassen werden. Nach einem Monat verschlimmerte sich sein Allgemeinzustand und er wurde wieder aufgenommen. Die Kavographie zeigte einen deutlichen Schattendefekt der Vena cava inferior in der Höhe von L_1-L_2. Diesmal wurden andere Cytostatika verwendet: Die folgende Injektion wurde wöchentlich einmal i.v. gegeben und zugleich ^{60}Co-Bestrahlung durchgeführt. Injektion: 500 mg 5-FU, 200 mg Endoxan, 2 mg Mitomycin C und 0,5 mg Toyomycin. Da die Schmerzen auch nach 4 Wochen andauerten, wurde Bleomycin wieder angewendet. Die Schmerzen verschwanden nach 8 Tagen und das Kavogramm nach achtmaligen Injektionen und 6000 rad ^{60}Co-Bestrahlung zeigte eine deutliche Verbesserung.

Im Januar 1970 starb der Kranke wegen der allgemeinen Schwäche und die Autopsie enthüllte die folgenden Veränderungen: Retroperitonealer Tumor wandelte sich in eine große dünnwandige Cyste um, die nekrotischen Inhalt hatte und mit dem Duodenum und der Vena cava inferior kommunizierte. Carcinomatöser Befund nur ganz spärlich in den Wänden der Cyste.

Nebenwirkungen von Bleomycin

Bei 468 Fällen von Plattenepithelcarcinomen wurde eine statistische Erfassung der durch Bleomycin verursachten Nebenwirkungen vorgenommen. 80 Fälle kamen aus der Urologie, 159 aus der Dermatologie, 127 aus der Otorhinolaryngologie, 66 aus der Mundchirurgie. Diese Gruppe enthielt nur 19 Fälle von Bronchialcarcinomen und 17 Fälle von Oesophaguscarcinomen.

Die Hauptnebenwirkungen und ihre Häufigkeit waren: Fieber in 148 Fällen (31,6%), Anorexie in 140 Fällen (29,9%), Alopezie in 130 Fällen (27,7%), Anschwellen und Verdickung der Finger und Handrücken in 125 Fällen (26,7%), Anschwellen und Verdickung von Zehen und Fußrücken in 107 Fällen (22,8%), Pigmentierung des Körpers in 86 Fällen (18,3%), Veränderung der Nagelfarbe in 81 Fällen (17,5%), Ermüdungsgefühl in 74 Fällen (15,8%), Verdickung der Finger und Zehengelenke in 52 Fällen (11,1%). Andere festgestellte Nebenwirkungen waren: Übelkeit, Erbrechen, Gefäßsklerose, Deformation von Nägeln, Obstruktion der Blutgefäße, Hyperästhesie der Finger, Kopfschmerzen, Hyperästhesie der Zehen, lokale Schmerzen, Pneumonie, Stomatitis, Lungenfibrose, Blutungen, Ödem in 2,5% und Schmerzen an der Injektionsstelle.

Während Fieber, Anorexie, Mattigkeit, Übelkeit, Erbrechen und Kopfschmerzen meist relativ früh auftraten — ja selbst bei der ersten Injektion —, waren sie selten so ernst, daß sie ein Absetzen der Medikation erfordert hätten.

Jedoch zur Vermeidung der obengenannten unerwünschten Nebenwirkungen ist es manchmal notwendig, die Einzeldosis zu vermindern, Antipyretika oder Antihistaminika oder ähnliche Präparate zu geben.

Nebenwirkungen, die eher nach einer recht großen Dosis auftraten, waren Haarausfall, Anschwellen und Verdickung der Finger, Pigmentation der Haut, Sklerose und Obstruktion der Blutgefäße, Pneumonie und Lungenfibrose.

Die oben erwähnten Beobachtungen stimmen mit dem Ergebnis der Grundlagenforschungen überein, die ergaben, daß die Verteilung von Bleomycin nach mehrmaliger Verabreichung zu einer hohen Bleomycinanreicherung in Haut und

Lunge führt. Man konnte erkennen, daß dermatologische Nebenwirkungen, die am häufigsten auftraten, nach Absetzen des Medikamentes verschwinden, und daß Lungenkomplikationen, die gefährlichste aller Nebenwirkungen, nicht wirklich bedrohlich waren, wenn adäquate Maßnahmen ergriffen wurden solange der Patient noch im Stadium einer Pneumonie war. Eine irreversible Lungenfibrose entwickelt sich dann, wenn sie weite Gebiete erfaßt, und kann tödlich verlaufen, wenn die Pneumonie nicht erkannt und Bleomycinbehandlung fortgesetzt werden. Es wurde ebenfalls offensichtlich, daß die Lungensymptomatik, die ständig überwacht werden muß, am leichtesten bei älteren Patienten auftrat, die mehr als 300 mg erhalten hatten.

Die von Mathé [12] beobachteten Nebenwirkungen von Bleomycin bei der Behandlung von vorwiegend Kopf- und Halskrebs, zeigen eine Lungenfibrosenincidenz, die mit der unseren übereinstimmt.

Wenn aber das Patientengut auf Fälle von Bronchialcarcinom begrenzt wurde, wie das bei Oka [17] der Fall ist, dann erhöhte sich die Incidenz bis auf 12,8%. Dies zeigt, wie schwierig es ist, Bronchialkrebspatienten mit Bleomycin zu behandeln. Dr. Oka wies noch auf die Möglichkeit hin, diese Nebenwirkung durch Herabsetzung der Einzeldosis und laufende Lungenfunktionskontrollen zu verhüten. Wenn Symptome interstitieller Pneumonie, die als eine Vorstufe zur Lungenfibrose betrachtet werden können, auftreten, sollte die Behandlung mit Bleomycin sofort unterbrochen werden. Die Gabe von antibakteriellen Antibiotica, Corticosteroiden, Chlorochinphosphat, Dextransulfat oder ähnliches verhütet eine Weiterentwicklung dieser Symptomatik zur Lungenfibrose.

Im Gegensatz dazu müssen als die hervorragendsten Eigenschaften von Bleomycin das Fehlen einer Beeinträchtigung der hämatopoetischen Organe und das Fehlen einer immunosuppressiven Wirkung angesehen werden.

Tierversuche

(Wirkung von Bleomycin auf chemisch induzierten Krebs bei Tieren).

In dem Bemühen, die spezifische Wirkung von Bleomycin auf das Plattenepithelcarcinom zu demonstrieren, führten der Autor u. Mitarb. [18, 19] einige Tierversuche durch und gelangten zu folgenden Schlußfolgerungen:

1. Wiederholtes Bestreichen des Felles einer Maus mit einer Lösung von 20-Methylcholanthren erzeugt Plattenepithelkrebs. Die Verabreichung von Bleomycin bei einem solchen Versuch kann die Entwicklung des Carcinoms unterbinden.
2. Eine subcutane Injektion einer 20-Methyl-cholanthren-Lösung bei der Maus führt zur Entwicklung von verschiedenartigen Sarkomen. Die Anwendung von Bleomycin kann bei diesem Versuch die Entwicklung der Sarkome nicht verhindern.
3. Wenn man Ratten eine Nitrosaminlösung als Trinkwasser gibt, entstehen Oesophaguscarcinome und Lungenmetastasen der Hepatome. Die Bleomycintherapie hemmt die Entwicklung des Oesophaguscarcinoms, welches ein Plattenepithelcarcinom ist, unterdrückt jedoch nicht die Entwicklung von Hepatomen und ihren Metastasen in der Lunge.

Der obige Befund deutet darauf hin, daß Bleomycin eine selektive Wirkung auf das Plattenepithelcarcinom ausübt, aber kaum einen Effekt beim Sarkom und Hepatom zeigt.

Schlußfolgerung

1. Nach den Ergebnissen der klinischen und tierexperimentellen Untersuchungen kann als sicher angenommen werden, daß das Bleomycin eine spezifische Wirkung auf Plattenepithelcarcinome hat. Diese Wirkung ist besonders ausgeprägt bei noch nicht behandelten, entdifferenzierten Tumoren.
2. Es empfiehlt sich, Bleomycin lokal zu verabreichen, wenn der Primärtumor durch die vorherige Behandlung sklerosiert ist. Das Problem, das bei der Bleomycintherapie noch nicht gelöst worden ist, ist die Frage der Gesamtdosierung, insbesondere die Bestimmung derjenigen Gesamtdosis, mit der Rezidive vermieden werden können. Der Autor schätzt die Gesamtdosierung auf 1 g. Sie ist aber von der Tumorgröße und Kombinationsbehandlung abhängig.

3. Möglicherweise wird die Anwendung der Bleomycintherapie in Kombination mit Strahlentherapie und/oder chirurgischen Eingriffen, die einen Beitrag zur Behandlung von Plattenepithelkrebs geleistet haben, die Behandlungsdauer herabsetzen, die chirurgischen Methoden vereinfachen und die Nebenwirkungen sowohl von Bleomycin als auch Bestrahlung abschwächen.

Welche Therapie oder welche Kombination von Therapiemöglichkeiten angewendet werden, sollte je nach Organ und je nach Symptom entschieden werden.

4. Es ist bekannt, daß das Bleomycin außer gegen Plattenepithelcarcinome bei der Behandlung von „malignem Lymphom" sehr wirksam ist und daß es bei gewissen Hirntumoren ebenfalls eine deutliche Wirkung zeigt.

5. Bleomycin kann wahrscheinlich auch einen günstigen Effekt auf andere Carcinome, die nicht plattenepithelialen Ursprungs sind, sich aber auf der Haut, der Lunge und dem Bauchfell lokalisieren, ausüben, da dort die Substanz in hoher Konzentration vorliegt.

6. Von den Nebenwirkungen des Bleomycins ist die Lungenfibrose lebensgefährlich, und es ist notwendig, die Lungenfunktion nicht nur während der Bleomycinbehandlung, sondern auch noch einige Zeit danach genau zu kontrollieren. Diese Vorsichtsmaßnahme ist besonders wichtig bei Patienten mit Bronchialcarcinom und bei Patienten fortgeschrittenen Alters.

7. Bleomycin schadet in keiner Weise den hämatopoetischen Organen und löst keine Immunsuppression aus; Nachteile, die im allgemeinen allen bisher eingeführten Cytostatika eigen sind.

8. Die Einführung von Bleomycin in die Krebstherapie hat gezeigt, daß „ein Cytostatikum dann gegen einen Tumor wirkt, wenn es im Ursprungsgewebe in hohen Konzentrationen vorliegt und weniger inaktiviert wird, oder bei Tumoren, die mit dem Gewebe in enger Wechselbeziehung stehen". Diese Erkenntnisse haben einen Weg in der Entwicklung von Cytostatika eröffnet.

Literatur

1. Umezawa, H.: Antimicrobial agents and chemotherapy, p. 1079, 1965. — 2. Ichikawa, T.: Proceedings of the 5th International Congress of Chemotherapy, A IV-4/35, Vienna 1967. — 3. Ichikawa, T.: Proceedings of the 6th International Congress of Chemotherapy, Vol. II, p. 304, 1970 (University of Tokyo Press). — 4. Umezawa, H.: Pure Appl. Chem. **28**, 665 (1971). — 5. Ichikawa, T.: J. Antibiot. Series A (Tokyo) **20**, 149 (1967). — 6. Ichikawa, T.: J. Urol (Baltimore) **102**, 699 (1969). — 7. Abe, T.: Jap. J. Urol. **61**, 612 (1970). — 8. Yamashita, H.: J. Jap. Cancer Th. **7**, 1 (1972). — 9. Aso, Y.: Proceedings of the 6th International Congress, Vol. II, p. 295 (University of Tokyo Press) 1970. — 10. Higuchi, K.: Proceedings of the 6th International Congress, Vol. II, p. 688 (University of Tokyo Press) 1970. — 11. Mathé, G.: Brit. med. J. **13**, (1970). — 12. Johansen, H.: Ugeskrift for Laeger, 26. Februar 1971. — 13. Völter, D.: Fortschr. Med. **89**, 14 (1971). — 14. Nakayama, K.: Nishi-Nishon-Hinyokika **33**, 610 (1971) (Japanisch). — 15. Takai, S.: Proceedings of the Urogenital Carcinoma Meeting of Committee of Clinical Research of Bleomycin, Tokyo, März 1970 (Japanisch). — 16. Tari, K.: Jap. J. Urol. **63**, 283 (1972). — 17. Oka, S.: Proceedings of the 7th International Congress of Chemotherapy, Praha 1971 (in press). — 18. Ichikawa, T.: Proceedings of the 6th International Congress of Chemotherapy, Vol. II, p. 315, 1970 (University of Tokyo Press). — 19. Ichikawa, T.: Report in the 28th Annual Meeting of Japanese Cancer Association, Osaka (Japanisch). — 20. Terasima, T.: Gann **61**, 513 (1970).

Professor Dr. Tokuji Ichikawa
First National Hospital of Tokyo
Shinjuku-ku, Tokyo

Es sei auf eine weitere Indikation zur Applikation von Bleomycin bei urogenitalen Tumoren hingewiesen.

Bei einem 22jährigen Studenten wurde im Oktober 1971 ein Teratocarcinom des linken Hodens diagnostiziert und zunächst lediglich durch eine Ablatio testis

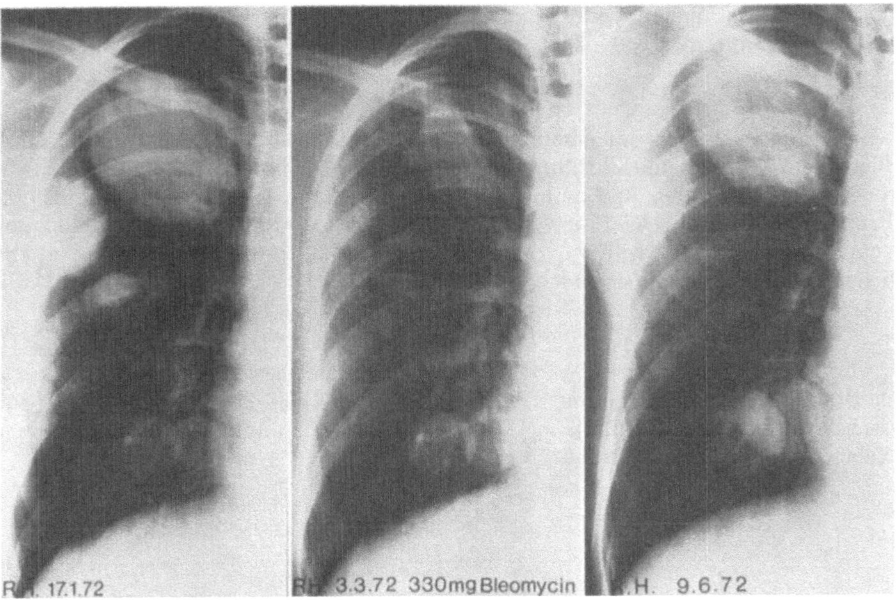

Abb. 1. Patient R. H., 22 Jahre. Lungenmetastasen eines Teratocarcinoms des li. Hodens. Vor, nach Abschluß und 3 Monate nach einer Bleomycinbehandlung

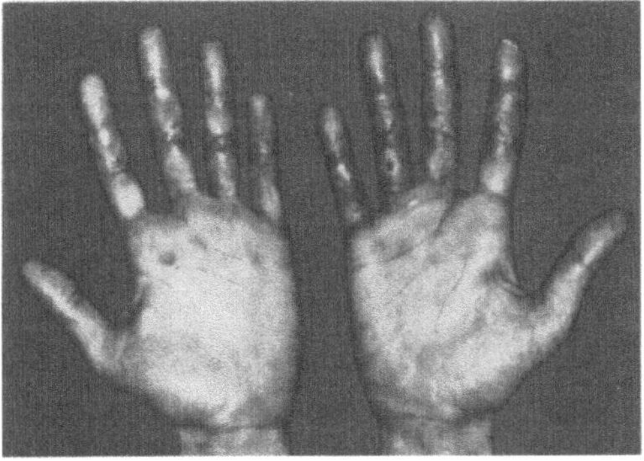

Abb. 2. Patient. R. H., 22 Jahre. Hyperkeratose und Blasenbildung an den Händen unter Bleomycinbehandlung

behandelt. In den letzten $1^1/_2$ Jahren vor Auftreten des Tumors hatte der Patient in hohen Dosen LSD (Lysergsäurediaethylamid) zu sich genommen. Die Frage eines kausalen Zusammenhangs zwischen Hodentumor und LSD-Einnahme bedarf weiterer Untersuchungen.

Eine Lymphonodulektomie wurde nicht vorgenommen, da bereits Lungenmetastasen bestanden (Abb. 1). Eine zweimalige Mithramycinkur war erfolglos. Daraufhin erhielt der Patient über 6 Wochen vom 9. Januar bis zum 3. März 1972 mit 22 Injektionen insgesamt 330 mg Bleomycin intravenös. Unter der Medikation trat eine imponierende Regression der Lungenmetastasen ein (Abb. 1). Als Nebenwirkungen beobachteten wir: Müdigkeit, Kurzatmigkeit, Alopezie, Hyperkeratose und Blasenbildung an den Händen (Abb. 2). Deutliche Besserung dieser Nebenerscheinungen nach Absetzen des Medikamentes und Cortisonsalben. Eine erneute Progression der Lungenmetastasen setzte nach Absetzen von Bleomycin ein. Außerdem kam es zur Ausbildung einer Wirbelmetastase. Die zumindest temporäre außergewöhnliche Wirkung von Bleomycin auf Lungenmetastasen des Teratocarcinoms könnte in einer selektiven Beeinflussung des Plattenepithelanteiles der Metastasen beruhen.

Nebenwirkungen

An zwei Patienten mit einem Peniscarcinom haben wir eine Behandlung mit Bleomycin vorgenommen. Einmal mußte die Therapie wegen starker Blasenbildung an den Händen und pulmonaler Nebenwirkungen abgebrochen und eine Penisamputation durchgeführt werden. Der zweite Patient ist seit 13 Monaten vom Peniscarcinom geheilt, wegen derber Schwielen an beiden Händen und erheblicher Belastungsdyspnoe jedoch nicht arbeitsfähig.

Zusammenfassung

Nach unseren Erfahrungen ist Bleomycin eine cytostatisch sehr wirksame Substanz beim Peniscarcinom und Teratocarcinom des Hodens. Die therapeutische Anwendbarkeit wird jedoch durch die starken pulmonalen und palmaren Nebenwirkungen eingeschränkt.

Dr. Peter Rathert
Urologische Klinik der Med. Fakultät
der Rhein.-Westf. Hochschule
D-5100 Aachen
Goethestraße 27—29

A. A. Kollwitz, B. Henze und J. Watermann: **Beitrag zur Wirksamkeit von Spül- und Instillationsmitteln in der Urologie**

Die Blasenspülung mit Lösungen antibakteriell wirksamer Substanzen und deren Instillation in die Harnblase nach instrumentellen Eingriffen, Katheterisierungen oder in der Behandlung der Cystitis sind in der Urologie seit Jahrzehnten üblich.

Während diese Maßnahmen in der Prophylaxe oder Therapie von Blaseninfektionen vielen als absolut notwendig erscheinen, liegen kaum Untersuchungen über ihre Wirksamkeit unter den tatsächlich im Organismus herrschenden Bedingungen vor.

Die Prüfung der Wirksamkeit der Spül- und Instillationsmittel war deshalb der Gegenstand unserer Untersuchungen.

Getestet wurden die Instillationsmittel Nebacetin, Aristasept, Natrium-Gantrisin, Furadantin pro Instillatione, Argentum Proteinicum (Targesin) und die zur Spülung verwandten Mittel Borwasser, Merfen, Rivanol.

Als Testkeime wurden Keime verwandt, die aus dem Harn poliklinischer Patienten gezüchtet wurden.

Zunächst wurde ein Reihenverdünnungstest durchgeführt (Tabelle 1):

Dabei wurden Lösungen des zu testenden Medikamentes in abfallender Konzentration angelegt und mit einer konstanten Bakterieneinsaat beschickt. Das Ergebnis wurde nach 24 und 72 Std abgelesen. Die übliche therapeutische Konzentration liegt meist in der Mitte.

Hiermit wurde zunächst geprüft, ob das Medikament überhaupt einen Einfluß auf die getesteten Bakterien ausübte. Dann wurden jeweils Suspensionsversuche durchgeführt, wobei die Einwirkungszeit des Medikamentes auf die Bakterien begrenzt war: Bei Instillationsmitteln 20, 30 und 40 min, bei Spülmitteln 3, 5, 7 und 10 min. Diese Einwirkungszeiten sind eher zu lang als zu kurz angesetzt.

Hier die Ergebnisse im Auszug: Es ist auf den Tabellen jeweils zuerst das Ergebnis des Reihenverdünnungstestes, dann das des Suspensionsversuches aufgeführt.

Nebacetin zeigte im Reihenverdünnungstest nicht nur in der therapeutischen Konzentration von 500 µg/ml eine verläßliche Wirkung gegen alle getesteten Keime, sondern auch in einer Konzentration von 250 µg/ml.

Im Suspensionstest zeigte es jedoch in therapeutischer Konzentration nur eine Wirkung bei Klebsiellen und Staphylococcus aureus. Proteus, Streptokokken und Enterokokken wurden überhaupt nicht gehemmt, bei Pseudomonas und Coli fand sich nur nach 30 min Einwirkungszeit eine Hemmung (Tabelle 2).

Furadantin zeigte in therapeutischer Konzentration (0,05%) im Reihenverdünnungstest bei allen Keimen außer Pseudomonas eine Hemmung, beim Suspensionstest selbst in der stärkeren Konzentration von 0,2% und bei 40 min Einwirkungszeit jedoch keinerlei Wirkung!

Ähnlich ist das Ergebnis bei Argentum Proteinicum: Gute Wirkung im RVT, dagegen im Suspensionstest bei Verwendung einer 4%igen Lösung nur eine Hemmung von Pseudomonas und Klebsiellen nach 30 min Einwirkungszeit (Tabelle 3).

Tabelle 1

Reihenverdünnungstest

Lösungen des zu testenden Medikamentes werden in abfallender Konzentration angelegt und mit einer konstanten Bakterieneinsaat beschickt. Ablesen des Ergebnisses nach 24 und 72 Std. Die übliche therapeutische Konzentration liegt meist in der Mitte.

Suspensionstest

Es wird wie oben vorgegangen, doch werden Proben nach 20, 30 und 40 min auf andere Nährböden überimpft. Das Ergebnis wird nach 24 und 48 Std abgelesen.

Die Sulfonamide Aristasept und Na-Gantrisin waren sowohl im RVT sowie im Suspensionstest gegen alle getesteten Stämme wirkungslos (Ausnahme: Streptokokken im RVT).

Diese letzteren Ergebnisse sind allerdings nur mit der Einschränkung zu verwenden, daß die benutzten Nährböden nicht frei von Sulfonamidantagonisten waren.

Andererseits benötigen Sulfonamide bis zum Wirkungseintritt eine Latenzzeit, die bis zu 6 Keimgenerationen betragen kann, bei E. coli wären das 6 × 20 min = 2 Std. Diese Latenzzeit ist durch den Vorrat der Bakterien an Paraaminobenzoesäure bedingt, für die das Sulfonamid kompetitiv eingebaut wird (Tabelle 4).

Ähnlich enttäuschend sind die Ergebnisse bei den Spülmitteln. 4%ige Borsäure ist selbst bei Einwirkungszeiten bis zu 10 min im Suspensionstest wirkungslos und sollte als Spülmittel aufgegeben werden, zumal mehrere Todesfälle nach ihrer Anwendung beschrieben sind.

Während Merfen im RVT gut wirkt, tritt bei Einwirkung der therapeutischen Konzentration von 0,01% im Suspensionstest keine Hemmung ein (Ausnahme: Streptokokken).

Rivanol wirkt im Suspensionstest lediglich gut bei Pseudomonas, sonst ist praktisch ebenfalls keine Hemmung zu beobachten (Tabelle 5).

Zusammenfassend ist eine Hemmung bei 20minütiger bzw. 10minütiger Einwirkungszeit nur bei den folgenden Mitteln zu erwarten:

Nebacetin und Argentum Proteinicum bei Klebsiellen und Streptokokken, evtl. auch bei Pseudomonas und Coli. Von den Spülmitteln praktisch nur bei Rivanol eine Wirkung bei Pseudomonas (Tabelle 6).

Tabelle 2

Medikament	Konzentration	Wirkzeit (min)	Ps. aeruginosa		E. coli		Klebsiella		Proteus		Staph. aureus		a-häm. Streptok. B		Enterokokken	
			Std													
			24	72	24	72	24	72	24	72	24	72	24	72	24	72
Nebacetin (500 μg/ml + 25 IE/ml)	Neomycinsulfat + Bacitracin 5000 μg/ml + 250 IE/ml 500 μg/ml + 25 IE/ml 250 μg/ml + 12,5 IE/ml		+	+	+	+	+	+	+	+	+	+	+	+	+	+
			Std													
			24	48	24	48	24	48	24	48	24	48	24	48	24	48
	Neomycinsulfat + Bacitracin 5000 μg/ml + 250 IE/ml	20	+	+	+	+	+	+	–	–	+	+	–	–	–	–
		30	+	+	+	+	+	+	–	–	+	+	+	+	–	–
		40	+	+	+	+	+	+	–	–	+	+	+	+	–	–
	500 μg/ml + 25 IE/ml	20	–	–	–	–	+	+	–	–	+	+	–	–	–	–
		30	+	+	+	+	+	+	–	–	+	+	–	–	–	–
		40	+	+	+	+	+	+	–	–	+	+	–	–	–	–
	250 μg/ml + 12,5 IE/ml	20	–	–	–	–	+	+	–	–	+	+	–	–	–	–
		30	–	–	–	–	+	+	–	–	+	+	–	–	–	–
		40	–	–	–	–	+	+	–	–	+	+	–	–	–	–

Tabelle 3

Medikament	Konzentration	Wirkzeit (min)	Ps. aeruginosa		E. coli		Klebsiella		Proteus		Staph. aureus		a-häm. Streptok. B		Enterokokken	
			Std													
			24	72	24	72	24	72	24	72	24	72	24	72	24	72
Furadantin (0,05 %)	0,2—0,1 %		+	+	+	+	+	+	+	+	+	+	+	+	+	+
	0,05 %		–	–	+	+	+	+	+	+	+	+	+	+	+	+
	0,025 %		–	–	+	+	–	–	+	+	+	+	+	+	+	+
			Std													
			24	48	24	48	24	48	24	48	24	48	24	48	24	48
	0,2—0,025 %	20	–	–	–	–	–	–	–	–	–	–	–	–	–	–
		30	–	–	–	–	–	–	–	–	–	–	–	–	–	–
		40	–	–	–	–	–	–	–	–	–	–	–	–	–	–
			Std													
			24	72	24	72	24	72	24	72	24	72	24	72	24	72
Arg. proteinicum = Targesin (2—5 %)	6—4 %		+	+	+	+	+	+	+	+	+	+	+	+	+	+
	3—1,5 %		+	+	+	+	+	+	+	+	–	+	+	+	+	+
	1—0,75 %		+	+	+	+	+	+	+	+	–	–	+	+	+	+
			Std													
			24	48	24	48	24	48	24	48	24	48	24	48	24	48
	4 %	20	–	–	–	–	–	–	–	–	–	–	+	+	–	–
		30	+	+	–	–	+	+	–	–	–	–	+	+	–	–
		40	+	+	–	–	+	+	–	–	–	–	+	+	–	–

Tabelle 4

Medikament	Wirkzeit (min)	Ps. aeruginosa		E. coli		Klebsiella		Proteus		Staph. aureus		a-häm. Streptok. B		Enterokokken	
		Std													
		24	72	24	72	24	72	24	72	24	72	24	72	24	72
Aristasept (5 %)		–	–	–	+	–	–	–	–	–	+	+	+	–	–
		Std													
		24	48	24	48	24	48	24	48	24	48	24	48	24	48
	20	–	–	–	–	–	–	–	–	–	–	–	–	–	–
	30	–	–	–	–	–	–	–	–	–	–	–	–	–	–
	40	–	–	–	–	–	–	–	–	–	–	–	–	–	–
		Std													
		24	72	24	72	24	72	24	72	24	72	24	72	24	72
Na-Gantrisin (5 %)		–	–	–	–	–	–	–	–	–	–	+	+	–	–
		Std													
		24	48	24	48	24	48	24	48	24	48	24	48	24	48
	20	–	–	–	–	–	–	–	–	–	–	–	–	–	–
	30	–	–	–	–	–	–	–	–	–	–	–	–	–	–
	40	–	–	–	–	–	–	–	–	–	–	–	–	–	–

Tabelle 5

Medikament	Konzentration	Wirkzeit (min)	Ps. aeruginosa		E. coli		Klebsiella		Proteus		Staph. aureus		a-häm. Streptok B		Enterokokken	
			Std													
			24	72	24	72	24	72	24	72	24	72	24	72	24	72
Borwasser (2—3 %)	4 %		–	–	–	–	+	+	–	+	–	–	–	+	–	–
	3 %		–	–	–	–	–	–	–	–	–	–	–	+	–	–
	2 %		–	–	–	–	–	–	–	–	–	–	–	+	–	–
	1 %		–	–	–	–	–	–	–	–	–	–	–	+	–	–
			Std													
			24	48	24	48	24	48	24	48	24	48	24	48	24	48
	4 %	3	–	–	–	–	–	–	–	–	–	–	–	–	–	–
		5	–	–	–	–	–	–	–	–	–	–	–	–	–	–
		7	–	–	–	–	–	–	–	–	–	–	–	–	–	–
		10	–	–	–	–	–	–	–	–	–	–	–	–	–	–
			Std													
			24	72	24	72	24	72	24	72	24	72	24	72	24	72
Merfen (0,01 %)	0,2—0,025 %		+	+	+	+	+	+	+	+	+	+	+	+	+	+
	0,0125 %		+	+	+	+	+	+	+	+	+	+	+	+	–	+
	0,006 %		–	–	+	+	+	+	+	+	+	+	+	+	–	+
	0,003 %		–	–	+	+	–	+	+	+	–	+	+	+	–	+
			Std													
			24	48	24	48	24	48	24	48	24	48	24	48	24	48
	0,0125 %	3	–	–	–	–	–	–	–	–	–	–	–	–	–	–
		5	–	–	–	–	–	–	–	–	–	–	–	–	–	–
		7	–	–	–	–	–	–	–	–	–	–	(+)	(+)	–	–
		10	–	–	–	–	–	–	–	–	–	–	+	–	–	–
			Std													
			24	72	24	72	24	72	24	72	24	72	24	72	24	72
Rivanol (0,1 %)	0,5—0,06 %		+	+	+	+	+	+	+	+	+	+	+	+	+	+
	0,04 %		–	–	+	+	+	+	–	–	+	+	+	+	+	+
	0,03—0,02 %		–	–	+	+	–	–	–	–	+	+	+	+	+	+
			Std													
			24	48	24	48	24	48	24	48	24	48	24	48	24	48
	0,1 %	3	+	+	–	–	–	–	–	–	–	–	–	–	–	–
		5	+	+	–	–	–	–	–	–	–	–	–	–	–	–
		7	+	+	–	–	+	+	–	–	–	–	–	–	–	–
		10	+	+	–	–	+	+	–	–	–	–	–	–	–	–

Tabelle 6

Von *Installationsmitteln* wurden in therapeutischer Konzentration bei 20 min Einwirkungszeit gehemmt:

	Ps. aeruginosa	E. coli	Klebsiella	Proteus	Staph. aureus	a-häm. Streptok. B	Enterokokken
Nebacetin	(+)	(+)	+	∅	+	+	∅
Targesin	(+)	∅	(+)		∅	+	∅
Furadantin, Aristasept, Na-Gantrisin	keine Wirkung						

Von *Spülmitteln* wurden in therapeutischer Konzentration bei 10 min Einwirkungszeit gehemmt:

	Ps. aeruginosa	E. coli	Klebsiella	Proteus	Staph. aureus	a-häm. Streptok. B	Enterokokken
Rivanol	+	∅	(+)	∅	∅	∅	∅
Merfen	∅	∅	∅	∅	∅	(+)	∅
Borwasser	∅	∅	∅	∅	∅	∅	∅

Diese enttäuschenden Ergebnisse einer etablierten Therapie haben uns, vermutlich ebenso wie Sie, schockiert. Wir würden es begrüßen, wenn andere Untersucher unsere Ergebnisse nachprüfen würden.

Es erscheint uns jedoch wesentlich, daß wir in der Medizin kein Wunschdenken betreiben und überlieferte Behandlungsmethoden einer kritischen Prüfung unterziehen, zumal, wenn sich dabei herausstellt, daß solche Behandlungsmethoden sinnlos und die Kosten dafür einzusparen sind.

Professor Dr. Arne A. Kollwitz
Urolog. Abteilung Franziskuskrankenhaus
D-1000 Berlin 30, Burggrafenstraße 1

EXPERIMENTELLE UROLOGIE

S. Lymberopoulos: Neue Operationsmethoden in der experimentellen Urologie

Bei der Vorbereitung meines Referates über „Neue Operationsmethoden in der experimentellen Urologie" ist mir die Geschichte von einem Texasmillionär eingefallen, der sich auf einer Weltreise befand. Als man ihm beim Überfliegen Frankreichs erklärte, dies sei Frankreich und unter ihm liege jetzt die Weltstadt Paris mit Louvre, Notre Dame und Quartier Latin, antwortete er völlig desinteressiert und lässig: „Please no details, only continents." Auch ich kann Ihnen angesichts der Fülle des Stoffes keine Details bieten. Der Sinn meines Übersichtsreferates kann nur sein, zu versuchen, Ihnen einen kurzen Ein- und Überblick über neue Operationsmethoden zu geben, Methoden und Verfahren, die sich noch vielversprechend im Experimentierstadium befinden und andere, die bereits hoffähig geworden sind und in die Humanmedizin Eingang gefunden haben.

Tabelle 1. Neue Operationsmethoden in der Nierenchirurgie

1. Nierentransplantation:	Immunbiologie Organkonservierung
2. Nierenparenchymresektion:	Intermittierende Ischämie Selektive Nierenarterie-Venenabklemmung Nierenhypothermie Kryochirurgie (Kryoskalpell) Laserstrahlen
3. Wundversorgung:	Gewebeklebstoffe Kapselersatz durch Lyodura und lyophilisiertes Amniongewebe
4. Nephropexie:	Gewebeklebstoffe
5. Revascularisation:	Implantation der Arteria und Vena lienalis

Der Systematik wegen möchte ich nachfolgend die neuen Operationsmethoden im Bereich des Urogenitalsystems an den einzelnen Organen getrennt abhandeln.

Langjährige Forschungsarbeiten haben den Weg der iso- und homologen *Nierentransplantation* als eine Standardmethode zur Behandlung der terminalen Niereninsuffizienz bereitet. Immunserologische Probleme und die Organkonservierung, auf die Herr Kierfeld in seinem nachfolgenden Referat in extenso eingehen wird, sind noch Ziele eines umfangreichen tierexperimentellen und klinischen Forschungsprogrammes (Tabelle 1).

Das organ- und gewebeschonende Vorgehen bei der *organerhaltenden Nierenchirurgie* steht nach wie vor im Mittelpunkt unseres Interesses. Durch Unterkühlung der Niere konnte eine Herabsetzung des Energie- und Erhaltungsstoffwechsels des Organs und somit eine Verbesserung der Ischämietoleranz und Verlängerung der Ischämiezeit erreicht werden [20, 87, 93, 99, 108, 109]. In diesem Zusammenhang wurde auch die Frage der kontinuierlichen oder intermittierenden Abklemmung der Nierenarterie und Nierenvene geprüft [99]. Bis zu Ischämiezeiten von 15 min wird der kontinuierlichen Nierenstielabklemmung der Vorzug gegeben, da weder die Organunterkühlung, noch die Gewebsalkalisierung oder die intermittierende Nierenstielabklemmung die Ischämietoleranz der Niere wesentlich zu verbessern vermögen.

Neue Wege in der organerhaltenden Nierenchirurgie öffnen uns die zwei konkurrierenden Verfahren der *Kryochirurgie mit dem Kryoskalpell* [6, 7, 54, 55,

57, 59, 60, 61, 62] und der *Laserstrahlen* [48, 70, 71]. Die Vorteile dieser beiden Operationsmethoden liegen in der Möglichkeit der Durchführung beliebig großer Eingriffe an der Niere bei frei durchblutetem Organ und der dadurch bedingten Vermeidung einer postischämischen Nierenschädigung und Niereninsuffizienz. Die erreichte lokale Blutstillung erlaubt uns darüber hinaus, ohne Zeitdruck die vorgesehene Operation und die Ausräumung des Hohlsystems ohne Gefahren für das Restorgan zu beenden. Bei der Anwendung der Laserstrahlen sind sicherlich noch viele und schwierige verfahrenstechnische Probleme sowie die Frage der sekundären Unterbindung größerer Gefäße an der menschlichen Niere zu lösen; der erhebliche Kostenaufwand belastet beide Verfahren.

Bei dem *Parenchymverschluß* nach Nierenparenchymresektionen sind uns neue Techniken durch die Anwendung von *Acrylharzmonomere* mit oder ohne Verwendung von *lyophilisierter Dura und Amniongewebe* gegeben [9, 12, 13, 14, 18, 66, 67, 68, 77, 79, 80, 81, 98, 100, 101]. Bei Eröffnung und Eindringen des Gewebeklebers in das Hohlsystem kommt es zur sekundären Steinbildung [14, 114]. Der Parenchymausfall ist bei der Klebetechnik wesentlich geringer als bei der Nahttechnik [98], die lokale Gewebsreaktion beim sparsamen Auftragen gering [79]. Dem Gewebekleber wird auch ein gewisser blutstillender Effekt zugeschrieben [32].

Tabelle 2. Neue Operationsmethoden in der Ureterchirurgie

1. *Ureteranastomose*
   Gewebeklebstoffe (Amnionmanschette, Invagination, Kombination mit Naht)
   Gefäßnahtmaschine (Nakayama, American vascular stapler)
2. *Partieller und totaler Ureterersatz*
   Auto-, Iso-, Allo-, Hetero*transplantation* [gekreuzte Autotransplantation, Kollagenrohre, Lyodura, Blasenmucosa, Fascie, Vene, Arterie, ausgeschaltetes Darmsegment, Blasenwand (Boari)]
   Alloplastik (Endoprothese) (Glas, Polyäthylen, Ivalon, Dacron, Teflon, Silikon, kombiniert)

In der Klinik wurde der nahtlose Wundverschluß insbesondere bei der primären Versorgung frischer *traumatischer Parenchymverletzungen* angewandt [27, 67, 79, 98].

Zu den bereits zahlreichen Operationsverfahren der Nephropexie kommt die vom Sakatoku u. Mitarb. im Jahre 1965 [85] im Tierexperiment zuerst erprobte *Klebenephropexie* hinzu, die bereits von Peracchia u. Mitarb. [73] im Jahre 1967 erfolgreich in der Humanmedizin angewandt wurde.

Als ein neues vielversprechendes Verfahren zur *Revascularisation* einer durchblutungsgedrosselten Niere hat sich die Implantation der Arteria und Vena lienalis in das Nierenparenchym erwiesen [23, 24, 25].

In der *Harnleiterchirurgie* (Tabelle 2) wurden die *Gewebeklebestoffe* für die nahtlose Anastomosierung des Harnleiters mit unterschiedlichen Techniken und Ergebnissen versucht [10, 40, 46, 47, 78, 89, ausführliche Literatur s. 79]. Das Eindringen des Klebers zwischen die Schnittflächen wirkt oft als Barriere für die Fibroblasten und die nachfolgende Vernarbung. Beim Eindringen in das Lumen kommt es zur sekundären Steinbildung, Strikturierung und Hydronephrose. Trotz dieser Gefahren hat die Harnleiteranastomosierung mittels Klebestoffe, wenn auch sporadisch, klinische Anwendung mit positiven Ergebnissen gefunden [76]. Gaca berichtete hingegen über schlechte postoperative Ergebnisse bei der Kombination von Naht und Klebetechnik [18].

Bei der End-zu-End-Anastomose des Harnleiters mit der Gefäßnahtmaschine hat sich am besten der American-Vascularstapler bewährt [39], der auch in der Klinik mit guten postoperativen Ergebnissen angewandt worden ist [4].

Der partielle oder totale Harnleiterersatz durch Auto-Iso-Homo- und Heterotransplantate oder Kunststoffe ist bisher ohne Dauererfolg geblieben [1, 2, 5, 26, 40, 42, 51, 63, 64, 83, 91, 92, 103, 104, 107). Eine Ausnahme stellen ausgeschaltete, gestielte Darmsegmente. Zur Überbrückung längerer Harnleiterdefekte über 12 cm und bis zum Nierenbecken hat sich das ein- oder zweizeitige Verfahren unter Bildung eines doppelt langen Boari-Lappens besonders gut bewährt [31, 52, 74, 75].

Die Ursache der Mißerfolge beim Harnleiterersatz durch organisches oder anorganisches Material liegen neben dem Reflux, dem Infekt, der Strikturierung, der Inkrustation mit sekundärer Steinbildung und der Abstoßung des Transplantates oder Implantates, hauptsächlich in der *fehlenden funktionellen Anpassung*, insbesondere des durch Kunststoff ersetzten Harnleitersegmentes [58, 63, 64]. Die alloplastische Endoprothese oder das Regenerat ist hydrodynamisch gesehen ein funktionsloses Gebilde und unterbricht zugleich den physiologischen Erregungsablauf der Ureterperistaltik. Das Resultat ist stets die Hydronephrose und somit der Verlust der Niere.

Tabelle 3. Neue Operationsmethoden in der Harnblasenchirurgie

1. *Blasenverschluß*
   Gewebeklebstoffe
2. *Vesicovaginale Fistel*
   Gewebeklebstoffe (kombiniert mit Lyodura)
3. *Partieller und totaler Blasenersatz*
   Auto-, Iso-, Homo-, Hetero*transplantation*[ausgeschaltetes (gewendetes) Darmsegment, frisches tiefgekühltes Transplantat, Serosablase, Lyodura, Kollagenmembran, Fascie]
   Alloplastik:
   - *Defektdeckung* (Gelatineschwamm, Teflon, Ivalon, Chromcatgut)
   - *Endoprothese* (Regenerationsbrücke)

Im Bereich des vesicoureteralen Segmentes wurde die Implantation und Fixierung des Harnleiters in die Harnblase sowohl im Tierexperiment als auch an fünf Patienten mittels Gewebekleber mit gutem Erfolg vorgenommen [10]. Spätresultate wurden bisher nicht mitgeteilt.

Zur Behandlung des *vesicoureteralen Refluxes* wurden selbststeuernde *Rückschlagventile aus Kunststoff* versucht [1, 2, 5, 17, 43, 44, 107]. Die funktionellen Spätergebnisse im Tierexperiment waren erwartungsgemäß enttäuschend. Die eingebauten Kunststoffventile blieben zwar bis zu einem Jahr funktionsfähig und bei Benutzung von Silastic frei von Inkrustationen, die Langzeitversuche endeten stets mit Hydronephrose und Verlust der Niere.

In der *Harnblasenchirurgie* (Tabelle 3) wurden Gewebeklebstoffe für den nahtlosen Wundverschluß zuerst von Yoho u. Mitarb. [110] versucht. Die alleinige Verklebung von Cystostomiewunden führte jedoch nicht selten zur Wandruptur oder Blasensteinbildung. Durch Vernähung der Mucosa und anschließender Verklebung der Muscularis entstehen zwar nur selten Blasensteine, in der Wunde selbst wurden jedoch Verkalkungen beobachtet. Durch das briefkuvertähnliche Aufeinanderlegen und Verkleben der Wundflächen konnten bessere Ergebnisse und eine komplikationslose Wundheilung erzielt werden [89, 90]. Bei einer Großzahl von Patienten wurden Gewebekleber, nach konventioneller Blasennaht, zur zusätzlichen Abdichtung nach suprapubischer Prostatektomie, mit gutem Ergebnis verwendet [72].

Blasenscheidenfisteln können durch die kombinierte Anwendung von Klebstoff und lyophilisierter Dura, Goldfolie und Teflonfilz verschlossen werden, ein Verfahren, welches auch in der Klinik bereits eingesetzt worden ist [35, 37].

In der *Wiederherstellungschirurgie* der Harnblase bei Tumorbefall oder bei hochgradiger Schrumpfung des Organes verwenden wir heute autologes, orthotopes oder heterotopes sowie homoiologes und heterologes Gewebe [53, 63, 64]. Bewährt haben sich in der Klinik ausgeschaltete, gestielte Darmsegmente sowie der gestielte Peritoneallappen, die sog. „Serosablase" [28, 29].

Am Hund gelang es Zingg im Jahre 1968 erstmalig, die *autologe Blasentransplantation* durchzuführen [112, 113]. 5 von 11 operierten Tieren überstanden den Eingriff über längere Zeit bis 12 Monate. Nach *homologer Blasentransplantation* konnten keine längeren Überlebenszeiten als 3 bis 5 Wochen erreicht werden. In diesem Zeitraum kam es zur subtotalen Nekrose des Transplantates. Die homologe und heterologe Harnblasentransplantation bleibt hinsichtlich der immunserologischen Abwehrreaktionen, der thrombotischen Verschlüsse an der Anastomosenstelle und vorwiegend wegen der schweren Inervationsstörung des Organs infolge der totalen Denervation und somit Bildung einer autonomen Blase weiterhin problematisch.

Für den *heterologen partiellen Harnblasenersatz* unter Belassung des Blasenbodens wurden bisher frische [45], tiefgekühlte [3], alkohol-fixierte und formalinfixierte [111] Blasenanteile sowie heterologes Gewebe wie desensibilisierte Kollagenmembranen, gegerbte Serosamembranen und lyophilisierte Dura verwendet [34, 35, 63, 64, 90]. Alle diese Transplantate dienen lediglich als Leitschiene für die nachfolgende Regeneration aus der vorhandenen Restblase. Das resultierende Narbengewebe hat keinen geordneten Muskelaufbau und somit keine Detrusorfunktion. Gute klinische Resultate konnten bei der Anwendung von lyophilisierter Dura erzielt werden [34].

Bei der Verwendung von *Kunststoffen* waren die bisherigen Ergebnisse stets enttäuschend. Beim *partiellen Blasenersatz* wurden die Kunststoffimplantate regelmäßig durch das Blasenregenerat verdrängt und in das Cavum abgestoßen. Bei Einpflanzung des Harnleiters in die Kunststoffprothese bildet sich zusätzlich an der Anastomosenstelle stets eine hochgradige Striktur mit progredierender Harnabflußstörung und Untergang der Niere [63, 64].

Auf das heikle Kapitel der Harnblasenregeneration nach totaler Entfernung über eine eingepflanzte Kunststoffprothese [102] und die Frage der echten Harnblasenwandneubildung [49] kann an dieser Stelle nicht näher eingegangen werden.

Als weitere Anwendungsbereiche der Gewebeklebstoffe seien der Vollständigkeit halber die Fixierung des Harnleiters an die Haut [30] sowie die Vereinigung der Wundränder bei der Hypospadiekorrektur [18, 105, 106] erwähnt.

Klebstofforchidopexien sowie nahtlose *Samenleiteranastomosen* mittels *Acrylharzmonomere* [21] öffnen uns neue Wege für eine schonende und sichere Fixierung des kryptorchen Hodens und für die diffizile und mit Restrikturierung belastete Samenleiteranastomose durch Naht. Über den Wert dieser beiden Methoden müssen weitere Versuche und insbesondere Spätergebnisse Auskunft geben.

Die *Fibrinpyelolithotomie* [41] und der neuentwickelte und sich noch in Erprobung befindliche *Steinlöffel mit Schallaufnahmekopf* [95] stellen neue und brauchbare Methoden zur Entfernung und Lokalisation kleiner und schlecht erreichbarer Nierenbecken- und Kelchkonkremente dar.

Eine neue Wendung in der Behandlung von *Blasensteinen* haben die in den letzten Jahren importierte *hydraulische Schlagwelle* [8, 11, 15, 38, 82, 84, 94] und der *Ultraschall* [19, 96, 97] erbracht, zwei konkurrierende Verfahren, die bereits klinischen Einsatz gefunden haben. Letztere Mitteilungen berichteten über Penetration der Harnblasenwand durch gesprengte Steintrümmer nach Lithotrypsie mit der hydraulischen Schlagwelle. Die Ultraschall-Lithotrypsie ist zweifelsohne schonender, wenn auch zeitraubender und für die Zertrümmerung von Harnleitersteinen vielversprechend.

In vitro-Versuche haben zeigen können, daß es mit einem CO_2-Laser die Zertrümmerung von Harnkonkrementen leicht möglich ist [70, 48]. Die Leitung des Laserstrahles zum und durch das Cystoskop, die Focussierung des Strahles am Cystoskopende sind noch schwierige verfahrenstechnische Probleme, die noch ihre Lösung suchen.

Zusammenfassung

Es wurde ein kurzer Ein- und Überblick über die verschiedenen urologischen Kontinente aus der Grundlagenforschung der Organ- und Gewebetransplantation, des alloplastischen Organ- und Gewebeersatzes, der Gewebeklebstoffe, der Kryochirurgie, der Laserstrahlen und der Steinchirurgie gegeben. Eine Reihe von operativen Verfahren haben die Schranken des Operationssaales überschritten, andere befinden sich noch auf Grund mangelhafter Vorbereitung oder der bereits gesetzten biologischen Grenzen im Experimentierstadium. Der engere Kontakt und ständige Informationsaustausch innerhalb der verschiedenen Forschungsgruppen über nationale und kontinentale Grenzen hinaus werden mit Sicherheit dazu führen, daß mehr Methoden und Erfahrungen für den gesamten klinischen Bereich nutzbar gemacht werden können.

Literatur

1. Auvert, J., Xerri, A., Benchekroun, A., Dufour, B., Farge, C.: J. Urol. Néphrol. **75**, 221 (1969). — 2. Auvert, J., Xerri, A., Broc, A., Dufour, B.: J. Urol. Néphrol. **76**, 734 (1970). — 3. Bandhauer, K., Frick, J., Födisch, H. J.: Verh. dtsch. Ges. Urol. **22**, 214 (1969). — 4. Bergmann, M., Cesnik, H.: Urologe **7**, 158 (1968). — 5. Blondel, P.: Remplacement de l'urétère par une prothèse un élastomére de silicone. Thése, Paris: 1972. — 6. Breining, H., Lymberopoulos, S., Langer, St.: Beitr. path. Anat. **142**, 71 (1970). — 7. Breining, H., Helpap, B., Lymberopoulos, S.: Dtsch. med. Wschr. **97**, 1519 (1972). — 8. Büttger, B.: Urologe **62**, 494 (1969). — 9. Collins, J. G., James, P. M., Levitsky, S. A., Bredenburg, C. E., Anderson, R. W., Leonhard, F., Hardaway, R. M.: Surgery **65**, 260 (1969). — 10. Cobb, B. G.: Invest. Urol. **4**, 197 (1966). — 11. Fabiano, A.: Endoscopy **2**, 157 (1970). — 12. Fiedler, U., Kelami, A., Korb, G.: Verh. dtsch. Ges. Urol. **23**, 323 (1971). — 13. Freese, P., Heinrich, P., Hinze, M.: Chirurg **37**, 56 (1966). — 14. Freese, P., Heinrich, P., Hinze, M.: Z. Urol. **60**, 617 (1967). — 15. Friedmann, B., Smith, D. R., Finkle, A. L.: Invest. Urol. **1**, 323 (1963). — 16. Frohmüller, H.: Verh. dtsch. Ges. Urol. **23**, 173 (1971). — 17. Furey, C. A., Jr.: Brit. J. Urol. **85**, 525 (1961). — 18. Gaca, A.: Histoacryl-Kleber bei urologischen Operationen. In: Kunststoffe in der Chirurgie, S. 159. Wien: Verlag Wiener Med. Akad. 1970. — 19. Gasteyer, K. H.: Urologe **10**, 30 (1971). — 20. Graves, F. T.: Brit. J. Surg. **50**, 362 (1963). — 21. Gursel, E., Zinsser, H. H., Hrdlicka, G.: Invest. Urol. **8**, 417 (1971). — 22. Habib, H. N., Charuworn, T., Primeau, J. L., Mark, D. D., Thompson, M.: Brit. J. Urol. **100**, 270 (1968). — 23. Hallwachs, O.: Urologe **9**, 159 (1970). — 24. Hallwachs, O., van Kaick, G., Goerttler, K.: Urologe, **9**, 48 (1970). — 25. Hallwachs, O., Griss, P., Beduhn, D., Allenberg, J., Neeley, R.: Verh. dtsch. Ges. Urol. **23**, 77 (1971). — 26. Hardin, C. A.: Arch. Surg. **68**, 57 (1954). — 27. Heisterkamp, C. A., Simmons, R. L., Vernick, J., Matsumoto, T.: Arch. Surg. **100**, 109 (1970). — 28. Hohenfellner, R.: Verh. dtsch. Ges. Urol. **20**, 210 (1963). — 29. Hohenfellner, R.: Fortschr. Med. **84**, 211 (1966). — 30. Immergut, M. G., Flocks, R. H.: J. Urol. (Baltimore) **95**, 697 (1966). — 31. Ivancevic, L., Planz, K., Müller, I., Kutzner, J.: Verh. dtsch. Ges. Urol. **23**, 331 (1971). — 32. Just-Viera, J. O., Puron del Aguilla, R., Yaeger, G. H.: Surgery **55**, 531 (1964). — 33. Kazon, M.: Z. Urol. **4**, 177 (1963). — 34. Kelâmi, A.: Urologe **9**, 156 (1970). — 35. Kelâmi, A.: Z. Urol. **65**, 161 (1972). — 36. Kelmâi, A., Dustmann, H. O., Lüdtke-Handjerry, A., Carcamo, V., Herold, G.: Urologe 8, 96 (1969). — 37. Kelâmi, A., Dustmann, H. O., Lüdtke-Handjerry, A., Carcamo, V., Herold, G.: Urologe **9**, 52 (1970). — 38. Kierfeld, G.: Verh. dtsch. Ges. Urol. **22**, 263 (1969). — 39. Klopper, P. J.: Urol. int. (Basel) (1972) (im Druck). — 40. Klopper, P. J., Haspels, A. A., Vrind, Sj. H. M.: Experimentelle Versuche mit Kunststoffen in der Ureter- und Blasenchirurgie. Symposion Kunststoffe in der Chirurgie, S. 85. Wien: Verlag Wien. med. Akad. 1970. — 41. Klosterhalfen, H., Kaufmann, J., Burchardt, P., Siefker, K., Altenähre, E.: Urologe 8, 167 (1969). — 42. Kočvara, Sv., Žák, F.: Brit. J. Urol. 88, 365 (1962). — 43. Kohler, F. P., Murphy, J. J.: Surg. Gynec. Obstet. **109**, 703 (1959). — 44. Kohler, F. P.: Invest. Urol. **4**, 211 (1966). — 45. Kolle, P.: Verh. dtsch. Ges. Urol. **22**, 220 (1969). — 46. Kozak, J. A., Watkins, W. E., Flamagan, M. J.: J. Urol. (Baltimore) **96**, 678 (1968). — 47. Kozak, J. A., Flamagan, M. J., McDonald, J. H.: J. Urol. (Baltimore) **99**, 564 (1968). — 48. Kraushaar, J., Nöske, H.-D., Breitwieser, P.: Münch. med. Wschr. **36**, 1190 (1971). — 49. Liang, D. S.: Brit. J. Urol. **96**, 304 (1966). — 50. Lichtenauer, P., Bleyl, U.: Verh. dtsch. Ges. Urol. **23**, 318 (1971). — 51. Lord, J. W., Jr., Eckel, J. H.: Brit. J. Urol. **48**,

412 (1942). — 52. Lunglmayr, G., Schiossel, R.: Verh. dtsch. Ges. Urol. **23**, 333 (1971). — 53. Lutzeyer, W.: Chir. Plast. **1**, 195 (1966). — 54. Lutzeyer, W., Lymberopoulos, S.: Invest. Urol. **8**, 462 (1971). — 55. Lutzeyer, W., Lymberopoulos, S., Rautenbach, R., Werner, U.: The cryoscalpel for cryosurgical operations on parenchymal organs, p. 143. Int. Congr. Cryosurgery. Wien: Verlag Wien. Med. Akad. 1972. — 56. Lutzeyer, W., Zillmer, H.: Urol. int. (Basel) **19**, 357 (1965). — 57. Lymberopoulos, S.: Urologe **7**, 224 (1968). — 58. Lymberopoulos, S.: Möglichkeiten der Anwendung von Kunststoffen in der Urologie. Symposion Kunststoffe in der Chirurgie, S. 79. Wien: Verlag Wien. Med. Akad. 1969. — 59. Lymberopoulos, S.: Biomed. Technik **16**, 148 (1971). — 60. Lymberopoulos, S., Gierlichs, H. W., Rathert, P.: Comparative renographic studies after cryosurgical kidney resection, p. 223. Int. Congr. Cryosurg. Wien: Verlag Wien. Med. Akad. 1972. — 61. Lymberopoulos, S., Lutzeyer, W., Breining, H.: Urologe **8**, 156 (1969). — 62. Lymberopoulos, S., Lutzeyer, W.: Verh. dtsch. Ges. Urol. **23**, 154 (1971). — 63. Lymberopoulos, S., Melchior, H.: Med.-Markt **19**, AM 88 (1971). — 64. Lymberopoulos, S., Melchior, H.: Med.-Markt **20**, 6 (1972). — 65. Malament, M.: Invest. Urol. **3**, 429 (1966). — 66. Mathes, G., Mayer, L., Reines, S. L.: Sth. med. J. (Bgham, Ala.) **57**, 1071 (1964). — 67. Matsumoto, T., Pani, K. C., Hardaway, R. M., Leonhard, F., Jennings, P. B., Heisterkamp, C. A.: Arch. Surg. **94**, 392 (1967). — 68. Matsumoto, T., Nemhauser, G. M., Soloway, H. B., Heisterkamp, C. A., Aaby, G.: Milit. Med. **134**, 247 (1969). — 69. Mayor, G., Zingg, E.: Schweiz. med. Wschr. **13**, 486 (1963). — 70. Müssiggang, H.: Verh. dtsch. Ges. Urol. **23**, 132 (1971). — 71. Nöske, H.-D., Breitwieser, P., Zimmermann, H.-D., Kraushaar, J.: Urologe **11**, 225 (1972). — 72. Pecherstorfer, M., Wiltschke, H., Zinnbauer, B.: Verh. dtsch. Ges. Urol. **23**, 342 (1971). — 73. Peracchia, A., Palladini, P., Maffeia, A., Faccioli, A., Delbue, V.: Possibility of use of an acrylic resin in the treatment of renal ptosis. Experimental study and first clinical applications (Orig. Ital.). — 74. Planz, C., Hohenfellner, R., Bressel, M., Bihler, K., Hölzle, J., Laubenberger, T., May, P., Müller, I., Scharrer, G., Wulff, H. D., Wörner, D.: Urologe **6**, 185 (1967). — 75. Planz, C., Wulff, H. D.: Verh. dtsch. Ges. Urol. **22**, 229 (1969). — 76. Prozument, A. I.: Urol. Nefrol. (Moskau) **31**, 34 (1966). — 77. Rathert, P., Lymberopoulos, S., Gierlichs, H. W.: Urol. int. (Basel) (1972) (im Druck). — 78. Rathert, P., Melchior, H., Roux, F.: Verh. dtsch. Ges. Urol. **23**, 344 (1971). — 79. Rathert, P., Poser, W.: Gewebeklebestoffe in der Medizin. München: W. Goldmann-Verlag 1972. — 80. Rathert, P., Roux, F., Siemensen, H., Thiel, K. H.: Akrylatklebstoffe in der Urochirurgie: Indikationen und experimentelle Ergebnisse. Symposion „Klebestoffe in der Chirurgie", S. 235. Wien: Verlag Wien. Med. Akad. 1968. — 81. Rathert, P., Siemensen, H., Thiel, K. H.: J. Urol. (Baltimore) **100**, 427 (1968). — 82. Reuter, H. J.: Endoscopy **1**, 63 (1969). — 83. Rosenberg, M.-L., Dahlen, G. A.: J. Urol. (Baltimore) **70** (1953). — 84. Sachse, H.: Verh. dtsch. Ges. Urol. **23**, 171 (1971). — 85. Sakatoku, J., Hongo, H., Sawanishi, K.: Acta urol. (Kyoto) **11**, 250 (1965). — 86. Sankey, N. E.: J. Urol. (Baltimore) **97**, 309 (1967). — 87. Semb, G., Krog, J., Johansen, K.: Acta chir. scand. Suppl. **253**, 196 (1960). — 88. Siemensen, H., Rathert, P., Thiel, K. H.: Med. Klin. **61**, 525 (1966). — 89. Simons, E., Lutzeyer, W., Müssiggang, H.: Langenbecks Arch. klin. Chir. **316**, 568 (1966). — 90. Simons, E., Pieritz, E.: Verh. dtsch. Ges. Urol. **22**, 225 (1969). — 91. Simons, E., Schiffer, A., Kiel, H., Pütz, K. H.: Verh. dtsch. Ges. Urol. **23**, 325 (1971). — 92. Schein, C. J., Sanders, A. R., Hurwitt, S. E.: Surgery **42**, 266 (1955). — 93. Schloerb, P. R., Waldorf, R. D., Welsh, J. S.: Surg. Gynec. Obstet. **109**, 2, 561 (1959). — 94. Schuy, S., Schmidt-Kloiber, H.: Verh. dtsch. Ges. Urol. **23**, 177 (1971). — 95. Tammen, H.: Urol. int. (Basel) (1972) (im Druck). — 96. Terhorst, B.: Verh. dtsch. Ges. Urol. **23**, 176 (1971). — 97. Terhorst, B., Lutzeyer, W., Cichos, M., Pohlman, R.: Urol. int. (Basel) (1972) (im Druck). — 98. Thiel, K. H., Siemensen, H., Rathert, P., Wiese, J., Saager, H. J.: Langenbecks Arch. klin. Chir. **314**, 62 (1966). — 99. Truss, F.: Verh. dtsch. Ges. Urol. **22**, 231 (1969). — 100. Truss, F.: Urologe (A) **8**, 355 (1969). — 101. Truss, F., Thiel, K. H.: Urologe **4**, 139 (1965). — 102. Tsulukidse, A., Murvanidze, D., Dvali, R., Ivashchenko, G.: Brit. J. Urol. **36**, 102 (1964). — 103. Ulm, A. H., Lo, M. Ch.: Surgery **45**, 313 (1959). — 104. Ulm, A. H., Krauss, L.: Brit. J. Urol. **83**, 575 (1960). — 105. Vahlensieck, W., Feige, M., Ehring, H.: Z. Urol. **62**, 177 (1969). — 106. Vahlensieck, W.: Verh. dtsch. Ges. Urol. **23**, 337 (1971). — 107. Wagenknecht, L. V.: Urologe **10**, 317 (1971). — 108. Wickham, J. E. A., Hanley, H. G., Joekes, A. M.: Brit. J. Urol. **39**, 727 (1967). — 109. Wilson, G. S. M.: Brit. J. Urol. **5**, 89 (1963). — 110. Yoho, A. V., Drach, G., Koletsky, S., Persky, L.: J. Urol. (Baltimore) **92**, 56 (1964). — 111. Zillmer, H.: Chir. Plast. **1**, 204 (1966). — 112. Zingg, E.: Verh. dtsch. Ges. Urol. **22**, 211 (1969). — 113. Zingg, E. W., Wegmann, Largiader, F.: Urologe **7**, 200 (1968). — 114. Zinner, G., Streimel, G., Gottlob, R.: Nierenparenchymveränderungen und Steinbildung beim Kaninchen nach Applikation verschiedener Klebestoffe zur Versorgung von Polresektionen. Symposium „Klebestoffe in der Chirurgie", S. 241. Wien: Verlag Wien. Med. Akad. 1968.

Privatdozent Dr. S. Lymberopoulos
Urolog. Abt. des Knappschaftskrankenhauses
D-5124 Bardenberg (Aachen)
Dr. Hans Böckler-Platz

H. D. NÖSKE, P. BREITWIESER und J. KRAUSHAAR: **Funktionelle und histologische Befunde nach Laser-Nierenpolresektion im Experiment am Hund**

Dynamische Entwicklung und vielfältige Nutzung der Lasertechnik fordern auch die Medizin heraus, die Eigentümlichkeiten dieser neuen Energiequelle diagnostisch und therapeutisch zu verwerten. 1970 hat Müßiggang in Baden-Baden auf die mögliche Anwendung von Laserstrahlen in der operativen Urologie hingewiesen. Die amerikanischen Chirurgen Mulvaney und Fiedler berichten als erste über Erfahrungen mit dem Kohlendioxyd-Laser an der Hundeniere.

Mit einem 250-W-CO_2-Gaslaser der Firma Messer-Griesheim haben wir in den letzten beiden Jahren Nierenparenchymresektionen am Tier durchgeführt. Unsere Untersuchungen am Hund dienten der Beantwortung der Frage: Darf man einem so reich durchbluteten und funktionell hochdifferenzierten Organ den Laserstrahl als Operationsinstrument zumuten? Der Kohlendioxydlaser ist derzeit unter allen Lasertypen am besten für den Einsatz als thermisches Schneidwerkzeug geeignet. Er emittiert kontinuierlich elektromagnetische Strahlungsenergie im mittleren IR, Wellenlänge 10,6 μ. Die Brennweite der GaAs-Focussierungslinse mißt 250 mm, der Brennfleckdurchmesser beträgt 0,6 mm. Bei unseren

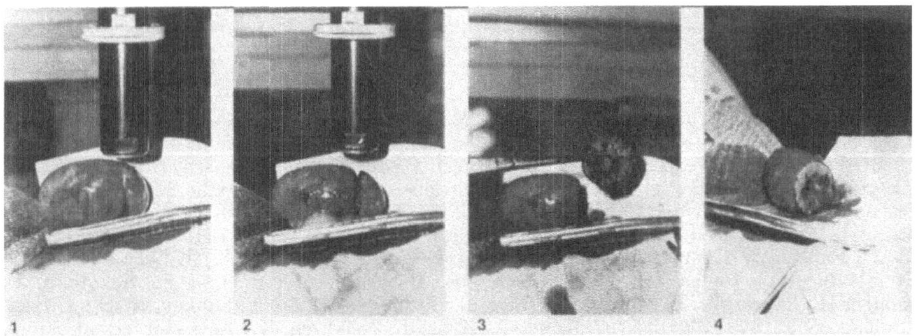

Abb. 1

Eingriffen an der Hundeniere ist die Laserleistung in der Schnittfuge 170 bis 180 W. Die durch das Gewebewasser bedingte hohe Energieabsorption bewirkt eine relativ geringe Strahleindringtiefe. Bei einer Schnittgeschwindigkeit von 100 mm/min sind in der Regel zwei Schnitte zur planen Resektion des oberen Nierenpoles notwendig (Abb. 1). Die Phasenbilder 1 bis 4 zeigen den thermischen Trennvorgang. Zum Schutz benachbarter Organe verwenden wir einen tellerartigen Strahlbegrenzer mit einem Schlitz für den Nierenstiel.

Als Versuchstiere dienten uns linksseitig nephrektomierte, eiweißreich ernährte Hunde verschiedener Rassen, beiderlei Geschlechtes und unterschiedlichen Alters. An 17 Tieren führten wir die obere Nierenpolresektion mit dem Laser, an 16 in konventioneller Manier mit dem Skalpell durch. Die blutstillende Parenchymversorgung erfolgte in beiden Gruppen mittels atraumatischer Chromcat-Matratzennähte. 3 Tage vor dem Eingriff und 3 bis 4 Monate postoperativ fanden funktionelle Untersuchungen statt.

Von den insgesamt 33 operierten Tieren überlebten je 10 aus beiden Versuchsgruppen. Es wurden durchschnittlich 9,2 g Nierengewebe abgetrennt. Die nach der Polresektion unter Nierenstielabklemmung notwendige Nahtversorgung zeigt, daß die ungenügende Koagulationswirkung des CO_2-Lasers beim Hund keine meßbare Nahtersparnis bewirkt.

Clearanceuntersuchungen lassen in beiden Gruppen keine unterschiedlichen Funktionseinbußen erkennen. Der im Vergleich hierzu eher grob orientierende

Phenolrottest zeigt trotz Parenchymverlustes keine meßbare Verschlechterung der tubulären Sekretion. Desgleichen lassen sich weder Diskrepanzen in der Höhe der harnpflichtigen Substanzen noch Elektrolytverschiebungen zu ungunsten der einen oder anderen Gruppe feststellen. Es fällt lediglich bei den laseroperierten Tieren eine statistisch schwach gesicherte Erhöhung des Serum-Calciumspiegels auf, für die eine Erklärung noch aussteht.

Die röntgenologischen Beobachtungen in beiden Versuchsreihen lassen regelrecht durchblutete Restnieren ohne Harnabflußstörungen erkennen (Abb. 2). Auch nuclearmedizinisch finden sich keine signifikanten Unterschiede.

Bei der Isotopennephrographie fanden wir in der Messung der Gegenkathete zum nephrographischen Anstiegswinkel zwischen 60. und 90. sec ein brauchbares OAH-PAH-Clearanceäquivalent.

Die Sektion ergab kaum schwerere Verwachsungen im Operationsgebiet. Der planresezierte obere Nierenpol hat sich in beiden Kollektiven durch narbiges

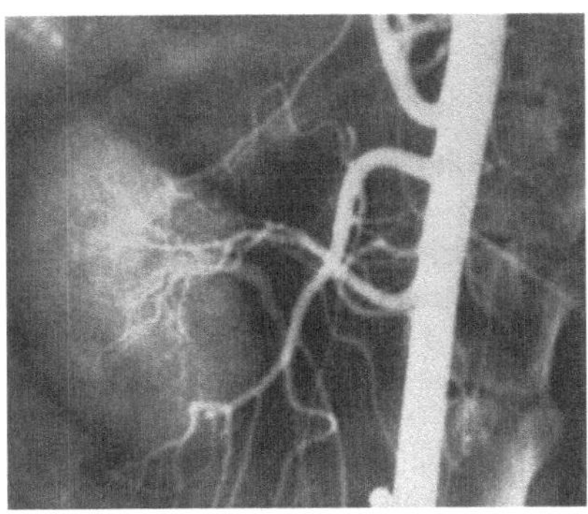

Abb. 2

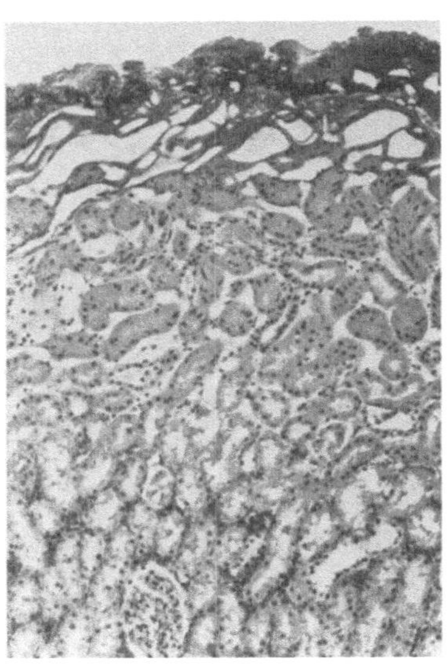

Abb. 3

Zusammenrücken des Gewebes wieder abgerundet. Die pathologisch-histologischen Studien offenbaren einen wichtigen Unterschied zwischen den beiden Operationsverfahren. Abb. 3 zeigt den frischen Schnittrand nach Laserpolresektion. Außen findet sich ein bräunliches Präzipitat zwischen granulärem eosinrotem Material, zerfallenen oder stark alterierten Erythrocyten. Es folgt eine Schicht, in der infolge der hohen auftretenden Temperaturen eine totale Zellzerstörung eingetreten ist und die Gewebestrukturen, wahrscheinlich infolge verpuffender Wasserdämpfe, auseinandergerissen sind. In der darauffolgenden Zone ist die Gewebearchitektur weitgehend erhalten, die Kerne färben sich an, jedoch liegt in Form einer Koagulationsnekrose — das Cytoplasma erscheint vollständig homogenisiert — eine irreversible Zellschädigung vor.

Um das Präzipitat formieren sich im weiteren Verlauf Fremdkörperriesen- oder Abraumzellen zu Granulomen, die noch 3 Monate postoperativ beim laseroperierten Organ zu beobachten sind. Die ganze Breite der primären Schädigungszone beträgt nach Laserschnitt 1 bis 2 mm. Mit zunehmender Entfernung vom Schnittrand nimmt der Zellschaden histologisch graduell ab, in Übereinstimmung mit Temperaturmessungen am Kaninchen, die zeigen, daß 2 mm vom Schnittrand entfernt die Eiweißkoagulationstemperatur von 56 °C unterschritten wird. Die im Vergleich zum Skalpellschnitt breite Schädigungszone darf trotzdem als funktionell unwesentlich bezeichnet werden, da sie von den blutstillenden Nähten überlagert wird.

In Beantwortung der anfangs gestellten Frage können wir sagen: Man darf der Hundeniere den CO_2-Laserstrahl als neuartiges Operationsinstrument zumuten. Die Funktion der polresezierten Restniere ist nach Laser- und Skalpellschnitt

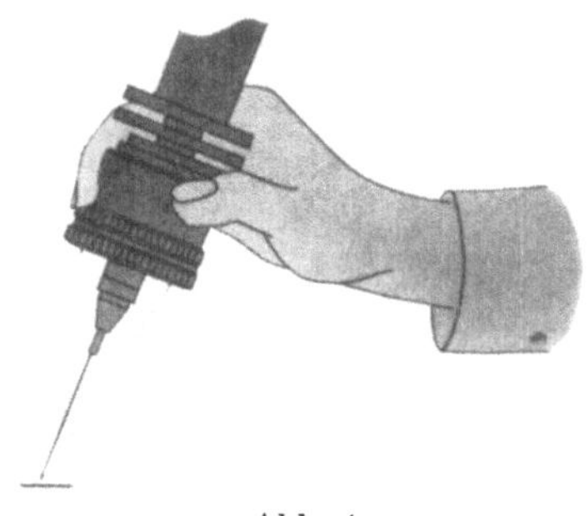

Abb. 4

gleichermaßen gut. Allerdings harren noch zahlreiche Probleme wie beispielsweise die immunologische Bedeutung der Fremdkörpergranulome auf ihre Lösung. Im Vordergrund stehen derzeit technische Geräteverbesserungen. Die gewonnenen Ergebnisse sollen die Ingenieure ermutigen, für den chirurgischen Einsatz handlichere, spezielle Laser- und Lichtleitersysteme zu entwickeln. Wir werden unsere urologischen Versuche mit einem verbesserten Gelenklichtleiter fortsetzen — Sie sehen auf Abb. 4 den vorgesehenen Schneidkopf — und wollen den CO_2-Laserstrahl für therapeutische Indikationen heranziehen, auf die seine Eigenarten hinweisen: Glattes, müheloses Schneiden auch sehr konsistenter Medien und punktförmige Zerstörung.

Dr. H. D. Nöske
Lehrstuhl und Abt. für Urologie
der Justus Liebig-Universität
D-6300 Gießen

M. Ziegler, L. Röhl, L. Gerlach, F. J. Roth, A. Sausse, K. Wegener:
Harnleiterersatz durch Silikonschläuche: Experimentelle und erste klinische Erfahrungen

In den letzten Jahren wurden mehrere Kunststoffe auf ihre Verwendbarkeit als Ureterprothese untersucht. Während die Versuche mit Ureterprothesen aus Polyäthylen [7, 10, 14], Polyvinyl [9, 18], Dacron [11, 13] und Teflon [5, 6, 11, 16, 17, 20, 22, 23] scheiterten, konnten mit Ureterprothesen aus Silikon [1, 2, 3, 4, 12, 15] befriedigende Ergebnisse erzielt werden. Auf Grund seiner guten experimentellen Ergebnisse setzte Dautry [8] erstmals die von Sausse entwickelte Ureter-Silikonprothese mit sehr gutem Erfolg in der Klinik ein. Über günstige klinische Ergebnisse mit einer ähnlichen Ureterprothese aus Silikon berichteten in diesem Jahr auch Wagenknecht u. Auvert [21]. Hier soll über die eigenen experimentellen und ersten klinischen Erfahrungen mit der von Sausse entwickelten Ureter-Silikonprothese berichtet werden.

A. Ureterprothese

Die Ureterprothese besteht aus einem Silikonschlauch, dessen Flächen, die mit Urin in Berührung kommen, mit einem Anti-Inkrustationslack beschichtet sind. Am oberen und unteren Ende ist eine Manschette aus gewebtem Rhodergon (Polyäthylen-Glykol-Terephtalat) angebracht. Diese Manschette erleichtert die Bildung von festen Anastomosen mit dem Ureter bzw. der Blase. Durch rasches Eindringen von festem Bindegewebe in die Manschette wird die Prothese an das benachbarte Gewebe fixiert. Länge und Durchmesser der Prothese müssen dem zu überbrückenden Ureterdefekt bzw. dem Ureterlumen entsprechen. Die uretero-vesicale Prothese steht auch mit einer Klappe am vesicalen Ende zur Verfügung. Diese besteht aus zwei sich nicht berührenden Lamellen, wodurch der freie Urindurchtritt zur Blase gewährleistet und Inkrustationen verhindert werden. Nur

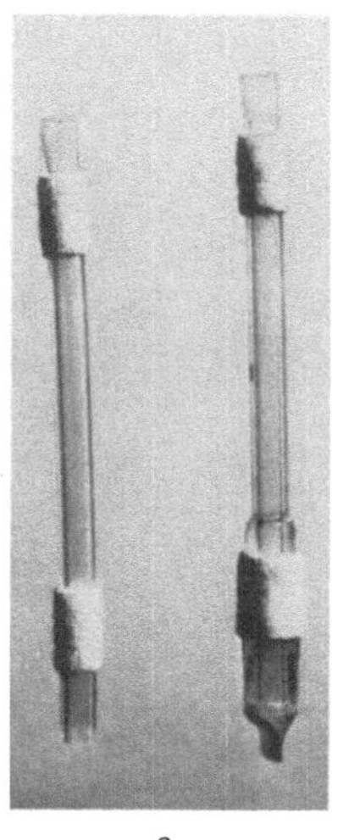

a

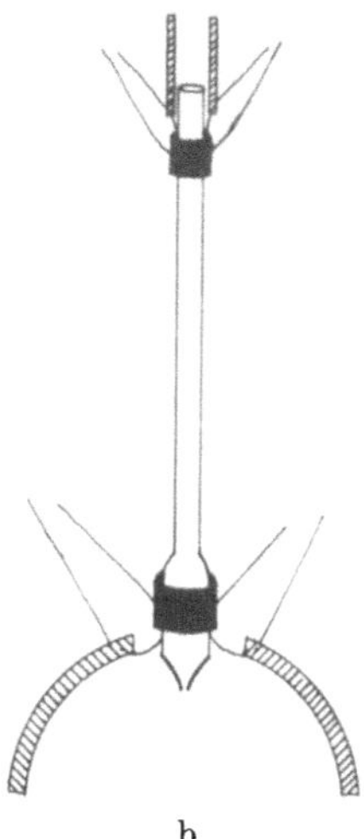

b

Abb. 1. a Uretersilikonprothesen mit und ohne Antirefluxklappe. b Technik zur Implantation der Uretersilikonprothese: Die Prothesenenden werden unten in die Blase und oben in den Ureter eingeführt. Blase und Ureter werden durch Einzelnähte an den Rhodergonmanschetten fixiert

während des akuten Druckanstiegs bei der Miktion werden die Lamellen zusammengepreßt und dadurch einem mit hohem Druck einhergehenden vesico-ureteralen Reflux entgegengewirkt (Abb. 1).

B. Tierversuche

Methodik

Die Versuche wurden an 11 Hunden beiderlei Geschlechts mit einem durchschnittlichen Körpergewicht von 24,5 kg (17 bis 29 kg) durchgeführt. 15 Uretersilikonprothesen verschiedener Länge (5 bis 16 cm) mit einem Außendurchmesser von 4 bzw. 5 mm, davon 8 mit Klappen am ureterovesicalen Ende wurden zwischen Ureter und Blase implantiert.

Alle Operationen wurden in Nembutalnarkose (30 mg/kg) durchgeführt. Bei 7 Hunden wurde 8 Tage vor Implantation der Ureterprothese ein Ureter, bei 2 Hunden beide Ureteren mit einem Kunststoffaden transperitoneal prävesical partiell ligiert. In den Hydroureter konnte die Ureterprothese ohne grobe Dehnung des Ureters in dessen Lumen eingeführt werden.

Die Implantation der Ureterprothesen erfolgte transperitoneal von einem Mittelbauchschnitt aus. Zunächst wurde der zu überbrückende Ureteranteil freipräpariert und kurz oberhalb der Blase durchtrennt. An der Blase wurde in Nähe der Uretermündung eine kleine Öffnung geschaffen, das distale Prothesenende eingelegt und durch atraumatische Einzelnähte (Mersilen 4/0) zwischen Blasenwand und Rhodergonmanschette fixiert (Abb. 1). Anschließend wurde der proximale Ureter in Höhe des Oberrandes der proximalen Rhodergonmanschette quer durchtrennt, das proximale Prothesenende in das Ureterlumen eingeführt und der Ureterstumpf durch Einzelnähte (Mersilen 4/0 bzw. 5/0) mit der Rhodergonmanschette vereinigt. Die Prothese wurde retroperitonealisiert. Bei zwei Hunden wurde nach Implantation einer Ureterprothese die kontralaterale Niere exstirpiert.

Ergebnisse

2 Hunde mit je einer Ureterprothese starben innerhalb der ersten 40 Std an Sepsis. Ein Hund mit zwei Ureterprothesen wurde am 3. postoperativen Tag

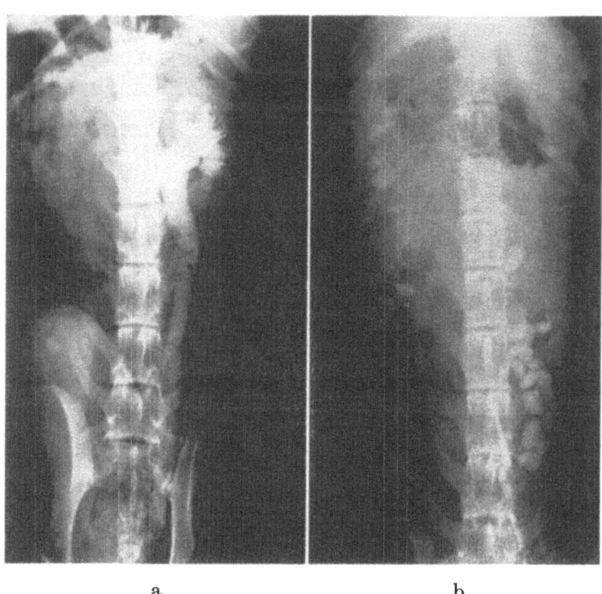

a b

Abb. 2. a Ausscheidungsurogramm eines Hundes nach 2tägiger linksseitiger prävesicaler Ureterdrosselung. b 5 Wochen nach Implantation einer ureterovesicalen Prothese mit Antirefluxklappe Rückbildung der Ektasie. In der unteren Bildhälfte sind Ureter und Prothese in Projektion auf die Wirbelsäule zu erkennen. Die kalkdichten Schatten zwischen Nierenbecken und Wirbelsäule entsprechen Darminhalt

wegen schlechtem Allgemeinzustand getötet; die Sektion ergab beiderseitige Pyonephrose.

Bei den übrigen 8 Hunden mit 11 Ureterprothesen wurde zwischen der 1. und 2. Woche nach Implantation der Ureterprothese in Nembutalnarkose eine Ausscheidungsurographie durchgeführt (Abb. 2). Gleichzeitig wurde der Ablauf des Kontrastmittels auf dem Bildverstärker beobachtet bzw. kinematographisch festgehalten. Über 9 Ureterprothesen, davon 6 mit uretero-vesicaler Klappe, floß das Kontrastmittel unbehindert ab. Einmal wurde eine Stenose am Übergang vom Ureter zur Prothese nachgewiesen. Als Ursache dafür fand sich eine Knickbildung direkt proximal der Prothese am zu wenig resezierten und damit schlaffen Ureter. In einem weiteren Fall wurde als Ursache einer Hydronephrose eine Knickbildung der Prothese im vesicalen Anteil gefunden, die Folge einer fehlerhaften Implantation war. Eine weitere Hydronephrose wurde 6 Wochen nach Implantation an einem vorher intakten Harnleiter gefunden, in den nach Dehnung eine Prothese mit einem Außendurchmesser von 5 mm eingelegt worden war. Ein Hund mit beidseitiger Ureterprothese und zunächst gutem primärem Ergebnis entwickelte nach 7 Wochen eine eitrige Cystitis.

Makroskopisch war bei den in den ersten 8 Wochen sezierten 6 Hunden die Bildung von Narbengewebe nachweisbar, das sich vom Ureter bzw. von der Blase auf die Rhodergon-Manschette erstreckte. Nach 11 bzw. 12 Monaten konnte bei je einem Hund Narbengewebe nachgewiesen werden, das sich vom Ureter bis zur Blase um die Prothese gebildet hatte. In einem Fall lag dabei das distale Prothesenende lose in der Blase, während das proximale Ende noch fixiert war. Im anderen Fall war um die Prothese ein bindegewebiger Kanal entstanden, der sich vom Ureter bis zur Blase erstreckte und in dessen Lumen die Prothese freilag. Nur in diesem Fall waren Kristallablagerungen in der Prothese nachzuweisen.

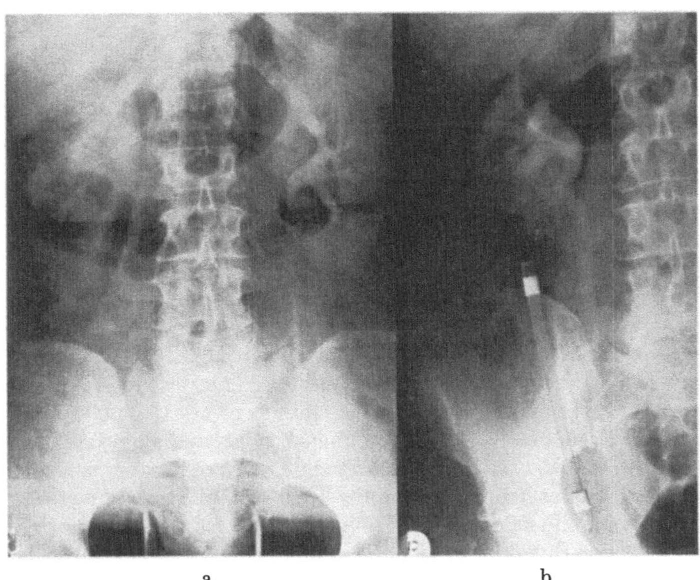

a b

Abb. 3. a Ausscheidungsurogramm einer 59jährigen Frau 4 Wochen nach Uterusexstirpation. Rechtsseitige Ausscheidungsinsuffizienz bei prävesicaler Ureterstenose und Uretervaginalfistel. b 2 Wochen nach Implantation einer ureterovesicalen Prothese — die der zusätzlich abgebildeten Prothese entsprach — bereits 7 min nach Kontrastmittelinjektion Ausscheidung und Abfluß des Kontrastharns über die Prothese gut sichtbar

Mikroskopisch war die Wand des Kanals weitgehend von Uroepithel ausgekleidet. Unter dem Epithel hatte sich von kranial und caudal Muskulatur in das Gewebe vorgeschoben.

C. Klinik

Bei 2 Patienten wurde eine uretero-vesicale Ureter-Silikonprothese mit Klappe (Länge 160 mm, Außendurchmesser 7,1 mm), bei 2 Patienten eine uretero-cutane Ureterprothese ohne Klappe (Länge 160 mm, Außendurchmesser 7,1 mm) implantiert.

Kasuistik

Fall 1: 59jährige Frau. Wegen Uteruscarcinom am 9. 3. 72 Operation nach Wertheim. Postoperativ rechtsseitige Ureterovaginalfistel und prävesicale Harnleiterstenose mit verzögerter Kontrastmittelausscheidung. Am 19. 4. 1972 retroperitoneale Freilegung des rechten prävesicalen Harnleiters, der von frischem Narbengewebe umgeben ist und mit der Vagina in Verbindung steht. Implantation einer ureterovesicalen Prothese, Wunddrainage, 14 Tage transurethraler Blasenkatheter. Am 4. 5. 1972 zeitgerechte Kontrastmittelausscheidung über die rechte Niere. Entlassung aus stationärer Behandlung am 13. 5. 1972. Kinematographische Kontrolle am 14. 6. 1972 ergibt guten Kontrastmittelabfluß über die Ureterprothese. Nach radiologischer Therapie zeigt die Infusionsausscheidungsurographie am 7. 9. 1972 weiterhin intakte Verhältnisse, ebenso die Cystoskopie (Abb. 3).

Fall 2: 54 jähriger Mann. Am 12. 7. 1972 wegen langstreckiger prävesicaler Harnleiterstenose bei stummer Niere retroperitoneale Freilegung des rechten Ureters, der von festem Narbengewebe umgeben ist. Histologisch wird eine retroperitoneale Fibrose diagnostiziert. Implantation einer ureterovesicalen Prothese. Postoperativ Wundserom, sonst unauffälliger Verlauf. 4 Wochen postoperativ gute Ausscheidungsfunktion der rechten Niere und glatter Kontrastmittelabfluß über die Prothese. Am 31. 8. 1972 gelöstes Prothesenende mit Klappe transurethral in der Blase coupiert. Weiterhin guter Kontrastmittelabfluß.

Fall 3: 64jähriger Mann. Langstreckige rechtsseitige Ureterstenose bei Ureterosigmoideostomie nach vorausgegangener linksseitiger Nephrektomie und Cystektomie wegen Nierenbecken- und Harnblasencarcinom sowie radiologischer Therapie. Rechter Ureter langstreckig von festem Narbengewebe umgeben, cutane Ureterostomie nicht mehr möglich. Implantation einer ureterocutanen Prothese. Nach 2 Wochen gute Einheilung und Urinausscheidung. 3 Wochen nach Implantation Stenose des Ureters, der bis zum Nierenbecken von festem Narbengewebe umgeben ist. Nephrostomie und Entfernung der Prothese.

Fall 4: 60jähriger Mann. Stenose beider Ureteren nach beidseitiger Ureterosigmoideostomie und radiologischer Therapie wegen Harnblasencarcinom. Rechter Ureter langstreckig von festem Narbengewebe umgeben, cutane Ureterostomie nicht mehr möglich. Deshalb am 30. 5. 1972 Implantation einer ureterocutanen Prothese. Am 9. 6. 1972 cutane Ureterostomie links. Letzte Kontrolle 1. 9. 1972. Unauffälliger Kontrastmittelabfluß über die Ureterprothese. Rhodergonmanschette an der Haut nach inzwischen abgeheiltem Infekt spontan gelöst.

Diskussion

Die von uns erprobte Ureter-Silikonprothese scheint alle Bedingungen zu erfüllen, die beim Ersatz des Harnleiters durch körperfremdes Material zu stellen sind. Silikon wird vom Körper gut toleriert, die Abscheidung von Kristallen wird durch die Beschichtung mit Anti-Inkrustationslack, die feste Vereinigung der Prothese mit dem Ureter bzw. der Blase durch die Rhodergon-Manschette erzielt. Um bei der Implantation der Prothese erfolgreich zu sein, müssen auf Grund der experimentellen Ergebnisse allerdings einige operationstechnische Faktoren berücksichtigt werden. So muß die Vereinigung zwischen Ureter und Prothese mit dem gestreckten Ureter jedoch spannungsfrei erfolgen, um einerseits Knickbildungen, andererseits die Bildung von Stenosen durch zu starken Zug zu vermeiden. Mit Sicherheit ist der Harnabfluß an der Vereinigung zwischen Ureter und Prothese durch Ödembildung zunächst noch beeinträchtigt, so daß ein bei Hunden häufig bestehender Harnwegsinfekt oder unsteriles Experimentieren Ursache der von uns zweimal beobachteten Pyonephrose sein können. In der Klinik kann die Entstehung von Pyonephrosen durch das Verfahren von Wagenknecht u. Auvert [21] vermieden werden, die zur Entlastung der Ureter-Prothesenanastomose gleichzeitig eine temporäre Nephrostomie einlegten.

Bezüglich der Länge der Ureterprothesen konnte in unseren Versuchen, in denen immer ein subpelviner Harnleiteranteil belassen wurde, kein Unterschied nachgewiesen werden. Die Ergebnisse nach Implantation von Ureter-Silikonprothesen mit und ohne Klappe am vesicalen Ende ergaben bisher keinen Unterschied, so daß erst weitere Langzeitversuche einen eventuellen Vorteil der Ureterklappe zeigen können. Weitere Langzeitversuche sind auch erforderlich zur Klärung der Frage, ob der — wie bei 2 Hunden nach Implantation der Prothese entstandene — von Uroepithel ausgekleidete bindegewebige Kanal sich regelmäßig ausbildet und nach Entfernung der Prothese als funktionstüchtiger Harnleiterersatz fungieren kann.

Unsere experimentellen sowie die klinischen Erfahrungen von Dautry [8] ließen die Anwendung der Ureter-Silikonprothese bei Patienten für berechtigt erscheinen. Die Ergebnisse sind vielversprechend. So konnte die Frau durch einen relativ kleinen Eingriff frühzeitig von der Ureterovaginalfistel befreit und mit erhaltener Nierenfunktion bald der radiologischen Therapie zugeführt werden. Der größere Eingriff einer Boariplastik mit der Gefahr der Obliteration nach radiologischer Therapie hätte erst später durchgeführt werden können. Andererseits hätte bei dem Patienten mit der langstreckigen Ureterstenose lediglich eine Nephrostomie angelegt werden können, was bei einem Scheitern des gewählten Verfahrens immer noch möglich ist. Es gilt abzuwarten, ob sich in diesem Fall die Prothese, wie im Tierversuch beobachtet, unter Bildung eines neuen bindegewebigen, mit Uroepithel ausgekleideten Kanals weiter abstößt. Allerdings wäre dann auf Grund des Grundleidens eine Restenosierung möglich.

Obwohl noch keine spezielle uretero-cutane Prothese zur Verfügung stand, konnte in einem Fall ein gutes Ergebnis erzielt werden. Das Scheitern im anderen Fall könnte seine Erklärung darin finden, daß ein schlecht nutrierter Ureteranteil mit der Prothese vereinigt wurde. Hier wird die direkte Anastomose zwischen Nierenbecken und speziell geformter Prothese sicher günstigere Ergebnisse mit der Möglichkeit einer besseren Urinableitung bringen.

Zusammenfassend kann gesagt werden, daß die experimentellen und klinischen Ergebnisse nach Harnleiterersatz durch die verwendete Ureter-Silikonprothese vielversprechend sind. Vor einem routinemäßigen Einsatz sollte jedoch gewarnt werden, bevor noch weitere Erfahrungen vorliegen.

Literatur

1. Ashkar, L.: J. Urol. (Baltimore) **101**, 801 (1969). — 2. Auvert, J., Xerri, A., Benchekronn, A., Dufouri, B., Faree, C.: J. Urol. (Baltimore) **75**, 221 (1969). — 3. Auvert, J., Xerri, A., Broc, A., Dufouri, B.: J. Urol. (Baltimore) **76**, 734 (1970). — 4. Blum, J., Skemp, Ch., Reiser, M.: J. Urol. (Baltimore) **90**, 276 (1963). — 5. Bono, A. V.: Minerva urol. **16**, 1964). — 6. Charvat, A.: Z. Urol. **60**, 759 (1967). — 7. Chauvin, H. F., Payan, H., Jean, C.: J. Urol. (Baltimore) **60**, 871 (1954). — 8. Dautry, P., Sausse, A., Stern, A., April, A.: Film présenté aux Journées d'Urologie de l'Hôpital Chochin, 1971. — 9. Dufour, A., Thellier, G.: J. Urol. (Baltimore) **63**, 318 (1957). — 10. Hardin, C. A.: Arch. Surg. **68**, 57 (1954). — 11. Oocvara, S. V., Zaki, F.: J. Urol. (Baltimore) **88**, 365 (1962). — 12. Lewis, H. Y., Sherwood, N. S., Pieru, J. M.: Urol. J. (Baltimore) **95**, 700 (1966). — 13. Rigotti, E.: Minerva chir. **20**, 591 (1965). — 14. Scher, A. M., Erickson, R. V., Scher, M.: J. Urol. (Baltimore) **73**, 987 (1955). — 15. Schwille, P. O., Schmidt, Th.: Z. Urol. **64**, 209 (1971). — 16. Sinigaglia, A.: Minerva urol. **16**, 146 (1964). — 17. Swinney, J.: Brit. J. Urol. **33**, 414 (1961). — 18. Ulm, A. H., Lo, M.: Surgery **45**, 313 (1959). — 19. Ulm, A. H., Krauss, L.: J. Urol. (Baltimore) **83**, 575 (1960). — 20. Ulm, A. H.: J. Urol. (Baltimore) **96**, 455 (1966). — 21. Wagenknecht, L. V., Auvert, J.: Chirurg **43**, 334 (1972). — 22. Warren, J. W., Bandura, W. P., Beltraun, F. A., Horochowski, A.: J. Urol. (Baltimore) **85**, 265 (1961). — 23. Warren, J. W., Coomer, T., Fransen, H.: J. Urol. (Baltimore) **89**, 164 (1963).

Privatdozent Dr. M. Ziegler
Urolog. Abt. der Chirurg. Univ.-Klinik
D-6900 Heidelberg

A. Kelâmi, U. Fiedler, A. Rost, C. Seyfried, H. H. Hildebrandt, M. Richter-Reichhelm: **Autoplastischer Ureterersatz**

Die vorliegende Arbeit ist eine vorläufige Mitteilung und befaßt sich mit dem Ersatz des mittleren bzw. des ganzen Ureters unter Zuhilfenahme der Harnblase.

In der *ersten Serie* haben wir nur aus der Harnblasenvorderwand einen meanderförmigen Lappen geschnitten (Abb. 1). Nach Hochklappen dieses Lappens wurden die Wundränder abgerundet und der Lappen über einem Katheter zu einem Rohr gebildet.

Die Anastomose des proximalen Ureters mit dem Rohr aus dem gestielten Blasenlappen erfolgte entweder End-zu-End oder unter submuköser Untertunnelung. Die Wundränder der Harnblase wurden entweder primär verschlossen oder der Vorderwanddefekt unter Zuhilfenahme von lyophilisierter Dura gedeckt. Dies ermöglichte eine primär große Kapazität der Harnblase.

Im Ausscheidungsurogramm beim Hund sieht man zunächst eine gewisse Harnstauung, wobei diese nach 8 Wochen wieder verschwindet. Die physiologische Füllung der Harnblase durch Urogramme in den ersten Wochen bestätigen auch die primär große Kapazität der Harnblase durch die Duraplastik.

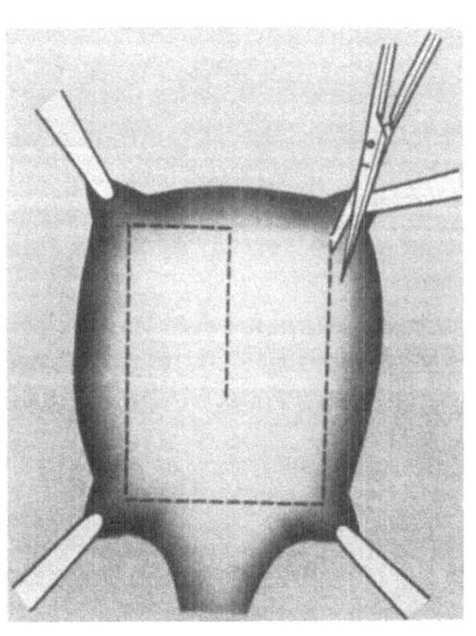

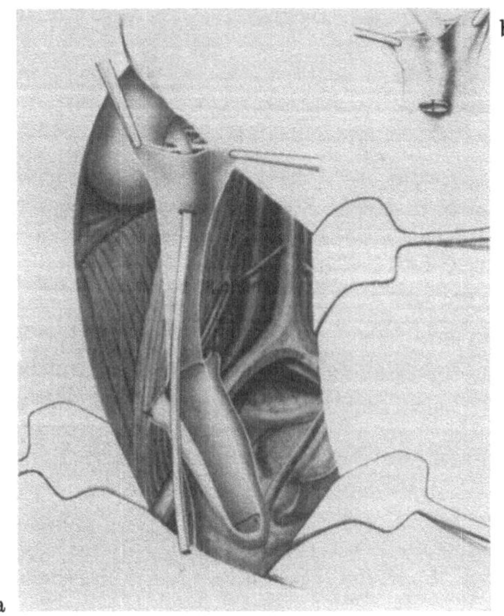

Abb. 1 Abb. 2

Abb. 1. Operationsskizze der Serie I. Nur aus der Harnblasenvorderwand wird ein meanderförmig geschnittener Lappen gebildet, hochgeklappt, zu einem Rohr verschlossen und mit dem proximalen Ende des Ureters anastomosiert

Abb. 2a u. b. Operationsskizze zu Serie II. a Die Harnblase wird völlig mobilisiert und über der Gefäßkreuzung an die Psoasmuskulatur pexiert. b Aus der Harnblasenvorderwand wird ein Lappen gebildet, nach oben geklappt und der Ureter submukös verlagert

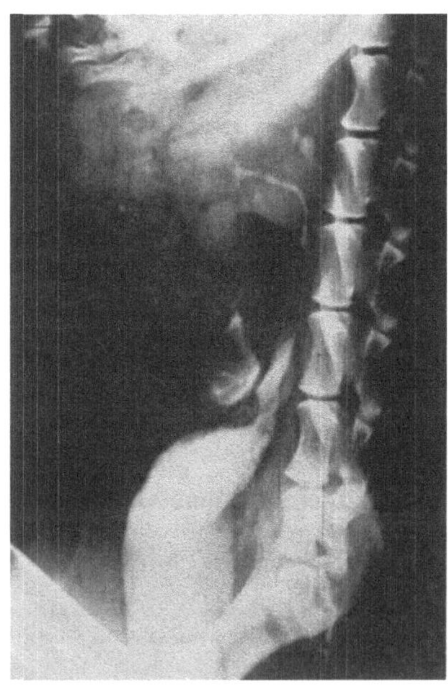

Abb. 3. Seitliches Urogramm bei einem Hund 6 Monate nach der Operation. Beide Hohlsysteme sind zart. Man sieht deutlich die pexierte Blase sowie den hochgeschlagenen Blasenlappen

Bei weiterer Überlegung entstand die *zweite Serie*. Hierbei handelt es sich um die Kombination zwei bekannter Methoden. Beide werden als erfolgreiche Operationsverfahren seit Jahren zur Überbrückung des distalen Ureters bis etwa 12 cm angewandt. Unsere Überlegung war dann so, daß wir sagten, daß die Kombination von beiden die Überbrückung von 24 cm bedeuten würde und damit praktisch des ganzen Ureters. Es handelt sich um die Kombination von der „sog. Hörnerblase" oder „Bladder-Psoas-Hitch-procedure" und „Boari-Plastik".

Wir haben unsere Überlegungen zunächst an der Leiche auspropiert: Der Zugang zu diesem neuen Verfahren ist ein Intercostalschnitt im 11. ICR, der pararectal bis zur Symphyse und zur Mittellinie s-förmig verlängert wird. Als nächsten Schritt wird die Harnblase, der zu ersetzende Ureter sowie der untere Nierenpol, wenn nötig auch die gesamte Niere, vollständig mobilisiert und extraperitonealisiert. Nach vollständiger Mobilisation der Harnblase gelingt es, diese ohne weiteres oberhalb der Gefäßkreuzung an die Psoasmuskulatur zu pexieren. Dann folgt die Lappenbildung aus der Vorderwand der pexierten Harnblase wie bei der Boari-Plastik; damit kommt man bis zum unteren Nierenpol, sogar höher. Als Vergleich zeigt die Abb. 2 die eigentliche Ureterlänge.

Nach submuköser Untertunnelung des proximalen Ureters wird der Boari-Lappen sowie die Vorderwand der Harnblase wieder verschlossen.

Die Abb. 3 zeigt ein Urogramm 6 Monate nach der Operation bei einem Hund (seitliche Aufnahme). Man sieht deutlich den ersetzten Teil des Ureters und den Lappen sowie völlig zarte Hohlsysteme beiderseits.

Bei völliger Mobilisation der Niere und/oder Verzicht auf den submukösen Tunnel gelingt es ohne weiteres den ganzen Ureter zu ersetzen.

Das war eine vorläufige Mitteilung. Weitere funktionelle und morphologische Ergebnisse werden wir später publizieren. Wir glauben, daß die Kombination dieser zwei bekannten Operationsmethoden in diesem einen Verfahren einen Beitrag zum Problem des Ureterersatzes leisten wird.

Professor Dr. A. Kelâmi
Urolog. Klinik der FU Berlin
im Klinikum Steglitz
D-1000 Berlin 45
Hindenburgdamm 30

Diskussion zu den Vorträgen S. 196 bis 211

P. Breitwieser, Gießen: Zu den Ausführungen von Herrn Lymberopoulos über Klebetechnik und Kryoskalpell möchte ich einige Worte über eigene Erfahrungen mit einem neuartigen Lichtkoagulator hinzufügen, der eine nahtlose Nierenpolresektion ermöglicht. Das Gerät sendet elektromagnetische Wellen aus, vorwiegend im nahen Infrarotbereich, Strahlungsmaximum 1 μ, also etwa bei der Wellenlänge des YAG-Neodymlasers liegend. Das Instrument hat die Fa. Messer (Griesheim, Frankfurt), konstruiert. Wir (zusammen mit Nöske u. Kraushaar) nehmen an der Hundeniere plane Polresektionen mit einem konventionellen Skalpell vor, an der abgeklemmten, ischämischen Niere. Die Wundfläche wird mit dem Koagulator verschorft. Blutstillende Nähte erübrigen sich. Neun einnierige Hunde leben z. Z. länger als 3 Monate nach diesem Eingriff. An einer Abbildung kann die zarte Narbenbildung nach nahtloser Polresektion demonstriert werden. Histologisch fällt die Parallelität zu den Befunden nach CO_2-Lasereinwirkung ins Auge: Präcipitat. Koagulationsnekrose u. schließlich die Zone irreversibler Zellschädigung bei erhaltener Gewebsarchitektur. Wenn zu lange bestrahlt wird, entstehen tiefe Infarkte. Sogar zum thrombotischen Verschluß der A. renalis kann es kommen. Da wir an einnierigen Tieren experimentieren, sterben diese Hunde in Anurie. Die i.v. Urographie nach Polresektion und erfolgreicher Lichtkoagulation zeigte ein zartes harnleitendes System, das Renovasogramm einen kaum sichtbaren, gefäßarmen Narbensaum. Wir hoffen, das Gerät bald am Menschen einsetzen zu können, auch nach Operation an anderen parenchymatösen Organen und in der Prostataloge nach Prostatektomie.

H. Müssiggang, München: Auf Grund unserer tierexperimentellen Ergebnisse sind auch wir für eine Fortsetzung der Laserforschung in Chirurgie bzw. Urologie. Wie ich bereits auf dem 1. Symposion für experimentelle Urologie in Köln berichtete, gelang uns mit einem gepulsten CO_2-Laser bei mittlerer Durchschnittsleistung von 120 W eine Nierenpolamputation an einem 20 kg schweren Schwein ohne Nierenstielabklemmung und Parenchymnähte, ebenso eine nahtlose Leberresektion. Nach $6^1/_2$ Wochen zeigte die Histologie eine etwa 0,3 mm breite Kapsel und eine etwa 0,8 mm breite Narbe. Selbstverständlich müssen die Versuche wiederholt werden und die Ergebnisse reproduzierbar sein, ehe eine definitive Aussage getroffen werden kann. Auf dem technischen Sektor bedeutungsvoll für die Laserchirurgie ist die kürzlich gelungene Konstruktion eines flexiblen Kristallfaserlichtleiters, der sich als Laserskalpell und Lasersonde verwenden läßt, allerdings nicht für alle Laserarten. Eine Laserendoskopie ist damit in den Bereich des Möglichen gerückt. Weitere Untersuchungen gelten Parenchymresektionen und Tumorverdampfung unter Verwendung des neu konstruierten Lichtleiters.

H. Melchior, Aachen: Wir haben vor einiger Zeit das Problem des alloplastischen und des autoplastischen Harnleiterersatzes in einer experimentellen Untersuchungsreihe hinsichtlich der funktionellen Anpassung untersucht. Wir sind damals zu der Erkenntnis gekommen, daß ein segmentaler *alloplastischer Harnleiterersatz* ungünstig ist, da die Peristaltik in dem distalen verbleibenden Harnleiterstumpf sekundär induziert werden muß und somit zu den Strömungsverhältnissen in dem alloplastischen Segment ein weiteres Abflußhindernis bedeutet, so daß es grundsätzlich früher oder später zu einer Hydronephrose kommen muß. Hier handelt es sich also nicht um ein chirurgisches, sondern vielmehr um ein funktionelles Problem, vor dem wir einfach kapitulieren müssen. Dagegen ist es günstiger, und das haben jetzt auch die Untersuchungen von Herrn Ziegler gezeigt, wenn man das distale Ende der alloplastischen Prothese in die Harnblase invaginiert. Dann haben wir das zusätzliche Abflußhindernis des distalen Ureterstumpfes nicht. In Konkurrenz zu diesen Methoden, die ja dann lediglich das distale Uretersegment mehr oder weniger überbrücken können, stehen dann natürlich die Untersuchungen zum *autoplastischen Harnleiterersatz.* Hier habe ich einmal zusammen mit der Arbeitsgruppe aus der Klinik Hohenfellner, insbesondere mit Herrn Ivancevic einige Tiere untersucht, die einen totalen Harnleiterersatz durch doppelten Boari-Lappen hatten. Interessanterweise kam es dabei sogar dazu, daß in diesem Boari-Lappen peristaltikähnliche Kontraktionen mit einem gewissen Harntransport induziert wurden. Ausgehend von diesen Untersuchungen, die wir vor über einem Jahr gemeinsam durchgeführt hatten, haben wir dann auch die Idee aufgegriffen, die heute von Herrn Kelâmi hier vorgetragen worden ist, und zwar das Prinzip der Hörnerblase mit dem Boari-Lappen zu kombinieren. Diese Untersuchungen sind zum gegenwärtigen Zeitpunkt noch nicht abgeschlossen. Ich kann nur so viel sagen, daß hierbei doch die Druckverhältnisse im Nierenbeckenkelchsystem relativ hoch sind und der Boari-Lappen und die Hörnerblase zusammen bisher noch keine peristaltischen Aktionen gezeigt haben. In dieser Beziehung müssen wir noch zuwarten. Wir haben mit Herrn Kelâmi vereinbart, daß wir in einer gemeinsamen Untersuchungsreihe diese funktionelle Adaptation weiterhin verfolgen. Ich glaube aber trotzdem sagen zu können, und das insbesondere auf Grund der klinischen Erfahrungen, die wir in der letzten Zeit gewonnen haben, daß es zumindest möglich ist, die distalen zwei Drittel des Harnleiters durch autoplastisches Material zu ersetzen, und daß damit die Konkurrenz oder die Bevorzugung des autoplastischen Materials gegenüber dem alloplastischen Material jederzeit gegeben ist. Als Notfall hat sich uns in der Klinik z. B. bei einer hohen Ureterstriktur bewährt, bei einem Rezidivtumor oder in einem inoperablen Fall, die alte Idee von Pflaumer wieder aufzugreifen und einen 10 Charr.-Pflaumer-Katheter als innere Harnleiterschiene transvesical einige Zeit bis zur Erholung der Patienten einzulegen.

C. F. Rothauge, Gießen: Herr Ziegler wird wohl einräumen, daß die Indikation zum alloplastischen Harnleiterersatz sehr eng begrenzt ist. Es gibt aber tatsächlich Indikationen, wo man nur noch einen solchen Ersatz mit einem Kunststoffrohr durchführen kann, und ich darf hier der Kasuistik von Herrn Ziegler einen weiteren Fall hinzufügen, der sehr interessant ist. Es handelte sich um eine etwa 40jährige Frau, die ich vor 3 Jahren operiert habe wegen einer völligen Zerstörung beider unterer Harnleiterabschnitte nach gynäkologischer Carcinomtherapie. Ich habe die beiden unteren Harnleiter durch eine ausgeschaltete Ileumschlinge ersetzt. Es kam dann zu einer Thrombose der Mesenterialgefäße mit Fistelbildung. Ich mußte die Frau relaparotomieren, das ausgeschaltete Darmsegment entfernen. Die Situation war so, daß eine erneute Darmausschaltung technisch nicht möglich war, auch keine Boari-Plastik o.ä. Ich habe mir dann so geholfen, daß ich eine Y-Prothese aus Teflon genommen habe, die ich genau wie Herr Ziegler in die Blase invaginiert habe, und ich habe beide Harnleiter mit dieser Y-Prothese aus Teflon anastomosiert. Die Patientin hat den Eingriff gut überstanden. Nach $^1/_2$ Jahr wurde diese Y-Prothese per vias naturales in die Blase abgestoßen, ich habe sie dann mit einem Lithotryptor extrahiert. In der Zwischenzeit hatte sich der von Herrn Ziegler abgebildete Mantel um diese Prothese gebildet. Die Patientin lebt heute noch nach 3 Jahren. Sie hat zwar Harnstauungsnieren, aber bei einer letzten Kontrolluntersuchung vor 8 Wochen ging es der Patientin gut und es war damals die einzige Möglichkeit, noch zu einem einigermaßen befriedigenden Ergebnis zu kommen.

R. Hohenfellner, Mainz: Ich glaube, wir sollten nicht in den Fehler verfallen, diese experimentellen Ergebnisse unbedingt auf die Klinik zu übertragen. Aber es ist doch darüber nachzudenken, daß die Kapazität der Blase bei dem Harnleiterersatz und auch die Größe des Patienten eine ganz entscheidende Rolle spielen. Wir haben den Ersatz eines Harnleiters über 25 cm bei einer Frau gemacht, die sehr klein war und eine sehr große Blase hatte und damit war die s-förmige Schnittführung relativ einfach und auch eine spannungslose Anlage eines Boarilappens. Ich glaube, in den beiden Diskussionsbemerkungen mit der Frage, soll man den Harnleiter zweizeitig ersetzen oder einzeitig, so wie das Herr Kelâmi gemacht hat, spielt auch die Frage des Detrusors eine ganz entscheidende Rolle. Es ist ja so schwierig, im Tierversuch den pathologisch-anatomischen Zustand zu simulieren, wie etwa den Zustand des Detrusors, den vorbestrahlten Patienten, den man dann später in der Klinik findet, und ich glaube, eines ist ganz entscheidend: der Detrusor darf nicht unter zu großer Spannung stehen, denn sonst erfolgt die Regeneration nicht so, wie wir es wünschen. Beim Hund mit der transperitonealen Blase und mit der Niere, die sehr beweglich ist, ist das natürlich relativ einfach. Man kann ja auch die Blase hinaufziehen bis fast zum Nierenbecken und sie dort anastomosieren. Aber ich glaube doch, man sollte diese Ideen mit in das Tierexperiment einflechten, man sollte überlegen, ob man nicht versucht, bevor man die Experimente ansetzt, auch den pathologisch-anatomischen Zustand, wie er in der Klinik vorliegt, bis zu einem gewissen Grad zu simulieren.

G. Kierfeld: **Zum gegenwärtigen Stand der experimentellen Nierenkonservierung**

Die Transplantationsforschung muß sich zum gegenwärtigen Zeitpunkt hauptsächlich mit zwei Problemen befassen. Das eine ist die immunologische Abwehr des Empfängers gegenüber dem Transplantat. Auch die enormen Fortschritte in den letzten 10 Jahren auf dem Gebiet der Histokompatibilitätsforschung konnten nicht verhindern, daß die Transplantatabstoßung auch heute noch nach jeder Organverpflanzung ein nicht kalkulierbares Risiko darstellt. Das andere Problem heißt Organkonservierung. Trotz geeigneter Spender muß auch heute häufig noch eine Nierentransplantation unterbleiben, wenn keine Möglichkeiten vorhanden sind, die Lebensfähigkeit des Transplantates für längere Zeit „ex corpore" zu erhalten. Notwendig ist eine Organkonservierung, um genügend Zeit zu gewinnen, aus einem Pool von prospektiven Empfängern mittels Histokompatibilitätstestungen einen kompatiblen zu finden und diesen für die Transplantation vorzubereiten. Außerdem ermöglicht die Nierenkonservierung die aufeinanderfolgende Transplantation zweier Organe durch ein Operationsteam. Es erleichtert den organisatorischen Ablauf einer Transplantation erheblich, wenn der Eingriff nicht mehr durch die Todeszeit des Spenders von vornherein zeitlich fixiert ist.

Die seit etwa 10 Jahren erst im Experiment und später auch in der humanen Transplantationschirurgie angewandten Verfahren zur Nierenkonservierung beruhen auf den Prinzipien der *Organkühlung*, der *kontinuierlichen Durchströmung* der Niere über das Gefäßsystem mit oxygenierten Perfusaten und der *Sauerstoffüberdruckbehandlung*. Unter hypothermen Bedingungen reduzieren sich die renalen Stoffwechselvorgänge erheblich, die Ischämietoleranz der Niere verlängert sich wesentlich. Die kontinuierliche Perfusion der isolierten Niere erfüllt bei einer Nierenkonservierung im Idealfall den gleichen Zweck wie die Durchblutung: Sie versorgt das Organ mit Sauerstoff und garantiert den Abtransport der Stoffwechselprodukte (Largiader, 1966). Eine dritte Möglichkeit, mit der eine Verbesserung einer Nierenkonservierungsmethode erzielt werden kann, besteht darin, das Transplantat einem Sauerstoffüberdruck auszusetzen. Der Sauerstoff vermag bei Überdruck in das Gewebe der Nierenrinde zu diffundieren und dort vorhandenes Kohlendioxyd zu verdrängen. Er verhindert also in bestimmten Grenzen eine Anoxie.

Ruile et al. (1971) konnten den Nachweis erbringen, daß auch Edelgase unter hyperbaren Bedingungen einen gewissen Konservierungsschutz bieten. Auf Nierenkonservierungsversuche mit Unterkühlungsmethoden unter Zuhilfenahme von Gefrierschutzmitteln wie Glycerol und Dimethylsulfoxyd = DMSO möchte ich hier nicht näher eingehen, das gleiche gilt für die Nierengefrierkonservierung unter hyperbaren Bedingungen.

Die während des eigentlichen Konservierungsvorganges gesammelten Daten über die physikalisch-chemischen Vorgänge (Veränderung des Nierengewichtes, der -größe, des arteriellen Gefäßwiderstandes während der Perfusion, des pH-Wertes im Perfusat, des Urinminutenvolumens) und die Erfassung enzymatischer Vorgänge können Hinweise für eine erfolgreiche oder erfolglose Präservation sein. Sie sind jedoch keine absoluten Kriterien für die prospektive Organfunktion. Für den Erfolg eines Konservierungsverfahrens ist allein die funktionelle Leistung des reimplantierten Organs ausschlaggebend. Deshalb haben in vitro-Versuche zur Nierenkonservierung nur bedingte Aussagekraft.

Mit der *Organkühlung* als der am einfachsten durchzuführenden Konservierungsmethode lassen sich im Experiment als auch an der menschlichen Niere risikolos Präservationszeiten bis zu 6 Std erzielen (Calne et al., 1963; Khastagir et al., 1968: Knight et al., 1963; Schloerb et al., 1957). Die reine Oberflächenkühlung hat sich als Konservierungsmethode aus zwei Gründen nicht durchsetzen können: Eine Kühlung des Nierenkerns läßt sich nur langsam erzielen, das Senken der Kerntemperatur ist außerdem abhängig vom Organvolumen (Calne et al., 1963). Bei der Oberflächenkühlung muß außerdem eine lang anhaltende Blutstase in Kauf genommen werden. Sie kann zur Thrombenbildung und Blutinkompatibilitäten mit dem späteren homologen Empfänger führen. Seit 1962 findet die sog. *primäre Schwerkraftperfusion* über das arterielle Gefäßsystem der Niere mit einer auf 0 bis 10 °C gekühlten Perfusionsflüssigkeit von fast allen Arbeitsgruppen, die sich mit Nierentransplantationen beschäftigen, Anwendung. Mit dieser Methode wird im Transplantat schnell die gewünschte „Kerntemperatur" erzielt, gleichzeitig dabei aber das Eigenblut aus dem Organ gespült. Die primäre Schwerkraftperfusion ist heute Basis und Ausgangspunkt für jede Art einer sich anschließenden Methode zur Langzeitkonservierung geworden, bei der Konservierungszeiten über 12 Std angestrebt werden.

Collins u. Mitarb. konnten 1969 nachweisen, daß die *Zusammensetzung des Perfusates* bei der primären Schwerkraftperfusion für die Konservierung von entscheidender Bedeutung ist. Im Hundeversuch gelang es ihm, Nieren erfolgreich durch einfache Kühllagerung für 12 bis 24 Std zu konservieren, vorausgesetzt, es wurde zur primären Schwerkraftperfusion eine hyperosmolare Elektrolytlösung mit Zusätzen von Prokain, Heparin, Phenoxybenzamin, Glucose und Magnesiumsulfat verwandt. Watkins et al. führten 1970 ähnliche Versuche wie Collins durch, dabei konnte nachgewiesen werden, daß für das Gelingen der Experimente die Hyperosmolarität der zur Schwerkraftperfusion benutzten Lösung von entscheidender Bedeutung ist. Sie sollte in ihrer Zusammensetzung der Intracellulärflüssigkeit entsprechen.

1964 und 1965 berichteten Manax et al. und Lillehei et al. über ein Nierenkonservierungsverfahren, das sich aus *primärer Perfusionskühlung mit anschließender Überdruckbehandlung und Hypothermiekonservierung zusammensetzte.* Mit einem O_2-Überdruck von 3 atm und einer Kühllagerung bei 4 °C wiesen Hundenieren nach 24stündiger Konservierung und Reimplantation eine ausreichende Funktion auf. Diese vor 7 und 8 Jahren erzielten erstaunlich guten Ergebnisse ließen sich jedoch nur in Ausnahmefällen reproduzieren (Ladaga et al., 1966; Rudolf u. Mandel, 1967; Lempert u. Blumenstock, 1968; de Maria u. Hopkinson, 1968; Khastagir et al., 1968). 1966 konnten Ackermann u. Barnard nachweisen, daß Hundenieren in einer Druckkammer bei 3 atm O_2-Druck und Temperaturen von 5 bis 10 °C bei gleichzeitig kontinuierlicher Durchströmung des Organs über das arterielle Gefäßsystem mit einer Lösung aus verdünntem autologen Blut bis zu 24 Std ohne wesentlichen Vitalitätsverlust erhalten werden konnten. Zu ähnlichen Resultaten kamen le Jeune et al., 1970.

Der entscheidende Durchbruch in der experimentellen Nierenkonservierung gelang Belzer et al., 1967 und 1968. Die von Belzer et al., 1967 entwickelte Konservierungsmethode beruht auf dem Prinzip der kontinuierlichen Perfusion der

Niere über das arterielle Gefäßsystem. Das Perfusat wird über einen Oxygenator mit Sauerstoff angereichert und das Organ auf 8 bis 10 °C gekühlt. Als Perfusionslösung verwendet Belzer eine Plasmalösung mit Zusätzen von Dextrose, Insulin, Magnesiumsulfat, Penicillin und Hydrocortison. Mit dieser Methode konnte er erstmalig Hundenieren bis zu 72 Std erfolgreich in ihrer Funktion erhalten. Unter ähnlichen Versuchsbedingungen konnten Humphries et al., 1968 und Olssen et al., 1970 nicht ganz so gute Ergebnisse erzielen. Mit einem kombinierten Verfahren aus Hypothermie, kontinuierlicher Organperfusion und extrem hoher Sauerstoffüberdruckbehandlung konnten wir selbst im Experiment Nieren bis zu 48 Std erfolgreich konservieren (Kierfeld et al., 1971).

Gegenüber einfachen Hypothermieverfahren stellt die maschinelle Perfusionskonservierung, nach Möglichkeit mit einem pulsatorischen Flow, ein technisch aufwendiges Verfahren dar. Die maschinelle Perfusion des Organs scheint aber für eine sichere Langzeitkonservierung bis zu 24 Std und darüber hinaus die besten Voraussetzungen zu bieten. Bei dieser Konservierungsmethode muß mit einer Skala von physikalisch-chemischen Größen gearbeitet werden, die sich gegenseitig beeinflussen können (Temperatur während der Konservierung, Zusammensetzung des Perfusates, physikalische Eigenschaften der zur Perfusion benutzten maschinellen Pumpensysteme, Höhe der Flow-Rate). Der bei der maschinellen Perfusionskonservierung häufig zunehmende arterielle renale Gefäßwiderstand ist von der Temperatur und der Perfusatzusammensetzung abhängig. Wird der Gefäßwiderstand nicht berücksichtigt, so treten Gefäßzerreißungen auf und machen das Konservat unbrauchbar. Von außerordentlicher Wichtigkeit ist bei der Perfusionskonservierung die Zusammensetzung des Perfusates. Nach eigenen Erfahrungen eignen sich für die maschinelle Langzeitkonservierung am besten hyperosmolare, homologe Plasmalösungen, die im Überschuß Kaliumionen enthalten. Die *Gewichtszunahme*, die *Höhe des arteriellen Gefäßwiderstandes*, des Anstieges der *GOT und LDH* im Perfusat gestatten — im Sinne von in vitro-Testen eine Aussage zur prospektiven Transplantationfunktion.

Für die *klinische Praxis* ergeben sich aus den experimentellen Erfahrungen der letzten 5 Jahre folgende Gesichtspunkte: Eine Transplantation sollte heute nur noch bei gleichzeitigem Vorhandensein einer brauchbaren Konservierungsmethode durchgeführt werden. Denn nur so ist es ohne großen organisatorischen Aufwand möglich, das kontralaterale Organ des Spenders einem zweiten Empfänger zugänglich zu machen. Für eine Konservierung bis zu 6 Std ist die einfach durchzuführende Methode nach Collins et al., 1969 zu empfehlen. Dabei wird die Niere perfundiert und das gekühlte Organ lediglich in Eis gelagert. Diese Methode eignet sich auch für den Lufttransport. Nach dem Verfahren von Collins konnten Hartaley et al., 1971 die Funktion menschlicher Nieren bis zu 12 Std erhalten.

Sind längere Konservierungszeiten nötig, wird man auf eine kompliziertere Konservierungsmethode zurückgreifen müssen. In jedem Falle sollte das Organ gekühlt und dabei gleichzeitig perfundiert werden. Dazu eignen sich die Apparate von *Belzer* oder die auf einem ähnlichen Prinzip beruhende Konservierungsmaschine der schwedischen Firma *Gambro*. *Belzer* selbst konnte bis 1970 65 Leichennieren erfolgreich zwischen 4,5 und 50 Std nach seinem System konservieren. Bis zu 30 Std wurden mit dem Belzer-Apparat von Kiser et al. (1971) Leichennieren ohne Vitalitätsverlust erhalten. Ähnlich wie die von uns entwickelte Konservierungseinheit eignen sich die zuletzt genannten Apparaturen vornehmlich zum stationären Gebrauch. In Zukunft wird man sich im Experiment um noch sicherere und einfachere Konservierungsmethoden bemühen müssen und dabei gleichzeitig — von technologischer Seite — kleinere, leicht transportable Einheiten anstreben.

Zusammenfassung

Die in den letzten Jahren hauptsächlich im Experiment erprobten Verfahren zur Nierenkonservierung beruhen auf den Prinzipien der Organkühlung, der kontinuierlichen Durchströmung der Niere über das Gefäßsystem mit oxygenierten Perfusaten und der Sauerstoffüberdruckbehandlung. Mit der Organkühlung als der einfachsten Konservierungsmethode lassen sich risikolos Präservationszeiten bis zu 6 Std und unter Umständen bis zu 24 Std erzielen. Mit der Kombination von Hypothermie und Sauerstoffüberdruck wurden im Experiment unter günstigen Umständen Konservierungszeiten bis zu 24 Std erreicht. Die besten Voraussetzungen für eine sichere Langzeitkonservierung bis zu 24 Std und darüber hinaus scheint die maschinelle Perfusion des Organs in Hypothermie zu bieten. Mit einem kombinierten Verfahren aus Hypothermie, kontinuierlicher Organperfusion und Sauerstoffüberdruckbehandlung konnten in eigenen experimentellen Versuchen Nieren bis zu 48 Std erfolgreich konserviert werden. Gegenüber der Oberflächenhypothermie stellt die maschinelle Perfusionskonservierung ein technisch aufwendiges Verfahren dar. Der bei der maschinellen Perfusionskonservierung häufig zunehmende arterielle renale Gefäßwiderstand ist von der Temperatur und der Perfusionszusammensetzung abhängig. Wird der Gefäßwiderstandsfaktor nicht berücksichtigt, so treten Gefäßzerreißungen auf und machen das Konservat unbrauchbar. Von außerordentlicher Wichtigkeit ist bei der Perfusionskonservierung die Zusammensetzung des Perfusates. Nach eigenen Erfahrungen eignen sich für die maschinelle Langzeitkonservierung am besten hyperosmolare, homologe Plasmalösungen, die im Überschuß Kaliumionen enthalten. Die Gewichtszunahme, die Höhe des arteriellen Gefäßwiderstandes, des Anstieges der GOT und LDH im Perfusat gestatten — im Sinne von in vitro-Testen — eine Aussage zur prospektiven Transplantatfunktion.

Literatur

1. Ackermann, J. R., Barnard, C. N.: Brit. J. Surg. **53**, 525 (1966). — 2. Belzer, F. O., Ashby, B. S., Dunphy, J. E.: Lancet **II**, 565 (1967). — 3. Belzer, F. O., Ashby, B. S., Gulyassy, P. F., Powell, M.: New Engl. J. Med. **278**, 608 (1968). — 4. Belzer, F. O.: Transplantation proceedings, Vol. III, p. 268. New York: Henry M. Stratton 1971. — 5. Calne, R. Y., Pegg, D. E., Prysedavies, J., Brown, F. L.: Brit. med. J. **2**, 651 (1963). — 6. Collins, G. M., Bravo-Shugarman, M., Terasaki, P. I.: Transplantation 8, 821 (1969a). — 7. Collins, G. M., Bravo-Shugarman, M., Terasaki, P. I.: Lancet **II**, 1219 (1969b). — 8. de Maria, A., Hopkinson, W. J.: Int. J. Surg. **49**, 602 (1968). — 9. Hartley, L., Collins, G. M., Clunie, G. J.: New. Engl. J. Med. **285**, 1049 (1971). — 10. Humphries, A. L., Russel, R., Stoddard, L. D., Moretz, W. H.: Surgery **63**, 646 (1968). — 11. Kierfeld, G., Mellin, P., Schwalm, E., Brehmer, B.: Urol. int. (Basel) **26**, 196 (1971). — 12. Khastagir, B. K., Hino, K., Kolff, W. J.: J. Urol. (Baltimore) **35**, 49 (1968). — 13. Kiser, W. S., Magnusson, M. O., McLaughlin, T. L., Hewitt, B. C., Straffon, R. A.: J. Urol. (Baltimore) **105**, 779 (1971). — 14. Knight, P. R., Tomkiewicz, Z. M., Couch, N. P.: Surg. Forum **14**, 171 (1963). — 15. Ladaga, G., Nabseth, D. C., Besznyak, J., Hendry, W. F., McLeod, G., Deterling, R. A.: Ann. Surg. **163**, 553 (1966). — 16. Largiader, F.: Organtransplantation. Stuttgart: Thieme 1966. — 17. le Jeune, G., Godon, J. P., Hopkinson, W. J., Standront, H., Kragora, P., Delvigne, J., Petit, A.: Transplantation proceedings, Vol. III, p. 623. New York: Henry M. Stratton 1971. — 18. Lempert, N., Blumenstock, D. A.: Hyperbaric hypothermic preservation of the canine kidney. In: Norman organperfusion and preservation. New York: Appleton-Century-Crofts 1968. — 19. Lillehei, R. C., Manax, W. G., Bloch, J. H., Eyal, Z., Hidalgo, F., Longerbeam, J. K.: Cryobiology **1**, 181 (1964). — 20. Manax, W. G., Bloch, J. H., Longerbeam, J. K., Lillehei, R. C.: Surgery **56**, 275 (1964). — 21. Manax, W. G., Bloch, J. H., Eyal, Z., Lyons, G. W., Lillehei, R. C.: J. Amer. med. Ass. **192**, 755 (1965). — 22. Olsson, C. A., Bauditz, W., Kiser, W., Nose, Y., Nakamoto, S.: J. Urol. (Baltimore) **101**, 386 (1970). — 23. Rudolf, L. E., Mandel, St.: Transplantation **5**, 1159 (1967). — 24. Ruile, K., Rickart, A., Braun, R., Voss, R.: Transplantation proceedings, Vol. III, p. 619. New York: Henry M. Stratton 1971. — 25. Schloerb, P. R., Waldorf, R., Welsh, J. S.: Surg. Forum **8**, 633 (1957). — 26. Watkins, G. M., Prentiss, N. A., Couch, N. P.: Transplantation proceedings, Vol. III, p. 612. New York: Henry M. Stratton 1971.

Privatdozent Dr. G. Kierfeld
Urolog. Univ.-Klinik
der Gesamthochschule Essen
D-4300 Essen
Hufelandstraße 55

K. Dreikorn und W. Regner: **Angiographische Untersuchungen während der maschinellen Nierenkonservierung (eine neue Möglichkeit zur Beurteilung der Qualität und Vitalität von Spendernieren)**

Die Voraussetzung für eine Erhöhung der Transplantationsfrequenz, eine verfeinerte, oft mehrere Stunden erfordernde Histokompatibilitätsprüfung zwischen Spenderorgan und Empfänger und einen überregionalen, internationalen Organaustausch ist eine einfache, sichere Konservierungsmethode, die auch Konservierungen über längere Zeit ermöglicht und deren Zuverlässigkeit durch eine sofortige Funktionsaufnahme des Transplantats nach der Reimplantation zum Ausdruck kommt.

Während mit der Gefrierkonservierung kürzlich die ersten experimentellen Erfolge erzielt wurden, haben sich insbesondere in der Klinik zwei Konservierungsverfahren durchgesetzt:

Die Immersionskonservierung mit Elektrolytlösungen intracellulärer Konzentration und die kontinuierliche, pulsatile maschinelle Dauerperfusion.

Obwohl mit der Immersionsunterkühlung Konservierungszeiten bis zu 24 Std erreicht wurden, ist die maschinelle, hypotone, hypotherme Dauerperfusion mit Plasma- bzw. Albuminlösungen bei längeren Konservierungszeiten die Methode der Wahl und in größeren Transplantationszentren zum Routineverfahren geworden.

Mit der maschinellen Perfusion konnten im Tierexperiment Konservierungszeiten bis zu 96 Std erreicht werden. Bei einer Konservierungszeit von über 10 Std konnte die sofortige Funktionsaufnahme der konservierten Humannieren bei längerer warmer Ischämiezeit von ca. 10% bei der Immersionsunterkühlung, auf über 60% bei der maschinellen Perfusion gesteigert werden.

Ein weiterer, wesentlicher Vorteil der maschinellen Dauerperfusion gegenüber der Immersionskonservierung besteht in der Möglichkeit, die Qualität bzw. die Vitalität der maschinell konservierten Niere in vitro zu beurteilen, da allein der makroskopische Aspekt der Niere vor der Transplantation keine Garantie für eine sofortige postoperative Funktionsaufnahme des Transplantats darstellt.

Zahlreiche verschiedene Kriterien zur Qualitäts- und Vitalitätsbeurteilung der maschinell konservierten Niere wurden beschrieben und wegen der Aufwendigkeit oder Unzuverlässigkeit teilweise wieder verlassen. Bereits 1968 wies Ashby [2] nach zahlreichen experimentellen und klinischen Erfahrungen mit der kontinuierlichen, pulsatilen Dauerperfusion von Spendernieren auf die Bedeutung des Flusses bei konstantem Perfusionsdruck hin, wodurch indirekt ein gewisser Grad der Vasoconstriction als Ausdruck einer Nierenschädigung nachgewiesen wurde. Belzer [3] konnte eine direkte Abhängigkeit nachweisen zwischen dem Fluß während der Dauerperfusion und der postoperativen Funktion, wobei als untere Grenze der „Vitalität" ein Fluß von 100 ml angenommen wird bei einem Perfusionsdruck von 60/20 mmHg. Auch heute noch gilt nach Meinung vieler Autoren das Druck-Flußverhältnis einer perfundierten Niere als wichtigstes Vitalitätskriterium.

Smith u. Terasaki [6] beschrieben 1967 eine Methode zur *Vitalitätsbestimmung* mit einem Färbeverfahren (Tetrazoliumbromid). Vitales Nierengewebe sollte auf Grund eines Reduktionsvorganges zunächst farbloses Tetrazoliumbromid innerhalb einer bestimmten Zeit dunkel färben. Dieses Verfahren hat sich für die Klinik jedoch nicht bewährt und ist inzwischen wieder verlassen worden.

Andere Autoren haben vorgeschlagen, das Ansteigen von Enzymen, die bei der geschädigten Niere auf Grund einer Permeabilitätsstörung der Zellmembran in das Perfusat diffundieren, als Maß für den Grad einer Nierenschädigung anzusehen. Auch Magnusson [5] stellte eine direkte Korrelation zwischen der LDH-Konzentration im Perfusat und der unmittelbaren postoperativen Funktion auf. Darüber hinaus wurden evtl. pH-Schwankungen während der Perfusion eine große Bedeutung zugemessen. Ein ständiges Absinken des pH bei maschineller Dauerperfusion wurde als Hinweis auf eine massive Zellschädigung mit Untergang von Nierengewebe gedeutet.

Belzer wies 1968 [3] auf das Absinken des Perfusionsdruckes bei konstantem Fluß in den ersten 20 bis 30 min der Perfusion hin und deutete dieses als ein günstiges Kriterium im Gegensatz zu einem ständigen Ansteigen des Perfusionsdruckes, das wiederum als Folge einer Vasoconstriction auf eine Nierenschädigung hinweisen sollte. Eine Erhöhung der Kaliumkonzentration im Perfusat im Verlaufe der maschinellen Konservierung soll nach Magnusson

[5] ein Hinweis für die Schädigung der Zellmembran und damit eine eingeschränkte Vitalität sein.

Liebau [4] wies 1971 auf die Bedeutung der Gewichtszunahme der Niere bei der maschinellen Perfusion hin. Gewichtszunahme über 110 % des Ausgangsgewichtes deuten nach seinen Angaben auf eine Schädigung des Organs hin.

Abbot et al. [1] beschrieben ein in vitro-Index der perfundierten Niere, das Verhältnis verschiedener bei der Perfusion gemessener Parameter zu Kontrollwerten, sog. Normwerten.

Da sich auf Grund unserer experimentellen und klinischen Erfahrungen mit der maschinellen Dauerperfusion und den bisher beschriebenen und heute gebräuchlichen Verfahren nicht in allen Fällen eine verläßliche Aussage über die prospektive Organfunktion gewinnen ließ, suchten wir nach einer weiteren Methode zur Beurteilung von Qualität und Vitalität maschinell perfundierter Nieren.

Im Rahmen experimenteller Voruntersuchungen wurde ein Verfahren entwickelt, das die angiographische Untersuchung der maschinell konservierten Niere ermöglicht und Rückschlüsse bezüglich der Qualität und des Vitalitätsgrades des konservierten Organs vor der Transplantation erlaubt.

Material und Methodik

Für unsere Untersuchungen wurden Hundenieren verwendet, die 1. bei normalem Blutdruck, 2. nach 60 min dauerndem hämorrhagischem Schock entnommen wurden.

Darüber hinaus wurden in einer zweiten Gruppe Humannieren untersucht, die aus verschiedenen Gründen (kein passender Empfänger, ungünstige anatomische Verhältnisse, fragliche Vitalität), für eine Transplantation nicht geeignet waren. Im Anschluß an die Entnahme wurden die Nieren in dem schwedischen Perfusionsgerät der Firma AB GAMBRO, das sich bei der Konservierung unserer Humannieren besonders bewährt hatte und mit dem wir im Experiment Konservierungszeiten bis zu 48 Std erreicht hatten, maschinell perfundiert. Der Organbehälter des Einmal-Perfusionssets wurde so modifiziert, daß die Angiogramme während der maschinellen Dauerperfusion unter Wahrung der Sterilität mit einem einfachen Röntgenstandgerät durchgeführt werden konnten. Der Organbehälter wurde so unterteilt, daß zwischen dem eigentlichen Organbehälter und dem Perfusatbehälter, aus dem das Perfusat zur Oxygenierung, Kühlung und zur Perfusion der Niere entnommen wird, ein Röntgenfilm eingelegt werden kann. Das Kontrastmittel, ein Gemisch aus 30%igem Urovist und einer 5%igen Albuminlösung wurde bezüglich Temperatur, pH und Elektrolytzusammensetzung dem Perfusat angeglichen, das ebenfalls aus einer 5%igen Albuminlösung bestand. Die Perfusion wurde kurzfristig unterbrochen und das Kontrastmittel bei dem für die Dauerperfusion benutzten Druck von 60 mm Hg durch Schwerkraftperfusion in die Arteria renalis der zu untersuchenden Niere injiziert. Die Belichtung der Filme erfolgte nach Einlaufen von 15 bis 20 ml Kontrastmittels. Um eine Vermischung des Kontrastmittels mit dem Perfusat zu vermeiden, wurde das Kontrastmedium nach Austritt aus der Nierenvene über einen Dreiwegehahn entfernt und die Niere und Organkammer mit 300 ml Perfusat nachgespült. Im Anschluß an die Angiographie wurde die Perfusion fortgesetzt.

Ergebnisse

Die *Abb. 1a* zeigt das Angiogramm einer bei normalem Blutdruck entnommenen, 48 Std maschinell perfundierten Hundeniere. Bei einem Injektionsdruck von 60 mmHg zeigt sich eine unauffällige Darstellung des intrarenalen Gefäßsystems bis zu den feinen, das sog. Rindengefäßband darstellenden Arteriae interlobulares. Die Niere wurde nach der Angiographie reimplantiert. 3 Wochen nach kontralateraler Nephrektomie betrug das Serumkreatinin 1,1 mg-%.

Die *Abb. 1b* zeigt das Angiogramm einer durch Hämorrhagie erzeugten Schockniere nach 24 Std maschineller Perfusion. Auffallend ist eine fehlende Rindenfüllung und fleckförmige Aussparung im Bereiche des Nierenmarkes.

Die *Abb. 2* zeigt ein Angiogramm einer Humanniere nach 24stündiger maschineller Dauerperfusion. Nach Kontrastmittelinjektion kommt es zur gleichmäßigen Anfärbung des gesamten intrarenalen Gefäßbaumes bis in die vollständig dargestellte Nierenrinde.

Die *Abb. 3* zeigt das Angiogramm einer Humanniere, die uns von einem auswärtigen Transplantationszentrum nach 10stündiger maschineller Dauerperfusion und anschließender

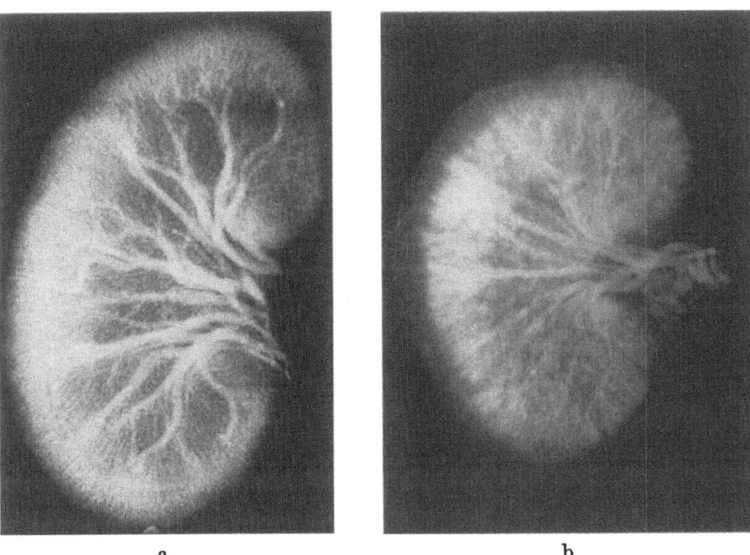

a b

Abb. 1a u. b. Angiogramm einer Hundeniere nach 24 Std maschineller Dauerperfusion. a Niere bei Normotonie entnommen (normales Angiogramm). b Niere nach 45 min hämorrhagischem Schock entnommen (Aussparung der Nierenrinde)

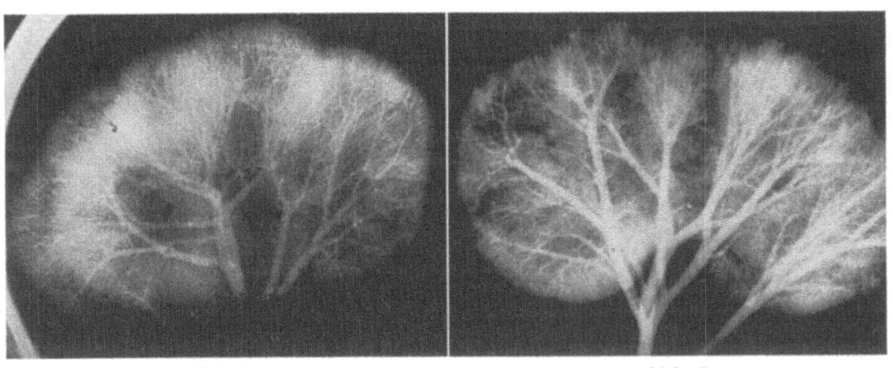

Abb. 2 Abb. 3

Abb. 2. Angiogramm einer Humanniere nach 24 Std maschineller Dauerperfusion (normales Angiogramm)

Abb. 3. Angiogramm einer Humanniere nach 10 Std maschineller Dauerperfusion, 6stündiger Konservierung in einer Eisbox und anschließender 2stündiger erneuter Dauerperfusion (Aussparung weiter Teile der Nierenrinde)

6stündiger Aufbewahrung in einer Eisbox zugeschickt wurde. Die Niere erschien vom makroskopischen Aspekt her für die Transplantation geeignet. Da jedoch eine längere kalte Ischämiezeit im Anschluß an die maschinelle Dauerperfusion nach Meinung vieler Autoren kein geeignetes Konservierungsverfahren darstellt, wurde die Niere zur Vitalitätsbeurteilung abermals maschinell perfundiert. Druck, Fluß und pH des Perfusats lagen bei Berücksichtigung der in der Literatur angegebenen und bezüglich der Vitalität geforderten Meßwerte innerhalb der Norm. Während der Perfusion kam es zu keinem nennenswerten Gewichtsanstieg. Der Perfusionsdruck betrug während der 2stündigen Perfusion konstant 60/35 mmHg, der Fluß lag bei 150 ml/min bei einem Nierengewicht von 120 g. Auch die LDH-Konzentration des Perfusats, von vielen Autoren als wichtiges Vitalitätskriterium angeführt, zeigte keine Erhöhung. Wegen der langen kalten Ischämiezeit im Anschluß an die maschinelle Perfusion wurde die Niere jedoch trotz der als normal zu bezeichnenden Vitalitätskriterien von der Transplantation ausgeschlossen. Das Angiogramm zeigte bei einem Injektionsdruck von 60 mmHg grobe Gefäßabbrüche mit Aussparung des überwiegenden Anteils der Nierenrindengefäße. Erst bei einem Injektionsdruck von 300 mmHg gelang es, die Rindengefäße darzustellen.

Eine Humanniere, die infolge Herzstillstand des Nierenspenders nach 10minütiger warmer Ischämiezeit entnommen wurde, erschien vom makroskopischen Aspekt her unauffällig und für die Transplantation geeignet. Auch bei der 24stündigen Perfusion dieser Niere ließ sich mit den bisher üblichen Vitalitätskriterien von Fluß, Druck, pH und LDH-Konzentration im Perfusat kein Anhalt für eine

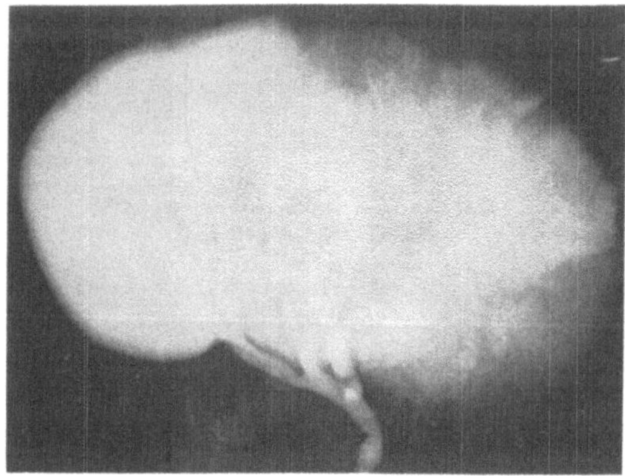

Abb. 4. Angiogramm einer Humanniere. Warme Ischämiezeit 10 min, 24 Std maschinelle Perfusion. Niere makroskopisch ohne pathologischen Befund. Aussparungen im Bereiche des Nierenpols mit Übergreifen auf die Konvexität

Einschränkung der Vitalität nachweisen. Die im Anschluß an die Dauerperfusion durchgeführte Angiographie zeigte jedoch überraschenderweise, daß nicht nur weite Teile des Nierenpols, sondern auch sehr große Areale der polnahen Rinde im Bereich der Konvexität nicht zur Darstellung kommen (Abb. 4).

Aus unseren Voruntersuchungen können folgende *Schlußfolgerungen* gezogen werden:

1. Der makroskopische Aspekt einer zu transplantierenden Niere läßt keine Rückschlüsse bezüglich der Vitalität bzw. der Qualität zu.

2. Die bisher im Rahmen der maschinellen Nierenkonservierung angegebenen und z. Z. gebräuchlichen Vitalitätskriterien, d. h. Messung des Perfusionsdruckes, des Flusses, des pH und der Konzentrationsanstiege der LDH im Perfusat können unzureichend sein und lassen nicht in allen Fällen eine sichere Aussage bezüglich der Vitalität des konservierten Organs zu.

3. Der Perfusionsdruck bzw. der Fluß sind lediglich als ein grobes Maß für den Perfusionswiderstand anzusehen. Die Ursache eines herabgesetzten Flusses bzw. der Erhöhung des Perfusionsdruckes können durch diese Messungen jedoch nicht eruiert werden.

4. Durch die Angiographie während der Dauerperfusion ist es möglich, generalisierte und lokalisierte Vasoconstrictionen, oder aus anderen Gründen nicht perfundierte Areale, wie z. B. nach Ligatur oder unbeabsichtigtem Durchtrennen von Polgefäßen, als Ursache eines gesteigerten Perfusionsdruckes nachzuweisen.

5. Das Ausmaß der nicht perfundierten Areale kann quantitativ beurteilt werden. Die während der Konservierung durchgeführte Angiographie ist die einzige Möglichkeit, das sog. Perfusionsmuster der maschinell konservierten Niere sichtbar zu machen.

6. Ein hoher Flow bei der maschinellen Perfusion kann über das wahre Ausmaß der Perfusion hinwegtäuschen. Bei unseren tierexperimentellen Untersuchungen und bei der Perfusion nicht transplantierter menschlicher Schocknieren erhielten wir Anhaltspunkte für die Annahme, daß es unter bestimmten pathologischen Verhältnissen, wie z. B. nach protrahiertem Schock, zur Eröffnung großkalibriger arterio-venöser Shunts in der Niere kommen kann. Trotz hohen Flows bis 300 ml/min konnten wir bei Schocknieren in während der Perfusion durchgeführten Angiogrammen ein komplettes Fehlen der Rindenperfusion nachweisen. Werden diese Nieren über längere Zeit unter Aussparung der Nierenrinde perfundiert, so muß es nach der Transplantation zur ausgeprägten Rindennekrose kommen.

7. Die Erhöhung bestimmter Enzyme im Perfusat, wie z. B. der LDH, hat unserer Meinung nach ebenfalls nur eine beschränkte Aussagekraft. Im Tierexperiment ließen sich Nieren trotz hoher LDH-Anreicherung im Perfusat erfolgreich transplantieren. Ist die Enzymerhöhung Folge eines Tubulusschadens, so ist der Aussagewert dieser Bestimmung für die endgültige Funktionsbeurteilung einer konservierten Niere ohnehin fraglich, da die Tubuluszellen regenerationsfähig sind und eine Tubulusnekrose nicht eine dauernde Funktionsunfähigkeit des Transplantats zur Folge haben muß.

Darüber hinaus können die Enzyme im Falle eines Zellschadens nur aus perfundierten Arealen der Niere herausgewaschen werden und so in die Perfusionslösung gelangen. Sind bestimmte Areale der Niere nicht perfundiert, können die Enzyme nur aus den Randgebieten in die Perfusionslösung hineindiffundieren und somit über den Grad einer Nierenschädigung hinwegtäuschen.

8. Im Rahmen unserer bisher durchgeführten Tierversuche, d. h. nach Reimplantation angiographierter Hundenieren, konnten wir keine, die spätere Nierenfunktion beeinträchtigende Wirkung des Kontrastmittels nachweisen.

Wichtig erscheint es uns jedoch, das Kontrastmittel bezüglich Elektrolytgehalt, Osmolarität, Temperatur und pH der Perfusionslösung anzugleichen und eine Vermischung des Kontrastmittels mit dem Perfusat bei Fortsetzung der Perfusion nach der Angiographie zu vermeiden.

Auf Grund der dargelegten Ergebnisse unserer Voruntersuchungen halten wir die angiographische Untersuchung der maschinell perfundierten Niere für eine weitere, aufschlußreiche, einfache und wertvolle Möglichkeit, die Qualität und Vitalität von Spendernieren zu beurteilen.

Literatur

1. Abbot, W. M., Sell, K. W.: Functional in vitro analysis as a key to organ storage. In: Norman, J. C. (Ed.): Organ perfusion and preservation, p. 487—503. New York: Appleton-Century-Crofts. — 2. Ashby, B. S., Belzer, F. O., Downes, G. L.: Brit. J. Surg. **56**, 382 (1969). — 3. Belzer, F. O., Ashby, B. S., Huang, J. S., Dunphy, J. E.: Ann. Surg. **168**, 382 (1968). — 4. Liebau, G.: Surgery **70**, 459 (1971). — 5. Magnusson, M. O., Kiser, W. S.: Surg. Clin. N. Amer. **51**, 1235 (1971). — 6. Smith, R. B., Terasaki, P. I., Martin, D. C.: J. Amer. med. Ass. **201**, 160—164 (1967).

Dr. K. Dreikorn
Chirurg. Univ.-Klinik, Abt. für Urologie
D-6900 Heidelberg

R. Braun, D. Poppert, H. Kurz, J. Kraushaar, D. Jagst, K. Ruile, F. Huth und R. Voss: Neuere Ergebnisse der hyperbaren Nierengefrierkonservierung

Die Gefrierkonservierung von einzelnen Zellen und Zellverbänden hat sich unter Zusatz von Schutzadditiven als erfolgreich erwiesen. Im Gegensatz dazu gelang es bisher nicht, ganze Organe durch Einfrieren zu konservieren, da die Organe durch extra- und intracelluläre Eisbildung irreversibel geschädigt werden. Im Hinblick auf eine Langzeitkonservierung erscheint die Gefrierkonservierung jedoch derzeit der einzig gangbare Weg zu sein.

Frühere Untersuchungen ergaben, daß eine hyperbare Kryotechnik die Gefrierschäden reduzieren konnte. Die Verminderung der Schädigung durch Eiskristallbildung war abhängig vom Konservierungsgas. Um eine erfolgreiche Gefrierkonservierung von Organen zu erreichen, wurden zunächst folgende Parameter untersucht und variiert:

1. Einfriergeschwindigkeit, Einfriertiefe bei konstanter Lagerungstemperatur,
2. Aufbewahrungsmedium (verschiedene Gase und Gasgemische) .
3. Druck.
4. Zusatz von kryoprotektiven Substanzen.
5. Konservierungsdauer.

Als Kriterien des Konservierungseffektes wurden Clearanceuntersuchungen am Halsnierenpräparat und histologische Untersuchungen nach der Konservierung herangezogen.

Methodik

Erwachsene Bastardhunde wurden einseitig nephrektomiert und die entfernten Organe mit einer blutfreien Standardlösung perfundiert. Anschließend wurden die Nieren hyperbar eingefroren. Als Aufbewahrungsmedien wurden verwandt: Sauerstoff, Stickstoff, Helium, Xenon, Carbogen und Gemische von Xenon-Carbogen, Xenon-Sauerstoff und Stickstoff-Carbogen unter verschiedenen Drucken. Nach einer Konservierungsperiode von 6 bis 35

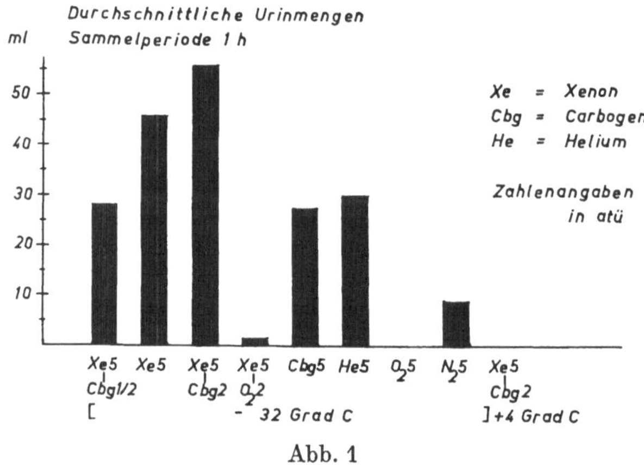

Abb. 1

Tagen wurden die Organe innerhalb von 14 Std aufgetaut; anschließend erfolgte eine Dekompression kontinuierlich bis 2 atü, dann weiter mit jeweils 0,5 atü/10 min. Die Nieren wurden mit der oben angegebenen Lösung perfundiert und über Scribner-Shunt-Teile an die Halsgefäße der Spendertiere angeschlossen. Die Rezirkulation der Organe wurde durchschnittlich 60 min aufrechterhalten. Der produzierte Harn wurde in zwei Sammelperioden aufgefangen. Die Harnstoff-, Kreatinin- und Elektrolytkonzentrationen wurden bestimmt. Die Clearancewerte — als Kriterium unterschiedlicher Konzentration in Sekret und Serum — ließen sich durch die gleichzeitig ermittelten Plasmakonzentrationen errechnen. Anschließend wurden die Nieren histologisch untersucht.

Gefriertechnik

Die langsame hyperbare Einfrierung von Organen bei —32 °C in der Kühltruhe bietet technisch keine Schwierigkeiten.

Nach ca. 12 Std erreicht der Nierenkern die Kühltruhentemperatur. Bei langsamen hyperbarem Einfrieren fanden wir deutliche Unterschiede zwischen verschiedenen Gasgemischen, gemessen an der Sekretmenge und Kreatininclearance (Abb. 1). Unter den verwandten Medien erwies sich ein Gasgemisch aus Xenon-Carbogen am geeignetsten. Bei diesem Verfahren ist histologisch eine Gewebsschädigung nicht immer zu vermeiden. Neben totalen Nekrosen fanden sich auch bei sekretproduzierenden Halsnieren vermehrt auftretende Kernpyknosen, welche die histologische Dauerprognose ungünstig erscheinen ließen.

Eine Fülle physikalischer Probleme entsteht bei Anwendung einer schnellen hyperbaren Tiefgefrierung. Zur schnellen Abkühlung auf Werte unter −100 °C ist in jedem Fall ein geeignetes Flüssiggas erforderlich. Ein rapides Gefrieren des Organs kann erreicht werden, wenn man das Organ direkt in das kalte Medium eintaucht (Eintauchverfahren). Es kommt jedoch dabei sofort zu tiefreichenden mechanischen Gewebsläsionen. Die Zerstörungen sind dabei so weitreichend, daß eine Perfusion der wieder erwärmten Nieren nicht mehr durchführbar ist. Während der Gefrierphase ist hierbei die Aufrechterhaltung eines Überdruckes natürlich nicht möglich. Trotz der makroskopischen Schäden fand sich histologisch gut erhaltenes Nierenparenchym.

Zur Vermeidung der Eintauchschäden wurden die Nieren auf einem Rost oberhalb des flüssigen Gases in dessen Dampfraum im Drucktopf gelagert (Dampfraumverfahren). Das verdampfende Gas erzeugt dann sehr rasch im Behälter einen Überdruck, der durch teilweises Ablassen auf der gewünschten Höhe gehalten werden kann. Nach 20 min erreicht die Kerntemperatur der Niere Werte, die nicht wesentlich unter —50 °C liegen. Gewebsläsionen werden auf diese Weise verhindert. Diese Methode der Druckerzeugung bei gleichzeitiger Abkühlung hat verfahrensabhängige Nachteile. Man ist gezwungen mit nur einem, und zwar

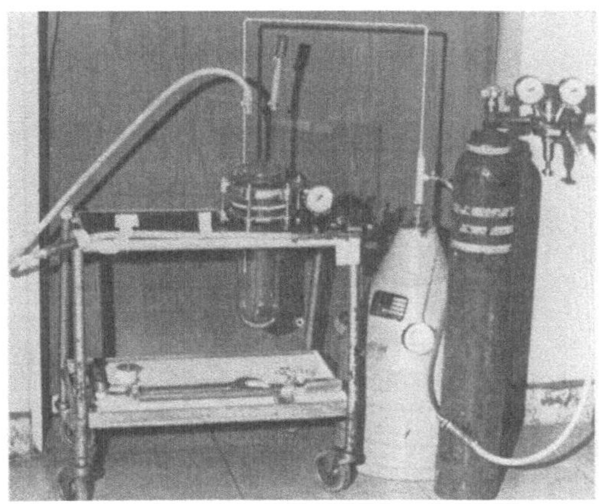

Abb. 2

mit einem physikalisch geeignetem Gas zu arbeiten ohne Rücksicht auf physiologische Einflüsse nehmen zu können. Die entstehenden Drucke sind nur nach oben begrenzbar und können nicht definitiv gewählt werden. Als Flüssiggase wurden bisher nur Stickstoff und Sauerstoff geprüft. Tiefgefrieren im Dampfraum ergab makroskopisch keine Schädigung, die Nieren waren perfundierbar, produzierten Sekret, wiesen jedoch histologisch sehr erhebliche Schäden auf.

Die *Nachteile des Gefrierens im Dampfraum* werden durch Kühlung des Drucktopfes von außen vermieden (Außenkühlverfahren). Allerdings ist dabei der apparative und thermodynamische Aufwand erheblich größer. Das Kernstück unserer Apparatur ist ein umgebauter Autoklav, in dessen Deckel zwei Glasrohre und eine elektrische Durchführung eingeschmolzen sind. Durch das eine Rohr wird das Konservierungsgas eingeblasen, am anderen befindet sich das Meßinstrument und ein Sicherheitsventil. Die Druckbegrenzung nach oben beträgt hier 4 bis 5 atü (Abb. 2). Das konservierte Organ befindet sich in einem Drahtkorb innerhalb des Behälters. Nach Einbringen der Niere wird der Topf verschlossen und das Konservierungsgas bis zum gewünschten Druck eingeblasen. Anschließend wird der Behälter von außen mit flüssigem Stickstoff gekühlt. Die Kühlgeschwindigkeit ist abhängig vom verwendeten Gas (Abb. 3). Das Plateau bei etwa 0 °C ist Ausdruck des Energieumsatzes bei Änderung des Aggregatzustandes des Wassers.

Wegen der hohen Wärmeleitfähigkeit des Heliums ist die Kühlgeschwindigkeit deutlich höher als bei Stickstoff und Luft. Bei Helium wird —170 °C nach 25 min erreicht, bei Stickstoff und Luft bei etwa 50 bis 65 min. Durch die hohe Kühlgeschwindigkeit treten beim Helium Gewebsläsionen auf, die bei Stickstoff und Luft vermieden werden. Bei diesem Verfahren ist es aus physikalischen Gründen nicht einfach, einen Überdruck beim Einfrieren aufrecht zu erhalten, denn die Dampfdrucke aller Gase — mit Ausnahme von Wasserstoff, Helium und Neon — sind bei derartig tiefen Temperaturen sehr niedrig (bei 20 °K sind sie schon unmeßbar klein). Deshalb entstehen durch Kondensation außerordentlich hohe Vakua. Diese Tatsache, als Kryo-Pumping in der Vakuumtechnik hochgeschätzt, erschwert die Einhaltung der Kühlbedingungen beträchtlich. Bei Verwendung von

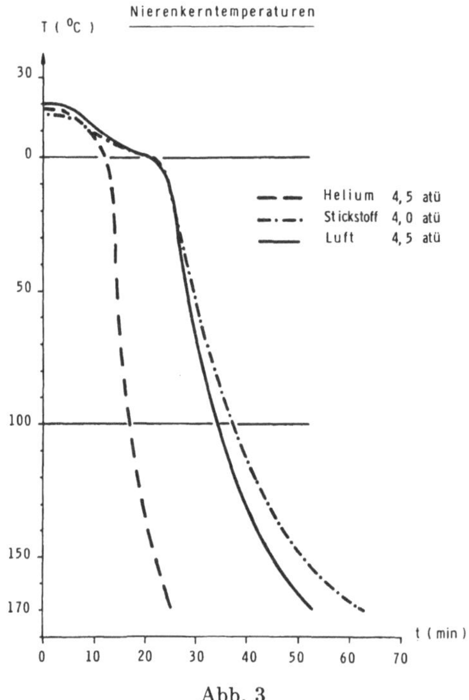

Abb. 3

Xenon bzw. von Xenongemischen muß zur Aufrechterhaltung des Druckes die Gasflasche während des Kühlens und bis zur Erreichung der Kühltruhentemperatur angeschlossen bleiben, damit das ausfrierende Gas kontinuierlich mit entsprechendem Druck nachgeliefert wird. Nach Einbringen des Drucktopfes in die Kühltruhe wird die Kühltruhentemperatur nach etwa 125 min erreicht. Während der Lagerungsphase in der Kühltruhe unter —32 °C ist die Erhaltung eines Überdruckes nicht unbedingt notwendig. Das Auftauen aller konservierter Organe muß aber in jedem Falle unter Druck erfolgen. Kommt es während dieser Phase zu einem Druckabfall durch Dichtungsschäden etc., so muß vor dem Auftauen der Druck wieder erhöht werden. Durch Abkühlung des Druckbehälters erzieltes schnelles Tiefgefrieren bewirkte makroskopisch keine Gewebsschädigung außer bei der Anwendung von Helium. Die Nieren konnten rezirkuliert werden und produzierten Sekret (15 ml pro 30 min). Histologisch fand sich relativ gut erhaltenes Nierengewebe. Beim schnellen Außenkühlverfahren erwies sich ein Stickstoff-Carbogenmisch als Konservierungsmedium dem reinen Stickstoff überlegen.

Bei der Dampfraumkonservierung mit Stickstoff fand sich keine Druckabhängigkeit hinsichtlich der Ergebnisse im Druckbereich zwischen 25 und 190 atü Stickstoff.

Der Zusatz von kryoprotektiven Substanzen (12% DMSO) zum gekühlten Perfusat brachte in dieser Konzentration keine Verbesserung der Ergebnisse beim langsamen Einfrieren. Histologisch waren jedoch beim schnellen Tiefgefrieren die Ergebnisse bei Zusatz von DMSO besser.

Die Konservierungsdauer, d. h. die Aufbewahrung bei —32 °C unabhängig vom initialen Gefriervorgang erbrachte keine zusätzliche Schädigung, wie Langzeitversuche bis zu 35 Tagen erwiesen. Initial schnell tiefgefrorene Hundenieren zeigten nach diesem Zeitraum eine Sekretproduktion bis zu 48 ml pro 30 min. Histologisch fand sich noch relativ gut erhaltenes Nierenparenchym, wobei jedoch Einschränkungen hinsichtlich der Dauerprognose zu machen sind.

Dr. R. Braun
Lehrstuhl und Abt. für Urologie
der Justus Liebig-Universität
D-6300 Gießen
Klinikstraße 37

F. Eisenberger, Ch. Chaussy, U. Klein, K. J. Pfeiffer, R. Rothe und H. Schellong: **In situ-Perfusion und Unterkühlung der Niere**

Komplizierte Eingriffe an der Niere zur Entfernung von Ausgußsteinen oder multiplen Konkrementen erfordern bei subtiler Operationstechnik meist die Abklemmung des Gefäßstiels. Die ohne Schaden für die Niere tolerable warme Ischämiezeit von 30 min wird hierbei oft überschritten [4, 9]. Ideale Voraussetzungen für ein organschonendes und organerhaltendes Operieren bietet die Hypothermie.

Wir haben als Alternative zur Oberflächenkühlung [3, 7, 8, 10] eine Methode der in situ-Perfusion [1] und Unterkühlung der Niere tierexperimentell geprüft.

Methodik

Einseitig nephrektomierten Bastardhunden mit einem mittleren Körpergewicht von 15 kg wurde in Nembutalnarkose mittels Seldinger-Technik analog zur selektiven Nierenangiographie ein Ducorkatheter mit Endloch durch die Arteria femoralis in die Aorta vorgeschoben. Nach transperitonealer Freilegung und Mobilisierung der Restniere wurde der Katheter in der Arteria renalis plaziert und mit Hilfe eines Tourniquet im Gefäß fixiert. Dann wurde die Niere mittels Druckinfusionsgerät mit einer auf +4 °C gekühlten Perfusionslösung (nach Gelin) [2] blutleer perfundiert, wobei das Perfusat durch die Vena renalis abfließen konnte. Der Perfusionsdruck betrug zwischen 150 und 180 mmHg. Nach Beendigung der Perfusion Abklemmen von Arterie und Vene und Anlegen von zwei mit gefrorener Kochsalzlösung gefüllten Plastikbeuteln an den Parietalseiten der Niere (Abb. 1).

Die Nierenrinden- und Oesophagustemperatur wurde über ein elektrisches Temperaturmeßgerät ELLAP gemessen. Die Gesamtdauer der Ischämie betrug eine Std.

Nach 10 min war das Organ blaß, der venöse Ausstrom fast klar und die Nierenrindentemperatur betrug im Mittel +17,7 °C. Zum Ausschwemmen der Stoffwechselmetaboliten wurde die Niere nach jeweils 15 min insgesamt zweimal für je eine min reperfundiert (Abb. 2).

In dieser Abbildung ist das Temperaturzeitverhalten aufgezeichnet, wobei die jeweiligen Mittelwerte angegeben sind. Die Temperatur hielt sich bis zur Beendigung der Ischämie auf Werte um +15 °C, die nach der allgemeinen Erfahrung ausreichen, um den Stoffwechsel auf ein Minimum herabzusetzen. Nach Eröffnung der Blutzirkulation erreichte die Niere nach 3 min die Ausgangstemperatur. Die Kerntemperatur sank um maximal 2 °C.

Zur *Funktionsprüfung der Niere* benutzten wir die Bestimmung der glomerulären Filtrationsrate mit ^{169}Yb EDTA und die Kamera-Sequenzszintigraphie mit Nephrographie zur Bestimmung des effektiven Nierenplasmastroms mit ^{131}J-Hippuran. Die ^{169}Yb-EDTA und die ^{131}J-Hippuranclearance wurde aus dem Differentialquotienten der Körperabfallkurve und der Serumkonzentration nach der von Oberhausen [5, 6] angegebenen Methode berechnet. Die Untersuchungen wurden unmittelbar postoperativ, am 1., 2. und 8. postoperativen Tag und nach 4 Wochen durchgeführt.

Außerdem wurden die Serumkreatinin- und Serumharnstoffwerte für insgesamt 8 Tage bestimmt.

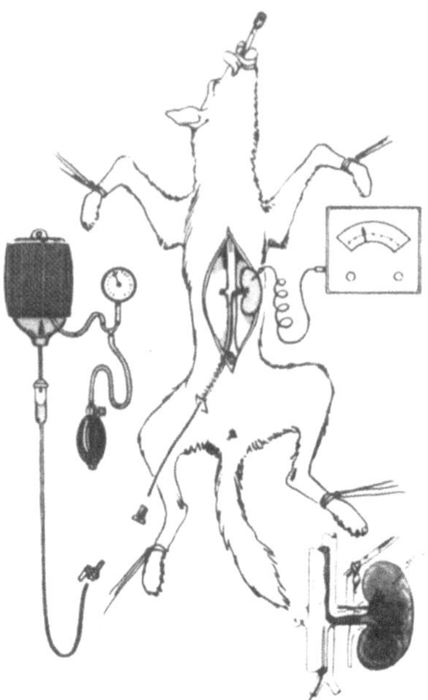

Abb. 1. Versuchsanordnung

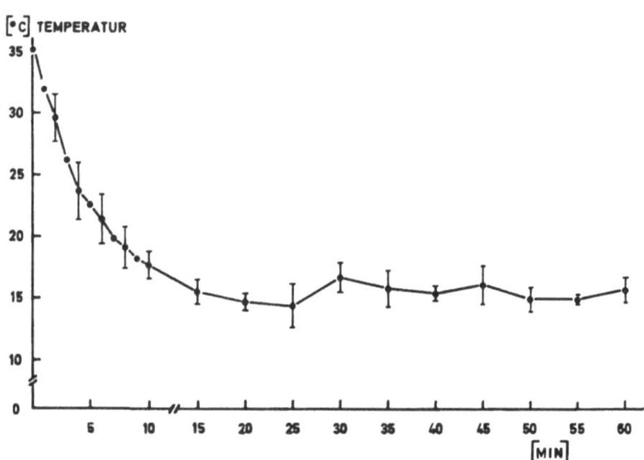

Abb. 2. Kühlkurve, Temperaturzeitverhalten

Die *Ergebnisse der Funktionsproben* sind in der folgenden Tabelle zusammengefaßt, wobei die präoperativen Absolutwerte als 100% angegeben sind (Abb. 3). Im Durchschnitt erfolgte am Operationstag eine geringe Einschränkung der glomerulären Filtrationsrate und des effektiven Nierenplasmastroms, verbunden mit einer geringen Verlangsamung des intrarenalen ^{131}J-Hippurantransportes. Für J-Hippuran betrug der Wert schon am 2. postoperativen Tag 87,3% ± 4,3 und erreichte nach einer Woche mit 93,9% ± 2,9 praktisch den Ausgangswert. Ähnlich verhielten sich die Werte bei Yb-EDTA mit 94,9% ± 7,2 am 2. postoperativen Tag und 98,9% ± 3,6 nach einer Woche.

Die Serumharnstoff- und Serumkreatininwerte blieben unverändert.

Urographisch erfolgte die Ausscheidung des Kontrastmittels (Conray EV[1]) am 1. postoperativen Tag zeitgerecht.

Die *Sequenzszintigramme* eines Hundes vor Operation, vom Operationstag und vom 2. postoperativen Tag zeigen die Aktivitätsanreicherung über der Niere mit bereits beginnender Ausscheidung in die Blase 1 bis 3 min post injectionem. 5 bis 7 min post injectionem befindet sich die gesamte Aktivität bereits in der Blase. Die Bilder vom Operationstag und vom 2. postoperativen Tag zeigen einen praktisch unveränderten Befund. Die dazugehörigen Nephrogrammkurven sind normal.

Im Gegensatz dazu der Befund eines Hundes mit einstündiger normothermer Gefäßstielabklemmung. Sequenzszintigraphisch unauffälliger Befund vor der Operation. Postoperativ

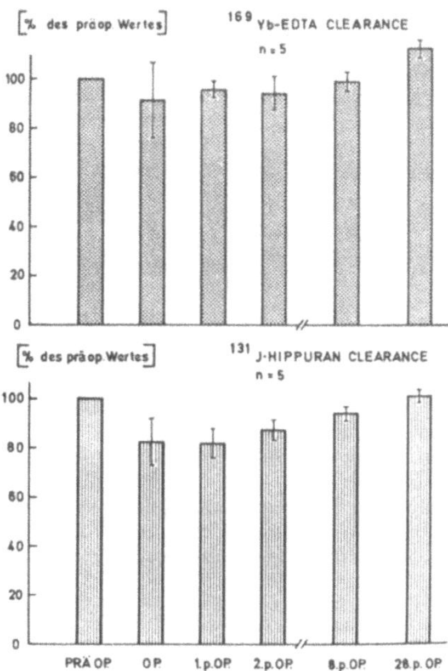

Abb. 3. Verhalten der ^{169}Yb-EDTA und ^{131}J-Hippuran-Clearance. Angegeben sind die Absolutwerte in %, wobei die präoperativen Absolutwerte 100% betragen

jedoch stark verlangsamter intrarenaler ^{131}J-Hippurantransport mit kaum meßbarer Ausscheidung in die Blase nach 7 min. Die Nephrogrammkurve am Operationstag weist einen Akkumulationstyp auf, der Befund entspricht einer Schockniere.

Einen Monat nach Perfusion wurden die Hunde getötet und die Nieren *histologisch* untersucht. Es finden sich keine auf einen Perfusionsschaden deutende Veränderungen an der Niere.

Zusammenfassend läßt sich sagen, daß die Niere eine 1stündige Ischämie mit der beschriebenen Perfusionskühlung ohne wesentliche Einschränkung der Nierenfunktion und histologisch nachweisbaren Schaden übersteht. Derzeit laufende Untersuchungen mit 2stündiger kalter Ischämie zeigen ähnliche Ergebnisse.

Aufgabe dieser Arbeit ist es, eine einfache, klinisch anwendbare Methode der Nierenkühlung in Hinblick auf die organerhaltende Nierenchirurgie zu prüfen mit folgenden Vorteilen:

1. Keine aufwendige Kühlapparatur,
2. Blutleere und deshalb gute Sicht im Operationsfeld und
3. ausreichende Operationszeiten unter dem Schutz der Hypothermie.

[1] Byk-Gulden, Konstanz.

Literatur

1. Dottori, O., Ekeström, S., Hansson, L. O.: Acta chir. scand. **124**, 80 (1962). — 2. Gelin, L., Claes, G., Gustafson, A., Storm, B.: Rev. Surg. **28**, 305 (1971). — 3. Hanley, H.: Brit. J. Urol. **42**, 540 (1970). — 4. Hanley, H. G., Joekes, A. M., Wickham, J. E. A.: J. Urol. (Baltimore) **99**, 517 (1968). — 5. Oberhausen, E., Romahn, A.: In: Radionukletide in der Lokalisationsdiagnostik. Stuttgart: Schattauer-Verlag 1968. — 6. Pfeiffer, K. J., Rothe, R., Büll, U., Frey, G., Müller, O. A., Heinze, H. G.: Fortschr. Röntgenstr. (im Druck). — 7. Truss, F.: Langenbecks Arch. klin. Chir. **296**, 227 (1960). — 8. Wickham, J., Hanley, H., Joekes, A.: Brit. J. Urol. **39**, 727 (1967). — 9. Wickham, J.: Ann. roy. Coll. Surg. Engl. **48**, 1971). — 10. Wickham, J.: J. Urol. (Baltimore) **59**, 246 (1968).

Dr. F. Eisenberger
Facharzt für Urologie
Oberarzt der Urolog. Klinik
und Poliklinik der Universität
D-8000 München 2
Thalkirchner Straße 48

Diskussion zu den Vorträgen S. 213 bis 228

C. F. Rothauge, Gießen: In Anlehnung an den Vortrag von Herrn Dreikorn möchte ich darauf hinweisen, daß wir auch in Gießen seit kurzem die Gambro-Perfusionspumpe benutzen und über deren Vorteile sehr glücklich sind, insbesondere darüber, daß man nun die Transplantation nicht mehr nachts machen muß, sondern sie in das Operationsprogramm einplanen und zusätzlich auch noch prognostische Aussagen machen kann. Trotz der sehr eindrucksvollen Bilder, die Herr Dreikorn gezeigt hat, hätte ich allerdings doch einige Bedenken, diese angiographischen Untersuchungen zu übernehmen, und zwar aus pathophysiologischen Gründen. Aus Funktionsstudien bei der Renovasographie wissen wir, daß es nach jeder Kontrastmittelinstillation in das Nierengefäßsystem zur passageren Herabsetzung des Glomerulumfiltrates kommt, und zwar hängt das mit dem sehr hohen osmotischen Druck des Kontrastmittels zusammen, der ja bekanntlich sechsfach höher ist als der des Blutes. Ich habe die Befürchtung, daß durch diese angiographische Darstellung infolge der passageren Schädigung der Glomerulummembranen die Prognose der nachfolgenden Transplantation verschlechtert wird. Herr Dreikorn hat nun festgestellt, daß man die Osmolarität des Perfusates, insbesondere auch dieses Kontrastmittels dem des Blutes bzw. der Lösung angleichen muß und ich hätte gerne gewußt, wie er das macht.

K. Dreikorn, Heidelberg: Die Arbeiten über die Toxicität der Kontrastmittel sind mir bekannt. Dazu ist zu sagen, daß bei den Toxicitätsversuchen nach Angiographien 76%iges Kontrastmittel benutzt wurde. Wir verwenden für unsere Untersuchungen ein 30%iges Kontrastmittel, das dann wiederum noch verdünnt wird, so daß es etwa eine Konzentration von 10% hat. Ferner ist noch festzustellen, daß das Kontrastmittel, das für renale Angiographien genommen wird, einen pH hat von 6,9. Ein Teil der Schädigungen, die beschrieben wurden, beruhen auf diesem niedrigen pH. Wir haben deshalb das pH unseres Kontrastmittels für die Angiographie in der Maschine auf 7,0 bis 7,2 heraufgesetzt.

F. Truss, Göttingen: Bei dieser Kombination und Übertragung bewährter Methoden in die Klinik bleibt zu hoffen, daß das Verfahren so weit verbessert wird, daß man es auch ohne allzu großen Aufwand während der Operation einsetzen kann. Wenn ich mich recht entsinne, hat Herr Eisenberger nichts über die Aufwärmzeit der Niere während der Operation gesagt. Darf ich fragen, wie lange Sie die Niere auf der optimalen Temperatur zwischen 15 und 20° halten konnten?

F. Eisenberger, München: Nach 10 min hatte die Niere die Temperaturen um 17,7° erreicht und hielt sich dann bis zum Ende der Operation auf ungefähr 15°. Nach Öffnung der Rezirkulation betrug die Wiedererwärmungszeit der Niere auf die Körpertemperatur 3 min.

E. Schmiedt, München: Ich möchte hierzu noch feststellen, daß wir bereits in drei Fällen diese Methode auch bei Menschen angewandt haben, und zwar mit bisher ausgezeichnetem Erfolg. Es ist schon eine sehr schöne Sache, wenn man nicht unter dem Druck steht, in spätestens 30 min die Ischämie beenden zu müssen, sondern wenn man in aller Ruhe eine Stunde lang, gerade bei Ausgußsteinen, nach Steinresten suchen kann.

Untersuchungen über das Wachstumsverhalten von Carcinomzellen unter wechselnden experimentellen Bedingungen können nur am lebenden Tumormaterial unternommen werden. Die experimentellen Möglichkeiten in vivo sind beim Menschen natürlicherweise sehr begrenzt. Es liegt daher nahe, auf Techniken der Gewebekultur zurückzugreifen.

Seit Harrison im Jahre 1907 zum ersten Mal mit der Technik des hängenden Plasmatropfens in einer feuchten Kammer das Aussprossen von Neuritiden aus explantierten Nervenzellen mikroskopisch beobachtete, hat sich die Technik der Gewebe- und Zellkultur rasant weiterentwickelt.

Burrows u. Mitarb. benutzten im Jahre 1917 dieselbe Technik und kultivierten erstmals erfolgreich menschliche Prostata- und Blasencarcinome. Sie beobachteten dabei sowohl die histologischen Veränderungen im explantierten Gewebe als auch die in einer Schicht auf dem Plasmagerinnsel auswachsenden Zellen.

Es stehen sich heute im wesentlichen zwei Techniken, nämlich die der *Organkultur* und die der *Monolayerkultur* gegenüber, auf die ich im folgenden kurz eingehen möchte.

Zur Organkultur werden kleine Stückchen von vitalem Tumorgewebe unter sterilen Arbeitsbedingungen bei 37 °C in einer angefeuchteten Atmosphäre einem geeigneten Medium ausgesetzt. Die bis vor kurzem am häufigsten benutzte Technik war die Uhrglastechnik. Dabei wird das Tumorgewebe in einer feuchten Kammer auf ein Plasmagerinnsel explantiert. Nach einiger Zeit kommt es zur Verflüssigung des Plasmas. Das Gewebe muß dann entweder verwertet oder auf ein neues Plasmagerinnsel überpflanzt werden. Bei dieser Technik bleiben die dem Plasma anliegenden Gewebeteile bis zu 3 Wochen vital.

Bei der auch von uns benutzten moderneren Suspensionstechnik werden ähnliche Stückchen von Tumorgewebe in einem sterilen Kulturgefäß im Kulturmedium suspendiert, das halbsynthetisch ist. Die Auswertung der Organkulturen erfolgt histologisch oder nach Homogenisieren des Gewebes durch biochemische Methodik.

Auf dem zweiten Diapositiv wurde ein histologisches Präparat einer Organkultur menschlichen Prostataadenoms nach 12 Tagen in Kultur gezeigt. Es war zum Aussprossen von Epithelzellen und zur teilweisen Epithelialisierung des Schnittrandes gekommen. Im Zentrum des Stückes fanden sich nekrotische Anteile. Dies ist bei Organkulturen immer der Fall, da die Ernährung per diffusionem erfolgt und die zentralen Partien des Explantates nicht genügend versorgt werden.

Technik der Monolayer-Zellkultur

Das Tumorgewebe wird dabei in kleinstmögliche Stücke zerschnitten und anschließend in einem Glas- oder Plastikgefäß mit besonders präparierter Oberfläche suspendiert.

Nach Inkubation bei 37 °C kommt es zum Haften der Gewebsstücke am Boden des Kulturgefäßes und zum Aussprossen der Zellen. Bei einigen Tumoren, z. B. beim menschlichen Blasencarcinom, lassen sich durch Behandlung der Gewebsstücke mit Trypsin oder einem anderen proteolytischen Ferment die vitalen Zellen aus dem Gewebsverband herauslösen. Es ist dann möglich, bereits in einer Primärkultur eine Zellsuspension anzusetzen. Die Zellen haften am Boden und es kommt zu einer zahlenmäßigen Vermehrung.

Wenn genügend Zellen angewachsen sind, so kann man diese wiederum durch Behandlung mit Trypsin vom Boden des Kulturgefäßes ablösen. Ein Aliquot der entstehenden Zellsuspension wird in der Zählkammer gezählt. Auf diese Weise läßt sich eine Subkultur mit genau bekannter Zellzahl herstellen. Durch Wiederholung der Zählungen kann man die Verdoppelungs- bzw. Generationszeit der Zellen, aber auch deren Wachstumskinetik über längere Zeitabschnitte untersuchen.

Durch das Kulturgefäß und durch das Medium hindurch lassen sich mit dem umgekehrten Phasenkontrastmikroskop die am Boden haftenden Zellen beobachten.

Aus dem am Boden haftenden Gewebestück sprossen zirkulär polygonale bis rundliche Zellen aus. Viele Zellkerne haben, wie das für Prostatacarcinom typisch ist, prominente Nucleolen. Ein großer *Vorteil* dieser Technik liegt in der exakten quantitativen Auswertbarkeit.

Schwerwiegende Nachteile bestehen in der Unanwendbarkeit histologischer Techniken bei der Charakterisierung der anwachsenden Zellen. Explantiert man Tumorgewebe auf die beschriebene Weise, so ist es keinesfalls selbstverständlich, daß die auswachsenden Zellen Carcinomzellen sind. Die Zellen des Tumorstromas, menschliche Bindegewebszellen, Gefäßzellen, glatte Muskulatur und bewegliche Blutzellen, wachsen ebenfalls unter den gegebenen Wachstumsbedingungen und lassen sich morphologisch nicht ohne weiteres von den gewünschten Zellen unterscheiden.

Außerdem verändern sich die in Zellkultur wachsenden Zellen in ihren funktionellen und metabolischen Eigenschaften. Es kommt z. B. unter den veränderten Wachstumsbedingungen zum Verlust ganzer Enzymsysteme sowie funktioneller Charakteristika.

Dieser Prozeß wird in der Zellkulturliteratur als Dedifferenzierung bezeichnet und schien für lange Zeit ein schwerwiegendes Hindernis zu sein, das die Anwendung von Zellkulturen zur Erforschung von differenzierten, funktionellen Vorgängen unmöglich machte. Erst jüngere Untersuchungen meines Lehrers Sato aus San Diego in Kalifornien, dem es mit besonderen Techniken gelang, unter anderem einen permanenten Zellstamm von Nebennierenzellen anzuzüchten, die in Abhängigkeit von der ACTH-Konzentration im Medium Steroide produzieren, ist es zu verdanken, daß heute prinzipiell auch differenzierte Funktionen in Zellkultur studiert werden können.

Rückschlüsse auf das Verhalten von Zellen in vivo sind jedoch nur dann möglich, wenn es gelingt, bestimmte Eigenschaften eines Zelltyps, der in Kultur wächst, als identisch mit dem Ursprungsgewebe nachzuweisen.

Wir selbst hatten Gelegenheit, zwei menschliche Nebennierencarcinome in Zellkultur zu beobachten. Das zweite, der Tumor BG 2, ließ sich 3 Monate lang in Kultur halten und produzierte bis zum Schluß Steroidhormone. Der Tumor war in vivo autonom, d. h. die Ausscheidung der 17-Hydroxy- und der 17-ketogenen Steroide im Urin war durch Gabe oder durch Entzug von ACTH nicht zu beeinflussen. Um so erstaunter waren wir, in vitro eine Beeinflußbarkeit zu finden.

Steroide, die wie das Cortison zwischen dem 4. und 5. C-Atom eine Doppelbindung aufweisen, haben eine Extinktionsbande bei 242 μ Wellenlänge im UV-Bereich.

Wir benutzten diese Gruppenreaktion zum Nachweis der hormonbildenden Aktivität unserer Zellen und ihrer Stimulierbarkeit durch ACTH. Die durchbrochenen Linien geben die Eichkurven mit verschiedenen Cortisonkonzentrationen, die durchgezogenen Linien die Extinktionsgipfel nach Extraktion der Steroide aus dem Kulturmedium mit und ohne ACTH-Stimulation wieder. Es wird deutlich, daß das Medium dieser Subkultur nach Stimulierung mit ACTH eine erheblich größere Menge von Steroiden enthielt, daß also die Kultur neben Fibroblasten auch hormonal aktive, epitheliale Zellen enthalten mußte.

Aus dem bisher Gezeigten wird deutlich, daß Primär- und Subkulturen der beobachteten Carcinome bezüglich der angezüchteten Zellen inhomogen sind. Es läßt sich morphologisch nicht eindeutig entscheiden, welche Zellen die zu züchtenden Carcinomzellen sind und ob überhaupt solche Zellen in der Kultur enthalten sind. Verschiedene Zellarten vermehren sich mit einer unterschiedlichen Geschwindigkeit, was zum Überwuchern der Kultur durch einen Zelltyp führen kann.

Ähnliche Verhältnisse bestehen auch beim Prostatacarcinom, dem unser ganz besonderes Interesse gilt. Die endokrinen Abhängigkeiten dieses Tumors sollen in diesem Kreise als bekannt vorausgesetzt werden.

Das langfristige Ziel unserer Arbeiten ist es, die hormonalen Abhängigkeiten des Prostatacarcinoms, insbesondere die Frage einer direkten Beeinflußbarkeit der Carcinomzellen durch Oestrogene in vitro der Klärung näherzubringen. Bei unseren bisherigen Arbeiten sind wir jedoch über das Studium des Androgenentzugs in vitro noch nicht hinausgekommen.

Alle in der Folge unternommenen Versuche, eine Stimulierbarkeit oder Inhibierbarkeit des Wachstums dieser Zellen durch Zugabe oder Entzug von Androgenen nachzuweisen, scheiterten.

Die Ursache dafür lag in der Tatsache, daß es nicht reproduzierbar gelang, die schnell wachsenden fibroblastären Zellen aus den Kulturen zu eliminieren.

Erschwerend wirkt außerdem die Tatsache, daß die angelegten Kulturen nur für etwa 2 bis 3 Monate lebensfähig sind und nur während eines Teils dieser Zeit in logarithmischer Weise wachsen.

Um den Schwierigkeiten einer quantitativen Auswertung aus dem Wege zu gehen, wurde ein Versuch unternommen, die Frage der Androgenabhängigkeit auf eine Ja- oder Nein-Antwort zu reduzieren. Wir gingen von der Überlegung aus, daß ein Kulturmedium, das überhaupt keine Androgene enthält, das Aussprossen der epithelialen Zellen und deren weiteres Wachstum in Subkulturen inhibieren müßte, falls diese hormonabhängig sind. Um ein androgenfreies Medium herstellen zu können, wurde am fetalen Kalbserum, das ein essentieller Bestandteil unseres Kulturmediums ist, eine Steroidextraktion mit Methylenchlorid vorgenommen. Die Vollständigkeit der Extraktion wurde durch markiertes Testosteron kontrolliert.

In einer Abbildung wurden die Wachstumskurven von Helazellen in vollwertigem und extrahiertem Kulturmedium gezeigt. Jeder Punkt dieser Kurven repräsentierte einen Durchschnitt aus vier Experimenten. Beide Kurven unterscheiden sich statistisch nicht signifikant voneinander. Solche Experimente wurden zur Testung des Serums regelmäßig durchgeführt und bestätigen seine Verwendbarkeit in Zellkultur.

Als nächstes wurden Primärkulturen von Prostatacarcinomen in extrahiertem und nicht extrahiertem Medium angelegt. Zu unserem Erstaunen kam es in beiden Fällen zum Aussprossen subkultivierbarer, epithelialer Zellen in Mischung mit Fibroblasten. Ein morphologischer Unterschied zwischen den epithelialen Zellen im androgenhaltigen und androgenfreien Medium war nicht festzustellen.

Es mußte geschlossen werden, daß die gezüchteten Prostatazellen unter den angewandten Wachstumsbedingungen nicht hormonabhängig sind.

Die Höhe der Aktivität der sauren Phosphatase in den menschlichen Prostataepithelzellen und auch in den hormonabhängigen Carcinomzellen ist bekanntlich abhängig von der Gegenwart von Androgenen. Vor der Pubertät und nach Kastration verschwindet die funktionelle saure Phosphatase aus der Prostatazelle. Die verbleibende Aktivität ist lediglich lysosomalen Ursprungs. Wir versuchten nun, diesen Kastrationseffekt in vitro zu reproduzieren. Zu diesem Zweck wurde Prostatacarcinomgewebe in der beschriebenen Weise in androgenhaltigem Medium mit normalem fetalem Kälberserum angesetzt. Nach dem Aussprossen von epithelialen und fibroblastären Zellen wurde das Medium gewechselt. Ein Teil der Kulturen wurde für 24 Std mit dem androgenhaltigen, nicht extrahierten, fetalen Kalbserum inkubiert. Ein anderer Teil wurde dem androgenfreien Medium ausgesetzt. Anschließend wurde die saure Phosphatase histochemisch dargestellt.

Es kommt im androgenfreien Medium zu einer Verringerung der Aktivität der sauren Phosphatase in den epithelialen Zellen. Dabei könnte es sich um einen Kastrationseffekt in vitro handeln. Auf der anderen Seite charakterisiert diese Beobachtung die aus Prostatacarcinomgewebe auswachsenden, polygonalen Zellen als Zellen epithelialen Ursprungs.

Wir möchten diese Annahme jedoch erst dann als gesichert annehmen, wenn es uns gelingt, durch Zusatz von Androgenen die alte Phosphataseaktivität wieder herzustellen. Dies ist leider bisher nicht gelungen.

Diese Ergebnisse sind, insbesondere bezüglich der Hormonabhängigkeit des Wachstums der epithelialen Zellen bisher nicht endgültig. Die experimentellen Möglichkeiten sind aber noch nicht erschöpft. Weitere Arbeiten sind erforderlich und es ist sehr zu begrüßen, daß diese Probleme jetzt auch im deutschsprachigen Bereich in Angriff genommen werden.

Privatdozent Dr. F. H. Schröder
Urolog. Abt. der Chirurg. Univ.-Klinik
D-8700 Würzburg

J. F. RIEMANN, B. BREHMER, P. O. MADSEN, J. M. B. BLOODWORTH jr.:
Das elektronenmikroskopische Bild von Prostatahyperplasie- und Prostatacarcinomzellen in der Monolayer-Gewebekultur

Prostatagewebe ist schon vielfach in künstlichem Medium angezüchtet und histologisch untersucht worden. (Eine Literaturübersicht kann bei den Verfassern angefordert werden.) Eine sichere Bestimmung der einzelnen Wachstumselemente ist jedoch mit lichtmikroskopischen Methoden nicht immer möglich. Daher befaßt sich dieser Beitrag mit der Ultrastruktur der Prostatazelle in der Monolayer-Gewebekultur. Es sollen unterschiedliche Zelltypen nach morphologischen Kriterien differenziert werden sowie auf einige Charakteristika der Carcinomzelle ebenso wie auf Alterungsvorgänge in der Kultur hingewiesen werden.

Als Substrat diente Biopsiematerial von menschlichen Prostatahyperplasie- und Prostatacarcinomgewebe. Hinsichtlich des Kulturverfahrens sei auf die Arbeit von Brehmer u. Madsen anläßlich des Kongresses verwiesen. Zur elektro-

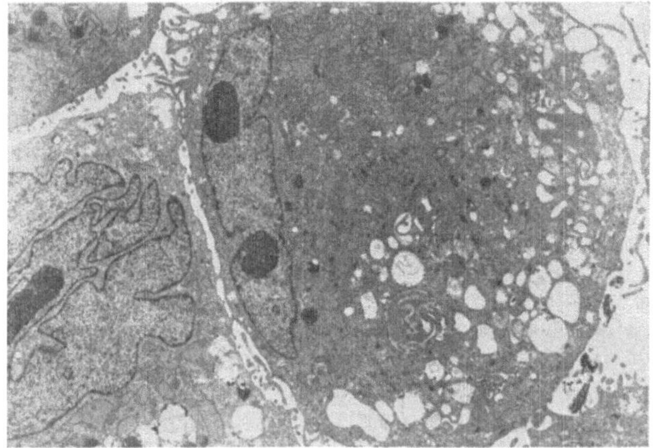

Abb. 1. Elektronenmikroskopisches Bild einer Prostatahyperplasiekulturzelle, die ihrer Erscheinungsform nach der Prostatadrüsenzelle sehr ähnlich ist (s. Text). Vergr. 5200 ×

nenmikroskopischen Untersuchung wurden die Kulturzellen in Glutaraldehyd und in Osmiumtetroxyd fixiert, in aufsteigender Alkoholreihe dehydriert und in Epon 812 Kunstharz eingebettet. Die Analyse erfolgte mit einem RCA-EMU-3-G-Elektronenmikroskop.

Über einen längeren Zeitraum können in den Kulturen drei verschiedene Zelltypen unterschieden werden. Es finden sich Epithelzellen-ähnliche Elemente, glatte Muskelzellen und Fibroblasten. Die Kulturepithelzelle schließt in ihr Cytoplasma eine große Anzahl Organellen ein, die in ihrer Größe und Reaktion auf die Fixation variieren (Abb. 1). Man sieht Vacuolen, osmiophile Körper — vermutlich Fetteinschlüsse — sowie zahlreiche membranumschlossene Vesikel, die sekretorischen Granula entsprechen, was in unserem Labor bereits mittels enzymchemischer Methoden (Phosphatasefärbung) nachgewiesen ist. Diese Zelle wächst meistens in engem Kontakt, in engem Zellverband. Ihr Zellzusammenhang erinnert sehr an die desmosomale Verknüpfung der in-vivo-Epithelzelle. Ein meist dilatiertes, gut ausgeprägtes endoplasmatisches Reticulum, typisch strukturierte Mitochondrien sowie zahlreiche Golgi-Komplexe vervollständigen das Bild.

Die charakteristische Grundstruktur der glatten Muskelzelle ist im wesentlichen durch große Filamentbündel gekennzeichnet, die das Cytoplasma häufig in langen Strängen durchsetzen (Abb. 2). Sie enthalten zahlreiche kleine lineare Kerne. Dieser Aufbau erinnert an eine Myofilamenteinheit.

Fibroblasten dagegen wachsen meistens in Fischzugformation (Abb. 3). Sie sind von spindelförmiger Struktur und haben untereinander nur einen losen Zusammenhang. Die Kern-Plasmarelation ist deutlich zugunsten des Kerns verscho-

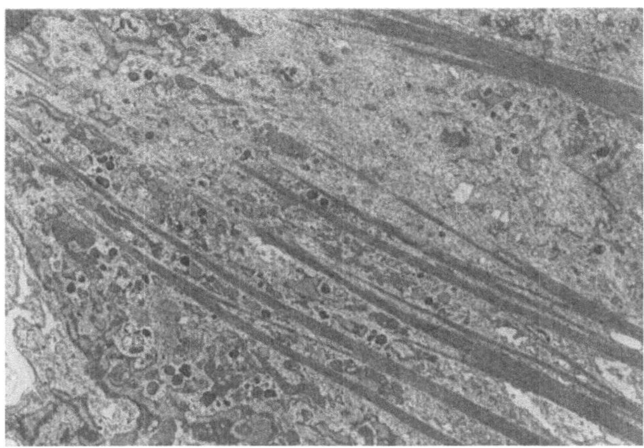

Abb. 2. Ausschnitt aus einer glatten Muskelzelle mit ihrer charakteristischen Filamentanordnung. Vergr. 34600 ×

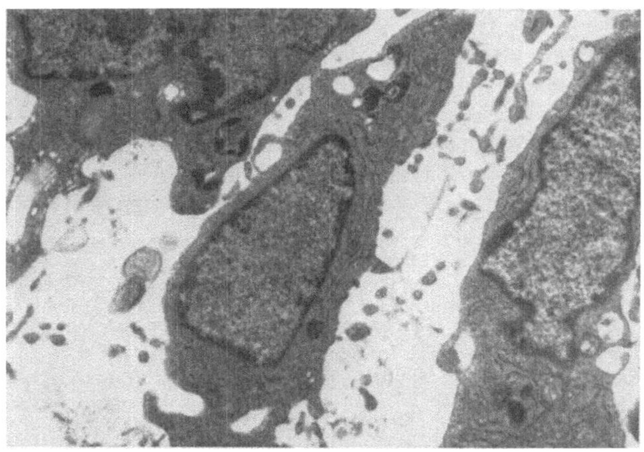

Abb. 3. Fibroblasten in ihrer typischen Wachstumsanordnung. Vergr. 15200 ×

ben. Gelegentlich sieht man in den Zellzwischenräumen Kollagenbildung, was ja für Fibroblasten typisch ist.

Die Carcinomzelle unterscheidet sich von der Hyperplasiezelle durch einige Merkmale. Sie bildet vielfältige intercelluläre lumenartige Zwischenräume aus, die an die Pseudolumina der Carcinomzelle in vivo erinnern (Abb. 4). Die Verflechtung mit der Nachbarzelle geschieht durch unzählige fingerartige Fortsätze, auf denen zahllose Desmosomen lokalisiert sind. Die Anzahl ist im Vergleich zur Hyperplasiezelle ungleich höher. Das Mitochondrienprofil dieser Zellen unterscheidet sich dadurch, daß die Cristastruktur vielfach aufgehoben und durch amorph erscheinende Materialien ersetzt ist.

In der Carcinomkultur finden sich ebenso glatte Muskelzellen und Fibroblasten in der beschriebenen Struktur.

Kulturzellen, die über einen längeren Zeitraum beobachtet werden, weisen in den verschiedenen Wachstumsphasen eine unterschiedliche morphologische Präsentation auf. In der alternden Zelle nimmt der Bestandteil an Lysosomen stark zu. Diese Autophagen sind an dem Prozeß der Zelldigestion auf dem Boden degene-

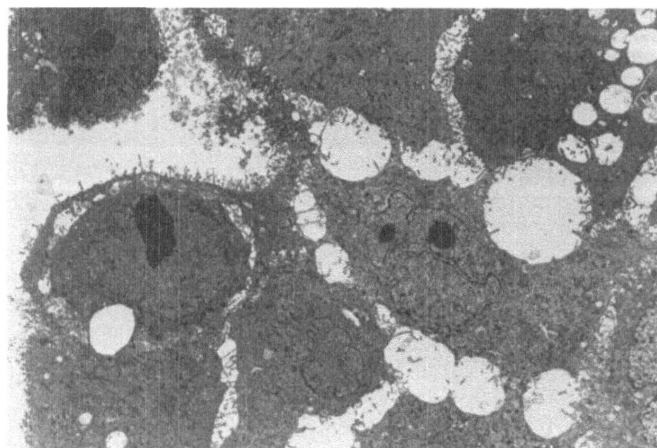

Abb. 4. Prostatacarcinomzellen in der Gewebekultur mit deutlicher Ausprägung intercellulärer lumenartiger Zwischenräume und enger fingerartiger Verflechtung untereinander. Vergr. 4100 ×

rativer Veränderungen oder der physiologischen Lyse maßgeblich beteiligt. Die Häufung dieser Elemente in der Kultur ist als Hinweis auf Alterungsvorgänge anzusehen.

Die Definition der Zelltypen in der Gewebekultur sowie die Beobachtung der morphologischen Entwicklung sind notwendig, um die Wirkung therapeutischer Zusätze an der Zelle selbst richtig interpretieren zu können.

Literatur

1. Brandes, D., Kirchheim, D., Scott, W. W.: Lab. Invest. **13**, 1541 (1964). — 2. Chen, T. T., Heidelberger, C.: J. nat. Cancer Inst. **42**, 903 (1969). — 3. de Duve, C.: Lysosomes, a new group of cytoplasmic particles. In: Hayashi, T.: Subcellular particles, p. 128. New York: Ronald Press 1959. — 4. Fraley, E. E., Ecker, S.: Science **170**, 540 (1970). — 5. Franks, L. M., Barton, A. A.: Exp. Cell Res. **19**, 35 (1960). — 6. Röhl, L.: Acta chir. scand. Suppl. 240, (1959).

Dr. J. F. Riemann
D-2000 Hamburg 39
Willistraße 14

TH. SENGE, K.-D. RICHTER, H. E. REIS: **Der Einfluß von Sexualsteroiden auf Prostataadenomheterotransplantate**

Der Einfluß der Sexualsteroide auf die Pathogenese und den Funktionszustand von Prostataadenom oder -carcinom steht außer Zweifel. Physiologischerweise geht die Hormonwirkung auf die Prostata von einem mehr oder weniger ausgewogenen Zusammenspiel körpereigener Androgene und Oestrogene aus. Aus methodischen Gründen ist die Differenzierung des Hormoneffektes, den Testosteron oder Oestrogene allein auf die Prostata ausüben, schwierig oder in corpore wegen nicht kontrollierbarer systemischer Wirkungen undurchführbar. Experimentell könnten derartige Untersuchungen mit der Gewebekultur durchgeführt werden, abschließende gesicherte Ergebnisse stehen bisher aber noch aus.

Wir wählten als Alternative zu den Gewebszüchtungen die Heterotransplantation [1]. Dabei wurde frisches menschliches Prostata-Adenomgewebe aus den vergrößerten Seitenlappen in die Oberschenkelmuskulatur neugeborener weiblicher Ratten verpflanzt und unter dem immunsuppressiven Schutz von Antilymphocytenserum über 3 Wochen vital und funktionstüchtig gehalten. Die histologische Beurteilung der Transplantate erfolgte nach Kern- und Bindegewebsfärbungen mit HE, Azan und nach Goldner. Ergänzt wurden die morphologischen Untersuchungen durch histochemische Reaktionsnachweise solcher Enzyme, deren Stellung und Bedeutung innerhalb wichtiger Stoffwechselcyclen bekannt sind:

Für den Citronensäurecyclus die Succinodehydrogenase, für andere energieliefernde Prozesse die Lactatdehydrogenase, für den Fettstoffwechsel die β-Hydroxybuttersäuredehydrogenase, für die Hydrolasen die saure Phosphatase und die unspezifische Esterase. Als weiteren Funktionsparameter wählten wir die PAS-Reaktion und die Eisenbindungsreaktion nach Hale zum Nachweis der neutralen und sauren Mucopolysaccharide.

Ein Vorzug der Heterotransplantation ist die Erhaltung der organischen Einheit des verpflanzten Adenomgewebes, in dem Parenchym- und Stromaanteil in ihrem ursprünglichen Verhältnis gewahrt bleiben. In dem 3 Wochen alten Transplantat war die typische tubulo-alveoläre Differenzierung des Adenoms mit dem fibromuskulären Stroma vorhanden. Das Epithel verhielt sich in dem hormonfreien Wirtsmilieu inaktiv und war kubisch bis niedrig cylindrisch. Immer traten auch metaplastische Epitheltransformationen auf.

Unter dem Einfluß von exogen zugeführtem Testosteronpropionat (1,2 mg pro Tier) kam es zu einer gesteigerten Proliferation des transplantierten Prostataadenomgewebes, die durch ein mehrreihiges hochcylindrisches Drüsenepithel mit Pseudopapillen und Mitosen gekennzeichnet war. Gleichzeitig war eine erhöhte sekretorische Aktivität zu beobachten. Auch das metaplastische Epithel ließ noch eine gewisse Ansprechbarkeit auf die androgene Behandlung erkennen.

Nach exogener Zufuhr von Oestradiolbenzoat (0,5 mg/Tier) erschienen die morphologisch intakten Alveolen vitaler als solche, die nur unter ALS-Behandlung standen. Als auffälligstes, offensichtlich oestrogenbedingtes Phänomen fand sich eine hydropische Degeneration des metaplastisch transformierten Epithels.

Literatur

1. Richter, K.-D., Senge, Th., Reis, H. E.: Z. ges. exp. Med. **155**, 253 (1971).

Dr. Th. Senge
Urolog. Univ.-Klinik der Gesamthochschule
D-4300 Essen
Hufelandstraße 55

G. Lunglmayr, Th. Senge, G. Breitenecker, K. D. Richter, H. E. Reis:

Einbau von H_3-Thymidin in heterotransplantiertes Prostataadenomgewebe unter Einfluß von Testosteron

Einleitung

Menschliches Prostataadenomgewebe wurde von Senge et al. erfolgreich auf neonatale Ratten heterotransplantiert. In Anlehnung an das Verfahren von Forsberg u. Ingemanson konnte die Immunsuppression durch Kombination der noch nicht vollständig entwickelten immunologischen Reaktionslage neugeborener Tiere mit Applikation von Antilymphocytenserum erzielt werden.

Histomorphologische und histochemische Untersuchungen ergaben, daß die Zufuhr von Testosteron die sekretorische Aktivität des heterotransplantierten Drüsenepithels stimuliert. Die hochprismatischen Epithelien zeigen einen breiten apikalen Sekretsaum mit reichlich sauren Mucopolysacchariden (Senge et al.).

Abzuklären bleibt die Frage, inwieweit auch eine Beeinflussung der Zellneubildung im Transplantat durch Testosteron erfolgt. In der vorliegenden Arbeit wird versucht, die DNS-Syntheseaktivität bzw. Zellneubildungsrate im Epithel unter Testosteroneinfluß zu bestimmen. Als Untersuchungsmethode wurde die Histoautoradiographie nach Markierung der Tiere mit H_3-Thymidin gewählt.

Methodik

Die Untersuchung wurde an 28 Tieren mit Prostataadenomimplantaten, die mit Antilymphocytenserum der gleichen Herstellungscharge behandelt wurden, durchgeführt. Detailierte Angaben über die Implantationstechnik und immunosuppressive Therapie sind in den Publikationen von Senge et al. enthalten. 15 Tiere erhielten 4 × 0,3 mg Testosteronpropionat, 13 Tiere wurden nicht hormonell behandelt.

Am 18. Tage nach der Heterotransplantation wurde 1 μC H_3-Thymidin/g Tiergewicht intraperitoneal zur gleichen Tageszeit verabreicht und die Tiere 60 min nach der Injektion

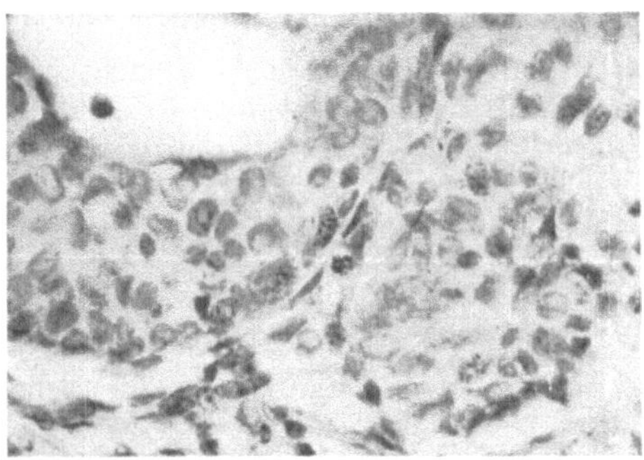

Abb. 1. H_3-Thymidinautoradiographie eines Prostataadenomgewebes am 18. Tag nach der Implantation. Markierte Zellen vorwiegend basal im Epithelverband (HE, 400fach)

getötet. Die Transplantate und zusätzlich ein Gewebsstück aus dem oberen Jejunum wurden entnommen, in 5% neutralem Formalin fixiert und Serienparaffinschnitte (8 μ) hergestellt. Die Schnitte wurden nach dem Eintauchverfahren (Joftes u. Warren) mit einer Kodak NTB-2-Filmemulsion beschichtet. Die Expositionszeit betrug 6 Wochen.

Ausgewertet wurden der Markierungsindex und die mittlere Silberkornzahl/Interphasekern. Die Zählung der Silberkörner erfolgte über vergleichbaren zentralen Kernanschnitten. Eine Zelle wurde als markiert angesehen, wenn mindestens fünf Silberkörner über dem Kernareal nachzuweisen waren.

Ergebnisse

1. Die Kontrollautoradiographien der Dünndarmschnitte zeigten bei allen Tieren einen H_3-Thymidineinbau. Zwischen den einzelnen Tieren bestanden keine signifikanten Abweichungen in der Verteilung der mittleren Silberkornzahl der Darmepithelien.

2. Sämtliche nicht hormonell behandelte Transplantate wiesen eine H_3-Thymidinmarkierung von Drüsenepithelien auf (Abb. 1). Nach Androgenbehandlung waren die Drüsenschläuche infolge des Sekretstaues auch häufig erweitert und wiesen z. T. eine Druckatrophie des Epithels auf. Im abgeplatteten Epithel waren häufig DNS-synthetisierende Zellen zu erkennen (Abb. 2).

3. Der Markierungsindex der Androgen-behandelten Tiere war gegenüber den Kontrollen nicht signifikant unterschiedlich. Die mittlere Silberkornzahl/Interphasekern stieg nach Testosteronbehandlung an. Die Werte waren signifikant (Abb. 3).

Besprechung

H_3-Thymidin wird während der Reduplikation der DNS in die Nucleinsäuren eingebaut. Die Untersuchung des Markierungsindex 60 min nach der H_3-Thymidininjektion ergibt die Anzahl der DNS-synthetisierenden Zellen während der Verfügbarkeit des H_3-Thymidin (Schulze u. Öhlert). Die mittlere Silberkornzahl über vergleichbaren Interphasekernanschnitten kann als relatives Maß für den

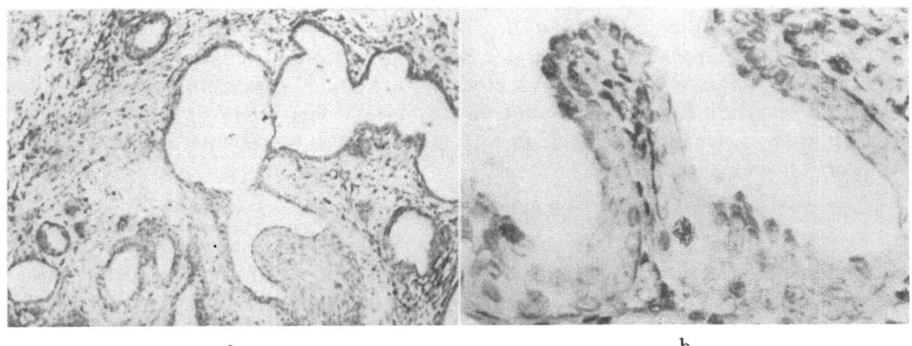

a b

Abb. 2a u. b. Adenomgewebe nach Testosteronbehandlung. a Erweiterte Drüsenschläuche mit partiell druckatrophem Epithel (HE, 63fach). b Stärkere Vergrößerung. H_3-Thymidin-markierte Zellen im Epithel (HE, 400fach)

H_3-Thymidineinbau und somit DNS-Syntheserate angesehen werden (Koburg). Unter vergleichbaren methodischen Voraussetzungen, betreffend vor allem die H_3-Thymidindosis, Expositionszeit und Schnittdicke sind an Hand der Verteilung der Silberkornzahlen Rückschlüsse auf relative Veränderungen der DNS-Syntheserate durch pharmakologische Beeinflussung möglich.

Aus den vorgelegten Befunden geht hervor, daß Prostataadenomheterotransplantate eine DNS-Synthese in einem hormonell indifferenten Milieu auf-

	Unbehandelt n = 13	Testosteron n = 15	
Markierungsindex/1000 Zellen	$\overline{X}_M = 19{,}5 \pm 6{,}3$ n = 12801	$\overline{X}_M = 22{,}5 \pm 3{,}8$ n = 13660	t = 1,52 $p > 0{,}10$
Silberkornzahl	$\overline{X}_M = 23{,}0 \pm 5{,}7$ n = 236	$\overline{X}_M = 32{,}0 \pm 6{,}0$ n = 254	t = 4,07 $p < 0{,}01$
T-Test			

Abb. 3. Einbau von H_3-Thymidin in heterotransplantiertes Prostataadenomgewebe

weisen. Inwieweit der H_3-Thymidineinbau einer proliferativen Aktivität des Drüsenepithels entspricht ist fraglich. Untersuchungen von Pelc haben ergeben, daß H_3-Thymidin auch in nicht proliferierende Zellen infolge metabolischer Veränderungen der DNS eingebaut werden kann. Bei der Übertragung von Geweben in Kulturmedien tritt nach einer Periode hoher proliferativer Aktivität eine Formation differenzierter postmitotischer Zellen auf (Simnett u. Morley). Die DNS-Synthese ist wesentlich höher als der effektiven proliferativen Aktivität der Zellen entspricht. Ein gleichartiger Effekt ist auch für heterotransplantierte Gewebe in Erwägung zu ziehen.

Die Behandlung mit Testosteron führt zu einem Anstieg der spezifischen Aktivität von H_3-Thymidin im Interphasekern ohne Erhöhung des Markierungsindex. Eine Steigerung der DNS-Synthese hinsichtlich metabolischer Veränderungen im Prostataadenom kann auf Grund dieses Befundes angenommen werden. Andererseits wurde nachgewiesen, daß Testosteron die Mitoseaktivität im Prostatagewebe erhöht (Bullogh u. v. Oordt, Allen, Robson et al.). Tuohima u. Niemi konnten eine Verkürzung des gesamten Zellcyclus in der ventralen Prostata der Maus feststellen. Durch Verkürzung der Generationszeit ist eine Steigerung der Zellproliferation ohne Erhöhung des proliferierenden Kompartments möglich (Rajewsky). Inwieweit ein Anstieg der Zellproliferation im heterotransplantierten Prostataadenomgewebe auf Grund eines derartigen Mechanismus eintritt, oder Testosteron lediglich eine Erhöhung der metabolischen DNS-Synthese bewirkt, werden weitere Untersuchungen des H_3-Thymidineinbaues mit entsprechenden Auswertungsverfahren zeigen.

Zusammenfassung

Der Einfluß von Testosteronpropionat auf den Einbau von H_3-Thymidin in heterotransplantiertes Prostataadenomgewebe wurde autoradiographisch untersucht. Ausgewertet wurde der Markierungsindex und die mittlere Silberkornzahl/Interphasekern 60 min nach Injektion von H_3-Thymidin. Die Androgenzufuhr führte zu einem Anstieg der mittleren Silberkornzahlen ohne Veränderung des Markierungsindex gegenüber den Implantaten im hormonell indifferenten Milieu. Die Bedeutung dieser Befunde hinsichtlich metabolischer Veränderungen der DNS-Synthese bzw. Zellneubildung im heterotransplantierten Prostataadenomgewebe wird diskutiert.

Literatur

1. Allen, J. M.: Exp. Cell. Res. **14**, 142 (1958). — 2. Bullogh, W. S., v. Oordt, G. J.: Acta endocr. (Kbh.) **4**, 291 (1950). — 3. Forsberg, J. G., Ingemanson, C. A.: Acta obstet. gynec. scand. **46**, 581 (1967). — 4. Joftes, D. L., Warren, S.: J. biol. photogr. Ass. **23**, 145 (1955). — 5. Koburg, E.: The use of grain counts in the study of cell proliferation. In: Frey, R. J. M.: Cell proliferation. Oxford: Blackwell Scientific Publ. 1963. — 6. Pelc, S. R.: Incorporation of labelled precursors of DNA in non dividing cells. In: Frey, R. J. M.: Cell proliferation. Oxford: Blackwell Scientific Publ. 1963. — 7. Rajewsky, M. F.: Biophysics **3**, 65 (1966). — 8. Robson, M. C., Schirmer, H. K. A., Scott, W. W.: Invest. Urol. **3**, 10 (1965). — 9. Schulze, B., Öhlert: Science **131**, 737 (1960). — 10. Senge, Th., Reis, H. E., Richter, K. D., Lucius, M.: Z. Krebsforsch. **74**, 274 (1970). — 11. Senge, Th., Richter, K. D., Reis, H.: Verh. dtsch. Ges. Urol. **24**, 234 (1973). — 12. Simnet, J. D., Morley, A. R.: Exp. Cell. Res. **46**, 29 (1967). — 13. Tuohima, P., Niemie, M.: Acta endocr. (Kbh.) **58**, 696 (1968).

Dr. G. Lunglmayr
Urolog. Univ.-Klinik
A-1090 Wien
Alserstraße 4

B. Brehmer und P. O. Madsen: **Unterschiedliche Wirkungen von Oestrogenen und Androgenen auf das Wachstum menschlicher Prostatazellkulturen aus Adenom- und Carcinomgewebe***

Nach den umfangreichen Untersuchungen, die Röhl 1959 über Kulturen von menschlichem Prostatagewebe in vitro publizierte, schien uns die Gewebekultur als Methode dafür geeignet zu sein, Testsubstanzen unter Ausschaltung aller übergeordneten Zentren direkt auf die menschliche vitale Zelle einwirken zu lassen und den Effekt auf das Zellwachstum zu beobachten. Es sollte in den folgenden Versuchen die Wirkungen von Oestrogenen und Androgenen auf das Wachs-

* Die Arbeit wurde mit Unterstützung der Deutschen Forschungsgemeinschaft durchgeführt.

tum menschlicher Prostatazellen aus Adenom- und Carcinomgewebe in vitro geprüft werden.

Methodik

Monolayer-Gewebekulturen wurden nach Standardmethoden entweder durch Trypsinisierung des Gewebes oder durch Subkultivierung von in Organkulturen ausgewachsenen Zellen angelegt und in Basal Medium Eagle mit 10% fetalem Kalbserum erhalten. Wegen der unsicheren morphologischen Bestimmung der Kulturzellen testeten wir zum Vergleich außerdem eine Zellpopulation aus der menschlichen Haut[1]. Diese Kultur erschien unter dem Lichtmikroskop sehr gleichförmig und setzte sich fast ausschließlich aus spindelförmigen Zellen zusammen. Kulturen aus Prostatagewebe enthielten indessen rundliche oder polygonale sowie spindelförmige Zellen, die nebeneinander wuchsen.

Das Zellwachstum wurde quantitativ durch Bestimmung der Plating Efficiency erfaßt. Diese Größe resultiert aus der Beobachtung, daß in einer frisch angesetzten Kultur, z. B. nach einer Passage, die überlebenden, teilungsfähigen Zellen Kolonien bilden, die nach 10 Tagen makroskopisch erkennbar sind. Man zählt diese Kolonien aus und erhält damit die Über-

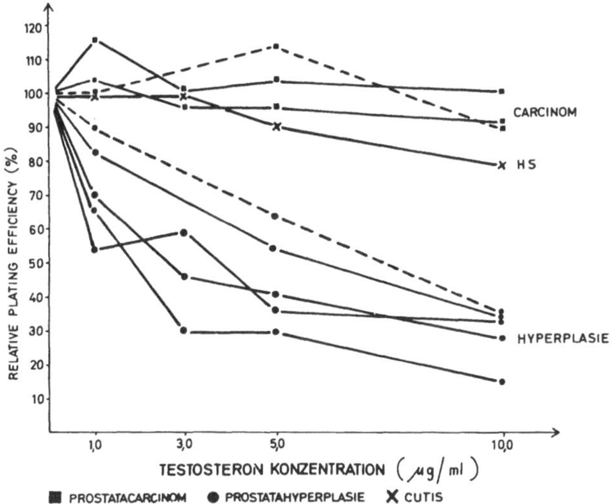

Abb. 1. Wirkung von Testosteron auf die relativen Plating Efficiencies der getesteten Zellpopulationen. (Versuchsbedingungen s. Legende zu Tabelle 1. Variationsbreiten der relativen Plating Efficiencies bis zu 15%. Gestrichelte Linie: Nicht reproduzierbarer Versuch)

lebensrate der ausgesäten Zellen, die, in Prozent ausgedrückt, als Plating Efficiency bezeichnet wird. Wir bestimmten die Plating Efficiency verschiedener Zellpopulationen nach Einwirkung von Hormonen in ansteigenden Konzentrationen.

Es wurden bei den Versuchen je 500 Zellen auf 60 mm Falcon Plastic Dishes ausgesät. Nach 24 Std wurde ein Mediumwechsel durchgeführt. Das neue Medium enthielt frisch zubereitete Acetonlösungen der Testsubstanzen in ansteigenden Konzentrationen bei konstanter Acetonkonzentration von 0,5%. Die ,,Behandlung'' der Zellen wiederholten wir nach 3 Tagen und beendeten sie nach 7 Tagen. Die Versuche wurden nach 10 Tagen abgeschlossen. Jedes Experiment wurde durch Kulturplatten kontrolliert, die während der ,,Behandlungszeit'' der Zellen nur 0,5% Aceton im Medium enthielten. Die unter den verschiedenen Konzentrationen der Testsubstanzen erhaltenen Plating Efficiencies bezogen wir auf die der Kontrollen, die gleich 100% gesetzt wurden, und drückten sie zum besseren Vergleich untereinander als relative Plating Efficiency aus.

Ergebnisse

Die folgenden Resultate ergaben sich aus zwei größeren Versuchsreihen mit Oestron/Testosteron und Androsteron/Diäthylstilboestrol. Die Experimente wurden mit wenigen Ausnahmen (Abb. 1 u. 2) in zeitlichen Abständen von meh-

[1] Wir danken Dr. de Maas aus dem genetischen Institut der State University of Wisconsin für die freundliche Überlassung der Zellpopulation.

reren Tagen reproduziert. Die Substanzen wurden in den einzelnen Konzentrationen auf insgesamt 6 bis 10 Kulturplatten bei ebenso viel Kontrollplatten getestet. Die Variationsbreite der relativen Plating Efficiencies betrug bis zu 15%. Oestron hemmte in höheren Konzentrationen das Wachstum von Zellen aus Adenom- als auch aus Carcinomgewebe (Tabelle 1). Im Fall 0 10/18, einem Patienten mit

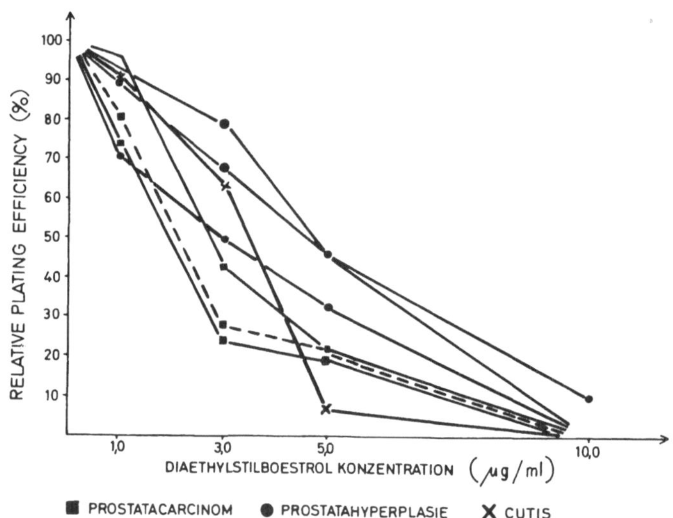

Abb. 2. Wirkung von Diäthylstilboestrol auf die relativen Plating Efficiencies der getesteten Zellkulturen. (Versuchsbedingungen s. Legende zu Tabelle 1. Variationsbreiten der relativen Plating Efficiencies < 15%. Gestrichelte Linie: Nicht reproduzierter Versuch)

Tabelle 1. Wirkung von Oestron auf die relativen Plating Efficiencies der Kulturzellen aus Prostataadenom-, -carcinomgewebe und aus der menschlichen Haut (Kontrolle mit Aceton = 100%. Es wurden 6 bis 10 Kulturplatten pro Konzentration getestet. Variationsbreiten der relativen Plating Efficiencies bis zu 15%)

Oestron Konzentration im Medium µg/ml	Relative Plating Efficiency								
	Hyperplasie					Carcinom			Cutis
	HP_3	HP_5	0 8/9	HP_8	0 7/30	HP_6	HP_7	0 10/18	HS
	0%								
0,1	97	100	100			100			100
0,5	100	83	140			96			91
1,0	102	68	100	92	85	76	100	100	92
3,0	75	50	93	61	55	61	95	100	97
5,0	58	43	55	38	50	56	67	85	96
10,0	12	16	31	7	5	27	0	43	84
20,0	0	0							

metastasierenden Prostatacarcinom unter Hormonbehandlung, war die toxische Wirkung des Oestrons weniger stark ausgeprägt. Die Kulturzellen aus der Haut wurden in ihrem Wachstum kaum beeinträchtigt. Testosteron wirkte in höheren Konzentrationen selektiv toxisch auf Zellen aus Prostataadenomgewebe. Zellen aus Prostatacarcinomgewebe wurden kaum und die Hautkulturzellen nur mäßig in ihrem Wachstum gehemmt (Abb. 1). Bei niedrigeren Testosteronkonzentrationen lagen die relativen Plating Efficiencies der Carcinomzellen über 100%. Dies kann als eine wachstumsstimulierende Wirkung des Hormons interpretiert werden. Für Androsteron ließ sich kaum eine Toxicität nachweisen (Tabelle 2). Bei niedrigeren Konzentrationen lagen die relativen Plating Efficiencies fast aller untersuchter Zellpopulationen über 100%. Diäthylstilboestrol indessen hemmte das Wachstum aller Zellen, wobei die Carcinom- und die Hautkulturzellen etwas emp-

Tabelle 2. Wirkung von Androsteron auf die relativen Plating Efficiencies der getesteten Zellpopulationen (Versuchsbedingungen wie in der Legende zu Tabelle 1 beschrieben. Variationsbreiten der relativen Plating Efficiencies < 15%)

Androsteron Konzentration im Medium µg/ml	Relative Plating Efficiency					
	Hyperplasie			Carcinom		Cutis
	0 8/9	0 8/2	HP_8	HP_6	HP_7	HS
	%					
0,1			125	111		
0,5	96	93	140	104	96	
1,0	126	110	113	130	112	107
3,0	120	120	100	120	96	
5,0	120	100	105	135	96	100
10,0	100	103	90	134	96	100
20,0	100	80			70	93

findlicher zu reagieren scheinen (Abb. 2). Im Vergleich zu Oestron war die wachstumshemmende Wirkung des Diäthylstilboestrols stärker ausgeprägt.

Es zeigte sich, daß bei der gegebenen Versuchsanordnung eine Abhängigkeit zwischen Konzentration und Wirkung der Testsubstanzen auf das Wachstum der Kulturzellen besteht. Die Reaktion der einzelnen Zellpopulationen ist teilweise unterschiedlich. Inwieweit sich aus diesen Versuchen eine allgemein klinische Bedeutung, etwa im Sinne eines prädiktiven Testes zur Beurteilung der Erfolgsaussichten einer Tumorbehandlung ergibt, muß durch weitere Untersuchungen geklärt werden.

Literatur

1. Chen, T. T., Heidelberger, C.: J. nat. Cancer Inst. **42**, 903 (1969). — 2. Hellström, I.: Int. J. Cancer **2**, 65 (1967). — 3. Puck, T. T., Morkovin, D., Marcus, P. I., Cieciura, S. J.: J. exp. Med. **103**, 485 (1956). — 4. Röhl, L.: Acta chir. scand. Suppl. 240 (1959).

Dr. B. Brehmer
Urolog. Univ.-Klinik der Gesamthochschule
D-4300 Essen
Hufelandstraße 55

K. König, A. S. Tranekjer, A. K. Brachetti: **Zur Frage der hormonellen Beeinflußbarkeit von Hypernephromzellen in vitro**

Die therapeutische Problematik nicht mehr radikal operabler bzw. metastasierender Hypernephrome bedarf wohl keines weiteren Kommentars. Nachdem die klassischen Cytostatika praktisch keine Erfolge brachten, berichtete Bloom (1971) über insgesamt 80 Patienten, die er mit Medroxyprogesteronacetat behandelte. Er fand eine subjektive Besserung in 55% der Fälle, deutliche Besserung der radiologischen und klinischen Tumorbefunde in 16% ,und zwar im Zeitraum von 2 bis 6 Wochen nach Therapiebeginn. Diese Erfolgsquote erhöhte sich bei Männern auf insgesamt 27%. Auch bei Wagle (1972) zeigten von 43 Patienten mit fortgeschrittenen, metastasierenden Hypernephromen 16,7% objektive Zeichen einer Tumorregression.

Eine hormonelle Abhängigkeit hypernephroider Tumoren, wie auch Hormonaktivität wird von vielen Autoren bejaht. Schon 1947 konnte Matthews beim syrischen Hamster nach Stilboestrolbehandlung adenomatöse Tumoren der Niere erzeugen. Horning induzierte den gleichen Tumortyp ebenfalls durch Oestrogengaben. Diese Tumorinduktion, und zwar sowohl Adenome wie hypernephroide Carcinome in beiden Nieren wurde durch gleichzeitige Gabe von Gestagenen verhindert. Im Chester-Beatty-Institut London, mit dem wir zusammenarbeiten, wurde der Hamster-Nierentumor, der in seinen morphologischen und biochemischen Eigenschaften denen der menschlichen Hypernephrome entspricht, erfolgreich transplantiert und über mehr als 5 Jahre gezüchtet. Etwa nach 5jähriger Dauerkultur war eine Oestrogenabhängigkeit nicht mehr nachzuweisen.

Bei anderen menschlichen, hormonabhängigen Tumoren wie Prostatacarcinom und Adenocarcinom des Corpus uteri konnte auf Grund ausgedehnter in vitro-Untersuchungen gezeigt werden, daß die Beeinflußbarkeit der Proliferation durch Gestagene individuell verschieden war, unabhängig von der primären histologischen Struktur.

Aufgabe unserer Untersuchungen war es, ein Modell zu finden, um in vitro-Kriterien für eine hormonelle Ansprechbarkeit entsprechender hypernephroider Tumoren zu erhalten.

Zur Objektivierung der Ergebnisse wurde das operativ gewonnene Material halbiert und gleichzeitig in Homburg und im Chester-Beatty-Institut in London explantiert und getestet.

Insgesamt wurden bis jetzt 47 hypernephroide Carcinome in Monolayer-Kulturen ausgepflanzt und gegen 17-alpha-Hydroxy-19-norprogesteroncapronat (Gestonoroncapronat) getestet. Die Konzentration der Testsubstanz belief sich auf 1 und 17 gamma/ml. Wir fanden in 33 Fällen = 70% eine in vitro-Resistenz, während 14 = 30% auf Grund morphologischer Kriterien eine gute Ansprechbarkeit aufwiesen. Diese Ergebnisse entsprechen den Werten bei anderen hormonabhängigen Tumoren (Adenocarcinom des Endometriums und Ovarialtumoren). Gleichzeitig waren die unabhängig voneinander gewonnenen Ergebnisse in Homburg und London identisch.

Bei äußerst kritischer Einstellung gegenüber der Wertigkeit von in vitro-Modellen ist doch festzuhalten, daß sie Anhaltspunkte für die direkte Ansprechbarkeit geben, wobei wir uns der Problematik der Übertragbarkeit von in vitro- auf in vivo-Verhältnisse im klaren sind. Unter anderem muß hier an das Problem der Umgehung des menschlichen Metabolismus gedacht werden.

Zur Frage der Identität des Zellmaterials verglichen wir die histologischen und cytologischen Zellbefunde. Hierbei zeigte sich übereinstimmend in Homburg und London, daß die Hypernephromzellen in vitro morphologisch einheitlich einen typischen Zellcharakter aufwiesen und selbst in der Subkultur noch eine gewisse Übereinstimmung mit den Originalzellen im fixierten histologischen Präparat vorlag. Biochemische Untersuchungen, und zwar die Prüfung des Lipid- und Glykogengehaltes am explantierten und am Originalgewebe zeigten ebenfalls vergleichbare Ergebnisse.

Abschließend ist zu sagen, daß sich unsere Arbeiten in der experimentellen Phase befinden und sicherlich noch keine eindeutige Aussage über die Wirksamkeit von Gestagenen bei der Therapie spezieller Patienten mit z. B. metastasierendem Hypernephrom gemacht werden kann. Andererseits bietet aber die Behandlung dieser Tumoren mit Präparaten, die im Vergleich mit anderen cytostatischen Medikamenten praktisch atoxisch sind und nur geringgradige Nebeneffekte aufweisen (Möglichkeit der Potenzbeeinträchtigung), neue Ansatzpunkte für die Zusatztherapie fortgeschrittener Fälle mit metastasierenden Hypernephromen.

Wie schon ausgeführt, zeigten auch klinische Beobachtungen verschiedener Autoren, daß es möglich ist, hypernephroide Nierentumoren mit Gestagenen zu therapieren. Uns schien es wichtig, vor Beginn einer Humantherapie zusätzlich objektive Kriterien zu erhalten, die Ansatzpunkte dafür bieten, ob eine Ansprechbarkeit gegenüber dem zu verwendenden Therapeutikum gegeben ist.

Professor Dr. K. König
Oberarzt der Urolog. Univ.-Klinik
D-6650 Homburg (Saar)

O. Hallwachs, U. Helmchen und D. Beduhn: **Langzeitbeobachtungen nach Implantation der Milzgefäße in die durchblutungsgedrosselte Niere (mikroangiographische und histologische Untersuchungen)**

Bei protrahiert verlaufender Stenosierung oder Obliteration der extrarenalen Nierenarterie kann die daraus resultierende renale Minderdurchblutung die Bildung eines sog. pararenalen Kollateralkreislaufs induzieren, der präglomerulär Anschluß an das intrarenale Gefäßsystem findet und somit funktionelle Bedeutung hat.

Im Gegensatz hierzu führt die operativ induzierte Neubildung von Kollateralen beispielsweise durch Fixation der teilweise dekapsulierten Nierenoberfläche mit der Milz, Leber oder dem Darm mit Sicherheit zu keiner Zunahme der glomerulären Filtration, weil die die Narbenwand zwischen dem jeweils anastomosierten Organ und der Niere durchziehenden Endothelkanälchen in peritubuläre Rindencapillaren oder größere Venolen und somit erst postglomerulär münden.

Eine operativ induzierte funktionell effektive Revascularisation einer minderdurchbluteten Niere ist in Analogie zu der Veinbergschen Operation am Herzen nur mit der von Goldsmith u. Friedman erstmals beschriebenen Implantation der Milzgefäße in die Nierenrinde möglich.

Über dieses von uns tierexperimentell überprüfte neue Operationsverfahren hatten wir bereits auf der 23. Tagung der Deutschen Gesellschaft für Urologie im Oktober 1970 in Baden-Baden berichtet. Inzwischen liegen Langzeitbeobachtungen vor. Von den wöchentlich kontrollierten Blutwerten blieben die Serumelektrolyte während der ganzen Beobachtungszeit im Bereich der Norm, die Serumkreatininwerte lagen zwischen 1,3 und 2,1 mg-%, die Harnstoffwerte stiegen je nach Flüssigkeitsaufnahme zeitweise bis auf 50 bis 60 mg-% an.

Auf den transfemoralen Coeliacogrammen mit selektiver Füllung der in die Nierenrinde implantierten Milzarterie sieht man, 3 Monate nach Durchtrennung der linken Nierenarterie und aller sichtbaren Kollateralgefäße, vor allem in den Nierenbezirken um die implantierten Milzgefäße, die in das Nierenparenchym aussprossenden Kollateralen und arterioarteriellen Anastomosen.

Im postmortal angefertigten Angiogramm, in dem die Milzarterie zunächst mit 0,5 ml, später dann mit insgesamt 1,0 ml einer dünnen Barium-Sulfataufschwemmung gefüllt wird, erscheint dieses für die minderdurchblutete Niere tatsächlich erste Modell einer operativ induzierten Bildung von arterioarteriellen Gefäßanastomosen in der Niere noch eindrucksvoller. Aus der implantierten Milzarterie sprossen vor allem an deren Ein- und Austrittsstelle Kollaterale und bilden arterio-arterielle Anastomosen mit intrarenalen Arterien. Die intakten Tubuli und Glomerula im untersten Nierenpol, durch den keine Milzarterie zieht, lassen darauf schließen, daß dieser Organbezirk über Interlobulararterien Anschluß an die arterielle Versorgung erhält (Abb. 3).

Auf den histologischen Ganzschnitten der exstirpierten Nieren sind in der Umgebung der implantierten Milzarterie zahlreiche hämangiomatoide Gefäßknäuel zu erkennen.

Auch auf Mikroradiogrammen, auf denen die implantierte Milzarterie jeweils orthograd getroffen ist, wird die knäuelartige Anordnung der von der implantierten Milzarterie aussprossenden Kollateralen deutlich (Abb. 2).

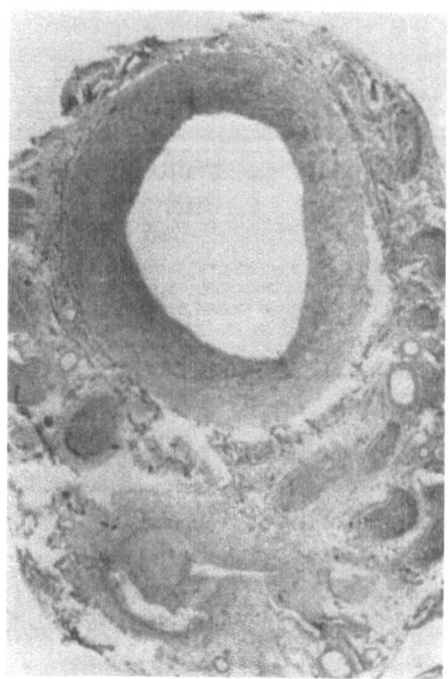

Abb. 1. Milzarterie vor Eintritt in das Nierengewebe mit umgebendem Bindegewebe, das zahlreiche Nerven, einzelne kleine arterielle Gefäße und am rechten Bildrand wahrscheinlich weitgehend kollabiert die Milzvene enthält (PAS-Färbung)

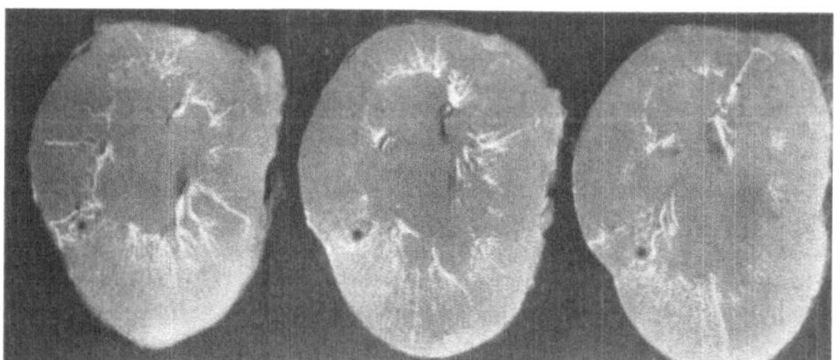

Abb. 2. Mikroradiogramme von drei Nierenquerschnitten

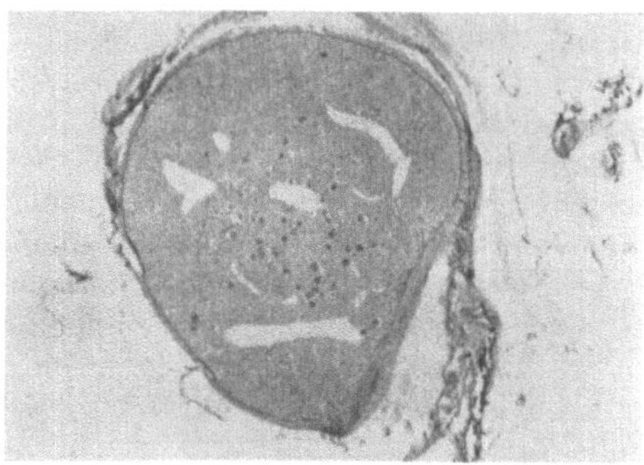

Abb. 3. Übersichtsschnitt mit Kapsel aus einem unteren Nierenpol, weit entfernt vom Ende der implantierten Milzarterie. Normales Nierengewebe. Kontrastmittelfüllung zahlreicher Glomerula. Die hellen Hohlräume im Nierengewebe entsprechen den blutfreien Venen (PAS-Färbung)

Im *histologischen Übersichtspräparat*, das dem in den Mikroradiogrammen gezeigten Bezirk entspricht, gruppieren sich um die breitoffene Arteria lienalis mit ihrer kräftigen Wandmuskulatur teilweise noch mit Kontrast gefüllte arterielle Gefäße von angedeutet angiomartigem Charakter. Rindenwärts findet sich ein schmaler, an der Oberfläche eingezogener

Parenchymbezirk mit atrophischen Harnkanälchen und dadurch bedingt eng beieinander liegenden Glomerula, deren Capillarschlingen auffallend häufig mit Kontrastmittel gefüllt sind.

Die vorliegenden mikroangiographischen und histologischen Befunde erlauben die Annahme, daß die weitlumigen Seitenäste der in die Nierenrinde implantierten Milzarterie, die nach Durchlaufen eines hämangiomatoiden Gefäßkonvolutes sowohl mit kaliberstarken Parenchymarterien als auch mit Nierenvenen anastomosieren, aus kanalisierten Hämatomen entstanden sind, die entweder von einer Gefäßincision oder einem nicht ligierten Seitenast ausgingen und ihrerseits Verbindung zu Parenchymgefäßen aufgenommen haben, die bei der für die Implantation der Milzgefäße notwendigen Tunnelierung der Nierenrinde eingerissen waren.

Weitere tierexperimentelle Untersuchungen sollen klären, ob dieses bis jetzt nicht sicher reproduzierbare Operationsverfahren zur Revascularisierung einer minderdurchbluteten Niere zumindest in bestimmten Fällen auch in die Klinik übernommen werden kann.

Privatdozent Dr. O. Hallwachs
Städt. Urolog. Klinik
D-6100 Darmstadt

Diskussion zu den Vorträgen S. 229 bis 245

Auditorium: Herr Franks, London, besteht darauf, daß man bei Aussagen über die Prostata unbedingt die organische Einheit von Stroma und Parenchym berücksichtigen muß, denn nur beide Gewebskomponenten führen erst zu einem funktionsgerechten Zustand und Verhalten des Gewebes.

F. H. Schröder, Würzburg: Diese Theorie von Franks ist bekannt. Dazu ist festzustellen, daß es sich bisher nur um eine Theorie handelt; und Herr Franks kann bisher seine Hypothese nicht beweisen, daß das Stroma unbedingt als Mediator der Androgen- oder Oestrogenwirkung an der Prostatazelle notwendig ist. Weiterhin muß festgestellt werden, daß Herr Franks ein Zellzüchter sehr alter Schule ist, der neuere Methoden und die Möglichkeiten der Monolayer-Kultur sicherlich nicht übersieht.

F. Orestano, Mainz: Zu Herrn Senge möchte ich bemerken, daß die Dokumentation durch die schönen Bilder perfekt ist. Nur ist die vacuoläre Degeneration bei der Oestrogenwirkung ein Effekt, der bei allen Epithelzellen nachweisbar ist, etwa in der Vagina der Frau oder der Urethra des Mannes. Überall dort, wo sich Epithelien finden, läßt sich eine vacuoläre Degeneration nachweisen, also auch in der Prostata und im Prostataadenom. Ich möchte darauf hinweisen, daß man im Prostatacarcinom, auch unter Oestrogentherapie, niemals im Carcinomgewebe selbst, besonders wenn es entdifferenziert ist, solche vacuoläre Degeneration findet. Haben Sie LH- oder FSH-Bestimmungen im Serum der Ratte durchgeführt?

Th. Senge, Herne: Ich habe weder LH noch FSH bestimmt und darf in diesem Zusammenhang nur darauf hinweisen, daß Herr Neumann, Berlin, ausdrücklich bestätigt hat, daß bei Benutzung infantiler weiblicher Ratten, die ja nicht länger als 21 Tage leben und maximal 30 g wiegen, endogene Regulationsmechanismen fehlen oder so unbedeutend sind, daß sie auf das Transplantat keine Wirkung haben können. Bezüglich der vacuolären Degeneration möchte ich darauf hinweisen, daß diese für viele, und ich darf auch hier Herrn Faul zitieren, geradezu als Nachweis einer Hormonempfindlichkeit gilt und sogar einige Herren daraus prognostische Schlüsse bei der Oestrogenbehandlung des Prostatacarcinoms ableiten. Ich stimme mit einigen Pathologen überein, u. a. mit Herrn Haberich, der auch vor diesem Gremium mehrfach über das Prostatacarcinom referiert hat, daß die vacuoläre Degeneration ein oestrogenspezifischer Effekt an der Prostata ist. Sie können ihn natürlich auch an anderen Stellen sehen, an anderen Epithelien, wie Sie es festgestellt haben, Herr Orestano, aber es handelt sich hier um einen spezifischen Effekt für die Prostata.

D. Dhom, Homburg: Nachdem die Pathologen angesprochen sind, möchte ich zum Begriff der vacuolären Degeneration noch etwas sagen. Ich glaube, man muß zwei Dinge sehr scharf auseinanderhalten: Auf Ihrem Bild, Herr Senge, das ich gerade gesehen habe, handelt es sich meiner Ansicht nach nicht um die vacuoläre Degeneration, sondern um eine Glykogenspeicherung, wie wir sie im Plattenepithel eben haben und wie wir sie unter Oestrogentherapie normalerweise ja auch jederzeit in der normalen Prostatadrüse sehen. Sie haben auch ein paar Präparate gezeigt, auf denen eine sehr schöne PAS-positive Reaktion in einem solchen squamösen Epithel zu sehen war. Das ist Glykogen; denn die vacuoläre Degeneration in der Prostatacarcinomzelle sieht völlig anders aus unter Oestrogentherapie, wie ich morgen noch zeigen werde. Das ist ein ganz anderes Bild als die squamöse Metaplasie mit diesem sehr hellen Cytoplasma mit dem mittelständigen Kern; das ist eine Interpretation, daß das Hydrops ist, Wasser und dann eben als vacuoläre Degeneration bezeichnet wird. Es ist Glykogen.

Th. Senge, Herne: Ich möchte Herrn Prof. Dhom eigentlich widersprechen, da wir durchaus die entsprechende Reaktion geprüft haben und kein Glykogen nachweisen konnten.

P. Faul, München: Ich möchte noch zu den Untersuchungen von Herrn Senge und Herrn Lunglmayr Stellung nehmen. In München haben wir zusammen mit Herrn Rabes vom Pathologischen Institut feinnadelbioptisch-cytologisches Material inkubiert und Autoradiogramme an drei Gruppen von Patienten angefertigt, und zwar bei Patienten mit Prostataadenom, bei Patienten mit unbehandeltem Prostatacarcinom, ferner bei Kranken, die unter Oestrogentherapie standen. Dabei haben wir folgende Befunde erhoben: Bei den Patienten mit Prostataadenom konnten wir nur ganz vereinzelt DNS-synthetisierende Zellen finden. Bei den Kranken mit unbehandeltem Prostatacarcinom bestand ein enger Zusammenhang zwischen der Anzahl der DNS-synthetisierenden Zellen und dem vorliegenden Differenzierungsgrad, d. h. je niederer differenziert ein Prostatacarcinom war, desto mehr DNS-synthetisierende Zellen konnten wir finden. Bei den Patienten, welche mehr oder weniger lange Zeit unter Oestrogentherapie standen, fanden wir einen deutlichen Rückgang der DNS-synthetisierender Zellen. Die Zellen, die vorhin von Herrn Prof. Dhom als glykogenspeichernde Zellen angesprochen wurden, was wir auch bestätigen konnten durch den Nachweis des Glykogens mit der entsprechenden Färbung, und die vorhin von Herrn Lunglmayr als hydropisch degenerierte Zellen angesprochen wurden, die wir, allerdings in einem früheren Stadium der Oestrogenbehandlung auch finden, zeigten in keinem Falle eine DNS-Synthese. Ich möchte nur darauf hinweisen, daß ich auf Grund der Tatsache, daß es möglich ist an cytologischem Gewebe Autoradiographien durchführen zu können, glaube, daß sich hier vielleicht Möglichkeiten ergeben, am Menschen direkt durch kurzfristige Verlaufskontrollen dem Wirkungsmechanismus, wie z. B. der Oestrogene oder auch von Cytostatika, oder vielleicht auch der Bestrahlung, näherzukommen.

DAS PROSTATACARCINOM

W. Brosig: Epidemiologie, Frühdiagnose und Stadieneinteilung im Hinblick auf die Therapie

Das Carcinom der Vorsteherdrüse ist eine Erkrankung des höheren Mannesalters. In größeren Statistiken sind 15 bis 20% aller Prostataerkrankungen jenseits des 50. Lebensjahres durch ein Carcinom bedingt, während es vor diesem Zeitpunkt nur etwa 1% ausmacht (Tjaden u. Mitarb.). Histologische Serienschnitte

Tabelle 1. Sterbefälle an bösartigen Neubildungen bei Männern (1966)[a]

	BRD (60 Mill. Einwohner)		USA (201 Mill. Einwohner)	
	Anzahl	auf 100000 Einwohner	Anzahl	auf 100000 Einwohner
Lunge (1.)	16177	57,6	(1.) 40987	42,9
Magen (2.)	14206	50,7	(4.) 11145	11,7
Darm (3.)	7161	25,6	(2.) 21103	22,1
Prostata (4.)	**5075**	18,1	(3.) **15800**	16,5

[a] Das Gesundheitswesen der Bundesrepublik Deutschland, Bd. IV. Stuttgart-Mainz: Verlag W. Kohlhammer 1970.

Tabelle 2. Sterbefälle an bösartigen Neubildungen der Prostata (1966)[a]

Land (Einwohner)	insgesamt	auf 100000 Einwohner	Altersgruppen bis (Jahren) 40	50	60	70	80	90
BRD (60 Mill.)	5075	18,1	7	15	213	1118	2198	1524
England (48 Mill.)	3875	16,7	1	12	164	793	1666	1237
Frankreich (50 Mill.)	4912	20,6	4	13	157	970	2079	1689
Italien (53 Mill.)	3036	11,8	3	18	187	706	1342	779
Schweden (7,9 Mill.)	1144	29,6	0	2	39	205	503	395
USA (201 Mill.)	15800	16,5	17	86	787	3352	6748	4810
Japan (101 Mill.)	701	1,5	8	5	51	196	317	124

[a] Das Gesundheitswesen der Bundesrepublik Deutschland, Bd. IV. Stuttgart-Mainz: Verlag W. Kohlhammer 1970.

bei Obduktionen ergaben eine Carcinomhäufigkeit bei über 50jährigen von 36 bis 46% (Baron u. Angrist). Bei Patienten, die das 80. Lebensjahr überschritten haben, soll dieselbe sogar 80% betragen (Hirst u. Bergman). Nach den Sterbestatistiken steht das Prostatacarcinom bei der malignen Neuerkrankung nach Lunge, Magen und Darm in Deutschland an vierter Stelle, während es in Amerika an dritter Stelle steht. Es sterben jährlich etwa 5000 Männer bei uns an einem Prostatacarcinom, das sind 18,1 Todesfälle auf 100000 Einwohner (Tabelle 1). Ein internationaler Vergleich der Sterbeziffern mit den größten Industrieländern ergibt einige interessante Zahlen. An erster Stelle liegt Schweden mit fast 30 Todesfällen auf 100000 Einwohner, also fast das doppelte von England, während im Gegensatz zu all den europäischen Ländern Japan mit 1,5 Todesfällen am niedrigsten liegt (Tabelle 2). Nach D. Smith ist auch bei Juden die Erkrankung verhältnismäßig selten, während in Amerika die Neger von der Erkrankung häufiger befallen werden. Auch besteht eine auffallende familiäre Komponente, wobei bei diesen Patienten multiple Krebse häufig beobachtet werden.

Die *Ursache des Prostatacarcinoms* ist nicht bekannt, doch läßt sich sein Wachstum durch Geschlechtshormone eindeutig in dem Sinne beeinflussen, daß es durch Androgene beschleunigt, durch Oestrogene oder Kastration gehemmt wird (Huggins, Henline). Bei Frühkastraten (Sharkey u. Fischer) und Klinefelter-Syndrom (Ardouino) ist es extrem selten.

Tannenbaum, Spiro u. Lattimer haben 1967 im Elektronenmikroskop gewisse filamentöse Strukturen im epithelialen Cytoplasma von hyperplastischen Gebieten, welche an das Carcinom angrenzten, beobachtet. Paulson, Rabson u. Fraley konnten mit Kulturen aus Hamsterprostatagewebe, welche mit Simian-Virus 40 (SV 40) infiziert waren, maligne Tumoren erzeugen, wenn sie in den homologen Wirt injiziert wurden. Möglicherweise besteht hier ein völlig neuer Gesichtspunkt für die Entstehung des Prostatacarcinoms.

Das Prostatacarcinom entwickelt sich häufig gleichzeitig mit einem gutartigen Prostataadenom. Es entsteht aber im Gegensatz zum letzteren nicht aus den periurethralen Drüsen, sondern aus dem hinteren Teil der Prostata oder den Seitenlappen, d. h. bei Vorliegen eines Prostataadenoms aus der „chirurgischen Kapsel". In wieweit aus einem Prostataadenom auch ein Carcinom entstehen kann, wird seit Jahren heftig diskutiert, man nimmt jedoch an, daß es sich meist um ein Übergreifen des Tumors von der Kapsel auf das Adenom handelt.

Nach Smith finden sich manchmal sehr kleine sog. „akademische" Krebse (okkulte Carcinome) innerhalb der hyperplastischen periurethralen Drüsen, die wahrscheinlich bei der Enucleation eines Adenoms oft vollständig entfernt werden.

Nach seinem *Ursprung* im hinteren Teil der Drüse, also im Bereich der sog. chirurgischen Kapsel, die der rectalen Palpation gut zugängig ist, wächst das Prostatacarcinom in dieser Kapsel weiter und kann durch zentrale Wucherung auch zu einer Infiltration eines Adenoms führen. Unter Durchbrechung der Kapsel wächst es dann häufig in die Samenblasen ein, wobei man in 80% dann schon Fernmetastasen erwarten muß. Der Tumor kann dann weiter in die Blasenwand infiltrieren und in die Blase selbst einbrechen. Gelegentlich kommt es durch die Kontinuitätsausbreitung zum Verschluß der Harnleitermündung. Da die Denonvilliersche Faszie gewöhnlich nicht durchbrochen wird, überschreitet der Tumor nicht die Rectumwand.

Die *Metastasierung* vollzieht sich in erster Linie auf venösem Wege, und zwar über die vertebralen Venen. Es erklärt das Überwiegen von Knochenmetastasen im Becken, der unteren Lendenwirbelsäule, in den langen Röhrenknochen, Rippe, Scapula, Schädel usw. Seltener finden sich Metastasen in den Lungen und in der Leber. Hinsichtlich der Skeletmetastasierung ähnelt das Carcinom der Vorsteherdrüse denen von Mamma, Schilddrüse und Bronchien.

Bei der *Ausbreitung per continuitatem* kommt es infolge Einbruch des Tumors in die perineuralen Lymphgefäße zur Metastasierung in die iliakalen und lumbalen Lymphknoten. Gelegentlich ist auch die supraclaviculäre Drüse am Venenwinkel befallen. Ein Drittel aller Weichteilmetastasen finden sich im Abdomen (Leber, Pankreas, Mesenterium, Lunge).

Die Erhöhung der sauren Serumphosphatasen findet sich bei 60% der Patienten mit irgendwelchen Metastasen, besonders Knochenmetastasen. Die Erhöhung ist pathognomonisch für Prostatakrebs, welcher metastasiert hat, aber normale Werte schließen die Existenz von Metastasen nicht aus. Die alkalische Serumphosphatase ist gewöhnlich erhöht, wenn osteoklastische Prozesse vorliegen.

Das frühe Prostatacarcinom ist eine außerordentlich symptom- und schmerzlose Erkrankung, so daß manchmal der Nachweis von Metastasen das erste Symptom ist. Bei 65% aller Patienten hat das Prostatacarcinom dieselben Erscheinungen wie ein Adenom, nämlich dysurische Beschwerden, d. h. erschwertes, verzögertes Wasserlassen, schwacher Urinstrahl, Nachträufeln, Pollakisurie, Nykturie, Cystitis und evtl. Harnverhaltung.

In den *Frühstadien* sind die klinischen Symptome sehr diskret oder fehlen völlig. Daraus erklärt sich, daß nur etwa 5 bis 10% aller Prostatacarcinome zum Zeitpunkt der Diagnose noch operabel sind. Etwa 20% der Patienten haben ihre ersten Symptome von seiten der Metastasen. In erster Linie handelt es sich um ischialgieforme Schmerzen, Rückenschmerzen, Metastasen in der Leber, die palpabel sein können, supraclaviculäre oder inguinale Lymphknoten, Anämie oder Gewichtsverlust. Im späten Stadium kann es durch Einbruch des Tumors in die Blase zur Makrohämaturie kommen, gelegentlich kann auch einmal eine Niereninsuffizienz, die durch Infiltration der Harnleitermündung bedingt ist, die ersten klinischen Erscheinungen hervorrufen. Auf der anderen Seite ist es bemerkenswert, daß selbst bei Patienten mit einem großen Prostatacarcinom keine auffallende Beeinträchtigung des Allgemeinzustandes vorzuliegen braucht. Bei der Diagnostik des Prostatacarcinoms soll im Rahmen dieses Vortrages nicht auf Einzelheiten eingegangen werden. Kurz zusammengefaßt stützt sich die Diagnose bekanntermaßen auf folgende Untersuchungen:

1. Rectale Untersuchung. 2. Nachweis von Metastasen. 3. Urographie. 4. Biopsie. 5. Vesiculographie. 6. Lymphangiographie. 7. Sternalpunktion.

Die *wichtigste diagnostische Maßnahme* ist die rectale Untersuchung. Der klassische Befund, die steinharte höckerige „Prostata" gibt wohl keine Probleme auf. Schwieriger zu diagnostizieren sind die Frühfälle. Manchmal findet man nur ein kleines Knötchen, das kaum die Oberfläche der Drüse überragt. Gelegentlich kann auch einmal ein Adenocarcinom eine regelmäßige weiche Konsistenz aufweisen und den klassischen Testbefund vermissen lassen. Selbst beim klassischen Palpationsbefund, der durch eine granulomatöse Prostatitis, durch Prostatasteine und andere entzündliche Erkrankungen bedingt sein kann, ist eine Fehldiagnose möglich.

Man steht heute auf dem Standpunkt, daß vor jeder Therapie auch beim Prostatacarcinom, die Diagnose unbedingt histologisch gesichert werden sollte. Folgende Möglichkeiten sind uns dabei gegeben:

A. Die perineale Freilegungsbiopsie. Die perineale Freilegung der Prostata und Excision von Gewebe unter Sicht des Auges aus dem carcinomverdächtigen Bezirk gilt als sicherste Methode zur Diagnose eines Prostatacarcinoms. Man kann aus dem gewonnenen Material sofort Schnellschnitte anfertigen lassen und bei positivem Befund — falls indiziert — die radikale Prostatektomie anschließen.

B. Die perineale und transrectale Nadelbiopsie: Man verwendet hier heute dazu die Tru-Cutnadel (Travenol, München) oder die Franzénnadel zur Aspirationsbiopsie. Da über dieses Thema mehrere Vorträge angemeldet sind, will ich nicht näher darauf eingehen.

C. Die transurethrale Elektroresektion: Der Wert der transurethralen Elektroresektion für die diagnostischen Zwecke ist begrenzt, da das Prostatacarcinom sich in den peripheren Anteilen der Prostata entwickelt und mit der Resektion nicht immer das Carcinom erfaßt werden muß.

Der feingewebliche Aufbau des Carcinoms ist für die Prognose und die Überlebenszeit von weitgehender Bedeutung. Die polymorphzelligen soliden Formen haben eine viel schlechtere Prognose als die reifzelligen, adenomatösen Formationen, da sie schnell proliferieren und viel häufiger metastasieren (Pool, Thompson, Heer u. Mitarb.). Binstorfer u. Burkerdt rechneten für ihr gesamtes Krankengut eine 5-Jahres-Überlebenszeit von 37%, bei den ausdifferenzierten alveolär-drüsigen Carcinomen lag sie jedoch bei 57%.

Stadieneinteilung

Die Stadieneinteilung ist für die Therapie von einiger Wichtigkeit. Beim internationalen Symposion über die Behandlung des Prostatacarcinoms in Berlin 1969 wurde als Grundlage zur Diskussion die Stadieneinteilung von Flocks benützt. Es sind dies folgende Stadien, (Tabelle 3):

A. Die Läsion, ein evtl. tastbarer Knoten, ist komplett auf die Prostata beschränkt. Dieses Stadium wird auch als das klinisch nachweisbare, operable Frühstadium bezeichnet.

B. Das Carcinom hat einen oder beide Prostatalappen vollständig befallen, ohne daß die Grenzen der Prostatakapsel überschritten werden. Die Samenblasen sind nicht befallen, Lymphknoten bzw. Knochenmetastasen sind klinisch nicht nachweisbar. Auch hier handelt es sich noch um ein operables Stadium.

C. Das Prostatacarcinom hat bereits die Kapsel überschritten. Obwohl klinisch noch keine Metastasen nachweisbar sind, muß in 50 bis 75% eine Lymphknotenmetastasierung in Betracht gezogen werden. Dieses Stadium ist nicht mehr operabel.

D. Dieses Stadium ist gekennzeichnet durch den sicheren Nachweis von Knochen- und anderen Fernmetastasen, unabhängig davon, wie ausgedehnt der Lokalbefund ist.

Ergänzend ist zu bemerken, daß im Stadium B und C Metastasen in 45% auf dem Lymphwege und in 10% auf dem Blutwege entstehen können.

Eine etwas andere Stadieneinteilung wird von der Veterans Administration Hospital-Gruppe verwandt. Da von dieser Gruppe mehrere Tausend Patienten registriert wurden, sollte auch diese Stadieneinteilung kurz erwähnt werden.

Im Stadium I besteht bei Palpation kein Verdacht für Malignität der Prostata, die Serumphosphatase ist normal. Röntgenologisch findet sich kein Nachweis einer Metastasierung. In diesem Stadium ist der Nachweis der Carcinome nur durch Gewebeuntersuchungen nach subtotaler Prostatektomie (offen oder transurethral) möglich.

Im Stadium II ergibt die rectale Untersuchung einen lokalisierten Knoten. Die Prostataphosphatase ist normal und es besteht klinisch kein Anhalt für Metastasierung. Die Diagnose kann durch Nadelbiopsie, transurethrale Resektion oder offene perineale Freilegung gestellt werden.

Im Stadium III ist das Carcinom über die Prostatakapsel bereits hinausgewachsen. Klinisch lassen sich Metastasen noch nicht nachweisen. Die Prostataphosphatase ist normal.

Im Stadium IV steht die Metastasierung im Vordergrund. Die Erhöhung der Prostataphosphatase bzw. der röntgenologische oder klinische Nachweis von Metastasen ist eindeutig. Dabei spielt der rectale Tastbefund keine Rolle. Er kann völlig negativ sein bis zu einer ausgedehnten, die Kapsel überschreitenden Infiltration.

Im allgemeinen haben sich die deutschen Urologen zusammen mit den Pathologen an das Schema von Flocks gehalten. Da aber das okkulte Stadium nicht berücksichtigt worden ist, hat man sich bei einer der letzten Tagungen auf folgende Einteilung geeinigt:

Tabelle 3. Stadieneinteilung des Prostatacarcinoms

Stadium 0:	Kein Tastbefund
Stadium A:	Isolierter Knoten
Stadium B:	Befall eines Lappens
Stadium C:	Organgrenze überschritten
Stadium D:	Metastasen

Literatur

Ardouino, L. Y.: J. Urol. (Baltimore) **95**, 234 (1967). — Baron, E., Angrist, A.: Arch. Path. **32**, 787 (1941). — Binstorfer, F., Burkert, S.: Klin. Med. (Wien) **14**, 614 (1959). — Flocks, R. H.: International Symposion on the Treatment of the Carcinoma of the Prostate, Berlin (1969), p. 125. Braunschweig: Pergamon Press-Vieweg 1971. — Heer, H., Tsimitakis,

P.: Urol. int. (Basel) 13, 74 (1962). Henline, R. B.: J. Amer. med. Ass. 122, 785 (1943). — Hirst, A. A., Bergmann, R. T.: Cancer 7, 136 (1954). — Huggins, C.: J. Urol. (Baltimore) 68, 875 (1952). — Paulson, D. F., Rabson, A. S., Frayley, E. E.: Science 159, 200 (1968). — Pool, T. C., Thompson, G. J.: J. Amer. med. Ass. 160, 833 (1956). — Sharkey, D. A., Fisher, R. E.: J. Urol. (Baltimore) 83, 468 (1969). — Smith, D. R.: Gener. Urology, p. 278. Los Altos: Lange 1972. — Tjaden, H. B., Culp, D. A., Flocks, R. H.: J. Urol. (Baltimore) 93, 618 (1965). — Tannenbaum, M., Spiro, D., Lattimer, J. K.: Cancer Res. 27, 1415 (1967).

Professor Dr. W. Brosig
Urolog. Klinik der FU, Klinikum Steglitz
D-1000 Berlin 45
Hindenburgdamm 30

G. Dhom: Histologische Diagnostik und Differentialdiagnostik des Prostatacarcinoms

Als Pathologe, der histologische Einsendungsdiagnostik betreibt, fühle ich mich der Branche der Dienstleistungsbetriebe zugehörig. Für einen Dienstleistungsbetrieb aber ist charakteristisch, daß sein Erfahrungspotential von den Ansprüchen seiner Kundschaft abhängt. So haben wir von unseren internistischen „Kunden“ die Hepatitis in ihren verschiedenen Verlaufsformen erst kennengelernt, nachdem Kalk die Laparoskopie und die Leberpunktion eingeführt und so die Pathologen mit bisher unbekannten Befunden konfrontiert hat. Etwas Vergleichbares vollzieht sich z. Z. auf dem Gebiet des Prostatacarcinoms. Im bioptischen Einsendungsmaterial vieler Pathologen war bis vor kurzem das Prostatacarcinom ein relativ seltener Befund, teils zufällig entdeckt bei einer Prostatektomie wegen Adenoms, teils in fortgeschrittenen Stadien im transurethralen Resektionsmaterial gesehen. Die wahre Häufigkeit und das breite Spektrum des Prostatakrebses blieb uns verborgen, und auch die Obduktionsstatistiken und -befunde konnten diesen Erfahrungsmangel nicht ausgleichen. So nimmt es nicht wunder, daß die phantastisch anmutenden Zahlen über die Häufigkeit latenter Krebsherde in einem gezielt untersuchten, auslesefreien Autopsiematerial von vielen von uns skeptisch betrachtet wurden. Nun aber wandelt sich allmählich das Bild. Mit der Einführung der Stanz- und der Saugbiopsie wird für den Pathologen der Prostatakrebs zu einer Alltagsdiagnose, freilich zu einer Diagnose, die ihm vielfach Schwierigkeiten bereitet. Schwierigkeiten vor allem wegen der oft geringen Kennzeichen der Malignität.

Lassen Sie mich daher zunächst einige Bemerkungen zum derzeitigen Stand der klinisch erfaßbaren Häufigkeit des Prostatacarcinoms machen. Ich möchte Ihnen hierzu einige Zahlen unseres Saarländischen Krebsregisters vorlegen, neben Hamburg des einzigen Registers dieser Art der Bundesrepublik. Unter den bösartigen Tumoren beim Mann (Abb. 1) nimmt in unserem Krebsregister das Prostatacarcinom die 3. Stelle mit 7,5% aller Tumoren ein, hinter dem Bronchial- und dem Magenkrebs. Diese Zahl liegt unter vergleichbaren amerikanischen Werten mit 11% (Wynder et al., 1971; Herman, 1972). Im Saarland leben knapp 200000 Männer über 40 Jahre (Abb. 2). 1971 wurden von den behandelnden Ärzten und den drei Pathologischen Instituten 90 neu entdeckte Prostatacarcinome gemeldet, also etwa 45 auf 100000 dieser männlichen Bevölkerung. Rechnen wir von hier aus auf die gleiche Bevölkerungsgruppe in der Bundesrepublik hoch, kommen wir auf knapp 5000 neu zu diagnostizierende Prostatacarcinome pro Jahr, sofern das Prostatacarcinom überall gleich häufig ist, was wir natürlich nicht wissen. Für die USA werden in diesem Jahr 35000 neue Prostatacarcinomfälle erwartet (Herman, 1972).

Die Zahlen der amtlich ausgewiesenen Sterbefälle an Prostatacarcinom im Saarland und in der Bundesrepublik liegen etwa in der Größenordnung der klinisch erfaßten Carcinome. Auch die Hochrechnung für die lebenden Männer kommt in den Bereich der amtlich gemeldeten Todesfälle an Prostatakrebs. Ich glaube, wir müssen aus diesem Zahlenvergleich schließen, daß die Jahresrate klinisch neu zu entdeckender Prostatacarcinome bei uns noch zu niedrig ist. Sie müßte die Absterberate an Prostatacarcinom bei weitem übertreffen. Die Gründe hierfür brauche ich im einzelnen nicht anzuführen.

Daß die *Morbiditätsziffer* an Prostatacarcinom von der Frequenz der Vorsorgeuntersuchungen abhängt, steht für uns alle außer Zweifel. Sie läßt sich auch aus

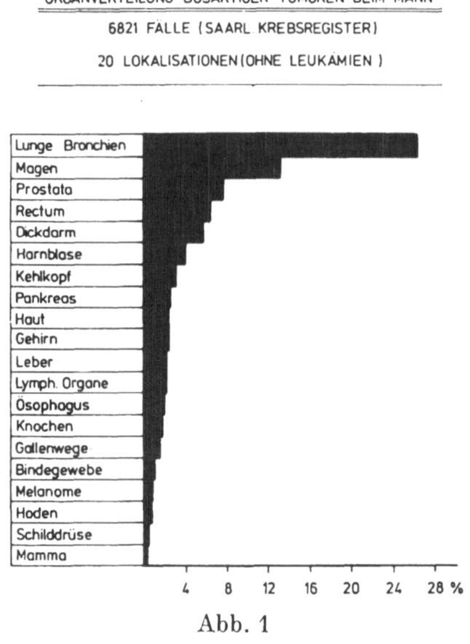

Abb. 1

	Männliche Bevölkerung über 40 Jahre	Neu entdeckte Prostatacarcinome	An Prostatacarcinom verstorben	
			absolut	% der männlichen Krebstodesfälle
Saarland	197952	90	71	7,5
BRD	10836400	*hochgerechnet:* 4860	5859	8,2

Abb. 2. Morbidität und Mortalität des Prostatacarcinoms (1970)

unserer Biopsiestatistik erkennen (Abb. 3). Dank der Aktivität unserer Urologen ist die Einsendung von Stanzbiopsien vor allem 1971 sprunghaft in die Höhe gegangen, und zwar in allen Altersstufen. Damit steigt die Zahl neuentdeckter Carcinome an, wenn auch nicht proportional. Dies hängt mit der heute bei eingeübter Technik großzügigeren Indikationsstellung unserer Urologen zur Nadelbiopsie zusammen. Im Mittel finden wir in etwa jeder 3. Stanze ein Carcinom, jenseits des 50. Lebensjahres sind es aber schon 47,5%. Diese Ausbeute entspricht vergleichbaren Statistiken und zeigt nur, wie häufig palpatorisch verdächtige Indurationen eben kein Carcinom sind, sondern auf anderweitigen Befunden, wie z. B. einer granulomatösen Prostatitis, beruhen (Jewett, 1958; Schröder u. Kowohl, 1971; Herman, 1972). Der bekannte Häufigkeitsanstieg des Prostatacarcinoms mit dem Alter kommt nur in unserem Stanzmaterial gut zur Darstellung, nicht jedoch im transurethralen Resektionsmaterial. Ich brauche nicht zu erwähnen, daß dies mit der bevorzugten peripheren Position der kleineren Prostatacarcinome begründet ist, worauf schon Purser et al. (1967) hingewiesen haben.

Gehen wir nun zur *histologischen Diagnose* des Prostatacarcinoms über, so bedarf es kaum einer Begründung, daß der Pathologe zur Krebsdiagnose auf ein ausreichendes, gut erhaltenes Material angewiesen ist, gleichgültig, auf welche Weise es gewonnen wurde, ob durch transurethrale Resektion, Stanz- oder Saugbiopsie. Die Erfahrung und Übung des Urologen im Umgang mit den verschiedenen Techniken ist für die Gewebegewinnung und damit auch für die Diagnose mitent-

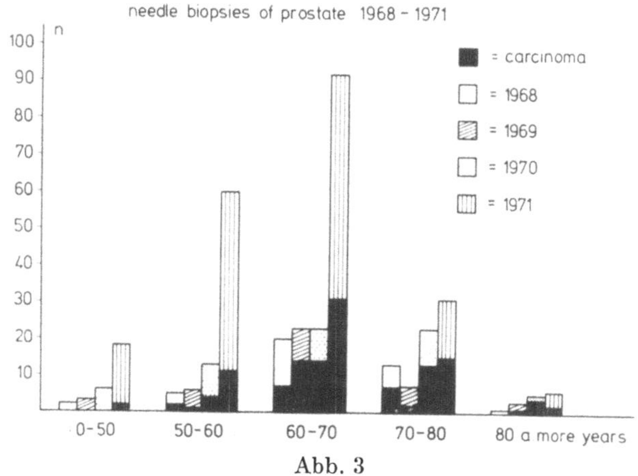

Abb. 3

Tabelle 1. Histologische Klassifizierung des Prostatacarcinoms

1. Adenocarcinom
a) hochdifferenziert
b) wenig differenziert
c) cribriform
2. Anaplastisches Carcinom
a) medullär
b) scirrhös
3. Plattenepithelcarcinom
4. Übergangsepithelcarcinom

scheidend. Wir sind in der glücklichen Lage, daß unser Stanzmaterial nur noch ganz ausnahmsweise für eine Diagnose unzureichend ist, weil nicht genügend Gewebe gewonnen werden konnte.

Über die Histologie des Prostatacarcinoms liegen in der Literatur so zahlreiche Mitteilungen vor, daß ich auf eine breitere Darstellung verzichten kann. Es sollen dafür einige Probleme herausgegriffen werden, die mir für die Verständigung zwischen Kliniker und Pathologen von Bedeutung erscheinen. Es sind dies die Kriterien der Malignität beim Prostatacarcinom und die Probleme eines Gradings.

Die Pathologen unseres Arbeitskreises Prostatacarcinom haben sich zunächst auf eine sehr einfache histologische Einteilung geeinigt (Tabelle 1). Die Einteilung wird ergänzt durch die Bezeichnung der Zelltypen, wie etwa hellzellig oder dunkelzellig oder schleimbildend. Das Carcinom vom Übergangsepithel (Bates et al., 1969; Karpas u. Moumgis, 1969, Johnson et al., 1972) geht von der prostatischen Urethra und von den periurethralen Gängen aus, die noch von Übergangsepithel ausgekleidet sind. Wir können es als eigenen Tumor nur diagnostizieren, wenn dieser Ausgangspunkt nachweisbar und die Harnblase frei von einem papillären Carcinom ist. Gleiches gilt für das seltene Plattenepithelcarcinom.

Maßgebend für die Klassifizierung ist der jeweils vorherrschende Typus nach der alten Regel: A potiori fit denominatio (Hamperl, 1956). Es soll aber nicht verschwiegen werden, daß wir bei der Klassifizierung im Einzelfall immer wieder vor Schwierigkeiten stehen. Ein- und derselbe Tumor hat oft sehr wechselnde Differenzierungsgrade im selben Präparat. Anaplastische, cribriforme und gut drüsig differenzierte Areale kommen nebeneinander vor.

Es ist keine Frage, daß der Erfahrene die Mehrzahl der Carcinome der Prostata mit Sicherheit diagnostizieren kann. Dies gilt auch für die hochdifferenzierten Formen. Hier gilt es insbesondere, atrophische Drüsenschläuche von kleinen Tumorschläuchen zu unterscheiden. Zunächst ist es die Gruppierung dieser meist eng aneinander liegenden Schläuche, die die Diagnose zuläßt. Die Lupenbetrachtung ist dabei hilfreicher als das stärkere Objektiv. Vergleichen wir jedoch bei stärkerer Vergrößerung die Epithelformationen, so zeigt sich, daß das Kernmuster des Carcinoms deutlich von dem des normalen Epithels abweicht. Die Kerne haben etwa das doppelte Volumen und sind polymorph. Eine ähnliche Differenz im Kernmuster zeigt sich auch gegenüber atrophischen Drüsen. Dabei bleibt das Epithel in der normalen atrophischen Drüse oft zweizeilig, was im carcinomatösen Drüsenschlauch nie der Fall ist. Das Prostatacarcinom verfügt über kein eigenes abgrenzbares Stroma. Seine Verbände sind vielmehr in das fibromuskuläre Gewebe des Organs ebenso eingebettet wie auch die normalen Drüsen. Innerhalb des soliden Organs kann daher ein invasives Wachstum nur schwer festgestellt werden, was uns für andere Organkrebse doch sonst ganz selbstverständlich ist. Einen besonderen Typus stellt das cribriforme Carcinom dar. Wie es der Name treffend beschreibt, sieht man ein siebartiges Muster, wobei die Löcher des Siebes von Geschwulstzellen umsäumt sind. So können Schläuche formiert werden, die von keiner Basalmembran umzogen werden. Vielmehr sind die Tumorverbände auf weiten Strecken völlig ohne Stroma. Übergänge zum soliden Carcinom sind daher nicht selten. Die Kernpolymorphie und die Mitoserate sind oft hoch. Das reine cribriforme Carcinom hat offenbar einen hohen Malignitätsgrad und schneidet bei Verlaufsbeobachtungen (Möbius et al., 1963) ungünstig ab. Über sein Verhalten bei konservativer Therapie wird heute Herr Hohbach noch berichten.

Das anaplastische Carcinom bildet solide Stränge und Felder, die das Organ umfangreich zerstören können. Vielfach haben diese Carcinome ein besonders hellzelliges Cytoplasma. Differentialdiagnostisch müssen wir vom anaplastischen Carcinom die granulomatöse Prostatitis abgrenzen, deren klinischer Tastbefund meist dem des Carcinoms entspricht (Kelalis et al., 1965). Die ausgedehnten histiocytären Proliferate können einem anaplastischen Carcinom täuschend ähnlich sehen. Die gleichzeitig vorhandenen Lymphocyten, eosinophilen Leukocyten und Plasmazellen sollten aber die Abgrenzung vom Carcinom ermöglichen. Fehlt doch das entzündliche Infiltrat im Bereich eines Carcinomverbandes so gut wie immer.

Die Stanzbiopsie kann uns das Verhalten des Tumors zu seiner Umgebung demonstrieren, das Ausbrechen des Carcinoms durch die Kapsel und speziell den Einbruch in die peripher reichlich vorhandenen perineuralen und perivasalen Spalträume.

Die Frage, ob uns besondere Färbemethoden oder histochemische Verfahren in der Carcinomdiagnostik weiterhelfen, bleibt zu diskutieren. Eine spezifische Methode, die eindeutig Carcinomzellen von gutartigen Zellverbänden unterscheiden ließe, gibt es nicht. Auch elektronenmikroskopisch besteht bei den differenzierten Carcinomen cytologisch eine weitgehende Identität zwischen der Krebszelle und der gutartigen Drüsenzelle (Kirchheim u.

Bacon, 1969). Enzymhistochemisch bestehen zwar gewisse quantitative Aktivitätsdifferenzen zwischen gutartigem Prostatagewebe und Prostatacarcinom (Kirchheim et al., 1964, 1966; Müntzing u. Nilsson, 1972), doch reichen diese nicht aus, um routinemäßig eine Differentialdiagnose darauf aufzubauen. Auch die Aminopeptidasereaktion, die in Krebszellen negativ ist (Kirchheim et al., 1964, 1966), hat den Nachteil eines schwankenden Verhaltens im gutartigen Gewebe, so daß sie uns im kritischen Fall nicht verläßlich ist. Nützlich ist jedoch speziell die saure Phosphatasereaktion bei Carcinommetastasen, wenn nach dem noch unbekannten Primärtumor gefahndet wird. Die positive Reaktion weist dann auf das primäre Prostatacarcinom hin (Müntzing u. Nilsson, 1972). Regelmäßig führen wir eine PAS-Reaktion durch, die uns beim Carcinom oft nachweisbare Mucinsekretion darstellt (Levine u. Forster, 1964; Franks u. Mitarb, 1964). Franks u. Mitarb. haben gezeigt, daß sowohl latente wie klinisch manifeste Carcinome ein sialsäurehaltiges Mucin sezernieren, das in dieser Form in normalen Prostatadrüsen kaum vorkommt.

Ist die histologische Diagnose Carcinom gefallen, so stellt sich die Frage einer Bewertung des Malignitätsgrades, die Frage nach Sinn und Zweck eines histologischen Gradings. Sie wird uns mit Recht vom behandelnden Kliniker wie auch vom aufgeklärten Patienten immer wieder gestellt. Ganz allgemein hat sich die deutsche Pathologie dem von Broders (1926) eingeführten Grading gegenüber skeptisch und zurückhaltend gezeigt. Hamperl (1956) hat die Hauptgründe dafür, insbesondere die Variabilität des Wachstums in ein- und demselben Tumor, eingehend dargelegt. Er meint aber doch, daß man in Zukunft zu einer Graduierung

Tabelle 2. Merkmale für ein histologisches Grading des Prostatacarcinoms

Struktur	Cytologie	Umgebung
Drüsendifferenzierung	Plasmafärbbarkeit	Stromaanteil
Cribriformes Wachstum	Kerngröße und Form, Mitosen	Kapselinvasion
Solides Wachstum	Nucleolusgröße	Gefäßinvasion

der Malignität kommen könne. Was das Prostatacarcinom anbelangt, so stehen sich kritische und positive Stimmen gegenüber. Die Kritiker (Melicow, 1966; Herman, 1972) wenden vor allem ein, daß die Biopsie stets nur einen Ausschnitt des Tumors zeige, der höher oder niedriger differenziert sein mag als der verbleibende Anteil. Vor allem für die konservativ behandelten Fälle könne daher ein Grading nichts aussagen. Auf der anderen Seite aber wird man die positiven Ergebnisse des Gradings (Shelley u. Mitarb., 1958; Möbius u. Mitarb., 1963; Mellinger u. Mitarb., 1967; McNeal, 1969; Utz u. Farrow, 1969; Esposti, 1971) nicht leugnen dürfen, jedenfalls solange nicht, bis man sich nicht am eigenen Material von der Brauchbarkeit oder Unbrauchbarkeit des Verfahrens überzeugt hat. Ich glaube daher, daß es gerade eine Aufgabe unseres Prostatacarcinomregisters sein wird, ein solches Grading an einem großen Material einzuführen und zu prüfen. Der Wert jeden Gradings entscheidet sich am klinischen Verlauf und an dem späteren Schicksal des Patienten. Daß nur Tumoren mit gleichem klinischem Stadium und mit vergleichbarer Therapie bewertet werden dürfen, erscheint selbstverständlich, ist in praxi aber wahrscheinlich in einer großen Vergleichsstudie keineswegs so einfach.

Das histologische Grading bewertet meist eine Vielzahl von Merkmalen des morphologischen Befundes, die prognostisch eine recht variable Bedeutung haben mögen. Die Tabelle 2 zeigt die drei Merkmalsgruppen, die wir unterscheiden können. Mostofi, der z. Z. die Prostatektomieserie von Belt u. Schröder (1972) auswertet, stellt die cytologischen Merkmale stark in den Vordergrund. Daß diese Merkmale auch am Ausstrichmaterial ein Grading zulassen, hat Esposti (1971) gezeigt. Die Mellinger-Gruppe (Mellinger u. Mitarb., 1967) benützt strukturelle und cytologische Kriterien zur Einteilung in fünf Gruppen, an der Mayo-Klinik (Utz u. Farrow, 1969) begnügt man sich mit vier Gruppen auf ähnlicher Grundlage. Alle Autorengruppen, auch die einzige deutsche von Möbius aus Schwerin (1963), kommen zu dem erwarteten Ergebnis, daß dochdifferenzierte, ausgereifte Adenocarcinome eine bessere Prognose haben als die wenig oder undifferenzierten, anaplastischen Typen. Bemerkenswert ist auch der Befund von Möbius u. Mitarb. (1963), daß das cribriforme Carcinom eine schlechte Prognose hat.

Die Schwierigkeit des Gradings liegt sicher in der sehr variablen Struktur ein- und desselben Tumors, schon innerhalb eines Stanzcylinders. Die Diagnose Adenocarcinom umgreift ein großes Spektrum verschiedenartigster Differenzierungsgrade, und wenn wir vorläufig unterteilen in hoch- und wenig differenziert, so ist noch nicht viel gewonnen. Wir vertrauen aber darauf, daß unser Team Gelegenheit haben wird, ein großes Material unter immer gleichbleibenden Kriterien zu sichten. Nur so werden sich uns die Augen auch für eine Graduierung der Malignität des Prostatacarcinoms öffnen. Nur so können wir auch hoffen, dem Phänomen Prostatacarcinom auf die Spur zu kommen, das einmal latent 20 und mehr Jahre im Organ verharren mag, ein andermal in wenigen Monaten seinen Träger tötet.

Literatur

Bates, H. R.: J. Urol. (Baltimore) **101**, 206 (1969). — Belt, E., Schroeder, F. H.: J. Urol. (Baltimore) **107**, 91 (1972). — Broders, A. C.: Arch. Path. **2**, 376 (1926). — Esposti, P. L.: Scand. J. Urol. Nephrol. **5**, 199 (1971). — Franks, L. M., O'Shea, J. D., Thomson, A. E. R.: Cancer (Phil.) **17**, 983 (1964). — Hamperl, H.: Die Morphologie der Tumoren. In: Handbuch der Allgemeinen Pathologie (Büchner, F., Letterer, E., Roulet, F., Hrsg.), 6. Bd., 3. Teil, S. 18—105. Berlin-Göttingen-Heidelberg: Springer 1956. — Herman, J. R.: N.Y. St. J Med. **72**, 841 (1972). — Jewett, H. J.: J. Amer. med. Ass. **156**, 1039 (1954). — Johnson, D. E., Hogan, J. M., Ayala, A. G.: Cancer (Phil.) **29**, 287 (1972). — Karpas, C. M., Moumgis, B.: J. Urol. (Baltimore) **101**, 201 (1969). — Kelalis, P. P., Greene, L. F., Harrison, E. G.: J. Amer. med. Ass. **191**, 111 (1965). — Kirchheim, D., Györkey, F., Brandes, D., Scott, W. W.: Invest. Urol. **1**, 403 (1964). — Kirchheim, D., Niles, N. R., Frankus, E., Hodges, C. V.: Cancer (Phil.) **19**, 1683 (1966). — Kirchheim, D., Bacon, R. L.: Invest. Urol. **6**, 611 (1969). — Levine, A. J., Foster, E. A.: Cancer (Phil.) **17**, 21 (1964). — McNeal, J. E.: Cancer (Phil.) **23**, 24 (1969). — Melicow, M. M.: J. Urol. (Baltimore) **95**, 791 (1966). — Mellinger, G. T., Gleason, D., Bailar, J.: J. Urol. (Baltimore) **97**, 331 (1967). — Müntzing, J., Nilsson, T.: Scand. J. Urol. Nephrol. **6**, 107 (1972). — Möbius, G., Schneider, H.-J., Konrath, M.: Urol. int. (Basel) **15**, 1 (1963). — Purser, B. N., Robinson, B. C., Mostofi, F. K.: J. Urol. (Baltimore) **98**, 224 (1967). — Schröder, F.-H., Kowohl, K.: Urologe, Ausg. A, **10**, 170 (1971). — Shelley, H. S., Auerbach, S. H., Classen, K. L., Marks, C. H., Wiederanders, R. E.: A.M.A. Arch. Surg. **77**, 751 (1958). — Utz, D. C., Farrow, G. M.: J. Amer. med. Ass. **209**, 1701 (1969). — Wynder, E. L., Mabuchi, K., Whitmore, W. F.: Cancer (Phil.) **28**, 344 (1971).

Professor Dr. G. Dhom
Patholog. Institut
der Universität des Saarlandes
D-6650 Homburg (Saar)

H. Heinau, O. Knuth, E. Löhe, U. Fiedler und H. J. Kirstaedter:

Vergleichende Untersuchungen der Saug- und Stanzbiopsie der Prostata

Es herrscht heute Einmütigkeit darüber, daß die Diagnose Prostatacarcinom nicht allein auf Grund des rectalen Palpationsbefundes gestellt werden sollte. Die Punktion des suspekten Knotens und die Bestätigung des Verdachtes durch mikroskopische Untersuchung sind unbedingt zu fordern vor Einleitung einschneidender therapeutischer Maßnahmen (Radikaloperation, Orchiektomie, gegengeschlechtliche Hormonbehandlung, Bestrahlung). Die bis vor ca. $2^1/_2$ Jahren an unserer Klinik benutzte Vim-Silverman-Nadel zur transrectalen Punktion der Prostata ist heute völlig durch die von der Fa. Travenol hergestellte Tru-Cut-

Nadel verdrängt worden. Die Punktion mit der Tru-Cut-Nadel erfordert keine Anästhesie und keine vorherige Darmvorbereitung; die Komplikationsrate ist geringer als nach Punktion mit der Vim-Silverman-Nadel. Vor 3 Jahren haben Kelâmi u. Kirstaedter zum ersten Mal in Deutschland über die seit vielen Jahren in Skandinavien übliche Prostata-Aspirationsbiopsie mit der Franzén-Nadel berichtet [2, 4, 5]. Das mit dieser Nadel gewonnene Material ist cytologisch verwertbar. Die Punktion mit dieser Nadel hat den großen Vorteil, daß sie ohne nennenswerte Beschwerden toleriert wird, die Komplikationen auf ein Minimum reduziert werden und beliebig oft wiederholbar ist. Inzwischen liegen auch von anderer Seite [1, 3, 6, 7] gute Erfahrungen über die Treffsicherheit und Aussagefähigkeit der Aspirationsbiopsie nach Franzén vor. Diese guten Ergebnisse haben uns veranlaßt, eine vergleichende Studie durchzuführen und die cytologischen und histologischen Befunde miteinander zu vergleichen.

Material

Es wurden bei insgesamt 182 Patienten sowohl eine Aspirationsbiopsie der Prostata mit der Franzén-Nadel als auch eine Biopsie mit der Tru-Cut-Nadel durchgeführt. In beiden Fällen erfolgte die Punktion transrectal ohne Anästhesie und vorherige Darmvorbereitung. Das Aspirationsmaterial wurde auf einem Objektträger ausgespritzt, ausgestrichen und luftgetrocknet. Die Präparate wurden nach Pappenheim gefärbt. Die Gewebsstanzen wurden dem Pathologen zugeleitet und in üblicher Weise weiterverarbeitet. In 19 Fällen (10mal mit der Travenol-Nadel, 9mal mit der Franzén-Nadel) wurde entweder kein cytologisch oder kein histologisch verwertbares Material gewonnen, so daß insgesamt 163 Fälle zum Vergleich vorlagen (Tabelle 1).

Tabelle 1. Ergebnisse der histologischen und cytologischen Untersuchungen

Tru-Cut-Nadel, Histologie	Franzén-Nadel, Cytologie		Übereinstimmung %
positiv 62	positiv	37	82
	verdächtig	14	
	negativ	*11*	
negativ 101	negativ	84	83
	verdächtig	*12*	
	positiv	5	

Ergebnisse

In 62 Fällen fand sich histologisch ein Prostatacarcinom. In diesen Fällen fand sich ein positiver cytologischer Befund in 37 Fällen, ein verdächtiger in 14 Fällen; in 11 Fällen war der cytologische Befund negativ.

In 101 Fällen ergab die histologische Untersuchung[1] des Biopsiematerials kein Carcinom. Die entsprechende cytologische Untersuchung war in 84 Fällen negativ, in 12 Fällen verdächtig und in 5 Fällen positiv.

Die *Übereinstimmung zwischen histologischem und cytologischem Befund* liegt bei unseren Untersuchungen bei 82 bzw. 83% und damit etwas niedriger als die Zahlen, die aus der Literatur bekannt sind. In diesem Zusammenhang ist zu erwähnen, daß die Punktionen durch mehrere Personen mit unterschiedlichem Übungsgrad durchgeführt wurden; die cytologischen Präparate hat überwiegend einer von uns ausgewertet.

In einer beschränkten Anzahl von Fällen haben wir die durch Punktion mit der Travenol-Nadel gewonnene Stanze vor Fixierung in Formalin auf einem Objektträger abgestrichen und dieses Präparat, wie das durch Aspirationsbiopsie gewonnene, cytologisch aufgearbeitet und

[1] Die histologische Untersuchung der Gewebsstanzen wurden vom Patholog. Institut der FU Berlin im Klinikum Steglitz (Direktor: Prof. Dr. W. Maßhoff) durchgeführt.

ausgewertet. Beim Vergleich zwischen histologischer und cytologischer Untersuchung dieser Abstriche zeichnen sich ähnliche Zahlen ab wie beim vorausgegangenen Vergleich, also auch hier keine völlige Übereinstimmung. Insbesondere lagen zwei Fälle vor, bei denen sich histologisch kein Carcinom fand und die cytologische Untersuchung den starken Verdacht auf das Vorliegen eines solchen ergab.

Unsere besondere Aufmerksamkeit galt den 5 zunächst als „falsch-positiv" aufgefallenen, cytologischen Befunden (Tabelle 2). In 2 Fällen wurde die perineale, radikale Prostatektomie durchgeführt. Die histologische Untersuchung des Operationspräparates ergab einmal das Vorliegen eines Carcinoms; in dem anderen Fall fand sich kein Carcinom sondern eine fibroplastische Prostatitis. In diesem Zusammenhang ist ein weiterer Fall zu nennen, bei dem die cytologische Unter-

Tabelle 2. Verlauf bei den fünf „falsch-positiven" cytologischen Befunden

Fallzahl: 5	↗ Perineale, totale Prostatektomie	2	↗ 1 kein Carcinom ↘ 1 Carcinom
	→ Gegengeschlechtliche Hormonbehandlung	2	→ Rückbildung des suspekten Bezirkes
	↘ keine Therapie	1	→ Befund unverändert

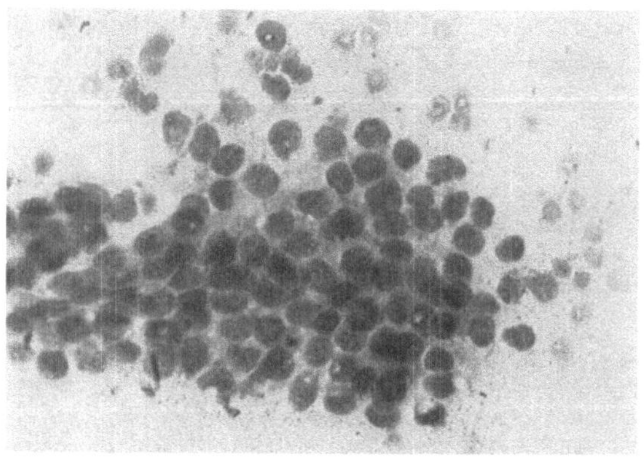

Abb. 1. Normale Epithelien aus der Prostata (Vergr. 480fach). Das ausgestrichene Zellmaterial zeigt eine gleichmäßige Lagerung von annähernd gleichgroßen, runden, isomorphen Kernen ohne Nucleolen sowie in mäßiger Menge blasses, unauffällig strukturiertes Cytoplasma

suchung einen positiven Befund ergab; hier war eine Biopsie mit der Tru-Cut-Nadel nicht durchgeführt worden; deshalb geht dieser Fall nicht in diese Studie ein; bei der Schnellschnittuntersuchung einer aus der perineal freigelegten Prostata gewonnenen Probeexcision hatte der Pathologe zunächst ein Carcinom diagnostiziert, woraufhin die totale Prostatektomie durchgeführt wurde. Später wurde die Diagnose Carcinom revidiert.

Zwei weitere Patienten mit positivem cytologischen und negativem histologischen Befund wurden hormonell behandelt. Der Verlauf läßt den starken Verdacht zu, daß es sich wohl doch um Carcinome handelt. Ein weiterer Patient wird lediglich kontrolliert; hier ist noch keine bindende Aussage möglich.

Die *Ergebnisse* der vergleichenden Untersuchungen zwischen histologischem und cytologischem Befund der Aspirationsbiopsie einerseits und des histologischen und cytologischen Befundes des Abstriches der Prostatastanze auf der anderen Seite lassen die Annahme zu, daß die Fehlinterpretation des cytologischen Befundes möglicherweise nicht allein durch die verschiedene Art der Punktion bzw. die verschiedene Lokalisation der Materialgewinnung bedingt ist. Diese Fehlinterpretationen hängen auf der einen Seite mit der Art des gewonnenen Materials, auf der anderen Seite mit den Zellveränderungen, die sowohl in vivo durch entzündliche Prozesse, als auch in vitro bei der Bearbeitung auftreten, zusammen. Sie sind bekannt und trotz größter Sorgfalt und Erfahrung nicht zu vermeiden.

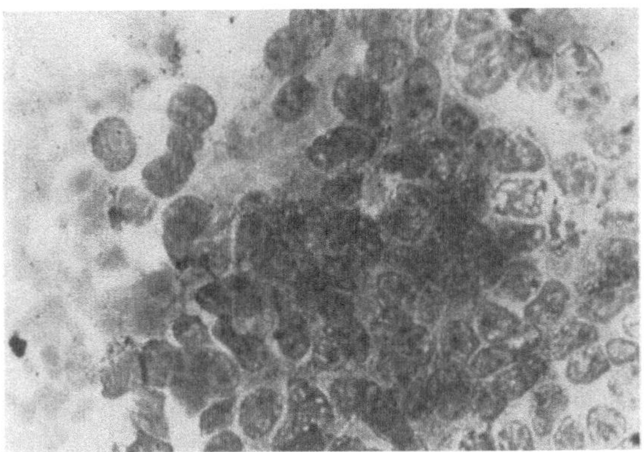

Abb. 2. Epithelien aus einem Prostatacarcinom (Vergr. 480fach). Es finden sich hier vergrößerte Zellen mit relativ zu großen, teils entrundeten Kernen, die vergrößerte Nucleolen enthalten. Schlierig strukturiertes Cytoplasma

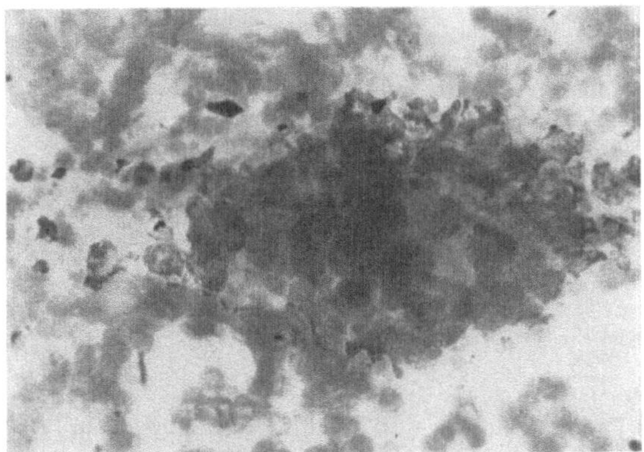

Abb. 3. Prostataepithelien bei fibroplastischer Prostatitis (Vergr. 480fach). Trotz Quetschartefakte noch erkennbare, absolute und relative Kernvergrößerungen, Kernentrundungen und Nucleolenbildung. Auf Grund dieser Malignitätskriterien wurden die Zellen als Carcinomzellen deklariert

Immerhin war in 83% der Fälle die Carcinomdiagnose auch cytologisch gestellt worden. Hierzu ist auch der obenbeschriebene Fall zu rechnen, bei dem die Franzén-Punktion ein positives Ergebnis zeigte und mit der Tru-Cut-Nadel entweder das Carcinom selbst nicht punktiert oder nur ein Randgebiet gestreift worden war. Es handelte sich bei diesem Patienten um eine kaum vergrößerte, gut abgrenzbare Prostata, die insgesamt recht derb und suspekt war. Eine genaue Lokalisation des Carcinoms war bei der rectalen Palpation nicht möglich. Bei solchen Rectalbefunden ist zu überlegen, ob nicht die Franzén-Punktion der einmaligen Stanzbiopsie überlegen ist, da man mit der Franzén-Nadel einen größeren Teil der Prostata durchfächern und aus vielen Stellen Zellmaterial aspirieren kann.

Nach unserer Erfahrung ist die Feinnadelbiopsie nach Franzén als Suchmethode hervorragend geeignet. Auf Grund der in wenigen Fällen möglichen, falsch-positiven, cytologischen Befunde sind wir jedoch der Ansicht, daß ein cytologisch-positiver Punktionsbefund noch nicht zur Einleitung einschneidender therapeutischer Maßnahmen Anlaß geben sollte. Zwischen dem cytologisch-positiven Befund und der Behandlung, sei sie nun operativ oder konservativ, sollte möglichst noch die histologische Bestätigung liegen.

Komplikationen

Wir übersehen etwa 730 Punktionen mit der Franzén-Nadel. In lediglich zwei Fällen kam es am 1. oder 2. Tag nach der Punktion zu einem Temperaturanstieg auf knapp 38° durch Infektion. Therapiebedürftige Blutungen aus Rectum oder Harnröhre haben wir nicht gesehen. Gelegentlich wurde über Hämospermie berichtet.

Bei ca. 450 Punktionen mit der Tru-Cut-Nadel kam es in 5 Fällen zu hohen Temperaturen durch aufsteigende Infektion, in 2 Fällen zum Auftreten einer akuten Epididymitis; 2 Patienten hatten eine arterielle Blutung aus der prostatischen Harnröhre bzw. aus dem Blasenhals, die durch Elektrocoagulation gestillt werden mußte. Bei 2 Patienten trat eine Blutung aus dem Rectum auf, die nach Kompression stand. Leichte Blutabgänge bei der Defäkation traten gelegentlich auf und waren von kurzer Dauer.

Seit 6 Monaten führen wir nach Tru-Cut-Punktionen regelmäßig eine 5tägige, prophylaktische antibiotische Behandlung durch; wir haben seitdem keine Infektion mehr gesehen.

Literatur

1. Droese, M.: Verh. Dtsch. Ges. Inn. Med. 78. Tagung (Wiesbaden, 1972) (im Druck). — 2. Esposti, P.-L.: Acta cytol. (Philad.) **10**, 182 (1966). — 3. Faul, P., Klosterhalfen, H., Schmiedt, E.: Urologe **10**, 120 (1971). — 4. Franzén, S., Giertz, G., Zajicek, J.: Brit. J. Urol. **22**, 193 (1960). — 5. Kelâmi, A., Kirstaedter, H. J.: Urol. int. (Basel) **24**, 560 (1969). — 6. Kirstaedter, H. J., Kelâmi, A., Göbel, S., Elszel, B.: Verh. Dtsch. Ges. Inn. Med. 78. Tagung (Wiesbaden, 1972) (im Druck). — 7. Sparwasser, H., Lüchtrath, H.: Urologe **9**, 281 (1970).

Dr. H. Heinau
Urolog. Klinik und Poliklinik
der FU Berlin, Klinikum Steglitz
D-1000 Berlin 45
Hindenburgdamm 30

E. Schmiedt: Prostatabiopsie und -cytologie aus klinischer Sicht

Bereits vor 11 Jahren habe ich einmal anläßlich des Deutschen Urologenkongresses in Köln zur Frage der Stanzbiopsie der Prostata im Hinblick auf die Früherkennung des Prostatacarcinoms Stellung genommen.

Wir waren damals zu der Auffassung gelangt, daß die Stanzbiopsie der Prostata unabdingbare Voraussetzung zur Sicherung der Diagnose eines Prostatakrebses ist und daß es nicht genügt, sich auf den rectalen Tastbefund zu verlassen, mit dem allein sich nach Ansicht einiger Autoren in 80 bis 90% der Fälle nahezu sichere Diagnosen stellen lassen sollen. Wir hatten seinerzeit weiterhin gefunden, daß die Fehlerbreite der perinealen Stanzbiopsie etwa zwischen 5 und 10% liegt.

Auf Grund dessen könnte man zur Auffassung gelangen, daß die Möglichkeiten der Verbesserung der feingeweblichen Diagnostik bereits erschöpft seien.

Es erscheint deshalb gerechtfertigt, den derzeitigen Stand der Dinge kurz zu beleuchten.

Nach wie vor stehen uns heute sechs Verfahren zur Gewinnung von Biopsiematerial aus der Prostata zur Verfügung (Tabelle 1).

Andererseits findet die cytologische Diagnostik von Prostataerkrankungen, die 1960 von Franzén u. Giertz eingeführt wurde, zunehmend Anhänger.

Wiegt man das Für und Wider der einzelnen Methoden gegeneinander ab, so sind viele Autoren der Auffassung, daß die offene perineale Biopsie der vielfach hiernach eintretenden Störung der Erektionsfähigkeit wegen bei noch potenten Männern nicht angewandt werden sollte.

Wie trügerisch in diesem Zusammenhang der rectale Prostatatastbefund sein kann, erhellt nicht zuletzt aus der Tatsache, daß bei einem Kollektiv von 120 Kranken, die uns wegen suspekter Knoten im Prostatabereich zur weiteren Abklärung überwiesen wurden, cytologisch in 34% der Fälle kein Carcinom, sondern eine chronische Prostatitis gefunden wurde.

Die retropubische Biopsie hat des unverhältnismäßig großen Eingriffs wegen nur wenige Anhänger gefunden und die transurethrale Biopsie ist im Frühstadium — abgesehen von den seltenen sog. Innendrüsencarcinomen — beim Prostatakrebs bekanntlich nahezu immer unergiebig.

Es nimmt daher nicht wunder, daß zur Gewinnung von Gewebscylindern derzeit praktisch nur noch die perineale oder transrectale Stanzbiopsie Anwendung finden.

Tabelle 1. Methoden der Prostatabiopsie

a) *Histologische Untersuchung*
1. Offene perineale Biopsie
2. Transrectale Punktionsbiopsie (Astraldi)
3. Perineale Punktionsbiopsie (Barringer)
4. Transurethrale Biopsie
5. Retropubische Biopsie (Flocks u. Culp)

b) *Cytologische Untersuchung*
Aspirations- bzw. Saug- bzw. Feinnadelbiopsie (Franzén u. Giertz)

Die *transrectale Stanzbiopsie* hat durch Einführung der Tru-Cut-Nadel offensichtlich eine Verbesserung und Erleichterung erfahren, da es hiermit verhältnismäßig einfach ist, verdächtige Knoten exakt zu harpunieren und Gewebsmaterial zu gewinnen.

Allerdings ist diese Methode mit einer nicht unbedenklichen Komplikationsquote belastet, wie letzthin W. Schmidt in Wien mitteilte, der bei 81 Kranken nach 88 Tru-Cut-Nadelbiopsien 41% Komplikationen, darunter zweimal eine Urosepsis erlebt hat.

Sicher läßt sich diese Quote mit zunehmender Erfahrung senken. Trotzdem sollte man diesem Umstand gebührend Rechnung tragen.

Die *Komplikationsrate* der perinealen Stanzbiopsie ist demgegenüber — sofern man von kurzdauernden Hämaturien absieht — bekanntlich erheblich geringer.

Der Stanzbiopsie gegenüber gewinnt in letzter Zeit — wenn auch langsam — so doch stetig, mehr und mehr die Aspirations- oder Saugbiopsie — wir bezeichnen sie als Feinnadelbiopsie — an Boden.

Bedingt durch das enge Lumen lassen sich mit der Saugbiopsienadel keine Gewebsverbände sondern lediglich Zellen bzw. Zellverbände gewinnen. Nur selten aspiriert man einzelne Muskel- oder Bindegewebsfasern.

Auf Grund der bisher von März 1970 bis Juni 1972 insgesamt 1788 durchgeführten Feinnadelbiopsien und der Auswertung von 10518 cytologischen Präparaten (Tabelle 2), bietet unserer Meinung nach die Feinnadelbiopsie gegenüber der Stanzbiopsie die in Tabelle 3 aufgeführten Vorteile.

Was die Treffsicherheit (Tabelle 4) betrifft, so waren die histologischen Untersuchungsergebnisse bei 254 Prostatacarcinomen, die stanzbiopsiert wurden, in 9%

der Fälle primär falsch-negativ, während dies bei den mittels Feinnadelbiopsie, gewonnenen cytologischen Präparaten nur in 1,5% der Fall war.

Die Gesamttreffsicherheit der Feinnadelbiopsie betrug bei unserem Krankengut 97%.

Auf Grund dieser Treffsicherheit verzichten wir seit November 1971 auf die Stanzbiopsie und wenden diese nur noch in Zweifelsfällen — gewissermaßen als zusätzliche Sicherung — an. In 26 Fällen, d. h. in 0,6%, traten Komplikationen auf, die im einzelnen aus Tabelle 5 ersichtlich sind.

Tabelle 2. Feinnadelbiopsien (März 1970 bis Juni 1972)

Gesamtzahl	1788
Anzahl der ausgewerteten Präparate	10518
Anzahl der aufgefundenen Prostatacarcinome	254

Tabelle 3. Vorteile der Feinnadelbiopsie

1. Größere Treffsicherheit
2. Geringere Komplikationsrate
3. Keine Anästhesie oder Darmvorbereitung erforderlich
4. Kurzfristige Wiederholungen möglich
5. Punktion beliebig vieler Prostataareale

Tabelle 4. Treffsicherheit von Stanz- und Feinnadelbiopsie bei 254 Prostatacarcinomen (März 1970 bis Juni 1972)

Gesamtzahl	Histologisch primär negativ	Cytologisch primär negativ
254	23 (9%)	4 (1,5%)

Tabelle 5. Komplikationen bei 1788 transrectalen Feinnadelbiopsien (März 1970 bis Juni 1972)

Anzahl der Komplikationen	Akute Epididymitis	Fieber	Akute Prostatitis	Hämaturie
26	15	5	3	3

Nachdem zur Feinnadelbiopsie keine Anästhesie erforderlich ist und daher auch kurzfristige Wiederholungsuntersuchungen möglich sind, entschließt man sich in der freien Praxis wie in der Klinik eher und öfter zur Vornahme einer Feinnadelbiopsie, was wiederum der Intensivierung der Vorsorgeuntersuchung wie auch der Verlaufskontrolle zugute kommt. Zudem dürfte dies immer mehr Kollegen veranlassen, sich noch eingehender mit den Prostatacarcinomproblemen zu beschäftigen.

Daß dies nicht nur so dahingesagt ist, geht daraus hervor, daß die Anzahl der entdeckten Prostatacarcinome bei unserem Krankengut seit 1970 mit Einführung der Feinnadelbiopsie deutlich zugenommen hat. Während in den Jahren 1968 und 1969 lediglich 85 Prostatacarcinome in meiner Klinik stationär behandelt wurden, waren es von März 1970 bis Juni 1972 254 derartige Kranke, was einer Zunahme von etwa 60% entspricht.

Der unserer Meinung nach einzige *Nachteil der Feinnadelbiopsie* liegt darin, daß es derzeit noch viel zu wenig Stellen gibt, die die gewonnenen cytologischen Präparate auswerten können.

Was den Gynäkologen möglich war, sollte meiner Meinung nach auch den Urologen möglich sein. Unsere Bitte richtet sich daher an die Pathologen, sich doch noch zahlreicher, als dies bisher dankenswerterweise schon geschehen ist, der Prostatacytologie anzunehmen und diese weiter auszubauen.

Ich persönlich glaube insbesondere nicht, daß die Pathologen die Beurteilung cytologischer Präparate deshalb ablehnen, weil sich hiermit der Differenzierungsgrad nicht genau genug erkennen lasse, wie ich dies letzthin in einer urologischen Zeitschrift lesen mußte.

Obwohl wir uns der hier anstehenden Problematik durchaus bewußt sind, läßt sich nach unseren Erfahrungen der Malignitätsgrad des Prostatacarcinoms cytologisch ebenso wie histologisch bestimmen.

Ja, wir haben sogar manchmal den Eindruck, daß der cytologisch bestimmte Malignitätsgrad dem klinischen Verlauf besser entspricht als der histologische. Weitere Erfahrungen werden dies — so hoffen wir — präzisieren können.

Mein Mitarbeiter, Herr Faul, wird hierzu gleich noch Stellung nehmen.

Professor Dr. E. Schmiedt
Direktor der Urolog. Univ.-Klinik
D-8000 München 15
Thalkirchner Straße 48

H. Ziegler, D. Völter und G. E. Schubert: **Histologische und cytologische Untersuchungen von Prostatagewebe**

Um die Leistungsfähigkeit der Prostatacytologie im Hinblick auf ihre Aussagewertigkeit objektiv beurteilen zu können, kommt man nicht umhin, das Prostatagewebe durch Simultanbiopsien cytologisch und histologisch vergleichend zu untersuchen. Wir führten dazu ausschließlich die transrectale Feinnadelsaugbiopsie nach Franzén und die perineale Harpunenstanzbiopsie in Lokalanästhesie mit der Tru-Cut-Nadel durch.

Tabelle 1. Ergebnisse der Simultanbiopsie der Prostata

	Cytologisch				Histologisch
	maligne	suspekt	benigne	insgesamt	maligne
Biopsien	730	26	3364	4120	142
Patienten	146	14	640	800	142

Übereinstimmung der malignen Befunde: 97 %

Es wurden 4120 Feinnadelsaugbiopsien bei 800 Patienten durchgeführt. Dabei fanden wir bei 146 Patienten cytologisch ein Carcinom, 14 Patienten zeigten einen suspekten und 640 Patienten einen negativen Befund. Die histologische Kontrollbiopsie der bei 146 Patienten cytologisch entdeckten Carcinome ergab bei 142 Patienten ebenfalls ein Carcinom, was einer Übereinstimmung von 97% entspricht. Dazu muß bemerkt werden, daß fünf cytologisch entdeckte Carcinome erst nach der 2., 3. oder 4. Harpunenbiopsie histologisch verifiziert werden konnten, da kleine Carcinombereiche bei der Einmalpunktion mit der Harpune leicht verfehlt werden können.

Stellt man nun das histologische Präparat dem cytologischen gegenüber, so findet man bei der *Adenomyomatose* (Abb. 1) histologisch ein gleichförmiges Zellbild des Epithels und häufig eine Papillenbildung. Entsprechend zeigt sich cytologisch ein uniformes Zellbild, große, regelmäßig geordnete Verbände und häufig eine Wabenstruktur.

Das *Adenocarcinom* zeigt histologisch teils höher ausdifferenzierte, teils stärker entdifferenzierte Zellgruppen mit den typischen Zellkernpolymorphien. Cytologisch ist die Verbandstruktur noch erhalten, es findet sich lediglich eine weit über die Normgrenze gehende Polymorphie und Polychromasie der Zellkerne.

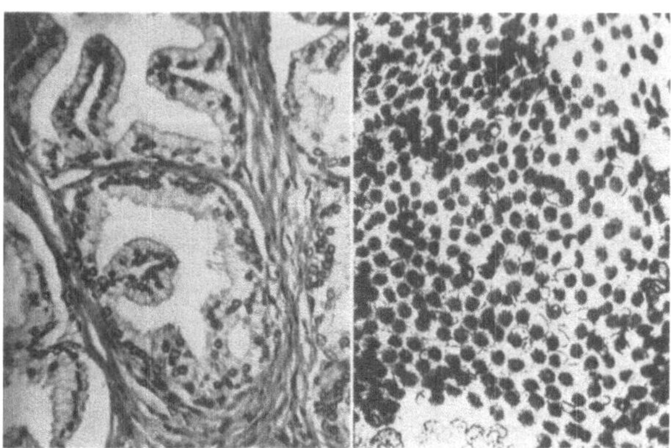

Abb. 1. Links das histologische Präparat eines Prostataadenoms (HE, 260fach). Rechts das cytologische Präparat des gleichen Patienten (May-Grünwald-Giemsa, 400fach)

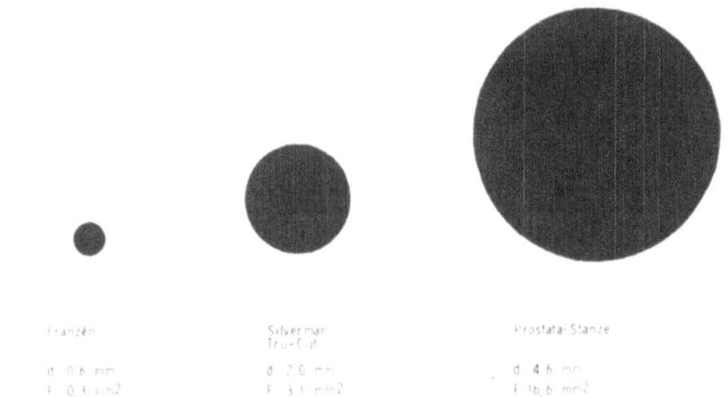

Abb. 2. Die gebräuchlichsten Biopsienadeln im Querschnitt

Der weniger ausdifferenzierte Tumor wächst histologisch vorwiegend in soliden Nestern, er zeigt nur hier und dort angedeutet adenomatöse Strukturen. Cytologisch findet man noch lockere Zellaggregate neben einzeln liegenden Kernen. Eine starke Anisonucleose, große Nucleoli und schollige Chromatinstruktur sind typisch.

Beim *undifferenzierten Prostatacarcinom* wächst histologisch der Tumor in kleinen soliden Nestern und Strängen, ohne erkennbare drüsige Strukturen, bei starker Polymorphie. Cytologisch finden sich einzeln liegende Kerne ohne jegliche Verbandstruktur, eine starke Polymorphie und Polychromasie und meist mehrere große, prominente Nucleoli.

Das *oestrogentherapierte Carcinom* zeigt hydropisch geschwollene Tumorzellen, mehrere Kernpyknosen und Karyolysen. Cytologisch sieht man noch die Tumorkriterien, jedoch sind auch regressive Veränderungen, wie Pyknose, Karyolyse und die regelmäßig auftretenden stark hydropischen Zellen mit meist kleinen hyperchromatischen Kernen zu erkennen.

Bei der *Prostatitis* sind die Lichtungen der Drüsengänge dicht mit Granulocyten, abgeschieferten Epithelien, Sekret und Exsudat angefüllt. Das Drüsenepithel ist gleichförmig ausdifferenziert. Im umgebenden Bindegewebe liegen Rundzellen und einige Granulocyten.

Cytologisch sind die Prostatazellverbände eingepackt und durchsetzt mit polymorphkernigen Granulocyten, Makrophagen und Lymphocyten, je nach Schweregrad und Alter der Entzündung. Die leichte Violettfärbung des Präparates ist durch das entzündliche Exsudat bedingt.

Wie ich Ihnen an Hand dieser wenigen Präparate zeigen konnte, ist nach unserer Ansicht die Diagnostik der Prostataerkrankungen sowohl mit der histologischen als auch der cytologischen Untersuchung in gleichem Maße möglich. Vergleicht man die Durchmesser der gebräuchlichsten Punktionskanülen, so wird man sich besonders im Hinblick auf die Vorsorgeuntersuchungen im Sinne des „nihil nocere" entscheiden und die am wenigsten traumatisierende Kanüle zur Punktion verwenden. Das nächste Dia (Abb. 2) zeigt die Durchmesser der Franzén-Nadel, der Tru-Cut-Nadel und der Prostatastanze, die 0,6, 2,0 und 4,6 mm betragen und deren Flächen sich wie 1:11:50 verhalten. Es ist daraus leicht ersichtlich, daß Komplikationen nach einer Punktion mit diesen stärkeren Nadeln wesentlich häufiger sind.

Auf einer Abbildung konnte ich den Zustand nach einer Harpunenbiopsie mit der Tru-Cut-Nadel zeigen. Der Patient kollabierte eine Std nach der Punktion. Die sofort durchgeführte Cystographie ergab eine Bananenform der Blase durch ein perivesicales Hämatom.

Die Feinnadelsaugbiopsie der Prostata führt zu einer wesentlich geringeren Traumatisierung. Daneben wird durch die mehrmalig durchführbare, fächerförmige Punktion die Chance, einen pathologischen Prozeß zu treffen, vervielfacht. Bei einer suspekten Prostata sollte deshalb die Feinnadelsaugbiopsie immer der erste diagnostische Eingriff sein, mit der nahezu keine Komplikationen zu befürchten sind.

Dr. H. Ziegler
Privatdozent Dr. D. Völter
Urolog. Abt. der Chirurg. Univ.-Klinik

Professor Dr. G. E. Schubert
Patholog. Institut der Universität
D-7400 Tübingen
Calwer Straße 7

P. Faul und M. Praetorius: Der cytologische Malignitätsgrad des Prostatacarcinoms

Wir sind heute der Ansicht, daß die Prognose und Therapie eines Prostatacarcinoms von Ausnahmen abgesehen durch das klinische Stadium einerseits sowie durch den vorliegenden Malignitätsgrad des Tumors andererseits weitgehend bestimmt wird.

Obwohl die histologische Diagnosestellung des Prostatacarcinoms sehr schwierig sein kann und eine Einteilung in verschiedene Malignitätsgrade nach Mostofi äußerst problematisch ist, nehmen andere Pathologen wie Broders, Gleason, Shelly, Utz und Wiederanders eine Differenzierung des Carcinoms vor.

Auf den Wert der cytologischen Diagnosestellung des Prostatacarcinoms mit Hilfe der transrectalen Feinnadelbiopsie nach Franzén wurde bisher unter anderen von Ekman (1967), Esposti (1966), Faul (1971), Franzén (1960) und Schnürer (1969) hingewiesen, wobei auf die Kriterien der verschiedenen cytologischen Malignitätsgrade des Prostatacarcinoms bisher nur von Esposti (1971) eingegangen wurde.

An der Urologischen Univ.-Klinik München wurden von März 1970 bis Juni 1972 insgesamt 1788 transrectale Feinnadelbiopsien durchgeführt, 10518 Präparate beurteilt und dabei 254 Prostatacarcinome diagnostiziert, welche in verschiedene Malignitätsgrade eingeteilt wurden.

Auf die Darstellung allgemeiner cytologischer Malignitätskriterien kann an dieser Stelle nicht eingegangen werden.

Innerhalb eines Prostatacarcinoms können verschiedene Differenzierungsgrade vorliegen. Wir haben die Dignitätsbestimmung der einzelnen Tumoren nach dem am geringsten differenzierten Anteil vorgenommen.

Die Einteilung der von uns gefundenen Prostatacarcinome erfolgte in vier Malignitätsgrade: Hochdifferenziertes, mitteldifferenziertes, niederdifferenziertes und anaplastisches Carcinom.

Das normale Zellbild der Prostata

Die normale Prostataepithelzelle besitzt einen kleinen, runden, konzentrisch liegenden lockeren Kern. Dieser kann mehrere ganz feine Kernkörperchen enthalten. Die Kernplasmarelation ist konstant. Typisch für den Ausstrich normaler Prostataepithelzellen und besonders für das Adenom ist die reichliche Beimengung von Blut, was beim Carcinom meistens nicht der Fall ist. Bei der Prostataadenomyomatose treten die Zellgrenzen sehr deutlich hervor und erinnern an eine polygonale Bienenwabenstruktur (Abb. 1).

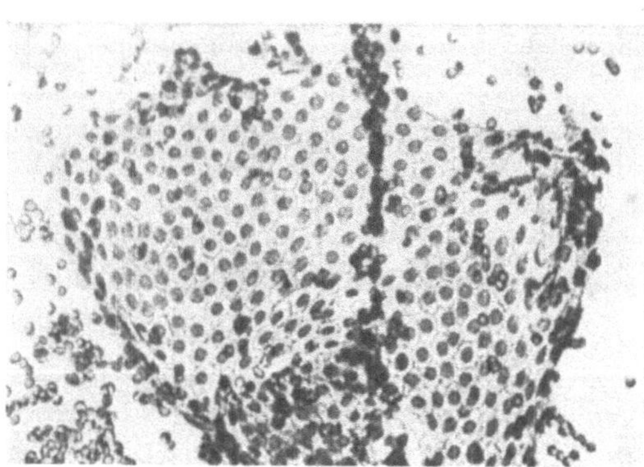

Abb. 1. Cytologisches Ausstrichpräparat einer Prostata mit benigner Hyperplasie (Vergr. 250 ×, Färbung HE)

Das hochdifferenzierte Prostatacarcinom

Die Zellanordnung entspricht noch überwiegend der für das normale Prostataepithelzellgewebe typischen Art. Freie Zellen trifft man selten an und wenn, gleichen sie den in Gruppen angeordneten. Es kommt zum Auftreten mäßig ausgeprägter, jedoch deutlich erkennbarer Zell- und Kernpolymorphie mit Kernhyperchromasie. Gelegentlich liegen beim hochdifferenzierten Carcinom die leicht atypischen Zellen schichtweise übereinander und die Kernplasmarelation kann zugunsten des Kerns verschoben sein. Feine, meist im Zentrum angeordnete Kernnucleolen sind gelegentlich anzutreffen (Abb. 2). Die gleichmäßige Anordnung der Zellen innerhalb der Gruppe kann durch das Auftreten homogen gefärbter Bezirke gestört sein. Esposti spricht hier von einer mikroadenomatösen Struktur. Diese kleinen Bezirke sind Cytoplasma, um das sich in der Regel atypische Epithelzellen lagern.

Das mitteldifferenzierte Prostatacarcinom

Die Zell- und Kernpolymorphie sowie die Kernpolychromasie und Hyperchromasie sind stärker ausgeprägt und man findet deutliche Kernnucleolen, die ein Viertel der Kerngröße überschreiten können. Bei einer nacktkernigen oder cytoplasmaarmen Zelle kann die Kernnucleole vom Unerfahrenen fälschlicherweise als der eigentliche Zellkern angesehen werden.

Durch Verschiebung der Kernplasmarelation zugunsten des Kerns rücken die Kerne näher aneinander und das Zellbild verdichtet sich stellenweise. Andererseits haben sich bereits mehrere Tumorzellen aus ihrem jedoch noch typisch erkennbaren Zellverband gelöst. Mitosen können vorkommen, sind jedoch selten (Abb. 3).

Das niederdifferenzierte Prostatacarcinom

Die für das Prostataepithelzellgewebe typische Gruppierung der Zellen wird beim niederdifferenzierten Carcinom immer seltener. Die Mehrzahl der Zellen hat sich bereits aus dem Verband gelöst und dissoziierte Zellen überwiegen im Ausstrichpräparat. Diese meist nacktkernigen stark hyperchromatischen Zellen können sehr uniform sein. Meistens jedoch sieht man starke Größenschwankungen der Kerne, die mehrere unterschiedlich große Nucleolen aufweisen können. Die Zellen haben häufig ganz bizarre Formen mit langen schwanzartigen Fortsätzen. Diese kommen beim Ausstreichen der besonders leicht verletzlichen Carcinomzellen dieses Differenzierungsgrades artifiziell zustande (Abb. 4).

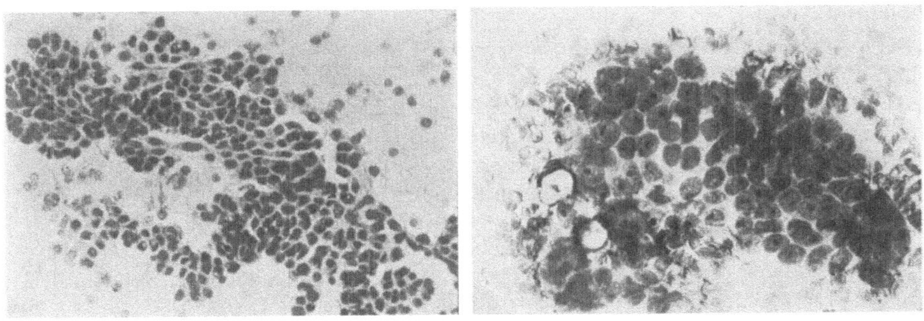

Abb. 2 Abb. 3

Abb. 2. Cytologisches Ausstrichpräparat eines hochdifferenzierten Prostatacarcinoms. Deutlich ausgeprägte Zell- und Kernpolymorphie mit angedeuteter mikroadenomatöser Struktur (Vergr. 250 ×, Färbung HE)

Abb. 3. Cytologisches Ausstrichpräparat eines mitteldifferenzierten Prostatacarcinoms mit bereits deutlich ausgeprägten Kernnucleolen, Zell- und Kernpolymorphie sowie Kernpolychromasie (Vergr. 400 ×, Färbung Giemsa)

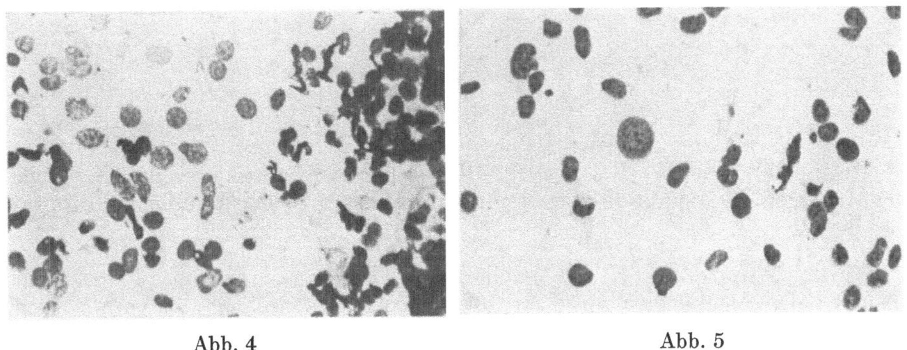

Abb. 4 Abb. 5

Abb. 4. Cytologisches Ausstrichpräparat eines niederdifferenzierten Prostatacarcinoms mit überwiegend frei dissoziierten, meist nacktkernigen Carcinomzellen (Vergr. 400 ×, Färbung Giemsa)

Abb. 5. Cytologisches Ausstrichpräparat eines anaplastischen Prostatacarcinoms mit völlig niederdifferenzierten, z. T. anaplastischen Zellen (Vergr. 400 ×, Färbung Giemsa)

Das anaplastische Carcinom der Prostata

Eine Identifizierung mit Prostataepithelzellen ist nicht mehr möglich. Es finden sich ausschließlich völlig anaplastische, frei dissoziierte Carcinomzellen. Diese sind entweder groß, fast immer nacktkernig, stark polymorph und können mit mehreren Kernnucleolen verschiedener Größe versehen sein. Eine auch nur angedeutete Zellgruppierung ist nicht mehr anzutreffen (Abb. 5).

Die 254 Prostatacarcinome konnten in folgende Differenzierungsgrade eingeteilt werden: 33 hochdifferenzierte, 78 mitteldifferenzierte, 124 niederdifferenzierte und 19 anaplastische Carcinome.

Bei den ersten 91 gefundenen Carcinomen stellten wir den cytologischen Differenzierungsgrad dem histologischen Differenzierungsgrad vergleichend gegenüber. Dabei ergab sich eine Übereinstimmung zytologischer und histologischer Differenzierungsgrade in 73 Fällen, d. h. 80,2%. 18mal differierte der histologische Differenzierungsgrad vom cytologischen, jedoch nie mehr als um einen Malignitätsgrad.

Aus unseren Untersuchungen geht folgendes hervor:

1. Prostatacarcinom ist auch cytologisch zuverlässig diagnostizierbar.
2. Eine Tumordifferenzierung und Malignitätsgradbestimmung ist auch im cytologischen Ausstrichpräparat möglich.
3. Der cytologische Differenzierungsgrad ist mit dem histologischen vergleichbar und stimmte in 80,2% der Fälle mit diesem überein.

Literatur

1. Broders, A. C.: Minn. Med. 8, 726 (1925). — 2. Ekman, H., Hedberg, K., Persson, P. S.: Brit. J. Urol. **39**, 554 (1967). — 3. Esposti, P. L.: Acta Cytol. **10**, 182 (1966). — 4. Esposti, P. L.: Scand. J. Urol. Nephrol. **5**, 199 (1971). — 5. Faul, P., Klosterhalfen, H., Schmiedt, E.: Urologe **3**, 120 (1971). — 6. Franzén, S., Giertz, G., Zajicek, J.: Brit. J. Urol. **32**, 193 (1960). — 7. Gleason, D. F.: Cancer Chemother. Rep. **50**, 125 (1966). — 8. Shelly, H. S., Auerbach, S. H., Classen, H. L., Marks, C. H., Wiederanders, R. E.: Arch. Surg. **77**, 751 (1958). — 9. Schnürer, L. B., Fritjoffson, A., Lindgren, A., Magnusson, P. H., Pettersson, S.: Acta path. microbiol. scand. **76**, 150 (1969). — 10. Utz, C. D., Farrow, G. M.: J. Amer. med. Ass. **209**, 1701 (1969). — 11. Wiederanders, R. E., Stuber, R. V., Mota, C., O'Connell, D., Haslam, G. J.: J. Urol. (Baltimore) **89**, 881 (1963).

Dr. P. Faul
Dr. M. Praetorius
Urolog. Klinik und Poliklinik
der Universität München
im Städt. Krankenhaus
D-8000 München 2
Thalkirchner Straße 48

H. Kaulen und H. H. Davidts: Diagnostische Möglichkeiten und Nachteile der transrectalen Aspirationsbiopsie mit cytologischer Beurteilung beim Prostatacarcinom

An der Wuppertaler Klinik beschäftigen wir uns seit Anfang 1970 mit der transrectalen Aspirationsbiopsie mit cytologischer Beurteilung. Bis zum 1. September 1972 haben wir 502 Patienten untersucht, in 460 Fällen liegt ein histologischer Vergleichsbefund vor. Am Anfang stand die Überlegung, den besonderen Vorteil der Methode — die einfache und schonende Gewebsentnahme — zu nutzen und das cytologische Ergebnis als Vorinformation zu werten. Heute diskutieren auch wir die Fragen: „Wie soll man bei positiver Cytologie aber negativer Histologie verfahren?" oder anders formuliert: „Kann man auf die histologische Sicherung des cytologischen Befundes verzichten?" Bei der Diskussion über den Stellenwert der Prostatacytologie möchten wir aus unserer Sicht einige Bemerkungen zu zwei Problemen beisteuern: Fehlermöglichkeiten bei der Materialgewinnung und Zuverlässigkeit der cytologischen Aussage.

Benutzt man das Originalbesteck nach Franzén und folgt man seinen Anweisungen, ist die Punktion problemlos. Einige Autoren, unter anderem Reuter und Sparwasser sagen, man könne auf dieses Instrumentarium verzichten, wenn man die Nadel zwischen Gummihandschuh und einem übergestreiften Fingerling fixiert. Wir meinen, die Ausgabe von 250,— DM lohnt sich. Denn die Kanüle wird durch die Halterung geführt, die Fingerkuppe bleibt dabei frei und man kann ungehindert auch kleine Knoten abtasten und zur Punktion einstellen. Allerdings muß man den Ring der jeweiligen individuellen Fingerstärke anpassen. Das Besteck nach Franzén ermöglicht die beste Koordination von palpierendem Finger und Nadel. Dies ist einer der entscheidenden Vorzüge der transrectalen Feinnadelpunktion.

Einige Punkte, die bei der Entnahme besonders beachtet werden sollten, seien kurz zusammengefaßt:

1. Immer 2 Punktionen mit 2 verschiedenen Nadeln durchführen!
2. Kontrolliere sofort, ob ausreichend Material gewonnen wurde!
3. Aspirat sofort ausstreichen!
4. Aspirat nur über eine kurze Strecke ausstreichen!
5. Blutiges Material ggf. auf zwei Objektträger verteilen und *dünn* ausstreichen!
6. Verunreinigung durch Handschuhpuder, Vaseline und Rectuminhalt vermeiden!
7. Stark verbogene Nadeln nicht mehr benutzen!

Tabelle 1. Vergleich zwischen Cytologie und Histologie bei 460 Patienten

Cytologie Histologie	negativ	253	etwa 55%
Cytologie Histologie	positiv	153	etwa 33%
Cytologie Histologie	negativ positiv	6	etwa 1%
Cytologie Histologie	positiv negativ	19 („5“)	etwa 4%
Unzureichendes Material		29	etwa 6%

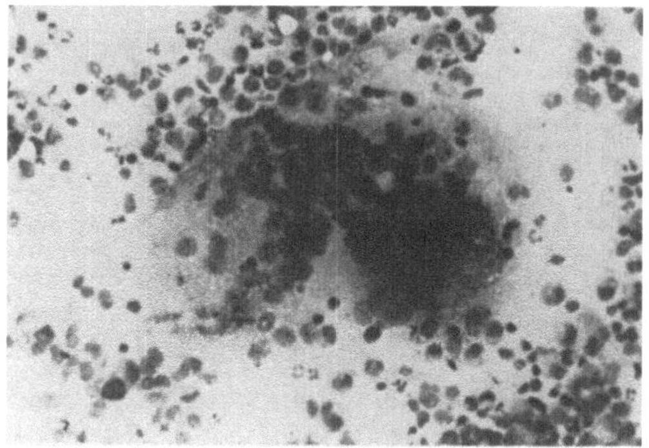

Abb. 1. Granulomatöse Prostatitis (Riesenzelle)

Folgt man diesen Hinweisen, wird man fast immer ein für die Beurteilung ausreichendes repräsentatives Präparat gewinnen. Eine gewisse Quote unzureichender Ausstriche läßt sich nicht ganz vermeiden. Esposti rechnet mit einer Rate von 4%, wir lagen anfangs bei 10%, erreichen heute aber auch 4 bis 6%. Zweifellos spielen persönliche Erfahrung und individuelle Geschicklichkeit eine Rolle. Wer häufig punktiert, erzielt die besten Ergebnisse.

Bei 253 Patienten lautet die cytologische und histologische Diagnose übereinstimmend: Kein Prostatacarcinom. In dieser Gruppe sind die Adenome, die regressiven, die entzündlichen Veränderungen der Vorsteherdrüse sowie infiltrierend wachsende Tumoren der Nachbarorgane enthalten.

Die Feinnadelbiopsie erlaubt nicht nur die Feststellung gutartiger oder bösartiger Veränderung im Bereich der Prostata, sondern ermöglicht im negativen wie im positiven Fall eine wichtige differentialdiagnostische Aussage, auf Grund der weitere gezielte diagnostische Maßnahmen oder eine entsprechende Therapie eingeleitet werden können. Gleichlautend positive Resultate erreichten wir in 153

Fällen. Wir unterscheiden hoch-, mittelhoch- und undifferenzierte Prostatacarcinome, eine vergleichende Gegenüberstellung zum histologischen Grading war uns jedoch nur in wenigen Fällen möglich.

Falsch-negative Ergebnisse sind in unserem Material selten (etwa 1%). Esposti hat früher darauf aufmerksam gemacht, daß bis zu 10% der Carcinome cytologisch bei der ersten Untersuchung nicht erfaßt werden können. Bei verdächtigem Palpationsbefund ist die Punktion, wenn nötig sogar mehrmals, zu wiederholen. Die gleichen Verhältnisse sind von der Stanzbiopsie her bekannt, denn nur der positive Befund ist beweisend und nicht anfechtbar. Alle anderslautenden Ergebnisse können durch eine Fehlpunktion verfälscht sein. Wurde lediglich eine

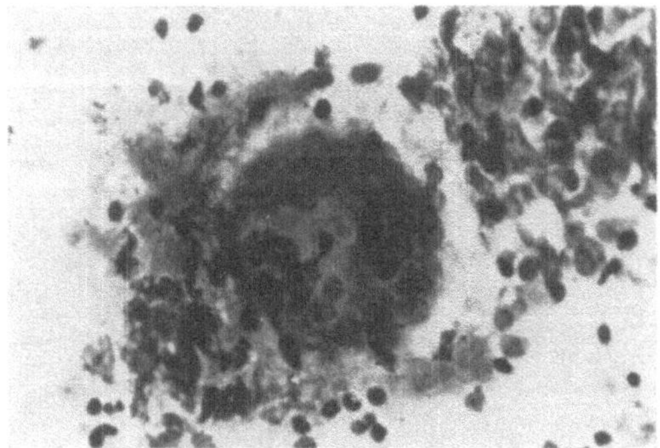

Abb. 2. Langhanssche Riesenzelle

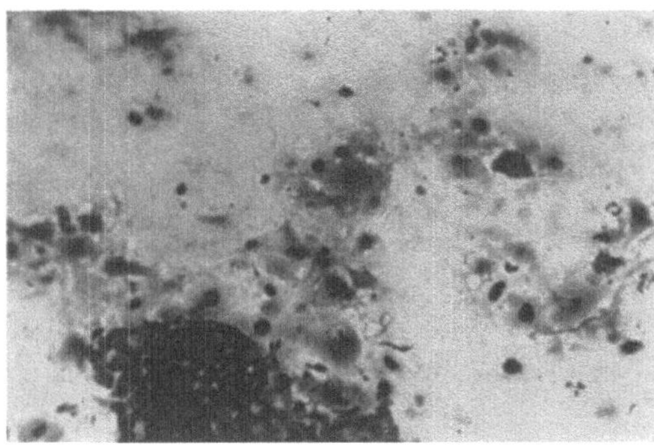

Abb. 3. Übergangsepithelcarcinom

Aspirationsbiopsie mit feiner Nadel durchgeführt, ist eine Wiederholung schon am nächsten Tag möglich, da sich die sekundären entzündlichen Veränderungen in Grenzen halten. Wir haben unsere falsch-negativen Präparate noch einmal durchgemustert, in einem Fall haben wir die Prostatazellverbände nicht richtig interpretiert, in den anderen haben wir keine Tumorzellen gefunden.

Falsch-positive Diagnosen kommen den Literaturangaben entsprechend nur gelegentlich vor. Wir haben 19 unterschiedliche Beurteilungen. Zu einem Teil führen wir diese Fehler auf unsere in der Anfangszeit noch geringe Erfahrung in der Bewertung regressiver und entzündlicher Zellatypien zurück. So waren bei den letzten 100 Patienten nur noch 2 falsch-positive Befunde. Fünfmal stellten wir die Diagnose Prostatacarcinom und blieben bei dieser Auffassung, auch wenn der Pathologe den Malignomverdacht zunächst nicht bestätigen konnte. Bei einem Patienten lieferte erst eine zweite Resektion bis in die Kapsel den histologischen Beweis, bei einem anderen konnten röntgenologisch Knochenmetastasen nachgewiesen werden. Bei einem dritten Patienten erfolgte erst nach einem Jahr die histologische Abklärung.

Wir sind uns bewußt, daß man solche Einzelfälle nicht überbewerten darf, zumal Fehlpunktion und Fehlinterpretation erst rückblickend zu trennen sind. Andererseits ist der „falsch-positive" Befund ein sehr zuverlässiger Indikator für den Wert einer Untersuchungsmethode und man sollte das Konto der Cytologie mit diesen Fällen nicht belasten. Im Gegenteil — wir möchten auf Grund unseres derzeitigen Ausbildungsstandes unterstreichen: Die cytologischen Kriterien erlauben in der Regel eine Aussage von hoher Zuverlässigkeit.

Kehren wir zur Ausgangsfrage — positive Cytologie aber negative Histologie — zurück. Spricht das cytologische Zellmuster eindeutig für ein Prostatacarcinom, sind *Zweifel* an der Richtigkeit dieser Diagnose nicht berechtigt. Am Karolinska Sjukhuset in Stockholm hat der Urologe Giertz in Zusammenarbeit mit den Cytologen Franzén und Zajicek als erster auf eine histologische Kontrolle verzichtet, wir sind der Überzeugung, daß weitere folgen werden.

Literatur

1. Esposti, P. L., Zajicek, J.: The Swedish Cancer Soc. Yearbook **3**, 51 (1960—1962). — 2. Esposti, P. L.: Scand. J. Urol. Nephrol. **5**, 199 (1971). — 3. Faul, P., Klosterhalfen, H., Schmiedt, E.: Urologe A **10**, 3 (1971). — 4. Franzén, S., Giertz, G., Zajicek, J.: J. Urol. (Baltimore) **32**, 193 (1960). — 5. Reuter, H. J.: Urologische Kältechirurgie. Wien: Verlag E. Voytjech 1970. — 6. Sparwasser, H., Lüchtrath, H.: Urologe A **9**, 5 (1970).

Dr. H. Kaulen
Dr. H. H. Davidts
Kliniken der Stadt Wuppertal
Urologische Klinik im Klinikum Barmen
D-5600 Wuppertal 2
Heusnerstraße 40

Diskussion zu den Vorträgen S. 247 bis 271

A. Georgii, Hannover: Wenn man den Wert einer neuen Methode diskutiert, wie hier die Cytologie des Prostatacarcinoms, fragt man im allgemeinen gerade bei der Tumordiagnostik zunächst nach dem falsch-positiven Befund und setzt seine Bedeutung sehr hoch an. Man sollte aber gerade bei der Tumordiagnostik besonders nach den falsch-negativen Befunden fragen, weil deren Feststellung ja ganz vom Zufall abhängt. Kaum einer von uns hat Muße und Kraft, um dem Krankengut, das er cytologisch oder histologisch untersucht hat, nachzugehen, um die Frage seiner falsch-negativen Befunde zu kontrollieren. Das aber wäre erforderlich, um den Wert etwa der hier zur Diskussion stehenden cytologischen Aussagekraft abzuschätzen. Es gibt eine Möglichkeit, um die aufwendige retrospektive Nachuntersuchung zu erleichtern, und dies ist die Kombination beider Verfahren, also von Histologie und Cytologie. Ich bin gar nicht spezialisiert in der urologischen Pathologie, wir haben jedoch große Erfahrung in der komperativen Diagnostik von Cytologie und Histologie im Magen-Darm-trakt und bei intrathorakalen Tumoren; denn wir haben das systematisch vergleichend gemacht und dabei festgestellt, daß auch bei unseren Ergebnissen die cytologische Diagnostik etwas in ihrer Trefferrate überwiegt, so wie das bei Herrn Faul u. a. herausgekommen ist. Aber bei etwa 2 bis 3% unserer Fälle von frühem Magencarcinom oder frühem Bronchialcarcinom konnten wir die Tumoren weder in der Histologie noch in der Cytologie entdecken. Wenn wir die Trefferquote bei etwa über 1000 Tumoren des Thoraxraumes aus der Berliner Klinik Heckeshorn und aus den hiesigen Kliniken in Hannover und aus 2000 Endoskopien unserer eigenen Hochschulklinik zusammenfassen, dann kommen wir auf 100%, wenn wir beide Methoden zusammen einsetzen. Deswegen würde ich glauben, daß wirklich nur von der Technik und von der Größe und dem Durchmesser des Instrumentes her ein Verzicht auf die Histologie bei der Prostatauntersuchung gerechtfertigt wäre, aber nicht vom Wert der histologischen Diagnose an sich. Man sollte die Histologie und Cytologie kombiniert einsetzen. Eine zweite Überlegung ist die, ob genügend kompetente Cytologen für die Auswertung der Befunde vorhanden sind. Ich glaube, die Kompetenz kommt nur mit der Erfahrung, und ich persönlich befürworte selbstverständlich, daß die Pathologen zuerst eingeschaltet werden und nur, wenn mit ihnen keine Gespräche und keine Zusammenarbeit möglich ist, dann sollte man die Cytologie selbst erlernen. Aber für die akademische und wissenschaftliche Auswertung des Untersuchungsgutes, wenn man also das machen will, was Herr Faul gemacht hat, nämlich eine Graduierung auf Grund der Cytologie, sollte man nicht nur die Zellen des Prostatacarcinoms, sondern auch die anderer Neubildungen kennen. Dies spricht also dafür, daß die Cytologie in die Pathologie gehört.

E. Schmiedt, München: Ich stimme mit Herrn Georgii völlig überein. Wir haben am Anfang auch, wie Herr Faul dies zeigte, Vergleichsstudien durchgeführt und haben eben diese hohe Übereinstimmung gefunden. Auch heute noch führen wir in allen Fällen, in denen der cytologische Befund nicht eindeutig ist, natürlich auch eine histologische Untersuchung durch. Ich freue mich, daß sich Herr Georgii auch der Prostatacytologie annehmen will und hoffe nur, daß recht viele Pathologen dies tun. Ich stimme Herrn Georgii zu, daß die Cytologie in die Hand des Pathologen gehört, weil der Pathologe eben auch den histologischen Befund beurteilen und damit vergleichen kann. Wir als Urologen in München machen das praktisch nur notgedrungen, weil sich niemand fand, bzw. es nur sehr wenige Stellen in der Bundesrepublik gibt, die cytologische Untersuchungen durchführen. Deshalb habe ich mich damals entschlossen, Herrn Faul nach Schweden zu schicken, damit er dort die Technik lernt.

P. Hermanek, Erlangen: Die internationale Akademie für Pathologie hat sich in Helsinki vor wenigen Tagen einen ganzen Tag mit dem Thema Feinnadelbiopsie beschäftigt und Herr Esposti hat Seminare abgehalten. Das Ergebnis in Helsinki entspricht den Ausführungen von Herrn Schmiedt: Die Cytologie ist absolut beweisend, vorausgesetzt, es handelt sich um einen erfahrenen Cytologen. In allen Diskussionen, auch von Vertretern aus den USA, kam zum Ausdruck, daß die Person des Cytologen das Entscheidende ist. Bemerkenswert ist, daß gerade von den amerikanischen Kollegen immer wieder betont wurde, daß sie Cytologen nur dann achten und als kompetent ansehen, wenn es sich nicht um self-made-Personen der Klinik handelt, sondern wenn es hauptberuflich seit Jahren nur Cytologie betreibende Personen sind. Mostofi betonte, daß er einen cytologisch positiven Befund nur dann gelten läßt, wenn er von einem hauptberuflichen Cytologen stammt.

D. Kirchheim, Olympia (USA): Ich möchte kurz zu meinen eigenen Erfahrungen bezüglich der Indikationsstellung zur operativen bzw. zur hormonellen Behandlung Stellung nehmen. Bei über 100 radikalen Prostatektomien, die ich selbst ausführte oder bei denen ich assistiert habe, wurde die Diagnose *histologisch* begründet und in jedem Falle später durch die Untersuchung des gesamten Präparates bestätigt. Damit möchte ich zum Ausdruck bringen, daß wir uns auf die histologische Untersuchung verlassen können. Von den jetzt erwähnten Zahlen der Saugbiopsie bin ich beeindruckt, möchte aber betonen, daß alle Pathologen in den USA, mit denen ich zusammengearbeitet habe, sich nur auf die histologische Untersuchung verlassen. Das kann natürlich darauf beruhen, daß sie mit der Cytologie der Prostata nicht so erfahren sind wie einige hier in Deutschland. Vor etwa 15 Jahren wurde in den USA die Cytologie der Prostata von verschiedenen Pathologen betrieben, dann allerdings auch wieder aufgegeben. Ein Grund, weshalb wir die Cytologie nicht so intensiv anwandten, beruht darauf, daß es bei sehr gutdifferenzierten Carcinomen schwierig ist, die Diagnose cytologisch zu sichern, wie Sie aus den nachfolgenden Abbildungen entnehmen können. Vielleicht kann Herr Glenn noch einige Bemerkungen machen, da ich nur meine persönlichen Erfahrungen wiedergegeben habe und seine vielleicht anders sind.

J. F. Glenn, Durham (USA): Die Diagnose eines Prostatacarcinoms auf Grund der cytologischen Saugbiopsie wird abgelehnt; denn in jedem Falle wird die offene Freilegung und dann anschließend die radikale Prostatektomie beim Carcinom durchgeführt. Bei der offenen perinealen Freilegung ist das Gebiet so groß, daß an jeder Stelle Gewebe entnommen werden kann. Es wird also prinzipiell die Diagnose histologisch und nicht cytologisch gesichert.

C. E. Alken, Homburg: Die Information über die Einstellung in den USA ist zwar interessant, in Deutschland ist die Situation jedoch anders, da wir durch die Vorsorgeuntersuchungen gezwungen sind, nach Methoden zu suchen, die es dem niedergelassenen Urologen unter Umständen ohne Klinik in der Praxis ermöglichen, durch einfache komplikationslose Schnellverfahren zumindest zu einer Verdachtsdiagnose zu kommen. Wir sollten berücksichtigen, daß in anderen Ländern völlig andere Gesichtspunkte eine Rolle spielen.

H. Klosterhalfen, Hamburg: Hinsichtlich der Bewertung der Cytologie befinden wir uns meines Erachtens in einer Entwicklungsphase. Wenn man die Publikationen von Herrn Schmiedt, also der Münchener Klinik, besieht, dann waren dort zu Anfang die Ergebnisse auch nicht so gut, wie sie jetzt mit den angegebenen 97 % sind. Dies ist ein wirklich beeindruckender Wert. Mich würde interessieren, was Herr Schmiedt zu dem Einwand von Herrn

Kirchheim, daß man ein hochdifferenziertes Carcinom cytologisch nicht von einer gutartigen Erkrankung der Prostata unterscheiden kann, sagt.

E. Schmiedt, München: Das ist richtig. Die hochdifferenzierten Carcinome sind auch die, welche am schwierigsten zu beurteilen und als maligne Geschwülste zu erkennen sind. Nun ist es nach unseren klinischen Erfahrungen so, daß die therapeutische Konsequenz beim hochdifferenzierten Carcinom etwa im Stadium A die ist, nichts zu tun, sondern nur expektativ abzuwarten unter laufender Kontrolle. Dies ist jedoch eine individuelle Einstellung. Sicher handelt es sich hier um ein schwieriges Problem, und wenn Zweifelsfälle vorliegen, dann wird in jedem Falle auch eine Stanzbiopsie entnommen. Aber auch bei der histologischen Untersuchung ergeben sich oft Schwierigkeiten.

C. E. Alken, Homburg: Ich möchte noch einmal unterstreichen, was sich herauszukristallisieren beginnt: Als Suchmethode ist die Saugbiopsie sicher geeignet; denn die Zahlen sind wirklich eindrucksvoll. Wir sollten jedoch im Auge behalten, daß bei einem z. B. 52jährigen Mann, bei dem die schicksalhafte Entscheidung bezüglich der Diagnose eines Carcinoms ansteht, diese Diagnose zusätzlich noch durch eine Stanzbiopsie histologisch gesichert wird. Herr Schmiedt stimmt mit diesem Vorgehen, um sich abzusichern, überein trotz seiner guten Ergebnisse mit der Saugbiopsie.

G. Dhom, Homburg: Der Pathologe kann keinesfalls die Rolle des Schiedsrichters bezüglich der Saugbiopsie bzw. der Stanzbiopsie übernehmen. Das kommt ihm nicht zu; denn er kann lediglich das Material, das ihm der Kliniker übersendet, sei es ein Ausstrichpräparat nach Saugbiopsie, sei es die Stanze, nach bestem Wissen und Gewissen beurteilen. Die Konsequenz aus einem positiven oder negativen Befund kann auch der Pathologe dem Kliniker nicht abnehmen. Wir können lediglich unsere Bereitschaft erklären, und hier schließe ich mich auch Herrn Georgii an, unsere Befunde zu machen, auch die cytologischen Befunde. Hier kommt es ausschließlich auf die individuelle Erfahrung des einzelnen an im Vergleich von Saugbiopsie und Stanze, und wir fangen an, mühsam die cytologischen Präparate zu interpretieren, und man muß das eben einfach aus dem Vergleich lernen. Ich bin der festen Überzeugung, wenn man das cytologische und das histologische Präparat nebeneinander hat, daß mit der steigenden Erfahrung dann eben auch das cytologische Präparat beurteilbar ist mit solcher Sicherheit, wie es heute hier demonstriert wurde. Welches Vertrauen der Kliniker hat und welche Konsequenzen er zieht, wenn er vom Cytologen oder Histologen eine Diagnose bekommt, hängt ausschließlich am einzelnen.

C. E. Alken, Homburg: Die von Herrn Dhom eben betonte enge Zusammenarbeit zwischen Pathologen und Klinikern halte ich für außerordentlich wichtig; denn wenn z. B. eine Portio auf Grund einer cytologischen Fehldiagnose amputiert wird oder eine Mamma entfernt wird, dann hat das für die Persönlichkeit dieser Patientin in keiner Weise die Konsequenzen wie etwa bei einem 54 Jahre alten Mann, bei dem es um die radikale Prostatektomie geht. In diesem Falle ist die korrekte präoperative Diagnose von ganz entscheidender Bedeutung.

H. Marberger, Innsbruck: Es ist außerordentlich erfreulich, daß heute die Überzeugung vorherrscht, daß man die histologische Diagnose braucht. Wir suchen nach vielen Methoden nicht nur nach einer, was ich für einen absoluten Fortschritt halte. Trotzdem sollten einige Dinge nicht vergessen werden, und zwar, daß die Verdachtsdiagnose eines Prostatacarcinoms sich aus dem Tastbefund ergibt. Es liegen ausgezeichnete Arbeiten darüber vor, daß ein harter Knoten, besonders wenn man ihn öfter tastet, in 50% der Fälle ein Carcinom ist. Die weitere Diagnose hat man dann histologisch zu stellen. Weiterhin möchte ich zu bedenken geben, daß man bei so schwerwiegenden therapeutischen Konsequenzen, wie sie die Diagnose eines Prostatacarcinoms nach sich ziehen, die entscheidend für das Leben und die Potenz sind, man nicht die billigste, die einfachste Methode allein verwenden soll.

G. Rodeck, Marburg: Wir führen die Stanzbiopsie erst dann durch, wenn wir bei der Palpation einen verdächtigen Befund erheben. Die großen Zahlen an Saugbiopsien von Herrn Schmiedt lassen den Verdacht aufkommen, daß er sich nicht nach dem Tastbefund richtet, sondern die Saugbiopsie als Suchmethode praktisch bei jedem Prostatiker, der zu ihm kommt und auch zur Vorsorgeuntersuchung erscheint, routinemäßig durchführt. Das wäre bei der Einfachheit und dem engen Kaliber der Kanüle durchaus zu verwirklichen. Ist dieser Eindruck bezüglich der Indikation zur Saugbiopsie richtig?

Herrn Dhom möchte ich fragen, ob der Pathologe auf Grund einer Schnellschnittuntersuchung die gleiche Treffsicherheit in der Aussage hat wie bei der sonst erfolgten Untersuchung, da davon gesprochen wurde, daß durch die perineale offene Biopsie eine Schnellschnittuntersuchung angestellt wird. Wir wissen ja immer wieder von anderen Schnellschnittuntersuchungen, daß durch die rasche Aufbereitung des Materials doch nicht eine solche Treffsicherheit der Aussage erzielt werden kann.

E. Schmiedt, München: Bezüglich der Indikation kann ich Herrn Rodeck erwidern, daß nur bei Kranken die Biopsie in der Poliklinik wie auch der Klinik durchgeführt wurden, bei denen ein suspekter Tastbefund vorlag. Wir haben pro Tag etwa 100 ambulante Patienten, und dann ergeben sich innerhalb von 2 Jahren eben diese Zahlen, d. h., daß unter diesen 1700 suspekten Prostataknoten 254 Carcinome entdeckt wurden.

W. Diener, Siegen: Ich möchte darauf hinweisen, daß manche Knoten unter konservativer behandlung nach 4 Wochen verschwunden sind, wenn wir einige Male biopsiert und nichts gefunden haben. Kommt man gar nicht weiter, dann möchte ich den Vorschlag machen, in manchen Fällen einfach eine Behandlung mit Antibiotica oder Chemotherapeutica durchzuführen. Verschwindet der Knoten, ist damit die Diagnose gesichert.

G. Jönsson, Lund (Schweden): Bezüglich Nadelbiopsie oder Aspirationsbiopsie möchte ich bemerken, daß nicht vergessen werden sollte, daß nach der Stanzbiopsie mehrere Todesfälle beschrieben wurden, und zwar infolge großer Hämatome, Urosepsis und Thromboembolien. Außerdem sind fünf Fälle von Metastasen im Stichkanal bekannt geworden. Die Aspirationsmethode hat keine bekannten Komplikationen dieser Art. Die kleinen fokalen hochdifferenzierten Carcinome kann man nicht immer nachweisen. Aber das ist doch nicht ganz neu für die Prostata, das gilt doch auch für andere Organe, etwa die oberen Harnwege. Wir können die hochdifferenzierten uroepithelialen Tumoren nicht immer mit der Cytologie entdecken.

G. Dhom, Homburg: Es war nach der Treffsicherheit der Schnellschnittdiagnose bei der perinealen Biopsie gefragt worden. Ich selbst habe keine Erfahrung hinsichtlich dieser Schnellschnittmethode und der perinealen Freilegung. Es ist jedoch richtig, daß generell die Beurteilung von Gefrierschnellschnitten natürlich Probleme mit sich bringt, und ich könnte mir vorstellen, daß ein hochdifferenziertes Adenocarcinom im Schnellschnitt fast unüberwindliche Probleme für die Diagnose mit sich bringen kann. Die weniger differenzierten Adenocarcinome können wir ohne weiteres im Schnellschnitt diagnostizieren.

D. Kirchheim, Olympia (USA): Zu der Frage von Herrn Albrecht, bezüglich der perinealen Probefreilegung und radikalen Operation möchte ich feststellen, daß ich nur eine radikale Operation beim Prostatacarcinom, wenn ein palpabler Knoten da ist, durchführe, sofern sich der Patient in gutem Allgemeinzustand befindet und etwa eine Lebenserwartung von 10 Jahren hat. Ich führe die Nadelbiopsie durch, und wenn weiterhin bei negativer Biopsie ein Verdacht besteht, wiederhole ich sie. Ich mache keine offene Freilegung, wegen der Gefahr der Impotenz und da es sich dabei um eine größere Operation handelt.

E. Schmiedt, München: Die Feststellung von Herrn Diener, daß unter der antibiotischen Behandlung derbe Knoten wieder verschwinden können, kann ich nur bestätigen; denn wir haben in etwa 30% der Fälle bei diesen suspekten Knoten cytologisch, z. T. auch histologisch eine chronische Prostatitis nachweisen können und sie dann antibiotisch behandelt, woraufhin der Knoten verschwand.

C.-E. Alken, Homburg: Zusammenfassend läßt sich aus der Diskussion feststellen: Bei Konsistenzvermehrung in einem Lappen sind wir heute wesentlich stärker sensibilisiert als früher, so daß wir viel mehr Verdachtsfälle haben. Bleibt dieser Befund nach 4 oder 5 Wochen weiterhin bestehen, erfolgt die Kontrolle des Tastbefundes durch die histologische Sicherung der Diagnose, denn keine Diagnose ohne Sicherung durch histologischen Befund. Bei genügender Erfahrung ist die Saugmethode für die Sicherung der Verdachtsdiagnose zunächst einmal genauso wertvoll. Entscheidend für die Ergebnisse beider Methoden ist sicher eine längere persönliche Erfahrung gerade bei der Entnahmetechnik. Die Saugbiopsie hat den Vorteil, daß man aus der gesamten Prostata fächerförmig Zellen entnehmen kann, während die Stanzbiopsie aus dem verdächtigen Bezirk und aus palpatorisch normal erscheinenden Partien erfolgen soll, so daß der Pathologe im allgemeinen 3 bis 4 Cylinder erhält. Wesentlich ist, daß die Entnahmestellen für den Pathologen und auch für den Nachuntersucher an einem Schema genau markiert werden. In ganz entscheidenden Fällen, wo eine schicksalhafte Entscheidung für den Patienten zu treffen ist, sollte von dem Pathologen die Verantwortung mitgetragen und geteilt werden, es sei denn, der Kliniker verantwortet diese Dinge selbst. Herr Jönsson hat über Todesfälle aus der Weltliteratur nach Stanzbiopsie berichtet, wie ist es in Deutschland?

W. Brosig, Berlin: Wir hatten einen Todesfall nach der transrectalen Prostatapunktion mit einer Silverman-Nadel.

A. Sigel, Erlangen: Der Prozentsatz der Fieberschübe nach der Stanzbiopsie liegt bei uns bei 10%. Dies spricht nicht gegen die Methode, aber man muß es doch zur Kenntnis nehmen.

C.-E. Alken, Homburg: In vielen Fällen finden unsere Pathologen neben dem Carcinom eine echte Prostatitis. Dies erklärt eigenlich, daß man zwangsläufig in solchen Fällen mit einer Temperaturerhöhung rechnen muß, die allerdings in Grenzen bleibt. Wir geben deshalb prophylaktisch immer ein Antibioticum für einige Tage.

G. Jönsson: Bemerkungen über Diagnose und Behandlung des Prostatacarcinoms

Heutzutage fordern alle Kliniker, bevor sie mit der Behandlung eines Patienten mit einem Prostatacarcinom beginnen, eine Bestätigung der Diagnose. Diese Forderung ist außerdem notwendig für eine objektive Bewertung des Behandlungsresultates.

Die Diagnose wurde früher hauptsächlich mit Hilfe der Rectalpalpation, von TUR und der histologischen Untersuchung von Biopsiematerial gestellt. Zur lokalen Prostatadiagnostik gehören oftmals Röntgenuntersuchungen von Urethra und Blase sowie Urographie. Ihren größten Wert haben die Röntgenuntersuchungen jedoch bei der Feststellung von Skeletmetastasen. Darüber hinaus werden Harn- und Blutuntersuchungen durchgeführt, die abgesehen von der Bestimmung der sauren und alkalischen Phosphatasen nur von begrenztem Nutzen sind. Weiterhin kann man sowohl vor als auch während der Behandlung die 17-Ketosteroide und androgenen Metaboliten im Harn sowie das Plasmatestosteron bestimmen.

Mit Hilfe dieser Diagnostik führt man die Einteilung in die verschiedenen Stadien durch, die dann bei der Wahl der verschiedenen Behandlungsarten als Grundlage dient.

Im Laufe der letzten 10 Jahre hat sich die Anzahl der uns zur Verfügung stehenden diagnostischen Methoden vermehrt und verbessert. So hat z. B. die cytologische Untersuchung von Prostatamaterial sowohl die Diagnosestellung als auch die Malignitätsbestimmung hochgradig erleichtert. Durch die Anwendung der von Franzén vorgeschlagenen transrectalen Feinnadelpunktion kann diese Methode sehr freigiebig und ohne Beschwerden für den Patienten angewendet werden. Die Voraussetzung dafür, daß wir einwandfreien Bescheid erhalten, ist jedoch, daß erfahrene Cytologen zu unserer Verfügung stehen. Die Methode erlaubt uns außerdem zu jeder gewünschten Zeit Kontrollen durchzuführen, was von großem Wert sein kann, wenn man sich über das therapeutische Geschehen unterrichten will. Die Methode ist leicht anzuwenden und führt nur unbedeutende Komplikationen mit sich. Aus diesem Grund hat man mehr und mehr angefangen, sie als einen Screening-Test zu nutzen. Darüber hinaus haben histochemische und biochemische Methoden sowie elektronenmikroskopische Studien dazu beigetragen, die Diagnosestellung zu verfeinern.

Von vielen Seiten berichtet man heute, daß man angefangen hat, den Gesundheitszustand der Männer über 50 Jahre zu untersuchen. Die Absicht dieser Untersuchungen ist, Carcinomfälle in einem so frühen Stadium wie möglich zu entdecken. Ob die dabei entdeckten frühen Carcinomfälle behandelt werden sollen oder nicht, wurde jedoch nur wenig diskutiert. Noch weniger wurden irgendwelche Richtlinien für eine derartige evtl. Behandlung festgelegt.

Im Laufe der letzten Jahre wurden außerdem verfeinerte Methoden eingeführt, die es ermöglichen, evtl. Metastasen früher zu entdecken. Durch die *Einführung der Scanning-Methoden* hauptsächlich mit Calcium 47, Strontium 87 und Fluor 18, wurde es z. B. möglich, Skeletmetastasen viel früher zu entdecken als es bisher mit den konventionellen Röntgenuntersuchungen möglich war.

Durch Einführung der *Lymphographieuntersuchungen* scheint man außerdem größere Möglichkeiten zu haben, regionäre Lymphdrüsenmetastasen früher als bisher entdecken zu können. Es wurde außerdem vorgeschlagen, von gewissen Drüsengebieten Biopsien zu entnehmen.

Knochenmarkspunktionen zum Ausschluß von Carcinomzellen haben sich besonders in solchen Fällen als wertvoll erwiesen, in denen eine radikale Prostatektomie zu empfehlen ist und in denen man mit konventionellen Methoden keine Metastasen nachweisen konnte.

Sämtliche hier angeführten Umstände können auf die Zusammensetzung unseres Materials einwirken. Mit unseren bisherigen Methoden und mit der Einstellung der Patienten, einen Arzt nicht aufzusuchen, bevor sich die Zeichen eines Prostatacarcinoms einstellen, wurde die Krankheit meist erst in einem ziemlich vorgeschrittenen Stadium entdeckt. Die Mehrzahl der Patienten befanden sich in den Stadien III und IV, d. h. in Stadien mit extrakapsulärer Ausbreitung und Metastasen. Nur 10 bis 20% befanden sich in den Stadien I und II und von diesen Fällen waren meist nur die Hälfte für eine radikale Prostatektomie geeignet.

Auf Grund der begrenzten Möglichkeiten, Metastasen mit den bisherigen Untersuchungsmethoden zu entdecken, kann man mit Sicherheit davon ausgehen, daß viele der Patienten in den Stadien II und III eigentlich dem Stadium IV zuzuführen waren. Durch Ausnutzung der uns heute und in der Zukunft zur Verfügung stehenden Möglichkeiten sowohl Grad als auch Stadium näher zu bestimmen, bekommen die Materiale eine etwas veränderte Zusammensetzung. Dies kann bedeuten, daß die erreichten Behandlungsresultate in einem anderen Licht erscheinen.

So werden z. B. die Stadien I, II und III höchstwahrscheinlich von solchen Metastasenfällen befreit werden, die man früher in diese Gruppen einbezog, da man nicht in der Lage war, frühe Metastasen zu entdecken. Diese Fälle werden dem Stadium IV zugeführt und diese Gruppe erhält auf diese Art einen Zuschuß von leichteren Metastasenfällen. Auf der anderen Seite werden die anderen Stadien von ihren — aus prognostischer Sicht gesehen — schwersten Fällen befreit.

Das Problem der Behandlung des Prostatacarcinoms steht seit einigen Jahren im Mittelpunkt einer intensiven Debatte. Dazu hat vor allem der bekannte amerikanische Mellinger-Bericht beigetragen.

Als die antiandrogene Behandlung vor mehr als 30 Jahren eingeführt wurde, gab man klar und deutlich an, daß es sich um eine *palliative* Behandlung handelte, wenngleich es theoretisch nicht undenkbar war, daß diese Behandlung in gewissen Fällen kurativ sein könnte. Es gibt jedoch keine zwei Prostatacarcinomfälle, die einander gleich sind, und außerdem dürfte es klar sein, daß man in ein und demselben Tumor Zellen verschiedener morphologischer und biologischer Natur, finden kann.

In Anbetracht der *Nebenwirkungen der Antiandrogenbehandlung* (dyspeptische Beschwerden, Feminisierung, Kochsalzretention, Lipidbeeinflussung usw.) scheint man in vielen Fällen, schon vor dem Mellinger-Bericht, diese Behandlung bei hoch differenzierten Carcinomen in den Stadien I und II unterlassen zu haben. In diesen Fällen wartete man stattdessen die weitere Entwicklung ab, oder nahm eine radikale Prostatektomie vor. Es gibt heutzutage viele Berichte, in denen behauptet wird, daß die Lebenserwartung für unbehandelte Fälle der Stadien I und II, mit hoch differenziertem Carcinom, dieselbe ist wie für ein Normalmaterial. Meiner Ansicht nach soll man Patienten zwischen 50 und 65 Jahren, die im übrigen gesund sind, in diesen Stadien eine radikale Prostatektomie vorschlagen. Wenn der Patient damit nicht einverstanden ist und falls ein hochdifferenziertes Carcinom vorliegt, sollen nur Kontrollen vorgenommen werden. Patienten über 65 Jahre mit hoch differenziertem Carcinom sollen nur kontrolliert werden. Hat der Patient dagegen ein wenig differenziertes Carcinom der Stadien I und II sollte eine Antiandrogen- oder Hochvoltbehandlung eingesetzt werden oder beide zusammen.

Die Mehrzahl der Patienten kommt jedoch erst dann zu uns, wenn sie subjektive Beschwerden vom Carcinom oder Metastasen haben, d. h. wir bekommen die Patienten in den Stadien III und IV. Im Stadium III scheint mir eine radikale

Prostatektomie nicht anratbar, da wir hier mit Sicherheit Fälle haben, die oftmals metastasische Veränderungen in den naheliegenden Lymphdrüsen haben. In diesen Fällen sollte man je nach Differenzierungsgrad antiandrogene Behandlung und Strahlenbehandlung oder beide gleichzeitig in Erwägung ziehen. Eine transurethrale Resektion sollte erst nach 3monatiger Behandlung der obenangegebenen Art vorgenommen werden, da viele Patienten nach einer derartigen Behandlung beschwerdefrei sind.

Im Stadium IV werden unmittelbar hohe Dosen antiandrogener Substanzen eingesetzt oder/und Orchidektomie. In Fällen mit schmerzhaften Metastasen ist eine lokale Behandlung manchmal angezeigt.

In den sog. Akutfällen, d. h. in den Fällen, in denen der Patient in einem miserablen urämischen Zustand mit Okklusion beider Ureteren zu uns kommt, nehmen wir unmittelbar eine Pyelostomie und Orchidektomie vor und setzen außerdem sofort die Antiandrogenebehandlung an.

Es gibt jedoch Fälle, die gleich von Beginn nicht auf die obengenannte Behandlung ansprechen oder solche, deren Zustand sich im Laufe der Behandlung verschlechtert. Diese Gruppe von Patienten, die groß ist, stellte ein schwieriges therapeutisches Problem dar. In diesen Fällen, hat man versucht, die Präparate zu wechseln, die Dosis zu erhöhen, Corticosteroide zu verabreichen, Adrenalektomie, Hypophysektomie durchzuführen, mit Cytostatika zu behandeln usw. In unserer Klinik in Lund wird in diesen Fällen ein Kombinationspräparat Estracyt angewandt, das aus einer Verbindung von N-Lost und Oestradiol besteht. Mit diesem Präparat haben wir in etwa 50% dieser vorgeschrittenen Fälle eine manchmal markante Verbesserung erreicht.

Die Antiandrogenbehandlung bestand bisher in der Hauptsache in der Zufuhr von Oestrogenen oder Substanzen mit oestrogener Wirkung, und das meistangewandte Präparat war Stilböstrol. Von vielen Seiten wurde nicht beachtet, daß Stilböstrol eine deletäre Wirkung auf Patienten mit kardiologischen Komplikationen haben kann. Durch seine kochsalzretinierende Wirkung, seine Einwirkung auf die Lipoproteide, die Veränderung des Coagulationsmechanismus usw. können unerwünschte Komplikationen eintreten.

Im obengenannten Mellinger-Bericht war man der Meinung, Beweise dafür zu haben, daß die Sterblichkeit an kardiovasculären Krankheiten bei Behandlung mit Oestrogenen anstieg, wenn eine Dosis von 5 mg Stilböstrol pro Tag angewendet wurde. Nach Veröffentlichung dieses Berichtes entstand eine große Unsicherheit in der Beurteilung der Prostatacarcinombehandlung und bis heute sind keine klaren Richtlinien angegeben. Man hat die „Veterans"-Untersuchung kritisiert und dies hat auch dazu geführt, daß die „Veterans"-Gruppe ihre ersten Konklusionen modifiziert hat. Insbesondere bezweifelte man, ob man ein Gleichheitszeichen zwischen den Oestrogenen und Stilböstrol setzen konnte. Das letztgenannte Mittel war das einzige, das die Gruppe angewandt hatte. Veröffentlichungen späteren Zeitpunktes, die von anderer Seite kamen, scheinen zu zeigen, daß natürliche Oestrogene die Nebenwirkungen des Stilböstrols nicht haben; auf jeden Fall nicht in demselben Ausmaße. Nunmehr werden andere Substanzen von der „Veterans"-Gruppe untersucht.

Den Schlußsatz, den man meines Erachtens aus der „Veterans"-Untersuchung ziehen kann ist vor allem, daß man nicht Stilböstrol anwenden soll, sondern natürliche Oestrogene. In meiner eigenen Klinik wenden wir seit mehr als 15 Jahren das Polyoestradiolphosphat (Estradurin) an und konnten mit diesem Mittel keine Steigerung der Sterblichkeit an kardiovasculären Komplikationen feststellen. In unserer letzten Serie ergab die Kombination von Estradurin-Etinyloestradiol eine 5jährige Überlebensrate von 62%. In dieser Serie gehörten 73% zu den Gruppen III und IV und 36% des Gesamtmaterials hatten bereits vor Beginn der Behandlung Metastasen. Seit vielen Jahren haben sowohl ich als auch z. B. Klosterhalfen unserer Meinung Ausdruck gegeben, daß man vor Einsetzen einer Antiandrogenbehandlung den kardialen Zustand des Patienten genauestens klarlegen und während der Behandlung genauestens verfolgen sollte.

In der heutigen Lage warten wir auf Substanzen mit hypophysenhemmender Wirkung, mit hemmender Wirkung auf die Synthese von Testosteron, Substanzen, die die Umwandlung des Testosterons in Dihydrotestosteron hemmen oder verhindern, die die androgenen Receptoren auf cellulärem Niveau blockieren und die weniger Nebenwirkungen haben. Ich glaube, daß derartige Präparate in einer nicht allzu abgelegenen Zukunft kommen werden.

Professor Dr. G. Jönsson
Department of Urology
University of Lund
Lund (Schweden)

G. Rutishauser, P. Graber und J. M. Baumann: **Knochenmetastasendiagnostik beim Prostatacarcinom**

In der Mehrzahl der Publikationen, die sich mit der Behandlung des Prostatakrebses befassen, wird die Auffassung vertreten, daß die rechtzeitige totale Prostatektomie dem Patienten die bei weitem besten Chancen bietet. Die Quote der 5 und 10 Jahre nach dem Eingriff überlebenden Patienten ist angeblich 30 bis 50% höher als in einem hormonal behandelten Kollektiv.

Andererseits bedeutet die radikale Entfernung der Vorsteherdrüse mit Samenblasen und Samenleiterampullen einen ungleich schwerwiegenderen Eingriff als die „Prostatektomie" bei Adenomyomatose. Dies gilt vor allem auch im Hinblick auf Spätkomplikationen: postoperative Impotenz ist obligat. Ein nach Autor verschieden hoch (zwischen 5 und 25%) angegebener Prozentsatz der Patienten muß mit Inkontinenz rechnen, und für einige Operierte bedeutet der Eingriff überdies Strikturbildung an der Urethra-Blasenanastomose und damit lebenslange Behandlungsnotwendigkeit.

Diese unerfreulichen Folgen, die allerdings, was die Impotenz betrifft, auch unter gegengeschlechtlicher Hormontherapie auftreten, zwingen zu einer sehr sorgfältigen Indikationsstellung. Der Patient hat das Recht, für solche potentielle Nachteile eine nach menschlichem Ermessen gute Dauerheilungschance einzuhandeln. Dieser Grundsatz ist um so bedeutungsvoller, als die Biologie des Prostatakrebses immer noch weitgehend unverstanden ist und wir alle bezüglich der Prognose immer wieder Überraschungen erleben.

Da das Prostatacarcinom im Frühstadium bekanntlich symptomlos verläuft, konnten bisher bei uns kaum mehr als 3% der Tumorträger operiert werden. Im Zeitpunkt der Diagnose finden sich in mehr als der Hälfte der Fälle bereits Metastasen; bei den Verbleibenden hat der Tumor die Organgrenzen überschritten, zuerst meist in Richtung auf die Samenblasen und ist dadurch inoperabel geworden. Es scheint, daß die derzeitige Förderung der Vorsorgeuntersuchungen die viel zu kleine Gruppe, die bis dahin von der chirurgischen Therapie profitieren konnte, vergrößern wird [2].

Wir werden deshalb in Zukunft wahrscheinlich mehr als bisher mit der Frage konfrontiert, ob beim Träger eines gesicherten Carcinoms eine Situation besteht, welche die Radikaloperation sinnvoll erscheinen läßt. Die Beantwortung dieser Frage hat die sorgfältige Prüfung einer Reihe von Kriterien zur Voraussetzung: Selbstverständlich dürfen keine allgemeinen Tumorsymptome vorhanden sein und der Patient muß sich in einem guten Allgemeinzustand befinden. Was den Lokalstatus betrifft, so muß der Tumor bei im übrigen normalem Palpationsbefund streng begrenzt innerhalb der Drüse liegen. Verdacht auf Infiltration im Samenblasenbereich bedeutet Kontraindikation. Schließlich ist wesentlich, daß der Patient, nach seinem biologischen Alter beurteilt, jünger ist als 70 Jahre und die Bereitschaft erkennen läßt, sichere und mögliche Folgen des Eingriffs in Kauf zu nehmen.

Schwieriger als der Lokalbefund ist in der Regel die Beurteilung, ob allenfalls bereits Tumorableger vorhanden sind. Das Prostatacarcinom metastasiert über das Lymph- und Blutgefäßsystem. Hämatogen angeblich vor allem über die Vertebralvenen, weshalb vorzugsweise das Beckenskelet und die Lendenwirbelsäule betroffen sind.

Bei retropubischer Operationstechnik lassen sich die regionalen Lymphstationen sicher beurteilen und ein positiver Befund wird den Operateur veranlassen, den Eingriff abzubrechen.

Wesentlich weniger einfach ist die Erfassung einer evtl. Skeletmetastasierung. Wir wissen heute, daß der radiologische Metastasennachweis erst schlüssig wird, wenn die Tumorableger die Mineralisationsverhältnisse um 30 bis 50% verändert haben. Der Anteil falsch-negativer Röntgenbefunde bewegt sich deshalb notwendigerweise in dieser Größenordnung.

Die *Bestimmung der sauren Prostataphosphatase*, ebenfalls ein vielbenütztes Kriterium, ist mit einem noch größeren Unsicherheitsfaktor belastet. In einer bekannten Klinik wurden kürzlich retrospektiv mehr als die Hälfte der Bestimmungen als falsch-negativ und ein gutes Drittel als falsch-positiv erkannt [4], eine Unsicherheit, die auch für die sog. spezifische Prostataphosphatase nach Tartrathemmung Geltung hat.

Die *blinde Knochenbiopsie* versagt als Metastasennachweis ebenfalls in mehr als 40% der Fälle [3]. Sogar bei der für unsere Fragestellung natürlich nicht geeigneten gezielten Biopsie an radiologisch verdächtigen Stellen sind die Chancen für eine sichere Biopsiediagnose nicht 100%.

Die beste Alleinmethode zur Früherfassung der Knochenmetastasen ist z. Z. die szintigraphische Untersuchung von Becken- und Lendenwirbelsäule mit Strontium 85, bzw. 87 oder Barium 131. Die Isotope werden im Knochen kompetitiv zum Calcium dort eingelagert, wo Umbauprozesse gesteigert ablaufen und können Stunden bis Tage nach Injektion szintigraphisch nachgewiesen werden. Wiederholt ist gezeigt worden, daß sich Metastasenherde mit der Strontiumszintigraphie schon zu einer Zeit erkennen lassen, wo radiologisch noch keine Strukturveränderungen am Knochen feststellbar sind. Nachgewiesenermaßen werden mit diesen Isotopenverfahren dann auch 20 bis 30% mehr Metastasen gefunden als mit konventioneller Röntgendiagnostik. Selbstverständlich kennt aber auch diese Untersuchungsmethode falsch-positive und falsch-negative Ergebnisse [1, 6].

Eine besonders hohe Wahrscheinlichkeit, Knochenmetastasen frühzeitig zu erkennen, ergibt die Kombination verschiedener Untersuchungsverfahren.

An der Basler Klinik wurde ein Kollektiv von 25 Prostatacarcinompatienten mit *sicherer* Knochenmetastasierung mit einer gleich großen Gruppe verglichen, bei der — wie eine mehrmonatige Nachbeobachtung bewies — im Zeitpunkt der Untersuchung keine Metastasen vorlagen [5]. Dabei bestätigte sich vorerst einmal, daß die Strontium 85-Szintigraphie mit nur 17% falsch-negativen Ergebnissen die zuverlässigste Alleinmethode zum Knochenmetastasennachweis darstellt. Immerhin wurden aber also auch mit diesem Verfahren bei jedem fünften Patienten sichere Ableger nicht erkannt (Abb. 1). Zum Vergleich mag interessieren, daß mit konventioneller Röntgendiagnostik allein oder mit der alleinigen Beurteilung der sauren Phosphatase Metastasen bei jedem dritten und mit der ungezielten Knochenbiopsie allein bei jedem zweiten Patienten übersehen werden.

Werden indessen mehrere Nachweismethoden gleichzeitig angewendet, so läßt sich die Sicherheit der Metastasendiagnostik erheblich verbessern. Schon bei Kombination der konventionellen Röntgenuntersuchung und Bestimmung der sauren Phosphatase ist nur noch bei jedem zehnten Patienten ein Irrtum zu erwarten (Abb. 2). Für die routinemäßige Beurteilung von Carcinompatienten reicht diese Genauigkeit zweifellos aus. Steht dagegen eine radikale Prostatektomie zur Diskussion, so müssen für die Indikationsstellung unseres Erachtens folgende Befunde zur Beurteilung vorliegen:

Konventionelle Röntgenaufnahmen von Thorax, Becken und Lendenwirbelsäule.

Spezifische saure Prostataphosphatase.

Szintigraphie von Becken und Lendenwirbelsäule.

Falsch negativer Skelett-Metastasennachweis beim Prostata-carcinom Operable Stadien

Ungezielte Biopsie

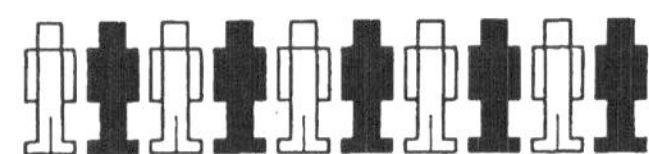

Konventionelle Radiologie oder Bestimmung der sauren Phosphatase

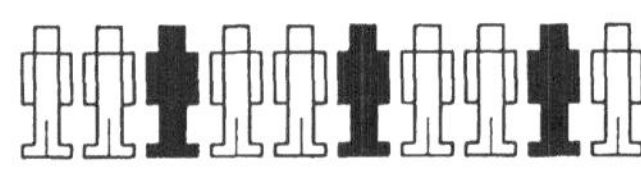

SR 85-Szintigraphie

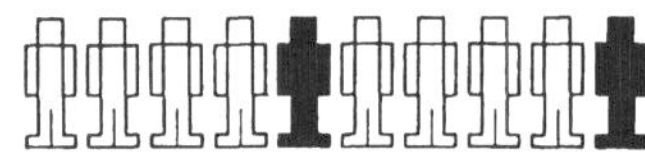

Abb. 1

Falsch negativer Skelett-Metastasennachweis beim Prostatacarcinom Operable Stadien

Konventionelle Radiologie und Bestimmung der sauren Phosphatase

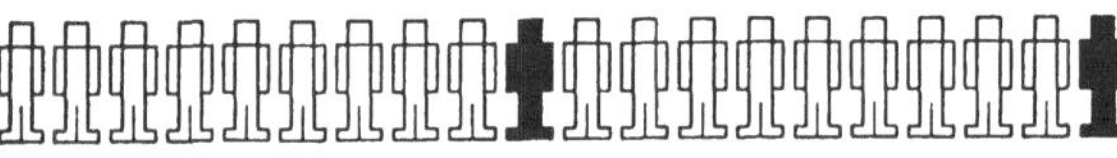

Konventionelle Radiologie und Bestimmung der sauren Phosphatase und SR 85-Szintigraphie

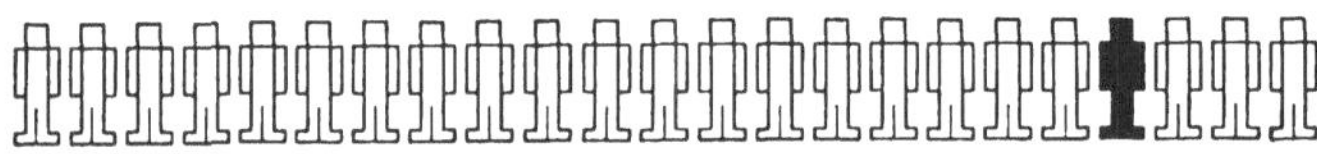

Abb. 2

Diese kombinierte Form der Metastasenabklärung senkt die Quote der Fehlbeurteilungen auf rund 5%, was bedeutet, daß die Anzeigestellung nur bei etwa jedem 20. der vom klinischen Gesichtspunkt aus operablen Carcinomträger unkorrekt wäre.

Literatur

1. Aberle, B., Höfer, R., Willvonseder, R.: Urol. int. (Basel) **25**, 288 (1970). — 2. Alken, C. E.: Verh. dtsch. Ges. Urol. **23**, 80 (1971). — 3. Chua, D. T., Ackermann, W., Veenema, R. J.: J. Urol. (Baltimore) **102**, 602 (1969). — 4. Faber, D. D., Wahman, G. E., Bailey, T. A., Flocks, R. H., Culp, D. A., Morrison, R. T.: J. Urol. (Baltimore) **97**, 526 (1967). — 5. Graber, P., Rutishauser, G., Baumann, J. M.: Urologe A, **10**, 60 (1971). — 6. Koutturi, M., Kiviniitty, K.: Scand. J. Urol. Nephrol. **5**, 210 (1971).

Professor Dr. G. Rutishauser
Department für Chirurgie
Urolog. Klinik, Kantonsspital
CH-4004 Basel

W. Weiss und H. Sommerkamp: **Die Ductovesiculographie beim Prostatacarcinom**

Die in zunehmendem Maße angewandte operative Therapie des Prostatacarcinoms im Sinne einer radikalen Prostatektomie verlangt eine möglichst exakte präoperative Abgrenzung operabler von nicht operablen Tumorstadien. Wie Sie wissen, gelten nach der Einteilung von Flocks die Stadien A und B als operabel, die Stadien C und D als inoperabel.

Belt u. Schröder berichteten 1971 über eine große Zahl von radikalen Prostatektomien. Diese Analyse zeigte, daß bei 32% ihrer unter der Diagnose eines Stadiums A oder B operierten Patienten doch — wie sich intraoperativ herausstellte — eine Tumorinfiltration des periprostatischen Gewebes vorlag. Dabei stützte sich die präoperative Diagnostik hinsichtlich der lokalen Tumorausdehnung ausschließlich auf die rectale digitale Palpation.

Abgesehen von der Erfassung des weiter fortgeschrittenen Tumorstadiums D mit Nachweis von Fernmetastasen im Knochen bzw. in den Lymphknoten, das mit Hilfe der Röntgendiagnostik, der Lymphographie oder nuclearmedizinisch mehr oder weniger leicht erkannt werden kann, erscheint uns die Beurteilung der lokalen Tumorausdehnung und damit die Abgrenzung des noch operablen Tumorstadiums B vom nicht mehr operablen Stadium C besonders wichtig, und gerade dabei gestattet die rectale Palpation auch dem erfahrenen Untersucher nur eine relativ geringe diagnostische Treffsicherheit.

In der Ductovesiculographie sehen wir eine Möglichkeit, die präoperative Diagnostik bezüglich der Abgrenzung der Tumorstadien beim Prostatacarcinom zu verfeinern. Sie erlaubt, falls sich pathologische Veränderungen im Vesiculogramm finden, ein Tumorwachstum über die Prostatakapsel hinaus zu objektivieren. Allerdings kann umgekehrt durch ein normales Vesiculogramm eine Infiltration des periprostatischen Gewebes nicht mit Sicherheit ausgeschlossen werden.

Technik

Der Ductus deferens wird beidseits freigelegt, incidiert, eine stumpfe Nadel eingeführt und je 3 ml 76%iges Urographin injiziert. Wichtig erscheint uns, daß vorher die Harnblase durch Katheterisierung entleert wird, da es sonst über einen Kontrastmittelübertritt in die Harnblase, verbunden mit einer Vermischung des Kontrastmittels mit dem in der Blase befindlichen Urin zu einer Überlagerung der Samenblasen und damit zu einer schlechteren Beurteilbarkeit kommt.

Material

Bei 22 Patienten mit einem histologisch gesicherten Prostatacarcinom haben wir im Verlauf des vergangenen Jahres Ductovesiculographien durchgeführt. Dabei zeigte sich, daß bei 17 Patienten pathologische Veränderungen des Vesiculogramms im Sinne einer Tumorinfiltration der Samenblasen zur Darstellung kamen. Dies entspricht dem hohen Prozentsatz von rund 75%. Bei 4 dieser 17 Patienten ließ der rectale Palpationsbefund ein Prostatacarcinom, Stadium B, also ein operables Stadium erwarten. Erst das pathologische Vesiculogramm erlaubte eine Einordnung in das inoperable Stadium C. In etwa 25% der Fälle war also präoperativ mit Hilfe der Ductovesiculographie eine Korrektur des durch die rectale Palpation erhobenen Befundes, der für Operabilität sprach, möglich. Diese Prozentzahl deckt sich etwa mit den Ergebnissen von Belt u. Schröder, wenn auch an Hand einer geringeren Fallzahl.

Die restlichen Patienten mit normalem Vesiculogramm hatten entweder Fernmetastasen oder waren auf Grund ihres Alters inoperabel, so daß wir bei dem uns zur Verfügung stehenden Krankenmaterial leider keinen Vergleich zwischen Vesiculogramm und Operationspräparat anstellen konnten.

In einer *zweiten Kontrollserie* führten wir bei Patienten mit Prostataadenom Ductovesiculographien anläßlich einer Vasoligatur vergleichend durch. In allen Fällen fanden sich — abgesehen von einer mehr oder weniger starken Caudalverdrängung der Samenblasen — keine pathologischen Vesiculogramme. Somit dürften Kontrastmittelaussparungen und Teildarstellungen der Samenblasen für ein über die Kapsel hinaus wachsendes Prostatacarcinom typisch und spezifisch sein. Zu dem Gesagten sollen einige charakteristisch Beispiele gezeigt werden (Abb. 1 bis 3):

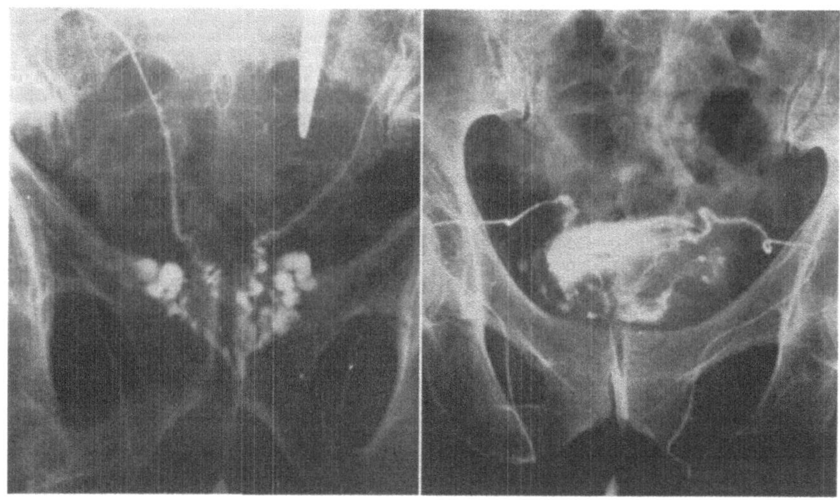

Abb. 1 Abb. 2

Man erkennt deutlich die seitliche Spreizung und Auseinanderdrängung der Samenblasen. Die nächsten zwei Bilder (Abb. 1 u. 2) zeigen den typischen Befund eines Prostatacarcinoms Stadium C. Sie sehen die charakteristischen Wandunregelmäßigkeiten, die Deformierungen und Kontrastmittelaussparungen.

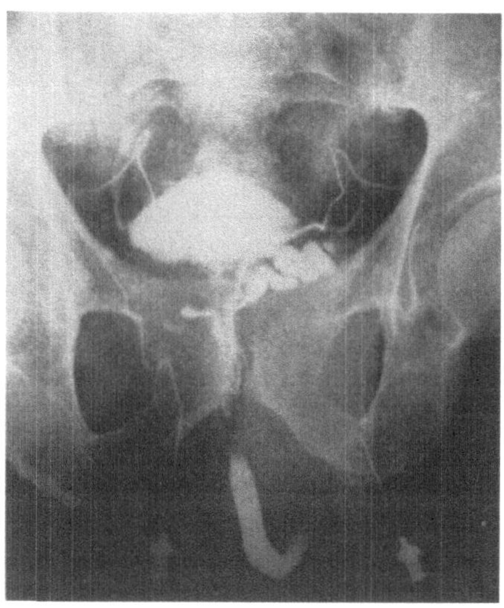

Abb. 3

Schließlich im letzten Bild (Abb. 3) die fehlende Darstellung der Samenblasen einer Seite.

Zusammenfassung

Die in zunehmendem Maße zur Anwendung gekommene operative Therapie des Prostatacarcinoms hat die möglichst genaue präoperative diagnostische Abgrenzung operabler von nicht operablen Tumorstadien notwendig gemacht. Da zur Beurteilung der lokalen Tumorausdehnung die rectale Palpation offenbar nicht ausreicht, erscheint uns die Ductovesiculographie als eine ergänzende Maßnahme, um das Tumorwachstum über die Prostatakapsel hinaus bereits präoperativ festzustellen und zu objektivieren. Bei unserem eigenen Krankenmaterial war in etwa 25% der Fälle durch die Ductovesiculographie eine Korrektur des durch Palpation erhobenen Befundes eines Prostatacarcinoms möglich, insofern, als ein palpatorisch operables Stadium B sich auf Grund des Vesiculogramms doch als Stadium C ansprechen ließ.

Dr. W. Weiß
Urolog. Abt. der Chriurg. Univ.-Klinik
D-7800 Freiburg (Brsg.)
Hugstetterstraße 55

Diskussion zu den Vorträgen S. 275 bis 283

U. Fiedler, Berlin: Ich möchte im Anschluß an den Vortrag von Herrn Weiß noch einmal darauf hinweisen, daß wir auf Grund unserer radikalen Prostatektomien und der Vesiculographie eine absolute Übereinstimmung zwischen Röntgenbefund und Operationspräparat feststellen konnten. Bemerkenswert bei unseren Fällen war, daß ein Patient mit einem klinisch eindeutigen Stadium B im Vesiculogramm Aussparungen beider Samenblasen aufwies, wir ihn trotzdem radikal operierten und dann eine diffuse Samenblasenkarzinose fanden. Die Vesiculographie ist als zusätzliche Stütze bei der Stadieneinteilung demnach geeignet.

C. E. Alken, Homburg: Da Herr Weiß seine Befunde nicht operativ gesichert hat, scheint mir der Hinweis von Herrn Fiedler sehr wesentlich.

K. Bandhauer, St. Gallen: Ich möchte Herrn Kirchheim und Herrn Glenn fragen: Verlangen Sie auch als diagnostisches Kriterium vor der totalen Prostatektomie eine Vesiculographie, ein Strontiumszintigramm oder nicht?

D. Kirchheim, Olympia (USA): Die Vesiculographie verwenden wir nicht, ebenso haben wir bisher auch nicht die Knochenszintigraphie gemacht, werden es aber in Zukunft wohl durchführen.

C. E. Alken, Homburg: Wie ich von Herrn Glenn hörte, führt er die Knochenszintigraphie vor der Radikaloperation durch. Dies erscheint mir auch nach dem Vortrag von Herrn Rutishauser sehr einleuchtend und wesentlich zu sein.

S. Rummelhardt, Wien: Wie ist die Einstellung zur Lymphangiographie, zu den Lymphknotenmetastasen. Wir haben in 62% positive Lymphknotenmetastasen.

P. Burchardt, Hamburg: Wir führen jetzt seit $1^1/_2$ Jahren die Lymphangiographie routinemäßig durch und haben, obgleich nach Ansicht der Röntgenologen bei alten Patienten die Lymphangiographie sehr vorsichtig beurteilt werden muß, in etwa 50% einen retroperitonealen Lymphknotenbefall. Deshalb sollte man vor einer totalen Prostatektomie die Lymphographie durchführen. Bei der Lymphangiographie vom Fußrücken aus wird immer wieder diskutiert, daß man bei dieser Technik die erste Lymphknotenstation im Bereich des kleinen Beckens bzw. die periprostatischen Lymphknoten nicht erreicht. In der Literatur wird berichtet, daß einige Amerikaner die totale Prostatektomie mit einer inguinalen oder Becken-Lymphadenektomie verbunden haben und dabei fand sich, daß der größte Teil der befallenen Lymphknoten sich im Bereich der Arteria iliaca externa und weiter oben befand.

D. Kirchheim, Olympia (USA): Ich möchte darauf hinweisen, daß wir nur Patienten radikal operieren, bei denen weniger als die Hälfte der Prostata induriert ist, d. h. also tatsächlich Frühfälle. Wir haben daher sehr selten mit Metastasen zu rechnen. Dr. Flocks in Iowa City hat sicher das größte Material an retropubischen Explorationen, da er nicht nur viele radikale Prostatektomien durchgeführt hat, sondern auch im fortgeschrittenen Stadium explorierte und Radioisotope anwandte. Dabei fand er, daß in dem echten Frühstadium, in dem also der Tumor noch auf die Prostata begrenzt ist — also in weniger als 10 % der Fälle — weniger als 5 % der Patienten Lymphknotenmetastasen hatten. Hat der Tumor die Prostatakapsel überschritten steigt dieser Prozentsatz auf über 50 % an.

H. Marberger, Innsbruck: Ich habe damals die ersten 150 Fälle ausgezählt, die man damals suprapubisch exploriert hatte. Von diesen hatten 53 grobmakroskopisch und dann auch histologisch Lymphknotenmetastasen, obgleich die saure Phosphatase normal war, ebenso wie das Röntgenbild und die übrigen Untersuchungen, die man damals vor 20 Jahren zum Nachweis von Metastasen durchgeführt hat.

G. Dhom, Homburg: Bezüglich der Aktivität der Pathologen, sich mit diesen Dingen zu beschäftigen, möchte ich mitteilen, daß im März 1973 ein Schnittseminar mit Histologie und Cytologie, veranstaltet von der westdeutschen Sektion der internationalen Akademie für Pathologie, stattfindet, das sich ausschließlich mit Prostatahistologie und -cytologie beschäftigt. Auch der Hauptkongreß der Deutschen Gesellschaft für Pathologie 1973 in Karlsruhe ist ausschließlich der angewandten Cytologie gewidmet.

D. Kirchheim: Biologie des Prostatacarcinoms und seine operative Behandlung

Nach dem Lungenkrebs steht das Prostatacarcinom an zweiter Stelle als Todesursache an Krebs in der männlichen Bevölkerung der USA (etwa 17600 Todesfälle im Jahre 1972)[1]. Die heutige Behandlung des Prostatacarcinoms kann von zwei wesentlichen Gesichtspunkten aus betrachtet werden:

1. Die *Frühdiagnose* des lokalisierten Prostatacarcinoms und seine Behandlung durch die totale Prostatektomie oder eine hochdosierte Bestrahlungstherapie (über 6000 R) mit dem Ziel der *Heilung*.
2. Die *palliative* Behandlung des regional- oder fernmetastasierten Prostatacarcinoms.

An der Urologischen Univ.-Klinik in Portland im Staate Oregon wurden zwischen 1950 und 1961 960 neue Prostatacarcinomdiagnosen gestellt. 161 dieser Fälle wurden als noch lokalisiert befunden und die totale Prostatektomie („radical prostatectomy") ausgeführt [19]. Diese Zahl ergibt einen Prozentsatz von 16,5% Frühdiagnosen. Flocks [7] zeigte, daß in seinem Krankengut von 4009 klinischen Prostatacarcinomfällen 42% der Männer unter 70 Jahre alt waren, d. h., daß sie bei sonst gutem Allgemeinzustand für die Indikationsstellung der totalen Prostatektomie in Betracht gekommen wären, wenn sie im Frühstadium durch Routineuntersuchung diagnostiziert worden wären. Tatsächlich wurden aber nur ca. 10% durch Routineuntersuchung diagnostiziert. Wie bei den meisten Carcinomen hängt ein langzeitiger Behandlungserfolg davon ab, daß das Carcinom diagnostiziert wird, ehe es in die regionalen Lymphwege und -knoten metastasiert hat. Beim lokalisierten Prostatacarcinom haben weniger als 5 bis 10% der Fälle positive Lymphknoten, während bei einem über die Prostatakapsel ausgedehntem und fixiertem Prostatacarcinom mehr als die Hälfte der Fälle positive Lymphknotenbefunde aufweisen [1, 6, 8, 23]. Abb. 1 zeigt die Lokalisation und Ausdehnung von Prostatacarcinomen in 30 totalen Prostatektomieoperationspräparaten aus unserem Krankengut der Jahre 1964 bis 1965 an der Urologischen Univ.-Klinik in Portland (Oregon), die wir histologisch und histochemisch in Stufenschnitten untersuchten [16]. 24 Fälle (80%) zeigten während der totalen Prostatektomie und histologisch kein Krebsgewebe außerhalb der Prostatakapsel und bestätigten die klinische Diagnose eines lokalisierten Carcinoms. Sechs Fälle (20%) hatten positive Krebsbefunde in den Samenblasen und im periprostatischen Gewebe.

Da die meisten Prostatacarcinome posterior oder lateral im peripheren Drüsengewebe ihren Ursprung nehmen, findet man oft Krebszellen in den perineuralen Räumen der Prostatakapsel, was die Prognose aber nicht wesentlich zu beeinträchtigen scheint [12, 13]. Dagegen

[1] Schätzung der American Cancer Society: '72 cancer facts and figures.

verschlechtert sich die Prognose entscheidend, wenn Krebszellen im periprostatischen Gewebe oder in den Samenblasen gefunden werden, da dann auch häufig die Lymphknoten infiltriert sind.

Die Biologie des Prostatacarcinoms ist weiterhin dadurch gekennzeichnet, daß bei Autopsien und in Adenomoperationspräparaten in 10 bis über 50% der Fälle proportional häufiger mit zunehmendem Alter der Patienten fokale mikroskopische Herde von histologischem Prostatacarcinom gefunden werden können, die in über 90% der Fälle gut differenziert (Grad 1) sind [4, 5, 21]. Die Häufigkeit solcher fokalen histologischen Zufallsbefunde („Mikrocarcinome") ist über 100mal höher als die Zahl der klinisch tastbaren oder symptomatischen Fälle. In früheren Arbeiten habe ich eingehend diskutiert, warum ich solche „fokalen Grad 1 histologischen Prostatacarcinome" biologisch als „Präcarcinome" betrachte, die erst nach einer längeren Latenzzeit oder häufig nicht während der Lebensspanne des Trägers in ein fortschreitendes klinisches Carcinom transformiert werden [17]. Klinische Nachuntersuchungen haben gezeigt, daß Patienten mit Prostataprä-

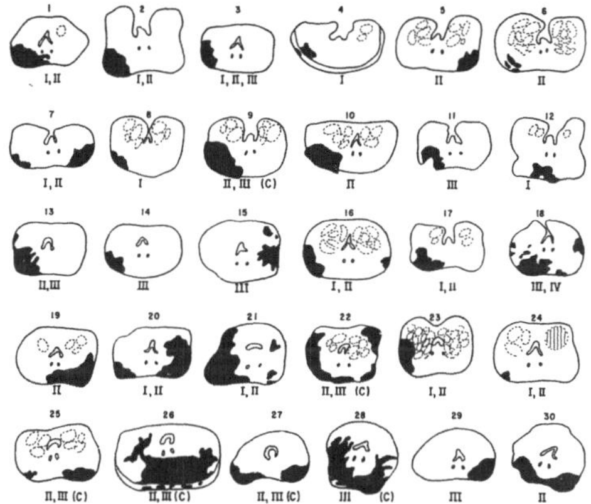

Abb. 1. Lokalisation und Ausdehnung von Prostatacarcinomen (schwarz) in 30 totalen Prostatektomieoperationspräparaten. *I, II, III* Grad der beobachteten cytologischen und histologischen Differenzierung. *C* in sechs Fällen wurde histologisch ein Stadium C (außerhalb der Prostatakapsel) gefunden, während präoperativ klinisch alle Fälle als Stadium B diagnostiziert wurden (innerhalb Prostata und Kapsel)

carcinom nach obiger Definition nicht signifikant häufiger am Prostatakrebs sterben als Männer gleicher Altersgruppen [10, 20]. Wir fanden bei 25 Patienten, die auf Grund eines histologischen Zufallsbefundes im Adenom nach transurethraler oder retropubischer Prostatektomie sekundär totalprostatektomiert worden waren, in 40% der Prostatektomieoperationspräparate *keinen* histologischen Krebsbefund mehr [19]. Von diesen 25 Patienten und von 6 anderen, die nicht sekundär totalprostatektomiert wurden, starb nur ein Patient am Prostatakrebs. Bei der Durchsicht des transurethral resezierten Prostatagewebes dieses Patienten fanden wir aber ausgedehntes undifferenziertes Prostatacarcinom in vielen Gewebsstücken, so daß meine obigen Kriterien für ein Präcarcinom nicht erfüllt waren. *Ich halte es daher nicht für gerechtfertigt, einem Patienten mit Prostatapräcarcinom die totale Prostatektomie zu empfehlen.*

Patienten mit Prostatapräcarcinom sollten alle 6 und später 12 Monate rectal und allgemein urologisch untersucht werden. Sollte sich eine tastbare Verhärtung in der Prostata entwickeln, biopsiere ich 4 bis 5 Gewebscylinder mit der Tru-Cut-Nadel (Fa. Travenol) perineal. Ist der Befund positiv für Carcinom, so hat sich jetzt ein klinisch lokalisiertes Carcinom entwickelt und wird für die totale Prostatektomie oder hochdosierte Bestrahlungstherapie in Betracht gezogen. Ist der Befund negativ, so wird periodisch untersucht und bei fortbestehendem Verdacht die Biopsie mit der Nadel wiederholt.

Da es in der biologischen Eigenart vieler Prostatacarcinome liegt, besonders im Frühstadium (Krebs auf Prostata und Kapsel begrenzt) langsam zu wachsen, sollte es möglich sei, die Mehrzahl der Männer unter 70 Jahren durch jährliche Rectaluntersuchungen im Frühstadium zu erfassen.

Solange wir kein wirksames Cytostatikum gegen Prostatakrebszellen gefunden haben, liegt in der Frühdiagnose die einzige Hoffnung auf Heilung und eine anderweitig normale Lebenserwartung besonders bei Männern in den 50er und 60er Jahren.

Die totale Prostatektomie mit dem Ziel der Heilung wurde zuerst von Dr. Hugh Young am Johns Hopkins Hospital in Baltimore im Jahre 1906 mit Assistenz des berühmten Chirurgen Halsted ausgeführt. Hugh Young und die meisten seiner Schüler verbreiteten die perineale totale Prostatektomie (radical perineal prostatovesiculectomy) für das Frühcarcinom in Nordamerika [12]. Seit Millins Wiedereinführung und Verbesserung der retropubischen Prostatektomie haben eine zunehmende Zahl von Urologen die totale Prostatektomie auf dem retropubischen Wege ausgeführt [6]. Verlust der Potenz und eine Inkontinenzrate von 5 bis 30% sind als wesentliche Komplikationen beobachtet worden.

Da die Harninkontinenz besonders für den noch jüngeren und aktiven Mann zwischen 50 und 65 oder 70 Jahre eine schwer akzeptierbare Komplikation ist, befaßte ich mich in Portland damit, wie diese Komplikation auf den Ausnahmefall beschränkt werden könnte. Verschiedene Untersuchungen und Erfahrungen zeigen, daß der Blasenhals als innerer Sphincter für die unwillkürliche Dauerkontinenz wesentlich ist. Die Frage war also, muß der innere Sphincter bei der totalen Prostatektomie mitentfernt werden?

Unsere histologischen Untersuchungen in Portland an 36 totalen Prostatektomien wiesen nur in vier Fällen Krebszelleninfiltration des Blasenhalses oder Trigonums auf. Diese vier Fälle zeigten aber auch Samenblaseninfiltration und waren damit histologisch nicht mehr auf die Prostata lokalisiert. Ich habe daher rationalisiert, daß die Heilungserfolge durch Nichtentfernung des Blasenhalses (innerer Sphincter) wahrscheinlich nicht beeinträchtigt werden, andererseits aber die Harninkontinenz wesentlich seltener wird. Die Erfahrungen der letzten 5 bis 6 Jahre haben gezeigt, daß wir mit dieser Methode bisher bei 24 Fällen keine permanente Harnkontinenz hatten und meistens Patienten schon nach Katheterentfernung am 10. bis 12. postoperativen Tage kontinent waren. Falls bei der Operation Verdacht auf neoplastische Infiltration des Blasenhalses besteht, kann dies durch Gefrierschnellschnitt geklärt werden und bei positivem Befund der Blasenhals und das distale Trigonum entfernt werden. Der Blasenhals muß dann aber mit Detrusormuskel rekonstruiert werden, so daß die Anastomose zwischen membranöser Harnröhre und Blasenhals auf gleichen Durchmesser „zugeschneidert" wird. Andernfalls kann es zu Extravasation von Urin an der Anastomose kommen, was Narbengewebe, Sphincterstarre mit Inkontinenz oder Striktur und Infektion zur Folge haben kann.

Der *retropubische Zugangsweg* bietet ein übersichtlicheres Operationsfeld mit Möglichkeit der Tastung und Biopsie der regionalen Lymphknoten entlang der Obturator- und Iliacalgefäße. Außerdem habe ich gefunden, daß die Präparierung des Blasenhalses (innerer Spincter) von oben auf dem retropubischem Wege besser und leichter ausgeführt werden kann, und ich habe mich daher vor 4 Jahren von perineal auf retropubisch bei der totalen Prostatektomie umgestellt und unsere Operationstechnik letztes Jahr beschrieben [18].

Die meisten Patientenserien größerer Kliniken und der „Veterans Cooperative Study Urological Research Group", an der wir in Portland beteiligt waren, zeigen 5 Jahresüberlebensraten von über 70% und 10 Jahresüberlebensraten von 50 bis 70% [2, 3, 9, 11, 14, 21, 22]. Die relativen Überlebensraten, d. h. Überlebensraten von Patientengruppen in Relation zu den durchschnittlichen Überlebensraten gleicher Altersgruppen, liegen noch wesentlich höher [9, 12]. Was die Therapie mit hochdosierter Bestrahlung mit über 6000 R anbetrifft, so müssen wir noch einige Jahre warten, ehe wir größere 10 und 15 Jahresüberlebensraten größerer Patientengruppen zum Vergleich mit den operativen Ergebnissen zur Verfügung haben.

Unsere Kollegen von der *Strahlentherapie* betonen aber auch, daß die *Frühdiagnose* des lokalisierten Prostatacarcinoms der wichtigste Faktor für eine erfolgreiche Behandlung sein wird, da es technisch schwierig oder unmöglich ist, Lymphknotenmetastasen in das hochdosige Bestrahlungsfeld ohne ernste Komplikationen einzubeziehen. Außerdem erscheint es vom immunologischem Standpunkt aus nach neueren Erfahrungen nicht günstig, die regionalen Lymphknoten durch Strahlentherapie zu schädigen oder zu zerstören.

Was den *Verlust der Potenz* anbetrifft, so habe ich dies nach der totalen perinealen Prostatektomie soweit ich gefragt habe, wohl immer beobachtet. Dagegen habe ich in den letzten Jahren von drei meiner Patienten unter 60 Jahren nach totaler retropubischer Prostatektomie erfahren, daß sie keine Veränderung ihrer Potenz und Erektionsfähigkeit bemerkt haben. Wir informieren unsere Patienten, daß sie mit dem Funktionsverlust der Potenz rechnen müssen, da die Mehrzahl der Patienten nach totaler Prostatektomie diese Einbuße erleidet. Weitere Forschung in diesem komplizierten neurovasculären Mechanismus ist nötig, um zu erfahren, ob diese für einen Teil der betreffenden Patienten bedauerliche Komplikation verringert werden kann. Pearlman in Los Angeles u. a. Urologen und plastische Chirurgen haben durch Einlegung von Silastikprothesen in den Penis in dieser Hinsicht Erfolge und Fortschritte berichtet. Verlust der Potenz haben wir aber auch nach hochdosierter Bestrahlung beobachtet, aber die Entwicklung ist allmählicher und die Häufigkeit geringer.

Literatur

1. Arduino, L. J., Glucksman, M. A.: J. Urol. (Baltimore) **88**, 91 (1962). — 2. Belt, E., Schroeder, F. H.: J. Urol. (Baltimore) **107**, 91 (1972). — 3. Culp, O. S.: J. Urol. (Baltimore) **98**, 618 (1968). — 4. Denton, S. E., Choy, S. H., Valk, V. L.: J. Urol. (Baltimore) **93**, 296 (1965). — 5. Emmett, J. L., Greene, L. F., Papantoniou, A.: J. Urol. (Baltimore) **83**, 471 (1960). — 6. Flocks, R. H.: Postgrad. Med. **33**, 449 (1963). — 7. Flocks, R. H.: J. Amer. med. Ass. **193**, 89 (1965). — 8. Flocks, R. H., Culp, D. A., Porto, R.: J. Urol. (Baltimore) **81**, 194 (1959). — 9. Gilbertson, V. A.: J. Amer. med. Ass. **215**, 81 (1971). — 10. Greene, L. F., Simon, H. B.: J. Amer. med. Ass. **158**, 1494 (1955). — 11. Hodges, C. V., Lehman, T. H., McFarlane, C. A.: J. Amer. med. Ass. **165**, 1905 (1957). — 12. Jewett, H. J.: Bull. N. Y. Acad. Med. **34**, 326 (1958). — 13. Jewett, H. J.: J. Amer. med. Ass. **210**, 324 (1969). — 14. Jewett, H. J.: J. Urol. (Baltimore) **103**, 195 (1970). — 15. Kimbrough, J. C.: J. Urol. (Baltimore) 67, 287 (1956). — 16. Kirchheim, D., Niles, N. R., Frankus, E., Hodges, C. V.: Cancer (Philad.) **19**, 1683 (1966). — 17. Kirchheim, D., Hodges, C. V.: Urologe **5**, 69 (1966). — 18. Kirchheim, D., McRoberts, J. W.: Urologe **10**, 49 (1971). — 19. Lehman, T. H., Kirchheim, D., Braun, E., Moore, R.: J. Urol. (Baltimore) **99**, 646 (1968). — 20. Montgomery, T. R., Whitlock, G. F., Nohlgren, J. E., Lewis, A. M.: J. Urol. (Baltimore) **86**, 655 (1961). — 21. Scott, R., Jr., Mutschnik, D. L., Laskowski, T. Z., Schmalhorst, W. R.: J. Urol. (Baltimore) **101**, 602 (1969). — 22. Veterans Cooperative Study Urological Research Group: J. Urol. (Baltimore) **98**, 516 (1967). — 23. Whitmore, W. F., Mackenzie, A. R.: Cancer **12**, (Philad.) **12**, 396 (1959).

D. Kirchheim, M.D.
3061 Edgewood Drive
Olympia (Washington, U.S.A.)

W. Brosig: **Erfahrungen mit der perinealen radikalen Prostatektomie**

1966 haben Brosig u. Kollwitz zum ersten Mal über die Indikation und Technik zur radikalen perinealen Prostatektomie berichtet, eine Operation, die bis dahin wenig in Deutschland durchgeführt worden war. Nach der in den letzten Jahren geführten Diskussion hat sich nun auch bei uns die Auffassung durchgesetzt, daß eigentlich nur die radikale Operation eine echte Heilung des Prostatacarcinoms ermöglicht. Leider kann der Eingriff nur in einem geringen Prozentsatz (5 bis 10%) durchgeführt werden, da bekanntlich die Indikation folgende Bedingungen voraussetzt:

1. Stadium A bis B (d. h. Kapsel nicht überschritten, keine Metastasen).
2. Alter unter 70 Jahren.
3. Saure Phosphatasen normal.

Aus bestimmten Gründen, auf die näher einzugehen jetzt zu weit führen würde, bevorzugen wir den perinealen Zugang, wobei wir uns weitgehend an die Technik von Belt halten.

Seit 1962 haben wir insgesamt 60 Patienten operiert; über die Erfahrungen und Ergebnisse soll nun berichtet werden (Tabelle 1).

Von den 60 operierten Patienten waren 11 im Stadium A, 25 im Stadium B und 19 ($^1/_3$) im Stadium C. Hier fällt also schon ein Problem auf, mit welchem wir uns auseinanderzusetzen haben; das ist nämlich die genaue Klassifizierung des Stadiums. Außerdem werden Sie bemerken, daß einige Patienten zusätzlich hormonell (Oestrogene plus Orchiektomie) behandelt wurden. Bei den Patienten mit Stadium C ist das ohne weiteres verständlich. Bei den zehn Patienten mit Stadium B handelt es sich um Fälle aus den ersten Jahren, zumal auch bei den

Tabelle 1. Radikale perineale Prostatektomien von 1962 bis 1972

Art der Behandlung	Fallzahl	Tumorstadium				Kein Carcinom
		A	B	C	D	
Radikale Prostatektomie (R.P.)	31	11	17	—	—	3
R.P. + Oestrogene	11	—	5	6	—	
R.P. + Oestrogene, Orchiektomie	14	—	5	9	—	
R.P. + Oestrogene, Orchiektomie, Bestrahlung	4	—	—	4	—	
Insgesamt	60	11	27	19		3

amerikanischen Kollegen unterschiedliche Ansichten vorlagen. Mehr und mehr hat sich jedoch der Standpunkt durchgesetzt, daß die Operation im Stadium A und B zur Heilung des Carcinoms durchgeführt wird und eine weitere Hormonbehandlung nicht erforderlich ist. Bei drei Präparaten war nach der Operation kein Carcinom mehr nachweisbar: Es handelte sich zweimal um Patienten, bei welchen die Franzén-Punktion positiv war und auf eine weitere Probeexcision mit Schnellschnitt bei der Operation verzichtet wurde (sog. falsch-positive Resultate), und einmal um eine positiv beurteilte Probeexcision intra operationem, welche Diagnose vom Pathologen am Gesamtpräparat nicht aufrechterhalten werden konnte.

Aus der Tabelle 2 sind die Überlebenden bzw. Überlebenszeiten nach 3, 3 bis 5 und über 5 Jahren zu ersehen. Naturgemäß müssen die Ergebnisse für Patienten mit Stadium C schlechter sein, doch ist insgesamt die Fallzahl noch so klein, daß eine prozentuale Auswertung vorerst unterbleiben soll.

Die *Todesursachen* sind der Tabelle 3 zu entnehmen.

Man muß wohl annehmen, daß bei den Patienten, bei welchen die Todesursache nicht festgestellt werden konnte, dieselben zum größten Teil auch an Metastasen verstorben sind.

Über die *Komplikationen* gibt die Tabelle 4 Auskunft. Bei der perinealen Operation ist daran zu denken, daß das Rectum besonders gefährdet ist; als weitere nachteilige Folgen sind die Inkontinenz (etwa 10% aller Fälle) und die Impotenz anzuführen. Nach Belt und Erfahrungen anderer in etwa 90%. Bei Veneema sind alle 144 Patienten nach retropubischer radikaler Prostatektomie impotent. Auch bei unseren Patienten besteht, soweit sie befragt wurden, eine Impotentia coeundi.

Nachdem an meiner Klinik alle älteren Assistenten in die perineale Technik eingewiesen werden, ist die Zahl der Rectumverletzungen relativ hoch. Jeder, der erstmalig in diesem Gebiet operiert, läuft Gefahr, das Rectum zu verletzen. Erfreulicherweise ist diese Komplikation jedoch nicht mit schwerwiegenden, bzw.

Tabelle 2. Behandlungsergebnisse beim Prostatacarcinom mit radikaler perinealer Prostatektomie

Tumorstadium	Überlebende	Überlebenszeit		
		bis 3 Jahre	3 bis 5 Jahre	über 5 Jahre
A und B	35/38	23/25	8/9	4/4
C	13/19	9/11	3/4	1/4
Insgesamt	48/57	32/36	11/13	5/8

Tabelle 3. Todesursachen nach radikaler Prostatektomie

Nach Jahren	Anzahl	Ursache	Stadium
1	3	Metastasen, Hypernephrom, unbekannt	B, C, B
2	2	Metastasen, unbekannt	C, C
3	2	Metastasen, unbekannt	C, C
4	1	Metastasen	C
5	1	Apoplexie	A

Tabelle 4. Komplikationen bei 60 radikalen perinealen Prostatektomien

Frühkomplikationen	
1. Intraoperative Rectumverletzung	4
2. Kotfistel (temporär)	2
3. Nachblutungen	3
4. Urinfisteln (temporär)	9
5. Pyelonephritis	2
6. Epididymitis	2
Spätkomplikationen	
7. Dauernde Stressinkontinenz	6
8. Völlige Inkontinenz	4
9. Harnröhrenstriktur	4
Primäre Letalität	0

langdauernden Folgen einhergegangen. In zwei Fällen wurde die Operation wegen der Rectumverletzung abgebrochen. Bei den anderen wurde die Läsion erst nach der Prostataentfernung festgestellt und durch entsprechende Naht versorgt. Zweimal kam es dabei zu einer temporären Kotfistel, die 3 bzw. 6 Wochen anhielt. Nachblutungen sind relativ selten. Urinfisteln aus der Anastomose zwischen Blasenhals und Urethrastumpf sind häufiger aber problemlos. Im Durchschnitt bleibt der Dauerkatheter 3 Wochen liegen; wenn die Wunde pp. verheilt ist, evtl. nur 14 Tage. Falls aus der Dammwunde nach Entfernen des Katheters noch Urin tropft, muß wieder ein Dauerkatheter für mindestens eine Woche eingelegt werden.

Die wichtigste und für den Patienten lästigste Komplikation ist die Inkontinenz. Selbst wenn man glaubt, sehr schonend und sorgfältig operiert zu haben, kann eine Inkontinenz auftreten. In vielen Fällen ist sie nur vorübergehend und bildet sich innerhalb eines halben Jahres zurück. Wenn es nach dieser Zeit keine Besserung gibt, ist der Zustand als endgültig zu betrachten, und es sind entsprechende Maßnahmen wie Penisklemme oder eine Kaufman-Plastik in Betracht zu ziehen. Bisher haben wir drei Patienten mit Inkontinenz nach radikaler Prostatektomie nach Kaufman operiert, wobei wir in zwei Fällen vorerst wieder Kontinenz erzielen konnten.

Das Erfreuliche an der perinealen radikalen Prostatektomie ist die fehlende postoperative Mortalität. Schließlich und endlich wären noch perineale Freilegungen zu erwähnen, bei welchen der Schnellschnitt kein Carcinom ergeben hat. Das war bei sechs Patienten der Fall; bei zwei von diesen wurde die intrakapsuläre Enucleation auf perinealem Wege angeschlossen. Im übrigen war ein Patient davon vorübergehend inkontinent.

Auf Grund der bisherigen Erfahrungen sind es folgende Probleme, die sich einem aufdrängen:

1. Früherfassung der operablen Fälle: Durch die jetzt angelaufene Vorsorgeuntersuchung besteht die Aussicht, mehr radikale Operationen durchführen zu können.

2. Vermeidung der Fehlbeurteilung der Stadien: Dieselbe macht noch immer Schwierigkeiten und vielleicht scheint die präoperative Vesiculographie eine wertvolle Hilfe dabei zu sein, weil damit die Infiltration der Samenblasen nachgewiesen werden kann.

3. Inkontinenz: Mit etwa 10% postoperativer Inkontinenz muß weiter gerechnet werden. An der operativen Technik läßt sich nicht viel ändern, wenn man weiter radikal bleiben will, zumal auch beim retropubischen Vorgehen dieselbe Häufigkeit an Inkontinenz besteht. Die einzige Hoffnung liegt in der Vervollkommnung der plastischen Operationen, z. B. nach Kaufman, Puigvert bzw. Mathisen.

Literatur

Belt, E.: J. Urol. (Baltimore) **48**, 287 (1942). — Brosig, W., Kollwitz, A. A.: Urologe **5**, 137 (1966). — Kaufman, J. J.: International Symposion on the Treatment of the Carcinoma of the Prostate, Berlin (1969). Braunschweig: Pergamon Press-Vieweg 1971. — Veenema, R. J.: International Symposion on the Threatment of the Carcinoma of the Prostate, Berlin (1969). Braunschweig: Pergamon Press-Vieweg 1971.

Professor Dr. W. Brosig
Urolog. Klinik der FU, Klinikum Steglitz
D-1000 Berlin 45
Hindenburgdamm 30

Diskussion zu den Vorträgen S. 284 bis 290

J. F. Glenn, Durham (USA): Wir haben an unserer Univ.-Klinik über 400 totale Prostatektomien durchgeführt und sind der Ansicht, daß sich die radikale Prostatektomie, gleichgültig ob sie perineal oder retropubisch erfolgt, als die einzige Methode erwiesen hat, mit der man das Prostatacarcinom heilen kann, was mit Hormonen nicht möglich ist. Die Inkontinenzrate liegt ungefähr bei 2%, die Mortalität bei 1%. Voraussetzung für die Operation ist ein guter Allgemeinzustand und eine Lebenserwartung von etwa 10 Jahren. Der einzige Unterschied gegenüber Herrn Kirchheim ist der, daß auch das in Deutschland als sog. Stadium 0 bezeichnete Carcinom, das zufällig histologisch nach transurethraler oder offener Adenomenucleation entdeckt wird, radikal operiert wird.

C. E. Alken, Homburg: Sicher ist es gleichgültig, ob man die totale Prostatektomie retropubisch oder perineal durchführt. Für die nächste Zeit wird für die meisten sicher die retropubische Methode das Verfahren der Wahl sein, da die meisten mit der Operation nach

Millin vertrauter sind. Wichtig scheint mir zu sein, daß bei den jüngeren Patienten die Diagnose frühzeitiger gestellt wird, damit dann in zunehmendem Maße, wie das bisher an einigen Kliniken bereits der Fall ist, die radikale Prostatektomie durchgeführt werden kann.

R. Übelhör, Wien: Bezüglich der Kontinenz möchte ich noch einmal darauf hinweisen, wie ich dies in dem Film 1970 gezeigt habe, daß bei der retropubischen Prostatektomie aus einem Blasenstreifen der Vorderwand ein Rohr gebildet werden kann, das länger als 2 cm sein soll, um eine Kontinenz zu erzielen. Tanagho hat in seiner Arbeit noch einmal auf die Bedeutung eines muskulären Rohres von mehr als 2 cm Länge, um eine Kontinenz zu erzielen, hingewiesen.

J. Sökeland, Dortmund: Ich möchte Herrn Kirchheim fragen, wie es mit der Komplikationsrate nach retropubischer Prostatektomie ist, z. B. wenn das Rectum eröffnet wird.

D. Kirchheim, Olympia (USA): Wir haben in den letzten 24 Fällen, die ich mit meinem Kollegen Kronewetter operiert habe, nur einmal das Rectum verletzt. Es wurde eine Colostomie angelegt, die nach 2 Monaten wieder verschlossen wurde, und es trat keine bleibende Komplikation auf. Die häufigste Komplikation ist, wie auch Herr Brosig zeigte, die Stenose an der Anastomosenstelle. Sie liegt wahrscheinlich bei 30 %, wenn man auch die ganz leichten Fälle dazurechnet. Insgesamt ist aber festzustellen, daß wir keine permanenten funktionellen Stenosen haben. Ein Patient hatte einen Herzinfarkt, eine weitere Komplikation bestand in einer Blutung, so daß der Patient nochmals operiert werden mußte, wobei wir die Arteria hypogastrica unterbunden haben.

K. F. Albrecht, Wuppertal: Wie ist das mit der Frage der Kohabitationsfähigkeit? Wir haben mindestens 2 Fälle mit Blasencarcinom, bei denen nach Cystektomie, radikaler Prostatektomie und Vesicodektomie, retropubisch, postoperativ weiterhin eine Kohabitationsfähigkeit bestand. Dies würde vielleicht für die retropubische Prostatektomie sprechen und es ist vielleicht richtig, einem Patienten, den man retropubisch radikal prostatektomiert, nicht vorher die Hoffnung zu nehmen, daß er nach der Operation impotent sei. Diesen Punkt halte ich für wichtig, da die Potenz ja auch ein psychologisches Problem ist.

C. E. Alken, Homburg: Ich glaube, Herr Albrecht, wir müssen aus rechtlichen Gründen in dieser Beziehung außerordentlich vorsichtig sein und ich würde raten, den Patienten nach dem derzeitigen Erfahrungsstand bezüglich Häufigkeit der Inkontinenz und Impotenz rückhaltlos aufzuklären. Ich kenne auch einen Kollegen, den ich zu Herrn Kirchheim geschickt habe, der von ihm retropubisch operiert wurde und weiterhin potent ist. Aber ich glaube, das sind Ausnahmefälle.

Bezüglich der Operationsverfahren kann man wohl auf Grund der bisherigen Berichte und Diskussionen zusammenfassend sagen, daß die retropubische totale Prostatektomie die bevorzugte Methode zu sein scheint.

H. Klosterhalfen: **Endokrine Behandlung des Prostatacarcinoms**

Die Tatsache, daß die Kongreßleitung der gesamten endokrinen Behandlung ungefähr ebenso viel Zeit eingeräumt hat, wie etwa dem Verhalten der Serumlipide, könnte auf den ersten Blick zu dem Schluß verleiten, hier sei schon alles gesagt, und das ständige Wiederholen bekannter Fakten mache die Sache eben nicht interessanter. Das jedoch wäre eine sehr vordergründige Betrachtung des aktuellen Problems der endokrinen Behandlung, deren optimaler Einsatz mit verschiedenen Möglichkeiten in den verschiedenen Phasen der Erkrankung die Diskussion auch der nächsten Kongresse beleben wird.

Wenn man darüber eine Analyse anstellt, was praktisch üblich ist und was dabei auf wissenschaftlich belegten Fakten beruht, dann stellt man sehr schnell fest, daß die endokrine Behandlung zwar auf dem antiandrogenen Prinzip basiert, daß aber das, was getan und verordnet wird — Präparat und Dosierung etwa — weitgehend von der persönlichen Erfahrung des Einzelnen und seinem subjektiven Eindruck bestimmt wird. Ich brauche eigentlich nicht zu betonen, daß eine solche Einstellung bei der Behandlung eines Carcinoms unsere eigene Kritik herausfordern sollte und dies bevor wir von anderen kritisiert werden.

Unter endokriner Behandlung versteht man im allgemeinen die Behandlung mit Hormonen. Abgesehen davon, daß dies nicht alles ist — ich brauche nur die Hypophysektomie zu erwähnen — ist eine solche Betrachtungsweise insofern irreführend, weil die Hormone neben ihrer zweifellos bedeutenden sexualspezifischen Wirkung noch eine Reihe anderer Effekte aufweisen. Sie sind insbesondere dann zu beachten, wenn man sexualspezifische Hormone in unphysiologisch hohen Dosen beim anderen Geschlecht anwendet. Dies ist der Punkt, der lange nicht gesehen worden ist, wobei ich allerdings darauf hinweisen möchte, daß wir das schon 1961 getan haben (Ergebnisse der Chirurgie und Orthopädie **45**, 77 [1963]), also lange vor den Amerikanern.

Ich werde mich im folgenden nach Möglichkeit auf das beschränken, was gesichert ist, andererseits aber auch neue Aspekte der endokrinen Behandlung herausstellen. Grundlage der konservativen Behandlung und jeder Variation der konservativen Behandlung ist die seit 30 Jahren bekannte Tatsache, daß Androgene auf das Wachstum der Carcinomzelle fördernd einwirken. Behandlungsziel ist also die möglichst rigorose Ausschaltung der vom Organismus in verschiedenen Organen sezernierten androgenen Substanzen. Über den optimalen Weg, Hoden und Nebennieren funktionell oder organisch auszuschalten, gibt es eine weltweite Kontroverse, die sich vor allem auf die Frage Orchidektomie oder Behandlung mit Oestrogenen oder einer Kombination der beiden zugespitzt hat. Für beide Ansichten gibt es gute Gründe und auch Gegenargumente, die teilweise subjektiv gefärbt sind, die sowohl aus der psychologisch bedingten Situation der Patienten, als auch der behandelnden Ärzte zu verstehen sind: Immerhin handelt es sich, gleichgültig ob Orchidektomie oder Oestrogenbehandlung, um einen schwerwiegenden Eingriff in das gesamte hormonelle Gefüge und damit in die gesamte Persönlichkeit eines Menschen.

Zur Zeit sieht es nicht so aus, als ob man in absehbarer Zeit zu einer gemeinsamen Meinungsbildung in dieser Frage kommen würde und deshalb möchte ich Ihnen unsere Ansicht zu diesem Fragenkomplex vortragen.

90% der Androgene werden in den Hoden gebildet, und es ist deshalb konsequent, diese Hauptproduktionsstätte durch den einfachen und nicht belastenden Eingriff der Orchidektomie auszuschalten. Der vor allem von amerikanischer Seite geäußerte Einwand, die Orchidektomie stelle eine zu große psychische Belastung dar, trifft für unsere Verhältnisse nicht in diesem Ausmaß zu.

Wir kennen keinen Patienten, der die Operation abgelehnt hat, insbesondere, wenn man ihm die Dringlichkeit mit für ihn einsehbaren und verständlichen Argumenten erklärt. Hier spielt natürlich auch die Art der Formulierung eine Rolle: Die Reaktion wird anders sein, wenn man an Stelle der Kastration die subkapsuläre Entfernung des Hodenparenchyms in Vorschlag bringt, wenn man also nur das Keimepithel entfernt und die Hodenhüllen wie auch die Nebenhoden als Scrotalinhalt beläßt. Eine andere Frage ist, ob das richtig ist: Histologisch kann man sowohl am Nebenhoden als auch am Samenstrang Leydigsche Zellkomplexe finden, wobei allerdings über das Ausmaß der Androgenbildung dieser Zellen noch nichts bekannt ist. Daß Oestrogene, in hoher Dosierung Männern verabreicht, eine nachteilige Herz-Kreislaufwirkung haben können, dürfte nicht bestritten werden. Der Orchidektomie jedenfalls fehlt sie, und dies ist ein Grund mehr, ihr den Vorzug zu geben. Wir sind also für die Orchidektomie und gegen die alleinige Oestrogenbehandlung.

Die *Oestrogenbehandlung* wird nunmehr seit 30 Jahren geübt. Die Erfolge bei etwa 80% der Erkrankten — 20% der Carcinome sind von Anfang an nicht hormonsensibel — sind besonders zu Beginn der Behandlung eindrucksvoll, und sie sind bequem zu erzielen. Trotzdem steht das Prostatacarcinom in der Häufigkeit der Krebstodessterblichkeit der Männer unverändert an dritter Stelle.

Unter den vorhin schon angesprochenen *Nebenwirkungen einer fortlaufenden Oestrogenbehandlung* sind mehrere Faktoren wichtig: Nach dem Ausfall der Androgenbildung in den Hoden steigert die Nebennierenrinde vikariierend ihre Androgenproduktion. Damit wird ein gewisser Teil der das Krebswachstum blockierenden Maßnahme der Oestrogenbehandlung, auch der Orchidektomie, wieder aufgehoben. Ein weiterer Gesichtspunkt ist von Bedeutung:

Unter ständiger Zufuhr oestrogenwirksamer Substanzen wird die *hypophysäre Prolaktinsekretion* gesteigert, und diese wiederum führt zu einer Potenzierung der verbliebenen Testosteronwirkung, also auf längere Sicht gesehen, zu einer Aktivierung des Carcinomwachstums. Nach einer Orchidektomie dagegen ist man sicher, daß die Androgenausscheidung zwar nach anfänglichem massivem Absinken wieder etwas ansteigt, dann aber endgültig und deutlich unter dem altersentsprechenden Normalbereich bleibt (Gibree u. Mitarb., 1965).

Der dritte beachtenswerte Punkt ist die *Störung des Mineralhaushaltes*, d. h. die Retention von Natrium, Phosphor, Calcium und Kalium, äußerlich sichtbar an den typischen ödematösen Oestrogengesichtern. Auch wenn man davon ausgeht, daß die Aussage der Mellinger-Studie korrekturbedürftig ist, kommt man an der Tatsache dieser schädlichen Nebenwirkung nicht vorbei, die von den natürlichen Hormonen und von den synthetischen Oestrogenen gleichermaßen hervorgerufen wird, am wenigsten jedoch von den oestrogenwirksamen Substanzen in der Form des Diäthyldioxystilbens (Honvan) und die der Orchidektomie überhaupt fehlen. Wenn schon Oestrogene, dann nur in Verbindung mit Saluretika (Baycaron), die außerdem noch einen zusätzlichen bremsenden Einfluß auf die Testosteronbildung in der Nebennierenrinde ausüben können.

In jedem Fall aber sollte die Behandlung mit Oestrogenpreßlingen der Vergangenheit angehören, die von den Einen alle 3 Wochen, von Anderen alle 4 Wochen und von Dritten alle 6 Wochen implantiert werden und die den ganzen Wirrwarr der therapeutischen Haltung dokumentieren. Kein Mensch von uns weiß, wie viel an oestrogenwirksamer Substanz aus den Preßlingen resorbiert wird, und das ist in Anbetracht des von uns 1961 geführten Nachweises der Tatsache, daß die Leydigschen Zellen trotz jahrelanger Oestrogenapplikation wieder Androgene produzieren können, wenn die Oestrogenzufuhr sistiert, nicht vertretbar.

Um das Für und Wider der Oestrogenbehandlung abzurunden, aber auch abzuschließen noch folgende Feststellung: Wenn man das antiandrogene Behandlungsprinzip anerkennt, dann ist es logischer, an Stelle der Oestrogene *Cortison* einzusetzen. Die nach einer Orchidektomie im Urin noch meßbare nebennierenbedingte Testosteronausscheidung kann man, wie wir das gemeinsam mit Voigt u. Tamm (1965) gezeigt haben, komplett zum Verschwinden bringen. Auch die Anhänger der ausschließlichen Oestrogenbehandlung müssen das antiandrogene Behandlungsprinzip notgedrungen anerkennen, weil es bis heute keinen exakten Beweis dafür gibt, daß Oestrogene lokal an der Prostata überhaupt wirksam werden können, d. h. im antimitotischen Sinne wirksam werden können.

Inzwischen gibt es Substanzen, die ohne den Umweg über die Hypophyse die Wirkung der Androgene unmittelbar am Erfolgsorgan blockieren, die sog. *Antiandrogene* (Cyproteronacetat). Es liegt natürlich nahe, diese neue Substanz beim Prostatacarcinom einzusetzen, jedoch lassen die bisherigen Behandlungsergebnisse sich noch nicht auf einen Nenner bringen. Dies ist unter Umständen auch eine Frage der Dosierung und der Verabreichungsform. In Anbetracht der kleinen, bisher behandelten Fallzahlen — wir selbst haben 32 Patienten — wäre es sicherlich verfrüht, mehr als einen vorläufigen Eindruck mitzuteilen, der auch von anderen Untersuchern geteilt wird: Eine Verkleinerung der Geschwulst kommt selten, eine Besserung von Metastasen im Röntgenbild bisher nicht vor. Metastasenschmerzen können vorübergehend eindrucksvoll gebessert werden, vorhandener Restharn kann zurückgehen, Tumoranämie und Allgemeinbefinden können sich bessern. Die Behandlung hat keine Nebenwirkung. *Wir selbst betreiben seit über 4 Jahren eine Prospektivstudie mit fünf verschiedenen Behandlungsgruppen, in der z. Z. 246 Patienten erfaßt sind.* Die 32 Patienten der Antiandrogengruppe liegen dabei hinsichtlich der Carcinomletalität im Mittelfeld, am besten ist, was die Letalität angeht, bisher die Placebogruppe gefahren. Damit kein Mißverständnis aufkommt, muß ich hier allerdings anfügen, daß alle Patienten dieser Studie, auf die ich aus Zeitmangel nicht eingehen kann, orchidektomiert und bestrahlt sind.

Zum Schluß einige Worte zu den *sekundären Verfahren*, die ja auch zum Rahmen der endokrinen Behandlung gehören: Ebenso wie beim Mammacarcinom hat die Adrenalektomie den ihr vorübergehend zuerkannten Behandlungswert inzwischen an die Hypophysektomie verloren. Die Voraussetzungen der Hypophysektomie sind insofern besser, als sich die Wirkung auf das gesamte funktionstüchtige Nebennierenrindengewebe erstreckt, also auch auf ektopische Zellverbände. Was die optimale Methode zur Hypophysenausschaltung angeht, scheint sich eine neue Entwicklung anzubahnen: Die im Rahmen des Sonderforschungsbereiches Endokrinologie mit uns kooperierende Neurochirurgische Arbeitsgruppe in Eppendorf hat in jüngster Zeit ausgezeichnete Erfahrungen mit der transnasal-transsphenoidalen mikrochirurgischen Hypophysektomie gemacht, ein Eingriff, der offenbar auch schwerkranken Patienten zugemutet werden kann. Die bisher vorliegenden Ergebnisse zeigen, daß im Gegensatz zu anderen Verfahren, die Radioisotopenmethode eingeschlossen, die Ausschaltung der Hypophyse als total bezeichnet werden kann. Bei allen Patienten entwickelte sich eine in ihrem Ausmaß erwartete Hypothyreose und Nebenniereninsuffizienz, deren Parameter mit dem Radiojodstudium und der Cortisolbestimmung prä- und postoperativ kontrolliert wurden. Besonders eklatant war das Verhalten der Gonadotropinausscheidung, und hier ist der Unterschied zwischen den präoperativ kastrationsbedingten überhöhten Ausgangswerten und den postoperativen Messungen besonders deutlich.

Wann soll hypophysektomiert werden? Wir stellen die Indikation dann, wenn Therapieresistenz eintritt und wenn unbeeinflußbare Metastasenschmerzen auftreten. Vor allem die fast mit dem Tag des operativen Eingriffes einsetzende Schmerzfreiheit nach einer Phase unerträglicher Metastasenschmerzen ist imponierend, wobei man allerdings wissen muß, daß radikulär verursachte Schmerzen unbeeinflußbar bleiben können.

In diesem Zusammenhang möchte ich noch erwähnen, daß wir im Rahmen des Sonderforschungsbereiches Endokrinologie z. Z. versuchen, mit Hilfe der Strontiumkinetik objektive Kriterien der Metastasenveränderung nach Hypophysektomie festzulegen. Bisher ist es aber noch nicht möglich, Beziehungen zwischen Strontiumanreicherung oder Strontiumverminderung in Metastasen einerseits und Schmerzbeeinflussung andererseits aufzufinden.

Auch die Frage der Beeinflussung des Carcinomwachstums durch die Ausschaltung des somatotropen Hormons nach Hypophysektomie ist noch offen.

Ein weiterer Schwerpunkt des Sonderforschungsbereiches befaßt sich mit der Möglichkeit des Nachweises von Oestrogenreceptoren bzw. von Androgenreceptoren im Prostatacarcinomgewebe. Wenn solche Receptoren gefunden werden — und Untersuchungen beim Mammacarcinom sprechen dafür, daß es geht — bestände die Möglichkeit, hormoninsensible Tumoren von der dann sinnlosen Hormonbehandlung von vornherein auszuschließen, eine Möglichkeit, die wir bedauerlicherweise jetzt noch nicht haben. Zur Zeit werden ja alle Prostatacarcinome, ob hormonsensibel oder nicht, mit Hormonen behandelt.

Als letzten Hinweis auf die zukünftige Forschung möchte ich die von Gursel u. Mitarb. auf dem Internationalen Kongreß für Kryochirurgie dieses Jahres mitgeteilte Beobachtung zitieren, wonach das mehrfache Vereisen einer carcinomatösen Prostata zu röntgenologisch gesicherten Konsolidierungsvorgängen an Knochenmetastasen mit deutlicher Besserung des subjektiven Beschwerdebildes führen kann. Eine Erklärung für diese Beobachtung gibt es noch nicht, dagegen sind Überlegungen in der Richtung angestellt worden, ob es auf Grund der mehrfachen Vereisungsvorgänge in den Randgebieten der Vereisungszone, die der Nekrose nicht komplett anheimfallen, zu gewissen cellulären Reaktionsabläufen kommt, die zu einer Art Antikörperbildung gegen die Carcinomzellen führen.

Trotz aller Fortschritte und neuer Aspekte in der konservativen Behandlung des Prostatacarcinoms muß festgehalten werden, daß alle diese Methoden trotz oft verblüffender Anfangserfolge ausnahmslos zeitbegrenzte Wirkung haben und letzten Endes versagen. Aus dieser Kenntnis resultiert einerseits die Notwendigkeit neuer Behandlungsmethoden, andererseits aber auch die Notwendigkeit, einen verbindlichen Behandlungsplan zu erarbeiten, der die z. Z. noch bestehende willkürliche und konfuse Therapie auf ein allgemein anerkanntes Behandlungsschema festlegt. Dies betrifft Präparate und Dosierung gleichermaßen.

Professor Dr. H. Klosterhalfen
Direktor der Urolog. Univ.-Klinik
und Poliklinik
D-2000 Hamburg-Eppendorf
Martinistraße 52

J. S. Braun: Plasma-Testosteronspiegel bei Patienten mit Prostatacarcinom unter Hormonbehandlung

Die Androgenabhängigkeit des Prostatacarcinoms und ihre Konsequenzen für die gegengeschlechtliche Therapie zur Ausschaltung der Testosteronproduktion ist seit Huggins u. Hodges (1941) weltweit anerkannt. Von mehreren Autoren ist nachgewiesen worden, daß die Testosteronkonzentration im Serum und Urin und die Ausscheidung der 17-Ketosteroide kurz nach Orchidektomie und nach hochdosierter Oestrogengabe bei allen Patienten erheblich absinkt. Doch konnten Scott, Gallagher und Rothauge zeigen, daß zumindest bei einem Teil der Patienten nach einer Latenzzeit von Wochen bis Monaten die Ausscheidung der 17-Ketosteroide und die des Testosteronglucuronids wieder ansteigt.

Das im Urin ausgeschiedene Testosteron ist unterschiedlichen Ursprungs und wird z. T. in der Peripherie direkt als *inaktives Conjugat* gebildet. Deshalb entspricht die Konzentration des freien Hormons im Plasma *eher der Menge*, die dem Gewebe zur Verfügung steht, als die Hormonkonzentration im Urin. Entsprechende Untersuchungen über die Testosteronkonzentration im Plasma während eines längeren Zeitraums sind mir bis auf eine Mitteilung von Frick nicht bekannt. Frick fand bei fünf Männern, denen Silikonkapseln mit Äthinyloestradiol implantiert worden waren, mit einer täglichen Resorptionsquote von etwa 20 γ, einen deutlichen Abfall im Verlauf einiger Monate auf etwa 200 ng/100 ml.

Neuere Untersuchungen von Ito, Horton, Bruchovsky u. Wilson haben nun gezeigt, daß in der Zelle von Prostata und anderen androgenabhängigen Organen Testosteron schnell und mit hoher Ausbeute reduziert wird zu 5 α-Dihydrotestosteron. Dihydrotestosteron unterscheidet sich vom Testosteron im wesentlichen durch folgende Merkmale:

1. Höhere Konzentration in bestimmten androgenabhängigen Geweben, z. B. in den periurethralen Anteilen der Prostata (Siiteri).
2. Größere Affinität an einen spezifischen, cellulären Receptor (Protein-Chromatinkomplex), an den das Hormon gebunden werden muß, bevor es seine Wirkung entfalten kann.
3. Stärkere androgene Wirkung in den androgenabhängigen Geweben.

Aus diesen Gründen wird 5 α-Dihydrotestosteron als das effektive intracelluläre Androgen angesehen. Kleine Mengen hiervon erscheinen im Blut und geben Aufschluß über die androgene Aktivität in der Zelle. Über das Verhalten von Dihydrotestosteron im Plasma unter gegengeschlechtlicher Therapie sind bisher keinerlei Untersuchungen bekannt.

Wir haben deshalb damit begonnen, in einer Langzeitstudie festzustellen, wie sich Testosteron und Dihydrotestosteron im Plasma bei Prostatacarcinompatienten unter Oestrogentherapie und/oder Orchiektomie verhalten.

Beide Steroide werden nach Extraktion und dünnschichtchromatographischer Trennung mit der Proteinbindungsmethode nach Rosenfield bestimmt, die von K. D. Voigt (Hamburg) und von uns leicht modifiziert wurde. Bei neun Männern ohne Prostatabefund im Alter von 50 bis 72 Jahren fanden wir die folgenden Normalwerte: Testosteron 475 $\pm$ 106 ng/100 ml, DHT 57 $\pm$ 13 ng/100 ml. Diese Werte stimmen gut mit den in der Literatur angegebenen Normalbereichen überein (Ito, Liberti, Frick).

Bei einem Kollektiv von insgesamt sieben Patienten haben wir bisher über mehrere Monate Testosteron und Dihydrotestosteron im Plasma bestimmt. Die Ausgangswerte vor Therapie lagen bei allen Patienten im Normbereich. Von jeweils einem Fall nach Orchiektomie und unter Oestrogentherapie sind die Verlaufskurven auf den beiden Abbildungen dargestellt (Abb. 1 u. 2).

Nach Orchiektomie kommt es zu dem erwarteten Abfall von 330 auf 70 ng pro 100 ml, die Konzentration nimmt dann langsam wieder zu, nach 8 Monaten beträgt sie 120 ng/100 ml. DHT fällt von 50 auf etwa 3 ng/100 ml und liegt während der ganzen Zeit zwischen 6 und 7 ng/100 ml.

Nach 10tägiger Infusion von insgesamt 10 g Honvan (Tetranatriumdiäthylstilboestroldiphosphat) sind beide Steroide abgefallen, auf Werte knapp über 0. Überraschenderweise sind 4 Wochen später die normalen Ausgangswerte wieder erreicht. Beide Hormone fallen dann im Verlauf von weiteren 2 bis 3 Monaten langsam ab; Testosteron sinkt von etwa 430 ng über 250 bis 117 auf 94 und 85 ng/100 ml ab, DHT von 61 über 20 auf 7 und 6 ng/100 ml. Nach 8 Monaten ist

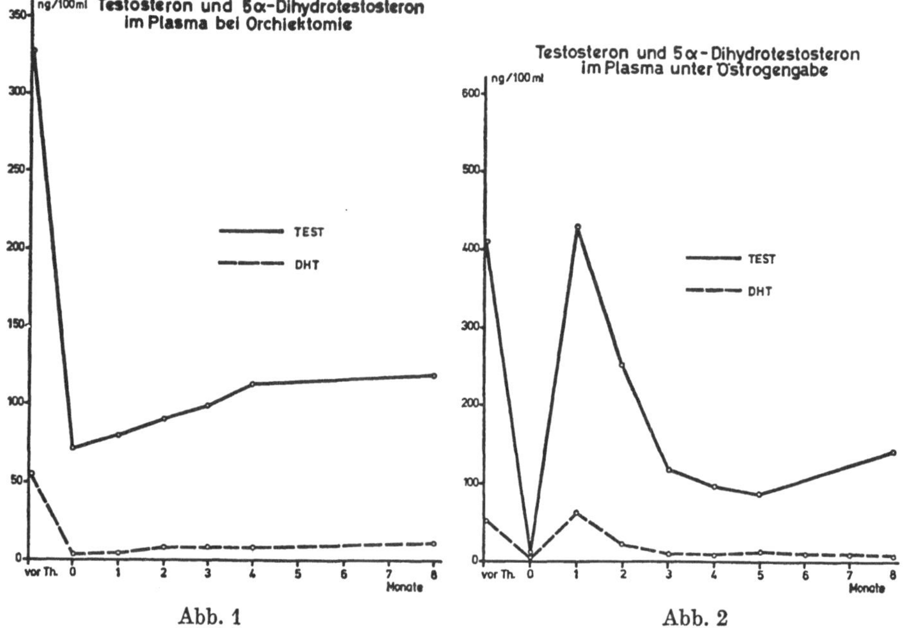

Abb. 1 Abb. 2

auch hier ein ganz leichter Anstieg der Testosteronkonzentration festzustellen auf etwa 140 ng/100 ml.

Auch bei den übrigen Patienten, bis auf einen, ist dieser Anstieg der Testosteronkonzentration in den ersten Wochen nach der Honvaninfusion festzustellen, wenn auch nicht so stark ausgeprägt.

Hierfür können zwei Faktoren ursächlich verantwortlich sein:

1. Unter der Stoßtherapie mit Honvan wird die Produktion von Gonadotropin (ICSH) abrupt gehemmt. Nach Beendigung der hochdosierten Oestrogengabe kommt trotz der Verabreichung von Depotoestrogenen die Sekretion von Gonadotropinen wieder in Gang, und die Testosteronkonzentration im Plasma steigt entsprechend an. Erst im weiteren Verlauf von mehreren Wochen geht die Gonadotropinsekretion dann unter dem Einfluß von regelmäßig verabreichten Oestrogenen langsam zurück, entsprechend fällt die Testosteronkonzentration im Plasma ab.

2. Infolge der hohen Dosierung von 1 g Stilboestrolderivat (Honvan) pro Tag wird das Testosterontransportprotein im Plasma durch Stilboestrol weitgehend abgesättigt, so daß nur noch eine minimale Menge Testosteron gebunden und nachgewiesen werden kann. Mit Abklingen des hohen Oestrogenspiegels werden die entsprechenden Proteine wieder frei zum

Transport von Testosteron und DHT, so daß die Plasmakonzentrationen wieder ansteigen. Der sich daran anschließende Abfall entspricht dem negativen feed-back, wie schon ausgeführt.

Testosteron und Dihydrotestosteron stehen bei gesunden Personen in einem bestimmten, relativ festen Verhältnis zueinander. Beim Mann liegt der Quotient zwischen 6,0 und 9,5, bei der Frau um etwa 3 (Ito).

Vergleicht man demgegenüber die auf folgender Abbildung dargestellten Quotienten bei unseren Patienten, so kann man folgende Feststellung treffen, wenn auch mit Vorbehalt wegen der kleinen Fallzahl (Abb. 3).

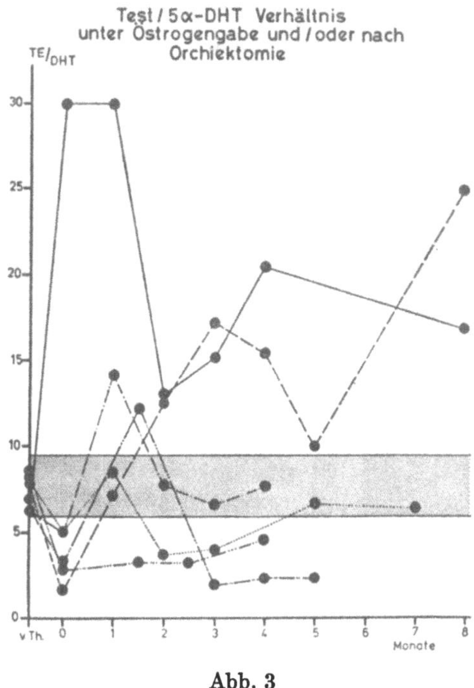

Abb. 3

1. Die Ausgangswerte aller Patienten liegen im Normbereich.

2. Zum Zeitpunkt 0, d. h. im Anschluß an die Honvaninfusion, fallen die Quotienten deutlich ab; die hohen Zahlenwerte um 30 entsprechen dem Verhältnis der beiden Hormone bei dem einen orchiektomierten Patienten, dessen Kurvenverlauf Abb. 1 zeigt.

3. Im weiteren Verlauf lassen sich drei Gruppen unterscheiden: 1. Gruppe, bei der die Quotienten im Normbereich liegen, eine 2. Gruppe, bei der Quotienten deutlich oberhalb des Normbereiches liegen, d. h. es ist relativ weniger DHT im Plasma nachweisbar und eine 3. Gruppe, bei der die Quotienten in Bereichen liegen, wie man sie beim weiblichen Geschlecht findet; d. h. aber, daß hierbei die DHT-Konzentration in Relation zur Testosteronkonzentration höher ist als bei normalen Männern.

Es muß also trotz des geringen Testosteronangebotes in der Zelle relativ mehr DHT gebildet werden, als dies bei normalen Männern der Fall ist. Welche Mechanismen hierfür in Frage kommen, ist noch völlig offen.

Aus diesen Ergebnissen ergeben sich nun für die Klinik folgende Feststellungen:

1. Die von Klosterhalfen seit Jahren vertretene Bedeutung der Orchiektomie als Basistherapie beim Prostatacarcinom wird durch unsere bisherigen Untersuchungen voll bestätigt.

2. Unserer Meinung nach muß deshalb der therapeutische Effekt der Honvaninfusion im Vergleich mit den Depotoestrogenen überprüft werden.

Wie bereits anfangs erwähnt, bitte ich die Ausführungen als vorläufige Mitteilungen anzusehen; es bedarf sicherlich noch einer Reihe subtiler Untersuchungen, um den ganzen Fragenkomplex weiter aufzuhellen.

Literatur

Huggins, C., Hodges, C. V.: Cancer Res. **1**, 293 (1941). — Huggins, C.: Science **97**, 541 (1943). — Huggins, C., Stevens, R., Hodges, C. V.: Arch. Surg. **43**, 209 (1941). — Scott, W. W.: Life Sci. Monographs **1**, 81 (1971). — Gallagher, T. F., Withmore, W. F., Zumoff, B., Hellman, L.: Nat. Cancer Inst. Monogr. **12**, 131 (1962). — Rothauge, C. F., Wildberger, J. E., Szasz, G., Graef, V.: Urologe **8**, 237 (1969). — Frick, J., Marberger, H., Swoboda, H. P.: Urologe **10**, 117 (1971). — Ito, T., Horton, R.: J. clin. Endocr. **31**, 362 (1970). — Ito, T., Horton, R.: J. clin. Invest. **50**, 1621 (1971). — Horton, R., Tait, J. F.: J. clin. Invest. **45**, 301 (1966). — Bruchovsky, N., Wilson, J. D.: J. biol. Chem. **243**, 2012 (1968). — Bruchovsky, N.: Biochem. J. **127**, 561 (1972). — Wilson, J. D., Walker, J.: J. clin. Invest. **48**, 371 (1969). — Wilson, J. D., Gloyna, R. E.: Recent Progr. Hormone Res. **26**, 309 (1970). — Siiteri, P. K., Wilson, J. D.: J. clin. Invest. **49**, 1737 (1970). — Rosenfield, R. L., Eberlein, W. R., Bongiovanni, A. M.: J. clin. Endocr. **29**, 854 (1969). — Frick, J.: Urol. int. (Basel) **24**, 481 (1969). — Liberti, J. P., Duvall, C. H., Mackler, M. A., Prout, G. R.: J. Lab. clin. Med. **76**, 530 (1970).

Dr. J. S. Braun
Urolog. Klinik und Poliklinik
der Universität des Saarlandes
D-6650 Homburg (Saar)

R. Nagel, E. Schillinger, C.-P. Kölln und K. Pochhammer: **Das Verhalten der Serumlipide bei Patienten mit Prostatacarcinom nach Behandlung mit Oestradiolundecylat**

Durch die große VA-Studie in den USA wurde nach einer Gabe von 5 mg Stilboestrol/Tag eine signifikante Zunahme kardiovasculärer Todesfälle vor allem in den ersten 6 Monaten nach Behandlungsbeginn festgestellt. Aus dieser Beobachtung wurde die Schlußfolgerung gezogen, die Oestrogenbehandlung mit Stilboestrol nicht sofort nach Diagnose eines Prostatacarcinoms zu beginnen, sondern bis zum Auftreten klinischer Symptome zurückzuhalten, da man postulierte, daß das, was die Hormonbehandlung hinsichtlich der Überlebenszeit gewinnt, durch die erhöhte Mortalität an kardiovasculären Komplikationen wieder verliert.

Andererseits konzentrieren sich seit vielen Jahren Untersuchungen auf den Versuch, gerade durch Oestrogene den Lipidstoffwechsel in dem Sinne zu beeinflussen, daß atheromatöse Gefäßveränderungen — besonders an den Coronarien — verhindert oder bestehende beseitigt werden.

Inzwischen ist bekannt, daß nicht der Gesamtcholesteringehalt des Serums als pathogenetischer Faktor der Atherosklerose im Vordergrund steht, sondern vielmehr die quantitative Verteilung der einzelnen Lipoproteine im Serum auf die verschiedenen Fraktionen, deren Relation sich unter der Behandlung mit Oestrogenen verschiebt. Cholesterin wird z. B. hauptsächlich mit den β-Lipoproteiden, Phospholipide vorwiegend mit den α_1-Lipoproteiden und Triglyceride bevorzugt mit den α_2-Lipoproteiden (prä-β-Fraktion) transportiert (Gerhards u. Schillinger).

Wie *tierexperimentelle Untersuchungen* ergeben haben, kommt es unter Oestrogengaben zu charakteristischen Veränderungen in der Relation der verschiedenen

Lipidfraktionen zueinander. Dabei steigen regelmäßig die Phospholipide und Triglyceride an, während der Cholesterinspiegel im Serum absinkt.

Dieses Verhalten der Serumlipide wird auch *bei der Frau* nach Einnahme von oestrogenhaltigen Kontrazeptiva sehr deutlich: Während das Cholesterin etwas abfällt, steigen die Phospholipide gering und die Triglyceride (α_2-Lipoproteine) recht ausgeprägt an.

An *männlichen* Patienten mit Coronarinfarkt konnten Kroman u. Mitarb. zeigen, daß die Phosphatide (α-Lipoproteide) absinken, das Cholesterin im Serum (β-Lipoproteide) dagegen höhere Werte aufweist.

Diese Befunde gehen auf Untersuchungen von Marmorston u. Mitarb. (1963) zurück und führten durch Frederickson zu einer Einteilung der Hyperlipämien in fünf Typen, wobei Patienten von Typ II und Typ IV als besonders anfällig gegenüber Gefäßerkrankungen gelten. Bei diesen Typen II und IV handelt es sich

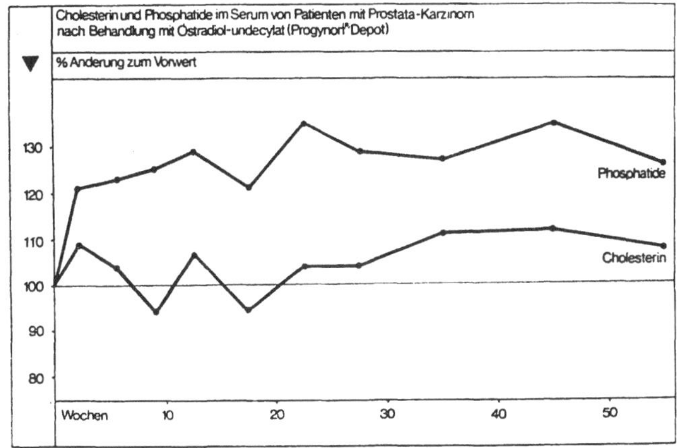

Abb. 1. Bei 13 dieser 42 Patienten, die für die Statistiker eine Idealgruppe darstellten, da die Blutuntersuchungen in fast gleichen Abständen erfolgten, wurden folgende Befunde erhoben: Während die Triglyceride und vor allem das Cholesterin unverändert bleiben, steigen die Phospholipide bereits 3 Wochen nach Behandlungsbeginn signifikant an und bleiben über den gesamten Beobachtungszeitraum erhöht

um eine Erhöhung des Cholesterin- bzw. Cholesterin- und Triglyceridspiegels im Serum.

Insgesamt läßt sich feststellen, daß das Infarktrisiko statistisch signifikant höher wird, wenn hohe Cholesterinspiegel im Serum gemessen werden.

Eigene Untersuchungen

Unsere eigenen Untersuchungen galten der Frage, ob und in welcher Weise das Verhalten der Serumlipide bei Patienten mit einem Prostatacarcinom durch i.m. Applikation von 100 mg Oestradiolundecylat in Abständen von 3 Wochen beeinflußt wird. Diese Behandlung führen wir seit über 10 Jahren durch, ohne daß vermehrt kardiovasculäre Komplikationen beobachtet worden waren (Kollwitz u. Mitarb., 1970).

Untersucht wurden 42 Patienten im Alter von 50 bis 91 Jahren (Durchschnitt: 70,4 Jahre) über einen Zeitraum von mindestens 6 Monaten, während bei über der Hälfte der Patienten die Untersuchungen sogar bis zu mehr als einem Jahr erfolgten. Lediglich zwei Patienten dieses Kollektivs starben 26 bzw. 32 Wochen nach Behandlungsbeginn an ihrem Grundleiden.

Wie bereits erwähnt, steigen demgegenüber bei Frauen nach Einnahme von Kontrazeptiva die *Triglyceride* signifikant an, ein Befund, den wir also bei unseren Patienten *nicht* erheben konnten.

Diskussion

Wie aus unseren Untersuchungen hervorgeht, steigen gerade die für Gefäßerkrankungen disponierenden Lipidfraktionen Typ II und IV, die charakteristisch sind für erhöhte Cholesterinspiegel bzw. Cholesterin- und Triglyceridspiegel *nicht* an.

Wir sind deshalb der Ansicht, daß die Ergebnisse unserer Untersuchungen des Lipidstoffwechsels nach Medikation von 100 mg Oestradiolundecylat/3 Wochen die klinischen Beobachtungen von Kollwitz u. Mitarb. an 311 Patienten stützen, die bei der von Brosig und uns seit über 10 Jahren geübten Hormontherapie mit natürlichen Oestrogenen sogar eine unter dieser Altersgruppe liegenden Mortalität an Herz- und Kreislauferkrankungen feststellten.

Unsere Untersuchungen stehen damit im Gegensatz zu den von Mellinger u. Mitarb. lediglich an Hand klinischer Beobachtungen postulierten Komplikationen

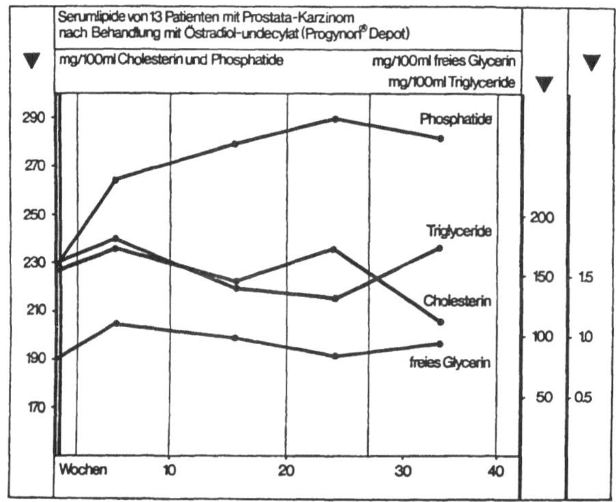

Abb. 2. Bei der statistischen Auswertung der Ergebnisse des Gesamtkollektivs von 42 Patienten ergibt sich — trotz einer etwas größeren Streuung der Blutentnahmen — prinzipiell das gleiche Bild, d. h. es kommt zu einem isolierten Anstieg der Phospholipide (α_1-Lipoproteine), während das Cholesterin unverändert bleibt

nach Gabe von 5 mg Stilboestrol/Tag — also einem Stilbenpräparat. Nach Verminderung der Dosis auf 1 mg/Tag wurden diese Komplikationen allerdings auch nicht mehr beobachtet (Mellinger, 1969). *Damit scheinen sich diese Komplikationen auf ein Dosisproblem zu reduzieren.*

Unsere Befunde stehen weiterhin auch im Gegensatz zu ähnlichen, allerdings nicht vergleichbaren Untersuchungen von Kontturi u. Sotaniemi, die nach der extremen Dosis von 200 bis 300 mg Stilboestrol/Tag über längere Zeit einen signifikanten Anstieg des Cholesterins beobachten.

Zusammenfassung

Nach den Untersuchungen von Kroman u. Mitarb. bei Patienten nach einem Coronarinfarkt wurde eine Erniedrigung der Phospholipide bei Anstieg des Cholesterins beobachtet, während bei unseren Patienten durch die Oestrogenbehandlung gerade die Phospholipide signifikant anstiegen, das Cholesterin und die Triglyceride dagegen kaum Veränderungen aufwiesen.

Diese Befunde nach Behandlung des Prostatacarcinoms mit einem natürlichen Oestrogen in der angegebenen Dosierung waren bisher nicht bekannt. Sie deuten darauf hin, zumal die beiden verstorbenen Patienten an ihrem Grundleiden ad exitum kamen, daß die Gabe eines natürlichen Oestrogens, zumindest in der verwandten Dosierung, günstiger als die Medikation von 5 mg Stilboestrol/Tag zu sein scheint.

Wir sind deshalb der Ansicht, daß die Schlußfolgerungen der VA-Studie, also die Oestrogene wegen ihrer Nebenwirkungen bis zum Auftreten von Symptomen zurückzuhalten, bei Verwendung *natürlicher* Oestrogene keine Gültigkeit haben.

Entsprechende Untersuchungen mit synthetischen Oestrogenen als vergleichende Untersuchungen zu den hier vorgetragenen Befunden nach Gabe eines natürlichen Oestrogens sind bereits in Vorbereitung.

Literatur

Gerhards, E., Schillinger, E.: Tierexperimentelle Untersuchungen über die Wirkungen contraceptiver Steroide auf den Kohlenhydrat- und Lipidstoffwechsel. Symposion über Nebenwirkungen contraceptiver Steroide, Dez. 1970 (Kewitz, H., Hrsg.). Berlin: Westkreuz-Verlag 1971. — Kollwitz, A.-A., Kracht, H., Lecking, K.: Urol. int. (Basel) **25**, 368 (1970). — Kontturi, M., Sotaniemi, E.: J. Urol. (Baltimore) **105**, 847 (1971). — Kroman, H. S., Bender, S. R., Brest, A. N., Moskovitz, M. L.: J. Atheroscler. Res. **6**, 247 (1966). — Marmorston, J., Moore, F. J., Kuzma, O. T., Magidson, O., Weiner, J. M.: Proc. Soc. exp. Biol. (N.Y.) **2**, 357 (1963). — Mellinger, G. T., Blackard, C.: The incidence of cardiovascular complications in prostatic cancer. In: Life sciences Monographs I (Raspé, G., Brosig, W., Eds.). Braunschweig: Pergamon Press-Vieweg 1971. — Veterans Administration Cooperative Urological Group: J. Urol. (Baltimore) **98**, 516 (1967).

Professor Dr. R. Nagel
Direktor der Klinik d. FU Berlin
Klinikum Westend
D-1000 Berlin 19
Spandauer Damm 130

Z. Szendröi und I. Könyves: Unsere Erfahrungen mit der Estracytbehandlung bei Prostatacarcinom

Die klinischen Ergebnisse der verschiedenen Substanzen mit cytostatischer Wirkung in der Behandlung des oestrogenresistenten Prostatacarcinomes sind auf Grund der zahlreichen Nebenwirkungen bisher nicht zufriedenstellend.

Im letzten Jahre haben wir mit einem neuen Präparat, Estracyt, klinische Prüfungen durchgeführt.

Der wirksame Bestandteil dieses Präparates besteht aus einer chemischen Verbindung, in welcher N-Stickstoff-Lost in der Form eines Carbamates an Oestradiol-17-Phosphat an die Substitutionsstelle 3 gekoppelt ist (Abb. 1).

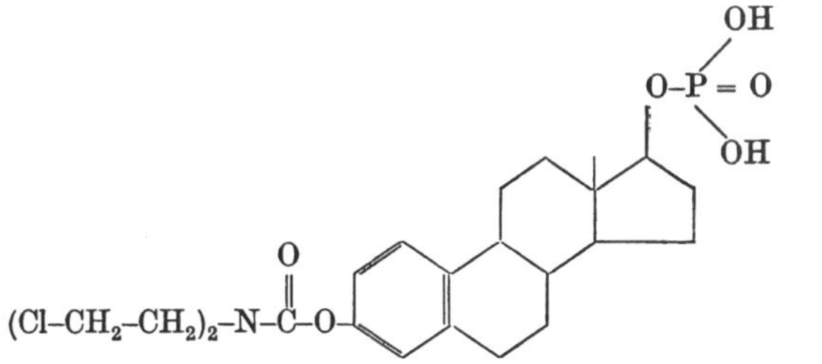

$$(Cl{-}CH_2{-}CH_2)_2{-}N{-}\overset{O}{\overset{\|}{C}}{-}O{-}[\text{Oestradiol}]{-}17{-}O{-}P(=O)(OH)_2$$

Abb. 1. Estracyt

Die Substanz zeigt schwache oestrogene Eigenschaften. Auf das Gewicht bezogen war die uterotrope Wirkung nach i.v. Verabreichung ungefähr 70mal geringer als die von Oestradiol, doch diese Eigenschaft geht durch hohe Dosen in eine antioestrogene Wirkung über.

Die pharmakologischen und früheren klinischen Untersuchungen zeigen, daß Estracyt eine Affinität zu Geweben mit Oestrogenreceptoren hat. Andere Untersuchungen deuten darauf, daß das Präparat in der menschlichen Prostata auch eine cytostatische Wirkung hat.

Bisher haben wir Estracyt bei 19 Patienten geprüft. Die Behandlung konnten wir in 18 Fällen durchführen. Sämtliche Patienten waren orchiektomiert und haben auf verschiedene Hormontherapien eine zunehmende Oestrogenresistenz gezeigt, ehe die Behandlung mit Estracyt eingeleitet wurde.

Die Mehrzahl der Patienten war in gutem klinischen Zustand und nur 6 von 19 hatten objektivierte Metastasen. Die Hormonresistenz war daher das einzige Kriterium für das Einsetzen von Estracyt.

Die Dosis lag bei 150 bis 450 mg/Tag bzw. jeden 2. Tag. Die Applikation von Estracyt, in 20 ml 5%iger Dextrose aufgelöst, erfolgte stets i.v. Für eine Behandlungskur haben wir 6 zu 8 g Estracyt verwendet.

Tabelle 1. Therapeutische Ergebnisse mit Estracyt

	Verbessert	Unverändert	Verschlechtert
Primärtumor	9	6	3
Restharn	10	5	3
Metastasen (6 Fälle)	—	5	1
Subjektive Beschwerden	13	3	2

Bei der Auswertung der Ergebnisse wurde die Wirkung auf den Primärtumor und die Metastasen untersucht. Außerdem wurden die Veränderungen des Restharnes, der Labordaten und der subjektiven Beschwerden verfolgt.

Wie aus der Tabelle hervorgeht, hat sich der Prostatatumor bei der Hälfte unserer Patienten verkleinert und die Restharnmenge im ungefähr gleichen Verhältnis verringert. In einigen Fällen waren sogar anfangs bestehende Ureterektasien und Pyelektasien nicht mehr feststellbar. Die Metastasen waren in fünf Fällen von unveränderter Größe. In einem Fall haben wir eine Progression der Metastasierung beobachtet.

Die *Besserung der subjektiven Beschwerden* oder ein Nachlassen der Schmerzen wurden bei zwei Dritteln der Patienten festgestellt.

Die *Labordaten* waren im allgemeinen unverändert oder normalisiert, nur in ganz wenigen Fällen haben wir eine Verschlechterung beobachtet.

Die *Beobachtungszeit* variierte zwischen 4 und 11 Monaten. 18 Patienten sind gegenwärtig noch am Leben. Als *Nebenwirkung* beobachteten wir in zwei Fällen leichte Thrombophlebitiden. Bei einem Patienten entwickelte sich eine reversible Thrombocytopenie, bei einem anderen eine reversible Leukopenie. In einem einzigen Fall haben wir die Estracyttherapie auf Grund von wiederholt auftretender Diarrhoen und Erbrechens abgebrochen.

Zusammenfassend ist zu sagen, daß viele Anzeichen dafür sprechen, daß Estracyt eine wertvolle Bereicherung der Therapie des Prostatacarcinoms bedeutet, insbesondere in Fällen einer bereits bestehenden Hormonresistenz.

Dozent Dr. Z. Szendröi
Urolog. Univ.-Klinik
Budapest (Ungarn)

C.-P. KÖLLN und R. NAGEL: **Vorläufige Erfahrungen mit Estracyt* beim fortgeschrittenen Prostatacarcinom**

Die Behandlung des Prostatacarcinoms im fortgeschrittenen Stadium ist auch heute noch — 30 Jahre nach Einführung der androgenhemmenden hormonellen Behandlung — ein ungelöstes Problem.

Ermutigende Berichte, besonders aus Skandinavien [1, 2, 3, 5] veranlaßten uns, das Präparat Estracyt (Estramustinphosphat) — eine Verbindung von Nor-Stickstoff-Lost und Oestradiol-17-Phosphat — bei 30 Patienten mit einem fortgeschrittenen oder undifferenzierten Prostatacarcinom klinisch zu untersuchen. Sowohl Krankengut als auch Applikationsform unterscheiden sich von den von Szendröi u. Könyves [6] mitgeteilten Erfahrungen, da wir sowohl die parenterale als auch die orale Form des Medikamentes testeten. Durch die Untersuchungen sollte festgestellt werden, ob bei Patienten mit einem fortgeschrittenen Prostatacarcinom durch Estracyt Remissionen zu erzielen sind und damit eine klinische Besserung des schlechten Zustandes der Patienten erreicht werden kann.

Tabelle 1. Befunde bei Behandlungsbeginn mit Estracyt bei 30 Patienten mit Prostatacarcinom

	N
Knochenmetastasen	16
Weichteilmetastasen	20
Uni- oder bilaterale Harnstauung	16
Erhöhte saure Serumphosphatase	16

Material und Methodik

Seit Oktober 1970 haben wir 30 Patienten mit einem fortgeschrittenen Prostatacarcinom behandelt. *27 der 30 Patienten hatten bereits Metastasen.* Knochenmetastasen fanden sich bei 16, Weichteilmetastasen bei 20 Patienten und 16 wiesen eine unilaterale oder bilaterale Harnstauung auf. Die saure Serumphosphatase war bei 16 Patienten erhöht (Tabelle 1).

Das *Durchschnittsalter* lag bei 65,8 Jahren (50 bis 83 Jahre). *Histologisch* fand sich in 23 Fällen ein undifferenziertes und bei 6 Patienten ein nur mäßig differenziertes Prostatacarcinom.

Eine *Vorbehandlung mit Oestrogenen* und/oder Orchiektomie war bei 24 Patienten vorausgegangen. In allen Fällen war es zur Verschlechterung und/oder zum schnellen Wachstum von Metastasen gekommen. Bei 28 Patienten wurde die Behandlung mit Estracyt i.v. eingeleitet und bei 13 dann per os fortgesetzt, während zwei Patienten das Medikament sofort in Kapselform erhielten.

Der bei den ersten zehn Patienten eingelegte Subclaviakatheter — als Ersatz für den von Jönsson u. Högberg [2] empfohlenen Cimino-Shunt — erwies sich später bei strenger i.v. Applikation mit dünner Kanüle als entbehrlich, da Thrombophlebitiden selten waren (Tabelle 2).

Die *Dosis* betrug bei i.v. Applikation 300 mg/Tag, während 450 mg meist nach kurzer Zeit schlecht vertragen wurden. In der *oralen Form* wurden 600 mg/Tag, d. h. vier Kapseln, gegeben.

Die *i.v. Gesamtmenge* bei den einzelnen Patienten lag zwischen 1 und 43 g, im Durchschnitt 11 g, während die 15 Patienten, die das Medikament per os bekamen, durchschnittlich 154 g erhalten haben.

* AB Leo, Hälsingborg (Schweden).

Die *Behandlungsdauer* betrug bei 10 Patienten wegen des terminalen Stadiums nur 1 Woche bis zu 1 Monat, während die restlichen 20 Patienten bis zu 22 Monaten, durchschnittlich 10 Monate, behandelt und beobachtet werden konnten.

Zur Beurteilung von *Wirkung und Toxicität* wurden bei allen Patienten 1. blutchemische Untersuchungen, 2. Röntgenuntersuchungen, 3. klinische Untersuchungen, primär initial und später in verschiedenen zeitlichen Abständen durchgeführt.

1. Laboruntersuchungen. Initial wurden untersucht: Blutbild, Thrombocyten, Reticulocyten, BSG, Harnstoff-N, Kreatinin, Standardbicarbonat, saure und alkalische Phosphatase, Gerinnungsstatus, Gesamteiweiß, Elektrophorese, Natrium, Kalium, Calcium, Phosphor, Chloride, SGOT, SGPT, Bilirubin und Bromthaleintest.

2. Röntgenuntersuchungen. Ausscheidungsurogramm, Thorax, LWS, BWS, Becken, Strontium 85-Knochenscan, Lymphknotenszintigramm, Lymphangiogramm, Leberszintigramm.

3. Klinische Untersuchungen (Anamnese, Status). Lokalbefund, Miktionsbeschwerden, Restharn, Ödeme, EKG, Angina pectoris, Appetit.

Tabelle 2

	N
Vorausgegangene Behandlung mit Oestrogenen und/oder Orchiektomie	24
Behandlungsbeginn mit Estracyt (i.v.)	28
Fortsetzung mit Estracyt (oral)	13
Behandlungsbeginn mit Estracyt (oral)	2
Subclaviakatheter bei Therapiebeginn mit Estracyt (i.v.)	10

Tabelle 3. Nebenwirkungen der Estracyttherapie

	N
Appetitlosigkeit, Übelkeit und Erbrechen	5
Gynäkomastie	1
Verschlechterung der Leberfunktion	5

Bei einigen Patienten wurden suspekte Lymphknoten excidiert und histologisch untersucht.

Die *Kontrolluntersuchungen* erfolgten zunächst in wöchentlichen Abständen, später monatlich bzw. alle 3 Monate (EKG, Röntgen d. Knochen). Die Patienten wurden regelmäßig, spätestens in monatlichen Abständen bezüglich Allgemeinbefinden, Appetit, Gewicht, Verträglichkeit des Medikamentes, Schmerzen, Analgetikaverbrauch, kardialer Belastungsfähigkeit und Angina pectoris-Beschwerden befragt und im Hinblick auf Ödeme, Weichteilmetastasen, Restharn und Lokalbefund (rectale Palpation) untersucht.

Nebenwirkungen

Fünf Patienten klagten über *Appetitlosigkeit* bzw. *Übelkeit und Erbrechen*. Diese Symptome verschwanden bei vier Patienten nach Gabe von Antazida bzw. kurzfristige Unterbrechung der Behandlung.

Eine *Gynäkomastie* trat bei einem Patienten trotz Vorbestrahlung der Mammae mit 800 R Herddosis/Mamma auf.

Eine *Verschlechterung der Leberfunktion* wurde bei 5 Patienten beobachtet. Bei 4 dieser 5 Patienten normalisierten sich die Leberwerte nach Absetzen des Medikamentes. Bei 3 dieser Patienten ergab die später durchgeführte Autopsie keine Lebermetastasen. Ein Patient toleriert nun die orale Form des Präparates bei inzwischen wieder normaler Leberfunktion gut. Diese Beobachtungen lassen eine regelmäßige Kontrolle der Leberfunktionswerte unter der Estracytbehandlung indiziert erscheinen.

Thrombophlebitiden im Bereich der Injektionsstelle haben wir nur selten beobachtet und durch strenge i.v. Applikation mit einer dünnen Nadel (Nr. 12) vermeiden können. Blutbildveränderungen traten bei unserem Krankengut nicht auf.

Ergebnisse

14 Patienten kamen inzwischen an ihrem Grundleiden ad exitum, 11 von ihnen wurden obduziert. Die verstorbenen Patienten waren im Durchschnitt 3 Monate mit Estracyt behandelt worden.

Bemerkenswert ist, daß die *Knochenschmerzen* bei den meisten Patienten schon innerhalb der ersten 1 bis 2 Behandlungswochen verschwanden.

Der *Rückgang der Stauung* der oberen Harnwege war bei 4 von 16 Patienten sehr ausgeprägt und 3 Patienten wurden ohne weitere Intervention *restharnfrei*. Die anfangs stark erhöhte *saure Serumphosphatase* normalisierte sich bei 10 von 16 Patienten. Eine metastasenbedingte Paraplegie besserte sich bei einem Patienten vorübergehend.

Zusammenfassung

Unsere bisherigen Erfahrungen lassen eine Behandlung sowohl des primär als auch des sekundär oestrogenresistenten Prostatacarcinoms mit Estracyt gerechtfertigt erscheinen. Inwieweit auch eine primäre Behandlung des histologisch un-

Tabelle 4. Behandlungsergebnisse nach Estracyt bei 30 Patienten mit Prostatacarcinom

	N
Rückgang der Harnstauung/Azotämie	4
Restharnfrei	3
Rückgang der sauren Phosphatase	10
Rückgang der Paraplegie (temporär)	1

differenzierten Carcinoms indiziert ist, wie von Jönsson u. Högberg [2] empfohlen, können wir noch nicht beurteilen. Die Nebenwirkungen, insbesondere eine mögliche Beeinträchtigung der Leberfunktion, lassen zwar die regelmäßige Kontrolle der Leberwerte angezeigt erscheinen; diese ist unserer Ansicht nach aber keine Kontraindikation zur Anwendung von Estracyt beim fortgeschrittenen Tumorstadium.

Als *Therapieschema* hat sich uns die Behandlung mit 300 mg i.v. täglich für 3 Wochen oder auch länger bewährt. Danach kann auf die orale Form des Medikamentes übergegangen werden, und zwar in einer Dosierung von 2 × 300 mg/Tag.

Auch wenn der Behandlungserfolg gewöhnlich nur vorübergehend ist, wie die eigenen Erfahrungen zeigen, sollte im terminalen Stadium des Carcinoms jedes sich noch als wirksam erweisende Medikament eingesetzt werden, um zumindest auf Zeit den desolaten Zustand der Patienten zu bessern.

Literatur

1. Alfthan, O. S., Rusk, J.: Ann. Chir. Gynaec. Fenn. **58**, 234 (1969). — 2. Jönsson, G., Högberg, B.: Scand. J. Urol. Nephrol. **5**, 103 (1971). — 3. Lindberg, B.: J. Urol. (Baltimore) **108**, 303 (1972). — 4. Nagel, R., Kölln, C. P.: Act. Urol. **3**, 241 (1972). — 5. Nilsson, T., Müntzing, J.: Scand. J. Urol. Nephrol. **6**, 11 (1972). — 6. Szendröi, Z., Könyves, I.: Verh. dtsch. Ges. Urol. **24**, 301 (1972).

Dr. C.-P. Kölln
Professor Dr. R. Nagel
Urolog. Klinik und Poliklinik der FU Berlin
Klinikum Westend
D-1000 Berlin 19
Spandauer Damm 130

G. JÖNSSON: Kombinierte Oestrogen-Cytostatikabehandlung

Diejenigen Patienten mit Prostatacarcinom, welche überhaupt nicht auf die Oestrogenbehandlung ansprechen, oder die während der Behandlung eine Verschlechterung erfahren, stellen ein schwieriges therapeutisches Problem dar. Eine Steigerung der Oestrogendosis hat mitunter Effekt, allerdings nur für kurze Zeit. Strahlentherapie, Hypophysektomie, Adrenalektomie und Behandlung mit Cytostatika sind versucht worden, jedoch ohne größere Erfolge.

Seit beinahe 5 Jahren haben wir an der Urologischen Univ.-Klinik Lund, Estracyt erprobt. Wir haben es bisher bei 73 Patienten angewandt, die der eingangs erwähnten Gruppe angehören (Tabelle).

Tabelle 1.

	Pat.	Verbessert	Unverändert
Estracyt i.v.	46	31	15
Estracyt i.v. + oral	10	5	5
Estracyt oral	17	7	10
Insgesamt	73	43	30

21 leben (2 bis 54 Monate nach Therapiebeginn), 52 gestorben (1 bis 44 Monate nach Therapiebeginn).

Die Therapie mit Estracyt wurde in der Regel mit einer Dosis von 300 mg i.v. täglich während 3 Wochen eingeleitet; danach 300 mg zweimal wöchentlich. Während des letzten Jahres haben wir auch Estracyt oral verabreicht; allein oder nach der i.v. Behandlung.

Alle Patienten hatten Metastasen in irgendeiner Form, meistens Skeletmetastasen, mitunter auch Metastasen in den Lungen und im Beckenbereich oder Drüsenstationen. Unter der Behandlung mit dem Kombinationspräparat haben ungefähr die Hälfte der Patienten gut angesprochen mit Linderung der Schmerzen und Regression der Weichteil- und Lungenmetastasen. Einige Patienten haben sogar ihren Beruf wieder voll aufgenommen, obwohl sie sich bei der Krankenhausaufnahme in sehr schlechtem Zustand befunden haben und völlig an das Bett gebunden waren.

Toxische Nebenwirkungen wurden bisher nicht beobachtet. Die sauren Phosphatasewerte haben sich normalisiert in den Fällen, die beschwerdefrei geworden sind. Es konnten regressive Veränderungen im Prostatakrebs festgestellt werden. Die bisherigen Resultate sind so gut, daß das neue Präparat als ein erfolgversprechender Zuschuß angesehen werden kann für die Behandlung dieser schwerkranken Menschen.

Professor Dr. G. Jönsson
Department of Urology
University of Lund
Lund (Schweden)

J. KOPPER, H.-J. SCHMIDT-HERMES und W. GERECHT: Tangentiale Kleinfeldpendelbestrahlung des Prostatacarcinoms (Frühergebnisse)

In die Palette der Behandlungsmöglichkeiten des Prostatacarcinoms haben die Amerikaner 1956 die percutane Hochvolttherapie aufgenommen [1—3]. An der Radiologischen Univ.-Klinik Hamburg wurde in Zusammenarbeit mit der Klinik von Prof. Klosterhalfen bereits vor mehreren Jahren mit der Bestrahlungsbehandlung bei Prostatacarcinom als Teil einer kombinierten Therapie begonnen, wie wir gerade gehört haben. Soweit wir informiert sind, wurde bei einer großen Patientenzahl eine Bestrahlung mit Kobalt 60 durchgeführt. Mitteilungen über eine statistische Auswertung des Therapieerfolges durch histologische Kontrolluntersuchungen in Serien sind uns bisher nicht bekannt.

Auf Anregung unserer Urologischen Klinik haben wir vor 15 Monaten ebenfalls mit der Bestrahlungsbehandlung des Prostatacarcinoms begonnen und eine Methode entwickelt, die uns erlaubt, das lokal begrenzte Carcinom mit Gesamt-Herddosen von 8000 R und mehr zu bestrahlen [11, 12]. Neben histologischer Sicherung der Diagnose ist die Begrenzung des Tumors auf die Prostata, Samenblase und perikapsuläres Gewebe Voraussetzung zur Durchführung der tangentialen Kleinfeldpendelbestrahlung. Unsere bisherigen Indikationen zur Radiatio sind in Abstimmung mit der Urologischen Klinik:

1. Klinisches Stadium C (Stadieneinteilung gemäß Prostatacarcinomregister des Pathologischen Institutes der Universität des Saarlandes).
2. Erhöhtes Operationsrisiko bei noch radikal operablem Befund.
3. Ablehnung der Operation bzw. Hormonbehandlung durch den Patienten wegen des zu erwartenden Potenzverlustes.
4. Versagen der Hormontherapie.

Ausgehend vom klinischen Befund war es unsere Absicht, eine Methode zu finden, die die Einstrahlung einer hohen Herddosis erlaubt und dabei jedoch Harnröhre und nicht erkranktes paraprostatisches Gewebe maximal schont. Immerhin sind im amerikanischen Schrifttum bei Anwendung einer Vollrotation mit dem 5 MeV-Linearbeschleuniger bzw. Mehrfelderkombination unter Anwendung der γ-Strahlung des Kobalt 60 und applizierten Herddosen zwischen 6000 und 7500 R schwere Harnröhrenulcerationen und Stenosen beschrieben worden [2, 6]. Unserer Ansicht nach ist zur Bestrahlung des Prostatacarcinoms eine tangentiale Kleinfeldpendelbestrahlung am besten geeignet. Zur Entwicklung der Methode stand uns ein 42 MeV-Betatron der Firma Siemens AG zur Verfügung. Da bei diesem Gerät eine Unterpendelung nicht möglich ist, war das Einstrahlen über 4 Sektoren von jeweils 90° (2 ventrale und 2 dorsale) vorgesehen. Der Patient mußte dabei wechselnd Bauch- oder Rückenlage einnehmen [11, 12]. Dieses Verfahren wurde inzwischen zugunsten einer bisegmentalen Bewegungsbestrahlung geändert. Der Patient kann dabei die Rückenlage beibehalten. Dies bedeutet einen größeren Sicherheitsfaktor in der Genauigkeit der Achsenlage. Der Pendelwinkel beträgt jetzt 180° pro Segment, der Pendelradius 110 cm. Der Zentralstrahl wird so weit ausgelenkt, daß er während des Bestrahlungsablaufes immer den Kreis, der einen Abstand von 1,8 cm von der Harnröhre aufweist, tangiert. Das Achsenfeld ist 3 cm breit und 6 cm lang. Die Energie der Photonen beträgt 42 MeV.

Dieses Verfahren stellt eine Art Schalenbestrahlung dar. Es gewährleistet, wie die Abbildung zeigt, einen steilen Dosisanstieg von der Harnröhre im Mittelpunkt zur Prostata hin und dann wieder einen ebenso steilen Abfall zum Rectum hin. Harnröhre und Mastdarm sowie Blase erhalten höchstens noch 50% der Maximaldosis. Prostatabett und unmittelbar periprostatisches Gewebe werden jedoch voll ausgelastet. Infolge der mit dieser Methode erzielten günstigen Dosisverteilung können Nebenwirkungen auf Harnröhre und Mastdarm weitestgehend reduziert werden. Die Hoden liegen soweit außerhalb des Strahlenkegels, daß eine Belastung derselben infolge des geringen Streumantels der ultraharten Strahlung nicht auftritt. Bei der Erstbestrahlung wird eine Gesamtherddosis von 8500 R eingestrahlt. Von entscheidender Bedeutung bei dieser Methode ist die Lokalisation der Drehachse. Sie erfolgt in Anlehnung an die bei Bagshaw [3] beschriebene Methode mit Markierung von Harnröhre, Blase und Mastdarm. Zur Durchleuchtung und Lagekontrolle benutzen wir den Simulator der Siemens-AG. Dieses Gerät gestattet die rotierende Durchleuchtung mit Aufnahmekontrollen.

Bei den *bisher behandelten 31 Patienten*, deren Krankheitsverlauf wir bei Beobachtungszeiten von 4 Wochen bis 15 Monaten übersehen, war die Verträglichkeit der Bestrahlungsbehandlung gut. Die Bestrahlung konnte in allen Fällen konsequent durchgeführt werden. Hautreaktionen wurden nicht beobachtet. Nur in zwei Fällen trat eine vorübergehende Proktitis auf. Bei einem dieser Patienten bestand zusätzlich eine histologisch gesicherte Begleitprostatitis vor der Bestrahlung. Da die vorgeschlagene radikale Prostatektomie wegen des unvermeidlichen Verlustes der Potenz mehrfach abgelehnt wurde, haben wir auf die Kontrolle der Sexualfunktion bei diesen Patienten besonders Wert gelegt. Bei altersentsprechender Potenz vor der Therapie blieb sie auch nach der Bestrahlung voll erhalten, teilweise auch nach Dosen von 11000 R.

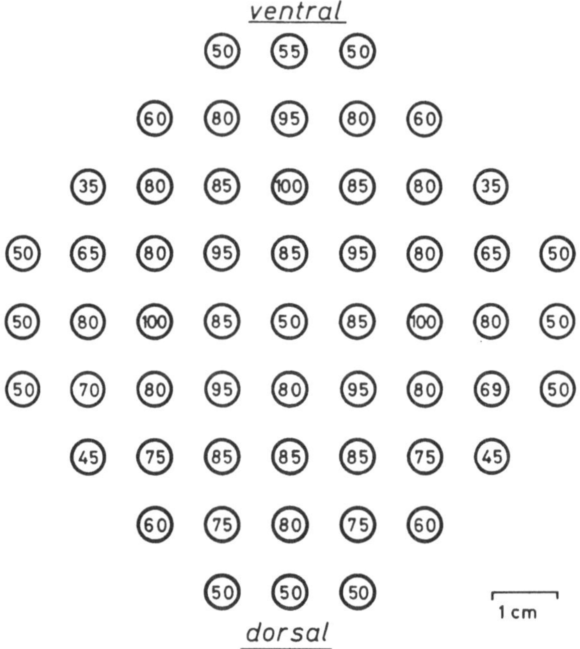

Abb. 1. Messung am ovalen Plexiglaswasserphantom der Fa. PTW Pychlau, Freiburg i. Br., bei einer Rasterweite von 1,0 cm. Relative Dosisverteilung bezogen auf den Maximalwert

Zur *Beurteilung des Therapieerfolges* werden in der Literatur der lokale Befund, das klinische Gesamtbild und die Überlebenszeiten herangezogen [1—9]. Infolge der kurzen Beobachtungszeiten scheidet bei unseren Untersuchungen die Überlebensrate aus. Der lokale Tastbefund war in der Mehrzahl der Fälle so eindeutig gebessert, daß z. T. die Herdlokalisation zur Kontrollbiopsie nur an Hand fixierter Untersuchungsbefunde möglich war.

Im Gegensatz zu früheren Untersuchungen [1—9] wurden sämtliche Patienten in der Urologischen Klinik nachbiopsiert. In drei Fällen war bei verschiedenen Kontrollen kein Carcinom mehr nachweisbar. In dem gesamten Material fanden sich histologisch regressive, teilweise sogar erheblich regressive Veränderungen. In neun Fällen waren jedoch neben regressiven Veränderungen noch unbeeinflußte Carcinomherde nachweisbar. Hier erfolgte anschließend eine Dosisauffüllung auf 11000 R. Trotz dieser erhöhten Herddosis ergab die histologische Kontrolle zwar eine Zunahme der regressiven Veränderungen, es fanden sich aber immer noch Carcinomreste.

In Anbetracht der kurzen Beobachtungszeiten können wir nur einen ersten Überblick über unsere Behandlungsmethoden und Teilergebnisse geben. Wir sind der Ansicht, daß im Sinne einer prospektiven klinischen Studie eine Beurteilung des Therapieerfolges und der therapeutischen Richtlinien nur nach langen Beobachtungszeiten in großen Serien möglich ist. Nach unserer Erfahrung ist für die kritische Beurteilung des Therapieerfolges der lokale Tastbefund nicht ausreichend. Entscheidend ist die bioptische Kontrolle mit ihrer histologischen Aussage. Enge Zusammenarbeit zwischen Urologen, Pathologen und Radiologen ist Conditio sine qua non.

Literatur

1. Bagshaw, M. A.: J. Amer. med. Ass. **210**, 326 (1969). — 2. Bagshaw, M. A.: Life Sci. Monographs **1**, 111 (1971). — 3. Bagshaw, M. A., Kaplan, H. S., Sagerman, R. H.: Radiology **85**, 121 (1965). — 4. Bennett, J. E.: Radiology **90**, 532 (1968). — 5. Budhraja, S. N., Anderson, J. C.: Brit. J. Urol. **36**, 535 (1964). — 6. del Regato, J. A.: Radiology **88**, 761 (1967). — 7. Dykhuizen, R. F., Sargent, C. R., George III, F. W., Kurahara, S. S.: J. Urol. (Baltimore) **100**, 333 (1968). — 8. George, F. W., Carlton, C. E., Jr., Dykhuizen, R. F., Dillon, J. R.: J. Urol. (Baltimore) **93**, 102 (1965). — 9. Grout, D. C., Grayhack, J. T., Moss, W., Holland, J. M.: J. Urol. (Baltimore) **105**, 411 (1971). — 10. Lloyd-Davies, R. W., Vinnicombe, J., Collins, C. D.: Clin. Radiol. **32**, 230 (1971). — 11. Schmidt-Hermes, H.-J., Kopper, J.: Urologe A **10**, 168 (1971). — 12. Schmidt-Hermes, H.-J., Sommer, F., Kopper, J.: Strahlentherapie **142**, 141 (1971).

Dr. J. Kopper
Radiolog. Univ.-Klinik
D-6650 Homburg (Saar)

P. Burchardt, H. Klosterhalfen und H. D. Franke: **Vorläufige Ergebnisse der Telekobaltbestrahlung beim Prostatacarcinom. Erfahrung von 250 bestrahlten Patienten**

Seit Einführung energiereicher Strahlen in die Behandlung maligner Tumoren wurden verschiedentlich Versuche gemacht, Prostatacarcinome radiologisch zu beeinflussen. Geringe therapeutische Effekte und hohe Komplikationsraten begrenzten ihre Anwendung. Das Adenocarcinom der Prostata galt lange Jahre als strahlenresistent. Mitte der 50er Jahre wurde von Bagshaw u. a. [1—4] die Megavolttherapie beim Prostatacarcinom eingeführt. Die Vorteile sind: Bessere Toleranz des normalen Gewebes, größere Tiefendosis bei Schonung oberflächlicher Schichten. Durch die geringe Streustrahlung wurde die sog. Bestrahlungskrankheit vermindert.

Anfang 1968 begannen wir in Zusammenarbeit mit anderen Hamburger urologischen Abteilungen eine prospektive Studie, bei der verschiedene antiandrogene Prinzipien einer Langzeitbehandlung des Prostatacarcinoms mit Oestrogenen gegenübergestellt werden. Alle unsere Patienten werden orchidektomiert und — soweit notwendig — elektroreseziert. Danach beginnt eine unterschiedliche antiandrogene Langzeitbehandlung. 6 Wochen nach den operativen Eingriffen und systematischer Behandlung eines Harnwegsinfektes folgt die Telekobaltbestrahlung der Prostataregion. Wir möchten, trotz des kurzen Zeitraumes und der schwierigen Trennung der Wirksamkeit verschiedener Behandlungsprinzipien, über unsere Erfahrungen mit der Telekobaltbestrahlung der Prostata berichten, weil nach unserer Ansicht die Hochvoltbestrahlung eine wertvolle Ergänzung der palliativen antihormonellen Therapie darstellt.

In der Radiologischen Klinik wird mittels monaxialer Pendelbestrahlung die Prostata bis zu 6000 R Gesamtherddosis bestrahlt, dabei fünfmal wöchentlich Herddosen von 250 R appliziert. Bei Carcinomausbreitung in das periprostatische Gewebe oder Befall parailiacaler Lymphknoten erfolgt eine Kombination der Telekobaltpendelbestrahlung mit seitlichen Stehfeldern durch ultraharte Röntgenstrahlen (17 MeV des Betatrons) bei gleicher Herddosis. Lymphknotenbefall wird durch präoperative Lymphographie diagnostiziert. Wir finden bei etwa 50% der uns in der Klinik eingewiesenen Prostatacarcinome nachweisbare Metastasen.

Bei der Beurteilung von Remissionen sind strahlenspezifische Wirkungen nur schwer von antihormonellen zu trennen. Voraussetzung zur Beantwortung dieser Frage ist, wie Remission oder Progredienz beim Prostatacarcinom meßbar sind. Eigentlich sollte man meinen, daß wenig Schwierigkeiten bestehen, da der Primärtumor palpabel ist. Diese Art der Verlaufskontrolle ist jedoch subjektiv und damit nicht meßbar. Wir haben sie versucht, einigermaßen unter Kontrolle zu bekommen, indem alle Patienten nur von einem Untersucher gesehen werden. Auch die objektivierbare Messung des Restharnes ist nur bedingt verwertbar, da der Tumor zunächst nach dorsal und cranial wächst und erst spät die Urethra so einengt, daß ein Blasenauslaßhindernis entsteht. Die Phosphatasen im Serum sind selten bei nichtmetastasierendem Carcinom erhöht und selbst bei Carcinommetastasen nur in etwa 80% der Fälle. Bei etwa 8% unserer Patienten sind die oberen Harnwege befallen. Bei diesen wenigen Patienten sind objektive Verlaufskontrollen möglich. Knochenmetastasen lassen sich röntgenologisch erst dann nachweisen, wenn 30% der Knochensubstanz carcinomatös umgewandelt sind. Umgekehrt lassen sich nur eindeutige Remissionen röntgenologisch erkennen. Dennoch sind diese Kriterien unsere einzigen Möglichkeiten, Progredienz oder Remission zu erfassen, wenn nicht zur Beurteilung eines Patientenkollektivs Sektionsstatistiken herangezogen werden sollen. Mit diesen Einschränkungen haben wir versucht, unsere vorläufigen Ergebnisse zusammenzustellen.

Am interessantesten ist die palpatorische Verlaufskontrolle des Lokalbefundes. Nach $^1/_2$ Jahr sind von 102 Patienten 76 palpatorisch rezidivfrei, nach einem Jahr 57 von 66. Über 2 Jahre haben wir 25 Patienten kontrolliert, davon sind 22 des Primärstadiums nach Ablauf von 2 Jahren rezidivfrei. Nach 3 Jahren 2 Patienten. Erstaunlich ist die geringe Rezidivrate der Stadien III. Der Anteil der Überlebenden in diesem Stadium entspricht nach 2 Jahren der von $^1/_2$ Jahr.

Die Behandlung von Primärtumor und Metastasen ist in unserem Programm unterschiedlich, da der Primärtumor in jedem Falle bestrahlt wird, tumorferne Metastasen jedoch nicht. Mit einer Dissoziation zwischen peripherem Wachstum bei Stillstand oder Rückgang des Primärtumors könnte der Bestrahlungseffekt gemessen werden. Von 15 metastasierten Prostatacarcinomen fanden wir zweimal einen Rückgang des primären und des peripheren Tumors. Bei 6 Patienten dagegen Rückgang des Primärcarcinoms, verbunden mit einer Zunahme der Knochenmetastasierung; 7 Patienten zeigten Zunahme von Primärtumor und peripheren Metastasen.

Restharn ist nur dann nachweisbar, wenn das Carcinom in Richtung Harnröhre oder Blasenauslaß wächst. Leider ist der Zeitraum bis zur anatomischen Veränderung in diesem Bereich symptomlos. Primär sahen wir bei 82 Patienten Restharn, nach Behandlung jedoch nur 3 von 82. Hierzu ist jedoch zu bemerken, daß alle Patienten mit Restharn elektroreseziert wurden. Bei diesen drei Patienten handelt es sich jedoch nach jährlichen Nachuntersuchungen um ein erneutes Wachstum des bestrahlten Primärtumors. Bisher wurden 15 der bestrahlten Patienten seziert. Fünfmal wurde histologisch Carcinomgewebe im Bereich der Prostata gefunden, viermal kein Carcinomgewebe im Bereich der Prostata.

Wir sind der Überzeugung, daß auch dieses kleine Kollektiv zugunsten der Bestrahlung spricht. Es ist bekannt, daß die antihormonelle Behandlung zwar gelegentlich überraschend günstige klinische Effekte verursacht, jedoch histologisch das Carcinom, wenn auch verändert, nachweisbar bleibt. Neuerdings sind wir dazu übergegangen, unsere Patienten regelmäßig bei den Kontrolluntersuchungen rectal zu stanzen. Eine endgültige Beurteilung ist zu diesem Zeitpunkt nicht möglich. Bei etwa der Hälfte der bisher Untersuchten fand sich kein Carcinomgewebe, wobei wir im Augenblick nicht diskutieren wollen, ob mangelnde Treffsicherheit eine Rolle bei dieser Zahl spielt. Bei den übrigen Histologien findet sich nach Aussage des Pathologen eine auffallende Fibrosierung des untersuchten

Gewebes, eine Verschiebung der Kernplasmarelation, die Kerne werden pyknotisch und Verlust der Hyperchromasie der Zellkerne. Diese Veränderungen können natürlich nicht nur auf die Bestrahlung zurückgeführt werden. Die Bestrahlung ist nebenwirkungsarm. Spätschäden haben wir neben einer basalen Cystitis praktisch nicht gesehen.

Den Sinn dieses Vortrages sehen wir nicht darin, eine Erfolgsstatistik der Hochvolttherapie beim Prostatacarcinom vorzuweisen. Das ist nach dem kurzen Zeitraum an Hand der relativ geringen Patientenzahl und wegen Art unserer Behandlung nicht möglich. Wir möchten jedoch unseren optimistischen Eindruck — denn um mehr handelt es sich nicht — zwecks Empfehlung dieser Therapieform mitteilen.

Literatur

1. Bagshaw, M. A., Kaplan, H. S., Sagermann, R. H.: Radiology **85**, 121 (1965). — 2. George, F. W., Carlton, C. E., Jr., Dykhuisen, R. F., Dillon, J. R.: J. Urol. (Baltimore) **93**, 102 (1965). — 3. del Regato, J. A.: Radiology **88**, 761 (1967). — 4. Odell, R. W., Jr., Murrill, M. D., Attwood, C. J.: J. Urol. (Baltimore) **105**, 843 (1971).

Dr. P. Burchardt
Urolog. Univ.-Klinik und Poliklinik
D-2000 Hamburg 20
Martinistraße 52

M. Hohbach: Das histologische Verhalten des Prostatacarcinoms unter Oestrogenbehandlung und Bestrahlung

Während der langjährigen konservativen Behandlung eines Prostatacarcinoms ist es zweckmäßig, das Verhalten des Carcinoms nicht nur klinisch durch Tastbefund, Labor- und Röntgenbefunde zu verfolgen, sondern auch morphologisch zu kontrollieren, um den Therapieeffekt beurteilen zu können.

Seit durch die Untersuchungen von Huggins u. Hodges [10] bekannt wurde, daß das Wachstum des Prostatacarcinoms durch Oestrogenbehandlung gehemmt werden kann, wurde dieser Therapieeffekt an einem meist kleinen Krankengut wiederholt überprüft [2, 3, 4, 13, 19, 20]. Inzwischen ist durch die perineale und transrectale Stanzbiopsie die Diagnostik des Prostatacarcinoms verbessert worden, so daß der Pathologe zunehmend mit Stanzmaterial des unbehandelten, aber auch behandelten Prostatacarcinoms konfrontiert wird. Für ihn stellen sich daher folgende Fragen:

1. Lassen sich überhaupt regressive Veränderungen im Biopsiematerial beobachten und wieviele und welche Tumoren sprechen an?
2. Zeigen sich differente morphologische Veränderungen bei Bestrahlung im Vergleich zur Oestrogen- bzw. Kastrationsbehandlung?
3. Ermöglicht die Biopsie eine quantitative Aussage bei der Verlaufsbeobachtung?

In Zusammenarbeit mit der Urologischen Univ.-Klinik des Saarlandes, Homburg, wurde ein Beobachtungsgut von 52 Carcinomfällen überprüft, deren Verlauf durch 155 Nadelbiopsien mit der Tru-Cut-Nadel in einem Beobachtungszeitraum von wenigen Wochen bis zu 4 Jahren verfolgt wurde (Tabelle 1). Die Biopsien wurden anfänglich im Abstand von 1 bis 3 Wochen, nach ausreichender Erfahrung in Abständen von 6 Monaten durchgeführt. Einzelne Fälle wurden 5- bis 6mal biopsiert. Dabei erhob sich zunächst die Frage, ob die Stanzbiopsie zur Verlaufsbeobachtung geeignet ist, da sie nur einen kleinen Ausschnitt eines oft viel größeren Tumors liefert. Diese Frage ist zu bejahen unter der Voraussetzung, daß 1. mehrere Cylinder aus verschiedenen Bezirken der Prostata entnommen werden, 2. genügend große Cylinder gewonnen werden.

Mit der Tru-Cut-Nadel ist es möglich, 3 und mehr cm lange, zusammenhängende Stanzen zu gewinnen. Trotzdem bleibt offen, ob dieses Stanzmaterial den Differenzierungsgrad eines Prostatacarcinoms genügend repräsentiert. Unsere Verlaufsserien zeigen, daß der Grundtypus eines Carcinoms im Gegensatz zu einigen Angaben der Literatur [5, 19, 21] unter konservativer Therapie in der Regel erhalten bleibt, ein reifzelliges Adenocarcinom also nicht zu einem anaplastischen Carcinom wird oder umgekehrt. Der Befund im Stanzcylinder kann also durchaus als repräsentativ für den ganzen Tumor angesehen werden, und dies begünstigt ebenfalls die Beurteilbarkeit eines Therapieeffekts.

Spontane Regression oder ähnliches sind beim Prostatacarcinom sehr viel seltener zu sehen als in Carcinomen anderer Organe, so daß hierdurch die Beurteilbarkeit eines Therapieeffektes nicht erschwert werden kann.

Ergebnisse

1. Oestrogenbehandlung und Orchiektomie

Unter der Oestrogenbehandlung und Orchiektomie entsteht für die Prostatacarcinomzelle ein Testosteronmangel. Testosteron ist für die RNS-Synthese der Carcinomzelle bzw. deren Wachstum unentbehrlich, so daß es bei einer solchen

Tabelle 1. Untersuchungsgut

Pat.	Biopsien		Beobachtungszeitraum
	pro Pat.	gesamt	
2	6	12	10 Monate
2	5	10	9 Monate
14	4	56	1 Monat bis zu 4 Jahren
9	3	27	
25	2	50	
52		155	

Therapie zur Wachstumshemmung des Carcinoms kommen kann [8, 11, 12, 15, 22]. Histologisch sind daher bei Oestrogenbehandlung die gleichen Veränderungen zu erwarten wie bei Orchiektomie:

Beim unbehandelten, wenig differenzierten Adenocarcinom der Prostata (Abb. 1) werden die dicht gelagerten, englumigen Drüsenschläuche von einem feingranulierten acidophilen oder basophil tingierten Cytoplasma aufgebaut, in dem die Kern-Plasmarelation zugunsten der chromatindichten polymorphen Zellkerne verschoben ist. Nicht selten enthalten diese deutliche, große Nucleolen. Das Stroma zwischen den carcinomatösen Drüsenschläuchen ist frei von entzündlichen Infiltraten.

Unter der Behandlung (Abb. 2) wird das Cytoplasma vacuolisiert und zeigt nur noch herdförmig cytoplasmatische, feingranulierte Strukturen. In hochgradig regressiv veränderten, ballonartig geschwollenen, wasserhellen Carcinomzellen wird der chromatindichte oder von Vacuolen durchsetzte Zellkern halbmondförmig abgeflacht und an die Zellperipherie gerückt. Manche Tumorzellen sind nur noch undeutlich abgrenzbar und offenbar in Auflösung begriffen.

Mit der Atrophie (Abb. 3) kommt eine weitere Möglichkeit der regressiven Veränderung von Carcinomherden zur Beobachtung. Die Tumorzellen sind zu schmalen acidophilen Elementen mit chromatindichten, deutlich verkleinerten, pyknotischen Kernen kondensiert. Eine Drüsenlichtung ist selten noch zu sehen und oft nur spaltförmig.

Die gleichen Veränderungen spielen sich auch an den Geschwulstverbänden in perineuralen Lymphspalten ab und können auch in Carcinommetastasen nachgewiesen werden [4, 6].

Dort, wo der Tumor zugrundegeht (Abb. 4) entwickelt sich eine typische, zellige Proliferation mit Lymphocyten, eosinophilen Leukocyten und Makrophagen, in der regressiv veränderte Tumorzellen kaum noch abgrenzbar sind [19, 20].

Die gleichzeitig am gutartigen Drüsenepithel sich entwickelnde Plattenepithelmetaplasie ist bekannt [9, 14]. Sie kann vor allem in periurethralen Drüsengängen ein erhebliches Ausmaß annehmen [14].

Unter der Oestrogenbehandlung zeigt die Carcinomzelle ferner eine deutlich herabgesetzte Fermentaktivität, die vor allem die saure Phosphatase, aber auch andere Fermente verschiedener Stoffwechselcyclen betrifft [1, 4, 5].

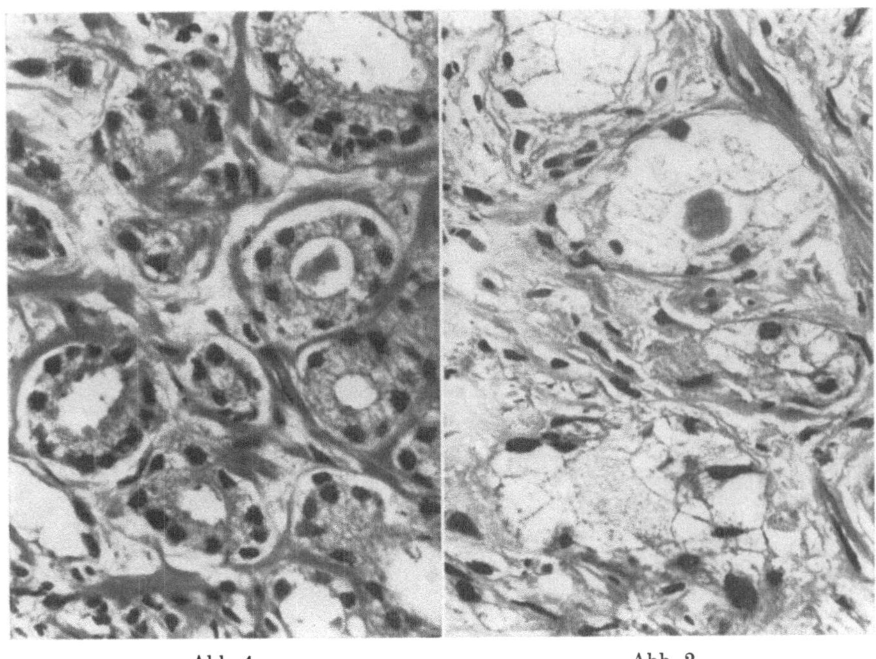

Abb. 1 Abb. 2

Abb. 1. B., Ferdinand, 65 Jahre. Diagnostische Biopsie, mäßig hoch differenziertes Adenocarcinom. H.E. 640fach

Abb. 2. B., Ferdinand, 65 Jahre. 3. Biopsie Februar 1972, 4 Monate nach Orchiektomie. Vacuolisierung des Cytoplasmas, Kernpyknose und Zellauflösung. H.E. 640fach

2. *Bestrahlung*

Histologisch spielen sich am Prostatacarcinom unter Bestrahlung prinzipiell ähnliche Veränderungen ab wie nach Oestrogenbehandlung. Hinzu treten aber typischerweise (Abb. 5) polyploide bizarre Großkerne, wie sie als Folge von Mitosestörungen nach Bestrahlung bekannt sind [17, 18, 23].

Unabhängig von der Therapieform lassen sich aber auch neben regressiv veränderten Abschnitten therapeutisch unbeeinflußte Carcinomherde (Abb. 6) nachweisen [6, 7, 20].

3. *Quantitative Auswertung*

Die beschriebenen regressiven Veränderungen konnten in 36 der 52 Fälle, d. h. in etwa 70% festgestellt werden (Tabelle 2). Sie waren in 24 Fällen mit erheblich und deutlich bewertet worden.

Ein noch offenes Problem sind die morphologisch unbeeinflußten Tumorherde neben deutlich regressiv veränderten Arealen, die in 20 der 36 positiv beeinflußten Carcinome gefunden wurden, unabhängig von der Therapieform und Dauer [4].

Zur Beantwortung der Frage, ob solche Tumorherde im Laufe der Zeit der Regression verfallen oder ob es sich um primär resistente Zellklone handelt, aus denen später ein Rezidiv hervorgeht, sind noch weitere Untersuchungen im Rahmen dieser prospektiven Studie nötig. Werden die Ergebnisse auf die Gesamtzahl der Stanzen bezogen (Tabelle 2), so ändert sich an den Zahlenrelationen nichts wesentliches. Da im Einzelfall bis zu sechs Biopsien vorliegen, hätte ein Nachlassen

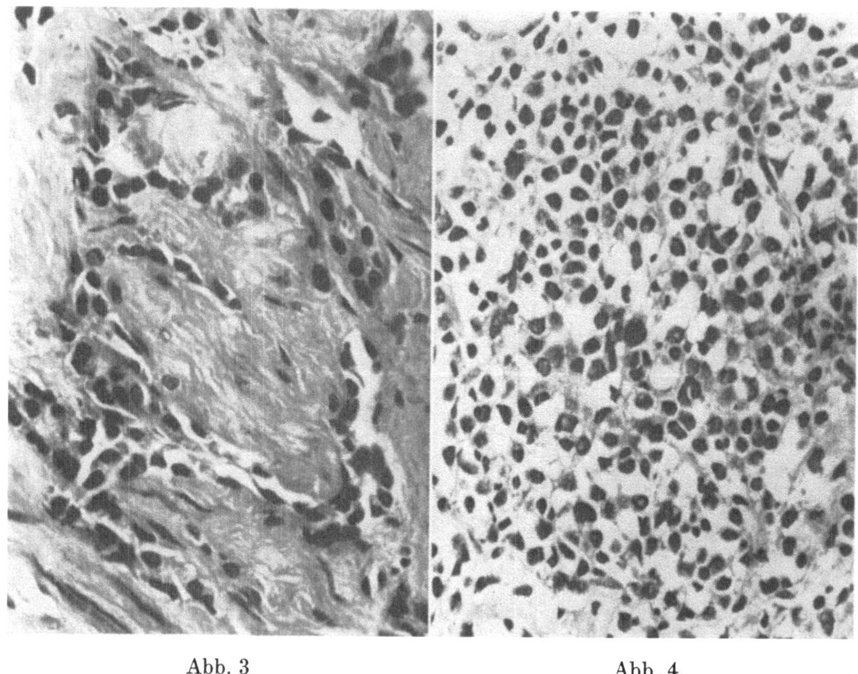

Abb. 3 Abb. 4

Abb. 3. Sch., Christian, 64 Jahre. 2. Biopsie Februar 1972, 5 Wochen nach Orchiektomie. Atrophische Carcinomreste in sklerotischem Stroma. H.E. 640fach

Abb. 4. W., Ludwig, 57 Jahre. 4. Biopsie März 1972, 4 Monate nach Beginn einer Hormonbehandlung. Zellige Proliferation zwischen zugrundegehenden Tumorzellen in einem stark aufgelockerten Stroma. H.E. 640fach

des Therapieeffekts zu einem Anstieg des Anteils der negativen Befunde führen müssen. Dies ist aber im bisher vorliegenden Material nicht zu beobachten. In 14 Fällen bzw. 26,9% zeigte sich jedoch kein morphologisch erkennbarer Therapieeffekt (Tabelle 2). In dieser Gruppe sind zwar alle Differenzierungsgrade vom hochdifferenzierten Adenocarcinom bis zum anaplastischen Carcinom vertreten, jedoch überwiegen cribriforme Carcinome mit 7, die anaplastischen mit nur 3 Fällen, der Rest zeigt hoch- und wenig differenzierte Adenocarcinome.

In 38% der behandelten 52 Fälle wurden therapieresistente Herde festgestellt, die ebenfalls überwiegend eine cribriforme Architektur zeigen. Daraus ist zu schließen, daß dieser Carcinomtyp besonders therapieresistent ist [16] und zu den prognostisch ungünstigen Carcinomformen zu rechnen ist.

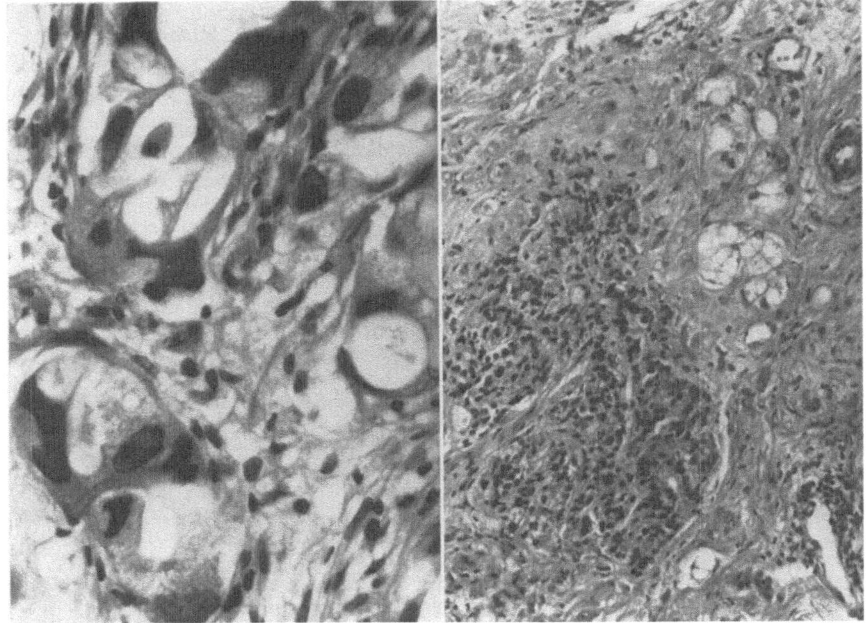

Abb. 5 Abb. 6

Abb. 5. H., Berthold, 64 Jahre. 3. Biopsie April 1972 nach einer Strahlenbehandlung mit 8500 R. Bizarre Großkerne in grobstrukturiertem, z. T. vacuolisiertem Cytoplasma. H.E. 640fach

Abb. 6. H., Berthold, 64 Jahre. 4. Biopsie Juli 1972 nach Abschluß einer Strahlenbehandlung mit 10500 R. Offenbar resistenter (dunkler) anaplastischer Carcinomherd unmittelbar neben regressiv veränderten (hellen) Carcinomherden. H.E. 256fach

Tabelle 2. Ausprägung des Therapieeffektes im Gesamtmaterial von 52 untersuchten Fällen bzw. 103 Verlaufsbeobachtungen

	Therapieeffekt im Gesamtmaterial			
	von 52 Fällen (= 100%)		von 103 Verlaufsbeobachtungen (= 100%)	
	×	%	×	%
Erheblich	10	19,2	13	12,6
Deutlich	14	26,9	26	25,9
Mäßig	7	13,5	20	19,4
Gering	5	9,6	14	13,6
	36	69,2	73	70,8
Kein Effekt	14	26,9	26	25,2
Tumor nicht getroffen?	2	3,7	4	3,8
Herdförmiger Effekt	20	38,4	29	28,1

Zusammenfassung

An 52 histologisch durch die transrectale bzw. perineale Nadelbiopsie gesicherten Prostatacarcinomen wurden durch Serienbiopsien mit der gleichen Technik Verlaufsbeobachtungen unter Hormontherapie, nach Orchiektomie und Bestrahlung durchgeführt. Dabei finden sich unter Hormontherapie und nach

Orchiektomie bzw. Bestrahlung in 36 Fällen morphologisch deutlich faßbare regressive Veränderungen, unter denen polyploide, bizarre Riesenkerne als Bestrahlungsfolge besonders deutlich auffallen. In 20 Fällen (38,4%) zeigten sich neben regressiven Veränderungen auch morphologisch unbeeinflußte Carcinomherde. Bei diesen handelte es sich überwiegend um cribriforme differenzierte Carcinomanteile. Cribriforme Carcinome stellen auch einen großen Teil der morphologisch unbeeinflußten Carcinome und sind daher als prognostisch ungünstig zu bewerten. Die Stanzbiopsie ist somit zur Klassifizierung eines Prostatacarcinoms und zur Verlaufsbeobachtung eine durchaus geeignete Methode.

Literatur

1. Belitzky, P., Helilali, M. M., Oliver, J. A.: J. Urol. (Baltimore) **104**, 453 (1970). — 2. Esposti, P. L.: Scand. J. Urol. Nephrol. **5**, 199 (1971). — 3. Fergusson, J. D., Pagel, W.: Brit. J. Surg. **33**, 122 (1945). — 4. Fergusson, J. D., Franks, L. M.: Brit. J. Surg. **40**, 422 (1953). — 5. Feustel, A., Schönfelder, Ch., Wohlrab, F.: Urol. int. (Basel) **26**, 77 (1971). — 6. Franks, L. M.: Cancer (Philad.) **13**, 490 (1960). — 7. George, F. W., Carlton, C. E., Dykhuizen, R. F., Dillon, J. R.: J. Urol. (Baltimore) **93**, 102 (1965). — 8. Harper, M. E., Fahmy, A. R., Pierrepoint, C. G., Groom, M., Griffith, K.: Some aspects of steroid metabolism in the canine prostate. In: Hormonal Steroids. Excerpta med. (Amst.) **1971** 000, 596. — 9. Huggins, Ch., Clark, J.: J. exp. Med. **72**, 747 (1940). — 10. Huggins, Ch., Hodges, C. V.: Cancer Res. **1**, 293 (1941). — 11. Jönsson, G., Diczfalusy, E., Platin, C., Rohl, O., Birke, G.: Acta endocr. (Kbh.) Suppl. **83**, (1963). — 12. Jönsson, G.: Scand. J. Urol. Nephrol. **5**, 97 (1971). — 13. Kahle, P. J., Schenken, J. R., Burns, E. L.: J. Urol. (Baltimore) **50**, 711 (1943). — 14. Mackenzie, A. R., Hall, T., Lo, C. C., Whitmore, W. F.: J. Urol. (Baltimore) **89**, 864 (1963). — 15. Mainwaring, W. I. P.: The binding of androgenic steroids in target cells. In: Hormonal steroids. Excerpta med. (Amst.) **1971** 000, 368. — 16. Möbius, G., Schneider, H. J., Hesse, P.: Z. Krebsforsch. **64**, 267 (1961). — 17. Shigefumi Okada: Radiation biochemistry. I. Cells. New York-London: Academic Press 1970. — 18. Puck, Th. T., Marcus, Ph. I.: J. exp. Med. **103**, 653 (1956). — 19. Ruppert, H.: Z. Urol. **46**, 443 (1953). — 20. Schenken, J. R., Burns, E. L., Kahle, P. J.: J. Urol. (Baltimore) **48**, 99 (1942). — 21. Stearns, D. B., Gordon, S. K.: J. Urol. (Baltimore) **79**, 332 (1958). — 22. Wilson, J. D., Bruchovsky, N., Chatfield, J. N.: Intranuclear localization of testosterone-1,2-^{3}H in rat prostate. In: Progress in Endocrinology. Excerpta Med. Found. Amst. **1968**, 17. — 23. Zollinger, H. K.: Radio-Histology und Radio-Histopathologie. Handbuch der allgemeinen Pathologie, X. Bd., 1. Teil, S. 127. Berlin-Göttingen-Heidelberg: Springer 1960.

Dr. M. Hohbach
Patholog. Institut
am allgem. Krankenhaus
D-5800 Hagen/Westf.
Buscheystr. 15a

H. Haschek, H. Reichelt und W. Zischka-Konorsa: Unerwartet bei suprapubischer Prostatektomie entdecktes Prostatacarcinom*

Die in letzter Zeit in vielen Ländern geforderte und z. T. auch schon realisierte „Gesundenuntersuchung" des Mannes ab dem 50. Lebensjahr stellt den Urologen viel häufiger als früher vor die Frage, welche Therapie er vorschlagen soll, wenn sich ein isolierter Knoten in der Prostata bei Stanzung als Carcinom erweist. Auch das Vorgehen bei zufällig nach transurethraler oder offen chirurgischer Prostatektomie entdecktem Prostatacarcinom ist nicht einheitlich. Die Empfehlungen reichen von vierteljähriger Beobachtung ohne Therapie [2, 10, 15], über aktive oder passive Hormonbehandlung [6, 8] bis zur Totalexstirpation von Prostata und Samenblase [3, 7, 9]. Immer mehr setzt sich jedoch die Auffassung durch, daß keine generelle Antwort gegeben werden kann, sondern daß Ausdehnung des Tumors (Stadium) und histologisches Bild (Malignitätsgrad) in Zusammenschau mit dem Allgemeinzustand des Patienten (Operationsrisiko) das Vorgehen im Einzelfall bestimmen.

* Mit Unterstützung aus dem Felix Mandel-Fonds der Gemeinde Wien zur Förderung wissenschaftlicher Arbeiten.

In Fortsetzung der Nachuntersuchungen von Patienten mit zufällig bei Prostatektomie entdecktem Carcinom [8, 11] wurde versucht, Stadium und Malignitätsgrad in Beziehung zur Überlebenszeit zu setzen, um damit prognostische Rückschlüsse zu ermöglichen.

Vom 1. 1. 1948 bis zum 31. 12. 1967 wurden an der Urologischen Abteilung der Allgemeinen Poliklinik der Stadt Wien insgesamt 1625 suprapubische Prostatektomien ausgeführt. 118mal (7,26%) ergab die histologische Untersuchung ein Carcinom, wobei 29mal die histologische Diagnose eines „Mikrocarcinoms", 89mal die eines ausgedehnteren Prostatacarcinoms gestellt wurde.

Mikrocarcinom: Als solches wurden umschriebene, englumig-drüsige, hellzellige, epitheliale Wucherungen bezeichnet, die histologisch alle Kriterien eines bösartigen Tumors aufwiesen, jedoch eine Ausdehnung von 5 × 5 mm nicht überschritten (Abb. 1).

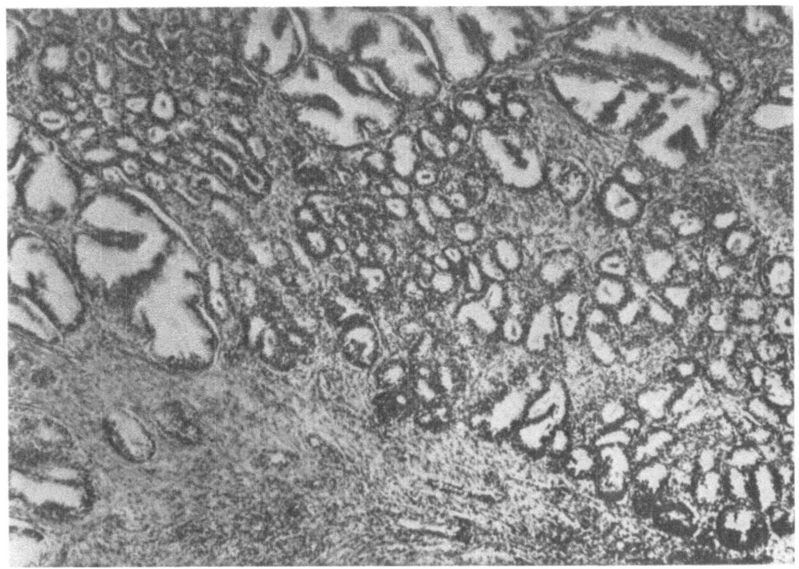

Abb. 1. Mikrocarcinom

Mit einer Ausnahme konnte das Schicksal aller dieser Patienten exakt hinsichtlich Überlebenszeit bzw. Todesursache verfolgt werden. Nur ein einziger Patient ist an den Folgen eines Prostatacarcinoms 12 Jahre nach der Prostatektomie gestorben. Bei 24 Patienten liegt der Eingriff länger als 10 Jahre zurück: 5 von diesen 24 Patienten leben noch immer ohne jeden klinischen Hinweis auf Prostatacarcinom, einer starb, wie bereits erwähnt, an einem metastasierenden Prostatacarcinom, 3 Patienten verstarben an einem Zweitcarcinom, 15 an anderen, meist kardiovasculären Komplikationen. Nur ein so langer Beobachtungszeitraum erlaubt eine fundierte Aussage hinsichtlich der klinischen Dignität eines umschriebenen Prostatacarcinoms und schaltet Fehlinterpretationen durch das gelegentlich außerordentlich langsame Wachstum der malignen Prostatageschwülste aus (Tabelle 1).

Das *Ergebnis dieser Nachuntersuchungen* bestätigt die Auffassung zahlreicher Autoren [8, 10, 16], daß es sich bei Mikrocarcinomen im wesentlichen um „ruhende", jedenfalls um biologisch nicht aktive Carcinome handelt. Kirchheim [10] spricht daher von Präkanzerosen. Auch die radikale Entfernung des Prostatacarcinoms durch die Prostatektomie (als sog. „Innendrüsencarcinom") muß in Betracht gezogen werden. So konnten Lehmann et al. [12] bei 40% ihrer Patienten, bei denen ein Prostatacarcinom durch TUR oder Enucleation entdeckt worden war, nach der anschließend ausgeführten radikalen Prostatektomie histologisch kein malignes Geschwulstgewebe mehr finden. Bei dem einen Patienten aus unserer

Beobachtungsreihe, der an seinem metastasierenden Carcinom gestorben ist, bleibt die Frage offen, ob es sich nicht um ein erst später unabhängiges, in der Kapsel entstandenes Carcinom handelt.

Aus diesen Befunden ergibt sich als therapeutische Konsequenz, daß bei Vorliegen eines sog. „Mikrocarcinoms" keine Behandlung erforderlich ist, worauf schon die Bezeichnung in der Literatur als histologisches, akademisches Prostatacarcinom, incidental carcinoma oder Mikrocarcinom hindeuten.

Klinisches Carcinom: Bei 89 Patienten lag kein Mikrocarcinom vor, die malignen Wucherungen waren in mehreren Schnitten und in größerer Ausdehnung nachweisbar.

Tabelle 1. Mikrocarcinom

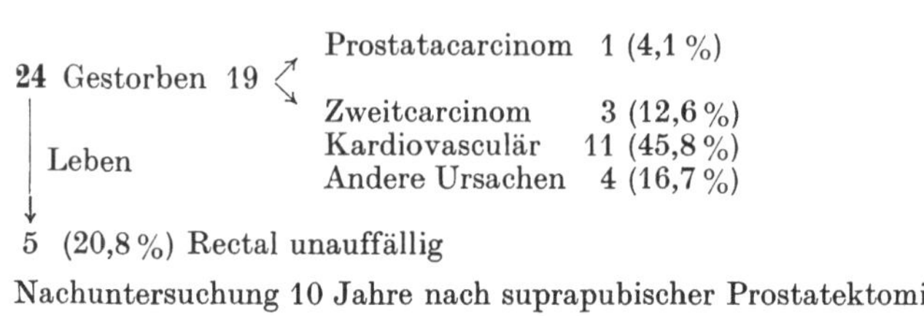

24 Gestorben 19 → Prostatacarcinom 1 (4,1 %)
→ Zweitcarcinom 3 (12,6 %)
Kardiovasculär 11 (45,8 %)
Andere Ursachen 4 (16,7 %)
Leben
5 (20,8 %) Rectal unauffällig
Nachuntersuchung 10 Jahre nach suprapubischer Prostatektomie

Tabelle 2. Klinisches Carcinom

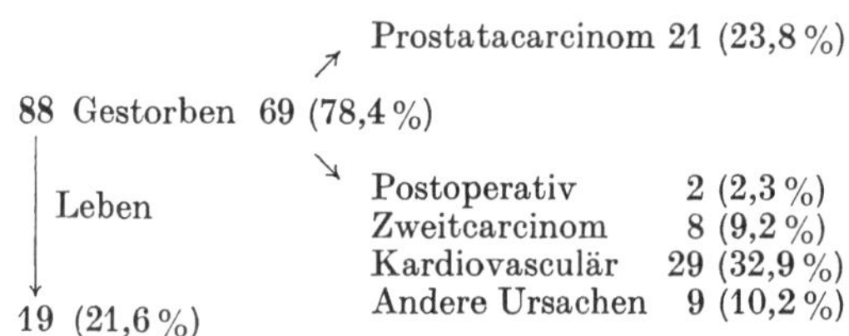

88 Gestorben 69 (78,4 %) → Prostatacarcinom 21 (23,8 %)
→ Postoperativ 2 (2,3 %)
Zweitcarcinom 8 (9,2 %)
Kardiovasculär 29 (32,9 %)
Andere Ursachen 9 (10,2 %)
Leben
19 (21,6 %)

Die *Stadieneinteilung* des Prostatacarcinoms wird in der Literatur keineswegs einheitlich durchgeführt [3, 7, 10, 13, 16, 17]. Wir haben die Stadieneinteilung beibehalten, die wir bereits 1960 angewendet haben [8, 11]:

Stadium 0	„Mikrocarcinom"
Stadium I	Isolierter Knoten mit negativen Nebenbefunden
Stadium II	Größere Tumorausdehnung ohne Überschreitung der Organgrenze
Stadium III	Carcinom überschreitet die Organgrenze
Stadium IV	Vorliegen von Fernmetastasen

Diese klinische Stadieneinteilung entspricht im wesentlichen der beim Internationalen Symposium über das Prostatacarcinom in Berlin 1969 empfohlenen Einteilung.

Von den 89 Prostatacarcinomen sind 63 als Stadium I, 26, bei denen die Enucleation schwierig war, als Stadium II zu klassifizieren.

Von diesen 89 Patienten mit einem Carcinom des Stadiums I bzw. II konnten mit einer Ausnahme alle exakt nachkontrolliert werden: 19 Patienten leben noch (5 Jahre und länger), bei 9 Patienten konnte bei der rectalen Untersuchung kein Hinweis für ein Weiterwachsen des Carcinoms gefunden werden. 69 Patienten (78,4%) sind zum Zeitpunkt dieser Untersuchung bereits gestorben: 21 (23,8%) an Prostatacarcinom und seinen Folgen, 2 (2,3%) an postoperativen Komplikationen, 8 (9,2%) an einem Zweitcarcinom, 29 (32,9%) an kardiovasculären Komplikationen und 9 (10,2%) an anderen Ursachen (Tabelle 2).

62 dieser Prostatacarcinompatienten (Stadium I bzw. II) wurden einer Oestrogenbehandlung zugeführt. Der hohe Prozentsatz an kardiovasculären Todes-

ursachen bei der Gruppe von nicht an Carcinom Verstorbenen (76,3%) könnte mit dieser Therapie in Zusammenhang gebracht werden [22].

Die Überlebenszeit der 21 an Prostatacarcinom verstorbenen Patienten ist in Tabelle 3 zusammengestellt. Sie zeigt, daß etwa zwei Drittel der Patienten noch vor Erreichung der 5-Jahresüberlebensrate ihrem Grundleiden erlegen sind. Dreimal führte ein rasches Krebswachtum bereits innerhalb der ersten 2 Jahre nach der Operation zum Tode.

In Fortsetzung eigener Arbeiten und Mitteilungen in der Literatur wurde versucht, aus dem histologischen Bild prognostische Hinweise zu gewinnen. In Analogie zur Einteilung, wie wir sie 1960 publiziert haben [8, 11] wurden die hell-

Tabelle 3. Überlebenszeit der 21 an Prostatacarcinom verstorbenen Patienten

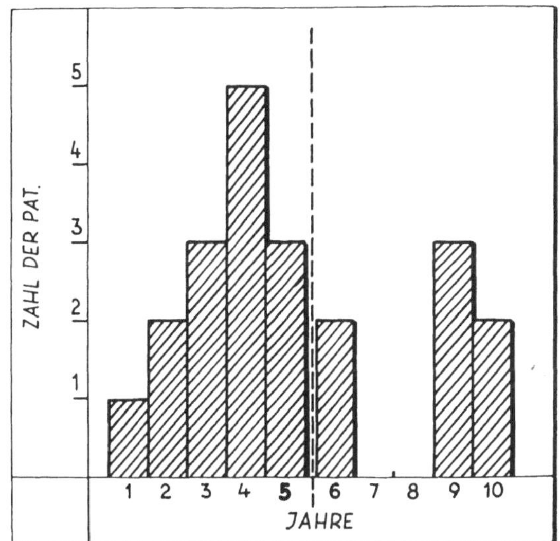

zelligen weit ausreifenden Adenocarcinome allen anderen Carcinomformen gegenübergestellt. Lagen im Tumor verschiedene Malignitätsgrade vor, wurde der höhere Malignitätsgrad als bestimmend angesehen (Mostofi [16]).

Da es sich bei Prostatacarcinompatienten vorwiegend um alte Patienten handelt, deren Lebenserwartung sehr häufig durch Begleiterkrankungen determiniert ist, wurden nur jene 21 Patienten zur Auswertung herangezogen, die an ihrem Prostatacarcinom verstarben, um dabei Überlebenszeit in Abhängigkeit vom histologischen Befund festzustellen und zu vergleichen.

Dabei ergab sich: Die Patienten der Gruppe 1 (hellzellige Adenocarcinome) lebten im Durchschnitt noch 80 Monate nach der Operation, diejenigen der Gruppe 2 (alle übrigen Carcinomformen) hingegen nur 58,9 Monate.

Diese Befunde bestätigen die in der Literatur gemachten Beobachtungen, daß ein höherdifferenziertes Adenocarcinom eine bessere Prognose hat als alle übrigen Prostatacarcinome [1, 8, 10, 14, 19, 21]. Allerdings mußten auch wir, wie z. B. Mostofi hervorhebt, in Einzelfällen ein unerwartetes Verhalten hinsichtlich Überlebenszeit beobachten. So lebt ein Patient seit 1954 mit einem Prostatakrebs der Gruppe 2, hingegen ein anderer Patient der Gruppe 1 verstarb bereits 47 Monate nach der Operation an den Folgen seines Prostatacarcinoms.

Bei aller Zurückhaltung lassen sich aber doch aus diesen Beobachtungen einige therapeutische Hinweise ableiten.

Die von vielen Autoren noch als „echte“ Carcinome beurteilten „Mikrocarcinome“ sind klinisch bedeutungslos; sie bedürfen weder einer hormonalen noch einer chirurgischen Behandlung. In persönlicher Absprache mit den Pathologen ist eine Diktion festzulegen, die eine Abtrennung dieser Carcinomgruppe ermöglicht. Eine Forderung, der heute noch keineswegs allgemein entsprochen wird.

Bei den zufällig bei Prostatektomie gefundenen Carcinomen handelt es sich bei weitem nicht immer um ein Mikrocarcinom; bei 77% der als Carcinom klassifizierten Wucherungen, bestand ein Prostatakrebs größerer Ausdehnung. Es spricht allerdings die Tatsache, daß nur 23,8% dieser Patientengruppe ihrem Prostatacarcinom erlag dafür, daß radikale Maßnahmen nur mit großer Zurückhaltung in Erwägung zu ziehen sind. Wir sind mit Kirchheim u. Mitarb. [10] einer Meinung, daß eine Radikaloperation nur bei einer Lebenserwartung von mindestens 10 Jahren in Betracht gezogen werden soll. Wir glauben auch, daß diese Auffassung auf durch Stanzung verifizierte Prostatacarcinome (Stadium I bzw. II) übertragen werden kann. Diese Vorstellung wurde auch schon 1963 von Whitmore [20] zur Diskussion gestellt. Bei allen diesen Überlegungen ist ebenfalls der histologische Befund mit einzubeziehen: Ein höherer Malignitätsgrad wird eher für die Radikaloperation sprechen.

Zusammenfassung

Bericht über 118 bei Prostatektomie entdeckte Prostatacarcinome. 29 wurden als „Mikrocarcinom", 89 als „klinische" Prostatacarcinome klassifiziert. Die Nachbeobachtung dieser Patienten (5 Jahre und länger) zeigte, daß von den Patienten mit Mikrocarcinom nur einer an einem metastasierenden Prostatacarcinom verstarb, wobei zur Diskussion steht, ob es sich nicht um ein später unabhängig in der Kapsel entstandenes Prostatacarcinom handelt. Bei Vorliegen eines „Mikrocarcinoms" wird empfohlen, weder eine aktive oder passive Hormonbehandlung durchzuführen, noch eine radikale Exstirpation der Prostata und Samenblasen in Erwägung zu ziehen. Die Nachuntersuchung der 89 Patienten, bei denen in mehreren Schnitten ein Prostatacarcinom nachweisbar war, erlaubt folgende Aussage: Hinsichtlich der Überlebenszeit ist das hochdifferenzierte Adenocarcinom prognostisch wesentlich günstiger zu bewerten (durchschnittliche Überlebenszeit 80 Monate) als Prostatacarcinome höherer Malignitätsgrade (durchschnittlich 58 Monate). Auf den auffällig hohen Prozentsatz von kardiovasculären Komplikationen bei den nicht an Prostatacarcinom verstorbenen Patienten und der mögliche Zusammenhang mit der in zwei Drittel der Fälle durchgeführten Oestrogenbehandlung wird hingewiesen.

Literatur

1. Bauer, W. C., McGavran, M. H., Carlin, M. R.: Cancer (Philad.) **13**, 370 (1960). — 2. Blackard, C. E., Mellinger, G. T., Gleason, D. F.: J. Urol. (Baltimore) **106**, 729 (1971). — 3. Brosig, W., Kollwitz, A.: Urologe **5**, 137 (1966). — 4. Brosig, W., Baumgärtel, H.: Urologe **9**, 205 (1970). — 5. Denton, S. E., Choy, S. H., Valk, W. L.: J. Urol. (Baltimore) **93**, 296 (1965). — 6. Esch. W., Latal, D.: Z. Urol. **65**, 389 (1972). — 7. Flocks, R. H.: J. Amer. med. Ass. **193**, 559 (1965). — 8. Haschek, H., Köhlmeier, W.: Urol. int. (Basel) **10**, 350 (1960). — 9. Jewett, H. J.: J. Urol. (Baltimore) **61**, 277 (1949). — 10. Kirchheim, D., Bacon, R. L.: Urologe **7**, 292 (1968). — 11. Köhlmeier, W., Haschek, H.: Z. Urol. **53**, 287 (1960). — 12. Lehmann, H. Th., Kirchheim, D., Braun, E., Moore, R.: J. Urol. (Baltimore) **99**, 646 (1968). — 13. Lutzeyer, W., Schiffer, A.: Urologe **9**, 303 (1970). — 14. Mellinger, G. T., Gleason, D. F., Bailar, J.: J. Urol. (Baltimore) **97**, 331 (1967). — 15. Montgomery, T. R., Whitlock, G. F., Nohlgren, J. E., Lewis, A. M.: J. Urol. (Baltimore) **86**, 665 (1961). — 16. Mostofi, F. K.: Ref. Schröder, F. H., Burwick, P.: Urologe **10**, 126 (1971). — 17. Nagel, R.: Urologe B **12**, 122 (1972). — 18. Rosenberg, St. E.: J. Amer. Geriat. Soc. **13**, 791 (1965). — 19. Schirmer, H. K., Murphy, G. P., Scott, W. W.: Urol. Dig. 15 (1965). — 20. Whitmore, W. F., Jr.: Cancer (Philad.) **16**, 1119 (1963). — 21. Wiederanders, R. E., Stuber, R. V., Mota, C., O'Conell, D., Haslam, G. J.: J. Urol. (Baltimore) **89**, 881 (1963). — 22. Veterans administration cooperative urological research group: J. Urol. (Baltimore) **98**, 516 (1967).

Professor Dr. H. Haschek
Urolog. Abt. der Allgemeinen Poliklinik
A-1090 Wien
Mariannengasse 10

Diskussion zu den Vorträgen S. 291 bis 320

H. Franke, Hamburg-Eppendorf: Bezüglich der Strahlentherapie möchte ich darauf hinweisen, daß der wichtigste Faktor für den Strahlentherapeuten natürlich die Dosishöhe in der entsprechenden Zeit ist. Bagshaw in den USA hat eine hohe Dosis zwischen 7000 bis 8000 rad mit einem Gerät gegeben, das etwa einem Kobaltgerät entspricht. Wir in Hamburg haben eine geringere Dosis für Kobalt gewählt, von der wir aber wissen, daß diese Dosis nicht schädigt. Wir haben dementsprechend auch bessere Reaktionen am normalen Gewebe. Ich möchte darauf hinweisen, daß die hohe Dosis, die in Homburg angewandt wird, nicht überall angewandt werden kann und sie ist nur dort möglich, weil die dort verwendete Strahlenart eine relativ geringere biologische Wirkung hat. Erwarten Sie also bitte nicht von Ihrem Strahlentherapeuten, wenn er ein Kobaltgerät hat, daß er die gleichen hohen Dosen anwendet, wie sie in Homburg angewandt werden.

C. E. Alken, Homburg: Wir haben inzwischen einzelne Fälle bis zu 11000 rad bestrahlt und haben trotzdem keine Komplikationen gehabt. Unser Appell an die Strahlentherapeuten geht dahin, daß wir mit wachsender Erfahrung auch für die Fälle, die wir nicht radikal operieren können, durch die Strahlentherapie eine weitere Bereicherung unserer therapeutischen Möglichkeiten bekommen.

H. Marberger, Innsbruck: In Innsbruck implantieren wir Oestrogene, die in Silastikkapseln eingeschweißt sind. Diese Dosen reichen für 2 Jahre und haben eine gute Wirkung, wie man jederzeit am Plasmatestosteronspiegel nachweisen kann. Man kann die Kapseln herausnehmen, nachwiegen, wieviel von dem Hormon verbraucht wurde und dadurch nachweisen, daß die Oestrogene tatsächlich aus der Silastikkapsel resorbiert werden.

H. Franke, Hamburg-Eppendorf: Bezüglich der aus dem Auditorium gestellten Frage, ob man nach der radikalen Prostatektomie die Röntgennachbestrahlung durchführen soll wegen der möglichen regionären Streuung möchte ich feststellen, daß wir bisher nur Erfahrungen mit der Bestrahlung des Primärtumorbereiches haben. Wenn man die regionären Lymphabflußwege mitbestrahlt, hat man sicherlich sehr viel stärkere Nebenwirkungen, weil man den Darm dann ebenfalls mitbestrahlen muß.

G. Jönsson, Lund (Schweden): Wir haben Tierexperimente und Versuche bei Menschen mit radioaktiv markierten Substanzen, und zwar dem Nor-Stickstoff-Lost und dem Oestradiol-17-Phosphat durchgeführt und gefunden, daß sich beide Substanzen unterschiedlich verhalten. Man erhält einen ganz anderen Quotienten im Urin und in der Prostata mit den einzelnen Substanzen. Wir haben Nor-Stickstoff-Lost mit dem Oestradiol gekoppelt, weil dadurch das Cytostatikum ins Prostatagewebe gelangt. Es handelt sich also nicht um einen Summationseffekt. Wir kennen Fälle, bei denen wir histologische Untersuchungen lange Zeit nach Beginn der Oestrogenbehandlung durchgeführt haben und keinerlei regressive Veränderungen finden konnten, während wir nach 1 oder 2 Monaten Behandlung mit Estracyt starke regressive Veränderungen mit einer speziellen ausgezeichneten Plattenepithelmetaplasie registrieren konnten, die wir vorher nicht gesehen haben.

C. P. Kölln, Berlin: Auf die Frage aus dem Auditorium kann ich antworten, daß die Leukocyten sehr selten reagieren, wohl aber in einigen Fällen eine Thrombocytopenie auftritt.

H. Marberger, Innsbruck: Man sollte noch einmal feststellen, daß das metastasierende Prostatacarcinom nicht eine Krankheit ist, die sich in der Prostata abspielt, sondern an vielen Orten und daß die Metastasen Reimplantationen des Tumorgewebes mit einem verschiedenen Differenzierungsgrad sind. Und es ist ganz selbstverständlich, daß nicht das Tumorgewebe in den verschiedenen Organen oder im Primärtumor auf eine Substanz gleichartig reagiert. Deswegen ist es sehr gut möglich, daß der Primärtumor weiterwächst, ebenso manche Metastasen, daß aber eine vielleicht sehr schmerzhafte Metastase für einige Zeit gut auf ein Pharmakon anspricht. Später schmerzt eine andere Implantationsmetastase, die wieder ansprechen kann, und das Nebeneinander verschiedener Funktionszustände oder Funktionsstadien und Differenzierungsstadien vom Tumorgewebe bestimmt eine Variation von therapeutischen Erfolgen, die schwer erfaßbar ist, die aber erklärt, daß ein Teil der Fälle hormonunabhängig und damit therapierefraktär ist während ein anderer noch auf Hormone anspricht.

G. Jönsson, Lund (Schweden): Wir haben bei Patienten mit großen supraclaviculären Lymphknotenmetastasen vor der Behandlung die Hälfte der Metastasen operativ entfernt und die andere Hälfte dann nach einer Estracytbehandlung von 2 oder 3 Monaten. Nach dieser Zeit konnten die Pathologen keine Carcinomzellen mehr in den entfernten Lymphknoten feststellen.

C. E. Alken, Homburg: Als Resumee der therapeutischen Möglichkeiten läßt sich feststellen, daß eine Heilung nur mit der radikalen Prostatektomie zu erzielen ist, während bei der konservativen Behandlung keine Heilung erwartet werden kann, vielleicht nur mit Ausnahme der Bestrahlung in einem kleinen Prozentsatz, die ich für eine wesentliche Bereicherung unserer bisherigen Behandlungspalette halte. Sonst hat sich im wesentlichen in der Therapie nichts geändert.

ENDOSKOPISCHE DIAGNOSTIK UND THERAPIE

F. Schultze-Seemann: Geschichte der Endoskopie

Die Versuche der Ärzte, Körperhöhlen durch geeignete Instrumente sichtbar zu machen, sind alt. Schon die hippokratischen Ärzte hatten sich mit Möglichkeiten zur Darstellung von Rectum und Vagina beschäftigt. Mit Zunahme der optischen Kenntnisse in der Renaissance wurde versucht, Camera obscura und Schusterkugel für endoskopische Zwecke nutzbar zu machen. So wurde z. B. 1739 eine Beleuchtungseinrichtung mit Wachskerze und vorgeschalteter Bikonvexlinse angegeben.

Der erste aber, der mit seinem sog. Lichtleiter eingehende Versuche anstellte, war der Frankfurter Arzt Philipp Bozzini. Er wurde am 25. 5. 1773 in Mainz geboren und ließ sich zunächst in seiner Vaterstadt, später ab 1803 in Frankfurt als Arzt nieder. Die erste Nachricht über das neue Gerät veröffentlichte Bozzini am 7. 2. 1805 im Kais. Priv. Reichs-Anzeiger. Er teilte darin mit, daß er an der Vervollkommnung einer Vorrichtung arbeite, durch die man in die inneren Höhlen des lebenden Körpers genau sehen und die Vorgänge in ihnen beobachten könne; auch ließen sich damit Operationen unter Leitung des Auges vornehmen. Als Anwendungsgebiete schienen Bozzini nach seinen eigenen Worten geeignet „die Öffnungen des Mundes, der Nase, der Ohren, der Scheide, die ganze Höhle des Fruchtbehälters bei geöffnetem Muttermunde, die Öffnungen der weiblichen und männlichen Harnröhre, des Sphincters der weiblichen Urinblase, die weibliche Urinblase und die Öffnung des Mastdarmes". Sein Lichtleiter bestand aus drei Teilen:

1. Dem Lichtbehälter, der als Lichtquelle ein Wachslicht mit dickem Docht enthielt, das je nach Abbrennen von einer stark zusammengedrückten Schraubenfeder mehr und mehr gehoben wurde. Dahinter war ein Hohlspiegel angebracht.
2. Den Lichtleitungen, von denen es verschiedene Formen gab, bei denen kleine Hebel durch Schrauben gespreizt werden konnten. Damit sind besonders gynäkologische Untersuchungsversuche angestellt worden.
3. Den Reflektionsleitungen, die als mattschwarze Röhren in die vordere Seite des Lichtbehälters eingeführt wurden.

Interessant ist, daß Bozzini schon eine gesondert in die Körperhöhle einzubringende Lichtquelle in Erwägung zog. Er dachte dabei an einen phosphoreszierenden Körper von besonderer Leuchtkraft. Bei der Ausführung seiner Versuche blieb er jedoch bei der einzigen damaligen Möglichkeit, das Licht von außen in die Körperhöhlen fallen zu lassen. Um Schleimhauteinklemmungen zu vermeiden, wurde die Lichtleitung beim Einführen schon mit einem sog. „Kern", dem späteren Mandrin, versehen.

Zur Beobachtung des Blaseninneren schlug Bozzini beim Steinschnitt vor, sich nach Anbringen des Schnittes vor Wegnahme des Steines von der Größe desselben zu überzeugen, ferner einen inkarzerierten Stein unter Anwendung des Lichtleiters zu befreien und in der weiblichen Urinblase Absonderungen vor und nach Medikamentengabe zu beobachten. Seine Untersuchungen hatte Bozzini auf die weibliche Blase beschränkt. Hauptsächlich dachte er aber als Geburtshelfer an eine gynäkologische Anwendung. So existiert eine Nachricht vom Juni 1806, daß er den Lichtleiter gynäkologisch in dem Privatentbindungsinstitut des Prof. v. Froriep in Halle (Saale) an Lebenden einem Kreise von Hochschullehrern und Ärzten mit Erfolg vorgeführt habe.

Zu einer allgemeinen Anerkennung seiner Erfindung kam es aber nicht. Sie wurde sogar von der Wiener Medizinischen Fakultät abgelehnt, vor allem, weil die beleuchteten Körperteile einen zu kleinen Raum darstellten. Bozzini selbst blieb ein einzelner Pionier — ein Frühvollendeter. Seine Stellung in Frankfurt wurde zwar 1808 durch Ernennung zum Physicus extraordinarius anerkannt. Er starb aber bereits am 4./5. 4. 1809 im Alter von 36 Jahren bei einer Typhusepidemie.

Betrachtet man aus der weiteren historischen Entwicklung die Gründe, die nicht zur allgemeinen Anerkennung seines Gerätes führten, so liegen sie neben Bozzinis zu kurzem Lebensalter in der zu langsamen Instrumentenherstellung, da es damals Feinmechaniker, die speziell an eine Zusammenarbeit mit Ärzten gewöhnt waren, noch kaum gegeben hat. Auch war die Zahl der Ärzte, die sich mit der Endoskopie beschäftigen wollten, noch zu klein, da sich die Aufspaltung der damaligen Allgemeinmedizin in die heutigen Sonderfächer erst anbahnte.

Alle diese Gründe waren die Ursache, daß nach Bozzinis Tod sein Lichtleiter wieder in Vergessenheit geriet. Zwangsläufig ging so die weitere Entwicklung nach Paris über, das über geeignete Instrumentenmacher verfügte. So konnte der Franzose Ségalas bereits 1826 mit einer Verbesserung hervortreten, bis es endlich Désormeaux 1853 gelang, mit seinem Instrument Einblicke in die Harnröhre bis zur Blase zu erlangen. Er nannte sein Instrument erstmalig ,,Endoscope". So erhielt er später mit Recht den Ehrentitel ,,Vater der Endoskopie".

Neben den nun verbesserten technischen Möglichkeiten kam jetzt eine zunehmende Aufspaltung der Allgemeinmedizin in Sonderfächer hinzu, die teilweise auf speziellen endoskopischen Entwicklungen basierten. So erfand 1851 Helmholtz den Augenspiegel und gab damit v. Graefe die Arbeitsgrundlage zum Aufbau der Augenheilkunde, die sich dadurch von der Chirurgie als eigenes Sonderfach abspalten konnte.

1854 wurde der Kehlkopfspiegel durch den Sänger Garcia erfunden und 1857/58 nach verbesserter Konstruktion durch Türck u. Czermak in die praktische Medizin eingeführt. Seit der möglichen Trommelfelldarstellung ab 1855 und Einführung der modernen Rhinoskopie durch Czermak 1860 bahnte sich aus der zunehmend engeren Entwicklung dieser endoskopischen Untersuchungsmethoden die Abspaltung der Hals-Nasen-Ohrenheilkunde von der Chirurgie an.

In diesen Jahren lebte auch die Erinnerung an Bozzini und seinen Lichtleiter wieder auf, indem z. B. der Engländer Mackenzie 1865 Bozzinis Instrument als das erste Laryngoskop bezeichnete. Ebenso widmete Nitze in seinem ,,Lehrbuch der Kystoskopie" später seinem Vorläufer Bozzini ein ganzes Kapitel. Daraus ist zu ersehen, wie wichtig ihm dessen Entdeckung für seine eigenen Arbeiten war.

Der Harntrakt stellte speziell durch die Enge und Länge der männlichen Harnröhre der Endoskopie seines Gebietes anfänglich wesentlich größere Schwierigkeiten entgegen. Denn so wesentlich auch Désormeaux's Erfindung war, in der Praxis bewährte sie sich auf die Dauer nicht. Als Lichtquelle hatte nämlich Désormeaux eine Gasogenlampe benutzt, die rauchend und den Lampentubus erhitzend dem männlichen Genitale nicht gerade zuträglich war. Erst als das elektrische Licht in Form des weißglühenden Platindrahtes in die Medizin eingeführt worden war, konnte das für diese endoskopischen Untersuchungen entscheidende Beleuchtungsproblem verbessert werden.

Bei dem von dem Breslauer Zahnarzt Bruck 1867 angegebenen Urethroskop war die Beleuchtungsfrage auf die Art gelöst, daß der glühende Platindraht von einem Kühlwasserröhrchen umgeben war, um die Hitzewirkung auf die Schleimhaut zu mindern. Dieses Beleuchtungsprinzip benützten Nitze u. Leiter 12 Jahre später bei der Konstruktion des Cystoskopes.

Da bei dem damaligen Stande der Technik die Elektrizität als Beleuchtungsquelle noch zu umständlich war, versuchte vor Nitze der Wiener Syphilidologe Grünfeld — ähnlich wie die Ophthalmologen —, die Harnröhre und Blase mit Hilfe der Sonne, bzw. einer außenstehenden Lichtquelle darzustellen. Deren Licht wurde mit Hilfe eines Stirnreflektors und einer gekrümmten, gefensterten Sonde in Harnröhre und Blase geworfen. Einen ähnlichen Vorschlag hatte schon 1862 der Rigaer Arzt Hacken mit seinem Dilatatorium urethrae angegeben, der ebenfalls eine außenstehende Lampe als Lichtquelle empfahl. Grünfeld hatte auf diesem Wege als erster 1876 die Uretermündung in der weiblichen Blase dargestellt und 1886 unter Kontrolle des Auges kleinere Blasengeschwülste entfernt. Ebenso hatte er die verschiedenen Arten von Blasensteinen zu unterscheiden gelernt.

Inzwischen hatte sich neben den anderen medizinischen Sonderfächern auch auf dem Gebiet der Erkrankungen des Urogenitalsystems eine eigene Entwicklung angebahnt. In Paris hatte besonders Civiale durch Einführung der blinden Lithotripsie 1824 die Grundlage für diese Sonderstellung gelegt, die dort später von Guyon, Sir Henry Thompson in London und Dittel in Wien weiter ausgebaut wurde.

Unter diesen äußeren Voraussetzungen der langsamen Entwicklung eines neuen Fachgebietes und den besseren technischen Möglichkeiten der Instrumentenhersteller konnte Nitze die endoskopischen Ideen Bozzinis in bezug auf die männliche Harnröhre und -blase vollenden. Dabei war Nitze primär Endoskopiker. Er beschäftigte sich auch mit Untersuchungen zur Rectoskopie. Außerdem hat er, wie der Originalmitteilung des Erfinders der Gastroskopie v. Mikulicz (1881) zu entnehmen ist, zusammen mit Leiter in Wien auch versucht, ein Gastroskop zu konstruieren. Aber mit seinem sog. „Blasenleuchter“ gelangte Nitze eher zu einem brauchbaren Ergebnis. So galten seine weiteren endoskopischen Entwicklungen ganz dem Ausbau der Cystoskopie und deren verschiedenen Anwendungsmöglichkeiten. Er verlegte die Lichtquelle an der Spitze eines Sehrohres in die Blase hinein und erweiterte das Gesichtsfeld durch ein Linsensystem mit Hilfe des Berliner Optikers Bénèche, da die bisherigen endoskopischen Bilder nur 7 bis 8 mm groß waren. Als dann Edisons Erfindung der Kohlefadenglühlampe vom 10. 11. 1879, die kaum Wärme ausstrahlte, nach Europa kam, wurde seit Mitte 1886 im Dittel-Leiterschen und Nitze-Hartwigschen Cystoskop ein allgemein brauchbares Instrument geschaffen, was besonders durch den Fortfall der Wasserkühlung möglich war. Von Seiten der Endoskopie war nun die Grundlage für das neue Fachgebiet Urologie gelegt.

Die urologischen Endoskopiker haben sich dann mit der sog. trockenen und der Irrigationsurethroskopie die Harnröhre erobert. Für die Blase wurden Irrigations- und Operationscystoskope entwickelt. Seit 1910 war die Zerstörung von Blasentumoren durch den Hochfrequenzstrom möglich. Ab 1911 begann die langsame Ablösung der blinden durch die optische Lithotripsie.

Der Beginn der Prostataelektroresektion durch den Hochfrequenzstrom unter Sicht wird dem Amerikaner Stern (1928) zugeschrieben. Dieses historische Datum bedarf offenbar einer Korrektur. So demonstrierte schon 1924 auf dem 6. Deutschen Urologenkongreß in Berlin der Hamburger Kropeit seinen flexiblen Unterwasserkaltkauter als Einsatz zum Irrigationsurethroskop nach Goldschmidt, mit dem er unter Leitung des Auges die Prostata mit Hochfrequenzstrom operiert habe, wie er persönlich betonte.

Auch das optische System der Cystoskope wurde wesentlich verbessert. Alle erwähnten Entwicklungen sind an die Namen großer Urologen wie Nitze, Casper, Albarran, Kutner, Kneise, v. Lichtenberg, Joseph und Ringleb geknüpft.

Schließlich wurde mit der Glasfiberoptik die Lichtquelle wieder außerhalb des Körpers wie bei Bozzini verlegt. Seine Ideen haben nach anfänglichem Vergessen doch noch reiche Früchte getragen. Neben den schon erwähnten Erfindungen auf dem Gebiet der Augen- und Hals-Nasen-Ohrenheilkunde und der Oesophago- und Gastroskopie wurde 1895 das erste Rectoskop von Kelly, 1897 die direkte Bronchoskopie durch Killian und 1902 die Laparoskopie durch Kelling eingeführt.

Auf dem Forschungsgebiet der Gynäkologie wurden ebenfalls für die einzelnen Anwendungsgebiete verschiedene Endoskope, wie Kolposkop, Pelviskop, Hysteroskop, usw. entwickelt. Selbst vor dem menschlichen Gehirn machten die Endoskopiker nicht Halt. 1913 führte Dandy die Ventrikuloskopie ein.

Wie die Gastroskopiker mit ihrer Gastrokamera in den Magen hinabgestiegen sind, so haben sich jetzt auch die Urologen den Weg durch den Ureter bis ins Nierenbecken erobert zur Vornahme der Pyeloskopie und photographischer Aufnahmen des Nierenbeckens mit Hilfe der Glasfiberoptik.

So ist die Geschichte der urologischen Endoskopie neben der Entwicklung der Nierenchirurgie ein Hauptteil der Geschichte der Urologie überhaupt, wie sie in den Arbeiten der beiden bekannten Berliner Urologen Casper und Israel so treffend zum Ausdruck kommt. Als der Endoskopiker Casper, von der Harnröhre beginnend, über die Blase aufsteigend den ersten wirklich brauchbaren Ureterkatheterismus 1895 ausführte, sprach der weltbekannte Entwickler der Nieren- und Harnleiter chirurgie in Berlin, Israel, geringschätzig von der Trennung in „ascendierende und descendierende Urologen", geistvoll an die damals viel diskutierten Ausbreitungsweisen der Tuberkulose in den Harnorganen anknüpfend. Historisch betrachtet haben die urologischen Endoskopiker aber nicht wenig dazu beigetragen, daß sich zusammen mit der Nieren- und Prostatachirurgie das eigene Fachgebiet Urologie entwickeln konnte.

Dr. F. Schultze-Seemann
D-1000 Berlin 28
Münchener Straße 22

H. Marberger und A. Decristoforo: **Fortschritte und Verbesserungen endoskopischer Operationen**

Blättert man in den Programmheften der Urologischen Kongresse der letzten Jahre, so sieht man, daß die Diskussion um die transurethrale Resektion (TUR) auflebte. Offensichtlich sah man sich zu einer Neubewertung veranlaßt, weil sich in den vergangenen Jahren vieles geändert hatte.

Will man vom Fortschritt reden, muß man zuerst zurückblicken. Vielleicht ist es besser, wenn ich an Stelle des üblichen historischen Überblicks erzähle, wie ich selbst die Entwicklung der endoskopischen Operationsmethoden erlebte. Die Zuhörerschaft wird Verständnis haben, wenn ich mich dabei auf ein Teilgebiet des Themas, das mir naheliegt und besonders wichtig erscheint, die transurethrale Resektion eines Abflußhindernisses am Blasenhals und des Blasentumors, beschränke, zumal zum Gesamtthema noch viele Referenten Stellung nehmen werden.

Als ich vor 20 Jahren die Möglichkeit hatte, für 2 Jahre als Fulbright Fellow nach Iowa zu Flocks zu kommen, riet man mir, mich am Mekka der Resektion möglichst um die transurethralen Resektionsmethoden zu kümmern. Ich war wohl recht begierig, viel zu lernen, hielt jedoch nicht allzuviel von den transurethralen Operationsmethoden, schienen uns doch gerade damals die dringlichsten Probleme um die offene Prostatektomie durch die Operationsverfahren mit primärem Blasenverschluß und chirurgischer Versorgung der Loge zur Zufriedenheit gelöst. Die TUR dagegen, wie wir sie seit dem Jahre 1941 ausführten, erwies sich als eine Notlösung, die man in der Zeit des Steigrohrs und der Logentamponade zwar mit Enthusiasmus bei uns aufgenommen, aber zugunsten besserer Methoden bei uns an den meisten urologischen Abteilungen gerne wieder aufzugeben bereit war.

In Iowa wurde trotz anfänglichen Widerstrebens aus dem Saulus ein Paulus. Ich lernte sehr bald, daß die TUR nicht nur eine echte Alternative zur offenen Prostatektomie darstellt, sondern zur Beseitigung von Abflußhindernissen am Blasenhals weit universeller und zweckmäßiger verwendbar ist und vor allem aber eine unersetzbare Hilfe in Diagnostik und Therapie des Blasentumors darstellt. Allerdings sah ich auch, daß die TUR-Methode nicht etwa ein Verfahren ist, das man sieht, lernt und anwenden kann, sondern ein wohlausgeklügeltes Behandlungssystem darstellt, das nur in der Hand eines erfahrenen Operateurs oder mit dessen Hilfe in Zusammenarbeit mit einem gut eingespielten Team bei entsprechender technischer Ausrüstung gute Ergebnisse bringen kann. Damals war dieses System an der Abteilung Flocks und an anderen urologischen Zentren in den USA hinsichtlich Indikation, Technik, Vor- und Nachbehandlung aber auch hinsichtlich Ausrüstung und Organisation völlig ausgearbeitet, standardisiert und bereits an vielen tausend Fällen erprobt. Die transurethrale Prostatektomie wurde von Flocks schon vor 20 Jahren mit einer Perfektion, die mir heute noch schwer erreichbar scheint, durchgeführt.

Ich habe es der Abteilung Flocks zu verdanken, daß ich mir das notwendigste Instrumentarium verschaffen konnte, um nach meiner Rückkehr in Innsbruck mit der Resektion, wie ich sie in Iowa sah, zu beginnen. Der Anfang war, wie alle jene wissen, die Ähnliches durchzumachen hatten, schwer.

Es galt, grundsätzliche, fachliche Auffassungen zu ändern. War es in Amerika bereits selbstverständlich, daß man auch auf transurethralem Wege eine Prostatektomie lege artis durchführen könne und man immer die Entfernung des gesamten Adenoms anstreben müsse, so begnügte man sich bei uns mit dem Versuch, durch die Entfernung eines Teils des obstruierenden Gewebes, durch das Ausschneiden einer Rinne, eine bessere Blasenentleerung zu erzielen. Die Mißerfolge dieser Art von Resektion waren so häufig, daß sich sogar die Patienten gegen die sog. „kleine" Operation wehrten und die offene Prostatektomie vorzogen. Im Hinblick auf das Operationsziel der amerikanischen Schulen galt es, auch der transurethralen Resektion die Anerkennung als Operationsmethode im chirurgischen Sinne zu verschaffen, den Endoskopieraum zum Operationssaal umzuwandeln. Ohne die Pionierarbeit und freundschaftliche Schützenhilfe deutscher Resektionsschulen, ich möchte hier meinen Freunden Mauermeyer und Marquardt besonders danken, hätte sich auch die TUR als gleichberechtigtes Verfahren zur Prostatektomie in Innsbruck wohl viel schwerer durchsetzen können.

Von *entscheidender Bedeutung für die Erreichung unseres Zieles* war die Mitarbeit der Techniker, die in wenigen Jahren das in Kriegs- und Nachkriegsjahren Versäumte wieder aufholten und sofort die Entwicklung neuer Hilfsmittel in Angriff nahmen.

Mit der Aufwertung des „Hobelns" zur Prostatektomie avancierte auch der früher wegen des Harngeruchs bemitleidete Katheterpfleger zum geachteten Operationsgehilfen. Es gelang, ein Team zu schaffen, das sich vorwiegend der endoskopischen Chirurgie verschrieb.

Der Umschwung, der nur schrittweise und mühsam erreicht wurde, war meiner Meinung nach der entscheidende Fortschritt, der den Wert und die Vorteile der transurethralen Operationsmethoden erst zum Tragen bringen konnte.

Nachdem die notwendigsten Voraussetzungen für die sachgemäße Durchführung der TUR gesichert waren, konnte man auch bei uns nach weiteren Fortschritten streben und versuchen, die Ergebnisse zu verbessern, die Nachteile und Gefahren zu verringern. Trotz erweiterter Indikation und zunehmender Zahl der Operateure konnten wir die Mortalität bei der transurethralen Prostatektomie auf 2,1% senken (Tabelle 1 u. 2).

Die geänderte Einstellung der Urologen zum Problem der transurethralen Chirurgie brachte es mit sich, daß man Indikation, Vor- und Nachbehandlung sorgfältig überlegte und die Grundsätze, die für die Alterschirurgie allgemein gültig sind, entsprechend berücksichtigte. Dadurch verringerte man die Komplikationen von Seiten des Herzkreislaufes, Pneumonien, Gefäßverschlüsse u. a. Komplikationen, die die Alterschirurgie belasten. Das bessere Verständnis der Pathophysiologie des Urogenitaltrakts erlaubte, andere Gefahren zu verringern (Tabelle 3).

Der Leitsatz, den mir meine Lehrer Breitner und Flocks einimpften: „daß der operative Eingriff nur einen Teil und durchaus nicht immer den wichtigsten des Behandlungsplanes darstelle", zeigt sich auch für die Behandlung der urologischen Erkrankungen richtungsweisend. Man lernte, daß selbst totkranke, niereninsuffiziente Prostatiker durch Sicherung der Harnableitung, Korrektur der bestehenden Verschiebung im inneren Milieu, Ersatz laufender Verluste, wieder so weit gesunden, daß man etliche Zeit später ohne großes Risiko das mechanische Abflußhindernis, die Prostata entfernen kann.

Tabelle 1. Operationsmortalität bei 638 TUR bezogen auf 570 Pat. mit Prostataadenom (1969 bis 1971)

Zahl der Pat.	Zahl der TUR	Gestorben	570 Pat. %	638 TUR
570	638	12	**2,1**	**1,8**

Operationsmortalität bei 1444 TUR in den Jahren 1957 bis 1968: 48 = 3,3%.

Tabelle 2. Todesursachen bei 12 nach TUR verstorbenen Patienten

Akutes Nierenversagen	2
Massive Blutung (Verbrauchscoagulopathie)	1
Herzversagen	5
Pulmonalembolie	1
Pneumonie	1
Akute Magen-Darmblutung aus Stress-Ulcus	1
Leberkoma bei Cirrhose	1
Gesamtzahl	12

Tabelle 3. Postoperative Komplikationen nach 638 TUR bei 570 Patienten mit Prostataadenom 1969 bis 1971

		%
Akute Niereninsuffizienz	2	0,3
Akute Pyelonephritis	3	0,5
Perforation	18	2,9
Nachblutung	72	12,0
Akute Arthritis	2	0,3
Stress-Ulcus	2	0,3
Epididymitis	24	4,2
Harnröhrenstriktur	23	4,0

Besseres Verständnis der pathophysiologischen Vorgänge bei der Resektion halfen uns, auch der sog. Resektionskrankheit, einer ganz spezifischen und gefürchteten Komplikation der transurethralen Operationsmethoden, zu begegnen:

Das Krankheitsbild ist — Sie werden in einem anderen Vortrag noch mehr darüber hören — vor allem durch Hyponatriämie infolge Einschwemmung von Spülwasser hervorgerufen. Dem anfänglichen Übelsein bei Blutdruckanstieg folgt der protrahierte Schock mit Blutdruckabfall und — je nach Zusammentreffen kausal wirksamer Faktoren oder Funktionszustand der Nieren — die akute Niereninsuffizienz, die Oligurie oder Anurie.

Durch möglichst exakte Abstimmung von Operationstechnik und Resektionszeit auf das vorkalkulierbare Risiko, durch sorgfältige Operationstechnik, durch genaue Überwachung des Patienten während des Eingriffs, durch Wahl einer geeigneten Narkose, durch Korrektur der durch die Einschwemmung entstandenen Hypoosmolarität mit hypertoner Kochsalzlösung 5% sowie durch Erzwingen einer kräftigen Diurese durch Infusion von 5 oder 10%iger Mannitlösung während des Eingriffes, konnten wir dieses Krankheitsbild weitgehend bannen.

Die *Perforation der Prostatakapsel oder der Blasenwand* durch Schnitt, Druck oder Spülstrom führt immer zu Komplikationen und, wenn auch verspätet, zum Auftreten des Resektionssyndroms. Diese Komplikation ist jedoch ungefährlich, wenn man mittels Stichinzision ein Drain in das Cacum Retzii einführt und das perivesicale Extravasat ableitet. Perforationen in den Peritonealraum erfordern chirurgische Versorgung durch Laparatomie.

Die *Gefahren der Harnröhrenstenose* nach transurethralen Eingriffen, eine Komplikation, die zwar nicht lebensgefährlich, aber für den Patienten außerordentlich unangenehm ist, lernten wir in den letzten Jahren wesentlich einzudämmen. Den größten Fortschritt erzielten wir durch die ausschließliche Verwendung von kleinkalibrigen Resektoskopen. Bei rationeller Operationstechnik gelingt es, auch mit einer kleinen Schlinge 2 bis 3 g/min zu resezieren und auch große Adenome innerhalb der Stundengrenze zu entfernen.

Kleinkalibriges Resektoskop (maximal 24 Ch)
Kleinkalibrige Katheter (maximal 20 Ch)
Meatusdilatation
Wasserlösliche und nichtwasserlösliche Gleitmittel
Katheterpflege

Schema 1

Eine Reihe anderer einfacher Maßnahmen halfen mit, die Zahl der Harnröhrenkomplikationen zu vermindern. Wir lernten auf scheinbar nebensächliche Dinge wie auf Irritation des Meatus durch Sekretkrusten und dadurch bedingte Sekretstauung zu achten. Wir bemühten uns auch, den Fortschritt der Technik auszunützen: Wir verwenden möglichst kleinkalibrige, nicht traumatisierende Instrumente und gewebsfreundliches steriles Kathetermaterial. In der Nachbehandlung der transurethral operierten Patienten halten wir uns an die Grundsätze, die in der Allgemeinchirurgie gelten und kümmern uns besonders um spezifisch-urologische Probleme: Sterile Manipulationen, Katheterhygiene und intermittierende Spülung mit geschlossenen Systemen, die Verwendung von Einmalharnbeuteln, die periodische Verabreichung von Spasmolytika und die Obsorge für ausreichende Zufuhr von Flüssigkeit trugen dazu bei, die Zahl der Früh- und Spätkomplikationen zu verringern, den Krankenhausaufenthalt zu verkürzen und die Belastung des Patienten auf ein erstaunlich geringes Maß zu reduzieren.

Wie bereits eingangs erwähnt, ist die TUR in der Behandlung des Blasentumors nicht mehr wegzudenken. Sie ist die Methode der Wahl zur Gewinnung repräsentativer Gewebsproben und Klassifizierung des Tumors. Sie ist nach unserer Meinung die beste kurative Behandlungsmethode bei der Mehrzahl der oberflächlichen Tumoren, seien sie gut- oder bösartig. Schließlich ist die TUR bei weit fortgeschrittenen Carcinomen eine ausgezeichnete Palliativbehandlung.

In der Resektionsbehandlung von Blasentumoren bewährte sich uns ein bestimmtes System. Oberflächliche Tumoren werden in einer ersten Sitzung entfernt oder zumindest so weit abgetragen, als es ohne Gefahr der Perforation geschehen kann. Dabei wird aus mehreren Bezirken des Tumors, vor allem aus dem

Tumorgrund Gewebe zur histologischen Untersuchung entnommen. Besteht der Verdacht, daß der Tumor nicht radikal entfernt wurde oder bereits in tiefere Wandschichten eingebrochen ist, wird der Eingriff wiederholt und die Resektion bis in die tiefen Schichten der nun entzündlich verdickten Blasenwand vorgetragen. Die Eingriffe werden in kurzen Abständen je nach dem Allgemeinzustand in 5 bis 10 Tagen vorgenommen und können, wenn notwendig, ohne wesentliche Belastung für den Patienten auch mehrmals wiederholt werden (Abb. 1).

Nach wie vor ist die Lehre der TUR-Methode problematisch. Man braucht lange Zeit, um die Technik der transurethralen Prostatektomie gut zu erlernen. So-

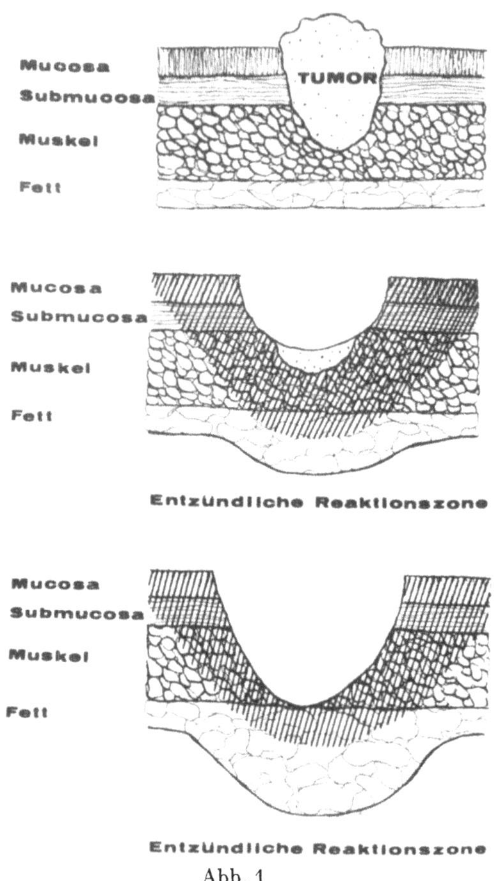

Abb. 1

genannte „Spione", optische Systeme, die einen zweiten Beobachter den Eingriff visuell miterleben lassen, erleichtern wohl den Unterricht, können aber jahrelanges Training in der Endoskopie und persönliches Operieren nicht ersetzen. Die harte Notwendigkeit, einen schwierigen chirurgischen Eingriff einem ungeübten Operateur anzuvertrauen, wird dem leitenden und dem ausübenden Arzt dadurch erleichtert, daß durch den Fortschritt das Operationsrisiko so weit verringert wurde, daß ein unzureichendes Ergebnis nach dem ersten Eingriff ohne ernsteren Schaden für den Patienten durch eine Nachresektion korrigiert werden kann.

Zusammenfassend kann festgestellt werden, daß die transurethralen Operationsmethoden hoffähig geworden sind. Sie stellen zumindest eine gleichwertige Alternative zu offenen Operationsmethoden dar. Ergebnisse, Mortalität und

Morbidität halten jedem Vergleich stand. Die technischen Einrichtungen und organisatorischen Voraussetzungen sind heute nicht nur an wenigen Zentren sondern an den meisten größeren Krankenhäusern gegeben. Eine große Zahl interessierter junger Urologen steht bereit, dieser Operationsmethode zu einer weiteren Blüte zu verhelfen.

Professor Dr. H. Marberger
Vorstand der Urolog. Univ.-Klinik
A-6020 Innsbruck
Anichstraße 35

H. Frohmüller: Direktsichtinstrumente in der Urologie

Die in der Urologie heutzutage gebräuchlichen Endoskope sind in ihrer Mehrzahl mit einem optischen System ausgestattet, und die meisten Urologen bedienen sich ausschließlich solcher Instrumente für ihre urethroskopischen und cystoskopischen Untersuchungen und transurethralen Eingriffe.

Obgleich am cystoskopischen Instrumentarium seit der Entwicklung des ersten Linsensystems durch Nitze, in Zusammenarbeit mit dem Berliner Optiker Bénèche im Jahre 1887 laufend Verbesserungen vorgenommen wurden, blieben die wesentlichen Komponenten des optischen Systems im Laufe der folgenden 75 Jahre praktisch unverändert. Erst als Hopkins in den 60er Jahren ein neues optisches Konzept inaugurierte, kam die Entwicklung auf diesem Sektor wieder in Bewegung, die schließlich zu bedeutenden Verbesserungen der optischen Systeme führte.

Trotz der bekannten Vorteile, die das cystoskopische Arbeiten mit Hilfe einer Optik aufzuweisen hat, wie Magnifizierung und Erweiterung des Gesichtsfeldes, retrograde Beobachtung, usw., behaupten sich sog. Direktsichtinstrumente, die völlig zu Unrecht von Leuten, die mit dieser Art von Geräten nicht vertraut sind, oft als altmodisch und rückständig angesehen werden. Bisweilen wird die Bezeichnung „Direktsicht" mißverstanden und es wird fälschlicherweise angenommen, daß es sich bei diesen Instrumenten um Cystoskope mit einer sog. prograden Optik handelt. Zur Klärung der Sachlage sei daher festgestellt, daß sich definitionsgemäß der Terminus „Direktsichtinstrumente" nur auf endoskopische Geräte ohne ein optisches Linsensystem bezieht.

Sämtliche heute in irgendeiner Form gebräuchlichen Direktsichtinstrumente leiten sich ab vom ursprünglichen Braasch-Cystoskop, das dieser um 1909 konstruierte. Aus diesem Cystoskop entwickelte Braasch dann im Jahre 1918 den sog. „median bar excisor", den Vorläufer des 1935 von Thompson konstruierten cold punch-Resektoskops.

Welches sind nun die Vorteile der Direktsichtinstrumente gegenüber Geräten, die mit einem optischen System ausgestattet sind?

Die direkte Sicht gestattet dem Urologen ein dreidimensionales Erkennen normaler Strukturen und pathologischer Veränderungen in der Urethra und Blase, wobei vor allem die Beobachtung der gesamten Harnröhre, einschließlich der prostatischen Urethra und des Blasenhalses, exzellent ist. Verzerrungen des Bildausschnittes, wie sie bei der Benutzung eines optischen Systems entstehen können, sind praktisch ausgeschlossen, da der Grad der Vergrößerung unabhängig ist von der Entfernung der Spitze des Instrumentes zur Blasenwand oder z. B. zu Konkrementen am Blasenboden. Der Beobachter erhält auf diese Weise ein akkurates Bild der vorliegenden Verhältnisse. Blasentumoren und in der Blase befindliche Objekte, wie Fremdkörper und Steine, können in schärferem Kontrast zum Hintergrund gesehen werden als unter Zwischenschaltung eines optischen Systems. Zum Erlernen der Kunst des Cystoskopierens ist diese Betrachtungsweise der vorliegenden Strukturen in ihren natürlichen Ausmaßen verständlicherweise besonders vorteilhaft.

Da den Instrumentenschaft kein optisches System obstruiert und hierdurch den Zufluß der Spülflüssigkeit verlangsamt, können das Lumen der Urethra und das Blaseninnere auch bei stärkeren Blutungen oder purulenten Trübungen gut besichtigt werden, da solche trüben Medien von dem raschen Zustrom weggespült werden. Die zuletzt genannten Eigenschaften erweisen sich als besonderer Vorteil bei der Stanzresektion der Prostata, zu deren Durchführung ein Direktsichtgerät benutzt wird. Bei diesem cold punch-Resektoskop ist es ferner von Vorteil, daß bei der Aspiration des Blaseninhaltes weder das Beobachtungsfenster noch die eigentliche Schneidevorrichtung entfernt werden muß, wie dies bei den Elektroresektoskopen mit dem Herausziehen der Optik der Fall ist. Auf diese Weise ergibt sich eine beachtliche Zeitersparnis beim Operieren, ganz abgesehen von dem sauberen und für das Pflegepersonal weniger aufwendigen Arbeiten.

Als *Lichtquelle* sowohl des Braasch-Cystoskops als auch des Thompson-Resektoskops dienten bis vor kurzem die üblichen Glühbirnchen. Nach Einführung der Glasfaserbeleuchtung für endoskopische Instrumente erschien es daher nur folgerichtig, die Vorteile dieses Systems auch bei den Direktsichtinstrumenten zur Anwendung zu bringen. Dabei wurden gleichzeitig mancherlei Verbesserungen der entsprechenden Geräte vorgenommen. In Zusammenarbeit mit der Firma Richard Wolf, Knittlingen, konnte auf diese Weise ein neues Urethrocystoskop an Stelle des Braasch-Cystoskops konstruiert werden. Ebenso wurde das Thompson-Resektoskop in entscheidender Weise modifiziert (Abb. 1 u. 2). Wie auf der Abb. 2 zu erkennen

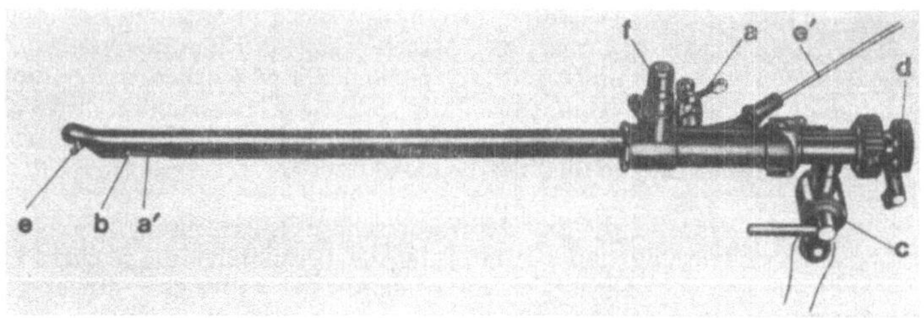

Abb. 1a—f. Direktsichtstanzresektoskop. a u. a' Schlitten mit dem gleitenden zylindrischen Messer am distalen Ende und dem Flüssigkeitseinlaßventil am proximalen Ende. b Schneidefenster, in welches das Gewebe zur Resektion eingepreßt wird. c Großer Auslaufstutzen mit angeschlossener Absaugevorrichtung. d Beobachtungsfenster mit kleinem Flüssigkeitsauslaßventil. e u. e' Elektrode zur Coagulation blutender Gefäße (oder z. B. auch von Blasentumoren). f Anschluß für Glasfaserlichtkabel

ist, kann sowohl bei dem Urethrocystoskop als auch bei dem Resektoskop das Direktsichtbeobachtungsfenster gegen eine Optik der Herstellerfirma ausgewechselt werden zur rascheren Übersicht im Blaseninneren bzw. retrograden Betrachtung des Blasenhalsbereiches.

Nach Einführung der elektrohydraulischen Lithotripsie erschien es ebenfalls nur logisch, den Vorteil der „direct vision“ auch bei der Steinzertrümmerung und beim Absaugen der Konkrementfragmente auszunützen. Ursprünglich benutzten wir bei diesem neu entwickelten Instrument zum Einführen der Elektrode einen Einsatz mit einer Optik. Nachdem es jedoch infolge der elektrischen Entladungen an der Elektrodenspitze mehrmals zu einer Zerstörung der danebenliegenden Optik gekommen war, konstruierten wir zur Einführung dieser Sonde einen Direktsichteinsatz (Abb. 3), der eine einwandfreie Lithotripsie gewährleistet ohne die Gefahr einer kostspieligen Zerstörung der Optik.

Gewissermaßen als Nebenprodukt der Entwicklung dieses Lithotripsiecystoskops entstand ein sog. Direktsichtaspirationsansatz zum Absaugen der Konkrementfragmente unter direkter Beobachtung mit Hilfe einer Vakuumpumpe, ohne Wechsel des Instrumentenschaftes. Zur möglichst universellen Verwendung wurde dieser Ansatz mit dem Direktsichtfenster und dem Abflußstutzen derart modifiziert, daß er auch den üblichen Resektoskopschäften der Herstellerfirma aufgesetzt werden kann. Auf diese Weise eignet er sich auch zum raschen Absaugen von Gewebsstücken bei der Elektroresektion von Prostataadenomen, -carcinomen oder Blasentumoren sowie von Fremdkörpern u. ä. unter direkter Sicht des Auges und ohne Wechsel des Resektoskopschaftes.

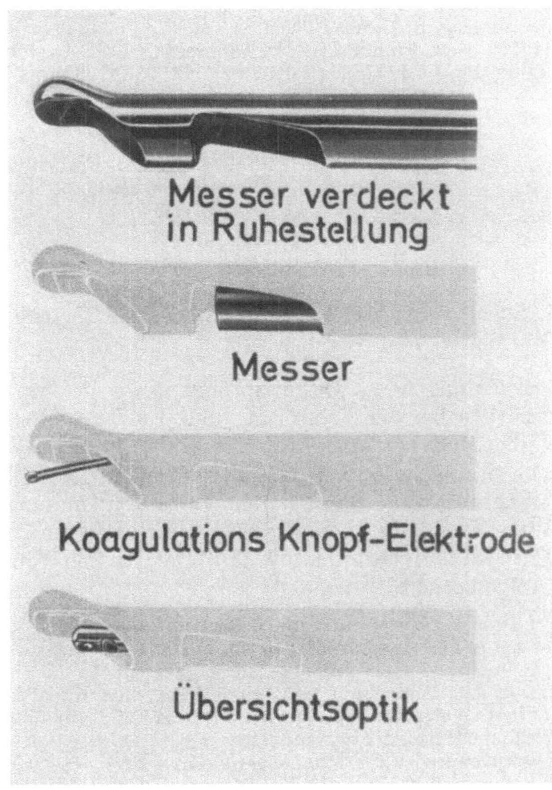

Abb. 2. Direktsichtstanzresektoskop, distales Ende

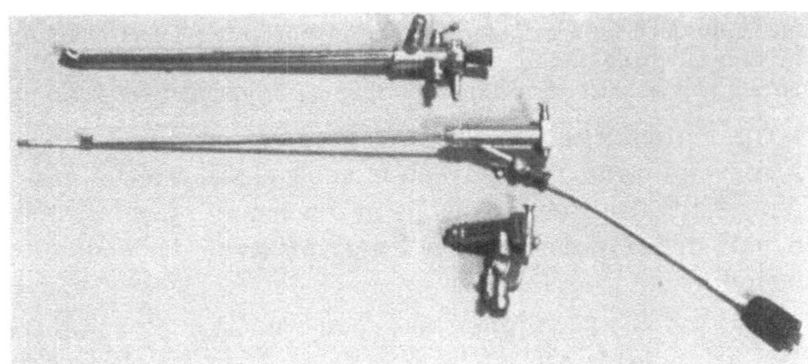

Abb. 3. Direktsichtlithotripsiecystoskop. Oben: Instrumentenschaft mit Obturator. Mitte: Direktsichteinsatz mit Urat I-Elektrode. Unten: Direktsichtbeobachtungsfenster mit Abflußstutzen, an den eine Vakuumpumpe angeschlossen wird zum raschen Absaugen der Konkrementtrümmer. Das Absaugen geschieht unter direkter Sicht des Auges.

Diese kurze Übersicht über Direktsichtinstrumente in der Urologie, bei der auf die Beschreibung von Details hier verzichtet werden mußte, sollte zugleich den Wert des Direktsichtprinzips in der urologischen Endoskopie demonstrieren.

Literatur

1. Berci, G., Getzoff, P. L., Kont, L. E.: J. Urol. (Baltimore) **104**, 542 (1970). — 2. Braasch, W. F.: Early days in the Mayo Clinic. Springfield, Ill.: Charles C. Thomas 1969. — 3. Braasch, W. F.: Pers. Mitt. 1971. — 4. Bumpus, H. C., Jr.: Punch prostatectomy. In: Barnes, R. W.,

Endoscopic prostatic surgery. St. Louis: The C. V. Mosby Co. 1943. — 5. Frohmüller, H.: Urologe A **10**, 64 (1971). — 6. Frohmüller, H., Thompson, G. J.: Urologe **1**, 171 (1962). — 7. Heap, G. J., Hughes, P. D.: J. Urol. (Baltimore) **102**, 353 (1969). — 8. Lesky, E.: Med. Monatsspiegel **1966**, 4. — 9. Nitze, M.: Lehrbuch der Kystoskopie. Wiesbaden: J. F. Bergmann 1907. — 10. Thompson, G. J.: Urol. cutan. Rev. **39**, 545 (1935).

Professor Dr. H. Frohmüller
Direktor der Urolog. Univ.-Klinik
D-8700 Würzburg

S. Schuy, H. Schmidt-Kloiber und M. Sakulin: **Ein neues Verfahren zur Zerstörung von Harnleiter- und Nierensteinen**

Durch die Entwicklung neuer Lithotriptoren in den letzten Jahren konnten bedeutende Fortschritte bei der Zerstörung und Entfernung von Blasensteinen erzielt werden. Dabei sind vor allem zwei Verfahren, von denen dem einen die elektrohydraulische Stoßwelle und dem anderen der Ultraschall zugrunde liegt, hervorzuheben. Während mit dem ersten Verfahren umfangreiche klinische Erfahrungen bei der Zerstörung von Blasensteinen vorliegen, befindet sich das zweite noch im Entwicklungsstadium, obwohl in letzter Zeit von einigen Autoren über klinische Erfolge berichtet wurde.

Das *elektrohydraulische Verfahren* nützt die Wirkung hydraulischer Stoßwellen, die durch elektrische Entladungen in flüssigem, dielektrischem Medium hervorgerufen werden, aus und setzt zu seiner Anwendung zwei hochspannungsführende Leitungen mit einer entsprechenden Elektrodenkonstruktion am Sondenkopf und mindestens einen Kanal zur Zuführung von Flüssigkeit voraus. Dieses Verfahren ist auch bei Verzicht auf Licht und Optik nur schwer und mit großem Risiko im Harnleiter anwendbar.

Beim *Ultraschallverfahren* wird die Schallenergie durch Erregung magnetostriktiver oder piezoelektrischer Wandler außerhalb des Körpers erzeugt. Die bei diesem Verfahren bisher eingesetzten Lithotriptoren haben ebenfalls einen Durchmesser von einigen Millimetern und sind daher unter anderem schon wegen ihrer geringen Biegsamkeit für einen Einsatz im Harnleiter nicht geeignet. Eine Anwendung im Harnleiter erfordert einen flexiblen Ultraschall-Lithotriptor von mindestens 70 cm Länge. Damit das Verfahren in den meisten Fällen noch eingesetzt werden kann, darf der Umfang der Gesamtanordnung 8 Charr. nicht überschreiten. Das bedeutet für den Ultraschalleiter 0,4 ... 0,6 mm Durchmesser. Die bisherigen Untersuchungen mit so dünnen Schalleitern haben zu keinen überzeugenden Erfolgen geführt.

Um die Nachteile dieser beiden Verfahren zu vermeiden, haben wir eine neue Methode zur Steinzerstörung im Harnleiter entwickelt, welche den wesentlichen Vorteil des Ultraschallverfahrens, d. h. keine hochspannungsführenden Leiter im Körperinneren, mit der impulsförmigen Energieabgabe des elektrohydraulischen Verfahrens verbindet.

Ein außerhalb des Körpers betriebener Energiewandler setzt die durch Kondensatorentladung im Wasser freiwerdende elektrische Energie in einen kurzdauernden Schallimpuls großer Amplitude um.

Die Einrichtung besteht im wesentlichen aus einer Kammer (1), einer Membran (3), dem Lithotriptor (4) und den Elektroden (6). Der Lithotriptor wird in einem Ureterkatheter (12) (Charr. 8) geführt, wodurch er leicht in den Ureter eingeführt werden kann und die Bewegung der Membran ohne größere Dämpfung auf den Arbeitskopf übertragen wird. Außerdem bietet diese Anordnung den Vorteil, daß zwischen Katheter und Lithotriptor Spülflüssigkeit zum Arbeitskopf geführt werden kann.

Der Ureterkatheter wird im Führungsteil des Abschlußdeckels (2) wasserdicht fixiert. Die Spülflüssigkeit wird durch das Anschlußrohr (13) am Abschlußdeckel zugeführt und durch die Membranbewegung zum Arbeitskopf gedrückt. Um die elektrischen Überschläge in der Kammer auch bei länger dauernden Entladeserien aufrecht zu erhalten, wird über die Anschlüsse (9) laufend Wasser zugeführt.

Erfolgt in der wassergefüllten Kammer (1) eine elektrische Entladung, so wird trotz aller dämpfender Faktoren die Membran sehr schnelle Bewegungen durchführen. Befestigt man in der Membranmitte (Abb. 2) einen dünnen, etwa 1,3 m langen Leiter (4) mit einem Durchmesser von etwa 0,6 mm, so ist es möglich, diesen Leiter zu einer longitudinalen Bewegung anzuregen.

Erreicht man durch entsprechenden Aufbau der elektrischen Anordnung eine genügend kurze Entladedauer, so wird über Wasser und Membran auch der drahtförmige Schalleiter (4) zu einer impulsförmigen Bewegung angeregt.

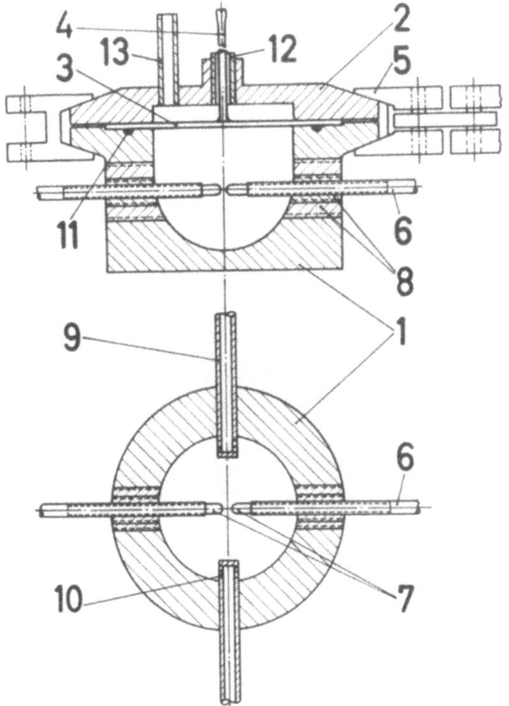

Abb. 1. Entladekammer mit Membran und Lithotriptor

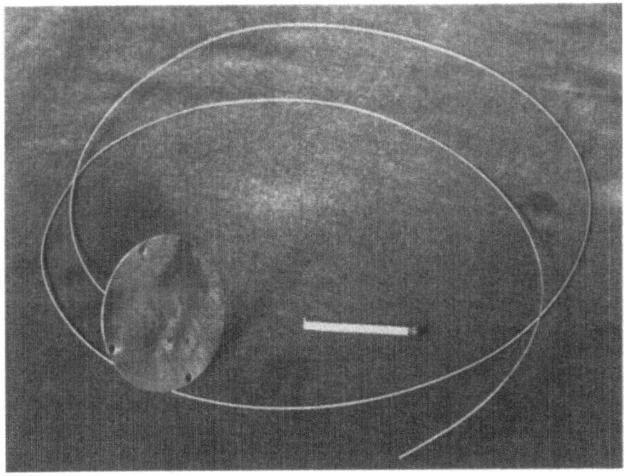

Abb. 2. Membran mit Lithotriptor

Damit fallen die Probleme, die mit dem Abstimmen des Leiters auf Resonanz verknüpft sind, weg. Am freien Ende des Schalleiters wird immer ein Bewegungsbauch auftreten, so daß am Ort der Steinzerstörung eine Schlagbewegung des als Arbeitskopf ausgebildeten Leiterendes zur Verfügung steht. Die gesamte Anordnung zeigt Abb. 3.

Der speziell für dieses Verfahren entwickelte leistungsstarke Repetitionsstoßgenerator ist durch Hochspannungskabel mit den Elektroden in der Kammer verbunden. Mit Hilfe einer Schlauchpumpe wird die Kammerflüssigkeit umgewälzt. Die Abmessungen der Kammer und des Lithotriptors sind gut erkennbar. Der Abschlußdeckel besitzt eine zylindrische Führung, durch die der Lithotriptor geführt wird.

Die bisher durchgeführten Versuche an operativ entfernten Steinen zeigten eine effektvolle Steinzerstörung, die grundsätzlich auch ohne Flüssigkeit möglich ist. Führt man jedoch dem Arbeitskopf Wasser als Kontakt- und Spülflüssigkeit zu, so wird die Wirkung wesentlich verbessert.

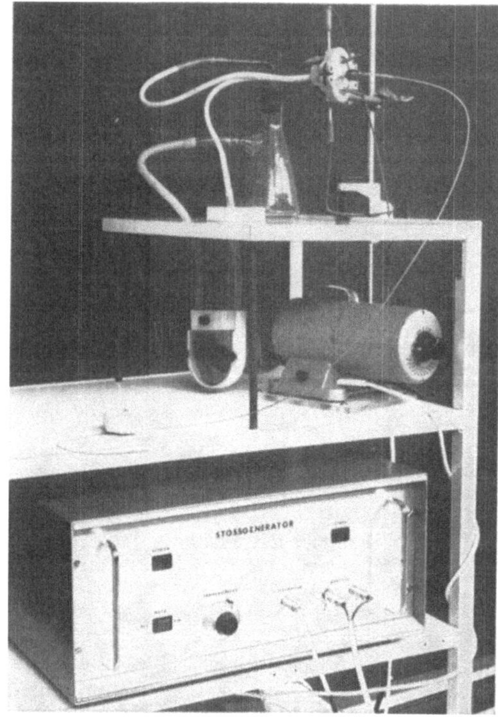

Abb. 3. Gesamtaufbau der Anlage

Das vorgestellte Verfahren wurde speziell zur Zerstörung von Harnleitersteinen entwickelt. Grundsätzlich kann es auch zur Zerstörung von Ausguß- oder Korallensteinen eingesetzt werden, doch muß noch untersucht werden, ob dies aus medizinischer Sicht vertretbar ist.

Der Schalleiter wird durch die Harnröhre, die Blase und den Harnleiter an das Konkrement herangeführt. Das bedeutet nach dem derzeitigen Entwicklungsstand einen Einsatz ohne visuelle Kontrolle. Der Ureterkatheter hat daher auch noch die Aufgabe, den Lithotriptor im Harnleiter vor dem Stein zu zentrieren. Das proximale Ende des Lithotriptors ist als Arbeitskopf ausgebildet, so daß der Stein nicht durchbohrt, sondern zerrieben wird.

Bei der vorliegenden Anordnung schwingt der Lithotriptor in seiner Eigenfrequenz mit etwa 1 kHz und erreicht am Arbeitskopf Amplituden bis zu 1 mm, wodurch eine große Wirkung am Angriffsort erzielt werden kann.

Das Ziel unserer derzeitigen Bemühungen ist es, den Ureterkatheter durch einen Licht- und Bildleiter zu ersetzen. Sollte dies gelingen, so stünde eine Einrichtung zur Zerstörung von Harnleitersteinen zur Verfügung, die alle Anforderungen für eine klinische Anwendung erfüllt.

Professor Dr. S. Schuy
Dipl.-Ing. M. Sakulin
Institut für Elektro- u. Biomed. Technik
der Techn. Hochschule in Graz
A-8010 Graz
Inffeldgasse 18

Dr. H. Schmidt-Kloiber
Physikal. Institut
Abt. Med. Physik
der Universität in Graz
A-8010 Graz
Universitätsplatz 5

B. TERHORST, W. LUTZEYER und H. MELCHIOR: **Ultraschall-Lithotripsie von Blasensteinen (mit Film)**

Nachdem wir 1970 auf dem Deutschen Urologenkongreß in Baden-Baden über unsere experimentellen Ergebnisse der Harnsteinzertrümmerung durch Ultraschall berichtet hatten [2, 4], wollen wir heute unseren neuen Ultraschall-Lithotriptor vorstellen, über unsere ersten klinischen Ergebnisse berichten und unsere Methode an Hand eines Filmstreifens demonstrieren.

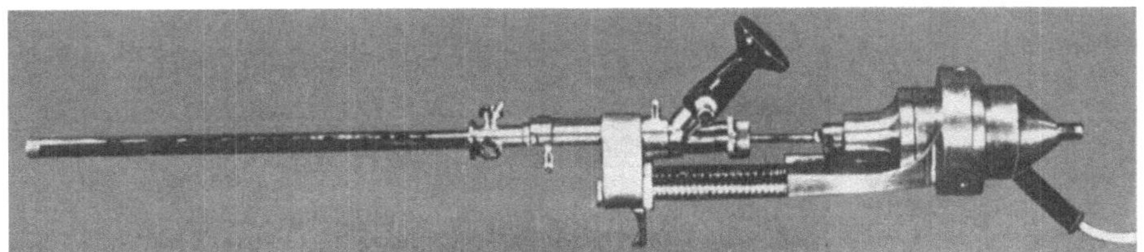

Abb. 1. Ultraschall-Lithotriptor.

Ultraschall-Lithotriptor

Der neue Ultraschall-Lithotriptor besteht, wie unser erster Prototyp [3], auch aus drei Grundteilen (Abb. 1): 1. einem handelsüblichen Cystoskop, 2. einem piezoelektrischen Ultraschallwandler, 3. einer verschiebbaren, geraden Ultraschallsonde, die aus einem Metallrohr mit einem Durchmesser von 3,5 mm besteht.

Die innen hohle Ultraschallsonde ist an den Ultraschallwandler befestigt, an dessen Ende Schlauchanschlüsse zur Absaugung der zertrümmerten Konkrementreste mittels einer Vakuumpumpe angebracht sind. Der Wasserzulauf erfolgt über das Cystoskop.

Der Ultraschallwandler wurde für unsere Zwecke speziell extrem leicht, kurz und handlich entwickelt. Zur Transformation der Bewegungsamplitude ist dieser piezoelektrische Verbundschwinger in sich gestuft. Seine Länge entspricht etwa einem Drittel der Länge eines Wandlers gleicher Leistung. Der Wandler erhält seine Energie von einem Hochfrequenzgenerator.

Der piezoelektrische Ultraschallwandler wird mit einer Frequenz von 23 kHz betrieben. Er hat eine Hochfrequenzleistungsaufnahme von etwa 30 W. Die erzielbare Schwingungsamplitude an der Bohrsondenspitze beträgt 30 μ.

Mit dem Ultraschallanteil ist eine normale Hopkins-Optik der Firma Karl Storz, Tuttlingen verbunden. Ultraschallsonde und -wandler können durch einen Bajonettverschluß vom Cystoskopschaft getrennt werden.

Im Ruhestand ist die Ultraschallsonde vollständig vom Schaft umschlossen. Zur Lithotripsie kann sie durch Bewegung des Ultraschallanteils über das Ende des Cystoskopschaftes hinausgeschoben werden. Die Sonde kann maximal 3 cm über das Ende des Schaftes hinausgefahren werden, sie hat einen Außendurchmesser von 3,5 mm, eine Wandstärke von 0,3 mm und einen Innendurchmesser von 3,2 mm.

Technik der Lithotripsie

Die Blasensteinlithotripsie durch Ultraschall erfolgt meist in Lokalanästhesie oder bei empfindlichen Patienten in Lumbalanästhesie. In Steinschnittlage wird der Cystoskopschaft eingeführt, der Mandrin entfernt und der Lithotriptor durch den Schaft in die Blase gebracht. Unter optischer Sicht wird die Sonde in Richtung Konkrement ausgefahren, der Stein angesaugt und dann zwischen Sondenspitze und Blasenwand mit einem leichten Druck zerschallt. Schall und Saugmechanismus werden über einen Fußschalter reguliert.

Klinische Ergebnisse

35 Patienten wurden im letzten Jahr mit insgesamt über 84 Blasensteinen erfolgreich behandelt (Abb. 2). Die aufgezählten Konkremente erreichen stets Kirschgröße; kleinere wurden statistisch nicht berücksichtigt.

Klinische Blasensteinlithotripsie

Patientenzahl **35**

Blasensteine insgesamt 84

Alter der Patienten 65 bis 80 Jahre

Steinanalysen	**35**
Struvit	15
Harnsäure	10
Oxalat	4
Oxalat/Phosphat	6

Lithotripsiezeit 10 bis 60 min/Patient (Durchschnitt 40 min)

Abb. 2. Übersicht der klinischen Ergebnisse

Das Alter der Patienten lag zwischen 65 und 80 Jahren, entsprechend der Genese der Blasensteine also sehr hoch.

Die infrarotspektroskopische Analyse der Steinreste der einzelnen Patienten zeigen, daß Struvit mit 15 × und Harnsäuresteine mit 10 × am häufigsten vorkommen. Oxalat und Oxalat-Phosphat Mischsteine waren weitaus seltener.

Die gesamte *Lithotripsiezeit* mit gleichzeitiger Absaugung der Steinreste betrug im Durchschnitt 40 min; sie schwankte jedoch zwischen 10 und 60 min in Abhängigkeit von der Steingröße und der Steinart. Ein Vergleich der Steinsorten und Lithotripsiezeit ergab, daß reine Oxalatsteine am schwierigsten zu zerschallen waren [2]. Ultraschallresistente Blasensteine konnten wir nicht beobachten.

Kasuistik

Als Beispiel sei ein mit Erfolg zertrümmerter Blasenstein demonstriert.

77jähriger Patient mit Urethrastriktur und Querschnittslähmung. Stationäre Aufnahme wegen eines 5 × 3 cm großen Blasensteins (Abb. 3a). Das Konkrement wurde in 50 min zertrümmert und abgesaugt (Abb. 3b). Die Analyse der Steinreste ergab einen Oxalat/Phosphatmischstein.

Diskussion

Nach unseren experimentellen Versuchen [2,3] haben wir nun einen neuen Ultraschall-Lithotriptor entwickelt, mit dem wir bei 35 Patienten insgesamt über 84 Blasensteine zertrümmert haben.

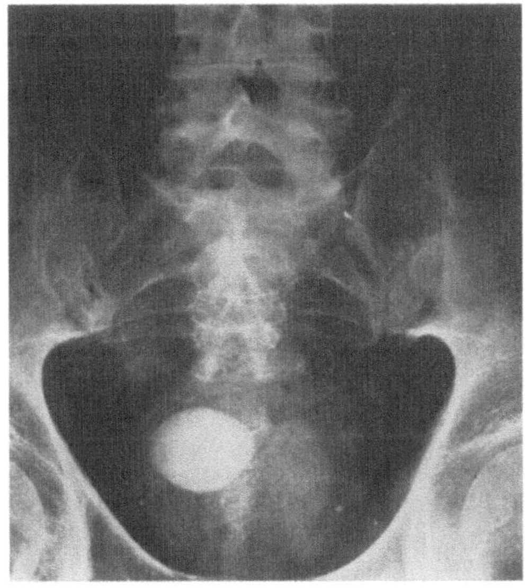

a

b

Abb. 3. a Beckenübersicht mit Blasenstein vor der Ultraschall-Lithotripsie. b Beckenübersicht nach der Ultraschall-Lithotripsie

Die *Vorteile der Ultraschall-Lithotripsie* sehen wir gegenüber den herkömmlichen Behandlungsmethoden in folgenden Punkten:

1. Keine offene Operation, kein Blutverlust.
2. Keine Narkose, keine Kreislaufbelastung.
3. Steinzertrümmerung unter Sicht.
4. Simultane Absaugung der Steinreste, die eine Spülung erübrigen.
5. Gefahrlose Anwendung.
6. Verschiebbarkeit der Sonde.
7. Evtl. ambulante Behandlung.

Im Vergleich mit dem bereits klinisch angewandten Uratgerät, das ebenfalls eine offene Operation bei Blasensteinen erübrigt, besitzt das Ultraschallgerät einige wichtige Vorteile.

1. Mit der Lithotripsie werden die Steinreste simultan durch die hohle Sonde abgesaugt.

2. Ein Sicherheitsabstand von der Blasenwand ist nicht erforderlich, da Ultraschall selbst die Blasenwand nicht zerschallt.

3. Während die elektrohydraulische Schlagwelle kleine, runde und harte Uratsteine schlecht oder gar nicht zertrümmert, stellen diese Konkremente für Ultraschall keine Probleme dar.

4. Die Ultraschall-Lithotripsie ist schonender und kontrollierbarer. Urat zertrümmert die Steine durch die elektrohydrauliche Schlagwelle mit überspringendem Funken unkontrolliert, während die Lithotripsie mit Absaugung durch Ultraschall stets kontrollierbar ist.

Wenn auch die direkten Zertrümmerungszeiten durch Urat kürzer sind, dürfte jedoch die gleichzeitige Lithotripsie und Absaugung der Steinreste ohne langfristige spätere Spülung für unser Verfahren sprechen.

Unser Ultraschall-Lithotriptor hat gegenüber dem von Gasteyer u. Klotz [1] entwickelten Ultraschallgerät zwei wesentliche Vorteile.

1. Die Möglichkeit, gleichzeitig die Steinreste abzusaugen.

2. Die Ultraschallsonde ist verschiebbar und dadurch beweglicher, so daß auch Divertikelsteine zertrümmert werden können.

Zusammenfassung

Die Ultraschall-Lithotripsie stellt eine neue Methode zur Behandlung von Blasensteinen dar. Sie erlaubt eine simultane Steinzertrümmerung unter optischer Sicht mit gleichzeitiger Absaugung der Steinreste. Die ersten klinischen Erfahrungen bei 35 Patienten ergaben eine gefahrlose und komplikationslose Anwendung, die in absehbarer Zeit ihren Einzug in die urologische Praxis halten wird.

Ein Filmstreifen demonstrierte anschließend anschaulich den Ultraschall-Lithotriptor und zwei Fälle einer transurethralen Blasensteinlithotripsie durch Ultraschall.

Literatur

1. Gasteyer, M. H.: Urologe A **10**, 30 (1971). — 2. Lutzeyer, W., Pohlman, R., Terhorst, B., Cichos, M.: Urol. int (Basel) **25**, 47 (1970). — 3. Terhorst, B., Lutzeyer, W., Cichos, M., Pohlman, R.: Urol. int. (Basel) (im Druck). — 4. Terhorst, B.: Verh. dtsch. Ges. Urol. **23**, 176 (1971).

Dr. B. Terhorst
Urolog. Klinik der Med. Fakultät
der Rhein.-Westf. Technischen Hochschule
D-5100 Aachen
Goethestraße 27—29

A. Angeloff: Erfahrungsbericht über 100 Fälle mit der Elektrohydrolithotripsie

Die Möglichkeiten der Elektrohydrolithotripsie sind größer als die der gewohnten und bisher angewandten mechanischen Methode der Lithotripsie. Es können viel größere und härtere Konkremente, welche von den Branchen der gewöhnlichen Lithotriptoren nicht erfaßt werden können und deshalb bisher operativ behandelt werden mußten, entfernt werden. Die Methode ist gefahrlos und die Intervention wird von den Kranken sogar auch ohne Narkose gut vertragen.

Die *Kontraindikationen* sind hier selbstverständlich die gleichen wie bei der konventionellen instrumentalen Lithotripsie. Nicht angezeigt ist die Steinzertrümmerung in der Blase bei Strikturen der Harnröhre, großen Adenomen der Prostata, Entzündungsprozessen in Harnblase und Nieren, septischen Zuständen, Niereninsuffizienz u. a.

Voraussetzung für eine wirksame Anwendung der Methode ist die tadellose Beherrschung der transurethalen operativen Technik von Seiten des Urologen.

In der Urologischen Klinik des Ärztlichen Fortbildungsinstitutes (ISUL) Sofia benutzen wir den Apparat Urat I seit 4 Jahren (seit Ende 1968). In diesem Zeitraum behandelten wir 100 Patienten (71 Männer und 29 Frauen) in Altersgruppen von 30 bis 90 Jahren. In 79 Fällen wurde die Elektrohydrolithotripsie in einer Sitzung durchgeführt, in 11 Fällen in 2 und in den übrigen in 3 und mehreren Sitzungen.

Bei fünf Patienten gelang die Elektrolithotripsie wegen der außerordentlichen Härte der Steine nicht. Bei einem dieser Fälle hatte die Harnblase nahezu keine Kapazität. In der Mehrzahl waren einzelne Steine in der Harnblase, lithotripsiert wurden oftmals 3, 4 oder bis 5 Konkremente in der Blase.

Bei 18 der Kranken befanden sich die Steine in Ureterocelen und wurden nach Elektroincision oder Elektroresektion derselben elektrolithotripsiert.

Die Größe der Blasensteine variierte von 1 bis 2 cm Durchmesser in 30 Fällen, 2 bis 3 cm in 36 Fällen, von 3 bis 4 cm in 15 Fällen, 4 Konkremente waren größer als 4 cm, die übrigen waren mehrzählige Steine. Die zur Durchführung der Elektrohydrolithotripsie benötigte Zeit war in 48 Fällen bis 15 min, in 27 Fällen bis 30 min und in den übrigen mehr als 30 min.

Die *Hälfte der Patienten wurde ambulant behandelt*, die übrigen verbrachten maximal 7 Tage in der Klinik. Die chemische Zusammensetzung der elektrohydrolithotripsierten Steine war folgende: Oxalate 29, Phosphate 18, Urate 20, reine Harnsäure 9 und gemischte Konkremente 24.

Bei Manipulationen „lege artis" wurden *keine Komplikationen* beobachtet. Die Zertrümmerung selbst erfordert ebenfalls Können und Geschicklichkeit. Die Sonde muß vertikal und nicht parallel auf bestimmte Punkte des Steines gerichtet sein, bis man auf eine Kristallisations- oder Spaltungszone (sog. Wasserlinien) trifft, von der aus die Spaltung des Konkrementes vor sich geht. Die Blasenschleimhaut, wenn man sie nicht unmittelbar attackiert, wird von abgeleiteten Funken nicht traumatisiert und nur sehr selten zeigen sich an ihr punktförmige Hämatome. Eine Gefahr von unmittelbarer Perforation mit der elektrischen Sonde besteht nicht. Massive Hämaturien und Urethrablutungen kamen nicht vor. Unbedeutende Hämaturien beobachteten wir bei sieben Patienten. Der Urin klärte sich gleich am folgenden Tag nach der Behandlung. In sieben Fällen gab es febrile Zustände, welche mittels Antibiotica in 3 bis 4 Tagen kupiert wurden.

Es ist wünschenswert, daß die zerkleinerte Steinmasse und kleinere Fragmente unmittelbar nach der Elektrolithotripsie aus der Blase evakuiert werden. Bei nicht völliger Entleerung der Blase von Steinschutt kann ein Versanden der hinteren Harnröhre oder Urethrorhagie, verursacht durch größere, in der hinteren Urethra abgesetzten Fragmente, eintreten. Einige solcher Fragmente entfernten wir mit der Schlinge von Dormia oder Zeiss. Ein in die Urethra eingelegter Katheter ist nicht immer imstande, die kleinen übrig gebliebenen Partikel zu eliminieren.

Die von uns gesammelten Erfahrungen zeigen, daß sich in 18% der Fälle, innerhalb einer Periode von 2 Jahren nach der Intervention, aus diesem oder jenem Grund wieder Rezidivkonkremente bilden, welche von Neuem zu lithotripsieren sind. Die häufigsten Ursachen dafür sind schlechter Urintransport, Steinreste, Resturin und damit verbundener Harninfekt. Es ist deshalb nötig, die Lithotripsie nicht nur mechanisch durchzuführen, sondern auch das ätiologische Moment der Konkrementbildung in Betracht zu ziehen. Es ist im Falle einer Blasenhalsobstruktion und bei Vorhandensein von Restharn notwendig, parallel mit der Lithotripsie eine transurethrale Korrektion des Blasenhalses sowie die Totalevakuierung der zertrümmerten Konkremente und die Bekämpfung des Urininfektes vorzunehmen.

Abschließend möchten wir noch einmal betonen, daß diese Methode bei richtiger Ausführung und richtig indizierten Fällen leicht anzuwenden und für die Patienten ungefährlich ist. Sie bietet viel mehr Möglichkeiten als die konventionelle mechanische Lithotripsie.

Dr. A. Angeloff
Sofia (Bulgarien)
Bulv. Emil Markoff 104
Block 24 A, Eingang A

P. May, K. König, K. Persch und E. Schindler: **Behandlungsergebnisse nach transurethraler Elektroresektion von Harnblasentumoren**

Harnblasentumoren sind statistisch nach dem Prostatacarcinom die häufigste Tumorerkrankung des Urogenitaltraktes. Nach Whitmore waren 1968 3% aller Malignome in den USA bekanntlich Blasentumoren. Sie stellen den Urologen vor z. T. ungelöste diagnostische und therapeutische Probleme, die hier nicht einzeln aufgezählt werden sollen. Trotz zahlreicher Behandlungsmöglichkeiten von der Bestrahlung über transurethrale Elektroresektion, Teilresektion bis zur radikalen Cystektomie sind die in vielen Literaturangaben mitgeteilten klinischen Ergebnisse fast durchweg unbefriedigend. Die Behandlungstendenz schwankt zwischen mehr konservativem und radikalchirurgischem Vorgehen. Nur unter diesem Aspekt schien es uns berechtigt, auch an Hand unserer relativ kleinen Fallzahl das Thema hier nochmals zu diskutieren.

Zur *Definition des Tumorstadiums* verwenden wir das von Jewett angegebene, unseres Erachtens besonders praxisnahe Schema, das sich in etwas vereinfachter Form in der Klinik bewährt hat. So verzichten wir auf eine Unterteilung in ein Stadium B 1 und B 2, weil nach unserer Erfahrung die Differenzierung klinisch oft schwierig ist, ebenso wie der sichere Ausschluß regionaler Lymphdrüsenmetastasen.

Die *Altersverteilung* unserer Blasencarcinompatienten zeigt einen Gipfel zwischen dem 60. und 65. Lebensjahr, der mit zahlreichen Literaturangaben übereinstimmt.

Eine *Makrohämaturie*, keineswegs Frühsymptom, aber bei 80% unserer Fälle Erstsymptom, war bei einem Fünftel der Patienten schon über ein Jahr bekannt bevor sie in Behandlung kamen. Versuche einer Frühdiagnostik beispielsweise durch cytologische Untersuchungen aus dem Blasenharn, haben bisher enttäuscht. Neuerdings ist es durch die Vorsorgeuntersuchung auf Prostatakrebs möglich geworden, Blasentumoren im Frühstadium zu diagnostizieren, wenn bei jeder zufällig festgestellten Makro- und Mikrohämaturie grundsätzlich eine Cystoskopie durchgeführt bzw. veranlaßt wird.

Von 180 Patienten, die seit 1965 wegen eines Blasenpapilloms behandelt wurden, konnten 132 regelmäßig, d. h. bis zum zweiten rezidivfreien Jahr in vierteljährlichem Abstand, dann halbjährlich und nach 5 Jahren in jährlichem Abstand endoskopisch nachuntersucht werden. Zehnmal handelte es sich primär um ein sog. atypisches Papillom, bei 46 Patienten kam es zum Rezidiv, fünfmal zur malignen Entartung.

Nur bei 21 Patienten mit einer Lokalisation des Tumors am Blasendach bzw. an der Vorderwand wurde eine Blasenteilresektion durchgeführt, bei einer diffusen Papillomatose mit extremer Rezidivneigung eine Cystektomie.

Obwohl auf technische Details der transurethralen Elektroresektion nicht näher eingegangen werden soll, sei doch betont, daß wir, wie von Bressel, Marquardt u. a. empfohlen, den exophytischen Tumoranteil, Basisschnitte und seitliche Begrenzungsschnitte aus der angrenzenden, makroskopisch tumorfreien Blasenwand grundsätzlich getrennt zur histologischen Untersuchung geben, um so einerseits die Infiltrationstiefe genau erfassen zu können, andererseits um zu prüfen, ob der Tumor auch in den Randzonen vollständig entfernt ist.

Abb. 2 zeigt die Frequenz der Rezidive mit einer oberen Grenze von 4 pro Jahr auf. Meist gingen atypische Papillome der malignen Entartung voraus, was auch von Zingg und Whitmore beobachtet wurde. Die rezidivfreien Latenzzeiten bis zu mehr als 5 Jahren machen deutlich, wie wichtig langfristige endoskopische Verlaufskontrollen sind.

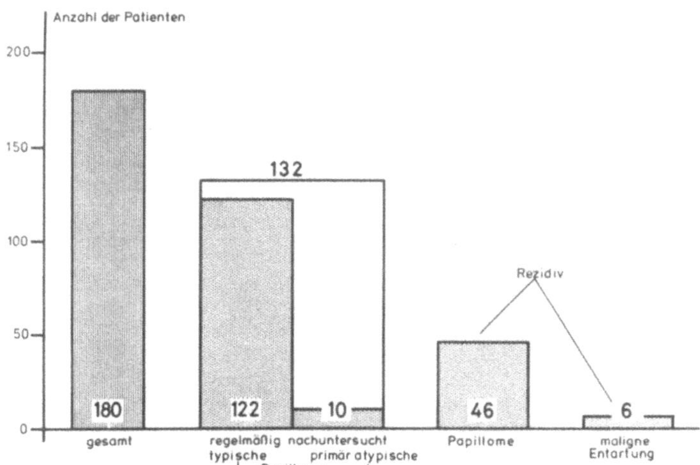

Abb. 1. Anzahl des Patientenguts mit Blasenpapillomen das zwischen 1965 und 1972 kontrolliert und behandelt wurde

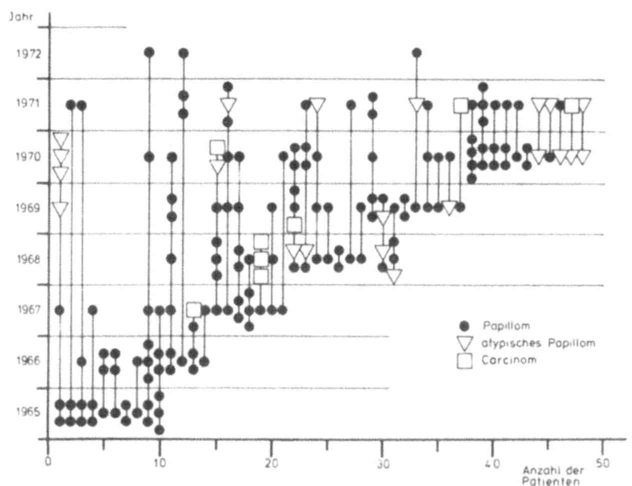

Abb. 2. Verlaufsbeobachtung bei rezidivierender Blasenpapillomatose

Die *Rezidivgefahr* ist bei der primär multiplen Papillomatose gegenüber dem Einzelpapillom deutlich erhöht. So fanden wir bei unseren Patientengut in 28% Rezidive beim Einzelpapillom, dagegen in 60% der Fälle Rezidive beim primär multiplen Befund.

Die Zahl der maligne entarteten Papillome steigt mit längerer Verlaufsdauer der beobachteten Fälle deutlich an. Während nach maximal 7jähriger Beobachtungszeit von 47 Patienten mit einem Blasenpapillomrezidiv nur 10% ein Carcinom bekamen, liegt der Prozentsatz der malignen Entartung bei dem bis zu 30 Jahren beobachteten Krankengut mit 33% wesentlich höher.

Von insgesamt 162 Blasencarcinomen, die zwischen 1965 und 1972 behandelt wurden, war bei einem Fünftel der Fälle meist wegen zu weit fortgeschrittener Befunde keine Behandlung mehr möglich. Dieser hohe Prozentsatz beweist am besten das Fehlen frühdiagnostischer Möglichkeiten beim Blasencarcinom.

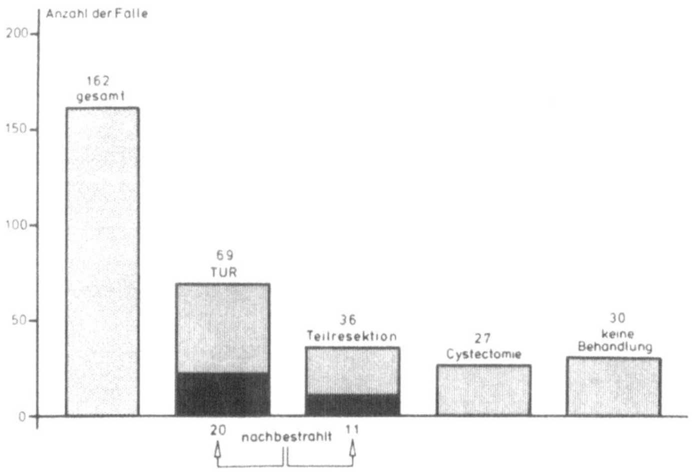

Abb. 3. Anzahl unseres Patientengutes mit Blasencarcinom, das zwischen 1965 und 1972 behandelt und kontrolliert wurde

Tabelle 1. Vergleich der Überlebenszeiten bei Patienten mit Blasencarcinom

Art des Eingriffs	TUR			Teilresektionen			Cystektomien			Keine Behandlung		
Gesamtzahl	69			36			27			30		
Überlebensrate (Jahre)	1	2	4	1	2	4	1	2	4	1	2	4
Gesamtzahl	42	22	12	29	25	20	17	9	7	10	4	
(%)	63	33	17	80	70	56	63	33	25	34	12	
Infiltrationsgrad												
A + B Submucosa muscularis (%)	72	50	31	67	65	57	77	65	25			
C + D Perivesical regionale Lymphknoten (%)	51	22	8	50	87	10	58	20				

In der folgenden Tabelle sind die Überlebenszeiten nach transurethraler Elektroresektion den Ergebnissen nach Blasenteilresektion und Cystektomie von Blasencarcinomen gegenübergestellt. Da bei den früher durchgeführten Eingriffen der Infiltrationsgrad des Tumors nicht immer genügend exakt differenziert wurde, haben wir uns darauf beschränken müssen zu unterscheiden, ob der Tumor die Muscularis erfaßt oder alle Wandschichten durchsetzt hatte. Bei der geringen Fallzahl blieb auch das Alter der Patienten unberücksichtigt.

Unsere Statistik zeigt etwa gleiche 4 Jahresüberlebenszeiten nach transurethraler Elektroresektion und Cystektomie, während die 4 Jahresüberlebensrate nach

Blasenteilresektion mit insgesamt 56% deutlich höher liegt. Die besseren Ergebnisse nach Blasenteilresektion gegenüber der Cystektomie führen wir einerseits auf die geringere postoperative Mortalität und Spätkomplikationsrate, andererseits darauf zurück, daß es sich meist um umschriebene Tumoren im Bereich des Blasendaches gehandelt hat.

Vergleichbare Literaturangaben demonstrieren gleichfalls, daß die sog. einfache Cystektomie gegenüber der transurethralen Elektroresektion keine besseren Überlebensraten bringt. So gaben Gyarmathy, Jewett u. Marshall bei einer Tumorinfiltration der Muscularis eine 5 Jahresüberlebensrate von 7 bis 21,5% an, während Lerman u. Marshall nach transurethraler Elektroresektion etwa vergleichbarer Befunde eine Überlebensrate von 18 bis 20% fanden. Initial- und Spätstadium zeigen ebenfalls kaum unterschiedliche Ergebnisse nach Cystektomie oder transurethraler Elektroresektion. Deutlich bessere Ergebnisse wurden in letzter Zeit von Kaufman u. Whitmore nach radikaler Cystektomie mit Dissektion der regionalen Lymphknoten beschrieben.

Eine *postoperative Strahlentherapie* wird meist befürwortet; sowohl das eigene Patientengut als auch diesbezügliche Angaben in der Literatur lassen ihren Wert aber nur schwer abschätzen.

Auf Grund unserer Ergebnisse halten wir die transurethrale Elektroresektion, die beim typischen und atypischen Papillom selbstverständlich ist, auch beim initialen papillären Carcinom weiterhin für indiziert. Bei fortgeschrittenen Tumoren bleibt die Überlebensrate in etwa gleich, unabhängig von der Operationsmethode, vielleicht mit Ausnahme der erweiterten Cystektomie. Die Wahl der Methode hängt z. T. auch von der Ausbildung des jeweiligen Urologen ab und der individuellen Tendenz zur transurethralen oder chirurgischen Methode.

Die rasche Weiterentwicklung und Verbesserung der Resektionsinstrumente trägt sicherlich dazu bei, gerade beim alten Patienten die Indikation zur Teilresektion bzw. Cystektomie streng zu stellen. Wenn man die Anwendung der einzelnen Methoden abwägt, sollte man jedoch bedenken, daß auch bei einem fortgeschrittenen Befund mit begrenzter Lebenserwartung durch die Entfernung der Blase unter Umständen das qualvolle Krankheitsbild eines progredienten rezidivierenden Blasentumors dem Patienten erspart bleibt.

Literatur

Bressel, M., Kemper, K., Städler, F.: Urologe **8**, 73 (1969). — Bowles, W. T., Cordonnier, J. J.: J. Urol. (Baltimore) **90**, 731 (1963). — Cifuentes Delatte, L.: J. Urol. Néphrol. **77**, 1 (1971). — Claridge, M., MacDougall, J. A.: Brit. J. Urol. **35**, 53 (1963). — Gyarmathy, F., Noszkay, A.: Urologe **7**, 93 (1968). — Jewett, H. J.: J. Urol. (Baltimore) **86**, 572 (1961). — Kaufman, J. J.: Akt. Urol. **1**, 108 (1970). — Lerman, R. J., Hutter, R. V. P., Whitmore, W. F., Jr.: Cancer (Philad.) **25**, 333 (1970). — Marquardt, H. D.: Urologe **1**, 163 (1962). — Marshall, V. F.: Brit. J. Urol. **29**, 228 (1957). — Whitmore, W. F., Jr.: J. clin. North America **49**, 349 (1969). — Zingg, E. J., Büsser, E.: Urologe **7**, 83 (1968).

Professor Dr. P. May
Urolog. Univ.-Klinik
D-6650 Homburg (Saar)

Diskussion zu dem Vortrag S. 342 bis 345

R. Hautmann, Aachen: Zum Vortrag von Herrn May u. Mitarb. möchte ich eine kurze *Übersicht über den Therapieerfolg der Aachener Klinik* bei malignen Blasentumoren der Stadien T 1 bis T 3 nach TUR und offener chirurgischer Therapie geben. In der Zeit von 1963 bis 1971 kamen hierfür 341 Patienten in Frage. 268 von ihnen konnten voll durch Computer für diese Untersuchungsreihe ausgewertet werden.

Als Kriterium des Behandlungserfolges wählten wir bei dieser Beobachtungsreihe nicht 5 Jahresheilung oder Überlebensdauer der Patienten, sondern Rezidivfreiheit bzw. die Zeitdauer bis zum Auftreten des ersten Rezidivs. Der Grund hierfür resultiert aus der Überlegung, daß die Frage: Rezidiv-Rezidivfreiheit von uns selbst beantwortet wurde, die Auskunft über das Schicksal der Patienten und der urologische Befund zum Zeitpunkt des Todes meist aber ungewiß waren.

Im *Stadium T 1* blieben nach TUR rund die Hälfte unserer Patienten rezidivfrei (36 von 73). Deutlich günstigere Erfolge zeigte die Excision, bei der 46 unserer 73 Patienten ohne

Rezidiv blieben. Als Ursache hierfür sehen wir das nur unsicher bekannte, wahre Ausmaß der Infiltrationstiefe bei der TUR und die bessere Übersicht bei der Excision an. Dies spricht an sich auch für die Teilresektion, die aber im Stadium T 1 überraschend nur etwa die Erfolgsrate der TUR erreicht (15 von 31 Patienten blieben ohne Rezidiv).

Läßt man einmal die Excision, bei der 7 unserer 10 Patienten ohne Rezidiv waren, außer Betracht, so kann im *Stadium T 2* keine der angegebenen Therapieformen wesentliche Vorteile für sich verbuchen. Enttäuschend vor allem die Ergebnisse von Teilresektion, bei der nur 6 von 20 Patienten ohne Rezidiv blieben, und die der Hemicystektomie, bei der keiner unserer 6 Patienten rezidivfrei blieb.

Um so überraschender, daß die Teilresektion im *Stadium T 3* wesentlich erfolgreicher abschneidet als im Stadium T 2. 14 von 20 Patienten waren ohne Rezidiv. Die übrigen Therapieformen zeigen keine unerwarteten Ergebnisse: Bei der TUR und der Excision blieben jeweils 2 von 8, bei der Hemicystektomie 2 von 7 Patienten ohne Rezidiv.

Angesichts der doch recht beträchtlichen Diskrepanzen bleibt zur Erlangung wirklich repräsentativer Ergebnisse nur die Forderung nach großen Sammelstatistiken, die auf exakt gleicher Tumornomenklatur und annähernd gleichen Therapieformen basieren.

H. Frohmüller und N. Filipp: **Elektrolytveränderungen im Blut und Urin bei der transurethralen Prostataresektion**

Aus den Untersuchungen zahlreicher Autoren ist es seit geraumer Zeit bekannt, daß im Verlauf einer transurethralen Resektion der Prostata Elektrolytveränderungen im Blut auftreten können. Diese Veränderungen finden sich vor allem bei der Verwendung von destilliertem Wasser als Spülflüssigkeit und sind um so stärker ausgeprägt, je tiefer die Resektion auf die chirurgische Kapsel der Prostata vorgetragen wird. Als Ursache der Elektrolytverschiebungen wird das Eindringen der Spülflüssigkeit in den Kreislauf über die bei der Resektion eröffneten Venen des Plexus prostaticus angesehen, wobei dieser Flüssigkeitseinstrom durch den etwa 100fach höheren Druck der Spülflüssigkeit gegenüber dem nur wenige Millimeter starken venösen Druck im Plexus Santorini ermöglicht wird. Soll die transurethrale Resektion jedoch den verschiedenen offenen Methoden der Prostatektomie gleichwertig sein, so muß in jedem Fall auch eine transurethrale Prostatektomie angestrebt werden, d. h. die Ausräumung des adenomatösen Gewebes bis auf die chirurgische Kapsel. Den Extremfall der Elektrolytstörungen im Serum stellt das *sog. TUR-Syndrom* dar, das sich zunächst im Auftreten einer Hypertonie, von Unruhezuständen, Schwindel, Diarrhoe, Dyspnoe, Cyanose und Brechreiz äußert, gefolgt von Blutdruckabfall, Oligurie und schließlich Anurie. Dieser Symptomenkomplex entspricht weitgehend dem einer Wasserintoxikation. Auf Grund dieser Zusammenhänge werden von der Mehrzahl der transurethralen Resekteure heute ausschließlich nicht hämolysierende Lösungen als Spülflüssigkeit benutzt, nachdem eindeutig nachgewiesen werden konnte, daß bei deren Verwendung das TUR-Syndrom vermieden werden kann, und zwar auch dann, wenn die Resektion bis auf die chirurgische Kapsel erfolgt.

Nachdem sich die Literaturangaben über Elektrolytveränderungen bei der TUR vor allem auf Natrium, Kalium und Chlor beziehen, erschien auch eine Bestimmung der Calciumwerte von Interesse, ebenso wie eine Untersuchung der Elektrolytausscheidung über die Nieren.

Eigene Untersuchungen

Die vorliegenden Untersuchungen wurden an einer Gruppe von 40 unausgewählten Patienten im Alter von 56 bis 84 Jahren, mit einem Durchschnittsalter von 68,6 Jahren durchgeführt. Bei 7 dieser Patienten handelte es sich um Diabetiker und in 3 Fällen lag ein Prostatacarcinom vor, während die übrigen 37 Patienten wegen eines Prostataadenoms operiert wurden. In allen Fällen wurde die an unserer Klinik übliche Stanzresektion vorgenommen, wobei die entfernte Gewebsmenge zwischen 5 und 96 g betrug bei einem Durchschnitt von 28,2 g. Als

Spülflüssigkeit wurde die seit Jahren routinemäßig bei uns gebräuchliche nicht hämolysierende, etwa 3%ige Sorbit-Mannitlösung verwendet. Während 36 Patienten in Spinalanästhesie operiert wurden, wurde bei vier Patienten eine Allgemeinnarkose durchgeführt.

Bei der größten Gruppe von 30 dieser 40 Patienten wurden die Werte für Natrium, Kalium, Calcium und Chlor im Serum unmittelbar prä- und postoperativ untersucht, im Urin dagegen unmittelbar präoperativ und aus technischen Gründen erst am 1. postoperativen Tag. Bei 5 Patienten wurde allein auf den Verlauf der Elektrolytausscheidung im Urin in den ersten 3 aufeinanderfolgenden Tagen nach der Resektion geachtet und bei 5 weiteren

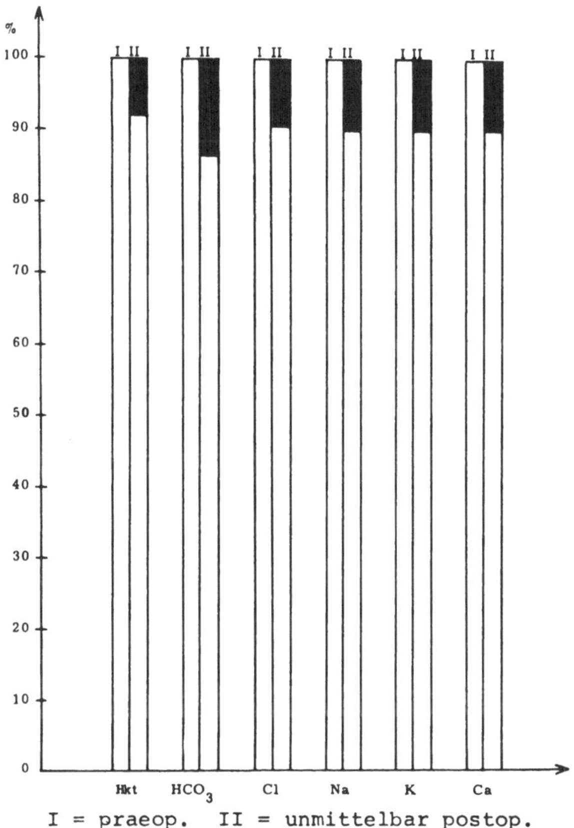

Abb. 1. Änderung der Elektrolytkonzentration, des Hämatokrits und der Alkalireserve im Serum (%)

Patienten wurde der Elektrolytgehalt des Serums am 1. postoperativen Tag mit den präoperativen Werten verglichen. Außerdem erfolgte bei sämtlichen 30 Patienten der ersten Gruppe eine Bestimmung des Hämatokrits und der Alkalireserve. Berücksichtigung fanden ferner die während der TUR sowie postoperativ infundierten Flüssigkeitsmengen.

Abb. 1 zeigt die Veränderungen der unmittelbar postoperativen Werte gegenüber den präoperativen Ausgangswerten im Serum. Man erkennt einen postoperativen Abfall des Hämatokrits um 7,8%, der Alkalireserve um 13,4% und der Werte für Natrium, Kalium, Calcium und Chlor um einheitlich etwa 10%.

Abb. 2 zeigt die Änderung der Elektrolytkonzentration im Urin, in Prozent. Demnach nahm die Chlorausscheidung um 57,4%, die Natriumausscheidung um 54,5%, die Kaliumausscheidung um 34,8% und die Calciumausscheidung um 84,1% ab.

Die *Ergebnisse der Urinuntersuchungen* in den ersten 3 postoperativen Tagen ließen erkennen, daß sich die Calciumausscheidung bis zum 3. Tag normalisiert hatte, die Kaliumworte im Urin auf das Doppelte der präoperativen Kaliumkonzentration angestiegen waren und die Ausscheidung von Natrium und Chlor den Pegel des 1. postoperativen Tages hielt.

Abb. 3 schließlich zeigt, daß sich der Kaliumwert im Serum bereits am 1. postoperativen Tag wieder völlig normalisiert hat. Die Werte für Natrium und Chlor gleichen sich allmählich den präoperativen Werten an. Lediglich das Serumcalcium befindet sich noch auf dem nahezu gleichen Wert wie unmittelbar postoperativ, nämlich 9,1 % niedriger als präoperativ.

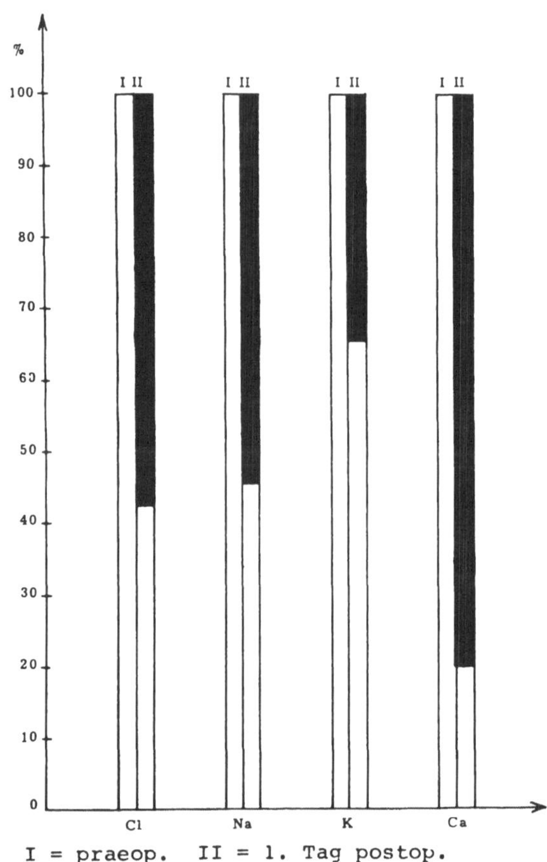

Abb. 2. Änderung der Elektrolytkonzentration im Urin (%)

Bei dem gleichmäßigen Abfall sämtlicher Serumelektrolyte unmittelbar postoperativ um etwa 10% handelt es sich offenbar um einen Verdünnungseffekt, verursacht teils durch den Einstrom von Spülflüssigkeit in den Kreislauf über den Plexus Santorini, teils durch Applikation von elektrolytfreien Infusionen, nämlich Glucose oder Laevulose intra operationem. Der geringe Abfall des Hämatokrits unmittelbar postoperativ um 7,8% läßt sich durch die Entleerung der Depots in Milz und Leber, durch das Anschwellen der Erythrocyten infolge Hyposmolarität des Plasmas sowie durch Verabreichung von Bluttransfusionen in entsprechenden Fällen erklären. Der relativ starke postoperative Abfall der Alkalireserve um 13,4% ist ein Hinweis darauf, daß zu dem Verdünnungseffekt hier noch eine Acidose hinzukommt, zusammenwirkend ausgelöst durch respiratorische, renale und z. T. wohl auch diabetische Faktoren. Die respiratorische Acidose dürfte durch eine Hypoventilation bedingt sein, die durch die verabreichten Anaesthetica verursacht wird, während für einen renalen Faktor eine Mangeldurchblutung des Nierenparenchyms mit Verminderung der renalen NH_4-Ausscheidung zu diskutieren ist.

Die Verminderung der postoperativen Elektrolytausscheidung im Urin um etwa die Hälfte ist im wesentlichen zurückzuführen auf eine Verminderung des glomerulären Filtrates durch Druckabfall im Kreislauf und eine damit zusammen-

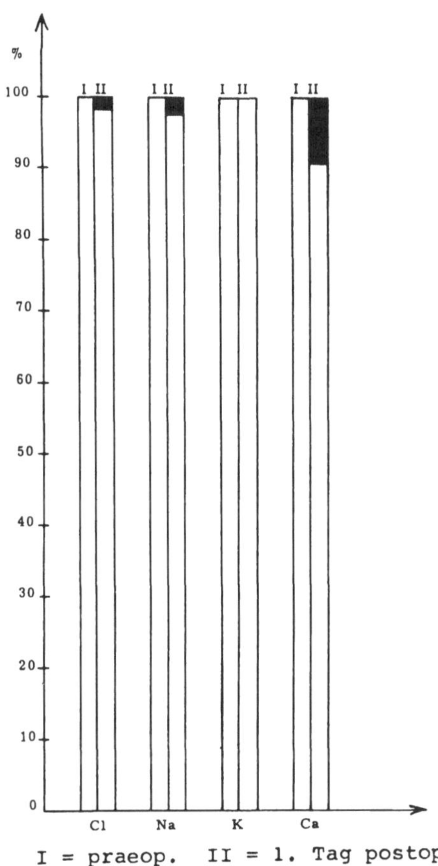

Abb. 3. Elektrolytkonzentration im Serum präoperativ und am 1. postoperativen Tag

hängende Mangeldurchblutung der Niere. Die zunehmende Kaliurie in den ersten 3 postoperativen Tagen läßt sich erklären durch eine geringfügige Hämolyse, die durch die nicht absolut isoosmotisch zu haltende Spülflüssigkeit sowie durch die pathophysiologischen Umstände der Acidose bedingt ist. Hierdurch läßt sich auch erklären, daß bereits am 1. postoperativen Tag die Kaliumwerte im Serum wieder vollständig normalisiert waren, obwohl keine der verabreichten Infusionen Kalium enthalten hatte. Der außerordentlich langsame Anstieg des Serumcalciums in der postoperativen Phase — ein Befund, der bisher in der Literatur noch keine Beachtung gefunden hatte — dürfte auf die langwierige Mobilisierung von Calcium aus dem ohnehin senil-osteoporotischen Knochen zurückzuführen sein.

Zur Ausbildung einer sog. TUR-Syndroms war es im übrigen in keinem der untersuchten Fälle gekommen.

Literatur

1. Bandhauer, K., Madersbacher, H.: Urologe **8**, 48 (1969). — 2. Baumrucker, G. O.: J. Urol. (Baltimore) **96**, 250 (1966). — 3. Beirne, G. J., Madsen, P. O., Burns, R.: J. Urol. (Baltimore) **93**, 83 (1965). — 4. Berg, G., Fedor, E. J., Fisher, B.: J. Urol. (Baltimore) **87**, 596 (1962). — 5. Bihler, K., Gundlach, G., May, P., Lübke, P.: Z. prakt. Anästh. Wiederbeleb. **5**, 111 (1970). — 6. Bücherl, S., Krück, F., Leppla, W., Scheler, F.: Postoperative Störungen des Elektrolyt- und Wasserhaushaltes. Stuttgart-New York: Schattauer-Verlag 1968. — 7. Bulkley, C. J., O'Conor, V. J., Sokol, K. J.: J. Amer. med. Ass. **156**, 1052 (1954). — 8. Ceccarelli, F. B., Mantell, L. V.: J. Urol. (Baltimore) **85**, 75 (1961). — 9. Creevy, C. D.: Hemolysis during transurethral prostatic resection. Trans. Gen. Urin. Surg. **34**, 151 (1947). — 10. Dudly, H. F., Boling, E., Leqesne, L., Moore, F.: Ann. Surg. **140**, 354 (1954). — 11. Emmett, J. L., Gilbaugh, J. H., McLeod, J.: J. Urol. (Baltimore) **101**, 884 (1969). — 12. Frohmüller, H.: Urologe **6**, 166 (1967). — 13. Murphy, J. J.: J. Urol. (Baltimore) **79**, 755 (1967). — 14. Whisenand, J., Moses, J.: J. Urol. (Baltimore) **85**, 83 (1961).

Professor Dr. H. Frohmüller
Direktor der Urolog. Univ.-Klinik
D-8700 Würzburg

H. W. L. Müller-Marienburg und H. Grell: **Die Elektroresektion der Prostata mit entgastem Wasser**

Die Spülflüssigkeit bei der Elektroresektion der Prostata muß folgende Bedingungen erfüllen: Sie muß keimfrei, blutisoton und klarsichtig sein.

Mit der Einführung leistungsfähiger Bakterienfilter und von Kunstharzfiltern zur Absorption von Salz ist es möglich geworden, aus Leitungswasser unter Beimischung von Glucose eine billige Spülflüssigkeit für die Elektroresektion herzustellen. Sterile Spülflüssigkeit in Beuteln ist teurer und ihre Anwendung nur bei niedrigen Resektionszahlen vertretbar.

An der Urologischen Klinik Stuttgart wird die von Veelken u. Bremicker (1968) beschriebene Filteranlage seit Jahren verwendet. Dabei fiel schon früher auf, daß häufig feinste Luftbläschen im einlaufenden Spülstrom die Sicht behinderten. Der geübte Resektionist lernt zwar an den Luftbläschen sozusagen vorbei zu sehen, der Lernende hingegen wird durch die Blasen oft gestört.

Dieses im Schrifttum kaum genannte Problem ist in der Praxis dennoch bedeutungsvoll. Wir haben nun nach der Ursache dieser Gasblasen und der Möglichkeit gesucht, sie zu beseitigen.

Beobachtet man das gefilterte Wasser, so findet ein zunehmender Beschlag der Irrigatorwand und der Schlauchinnenwand — zunächst mit kleinen, dann zunehmend größeren Luftblasen — statt. Es handelt sich um aussiedende Luft, die im Überdrucksystem der Netzleitung von 8 bis 10 atü im Wasser gelöst ist. Diese Erscheinung beruht auf dem sog. Siedeverzug, es entspricht dem Vorgang des Aussiedens von CO_2 beim Öffnen z. B. einer Sprudelflasche. Wird das Wasser nun auf 1 atm entspannt, kommt es zunächst spärlich, im Verlauf von 5 bis 10 min zunehmend zum Aussieden von Luft, die sich dann an der Wand des jeweiligen Gefäßes niederschlägt. Die Luftbläschen werden mit der einströmenden Spülflüssigkeit mitgerissen und erscheinen als feinste Gasbläschen vor der Optik des Resektionsinstrumentes, wodurch das Bild verzerrt wird.

Abb. 1: Man erkennt an der Wand des Irrigators den typischen Beschlag von feinsten Gasbläschen in der Spülflüssigkeit. Es gibt theoretisch mehrere Wege, die Luftbläschen zu entfernen:

1. Erhöhung der Wassertemperatur.
2. Chemische Absorption der Luft.
3. Evakuation der Luft aus dem Wasser mit Unterdruck: diese Möglichkeit wurde gewählt.

Es wurde bei 60 Torr = 60 mm Quecksilbersäule Druck erreicht, daß die Luft innerhalb von 1 bis 3 min aussiedet und damit ein völlig blasenfreies Wasser herstellt.

Abb. 2 läßt blasenfreies Wasser erkennen. Die auf Abb. 1 erkennbaren Luftbläschen sind hier nicht mehr vorhanden. Voraussetzung für blasenfreies Resezieren ist selbstverständlich auch ein allseits luftdichtes Resektionssystem. Man kann nach Ablassen der Spülflüssigkeit bei voller Blase Luftblasen sehen, die nach Entleerung der Blase im Resektionsschaft stehen. Läßt man aber während des Einbringens des Resektionseinsatzes die Spülflüssigkeit bereits zulaufen, ist das System, wenn es besichtigt wird, wieder luftleer. Die Herstellung des blasenfreien Wassers erfolgt nach der Entnahme aus dem an das Netz angeschlossene Berkefeld-Filter in einem Sammelgefäß. Sobald dieses gefüllt ist, wird der Zulaufhahn geschlossen und die über dem Wasser stehende Luft abgesaugt und Unterdruck hergestellt.

Abb. 3: Bereits nach 1 min kommt es zur Entwicklung von größeren Luftblasen, die ausperlen. Nach 2 min scheint das Wasser förmlich zu kochen und die Luft entweicht in großen Blasen. Sobald dieses maximale Sieden erreicht ist, kann man die Evakuation bereits

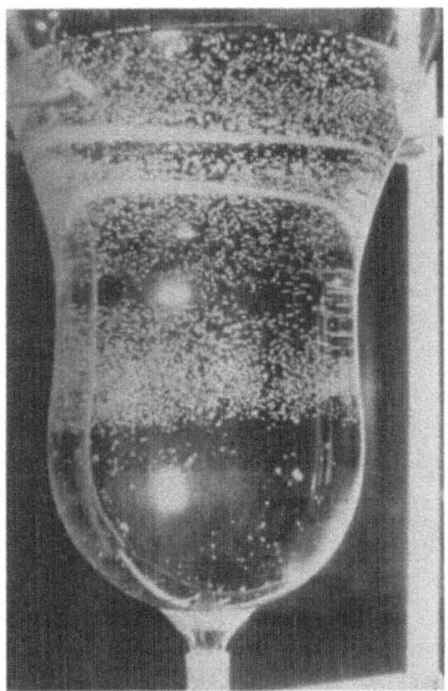

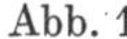

Abb. 1

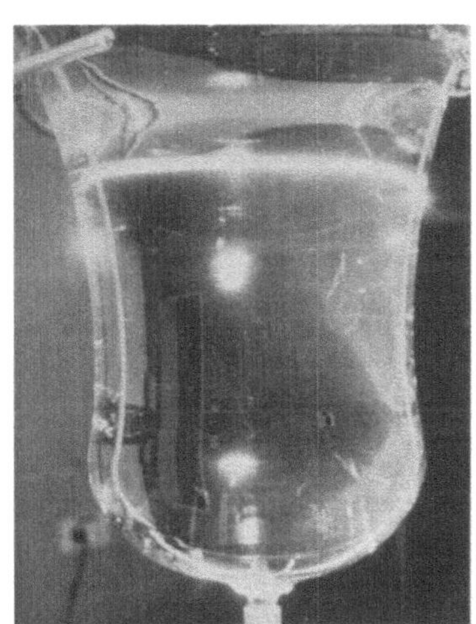

Abb. 2

Abb. 1. Nicht entgastes Spülwasser

Abb. 2. Entgastes Spülwasser

beenden. Nachdem wieder normaler Luftdruck hergestellt ist, kann das Wasser nun entnommen werden und nach Zumischung von Glucoselösung zur Resektion direkt verwandt werden.

Es wurde zunächst eine Versuchsanlage verwendet. Alle Teile waren sterilisierbar bis auf die Vakuumpumpe, die jedoch im Nebenschluß steht und als Bakterienquelle nicht bedeutsam ist. Durch das Absaugen konnte keine Verschmutzung trotz mehrfacher Überprüfung des auf diese Weise hergestellten Spülwassers nachgewiesen werden.

Es wurden mit gasfreier Spülflüssigkeit bei 50 Patienten Elektroresektionen der Prostata innerhalb von 3 Wochen vorgenommen. Es wurden bei 40 Fällen keine Gasblasen mehr in das Instrument einperlend gefunden. Bei 5 Patienten fanden sich wenige und bei 5 Patienten sehr viele Gasblasen. Es handelte sich hier — wenn Gasblasen vorhanden waren — jeweils um Undichtigkeit im Zulaufsystem, wobei sog. Nebenluft mitgerissen wurde. Die bei der Resektion selbst entstehenden feinsten Gasbläschen werden mit dem Spülstrom, der klarsichtig ist, in die Blase eingeschwemmt und stellen keine Störung oder Sichtbeeinträchtigung dar.

Wir konnten feststellen, daß infolge der fehlenden Luftblasen die Orientierung wesentlich erleichert wurde. Sowohl Gewebsqualität wie auch blutende Gefäße sind leichter zu erkennen. Damit ist zugleich die Gefahr eines operativen Fehlers herabgesetzt.

An Hand der geringen Zahl kann man noch nicht exakt beweisen, ob der Resektionsvorgang selbst beschleunigt werden kann. Meiner Erfahrung nach kann man aber infolge der leichteren Orientierung wesentlich schneller resezieren. Ins-

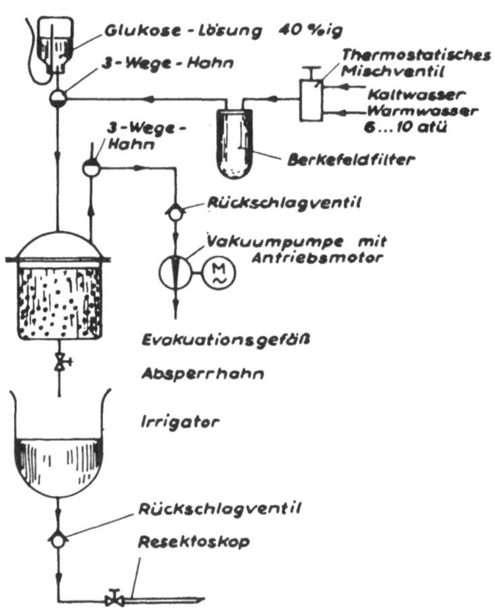

Abb. 3. Prinzipschema der Versuchsanlage zur Entgasung von Spülwasser für Elektroresektionen

besondere vermag der Lernende sich sicherer in der Prostataloge zu orientieren, wie das von unseren Assistenten übereinstimmend bestätigt wurde.

Zusammenfassung

Es war unser Anliegen, unsere Versuchsergebnisse mit luftevakuiertem Wasser darzulegen und festzustellen, daß durch dieses Verfahren ein für unsere Belange hinreichend blasenfreies Wasser erzeugt werden kann. Die Herstellung ist derzeit, da es sich um eine Versuchsanlage handelt, noch etwas schwerfällig. Eine Vervollkommnung ist technisch mit noch nicht genau festgestellten Kosten möglich. Wir glauben, man kann damit einen der vielen Störfaktoren bei der Elektroresektion sicher ausschalten.

Dr. H. W. L. Müller-Marienburg
Stadt- und Kreiskrankenhaus Ansbach
Urolog. Abteilung
D-8800 Ansbach
Strüther Berg

R. OTT und A. B. ROSSIER: **Die endoskopische Myotomie des Sphincter urethrae externus beim Paraplegiker (Indikation, Technik, Ergebnisse)**

Die Entleerung der neurogen gestörten Blase kann durch zwei Faktoren beeinträchtigt werden: Durch die ungenügende Kontraktion und Koordination des Detrusors einerseits, und durch den erhöhten Widerstand der Urethra andererseits. Dieser pathologische Widerstand der Harnröhre wird verursacht durch eine mangelnde Öffnung des Blasenhalses oder des Sphincter externus oder der beiden zusammen.

Der Sphincter externus kann die Miktion des Querschnittsgelähmten durch folgende Mechanismen behindern:

1. Eine Spastizität des Schließmuskels im allgemeinen Rahmen einer spastischen Lähmung.
2. Eine Dysreflexie des Sphincters („reizbarer Sphincter", Bors [4]), welcher auf exterozeptive Reize der Blasen- und Urethraschleimhaut mit einem Spasmus antwortet.
3. Eine Dyssynergie von Blase und Sphincter: Unterbrechung des Reflexbogens, welcher bei einer Detrusorkontraktion den Sphincterschluß hemmt.
4. Eine Reflexkontraktion des Sphincters bei Anwendung der Bauchpresse (Newman [13]) oder der manuellen Auspressung nach Credé (Susset et al. [21]).
5. Eine fibröse Narbenkontraktur des Sphincter externus in chronischen Fällen (Cukier et al. [5]).

Die Neurotomie des Nervus pudendus, welcher die motorische Innervation der gesamten Beckenbodenmuskulatur besorgt[1], hat befriedigende Ergebnisse gezeitigt, ist jedoch mit einigen Unannehmlichkeiten belastet: Der Eingriff ist technisch verhältnismäßig schwierig und wohl wegen der häufigen anatomischen Variationen gelegentlich unvollständig. Bei doppelseitigem Eingriff kommt es meistens zum Potenzverlust. Schließlich ist die Pudendus-Neurotomie selbstverständlich wirkungslos bei einer Sklerose des Sphincters.

Ross et al. [17] hat deshalb seit 1957 vorgeschlagen, den Sphincter direkt auf endoskopischem Wege anzugehen und seine Ringfasern zu durchschneiden. Mehrere Autoren haben seither ihre Erfahrungen mit der externen Sphincterotomie veröffentlicht: Die wirklich guten Resultate scheinen zwischen 50 und 60% zu liegen (Ross et al. [18], Tsuji et al. [23], Currie et al. [6]), ja sogar bei 87% in der allerdings kleinen Serie von Smythe [20]. Als gesamt „zufriedenstellend" wurden die Ergebnisse in 87 bis 96% der Fälle bezeichnet (Tsuji et al. [23], Ross [19], Retief [15]), wobei allerdings die Kriterien des Erfolgs nicht weiter definiert sind.

Es schien uns deshalb interessant, die Resultate in unserer kleinen Serie von 23 Patienten genauer zu analysieren.

Krankengut

Wir haben die Myotomie des Sphincter externus bei 23 Patienten männlichen Geschlechts durchgeführt: 11 waren tetraplegisch (7 unvollständige, 4 vollständige Läsionen), 12 paraplegisch (alle mit vollständiger Querschnittslähmung, davon 11 Läsionen des zentralen und eine des peripheren Neurons). 19 Patienten waren spastisch, 4 schlaff gelähmt (3 epiconale Läsionen und eine periphere Läsion). 13 Patienten kamen innerhalb eines Jahres nach ihrem Unfall zur Operation (im Mittel nach 5 Monaten), die übrigen waren chronische Fälle, paraplegisch seit 2 bis 16 Jahren.

[1] Vom klinischen Standpunkt aus scheint uns die motorische Innervation des Sphincter externus durch den Nervus pudendus außer Zweifel zu stehen, obwohl Gil Vernet [9] auf Grund seiner ausgezeichneten histotopographischen Arbeiten dies bestreitet.

Operationsindikation

Die Indikation zur externen Sphincterotomie wurde in den meisten Fällen gestellt wegen hohen Restharns und vesicorenalen Refluxes, bei gut sich öffnendem Blasenhals und hoher Resistenz am Sphincter externus (s. Tabelle 1). Ein Patient litt an einer doppelseitigen scrotalen Harnfistel infolge Reflux in die Vasa deferentia bei spastischem Sphincter. Ein letzter Patient schließlich konnte nur liegend seine Blase entleeren: In sitzender Stellung war sein Sphincter externus zu spastisch.

Die Diagnose einer Spastizität des Externussphincters wurde gestellt auf Grund der Ergebnisse der Cystosphincterometrie. Die Druckwerte wurden mit einem Reynolds-Ballonkatheter[2] ermittelt, welcher stufenweise vom Blasenhals bis zur äußeren Harnröhrenmündung durchgezogen wurde. Durch einen separat eingeführten Katheter wurde gleichzeitig der Blasendruck aufgezeichnet. Der Füllungsgrad der mit Kontrastmittel sich anfüllenden Blase, die Öffnung des Blasenhalses sowie die Lage der markierten Spitze des Urethralkatheters wurde sukzessive durch Röntgenbilder ermittelt.

Nach Möglichkeit wurde auch die Miktionscystourethrographie zur Beurteilung des Blasenhalses und des Sphincter externus beigezogen. Hingegen glauben wir nicht, daß die retrograde Urethrographie (Damanski [7]) eindeutige Schlüsse über den Zustand des Externussphincters erlaubt.

Operationstechnik

Zur Durchschneidung des Sphincter externus benützen wir ein Storz-Resektoskop[3] Charr. 24 mit einer eigens von der Firma angefertigten dornförmigen Schneideelektrode von etwa 5 mm Länge. Wir führen zwei seitliche Schnitte (3 und 9 Uhr) über die ganze Höhe des Sphincter externus, vom unteren Ende des Verumontanum bis zum Bulbus urethrae. Der Einschnitt wird so tief geführt, als es das Instrument erlaubt, d. h. etwa 5 bis 7 mm. Die zu durchschneidenden Muskelfasern sind im allgemeinen gut sichtbar und ziehen sich nach Durchtrennung zurück, so daß der Blick auf tiefere Schichten frei wird (Abb. 1). Der Eingriff kann oft fast blutungsfrei durchgeführt werden, besonders wenn zum Schnitt ein gemischter Schneide- und Coagulationsstrom verwendet wird.

Der untere Sphincterrand verlangt genaue Beachtung: Nach den Ergebnissen der Spincterometrie scheint dort der Sphincterdruck am kräftigsten zu sein, so daß ein zu wenig nach unten geführter Schnitt ein beachtliches Hindernis zurücklassen würde. Andererseits ist ein Anschneiden des Corpus spongiosum nach Möglichkeit zu vermeiden, da dort begreiflicherweise intensive Blutungen auftreten können.

Wenn eine Blutung nicht durch lokale Coagulation gestillt werden kann, setzen wir in der Regel den Eingriff fort, solange die Sichtverhältnisse es erlauben. Das Einführen eines großkalibrigen Katheters (Charr. 22) führt dann regelmäßig zur Blutstillung durch Kompression. Foley- und Tiemann-Katheter eignen sich gut, während Millin-Katheter beim Einführen sich regelmäßig mit ihrer Spitze in der Operationswunde verfangen.

Der Katheter wird 3 bis 4 Tage belassen und nötigenfalls für weitere 7 bis 10 Tage wieder eingeführt, da gelegentlich ein postoperatives Ödem die Miktion während längerer Zeit behindern kann.

Resultate

Manometrische Resultate

Bei 16 unserer Patienten wurde der lokale Druck im Bereich des Sphincter externus vor und nach dem Eingriff bestimmt. Nach Sphincterotomie sank der Druck in allen Fällen bedeutend ab (s. Abb. 2), von durchschnittlich 103 cm H_2O (Werte zwischen 75 und 140 cm) auf durchschnittlich 37 cm H_2O (Werte zwischen 15 und 85 cm). Dies bedeutet eine Verminderung von 64%.

Bei drei Patienten war vor dem Eingriff als diagnostische Maßnahme eine Pudendus-Anästhesie angelegt worden: Die Druckverminderung betrug dabei 56%, was ungefähr den Angaben von Krahn u. Morales [11] und Tanagho u. Miller [22] entspricht (50%).

[2] P. J. Reynolds Ltd., Medical Electronics, London N 21.

[3] Karl Storz, Tuttlingen (Württemberg).

Tabelle 1. Indikation zur Sphincterotomie

Indikation	Anzahl der Fälle: 23	
	total	davon Tetraplegiker
Hoher Restharn oder keine Miktion	12	6
Restharn mit vesicoureteralem Reflux	7	5
Reflux ohne Restharn, spastischer Sphincter	2	—
Reflux in die Vasa deferentia	1	—
Miktion nur liegend möglich	1	—

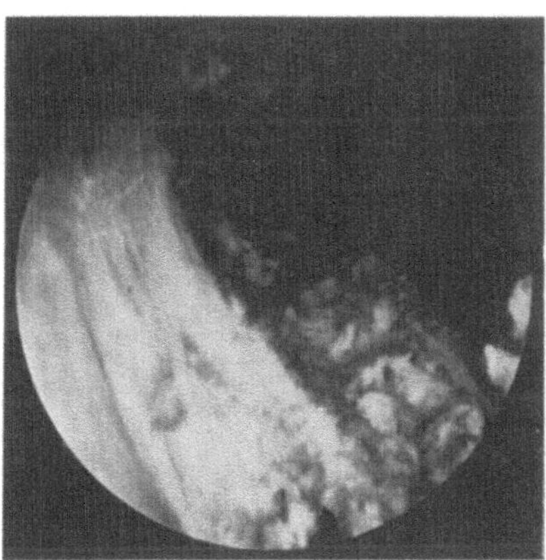

Abb. 1. Spincterotomie in der rechten Seitenwand der Urethra, die zu durchschneidenden Muskelfasern sind gut sichtbar

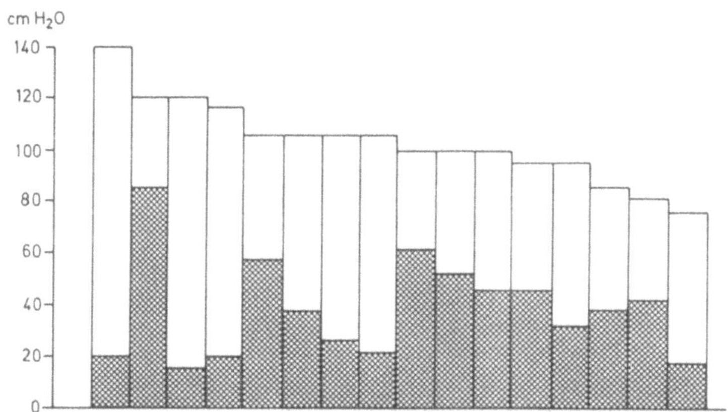

Abb. 2. Druck im Gebiet des Sphincter externus: vor und nach Sphincterotomie

Zwei Fälle scheinen uns besonders erwähnenswert, da sie zeigen, daß es möglich sein sollte, die Sphincterotomie nötigenfalls zu dosieren. Bei einem unserer ersten Fälle führte erst die zweite Wiederholung des Eingriffs zur restharnfreien Entleerung der Blase, da die ersten beiden Sphincterotomien wegen mangelnder Erfahrung zu zaghaft ausgeführt worden waren. Der lokale Druck in der Pars membranacea sank dabei von 95 cm H_2O präoperativ auf 75 nach der ersten, 60 nach der zweiten und schließlich auf 45 cm H_2O nach der letzten Operation.

Bei einem anderen Patienten war die Sphincterotomie nur auf der einen Seite durchgeführt worden, da eine starke Blutung das Weiterführen des Eingriffs verhinderte. Der Druck im Gebiet des Externussphincters sank dabei von 95 auf 55 cm H_2O, doch blieb weiterhin ein hoher Restharn bestehen, selbst nach zusätzlicher Resektion des Blasenhalses. Erst eine erneute Sphincterotomie, auf der anderen Seite, brachte den klinischen Erfolg, wobei sich der Druck in der Pars membranacea von 55 auf 30 cm H_2O senkte.

Klinische Resultate

Die Analyse der klinischen Ergebnisse beschränkt sich auf ein Material von 21 Patienten. Bei den restlichen zwei war die Sphincterotomie wegen schwerer chronischer Refluxpyelonephritis bei spastischem Sphincter, ohne Restharn, durchgeführt worden: Ein klinischer Erfolg oder Mißerfolg läßt sich also kurzfristig nicht abschätzen.

Tabelle 2. Resultate der Sphincterotomie

	Anzahl der Fälle: 21 total	davon Tetraplegiker
Primär gutes Resultat	7	4
Gutes Resultat nach erfolgloser Resektion des Blasenhalses	5	3
Primäre Sphincterotomie erfolglos, gutes Resultat nach sekundärer Resektion des Blasenhalses	8	3
Beide Eingriffe erfolglos	1	1

Bei 20 von 21 Patienten haben wir gute Resultate erreicht: Restharn unter 50 ml bei 18 Patienten, Restharn zwischen 50 und 100 ml bei 2 Patienten. Bei 4 Patienten mußte der Eingriff 2mal durchgeführt werden, bei 1 Patienten 3mal, bevor ein befriedigendes Resultat erzielt wurde. Beim letzten Patienten, einem Tetraplegiker ohne jegliche Detrusoraktivität sind bisher sowohl die Sphincterotomie, als auch die Resektion des Blasenhalses erfolglos gewesen. Diese guten Ergebnisse wurden aber bei weitem nicht immer nur durch die Sphincterotomie allein erzielt, wie Tabelle 2 beweist.

Bei fünf der Patienten war bereits früher der Blasenhals reseziert worden, mit nur vorübergehendem, oder überhaupt keinem Erfolg. Von den restlichen Patienten erlangte nur die Hälfte eine befriedigende Miktion nach Sphincterotomie allein, während bei den anderen vorerst noch der Blasenhals reseziert werden mußte. Diese beiden Gruppen unterscheiden sich präoperativ weder durch die Druckverhältnisse, noch durch das röntgenologische Bild des Blasenhalses.

Sie unterscheiden sich hingegen, wenn man das Verhältnis Kontraktionskraft des Detrusors/postoperativer Sphincterdruck vergleicht: In der Gruppe, in der die Sphincterotomie allein zum Erfolg führte, ist die Kraft der Detrusorkontraktion im Mittel dem postoperativen Widerstand am Sphincter externus eindeutig überlegen, während in der anderen Gruppe (Mißerfolg nach Sphincterotomie allein) die beiden Werte sich ungefähr gleichen (Abb. 3). Dabei liegt der Unterschied nicht im Sphincterdruck (Durchschnitt in der ersten Gruppe 39 cm H_2O, in der zweiten 36 cm), sondern in der Kontraktionskraft des Detrusors (65 cm H_2O in der ersten Gruppe, 35 cm in der zweiten).

Komplikationen

Blutung

In 3 Fällen trat im Verlaufe der Sphincterotomie eine stärkere Blutung auf, welche nicht beherrscht werden konnte und bei zwei Patienten zum vorzeitigen Abbruch der Operation zwang. Nach Einlegen eines großkalibrigen Urethralkatheters kam die Blutung in allen Fällen rasch zum Stehen. Bei einem Patienten kam es 3 Tage und 7 Tage nach der Operation zu Spätblutungen. Ein weiterer Patient erlitt 11 Tage nach der Sphincterotomie einen hypovolämischen Schock infolge dramatischer Blutung aus der Urethra. In beiden Fällen brachte das Einführen eines Katheters die Blutung zum Stehen.

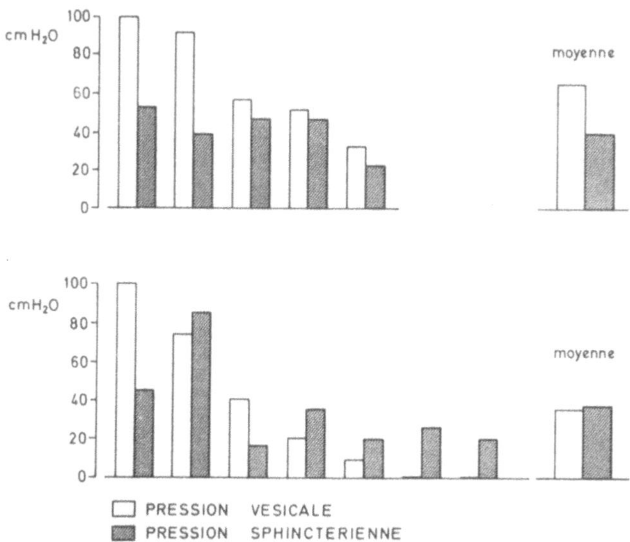

Abb. 3. Blasendruck (weiß) und residueller Sphincterdruck. Oben: Gute Resultate primär nach Sphincterotomie. Unten: Gute Resultate sekundär, nach zusätzlicher Resektion des Blasenhalses

Harnwegsinfekt

Auf insgesamt 27 Sphincterotomien bei 22 präoperativ sterilen Patienten kam es fünfmal postoperativ zu einer signifikanten Bacteriurie, ohne daß schwerere Symptome einer Infektion aufgetreten wären.

Perforation der Urethra

Ross et al. [18] haben bei insgesamt 40 Sphincterotomien 3 Fälle von Austritt von Spülflüssigkeit oder Blut ins Perineum beobachtet. Wir haben bis jetzt keine solche Komplikation gesehen.

Inkontinenz

Dem Verlust der Kontinenz kommt in unserer Serie nur eine untergeordnete Bedeutung zu, da die meisten Patienten bereits vor dem Eingriff keine Kontrolle über ihre Miktion hatten und gezwungen waren, ein Urinal zu tragen. Diejenigen, welche nie Miktionen gehabt hatten, wären ohnehin zum Tragen eines Dauerkatheters verurteilt gewesen.

Erwähnenswert scheint uns immerhin unser einziger Fall mit einer Läsion des peripheren Neurons. Dieser Patient war schlaff gelähmt, ohne Bulbocavernosus-

und Analreflex, mit Fibrillationspotentialen im EMG des Sphincter externus und negativem Eiswassertest. Er entleerte seine Blase durch Bauchpresse und Credé-Handgriff, bei einem Restharn von über 200 ml. Er war praktisch kontinent. Logischerweise hatten wir mit einer Resektion des Blasenhalses begonnen, jedoch ohne Erfolg. Da der Druck im Externussphincter 80 cm H_2O betrug, entschlossen wir uns zur Sphincterotomie. Der Druck fiel auf 40 cm und der Restharn beträgt seither 50 ml. Der Patient leidet aber jetzt an einem leichteren Grad von Stress-Inkontinenz und ist gezwungen, tagsüber sicherheitshalber ein Urinal zu tragen.

Diskussion

Die endoskopische Myotomie des Sphincter externus urethrae stellt in ihrer Indikation eine Alternative zur Neurotomie des Nervus pudendus dar. Sie bietet den Vorteil, technisch leichter ausführbar und nötigenfalls leicht wiederholbar zu sein, ferner keinen Potenzverlust zu bewirken.

Im Gegensatz zur Neurotomie setzt die Sphincterotomie auch den elastischen submukösen Ring am Übergang der Pars prostatica in die Pars membranacea (Gil Vernet [8], Pennington u. Lund [14]) und die zirkulären glatten Muskelfasern der Pars membranacea (Gil Vernet [10]) außer Funktion. Hingegen bleibt die Spastizität der übrigen quergestreiften Beckenbodenmuskulatur bestehen und vor allem die Spastizität der Muskelfasern, welche vom Sphincter externus über die Vorderwand der Prostata bis zum Blasenhals und ins Trigonum hinaufsteigen (Young u. Wesson [24], Bors et al. [3], Beneventi u. Marshall [1], Manley [12]).

Nach unseren Beobachtungen scheint die Sphincterotomie den Druck in der Pars membranacea stärker zu senken als die Ausschaltung des Pudendus (s. „Manometrische Resultate").

Vom klinischen Standpunkt aus scheinen sich die in der Literatur angeführten guten Resultate für beide Operationen ungefähr die Waage zu halten (ca. 60%). In unserer Serie war die Sphincterotomie bei 12 von 21 Patienten klinisch erfolgreich (bei 5 der 12 Patienten war allerdings bereits früher der Blasenhals erfolglos reseziert worden, was ja auch für manche der in der Literatur aufgeführten Fälle zutrifft). Dies bedeutet eine Erfolgsquote von 57%. Durch sekundäre Resektion des Blasenhalses konnte aber noch zusätzlich bei 8 der verbleibenden 9 Patienten ein gutes Resultat erzielt werden, so daß die Quote schließlich auf 95% ansteigt, eine Zahl, welche sich mit den Angaben von Tsuji et al. [23], Ross [19], Retief [15] deckt.

Die Radiosphincterometrie erlaubt nicht vorauszusagen, welche Patienten zur Sphincterotomie zusätzlich eine Resektion des Blasenhalses benötigen werden. Immerhin scheint dies hauptsächlich bei Patienten mit schwacher Detrusoraktivität zuzutreffen. Der Blasenhals öffnet sich in diesen Fällen wohl nur passiv: Die Resektion sorgt also für seine definitive anatomische Offenstellung und setzt zudem ganz allgemein den Gesamtwiderstand der Urethra herab. Möglicherweise spielt auch die verbleibende Spastizität der quergestreiften Muskulatur im Blasenhals eine Rolle, wie dies an Hand von Pudendus-Anästhesien von Bors et al. [2] und Ross u. Damanski [16] beobachtet wurde.

Das Problem der Kontinenz dürfte, wie gesagt, sich nicht allzu oft stellen. Wenn man beachtet, daß eine ausgeglichene Blasenfunktion das wichtigste Element in der Lebenserwartung des Paraplegikers im chronischen Stadium darstellt und bei spastischem Sphincter dieses Ziel auf konservativem Wege nicht erreicht werden kann, bleibt nur die Wahl zwischen einem Eingriff am Sphincter oder dem Dauerkatheter. Letzterer bietet dem Patienten subjektiv sicher keinen Vorteil gegenüber einem Urinal, birgt aber medizinisch gesehen offensichtliche Gefahren. Man wird sich also in gewissen Fällen entschließen müssen, die Kontinenz der Erhaltung der Nierenfunktion zu opfern.

Literatur

1. Beneventi, F. A., Marshall, V. F.: J. Urol. (Baltimore) **75**, 273 (1956). — 2. Bors, E., Comarr, E., Moulton, S. H.: J. Urol. (Baltimore) **63**, 653 (1950). — 3. Bors, E., Comarr, E., Reingold, I. M.: J. Urol. (Baltimore) **72**, 191 (1954). — 4. Bors, E.: J. int. Coll. Surg. **42**, 22 (1964). — 5. Cukier, J., Léger, P., Benhamou, G., Lacombe, M., Maury, M., Couvelaire, R.: J. Urol. Néphrol. **77**, 27 (1971). — 6. Currie, R. J., Bilbisi, A. A., Schiebler, J. C., Bunts, R. C.: J. Urol. (Baltimore) **103**, 64 (1970). — 7. Damanski, M.: Brit. J. Urol. **33**, 67 (1961). — 8. Gil Vernet, S.: Patologia urogenital. Tomo II: Biologia y Patologia de la prostata. Madrid: Paz Montalvo 1952. — 9. Gil Vernet, S.: J. Urol. Néphrol. **70**, 45 (1964). — 10. Gil Vernet, S.: Morphology and function of vesico-prostato-urethral musculature. Treviso: Canova 1968. — 11. Krahn, H. P., Morales, P. A.: J. Urol. (Baltimore) **94**, 282 (1965). — 12. Manley, C. B., Jr.: J. Urol. (Baltimore) **95**, 234 (1966). — 13. Newman, H. F.: Arch. Neurol. Psychiat. (Chic.) **61**, 445 (1949). — 14. Pennington, L. T., Lund, H. C.: J. Urol. (Baltimore) **84**, 481 (1960). — 15. Retief, P. J. M.: S.A. Med. J. **44**, 59 (1970). — 16. Ross, J. C., Damanski, M.: Brit. J. Urol. **25**, 45 (1953). — 17. Ross, J. C., Damanski, M., Gibbon, N.: Trans. Amer. Ass. gen.-urin. Surg. **69**, 193 (1957). — 18. Ross, J. C., Gibbon, N., Damanski, M.: J. Urol. (Baltimore) **89**, 692 (1963). — 19. Ross. J. C.: Paraplegia **6**, 176 (1968). — 20. Smythe, C. A.: J. Urol. (Baltimore) **96**, 310 (1966). — 21. Susset, J. G., Rabinovitch, H., Mackinnon, K. J.: J. Urol. (Baltimore) **94**, 113 (1965). — 22. Tanagho, E. A., Miller, E. R.: Brit. J. Urol. **42**, 175 (1970). — 23. Tsuji, I., Kuroda, F., Nakajima, F., Inoke, T., Nishida, T.: A 10-year experience in the management of paraplegic bladders at the Bibai Rousai Hospital. Proc. 16th annual clinical spinal cord injury conference. Veterans Administr. Hospitals, Long Beach 1967, p. 131. — 24. Young, H. H., Wesson, M. B.: Arch. Surg. **3**, 1 (1921).

Dr. R. Ott
Urolog. Abt. der Chirurg. Univ.-Klinik
(Centre de Paraplégiques)
CH-1200 Genf

H. Tammen und R. Hartung: **Transurethrale faradische Stimulation des M. Sphincter externus als Orientierungshilfe in der hinteren Harnröhre**

Eine der ernstesten Komplikationen der transurethralen Elektroresektion des Blasenhalsadenoms stellt die Verletzung des M. sphincter externus mit daraus resultierender Inkontinenz dar. Besonders der Anfänger hat Schwierigkeiten, die Grenzen des Adenoms und den schutzwürdigen Sphincter zu erkennen. Manchmal wird auch für den erfahrenen Operateur die Orientierung am Blasenhals schwierig, z. B. dann, wenn bei einer vorausgegangenen Resektion der Colliculus seminalis als Orientierungshilfe weggeschnitten wurde. Die Abgrenzung des Sphincters gelingt aber gut in der Darstellung seiner Kontraktionen, die durch transurethrale Elektrostimulation erzeugt werden können.

Der Film zeigt hier zunächst das Eingehen in die Harnröhre und eine Orientierung im Bereich der Pars membranacea und der Pars prostatica, wobei der vermutliche Bereich des M. sphincter externus dargestellt wird. Ferner zeigt der Film die durch den Reizstrom entstandenen, mehr oder minder kräftigen Kontraktionen, wodurch sich der Sphincter eindeutig lokalisieren läßt. Es wird darauf hingewiesen, sich als Orientierungshilfe den Bereich dieser Kontraktionen einzuprägen, um den Sphincter bei allen weiteren Schnittfolgen sicher zu schonen.

Für den Reiz des Muskels wird ein handelsübliches Gerät, das unabhängig vom Patientenwiderstand einen konstanten niederfrequenten Halbwellenstrom von 50 oder 100 Hz liefert, verwandt.

Über einen Fußschalter wird der Reizstrom der Schneideschlinge als der aktiven Elektrode zugeführt. Die inaktive Elektrode wird breitflächig am Oberschenkel des Patienten wie zur Resektion angelegt. Für diesen Test ist jedes Resektoskop geeignet.

Dabei konnte festgestellt werden, daß sich der Sphincter externus in dieser Versuchsanordnung bei einer Reizstromstärke von 8 mA und einem Patientenwiderstand von 250 Ω faradisch kontrahiert.

Nach beendeter Operation wird die gesamte Topographie des Operationsbereiches dargestellt, eine abschließende kontrollierende Kontraktion des Sphincters weist auf seine Unversehrtheit hin. Noch verbliebene apikale Reste können bei dieser Orientierung leichter ausreseziert werden, wodurch evtl. Nachresektionen zu vermeiden sind.

Es hat sich gezeigt, daß die Sphinctertätigkeit durch keines der üblichen Narkoseverfahren beeinflußt wird. Nachteile sind bei richtiger Stromdosierung mit der angegebenen Versuchsanordnung nicht zu erwarten.

Dr. H. Tammen
Urolog. Klinik und Poliklinik rechts der Isar
der Techn. Universität München
D-8000 München 80
Ismaninger Straße 22

S. Tsuchida: **Elektroureterographie am Menschen***

Einführung

Es wäre von großem Vorteil, wenn es gelänge, das Elektromyogramm des menschlichen Ureters direkt *ohne* chirurgischen Eingriff aufzunehmen. Zu diesem Zwecke sind verschiedene Elektroden entwickelt worden; die damit gewonnenen Ergebnisse sind jedoch nicht befriedigend gewesen [1, 2].

In der Überzeugung, daß die Elektromyographie des Ureters (Elektroureterographie) von Wert ist, gelang es uns erstmals, mittels einer von uns entwickelten U-förmigen Schlingenkatheterelektrode, die durch ein Cystoskop in den Ureter hochgeführt wurde, ein EUG abzuleiten.

In der vorliegenden Arbeit wollen wir einige der mit dieser Methode im klinischen Einsatz gewonnenen Befunde beschreiben.

Die verwandte Elektrode entspricht im wesentlichen der bipolaren U-förmigen Schlingenelektrode, die wir an anderer Stelle beschrieben haben [3]. Eine Modifikation besteht darin, daß ein Polyäthylenkatheter mit einigen augenförmigen Öffnungen verwandt wurde (Abb. 1).

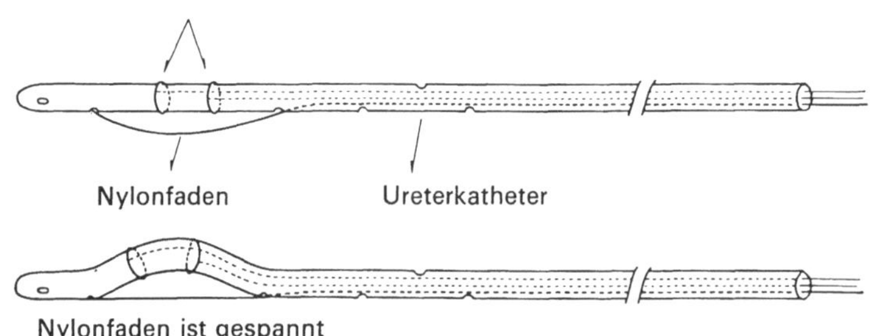

Abb. 1. Konstruktion der modifizierten U-förmigen Elektrode. Ringelektrode aus Silberdraht (⌀ 0,3 mm)

Diese Elektrode erlaubt einen glatten Urinfluß in die Blase durch den Polyäthylenkatheter. Sie verhindert intraureterale Urinretentionen, welche die Ureterperistaltik beeinflussen könnten. Die Elektrode wird cystoskopisch 15 cm vom vesicalen Ureterostium plaziert und das EUG abgeleitet.

---

* Untersuchungen aus der Division of Urology, Department of Surgery, Stanford University, Stanford, Calif. (USA).

Herrn Dr. Boeminghaus, Urologische Univ.-Klinik, Düsseldorf, danke ich für die Übersetzung des englischen Textes.

Ergebnisse

1. Normalpersonen

Die von der Elektrode aufgenommenen Aktionspotentiale (Abb. 2) entsprechen den Beobachtungen von Butcher u. Sleator. Das Aktionspotential weist folgende vier Änderungen auf:

1. Positiver Verlauf vor dem Potential (a in Abb. 2).
2. Das starke negative Hauptpotential (b in Abb. 2).
3. Ein ansteigendes negatives Potential (c in Abb. 2).
4. Eine positive Nachschwankung (d in Abb. 2).

Darauf folgen bei der bipolaren Ableitung reziproke Schwankungen (a′, b′, c′ und d′ in Abb. 2).

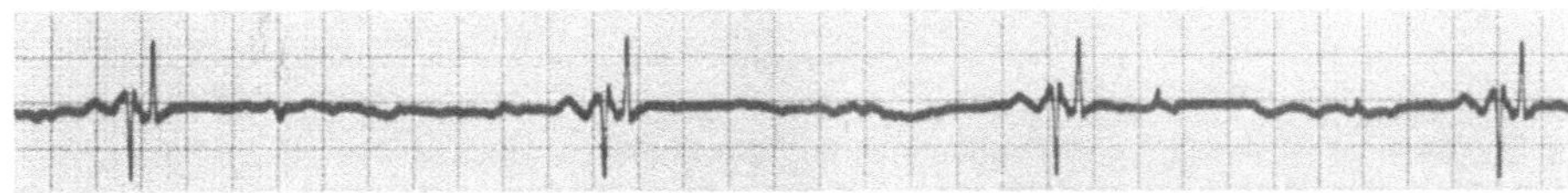

Abb. 2. Am menschlichen Ureter abgeleitetes Elektroureterogramm

Als Normalwerte des Elektrometrogramms am menschlichen Ureter konnten gefunden werden: Amplitude 0,13 bis 1,04 mV (Durchschnitt 0,48 mV), Entladungsintervall von 6,0 bis 34 sec (Durchschnitt 17 sec) und eine Leitungsgeschwindigkeit von 20 bis 90 mm/sec. Alle abgeleiteten EUG waren normal und zeigten eine regelmäßige Peristaltik.

2. Elektrometrographie bei Nephrolithiasis

Elektrometrographische Veränderungen ließen sich bei 50% der Patienten nachweisen — meist irreguläre Frequenzverschiebungen und retrograde peristaltische Entladungsströme. Die von der ureterovesicalen Verbindung ausgehende Peristaltik (Antiperistaltik) reicht bis zum Übergang Pyelon-Ureter hinauf (Abb. 3).

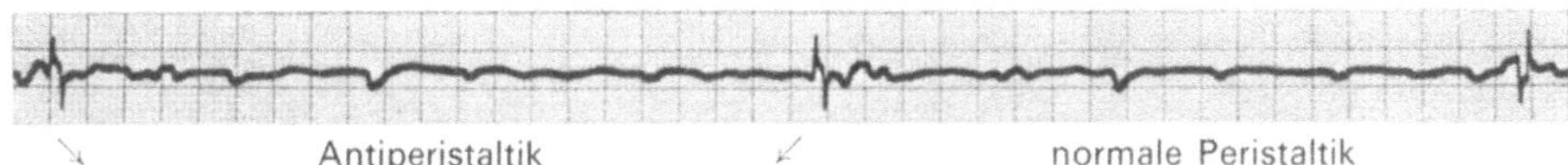

Abb. 3. Elektroureterogramm eines Patienten mit Nierenbeckenstein. Beachte die Verlängerung des Entladungsintervalls

Der Anstieg des intraureteralen Druckes ist verbunden mit einer retroperistaltischen Entladung im Urometrogramm. Retroperistaltik dehnt den Ureter zu einem Teil aus, worauf wahrscheinlich der gestörte Urintransport beruht. Wenn auch weitere Untersuchungen über den Zusammenhang zwischen erhöhter Harnsteinmorbidität und einer gestörten Uretermotorik durchgeführt werden müssen, kann dennoch an dieser Stelle schon der enge Zusammenhang dieser beiden Phänomene betont werden.

3. Angeborene Harnstauungsniere und EUG

Die kongenitale Harnstauungsniere ist durch Harnretention im Pyelon gekennzeichnet. Daraus resultiert die starke Erweiterung des Nierenbeckens mit dem Mißverhältnis zwischen der ins Pyelon gelangenden und der wieder über den Ureter abfließenden Urinmenge.

Ursache für diese Erkrankung können sein unter anderem: 1. aberrierende Blutgefäße, 2. Stenose im Ureterabgang und 3. funktionelle Störungen in der pelviureteralen Verbindung. Die ersten beiden Erkrankungen sind seit langem bekannt. Sie sollen auf stenotischen Veränderungen im oberen Uretersegment beruhen. Wird jedoch der betreffende Ureter retrograd sondiert und ein Kontrastmittel injiziert, so stellt man in vielen Fällen fest, daß sich das Kontrastmittel ohne den erwarteten Widerstand ins Pyelon injizieren läßt. Man sollte auf Grund dieser Beobachtungen mehr Augenmerk auf eine Funktionsstörung als auf eine Stenose im oberen Uretersegment richten.

Die Elektrometrogramme einiger Patienten mit dieser Erkrankung zeigen verlängerte Entladungsintervalle, die eine ureterale Funktionsstörung beweisen.

4. *EUG bei „blindem Ureter“*

Patienten mit einer Einzelniere und einem blinden Ureterstumpf auf der kontralateralen Seite zeigen oft hohes Fieber und Schmerzen auf der betreffenden Seite. Das EUG deckt manchmal eine Antiperistaltik auf, die spontane Ureterkontraktion auch ohne Urintransport beweist. Diese Peristaltik läßt das Vorhandensein eines „pacemakers“ im Bereich des vesicalen Ureteranteils vermuten.

Zusammenfassung

Verwertbare Befunde konnten durch Elektroureterogramme am menschlichen Ureter gewonnen werden. Verwandt wurde eine U-förmige Schlingenelektrode. In klinischen Fällen konnten abnorme EUG abgeleitet werden, z. B. bei Nephrolithiasis, angeborener Harnstauungsniere und angeborenem Ureterstumpf.

Literatur

1. Butcher, H. R., Jr., Sleator, W. Jr.: J. Urol. (Baltimore) **75**, 650 (1956). — 2. Weinberg, S. R., Siebens, A. A.: J. Urol. (Baltimore) **80**, 326 (1958). — 3. Tsuchida, S., Kimura, Y.: Tohoku J. exp. Med. **83**, 1 (1964).

Seigi Tsuchida, M.D.
Department of Urology
Tohoku University, School of Medicine
Sendai (Japan)

Diskussion zu den Vorträgen S. 323 bis 362

E. Elsässer, München: Zum Vortrag von Ott u. Rossier möchte ich feststellen, daß auch wir mit der External Sphincterotomy bei Brust- und Halsmarkgelähmten mit spastischer Reflexblase ausgezeichnete Erfahrungen gemacht haben. Ich darf Ihnen kurz ein Diagramm zeigen, das die Blasenmanometrie und Sphincterometriewerte unserer ersten 11 Fälle — inzwischen sind es 15 geworden — veranschaulicht: Man sieht in der oberen Diagrammhälfte, daß der präoperative Harnröhrenwiderstand — dargestellt durch Säule A — wesentlich höher ist, als die maximalen, während Detrusorkontraktionen auftretenden Druckwerte in der Blase, deren Höhe durch den Pfeil angezeigt wird. Postoperativ ist der Harnröhrenwiderstand in jedem Fall soweit abgesunken, daß er durch die Detrusorkontraktion bei der Miktion

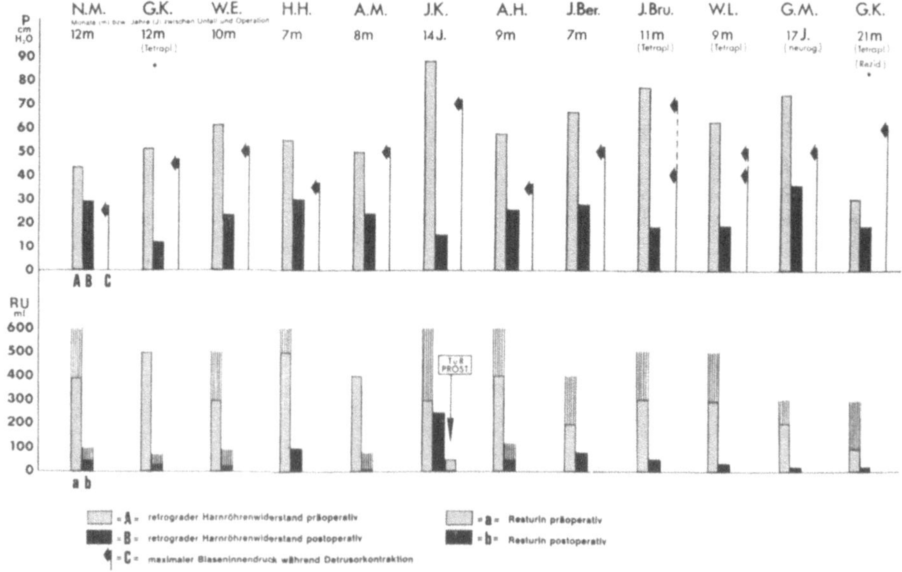

Abb. 1.

überwunden werden kann. Entsprechend sind die postoperativen Restharnmengen — dargestellt in der unteren Diagrammhälfte — sofort auf Minimalwerte zurückgegangen.

Postoperative Komplikationen (Harnröhrenstrikturen oder Inkontinenz) haben wir bis jetzt noch nicht erlebt. Ich glaube, wegen der Gefahr einer Inkontinenz ist eine analoge Operation bis jetzt bei Frauen — jedenfalls soweit mir bekannt ist — noch nicht ausgeführt worden.

Auch wir haben dies lange nicht gewagt. Erst im letzten Vierteljahr haben wir zwei Frauen, bei denen trotz intensiven Blasentrainings 6 bis 8 Monate nach dem Unfall keine Spontanmiktion zu erzielen war, in der Weise operiert, daß der Sphincter *internus* ebenfalls bei 3 und 9 Uhr 6 mm tief eingekerbt und das Instrument etwa 1 cm weit nach distal gezogen wurde. Wir konnten durch diesen Eingriff bei beiden Frauen ein ähnlich gutes Frühergebnis wie bei den Männern erzielen: Die Blasenentleerung erfolgte bei beiden erstmalig spontan und nahezu restharnfrei.

E. Schmiedt, München: Zum Vortrag von Herrn Terhorst möchte ich noch feststellen, daß für die Blasenwand der Urat I, also die elektrohydraulische Schlagwelle, nicht so gefährlich ist, wie er meint. Man kann auch ganz gut diese Sonde dicht an die Hand halten, allerdings nicht direkt auf die Hand, ohne daß viel passiert. Ich glaube aber doch, daß wir unsere Uratgeräte langsam werden in die Ecke stellen müssen; denn es besteht kein Zweifel darüber, daß die Steinsplitter, die bei der Zertrümmerung entstehen und emporgewirbelt werden, die Optiken zerstören; denn wir haben bei den letzten 3 Lithotripsien mit dem Uratgerät 3 Optiken verloren. Außerdem ist es sicher eine ganz ausgezeichnete Sache, wenn man die Steinsplitter oder den Steinstaub, wie bei der Ultraschall-Lithotripsie, sofort absaugen kann.

Zum Vortrag von Herrn Marberger möchte ich noch feststellen, daß es tatsächlich so ist, daß die Komplikation nach der TUR für uns oftmals eben die postoperative Harnröhrenstriktur ist. Früher haben wir meist mit dem 27- oder auch 28-Charr.-Instrument operiert. Es ist zweifellos ideal, wenn man mit dem 24-Charr.-Instrument resezieren kann. Wir gehen deshalb in diesen Fällen so vor, daß wir bei jeder Harnröhre erst einmal eine Kalibrierung mit einem 30-Charr.-Metallbougie, und zwar einem geraden, durchführen. Geht dieser glatt in die Blase, führen wir das Instrument ein. Ist dies nicht der Fall oder geht das Bougie nur schwer in die Blase, dann führen wir eine Meatotomie durch oder machen mit dem Otis-Urethrotom eine Urethrotomia interna, und zwar mit 34 bzw. 36 Charr. Wir haben den Eindruck, daß die Strikturgefahr dadurch wesentlich gemindert worden ist. Sicher sollte man jedoch anstreben, daß nur noch mit dem 24-Charr.-Schaft reseziert wird.

W. Lutzeyer, Aachen: Zu den Bemerkungen von Herrn Schmiedt möchte ich feststellen, daß die Zerstörung der Optiken durch das Urat I-Gerät noch nicht das Schlimmste ist. Ich bin vor kurzem von einem namhaften Kliniker angerufen worden, der mir mitteilte, daß sogar ein Steinfragment durch die Blase gegangen ist. Mit dieser Feststellung wollte ich nur darauf hinweisen, daß wir versuchen müssen, die Komplikationen mit dem Uratgerät wirklich zu erfassen.

W. Mauermayer, München: Ich bin der gleichen Meinung wie Herr Lutzeyer, daß wir die Komplikationen des Uratgerätes klar erkennen müssen. Trotz verschiedener Reparaturen an unserem Uratgerät war es nicht möglich, es so instandzusetzen, daß die Patienten nicht ganz starke Muskelzuckungen bekommen. Wir glauben daher, daß die Ultraschallforschung sehr verdienstvoll ist und daß nach weiterer Entwicklung der Ultraschall sicher unsere Standardmethode wird.

H. Marberger, Innsbruck: Die Urethrotomia interna, die Herr Schmiedt so empfohlen hat, hat sich bis zu einem gewissen Maß bewährt, weil die Längsnarbe besser als eine zirkuläre Narbe ist. Wir versuchen die Meatotomie jetzt zu vermeiden oder sie so durchzuführen, daß sie wirklich bis in die Harnröhre hineinreicht. Das Gefährlichste ist die Verletzung des Meatus und deshalb ist die Dilatation mit einem Dittelstift oder einer ganz glatten Olive vor der Operation sehr wichtig, und die Durchführung der Resektion mit einem 24-Charr.-Schaft die Methode der Wahl.

A. Gaca: Möglichkeiten und Grenzen der Endoskopie der oberen Harnwege

Auf die endoskopische Inspektion von Nierenbecken und Nierenkelchen mit starren Standard- oder Spezialgeräten soll in meinem Kurzreferat nicht näher eingegangen werden. Der Historie wegen möchte ich nur kurz an die Pyeloskopie durch permanente Nierenfisteln mit instrumentellen Eingriffen bei Steinen unter gleichzeitiger Monitorsicht und die Erweiterung von Kelchhalsstenosen erinnern oder die bereits vor 15 Jahren von Peper u. Griessmann geübte intraoperative Kelchsteinextraktion mit einem modifizierten Choledochoskop erwähnen. Abgesehen von inzwischen längst bewältigten physikalisch-optischen Fertigungsproblemen stellten sich immer wieder Desinfektions- und Sterilitätsfragen, die den methodischen Einsatz beschränkten.

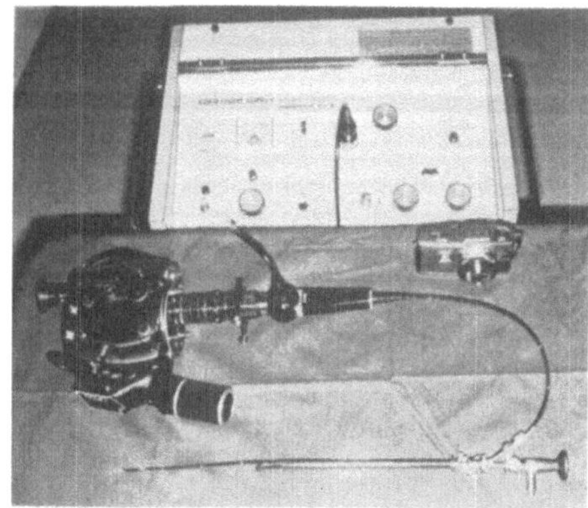

Abb. 1

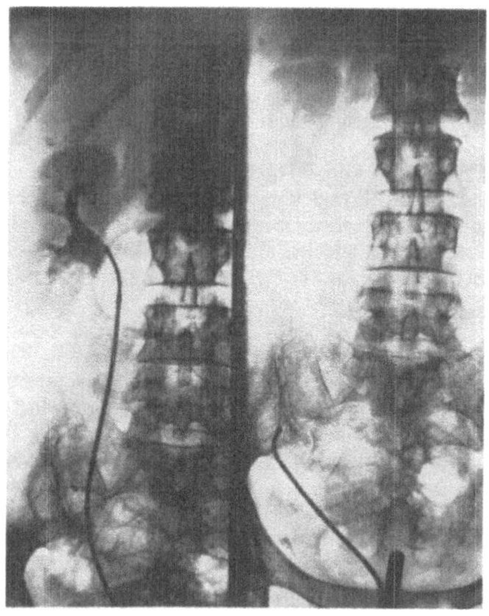

Abb. 2

Das konstruktive Ergebnis einer konsequenten Weiterentwicklung kleinkalibriger und steuerbarer Optiken aus Fiberglas ist für die Urologie (Abb. 1) ein flexibles *Ureteropyeloskop*, das bei einer Länge von 75 cm einen maximalen Querdurchmesser von nur 8 Charr. hat und mit einem Universal-Standardcystoskop via Ureter in das Nierenhohlsystem eingeführt werden kann (Abb. 2). Mit dem steuerbaren Kopfende können die supravesicalen Hohlräume bis zu den Papillen direkt besichtigt werden. 1970 haben Takayasu, Tagagi u. Aso über die Ureteropyeloskopie erstmals berichtet. Der verfahrensmäßige Ablauf und die Lokalisationsdiagnostik lassen sich bei simultaner Infusionsurographie unter Röntgenmonitorsicht erheblich verbessern. Methodisch entspricht die Ureteropyelokalicoskopie einem Ureterenkatheterismus unter streng aseptischen Bedingungen.

Indikation: Wo ist nun eine echte Pyeloskopie möglich und wann ist sie angezeigt? Zu den Indikationen gehören:

1. Alle Mikrohämaturien, die mit urologischen, nephrologischen (eingeschlossen bakteriologischen), angiologischen, nuclearmedizinischen Untersuchungsmethoden nicht exakt abgeklärt werden können und wo die Blutungsquelle supravesical gesichert werden muß.
2. Die unblutige Differentialdiagnose röntgennegativer Harnsäuresteine von Nierenbeckentumoren und die differentialdiagnostische Abgrenzung zur Fibrolipomatosis des Nierenbeckens.
3. Ferner konstante Füllungsdefekte in Kelchhalsgebieten, die weder durch funktionelle Urographie oder Schichtaufnahmen, noch durch retrograde Pyelographie oder Angiographie abzuklären sind.
4. Im Ureterbereich röntgenologisch nicht exakt deutbare Abflußstörungen, bedingt durch stenosierende Entzündungen oder durch einen Harnleitertumor.
5. Möglicherweise in der Kinderurologie bei Harnleiterklappen und kongenitalen Mißbildungen in den oberen Harnwegen — Erfahrungen darüber liegen noch nicht vor.

Die simultane endoskopisch-röntgenologische Inspektion der supravesicalen Hohlräume kann in differentialdiagnostischer Hinsicht wichtige präoperative Informationen liefern. Die Methode hat dort ihre Grenze, wo sie überfordert ist. Das relativ kleine Punktrasterbild vermittelt nur einen Teilausschnitt des verzweigten Nierenhohlsystems. Ohne Röntgenuroskopie kann die Orientierung „vor Ort" schwierig sein, da der Fibroskop-Kopf nur in zwei Ebenen schwenkbar ist. Und schließlich scheitert jede Untersuchung am trüben oder stärker blutigen Harnmedium, zumal es wegen der kleinen Abmessung fertigungstechnisch schwierig sein wird, einen größer kalibrierten Spülkanal einzubauen. Und die Instrumentierung mit Biopsiezangen, Ultraschall-Lithotriptoren unter Sicht wird vorerst noch „transpyeloskopische Zukunftsmusik" bleiben.

Nichtsdestoweniger glaube ich, daß wir uns hier am Anfang einer sicher interessanten endoskopischen Entwicklung befinden. Die „optische Schallmauer" Blasenwand ist jedenfalls durchbrochen.

Professor Dr. A. Gaca
Deutsche Klinik für Diagnostik
D-6200 Wiesbaden
Aukammallee 33

E. Hertel: Erfahrungen mit der intraoperativen optischen Pyeloskopie

Jedem operativ tätigen Urologen sind die Schwierigkeiten beim Entfernen von kleineren Konkrementen oder Steinresten aus dem Nierenbeckenkelchsystem bekannt. Sehr häufig bestehen Differenzen zwischen dem Röntgenbefund und dem Extraktionsergebnis, was langzeitiges und gewebschädigendes Suchen nach sich zieht. Nicht aufindbare oder unbemerkt in der Niere verbleibende kleinere Konkremente oder Reste eines großen Steines stellen den Operationserfolg in Frage. Zur Zeit werden folgende Verfahren zur Lagebestimmung von Konkrementen im Nierenbeckenkelchsystem angewandt:

1. Lokalisation mit Hilfe des behandschuhten oder unbehandschuhten Fingers.
2. Intraoperative Röntgenaufnahme.
3. Transrenale Punktion mit feiner Kanüle.
4. Röntgenbildverstärker.
5. Ultraschall.
6. Der an unserer Klinik entwickelte Schallöffel.

Auch unter Anwendung dieser Hilfsmittel, die teilweise einen erheblichen Zeit- und Arbeitsaufwand mit sich bringen, ist es nicht immer möglich, eine Niere steinfrei zu bekommen. Versuche, dieses Problem auf endoskopischem Wege zu lösen, sind nicht neu. Es wurden

Choledochoskope oder geringfügig veränderte Instrumente dieser Art benutzt. Sie eignen sich jedoch wenig zur Pyeloskopie im verzweigten und schwer zugänglichen Hohlsystem der Nieren. Erst die Konstruktion spezieller Pyeloskope hat hier einen Wandel gebracht. Uns standen Pyeloskope der Firmen Storz und Heynemann zur Verfügung, die beide trotz unterschiedlicher Konstruktion interessante Konzeptionen darstellen.

Beim rechtwinkeligen *Storz-Pyeloskop* wurde Wert auf einen dünnen Schaft gelegt, um auch in engen Kelchen eine ausreichende Beweglichkeit zu erzielen. Die am Instrument anzubringende PE-Zange eignet sich zwar vorzüglich zur Gewebsentnahme, jedoch nicht, wie wir anfangs vermuteten, zur Steinextraktion. Die von uns daraufhin entwickelten Steinzangen und Coagulationssonde werden von außen an den Schaft angebracht. Die Zange liegt erst zu diesem Kongreß vor, so daß eine intraoperative Erprobung nicht möglich gewesen ist. Sie wird folgen. Ebenfalls werden wir uns in Zukunft mit dem Pyeloskop der Firma Winter und Ibe beschäftigen, das ich mir gestern erstmals anschauen konnte. Darüber hinaus haben wir der Firma Storz weitere Vorschläge unterbreitet, die bei der kommenden Ausführung des pyeloskopischen Instrumentariums berücksichtigt werden.

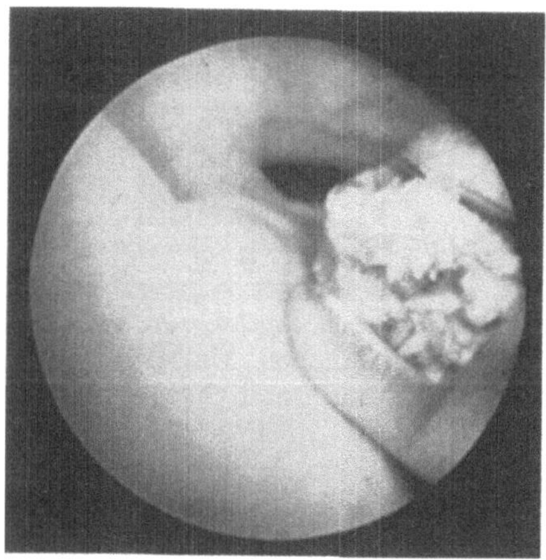

Abb. 1

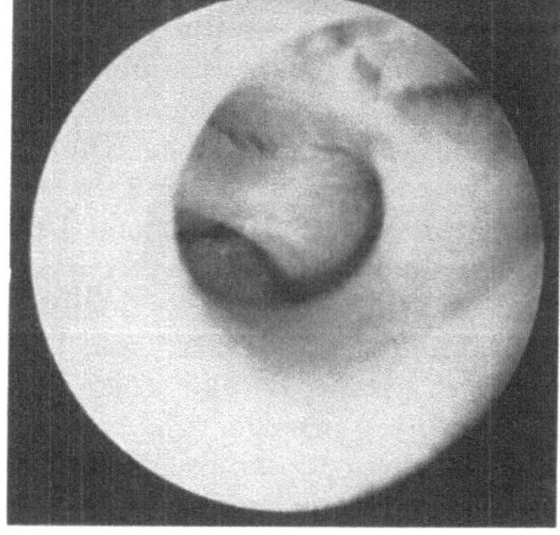

Abb. 2

Abb. 1. Röntgenaufnahme einer Leichenniere, in deren Hohlsystem die Zange des Storz-Pyeloskops um einen Stein geschlossen ist

Abb. 2. Blick intraoperativ vom Nierenbecken in zwei Kelche

Das stumpfwinkelige *Heynemann-Gerät* besitzt austauschbare Hülsen, die für nahezu jedes Kelchsystem den passenden Ansatz bieten und wie ein Bougie den Kelchhals dilatieren. Bei Gebrauch von Hilfsinstrumenten müssen jedoch so breite Hülsen verwandt werden, daß die Beweglichkeit in engen Kelchen stark eingeschränkt ist und die Traumatisierungsgefahr wächst. Der eingearbeitete Steinlöffel bringt bei losen Steinen eine direkte Extraktionsmöglichkeit, jedoch werden kleinere Konkremente durch den Spülstrom aus dem Löffel herausgeschwemmt. Zur Entfernung von in Kelchenden festsitzenden Steinen oder Steinresten ist eine mit dem Pyeloskop fest verbundene Steinzange unentbehrlich.

Die sichere Handhabung beider Instrumente erfordert einige Übung, die wir zu Beginn durch häufiges Endoskopieren an Leichennieren erlangten.

Gestützt auf unsere ausgedehnten Erprobungen an Leichennieren begannen wir Ende 1971 mit der intraoperativen Pyeloskopie.

Mit dem Prototyp des Storz-Pyeloskops wurde während insgesamt 25 Eingriffen pyeloskopiert. Es handelte sich um schwierig zu entfernende Kelch- oder Ausgußsteine. Solitäre oder multiple Nierenbeckensteine, also sog. „einfache Steine", wurden nicht berücksichtigt. Als Zugangswege dienten uns Pyelotomien sowie Polresektions- und Nephrotomieöffnungen.

Dank der hervorragenden optischen Eigenschaften der Pyeloskope haben wir interessante Einblicke in die Feinstruktur des Nierenhohlsystems bekommen.

Als wesentliche Erfahrung unserer Erprobungen hat sich ergeben, daß bei schwer entfernbar scheinenden Steinen die Pyeloskopie vor dem Extraktionsversuch erfolgen muß. Vorangegangene Manipulationen mit Steinzange oder Steinlöffel können wegen starker Blutungen zu Orientierungsschwierigkeiten führen und zum Abbruch der Pyeloskopie zwingen.

Bei *Auswertung der Versuchsserie* mit dem Prototyp des Storz-Instrumentes konnten in über der Hälfte der Fälle kleine Steine oder Steinreste durch Pyeloskopie exakt lokalisiert und anschließend durch Steinlöffel oder Steinzange rasch und sicher entfernt werden.

Kleine Konkremente oder Steinschutt konnten unter Sicht aus dem Hohlsystem herausgespült werden. Bei den übrigen Operationen wurde durch das Instrument die Steinfreiheit der Niere bestätigt. Mit der bereits erwähnten PE-

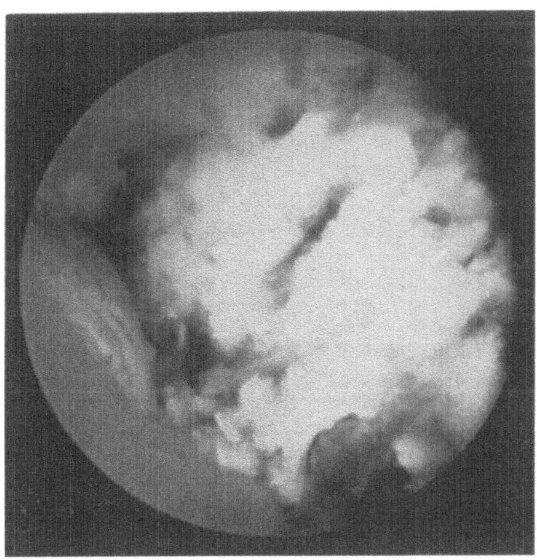

Abb. 3. Intraoperative Aufnahme eines in einem Kelchende festsitzenden Steines durch Polresektion pyeloskopiert. Der Stein wurde anschließend durch Steinzange entfernt, das Steinbett unter Sicht ausgespült

Zange wurde in einem Fall aus einer harten und verändert erscheinenden Papille Gewebe entnommen, durch dessen histologische Untersuchung der Tumorverdacht beseitigt werden konnte.

Indikationsstellungen zur intraoperativen Pyeloskopie

1. Lokalisation und Extraktionsversuche von schwierigen Steinen oder Steinresten.
2. Kontrolle auf Steinfreiheit.
3. Ausspülen von kleinen Steinen oder Steinschutt sowie des Steinbettes zur Rezidivprophylaxe; ein meiner Meinung nach sehr wichtiger Punkt.
4. Probeexcision.
5. Papillomexcision und Coagulation.
6. Angehen einer Blutungsquelle bei essentieller Hämaturie.
7. Inspektion des oberen Harnleiters vom Nierenbecken aus, selbstverständlich auch distale Abschnitte durch Ureterotomie.
8. Hineinziehen eines UK von einer Pyelotomie in das Nierenbecken.

Im Vergleich zu den eingangs erwähnten meist aufwendigeren Verfahren zur Lagebestimmung von Konkrementen im Nierenbeckenkelchsystem gelingt es uns heute mit verbesserter pyeloskopischer Technik auch schwer zugängliche Hohlsysteme in wenigen Minuten zu überblicken. Komplikationen die gegen eine Pyeloskopie sprächen, sind nicht aufgetreten. Geringfügige Blutungen im Hohlsystem oder Einrisse im Pyelotomiebereich werden bei subtiler Handhabung der Instrumente mit fortschreitender Übung immer seltener. Die Probleme der Sterilität und der Asepsis sind inzwischen auch gelöst.

Wir sind der Ansicht, mit der Pyeloskopie ein Gebiet der Endoskopie wiederbetreten zu haben, das einer weiteren Beachtung wert ist, auch wenn es heute noch kein Routineverfahren im urologischen Operationssaal darstellt. Wir hoffen, beim nächsten Kongreß über unsere weiteren Erfahrungen berichten zu können.

Literatur

1. Boeminghaus, H.: Urologie. Operative Therapie, Indikation, Klinik, Bd. I. Gräfelfing: Dr. Banaschewski 1960. — 2. Heine, G., Vogel, S.: Z. Urol. Nephrol. **65**, 375 (1972). — 3. Staehler, W.: Klinik und Praxis der Urologie, Bd. I. Stuttgart: Thieme 1959. — 4. Takajashu, H., Aso, J., Takagi, T., Go, T.: Endoskopy **4**, 105 (1972). — 5. Vatz, A., Berci, G., Shore, J. M., Kudish, H., Nemoy, N.: J. Urol. (Baltimore) **107**, 355 (1972).

Dr. E. Hertel
Oberarzt der Urolog. Klinik u. Poliklinik
der Technischen Universität München
D-8000 München 80
Ismaninger Straße 22

P. Porpáczy: **Kältechirurgie der Prostata**

Zu den klassischen Operationsmethoden der offen, chirurgischen Prostatektomie und der transurethralen Elektroresektion ist in den letzten 8 Jahren die Kältechirurgie als neue Technik der operativen Behandlung von Prostataadenomen hinzugekommen. Nach anfänglicher Skepsis hat sich bei der Prüfung der Ergebnisse gezeigt, daß bei strenger Indikationsstellung die Kältechirurgie für einen kleinen Kreis von Höchstrisikopatienten einen Fortschritt darstellt.

Über die ersten klinisch brauchbaren Ergebnisse kältechirurgischer Behandlung bei Prostataadenomen berichteten Soanes u. Gonder im Jahre 1964. Seit 1966 führen wir derartige Eingriffe an der Urolog. Abteilung der Allgemeinen Poliklinik der Stadt Wien durch. Wir haben die Methode ausschließlich bei Patienten angewendet, bei denen infolge eines sehr hohen Operationsrisikos eine suprapubische Prostatektomie oder transurethrale Elektroresektion nicht durchgeführt werden konnte. Es waren also Patienten, die vor 1966 nicht operiert worden wären, d. h., die den Rest ihres Lebens mit einem Dauerkatheter hätten verbringen müssen.

Eigene Untersuchungen

Wir haben bisher insgesamt 124 kältechirurgische Operationen bei Prostataadenomen durchgeführt. 119 davon liegen mindestens 3 Monate zurück und lassen daher eine Beurteilung zu. Von diesen 119 Patienten sind 6 postoperativ gestorben, 3 konnten bisher nicht nachkontrolliert werden.

Ergebnisse (Tabelle 1)

Somit können 110 Patienten für eine Erfolgsbeurteilung herangezogen werden. Bei 98 (89%) konnte eine spontane, zumeist restharnfreie Miktion erzielt werden. bei 12 Patienten (11%) trat nach dem Eingriff keine Spontanmiktion ein, oder es bestand weiter ein hoher Restharn. Von diesen 12 Patienten, bei denen also das Ergebnis der Operation nicht unseren Erwartungen entsprach, leben 3 mit höherem Restharn und sind subjektiv zufrieden. Da ihre Lebenserwartung aus kardiovasculären Gründen gering angesetzt werden muß, haben auch wir uns mit dem Ergebnis abgefunden. Bei 5 Patienten konnte nach einer Elektroresektion oder einer zweiten Vereisung eine spontane Miktion erzielt werden. Vier Patienten hatten zum Stichtag der Auswertung weiter ihren Dauerkatheter.

Film (16 mm, Farbe, Magnetton, Dauer 12 min).

Der Film zeigt die Indikationen zur Kältechirurgie, die Vor- und Nachteile dieser Operation, das Prinzip der Methode, den Vereisungsvorgang am Modell, die operationstechnische Durchführung, den Frierprozeß am Patienten (endoskopische Aufnahmen) und urethroskopische Befunde in verschiedenen zeitlichen Abständen nach dem kältechirurgischen Eingriff (endoskopische Aufnahmen).

Tabelle 1

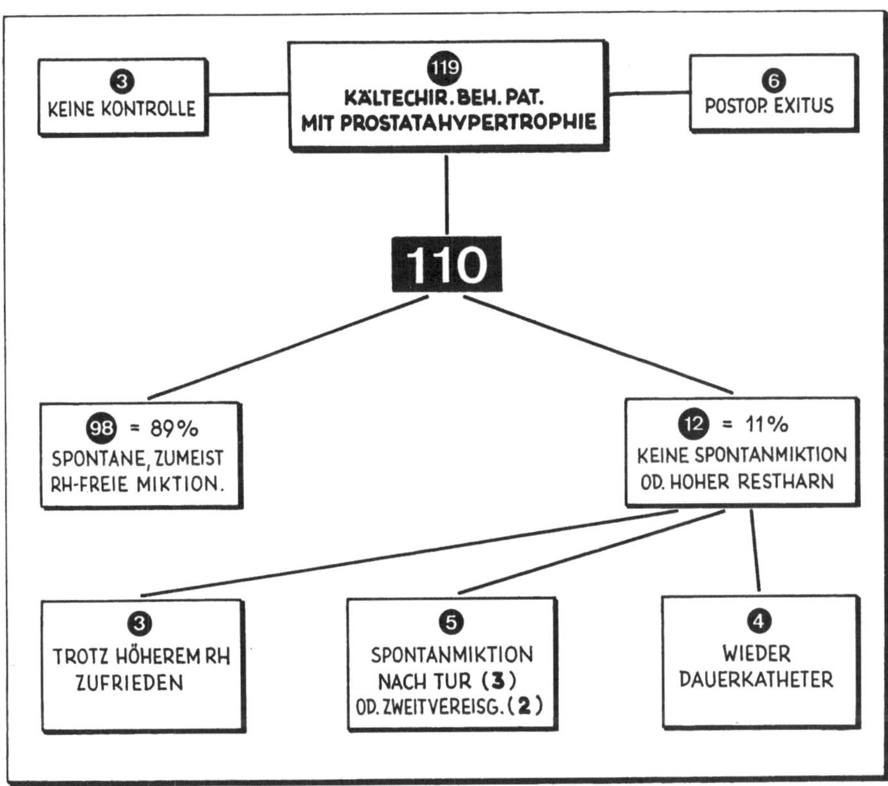

Zusammenfassung

Nach dem heutigen Stand der Erfahrungen ist die palliative Kryochirurgie der Prostatahypertrophie keine Konkurrenz für die herkömmlichen chirurgischen Methoden (Prostatektomie und transurethrale Elektroresektion). Ihr großer Nachteil ist der protrahierte postoperative Verlauf und die damit verbundenen pflegerischen Probleme. Die minimale Belastung des Eingriffs jedoch ermöglicht es, auch jene Patienten vom Dauerkatheter zu befreien, denen infolge ihres schlechten Gesamtzustandes eine Prostatektomie oder eine Elektroresektion nicht zugemutet werden kann. Bei diesem kritisch ausgewählten Kreis von Höchstrisikopatienten angewendet ermöglicht die Kältechirurgie eine Ausweitung des chirurgischen Indikationsbereiches und eine Senkung der Gesamtmortalität.

Dr. P. Porpázy
Urolog. Abt. der Allgem. Poliklinik
A-1090 Wien
Mariannengasse 10

B. Jannopoulos: **Komplikationen bei und nach der kryochirurgischen Behandlung der Prostata**

Die kryochirurgische Behandlung hat — nach den bisherigen Erfahrungen — weitgehend palliativen Charakter. Eine totale Nekrotisierung des Adenoms wird durch diese Methode nicht erreicht.

Zur Beurteilung des postoperativen Ergebnisses wird in der Regel lediglich die Restharnfreiheit angesehen. Auf dieser Basis werden von den verschiedenen Autoren 60 bis 80% Erfolge angegeben. Wegen des palliativen Charakters und der primär geringen Belastung hat sich die operative Indikation bei älteren Patienten mit einem stark erhöhten Operationsrisiko durchgesetzt; also bei Patienten, bei denen eine Prostatektomie oder Elektroresektion nicht in Frage käme. Eine Narkose ist für die Kryochirurgie in der Regel nicht erforderlich.

Trotzdem mahnen immer wieder beschriebene Komplikationen zur Vorsicht und zur Festlegung exakter Richtlinien für die Anwendung der Kryochirurgie.

Komplikationen

Bei 41 in unserer Klinik kryochirurgisch behandelten Patienten wurden verschiedene Komplikationen beobachtet. Wir verwandten das Gerät der Firma Linde.

Die Komplikationen können 1. durch das Gerät selbst, 2. iatrogen, 3. durch das kryochirurgische Verfahren selbst bedingt sein.

1. *Als Gerätstörung traten auf:*

a) Störung der Sondenisolierung. Ergebnis: Einfrieren der ganzen Sonde bzw. des Penis.
b) Sehr langsames Absinken der Temperatur.
c) Schlechte Sondenwiedererwärmung.
d) Ausfall des Temperaturanzeigers.

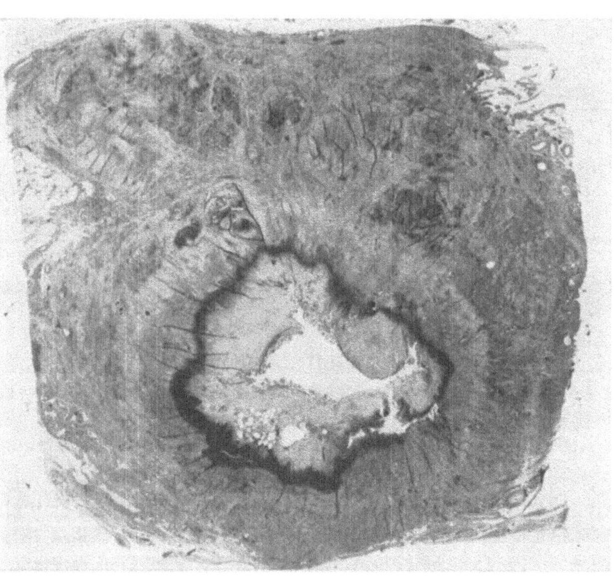

Abb. 1. Aus der Abbildung ist ersichtlich, daß die Nekrosezone nur einen kleinen Teil des Adenoms einnimmt

2. *Intraoperative iatrogene Komplikationen* sind im allgemeinen durch die bislang noch unzureichenden Lagekontrollen der Sonde bedingt.

a) Durch die relativ unhandliche Sonde mit dem angekoppelten Verbindungsschlauch kann eine Via falsa gesetzt werden. Das Einführen des Instrumentes sollte auf keinen Fall einem in der Sondierung der Harnröhre ungeübten Kollegen überlassen werden. Die Harnröhre wird in der Pars prostatica perforiert, die Sonde liegt dann zwischen Rectum und Blase. Bei der rectalen Kontrolle kann diese fehlerhafte Lage unter Umständen vom Erfahrenen nicht ohne weiteres bemerkt werden, da der Markierungsknopf wie normal hinter dem Sphincter verschwindet. Beim nachfolgenden Einfrieren kann es zur Durchwanderungsperitonitis, Ileus, Fistelbildungen u. ä. Komplikationen kommen. Diese Komplikationen wird man bei einer Sichtkontrolle über ein Trokar vermeiden.

b) Dagegen ist bei asymetrischen Prostatalappen auch die Trokarlagekontrolle ungenügend.

c) Inkontinenzen sind durch fehlerhaftes Einfrieren des Schließmuskels ebenfalls möglich. Außerdem werden in der Literatur Strikturen sowie ein Einfrieren des Blasenbodens mit anschließender Blasenperforation erwähnt.

Als *postoperative Komplikationen* sahen wir Frühblutungen innerhalb der ersten 24 Std sowie Spätblutungen nach dem 14. postoperativen Tag. Die Spätkomplikationen infolge der Gewebsabstoßung Prostatitis, chronischer Infekt oder Sepsis sind allgemein bekannt.

Alle diese möglichen Komplikationen sind bei Patienten mit erhöhtem Operationsrisiko nicht von geringer Bedeutung. Da es sich lediglich um einen palliativen Eingriff handelt, muß man auch für die Kryochirurgie eine exakte Indikationsstellung fordern. Unsere relativ geringe Operationszahl bei einem großen operativen Krankengut ist dadurch bedingt, daß sich die meisten Patienten unter Berücksichtigung der modernen schonenden Anästhesieverfahren trotz des erhöhten Risikos noch zur Elektroresektion oder Prostatektomie eignen. Wegen der genannten Komplikationen haben wir die Indikation zur Kryochirurgie noch weiter eingeschränkt. Sollten die Instrumente weiter verbessert werden, so daß Einführen, Lagekontrolle und Einfrierungsvorgang unter Sicht erfolgen können, läßt sich ein Teil der geschilderten Komplikationen vermeiden.

Dr. B. Jannopoulos
Urolog. Klinik der Städt. Kliniken
D-4600 Dortmund
Westfalendamm 403–407

Für die Histologiebefunde danken wir Herrn Prof. Dr. Otto, Städt. Kliniken Dortmund.

S. Lymberopoulos und W. Lübke: „Kryoprostatektomie“ unter Sicht mit einer neuen endoskopischen Sonde

Beim Einsatz tiefer Temperaturen in der Chirurgie des Prostataadenoms und -carcinoms, der sog. Kryoprostatektomie, liegt die Problematik neben der kritischen Indikationsstellung und der Gefahr des persistierenden Harnwegsinfektes mit konsekutiver Urosepsis in folgenden drei Punkten:

1. Unzureichende Gefrierung und dadurch auch unzureichende Zerstörung des Prostatagewebes bei asymmetrischem Adenom oder zu großem endovesicalem Mittellappen mit der Rezidivgefahr [1, 6, 7].
2. Unvorhersehbare Gefrierung der Ureterostien mit der Gefahr von Harnstauungsniere und Urämie [6, 9].
3. Ausdehnung der Kältenekrose über die Prostatakapsel und die Apex hinaus mit der Gefahr von Inkontinenz und Rectumfistel [2, 5, 8, 9, 13, 14].

Die kontrollierte Kälteeinwirkung ist somit das entscheidende Problem der Kryoprostatektomie.

Mit der von Gonder u. Soanes [3, 4] entwickelten Kryosonde wird der Eingriff blind durchgeführt. Ein von derselben Autorengruppe 1966 gemachter Versuch, ein Urethroskop mit einer Kryosonde zu kombinieren, scheiterte in der technischen Durchführung.

Unter Sicht wird das Prostatagewebe durch mehrfaches Einstechen der Kühlspitze und der Erzeugung von sich überschneidenden Eiskugeln durch das von Mólnár u. Mitarb. [11, 12] entwickelte Kryochirurgiegerät gefroren.

Nachteile dieser Methode liegen im eingeschränkten Wirkungsradius und der geringen Effektivität bei stark verlängerter Operationszeit.

Ein wesentlicher Fortschritt war die von Reuter [13], praktizierte Kryoprostatektomie unter Trokarcystoskopiekontrolle. Hierdurch kann der fortschreitende Gefrierprozeß am Blasenhals endoskopisch fortlaufend überwacht werden.

In dieser vorläufigen Mitteilung wird eine Kryosonde für die Prostatagefrierung unter Sicht vorgestellt und die bei 14 Patienten mit Erfolg angewandte Operationsmethode beschrieben [10].

Endoskopische Prostatakryosonde

Die vakuumisolierte Kryosonde ermöglicht durch ihre auswechselbare Optik das kältechirurgische Vorgehen unter Sicht.

Als Kältemittel wird flüssiger Stickstoff benutzt, der im inneren Hohlraum der Sondenspitze verdampft und über einen vakuumisolierten *Handgriff* und *Sondenschaft* zu- und abgeleitet wird. Der Handgriff ist mit einer *Steckkuppelung* an einen biegsamen und ebenfalls vakuumisolierten Versorgungsschlauch gekoppelt (s. Abb. 1 u. 2).

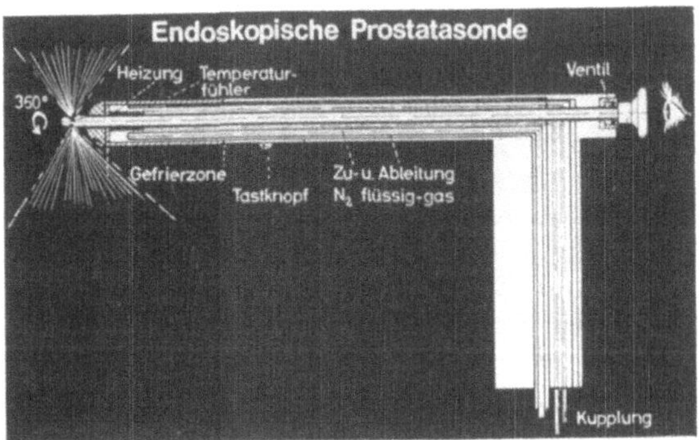

Abb. 1. Schematische Darstellung der endoskopischen Kryosonde

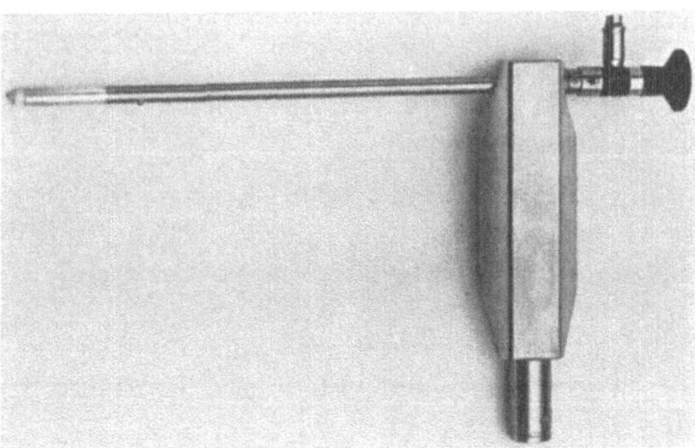

Abb. 2. Die endoskopische Kryosonde für die Prostatagefrierung mit eingeführter Optik

Das *Gefriersegment* aus Silber ermöglicht eine optimale Wärmeleitung. Die Sondenspitze ist wärmeisoliert und abgerundet. Ein zu schnelles Ausbreiten der Eiskugel über die Sondenspitze hinaus wird dadurch verhindert. An der Innenwand des Gefriersegmentes ist ein *Aufheizungselement* mit einer Heizleistung von ca. 90 W eingebaut, das das Abtauen der Sonde in ca. 45 sec erlaubt. Über einen *Thermofühler*, der ebenfalls im Gefriersegment eingebaut ist, wird die Temperatur im Bereich von 0 °C bis −196 °C reguliert und am Steuergerät kontinuierlich angezeigt.

In einem Abstand von 1,6 cm vom Gefriersegment ist ein Tastknopf angebracht, der zum Handgriff um 30° seitlich versetzt angeordnet ist. Dadurch wird die nach dem Einführen notwendige digitale Lokalisation des Tastknopfes an der Apex nicht behindert. Bei angeschlossenem Versorgungsschlauch erlaubt diese Anordnung eine bessere Handhabung der Kryosonde.

Die zentral eingeführte Optik kann gegen das Mandrin oder andere Optiken ausgetauscht werden. Dabei verhindert ein *Ventil* das Entweichen von Flüssigkeit aus der Harnblase. Die Optik selbst ist um 360° drehbar.

Die Schaftlänge beträgt 250 mm, die Länge der Gefrierzone 40 mm. Die Kryosonde hat eine Stärke von 27 Charr. Der Gefriervorgang wird durch Drücken eines Fußschalters ausgelöst. Beim Loslassen des Fußschalters schaltet sich die elektrische Heizung ein.

Operationsmethode

Nach Lokalanästhesie gründliche Spülung der Harnblase über einen transurethralen Katheter und anschließende Füllung derselben mit 200 bis 300 ml einer 60%igen Glycerinlösung. Diese Lösung erlaubt gegenüber Luft oder Helium eine bessere Sicht, da der Brechungsindex einer 60%igen Glycerinlösung etwa dem des Wassers entspricht. Der Glycerinzusatz verhindert nicht nur das zu rasche Absinken der Temperatur des Blaseninhaltes, sondern auch die Eisbildung des nachfließenden Urins, einer Gefahr, die bei der bloßen Luftfüllung immer besteht. Die Kryosonde wird mit Mandrin eingeführt, dabei wird unter rectaler, digitaler Kontrolle der Tastknopf an der Apex lokalisiert. Das Mandrin wird anschließend gegen eine 30°- oder 70°-Optik getauscht und die Prostatasonde unter Sicht soweit

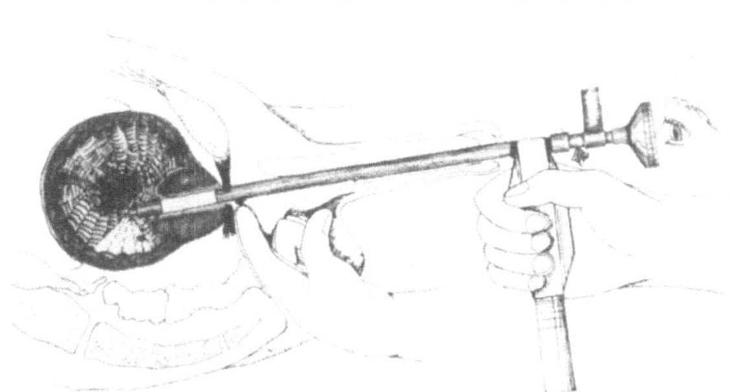

Abb. 3. Lokalisation der endoskopischen Kryosonde unter Sichtkontrolle und gleichzeitiger Palpation des Tastknopfes

in die Blase hineingeführt, bis ein evtl. asymmetrischer Seitenlappen oder ein Mittellappen mit erfaßt werden (s. Abb. 3). Ein primär nicht erfaßter Mittel- oder Seitenlappen wird ohne Herausnahme der Gefriersonde in derselben Sitzung gezielt nachgefroren. Nach dieser kombinierten rectalpalpatorischen und optischen Kontrolle und Lokalisation der Sonde beginnt der Gefriervorgang, wobei die Prostata je nach Größe in unterschiedlichen Zeiten nachgefroren wird.

Das Wechseln der Optik während des Gefriervorganges ist nur durch kurzes Abtauen derselben möglich. Durch eine neu entwickelte retrograde Optik ist nicht nur die kontinuierliche Kontrolle der Ureterostien, sondern das Fortschreiten der Gefrierzone am Blasenhals selbst möglich. Nach Beendigung der Gefrierung wird die Sonde abgetaut und entfernt. Die Glycerinlösung wird herausgespült und ein transurethraler Katheter eingelegt.

Zusammenfassung

Die wesentlichen Vorteile der neuen *endoskopischen* Kryosonde für die Prostatagefrierung liegen:

1. In der Vermeidung der Ostiengefrierung durch den Glycerinzusatz des Blaseninhaltes und die kontinuierliche Sichtkontrolle beider Ostien.

2. In der optimalen endovesicalen Lokalisation des Gefriersegmentes bei asymmetrischen Seitenlappen oder großem Mittellappen.

3. In der Sichtkontrolle des Gefriervorganges am Blasenausgang durch die wechselbare retrograde Optik.

An die neue endoskopische Kryosonde stellt sich nach unseren bisherigen Erfahrungen die Forderung nach der Austauschbarkeit des Mediums und der Optik während des Gefriervorganges, um so eine Unterbrechung des Eingriffes zur erneuten Lokalisation der Sonde zu vermeiden.

Literatur

1. Dow, J. A.: J. Urol. (Baltimore) **105**, 286 (1971). — 2. Dow, J. A.: J. Urol. (Baltimore) **104**, 572 (1970). — 3. Gonder, M. J., Soanes, W. A., Smith, V.: Invest. Urol. **1**, 610 (1964). — 4. Gonder, M. J., Soanes, W. A., Shulman, S.: Invest. Urol. **4**, 372 (1966). — 5. Hansen, R. I., Lund, A.: Urol. int. (Basel) **24**, 160 (1969). — 6. Haschek, H.: Acta chir. aust. **3**, 62 (1971). — 7. Haschek, H.: Int. Surg. **56**, 331 (1971). — 8. Haschek, H., Dworschak, W.: Urol. int. (Basel) **24**, 153 (1969). — 9. Hochberg, K.: Verh. dtsch. Ges. Urol. **23**, 145 (1971). — 10. Lymberopoulos, S.: A new cryoprobe for the endoscopic cryoprostatectomy. Int. Congr. of Cryosurgery. Wien: Verlag der Wien. Med. Akad. 1972. — 11. Môlnár, S., Lange, K. P., Ziemann, J. H.: Urologe **2**, 107 (1968). — 12. Môlnár, S., Flachenecker, G., Lange, K. P., Ziemann, J. H.: Urol. int. (Basel) **24**, 177 (1969). — 13. Reuter, H. J.: Urologische Kältechirurgie. Wien: E. Voytjech-Verlag 1970. — 14. Rouvalis, P.: Int. Surg. **53**, 4 (1970). — 15. Rouvalis, P.: J. Urol. (Baltimore) **102**, 244 (1969). — 16. Soanes, W. A., Gonder, M. J., Schulman, S.: J. Urol. (Baltimore) **96**, 508 (1966). — 17. Soanes, W. A., Gonder, M. J., Ablin, R. J., Maser, M. D., Jagodzinsky, R. J.: J. Cryosurg. **2**, 23 (1969).

Privatdozent Dr. S. Lymberopoulos
Chefarzt der Abteilung Urologie
D-5124 Bardenberg (Aachen)
Dr. Hans Böckler-Platz

FREIE VORTRÄGE

G. Mayor, P. Schabert und D. Hauri: **Möglichkeiten der Anwendung von Dick- und Dünndarm in der Urologie**

Seit der Einführung der neuen plastischen Verfahren mit Anwendung von verschiedenen Darmsegmenten in der Urologie hat man die Indikationsstellung zu diesen Eingriffen an der Blase und am Ureter immer weiter ausgedehnt. Die anfängliche Begeisterung wurde allerdings mit der Zeit etwas gedämpft, da man einsehen mußte, daß die Indikationsstellung zu solchen Verfahren nicht ad infinitum erweitert werden kann, ohne daß die verschiedensten Spätkomplikationen auftreten.

Ich habe nicht die Absicht, in diesen kurzen Ausführungen statistische Angaben zu bringen, sondern möchte lediglich prinzipielle Fragen zur Indikation und Technik der verschiedenen plastischen Verfahren mit Darmsegmenten erläutern an Hand unserer Erfahrungen an der Zürcher Klinik in den letzten 12 Jahren.

Tabelle 1. Operationen mit Anwendung von Dickdarm und Dünndarm (1961—1972)

Operationsverfahren	Zahl der Patienten
Urinableitung in den Dickdarm	10
Blasenerweiterungsplastiken	23
Ileum-Conduit	112
Colon-Conduit	1 (4)
Ersatz des Ureters durch Dünndarm	2
Rectalblase	1
	149 Fälle

Zu dieser Aufstellung von Patienten zwischen 1961 und 1972, d. h. der Zeit nach der Verselbständigung der Urologischen Klinik, ist zu bemerken, daß die Urinableitung in den Dickdarm in den letzten 2 Jahren wieder aktuell geworden ist. Wir haben dieses Verfahren schon früher, zwischen 1948 und 1960, oft angewendet, dann aber zugunsten der Ileoblase oder der Ureterostomia cutanea verlassen. Über die Rectalblase haben wir keine Erfahrung. Wir haben zwar mit Interesse die Resultate unserer Kollegen, unter anderem von Bracci u. Staehler, verfolgt und uns bei letzterem auch selbst überzeugen können, daß die Technik einwandfrei ist. Dennoch sind wir der Ileoblase treu geblieben. Der Ersatz des Ureters durch Dünndarm darf unseres Erachtens nur in Ausnahmesituationen vorgenommen werden, d. h. bei Status nach Nephrektomie oder Einzelniere. Wenn die Verhältnisse auf der Gegenseite normal sind, ist eine Darminterposition grundsätzlich abzulehnen. Sie kann dazu führen, daß man anstatt eine Niere zu retten, den Patienten verliert. Colon Conduit haben wir einige vor 1961 vorgenommen; später aber haben wir der Ileoblase den Vorzug gegeben.

Ich werde mich in diesem Bericht auf die Bricker-Blase und die Blasenerweiterungsplastik beschränken.

Ileo- oder Brickerblase

Die *Ileo- oder Bricker-Blase* wird bei Patienten vorgenommen, die eine Dauerableitung benötigen, vor allem bei Blasencarcinompatienten, bei welchen eine Teilresektion der Harnblase nicht mehr in Frage kommt, die Carcinomerkrankung aber noch nicht zu weit fortgeschritten ist (Tabelle 2).

Bei schweren Fällen mit Metastasen, die nur noch wenige Monate zu leben haben, ist von einer Ileoblase abzuraten. Wir nehmen in unserer Klinik in einer solchen Situation eine Ureterosigmoidostomie vor, oder es wird eine Ureterostomia cutanea angelegt.

Um eine Methode besser kennen zu lernen, müssen ihre Komplikationen genauer betrachtet werden. Wir können dann die Konsequenzen ziehen und die operative Technik unter Umständen modifizieren, wie es bei unseren genau beobachteten Patienten der Fall war.

Tabelle 3 mit den *Frühkomplikationen* zeigt eindeutig, daß unsere Resultate sich im Laufe der letzten Jahre wesentlich gebessert haben. Ausschlaggebend dafür

Tabelle 2. Indikationen zum Ileum-Conduit bei 112 Patienten

		Zahl der Fälle
Blasenpapillomatose		13
Blasencarcinom		78
Stadium A und B_1	14	
Stadium B_2	9	
Stadium C und mehr	35	
Stadium unbekannt	20	
Schrumpfblase		8
Neurogene Blasenentleerungsstörung		5
Blasenscheidenfistel		4
Mißbildungen		1
Urethracarcinom		1
Blasen-Rectumfistel		1
Totale Inkontinenz		1

Tabelle 3. Frühkomplikationen nach Anlegen eines Ileum-Conduits bei 112 operierten Patienten

	Zeitpunkt der Operationen				Total
	1961–1963	1964–1966	1967–1969	1970–1972	
Zahl der Operationen	33	39	19	21	112
Art der Komplikationen					
Exitus	8	6	4	2	20
Pyelonephritis	5	5	2	1	13
Wunddehiszenz	0	6	2	0	8
Paralytischer Ileus	4	1	2	1	8
Mechanischer Ileus	2	1	0	0	3
Gastrointestinale Blutung	3	1	0	1	5
Leckage	0	1	1	0	2
Gramnegative Sepsis					2
Bronchopneumonie					2
Lungenembolie					2
Darmanastomosen-insuffizienz					1
Blutung aus dem Ileostoma					2
Peritonitis					1

war die Ausarbeitung verschiedener Modifikationen in der Technik. Die Exitusfälle sind seltener geworden, ebenso die Pyelonephritis. Wunddehiszenz, die früher große Sorgen bereitet hat, haben wir seit der Einführung der Sandoz-Plastikplatten im Jahre 1969 nicht mehr gesehen. Die gefürchteten Ileuserscheinungen sowie die gastrointestinalen Blutungen sind wesentlich zurückgegangen, seit wir den ganzen postoperativen Mechanismus dieser Eingriffe besser kennen gelernt haben. Exsudat in der Bauchhöhle von 1000 bis 1500 cm³ nach einer Ileoblase erklärt die Häufigkeit des symptomatischen Ileus. Wir drainieren jetzt die Abdominalhöhle grundsätzlich während 8 Tagen und haben seither keinen oder nur äußerst selten einen Ileus beobachtet. Nach der Cystektomie mit Ileoblase soll auf keinen Fall versucht werden, das Peritoneum unten zu verschließen. Diese Methode hinterläßt eine große Höhle im kleinen Becken, die sich nicht richtig drainieren läßt. Früher oder später perforiert die Peritonealnaht, und es entwickelt sich ein Ileus. Wenn das Peritoneum unter Drainage offen gelassen wird, legen sich die Darmschlingen spontan ins Kleinbecken. Seit wir auf diese Weise vorgehen, haben wir nie mehr einen Ileusfall gehabt. Die Pyelonephritis steht dank der Verabreichung von Antibiotica mit Breitspektrummedikation nicht mehr im Vordergrund. Unmittelbare Komplikationen von seiten der Anastomose und der Ileoblase selbst sind selten.

Hinsichtlich der *Spätkomplikationen* nach Anlegen eines Ileal-Conduit darf gesagt werden, daß die Resultate zufriedenstellend sind (Tabelle 4).

Operationstechnik

Ich möchte kurz auf die Technik zurückkommen, die unseres Erachtens außerordentlich wichtig ist. Der Eingriff der Ileoblase ist standardisiert und führt bei sauberer Technik zu keinen Komplikationen von seiten der Ileoblase selbst. Wichtig ist, daß beide Ureteren, die intraperitonealisiert werden, nebeneinander auf Höhe des Promontorium gebracht werden um sie zusammen in die Ileoblase einzupflanzen. Die Extraperitonealisierung erfolgt mit Seidenknopfnähten, die Implantation der beiden Ureteren parallel nebeneinander. Die Extremität der Ureteren wird an der Vorderwand der Ileoblase 3 cm distal der Anastomose mit Catgutknopfnähten fixiert. Der Verschluß der Extraperitonealisierung wird wiederum mit Seidenknopfnähten ausgeführt. Wichtig ist, daß die Dünndarmschlinge, die Neoblase, nirgends an der Peritonealwand befestigt wird, außer der Extraperitonealisierungsnaht und den Umstülpungsnähten an der Haut. Die Schienung der Ureteren wird 10 Tage belassen.

Tabelle 4. Spätkomplikationen nach Anlegen eines Ileum-Conduits bei 112 operierten Patienten

	Zahl der Patienten
Chronischer Adhäsionssubileus	5
Ekzem am Stoma	5
Stomaprolaps	3
Ureterstenose an der Einpflanzung (mit Korrektur)	2
Steinbildung	2

Reaktionen der Haut sollten vermieden werden. Wir haben 4 Jahre gebraucht, um eine vernünftige Lösung der Adaptation des Beutels ohne Reizzustände zu erreichen. Seit Jahren haben wir nie mehr ekzematöse oder Macerationsläsionen am Ileostoma gesehen. Die Patienten besorgen die Pflege des Beutels selbst. Wenn die Ileoblase nirgends fixiert ist, kann sie sich frei in der Bauchhöhle bewegen.

Ich habe die Schaffung der *Colonblase* angedeutet. Wir haben sie bei vier Fällen vorgenommen, die nicht in dieser Statistik enthalten sind. Die Resultate waren kosmetisch ausgezeichnet und für den Patienten angenehm, da sie keinen Beutel tragen mußten. Die Kapazität der Cöcalblase betrug im Durchschnitt 500 und mehr cm^3. Wir haben diese Operation aber nicht mehr ausgeführt, da die Patienten Resorptionserscheinungen gezeigt haben, weswegen wir der Ileoblase treu geblieben sind.

Ergänzungs- oder Vergrößerungsplastiken

Sie finden ihre klassische und ideale Indikation bei der tuberkulösen Schrumpfblase. Hierüber sind zahlreiche Arbeiten publiziert worden, wobei immer die gleiche Kontroverse zwischen der Anwendung von Dünn- oder Dickdarm ausgefochten wurde. Wir sind diesbezüglich der Ansicht, daß am ehesten Dickdarm verwendet werden sollte. Die Operation mit Colon ist zwar schwieriger, vor allem indem das Mesosigma Probleme bereitet, wenn es zu kurz ist. Es lohnt sich, eine Dickdarmschlinge von 23 cm anzuwenden, wobei darauf zu achten ist, daß womöglich eine mediane Anastomose mit T-förmiger Disposition ausgeführt wird. Die physiologischen Funktionen dieser Darmblase sind bedeutend besser als bei der Methode, die von Küss empfohlen wurde, wonach eine terminoterminale Anastomose vorgenommen wird. Bei korrekter Technik mit einschichtiger, kranzförmiger Naht, in der mittleren Linie beginnend und dann abwechselungsweise rechts und links zirkulär angelegt, haben wir nur ein einziges Mal eine Fistel-

Tabelle 5. Blasenerweiterungsplastik: 23 Fälle

	Zahl der Fälle
I. Indikation	
Tbc-Schrumpfblase	9
Strahlen- bzw. unspezifische Schrumpfblase	7
Blasentumoren	7
	23
II. Operationstechnik	
Colocystoplastik	19
davon mit Ureterocystoneostomie 6	
Ileocystoplastik	4
	23

Tabelle 6. Postoperative Komplikationen nach Blasenerweiterungsplastiken

Operierte Fälle 23	
Komplikationen 9 Fälle	
Temporäre Urinfistel	3
Temporäre Stuhlfistel	2
Temporäre Blasen-Scheidenfistel	2
Pyelonephritis	1
Wunddehiszenz	1
Exitus (Lungenembolie)	1

bildung beobachtet, die mehr als 2 Wochen gedauert hat, so daß der Katheter in der Blase längere Zeit belassen werden mußte, bis die Fistel sich vollkommen geschlossen hat. Bei der Tuberkulose, besonders wenn es sich um einen Fall von Nephrektomie auf einer Seite handelt, und ebenso bei einem starken Reflux ist aber von einer neuen Anastomose zwischen Ureter und Colonblase abzuraten. Bei sechs Fällen, die wir nach dieser Methode operiert haben, waren wir vom Resultat im Bereiche der Nieren nicht befriedigt. Bei allen anderen Fällen, bei welchen nur die Colocystoplastik ausgeführt wurde, waren die Funktionen nach einem Jahr immer sehr gut. Viermal haben wir eine Colocystoplastik wegen technischer Schwierigkeiten nicht ausgeführt.

Die *postoperativen Komplikationen* nach Blasenerweiterungsplastiken (Tabelle 6) waren bei unseren Fällen außer einem Exitus an Lungenembolie nicht gravierend, so daß wir mit diesen Plastiken zufrieden sind, sofern die Indikationsstellung richtig war. Die Prüfung der Kapazität nach dem Eingriff ergibt bei der Operation nach Scheele eine gute Entfaltung der Dünndarmschlinge mit 150 bis 250 cm^3 und sieht später urographisch gut aus.

Wenn bei der Resektion der Harnblase zuviel vom Blasenhals zurückgelassen wurde und wenn eine Sklerose am Blasenhals besteht, läßt sich der Dünndarm dehnen, so daß die Kapazität langsam bis 500 cm³ steigt, was für den Patienten an sich angenehm ist, aber die Gefahr in sich birgt, daß Resorptionserscheinungen auftreten. Diese Fälle müssen auf jeden Fall nachkontrolliert und evtl. transurethral nachreseziert werden. Beim Carcinom mit Nachbestrahlung sind die Erweiterungsplastiken nach subtotaler Blasenresektion nicht mehr angezeigt, weil sich später Skleroseerscheinungen entwickeln können, so daß die Entfaltung der Schlinge nicht ideal ist.

Bei Carcinomfällen haben wir jetzt, wie bereits erwähnt, die Colocystoplastik verlassen. Unmittelbar nach subtotaler oder totaler Cystektomie ausgeführt, wie es immer wieder propagiert wird, erfolgt sie sehr oft auf Kosten der Radikalität, abgesehen davon, daß eine große Zahl der Patienten postoperativ definitiv inkontinent bleibt, zumindest nachts. Bei den bestrahlten Fällen, die hinsichtlich des Carcinoms geheilt sind, aber eine sekundäre Sklerose und Schrumpfblase aufweisen, sehen wir ebenfalls von einer Colocystoplastik ab, und zwar aus den folgenden Gründen: Wenn auch die Blasenkapazität und die Entleerungsmöglichkeit der Colocystoplastik physiologisch sind, d. h. 2 Miktionen nachts und 3 bis 4 Miktionen tagsüber, so klagen die Patienten über Tenesmen nach der Miktion und wünschen, daß eine Ileoblase angelegt wird, damit sie einmal von ihren Beschwerden befreit werden. Die histopathologische Untersuchung einer resezierten Colonblase zeigt eindeutig, daß sklerotische Veränderungen im Bereiche des Blasenhalses noch jahrelang weiter Beschwerden verursachen können.

Parallel zu den bestrahlten Fällen empfehlen wir auch, daß bei der interstitiellen Cystitis nur unter strikter Indikationsstellung eine Intestinalplastik vorgenommen werden sollte. Bei unseren vier operierten Fällen waren die physiologischen Funktionen nach der Operation wohl besser, aber nicht so, wie wir es erwartet hatten.

Die Anwendung des Darmes als plastisches Material hat die Urologie um sehr interessante Eingriffe bereichert, die für uns heute unentbehrlich geworden sind. Unter guten technischen Voraussetzungen sind die Resultate ermutigend. Ich wollte mit diesem Referat aber darauf aufmerksam machen, daß es keinen Sinn hat, solche Operationen ohne strikte Indikation oder unter mangelhaften technischen Bedingungen zu unternehmen. Sonst bleibt der Erfolg aus, und man riskiert damit, diese guten Verfahren in Mißkredit zu bringen, ohne die wir bei vielen schweren Erkrankungen den Patienten nicht mehr helfen könnten.

Professor Dr. G. Mayor
Direktor der Urolog. Univ.-Klinik
CH-8006 Zürich
Rämistraße 100

P. Otto, J. Bahlmann und D. Weitzl: **Diagnostische Möglichkeiten des Ultraschallschnittbildverfahrens bei urologischen und nephrologischen Erkrankungen**

Die Differenzierung zwischen soliden und cystischen Nierengeschwülsten stellt für Renovasographie und Nierenszintigraphie oft nicht zu überwindende Probleme dar. Die Ultraschalldiagnostik schließt diese diagnostische Lücke zuverlässig.

Prinzip der Methode (Abb. 1a—c)

Durchlaufen Schallwellen Gewebe, so werden sie an Grenzflächen von Medien unterschiedlicher Schalleigenschaft, z. B. an den Grenzen zwischen Parenchym und Bindegewebe, reflektiert. Die resultierenden Echos werden in elektrische Energie umgewandelt und auf einem Oscillographenschirm sichtbar gemacht. Im Sonogramm stellt sich die Niere als parenchymatöses Organ bei niedriger Geräteempfindlichkeit als echofreies Areal mit glatter, gegenüber umgebenden Strukturen abgesetzter Kontur dar [1, 3]. Bei Erhöhung der Empfängerempfindlichkeit gegenüber zurücklaufenden Echos füllen sich diese Areale jedoch mit Echos an. Schallhomogene Strukturen, z. B. Cysten, bleiben demgegenüber echoleer stehen (Abb. 1a) [1, 3, 4]. Die frequenzabhängige unterschiedliche Schallabsorption flüssiger und fester Medien ermöglicht die Differenzierung cystischer und solider Tumoren. So ist niederen Frequenzen von 1 MHz ein gutes Penetrationsvermögen auch solider Tumoren eigen, während Schallwellen einer Frequenz von 2 und/oder 4 MHz durch solche Massen im Gegensatz zu Flüssigkeiten so stark abgebremst werden, daß sie schon wenige Zentimeter von der Tumoroberfläche entfernt nicht mehr nachweisbar sind (Abb. 1b). Eine Cyste dagegen würde bei Durchschallung mit 2 MHz entsprechend der Abb. 1a ein deutliches Rückwandecho ergeben.

Aber auch Tumoren und Cysten deutlich kleinerer Ausdehnung lassen sich sonographisch erfassen [5]. Das ist besonders zur Diagnostik von Cystennieren wertvoll. Abb. 1c zeigt, wie im Transversal- und Longitudinalschnittbild die Nierenstrukturen unregelmäßig begrenzt sind und multiple polycyclisch konfigurierte unterschiedlich große echofreie Areale zur Darstellung kommen. Das Bild entspricht dem typischen Sonogramm der Cystenniere.

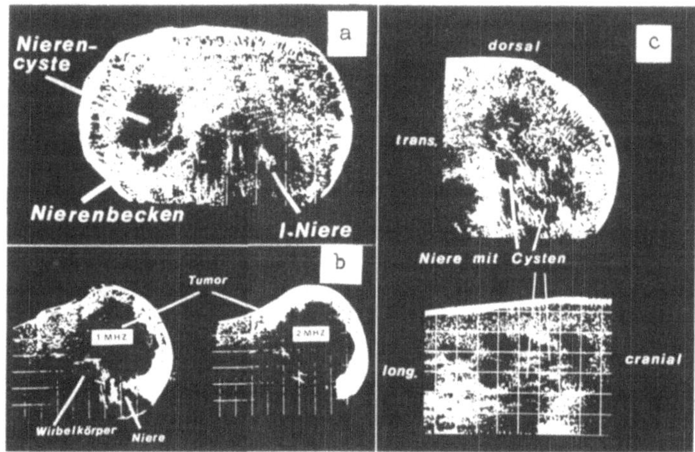

Abb. 1. a Sonogramm einer großen Nierencyste, die zur Verdrängung der Echostrukturen des Nierenbeckens zur Wirbelsäule hin geführt hat. b Sonogramm eines kindskopfgroßen soliden Tumors im Bereich der linken Niere (Hypernephrom). c Sonogramm einer stark vergrößerten linken Cystenniere im Transversal- und Longitudinalschnittbild

Die *Möglichkeiten der Sonographie* in der Diagnostik tumoröser Nierenveränderungen werden an Hand der Untersuchungsergebnisse bei 37 Patienten demonstriert (Tabelle 1). Die Untersuchungen wurden mit dem Ultraschall-Echogerät (Serie 4100 MG) und dem Schnittbild-Zusatzgerät (4100 MGS) der Firma Kretz-Technik durchgeführt. Zur Untersuchung wurde der Schallkopf entsprechend der zu erwartenden Längs- oder Querachse der Niere über den Rücken des bäuchlings gelagerten Patienten geführt.

Cystische Veränderungen wurden immer korrekt sonographisch erfaßt, wobei jeweils die Differenzierung von Solitärcyste und Cystenniere möglich war. Fehldiagnostiziert wurde ein Hypernephrom mit multiplen Nekroseherden. Sie wurden sonographisch zwar korrekt als cystisch registriert, das Sonogramm aber fälschlicherweise als das einer Cystenniere interpretiert. Vier falsch positive Befunde sind durch Schattenzonen hinter luftgefüllten Darmschlingen zu erklären. Luft reflektiert den Schallstrahl fast 100%ig, so daß dahinter liegende Strukturen nicht erfaßt werden können.

Neben der Organdiagnose ist die Sonographie zu exakten Lagebestimmung der Niere zur percutanen Nierenbiopsie von großem Nutzen [7, 2, 8]. Sie ermöglicht eine genaue Tiefenlokalisation und Abgrenzung des Organs insbesondere auch bei Niereninsuffizienz. Aus den bei Longitudinal- und Transversalschnittführung gewonnenen Sonogrammen (Abb. 2) lassen sich Länge, Breite und Tiefe sowie der Abstand zwischen Körperoberfläche und Nierenkapsel ablesen. Dem Punkteur kann somit genau das Areal des unteren Nierenpols angegeben werden. Gleichzeitig ist er genau über den Abstand zwischen Nierenoberfläche und Kör-

Tabelle 1. Ergebnisse der Sonographie bei 37 Patienten mit unterschiedlichen tumorösen Nierenveränderungen

Klinische Diagnose	Anzahl	Ultraschall		
		solide Tumoren	cystische Tumoren	Cystennieren
Hypernephrome	11	10	—	1
Nierencysten	8	—	11	—
Hydronephrosen	3			
Cystennieren	11	—	—	11
Normale Nieren	4	—	2	2

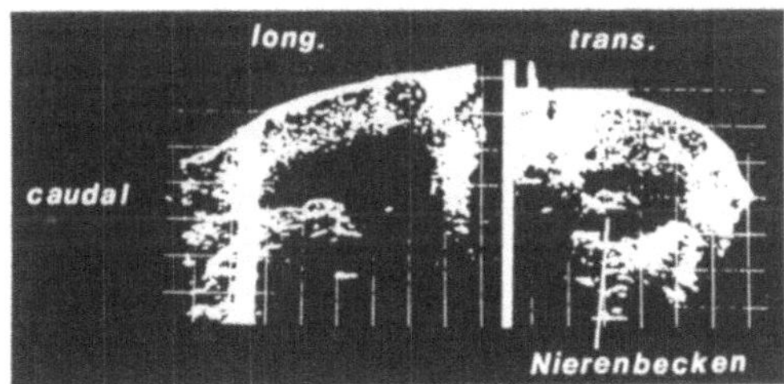

Abb. 2. Sonogramm einer Niere im Längs- (links) und Quer-Durchmesser (rechts). Die Kantenlänge eines weiß umrandeten Kästchens entspricht 2 cm

Tabelle 2. Nierengrößen und Erfolgsquote bei 64 Nierenbiopsien

Punktierte Nieren	n	Nierengewebe
Röntgenologischer Nierenlängsdurchmesser > 11 cm	35	35
Nierendurchmesser < 11 cm (Serumkreatinin in 10 Fällen 5 mg/100 ml)	15	13
Akutes Nierenversagen	6	6
Transplantatniere	8	8
Gesamt	64	62

peroberfläche zu informieren und kann entsprechend gezielt biopsieren. Das erweist sich besonders wertvoll bei Punktionen adipöser Patienten und bei solchen Punktionen, bei denen es nicht zur typischen Mitbewegung der Suchnadel kommt.

Während nach Lokalisation durch röntgenologische und / oder szintigraphische Methoden mit einer Punctio sicca in 10 bis 20% der Fälle zu rechnen ist [6], konnte nach sonographischer Nierenlokalisation mit genauer Festlegung der Punktionstiefe bei 64 Punktionen in 97% ausreichend viel corticales Nierengewebe mit im Mittel 11 Glomerula gewonnen werden (Tabelle 2). Diese Zahl ist um so erstaunlicher, als das Kollektiv 15 Patienten mit verkleinerten Nieren, 14

Niereninsuffizienzen, 6 Patienten mit akutem Nierenversagen und 8 Transplantatnieren umfaßte.

Der Vorteil der Sonographie gegenüber anderen Lokalisationsmethoden wird besonders bei der Punktion von Patienten im akuten Nierenversagen deutlich. In diesen Fällen versagen Szintigraphie und Infusionspyelographie zur Lokalisationsdiagnostik.

Zusammenfassung

Die Sonographie, eine risikolose, beliebig häufig wiederholbare und wenig aufwendige diagnostische Methode ermöglicht die Differenzierung cystischer und solider Nierentumoren. Ihre außerordentlich große Treffsicherheit ergänzt bisher übliche röntgenologische und nuclearmedizinische Methoden sinnvoll. Darüber hinaus vergrößert sie durch eine exakte Größen- und Lagebestimmung der Nieren die Sicherheit und den Erfolg der percutanen Nierenbiopsie erheblich.

Literatur

1. Asano, Y., Naoe, N. T., Miyagawa, Y.: Jap. med. Ultrasonics **2**, 15 (1964). — 2. Bahlmann, J., Otto, P.: Dtsch. med. Wschr. **97**, 840 (1972). — 3. Barnett, E., Morley, P.: Brit. J. Radiol. **44**, 562 (1971). — 4. Christie, A. D., Garvie, W. H. H.: Brit. J. Radiol. **44**, 562 (1971). — 5. Garret, W. J., Grunwald, G., Robinson, D. E.: Aust. N. Z. J. Obstet. Gynaec. **10**, 7 (1970). — 6. Kark, R. M.: J. Amer. med. Ass. **205**, 220 (1968). — 7. Kratochwil, A., Gasser. G., Maier, H. G.: Wien. klin. Wschr. **82**, 795 (1970). — 8. Rettenmaier, G.: Tiefenortung der Niere und Bestimmung der Parenchymstärke mit einem Ultraschallschnittbildverfahren vor der percutanen Nierenbiopsie. 51. Tagung dtsch. Röntgenges., München 1970.

Privatdozent Dr. P. Otto
Department Innere Medizin
der Med. Hochschule
D-3000 Hannover
Pasteurallee 5

F. Boettger, H. Palmtag, J. v. Wedel, K. Weigmann* und M. Ziegler:

Kinematographische Cystourethrographie mit simultaner Messung von Blasendruck und Urinfluß

Das Repertoire zur Diagnostik von Blasenentleerungsstörungen ist reichhaltig. Die von verschiedenen Autoren [2 bis 24] angegebenen Verfahren zur Messung des Urinflusses, des Blasendrucks mit und ohne gleichzeitige Druckmessung im Rectum sowie die kinematographische Cysto-Urethrographie haben, abgesehen von der erforderlichen mehrmaligen Belastung des Patienten, jedoch den Nachteil, daß die erhobenen Einzelbefunde zeitlich nicht korrelieren. Diese Bedingung wird erstmals durch die von Turner-Warwick et al. [1] beschriebene Meßeinheit erfüllt. In Anlehnung an diese Autoren und in Zusammenarbeit mit der Firma Siemens wurde in Heidelberg eine Meßeinheit erstellt, mit der die kinematographische Cysto-Urethrographie mit simultaner Messung von Blasendruck und Urinfluß möglich ist.

Über die mit dieser Meßeinheit gesammelten Erfahrungen soll berichtet werden.

Meßeinheit

Die Meßeinheit besteht aus dem Röntgengerät (RR/R) mit Bildverstärker (M), zwei Druckwandlern (T), einer elektronischen Waage (W), einem Mehrfachschreiber (S) und einem Bild- und Tonspeichergerät (B). Die während der Miktion gemessenen Drucke in Blase und Rectum sowie deren Differenz, die der Detrusoraktivität entspricht, werden zusammen mit dem Urinfluß und dem Urinvolumen fortlaufend auf dem Mehrfachschreiber geschrieben und gleichzeitig über eine Fernsehkamera (FK) in der linken Bildhälfte des Monitors dargestellt. Simultan mit diesem Bild wird in der rechten Bildhälfte des Monitors das Röntgenbild der

* Fa. Siemens, Mannheim.

mit Kontrastmittel gefüllten Blase sichtbar. Dies wird über ein Mischpult (MP) erreicht. Beide Bilder werden zusammen vom Bildspeichergerät festgehalten und stehen damit zur exakten Beurteilung zur Verfügung. Die gleichzeitige mündliche Protokollierung ist auf zwei Tonspuren möglich.

Technische Daten

Röntgenanlage (RR/R): 6 Pulsdrehstromgenerator 50 kW mit speziell für urologische Untersuchungen konzipiertem Urologentisch Typ BF (mit automatisch verstellbarer Tischplatte in horizontaler-vertikaler Lage) mit Bildverstärker Fernsehkette.

Röntgenröhre (RR): Drehanodenröhre mit 150 Hz Antrieb. 30/50 kW Brennfleck (kleiner Brennfleck 0,6 mm, großer Brennfleck 1,0 mm). Die Durchleuchtung erfolgt mit automatischer Dosisleistungsregulierung, so daß der Patient nur mit der Dosis durchleuchtet wird, die für ein optimales Bild notwendig ist.

Video-Recorder (B): (Röntgenbandspeicher) Typ Sirecord S. Zur Speicherung des simultanen Fernsehbildes mit elektronischem Schnitt zum nahtlosen Aneinanderfügen mehrerer Untersuchungsaufnahmen; mit 2 Tonkanälen mit gleichzeitigem Besprechen der Aufnahmen während der Untersuchung (späteres Besprechen auch möglich).

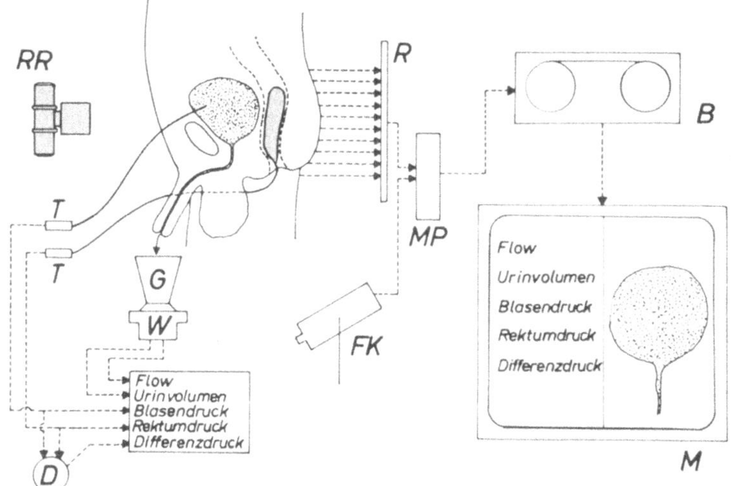

Abb. 1. Meßeinheit zur kinematographischen Cystourethrographie mit simultaner Messung von Blasendruck und Urinfluß (nähere Erläuterung s. Text)

6 Kanalregistrierer (S): (System Strahl-Schreiber). Papiervorschub: 2,5, 5, 10, 25, 50, 100 mm/sec. Schreibbreite: 28, 56, 84 mm (einstellbar). Papierbreite: 210 mm. Ausbaufähigkeit auf 8 Kanäle, bestückt mit: 2 Elektromanometer: (Blasen-Rectaldruck). Anzeigeeinheit: 10, 20, 50, 100, 200, 300 mmHg (umschaltbar). Druck: max. 300 mmHg.

2 Druckwandler (T): Typ EMT 34, Elema Schönander (Schweden), Druckübertragung mit Membrane.

Differenzverstärker (D): Bildet aus den elektrischen Signalen des Rectal- und Blasendruck-Manometers ein Differenzsignal, welches dem Differenzdruck entspricht.

Elektronische Waage (W): Bestehend aus Signalverstärker EMT 434, Meßwertgeber DMT 435. Meßwertgeber bestehend aus 4 Drahtdehnungseinheiten, welche zu einer vollen Brücke zusammengekoppelt sind, wodurch man maximale Ausgangsspannung und Temperaturausgleich erhält. Stromversorgung: ± 24 V, Durchfluß: 10 ml/sec/cm, Volumen: 300 ml pro cm, Empfindlichkeit: 10 mV/Kp, Genauigkeit: 1 %, Belastung incl. Gefäß: 1,5 Kp max.

Ton-Bildmischpult (MP): Zur Mischung des Röntgenbildes mit dem Kurvenbild des Schreibers auf einem Fernsehschirm als Halbbild- oder Überblendung. Horizontale und vertikale Mischung möglich. Positiv-Negativumschaltung möglich.

IC-Fernsehkamera (FK).

Sichtgerät mit 47 cm Bildröhre (M).

Untersuchungsablauf

Nach oraler Flüssigkeitszufuhr wird der Miktionsdrang abgewartet und bei spontaner Miktion der Urinfluß sowie das Urinvolumen bestimmt. Anschließend wird der Patient in Rückenlage auf dem Röntgentisch gelagert und über einen transurethral eingelegten Katheter Char. 12 der Resturin bestimmt. Die Blasenkapazität ergibt sich aus Urinvolumen und Restharn. Nach Füllung der Blase mit körperwarmem Kochsalz wird über einen Trokar in Lokalanaesthesie suprasymphysär ein Polyäthylenkatheter mit einem Außendurchmesser von 1,3 mm eingelegt, der an seinem Ende seitlich mehrfach perforiert ist. Ins Rectum wird ein sich selbsthaltender Katheter eingelegt, dessen Ballon mit Luft gefüllt ist. Nun wird die Blase bis zur vorher bestimmten Kapazität mit körperwarmem 35%igen Kontrastmittel durch Schwerkraftsinfusion über den transurethralen Katheter gefüllt, der Katheter entfernt und der Patient mit dem Röntgentisch in aufrechte Haltung gebracht.

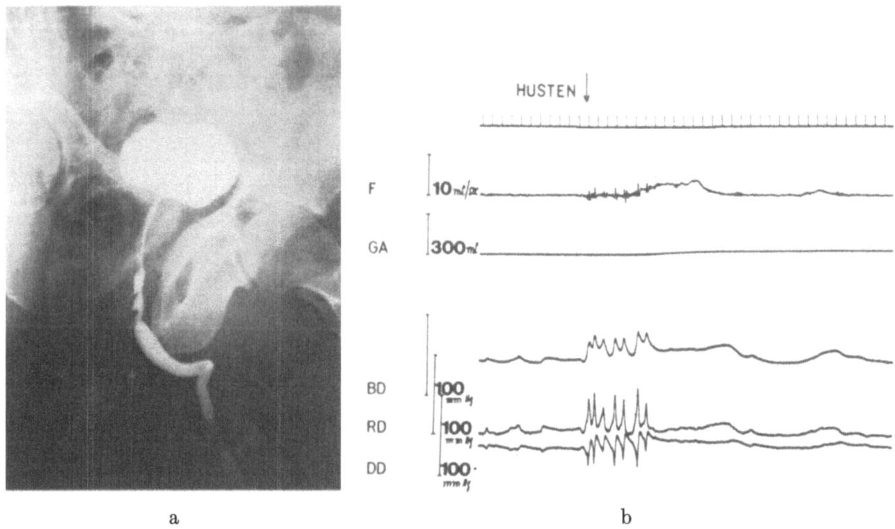

Abb. 2. a Retrogrades Urethrogramm eines 60jährigen Patienten mit Harnröhrenstriktur und Stressinkontinenz nach Beckenfraktur. b Urinfluß (F), Urinvolumen (GA), Blasen-(BD), Rectum-(RD) und Differenz- oder Detrusordruck (DD) während eines Hustenstoßes. Mit der beschriebenen Meßeinheit ist die gleichzeitige fortlaufende Registrierung der aufgezeichneten Parameter und der Cystourethrographie während der Miktion möglich

Ein vesico-ureteraler Reflux kann evtl. bereits während der Blasenfüllung, eine Stressinkontinenz vor der Miktion durch willkürliches Husten oder Bauchpressen nachgewiesen werden.

Während der Miktion wird der Urin in einem Meßbehälter (G in Abb. 1) aufgefangen, dessen Gewicht fortlaufend registriert wird. Durch entsprechende Einstellung kann dadurch der Urin pro Zeiteinheit sowie das Urinvolumen bestimmt werden. Gleichzeitig werden Blasen- und Rectumdruck sowie deren Differenz fortlaufend geschrieben. Am Ende der Miktion kann der röntgenologisch nachgewiesene Resturin mit dem vorher bestimmten verglichen werden (Abb. 2).

Durch die von uns gewählte Registrierung des intravesicalen Blasendrucks über einen suprapubischen Katheter ist die Miktion über eine freie Urethra möglich. Es wird angestrebt, auch die Blasenfüllung über einen Spezialkatheter suprapubisch vorzunehmen, um die Miktion durch Alteration an der Urethra nicht zu beeinträchtigen. Mit Spezialelektroden ist auch die gleichzeitige Elektromyographie der Beckenbodenaktivität möglich.

Mit der beschriebenen Meßeinheit ist die zur Beurteilung von Blasenentleerungsstörungen erforderliche zeitlich synchrone Aufzeichnung verschiedener Parameter möglich. Durch die Bandspeicherung von Bild und mündlicher Protokollierung stehen die Daten jederzeit zur Verfügung.

Literatur

1. Bates, C. P., Whiteside, C. G., Turner-Warwick, R.: Brit. J. Urol. **42**, 714 (1970). — 2. Backmann, K. A.: Acta chir. scand. **130**, 357 (1965). — 3. Backmann, K. A., Garrelts v., B., Sunblad, R.: Acta chir. scand. **132**, 403 (1966). — 4. Bressel, M.: Urologe **4**, 253. — 5. Cleason, D. M., Lattimer, J. K.: J. Urol. (Baltimore) **87**, 844 (1962). — 6. Donoline, J. P., Leadbetter, G. W.: J. Urol. (Baltimore) **92**, 464 (1964). — 7. Drake, W. M.: J. Urol. (Baltimore) **59**, 650 (1948). — 8. Garrelts v., B.: Acta chir. scand. **114**, 49 (1958). — 9. Holm, H. H.: J. Urol. (Baltimore) **88**, 318 (1962). — 10. Hopkins, W. F., Pierce, J. M., Roberts, V. L.: J. Urol. (Baltimore) **94**, 479 (1965). — 11. Kaufmann, J. J.: J. Urol. (Baltimore) **78**, 97 (1957). — 12. King, L. R., Melleus, H. Z., White, H.: Invest. Urol. **2**, 303 (1965). — 13. Kroigaard, N., Pediatric, J.: Surgery **2**, 523 (1967). — 16. Palm, L.: Danisch Med. Bull. **15**, 175 (1968). — 15. Pierce, J. M., Hopkins, W. F., Roberts, V. L.: J. Urol. (Baltimore) **95**, 516 (1966). — 16. Riley, J., Hanafee, W., Martin, D.: J. Urol. (Baltimore) **94**, 306 (1965). — 17. Ritter, R. C., Zinner, N. R., Paquin, A. J.: J. Urol. (Baltimore) **91**, 161 (1964). — 18. Schoenberg, H. W., Tristan, Th. A., Murphy, J. J.: J. Urol. (Baltimore) **88**, 322 (1962). — 19. Sigel, A.: Verh. dtsch. Ges. Urol. **20**, 150 (1965). — 20. Susset, J. G., Rabinovitch, H., Mackinnon, K. J.: J. Urol. (Baltimore) **94**, 113 (1965). — 21. Whitaker, J., Johnston, G. S.: Invest. Urol. **3**, 379 (1966). — 22. Whitaker, J., Johnston, G. S., Lawsoni, J. D.: Invest. Urol. **7**, 127 (1969). — 23. Zatz, L. M.: Invest. Urol. **3**, 278 (1965). — 24. Zinner, N. R., Paquin, A. J.: J. Urol. (Baltimore) **90**, 719 (1967).

Dr. F. Boettger
Urolog. Abt. der Chirurg. Univ.-Klinik
D-6900 Heidelberg

W. Brosig: **Inkontinenzplastik nach Kaufman (Film)**

Professor Dr. W. Brosig
Direktor der Urolog. Klinik u. Poliklinik der FU Berlin
(Klinikum Steglitz)
D-1000 Berlin 45
Hindenburgdamm 30

St. V. Kishev: **Erfahrungen mit der Operation nach Kaufman zur Behandlung der postoperativen Harninkontinenz (Erschlaffung des Diaphragma urogenitale als Ursache der Inkontinenz)**

Die postoperative Harninkontinenz ist eine sehr unangenehme Komplikation, die sowohl nach radikaler als auch nach einfacher Prostatektomie vorkommen kann, meistens jedoch nach Elektroresektion der Prostata auftritt. Die Patienten verlieren dabei Tag und Nacht Urin. Das gehäufte Vorkommen von Harninkontinenz nach Elektroresektion ist damit zu erklären, daß dies die meist geübte Form der Prostataoperation ist. Man findet daher eine große Anzahl von Fällen mit dauernder Harninkontinenz als Folge der Entfernung von zu viel Gewebe aus dem Bereich des Apex der Prostata.

Die Veröffentlichung einer neuen Methode zur Korrektur der postoperativen Harninkontinenz von Kaufman [1] hat daher unsere Aufmerksamkeit und unser Interesse erregt. Da die einfache Überkreuzung der Crura penis über dem Bulbus urethrae nur unverläßliche Erfolge zeigte, modifizierte Kaufman [2] seine Methode. Bei der modifizierten Operation wird die Kompression der Harnröhre durch Vereinigung des Mittelteiles der Crura penis über dem Bulbus urethrae erreicht. Der Bulbus wird außerdem noch mit einem Marlex-Polster (WAD) komprimiert. Von uns (S.K.) wurde die Theorie aufgestellt, daß die postoperative Harninkontinenz durch Erschlaffung des Diaphragma urogenitale bedingt ist. Diese Erschlaffung des Beckenbodens hat einen schwachen Ruhetonus des Sphincter externus zur Folge. Auf diese Theorie wird im folgenden noch genauer eingegangen.

Die Auswahl der Patienten zur Operation

Eine sorgfältige Auswahl der Patienten nach zwei Hauptkriterien sollte unbedingt erfolgen:

1. Die Miktionsprobe soll eine uneingeschränkte Funktion des Sphincter externus zeigen.
2. Bei der Urethrographie und Urethroskopie darf die Urethra keine Verengung aufweisen. Findet sich eine Stenose im Bereich der Anastomose nach radikaler Prostatektomie mit Harninkontinenz, so müßte die Stenose vor der Kontinenzoperation beseitigt werden.

Prostatagewebsreste am Boden der prostatischen Urethra nach Elektroresektion sollten auch vor der Kaufmanschen Operation entfernt werden. In der Urethrographie stellen sich diese als Kontrastmittelaussparungen direkt oberhalb des Colliculus seminalis dar (Abb. 1). Dieser Patient konnte durch eine nochmalige Elektroresektion vor der Kaufmanschen Kontinenzoperation geheilt werden.

Ziele der Kaufmanschen Operation

Im Urethrogramm von inkontinenten Patienten sind zwei Dinge auffallend:

1. Die vesico-urethrale Grenzlinie liegt tief caudal des Schambeinastes.
2. Der Stumpf der membranösen Harnröhre, der zur Anastomose bei radikaler Prostatektomie verwendet wurde, ist weniger als 1 cm lang. Bei Inkontinenz nach einfacher Prostatektomie scheint ein ähnlicher Mechanismus vorzuliegen. Im Urethrogramm bei Inkontinenz nach Elektroresektion findet sich ebenfalls eine weite Prostataloge, die tief caudal des Schambeines liegt, die membranöse Urethra ist sehr kurz.

Mit anderen Worten, bei der postoperativen Inkontinenz findet man eine sehr kurze membranöse Harnröhre. Infolge zu radikaler Operation im Bereich der prostatischen Urethra ist die Distanz zwischen Prostataloge und Diaphragma urogenitale zu gering. Der apikale Teil der prostatischen Harnröhre, der normalerweise die Kontinenz nach Elektroresektion oder nach radikaler Prostatektomie bewirkt, kann das Nachgeben des Diaphragma urogenitale nicht verhindern. Wo immer ein genügend langer Stumpf der Harnröhre fehlt, drückt die Urinsäule in der nach Operation ausgeweiteten Prostataloge direkt auf den Beckenboden. Der Urethralstumpf ist zu kurz und kann den Flüssigkeitsdruck nicht auffangen. Dadurch gibt der Beckenboden nach und der Ruhetonus des Sphincter externus sinkt ab. Das kann in einem aszendierenden Urethrogramm eines Patienten demonstriert werden, der nach ausgedehnter Resektion der Prostata inkontinent wurde (Abb. 1). Derselbe Patient erlangte durch Hebung des Diaphragma urogenitale wieder normale Kontinenz (Abb. 2). Die Anhebung des Beckenbodens wurde durch die Kaufmansche Operation mit einem steifen Marlex-Streifen erzielt.

Operationstechnik

Einlegen eines Ballonkatheters CH 14. In Steinschnittlage Hautschnitt am Perineum in Form eines invertierten Y (Mercedes-Stern-Incision).

Präparation des M. bulbocavernosum vom Centrum tendineum entlang der Mittellinie bis caudal der Bulbuskrümmung. Haut mit subcutanem Fett wird mittels Haltefäden am umgebenden Perineum fixiert. Die Raphe des M. bulbocavernosus wird entlang der Mittellinie incidiert. Ohne das Corpus cavernosum zu verletzen werden die präparierten Teile des M. bulbocavernosus seitlich abgeschoben (Abb. 3a). Dann wird der Bulbus urethrae so weit dargestellt, bis die Unterfläche des Diaphragma urogenitale zu sehen ist. Die Fascie der Crura penis wird präpariert. Die Präparation ist dann abgeschlossen, wenn alle Muskelfasern der Mm. bulbocavernosi und ischiocavernosi entfernt worden sind, wenn Crura penis und Diaphragma urogenitale genügend dargestellt sind und der Bulbus urethrae gut mobilisiert werden kann.

Präparation und Mobilisation der Crura penis

Während der Assistent mit zwei Allis-Klemmen das Crus penis festhält, incidiert der Chirurg am lateralen Rand die Fascie und löst die festen Verwachsungen des Corpus caver-

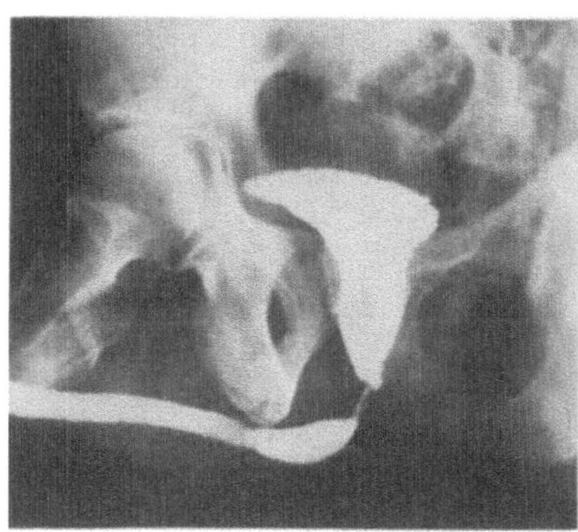

Abb. 1

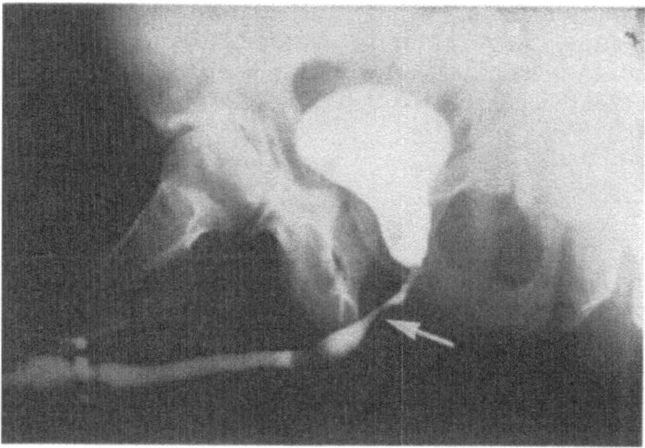

Abb. 2

Abb. 1. Urethrogramm 3 Jahre nach Elektroresektion bei Harninkontinenz. Zu viel Gewebe der apikalen Prostata beiderseits des Verumontanum wurde reseziert, die membranöse Urethra ist zu kurz

Abb. 2. Urethrogramm 2 Wochen nach Kaufmanscher Operation bei Patienten von Abb. 1. Die Kompression des Bulbus und Anhebung des Diaphragma urogenitale deutlich erkennbar

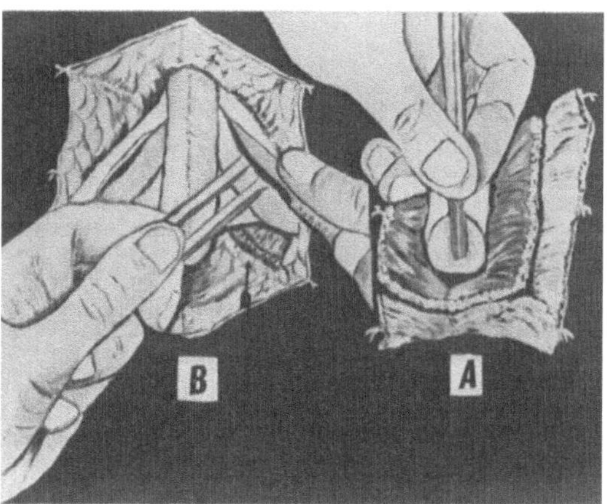

Abb. 3. a Bulbus urethrae vom M. bulbocavernosus abpräpariert und mit Pinzette angehoben, um Mobilisation des Bulbus zu zeigen. Der Muskel kann nun abgetragen werden. b Mit dem Skalpell incidiert der Chirurg die Fascie zwischen Crus penis und Ramus ischiopubicum. Der Pfeil zeigt Reste des Muskels, die noch an der Tuberositas ischii haften

nosum mit dem Periost ohne den Spongiosakörper zu verletzen (Abb. 3b). Mit einer gewinkelten Präparierklemme kann von medial her die Auffindung der richtigen Incisionslinie erleichtert werden (Abb. 4a). Eine etwaige Blutung aus dem Crus penis kommt von selbst zum Stehen, wenn die beiden Penisschenkel über der Urethra gekreuzt sind. Die Mobilisation der Penisschenkel ist dann ausreichend, wenn sie mit dem Zeigefinger unterfahren werden können. Nun wird das Marlex-Gitter in der Größe von 4 × 10 cm viermal gefaltet, so daß ein Streifen von 1,5 cm Breite entsteht. Die Ecken dieses Streifens werden mit Chromcatgut-Einzelknopfnähten fixiert. Dieser Marlex-Streifen wird nun unter den Penisschenkel durchgezogen (Abb. 4a). Nachdem die Crura penis mit drei Matratzennähten fest approximiert worden sind, wird der Marlex-Streifen darüber vernäht.

Kompression des Bulbus und Hebung des Diaphragma urogenitale

Der kritische Punkt der Kaufmanschen Operation ist die Verankerung eines Marlex-Polsters (WAD) unter den gekreuzten Penisschenkel. Bevor das Marlex-Polster unter die gekreuzten Penisschenkel gelegt wird, werden die distalen Ecken des Polsters mit Nylon U-Nähten an der Basis der Penisschenkel fixiert (Abb. 4b). Von der richtigen Lage des Polsters hängt der Erfolg der Operation ab. Der Assistent hält mit dem Zeigefinger das Polster in der richtigen Lage, komprimiert dabei den Bulbus urethrae und hebt das Diaphragma urogenitale an. In dieser Position wird nun das Polster mit tiefgreifenden Mersilene 00-Einzelknopfnähten unter den gekreuzten Penisschenkel an der Basis der Penisschenkel und am Centrum tendineum

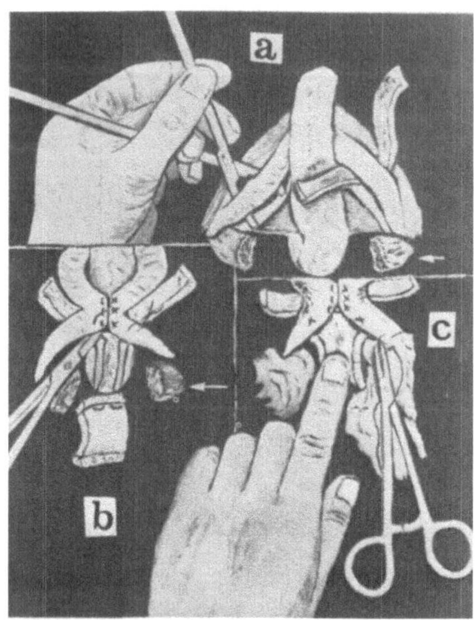

Abb. 4. a Mit einer Präparierklemme wird der Schlitz zwischen Crus penis und Schambein vergrößert, der Marlex-Streifen kann nun durchgezogen werden. Pfeil: Reste der Mm. ischiocavernosi und bulbocavernosi bleiben erhalten. b Der Marlex-Streifen wird erst dann zusammengenäht, wenn die drei Matratzennähte an die Penisschenkel gelegt sind. Das Marlex-Polster ist fertig, um an den Crura penis verankert zu werden. c Während der Assistent mit dem Zeigefinger den Marlex-Polster fest an den Bulbus drückt, legt der Chirurg die Nähte. Jede Naht faßt zwei Teile: den lateralen Muskelstumpf und den Rest des Centrum tendineum in der Mittellinie

fixiert (Abb. 4c). Darüber werden nun die nicht resezierten Teile des M. bulbocavernosus gelegt und angenäht, so daß das Marlex-Polster vollkommen bedeckt ist. Schichtweiser Wundverschluß ohne Drainage.

Die postoperative Pflege

Bettruhe durch 4 Tage bei leichter Diät. Tinctura opii 3 × 10 gtt durch 3 Tage verzögert den ersten Stuhlgang so lange bis die perineale Wunde geheilt ist (ca. 4. postoperativer Tag). Dauerkatheter wird am 7. Tag entfernt und der Patient kann Tags darauf entlassen werden. Antibioticaschutz.

Diskussion

In der Zeit von Juni 1971 bis Februar 1972 wurden 18 Patienten wegen postoperativer Harninkontinenz der Operation nach Kaufman unterzogen. Drei von ihnen waren bereits mehr als 7 Jahre inkontinent. Bei 6 Patienten wurde die Original-Kaufman-Operation mit einem Foley-Ballonkatheter CH 14 durchgeführt. Bei 6 Patienten wurde ein Katheter CH 16 verwendet. Bei den letzten 6 Patienten wurde eine modifizierte Technik mit einem Katheter CH 18 ohne Verwendung des Marlex-Streifens durchgeführt. Die Resultate der Patienten in der ersten und zweiten Gruppe waren ausgezeichnet, in der dritten Gruppe gab es mehrere Versager.

Die Elevation des Beckenbodens wird durch das unter Druck fixierte steife Marlex-Polster, der auf den Bulbus urethrae drückt, erreicht. Wird ein ausreichender Druck nach cranial durch einen zu dicken Katheter verhindert, ist der Erfolg der Operation in Frage gestellt. Es wird daher empfohlen, nur einen Katheter CH 14 zu verwenden. Je stärker die Kompression des Bulbus ist, desto höher wird der Beckenboden angehoben. Die beste Stelle, um einen Druck zur Anhebung des Diaphragma urogenitale auszuüben, scheint der Bulbus urethrae zu sein. Jede andere Stelle, an der ein Druck auf das Diaphragma urogenitale ausgeübt wird, ist ungeeignet und wird keine guten Resultate zeitigen.

Literatur

1. Kaufman, J.: A new operation for male incontinence. SG & O **131**, 2, 295 (1970). — 2. Kaufman, J.: Progress in the surgical treatment of post-prostatectomy incontinence. Urology. Morton Grove, Ill.: Travenol Lab., Inc. 1971.

Dr. St. V. Kishev
Chief, Urology Section, VA-Hospital
Oteen, North Carolina (USA)

G. Wandschneider: Die postoperative totale Harninkontinenz des Mannes und ihre operative Behandlung

Eine der wohl unangenehmsten postoperativen Komplikationen nach Prostatektomien und Elektroresektionen der Prostata ist die totale Harninkontinenz. Die Ursache dieser totalen postoperativen Harninkontinenz ist sicherlich in vielen Fällen in einer mangelhaften Operationstechnik zu suchen. So entsteht sie bei der Prostatektomie durch ein zu apruptes Ausschälen des Adenoms, wodurch der Blasenschließmuskel geschädigt wird, bei der transurethralen Elektroresektion, wenn die Schnittführung über den Coliculus seminalis hinaus distalwärts erfolgt.

Die Behandlung der totalen Inkontinenz ist nur auf operativem Wege möglich. Es stehen uns bekanntlich eine Reihe von Operationsverfahren zur Verfügung, auf die ich aus Zeitmangel hier nicht eingehen kann.

Bis 1968 haben wir an unserer Abteilung vorwiegend die Rectusfaszienzügelplastik durchgeführt, wobei die Ergebnisse keineswegs immer zufriedenstellend waren. Auf Grund der guten Resultate, die wir bei der Harninkontinanz der Frau mit der Schlingenkunststoffplastik nach Zoedler, und zwar auch bei schwierigsten anatomischen Verhältnissen, erzielen konnten, haben wir dieses Operationsverfahren in entsprechend abgeänderter Form seit 1969 bei der postoperativen, totalen Harninkontinenz des Mannes angewendet.

Operationstechnik

In Steinschnittlage bei liegendem Katheter und entleerter Blase, werden von einem bogenförmigem Schnitt am Damm ausgehend der M. bulbocavernosus und die Mm. ischiocavernosi dargestellt. Nach scharfer Durchtrennung der Fascia diaphragmatis urogenitalis externa wird mit dem Finger stumpf durch das Diaphragma urogenitale auf den unteren Rand des Schambeines vorgegangen und dort seitlich der Symphyse das Ligamentum puboprostaticum durchbohrt. Entlang der glatten Periostfläche des Schambeines gleitet nun der Finger mühelos bauchdeckenwärts nach oben. In diesen nun vorgebahnten Weg wird eine leicht gebogene Kornzange, die einen Seidenfaden gefaßt hat, an dessen Ende das Suspensionsband geknüpft ist, bis zur Bauchdecke vorgeschoben. Unmittelbar oberhalb der Symphyse, etwas lateral von der Medianlinie, wird von einem kleinen Hautschnitt aus, die Bauchdeckenfascie incidiert und mit Hilfe der Kornzange bzw. des Seidenfadens das eine Ende des Suspensionsbandes nach oben gezogen. In gleicher Weise verfährt man auf der anderen Seite.

Nun wird das Suspensionsband mit seinem breiten Anteil nach Durchtrennung des Centrum tendineum, dem M. bulbocavernosus angepaßt und mittels einiger Chromcatgut-Nähte 000 an diesen angeheftet. Die Enden des Suspensionsbandes werden ohne besonderen Zug mittels Chromcatgut an der Bauchdeckenfascie fixiert und die kleinen Bauchdeckenwunden vernäht. Anschließend wird die Dammwunde entsprechend drainiert und verschlossen.

Den Urethrakatheter (Charr. 12 bis 14) entfernen wir am 5. bis 7. postoperativen Tag, zu dieser Zeit wird auch der Patient mobilisiert.

Als *Operationskomplikation* muß die Verletzung der Harnblase erwähnt werden. Sie ist bei narbig fixierter Harnblase möglich und es ist wichtig, diese Verletzung sofort zu erkennen. Daher ist es zweckmäßig, ja notwendig, jeweils vor und nach dem Durchführen des Suspensionsbandes an der linken und rechten Seite die Harnblase über den liegenden Katheter mit steriler Flüssigkeit aufzufüllen. Ist die Blase verletzt, so fließt Blaseninhalt auf der entsprechenden Seite aus der Wunde. Außerdem ist der Blaseninhalt, über den Katheter entleert, blutig verfärbt. Im Zweifelsfalle kann man auch cystoskopieren. Im Falle einer Verletzung der Harnblase, es ist uns dies einmal passiert, ist es zweckmäßig, die Verletzungsstelle von oben freizulegen und primär zu vernähen.

Wir haben bisher 7 Patienten mit totaler postoperativer Harninkontinenz auf diese Weise operiert und nachuntersucht. (3. Bild). (6 Pat. nach transv. Prostatekt., 1 Pat. nach Elektroresektion). Alle Patienten, bis auf einen, wo eine relative Harninkontinenz weiter bestehen blieb, sind kontinent, urinieren restharnfrei und können z. T. auch willkürlich den Harnstrahl unterbrechen.

Es wurden noch zwei Bilder, die aus einem Röntgenmiktionsfilm, der in der Radiologischen Klinik in Graz (Vorstand Prof. Dr. Vogler) stammen, gezeigt. Auf dem ersten Bild sah man die ungehinderte Miktion, im zweiten Bild war der Augenblick festgehalten, wo der Patient willkürlich den Harnstrahl unterbricht.

Ich glaube, daß die Inkontinenzplastik mit dem monofilen Nylonnetzband nach Zoedler (Fa. Braun, Melsungen) für die Behandlung der totalen Harninkontinenz des Mannes ein sehr brauchbares Operationsverfahren darstellt. Hervorzuheben ist der relativ kleine und operationstechnisch einfache Eingriff, der den Patienten nicht sehr belastet, das Wegfallen der dosierten Zügelung, die bei der Fascienstreifenplastik immer ein Problem darstellt, das Wegfallen jeder krankengymnastischen Nachbehandlung und das Fehlen jeder Harnröhrenknickung- und Einengung, so daß auch postoperativ ein Katheterismus ohne Schwierigkeiten möglich ist.

Primarius Dr. G. Wandschneider
Vorstand der Urolog. Abteilung
des Landeskrankenhauses Graz
A-8020 Graz

P. Kolle und W. Heckl: Über die Häufigkeit von postoperativen Harnröhrenstrikturen nach Prostatektomie und transurethraler Resektion

Die postoperative Harnröhrenstriktur nach Prostatektomie und TUR ist nach der Inkontinenz und der Sepsis die ernsteste Komplikation. Ihr Stellenwert muß auch jenen deutlich werden, die sich nicht unmittelbar mit ihrer Behandlung befassen, wenn sie verfolgen, welch divergierende Auffassungen zu diesem Thema bestehen. Sie sind ein Gradmesser der Problematik und die widernatürliche Harnableitung als Folge mißlungener Korrekturversuche nichts außergewöhnliches, wenn auch die kürzlich von Stadie mitgeteilten 30 eigenen Fälle als Extrem gelten dürften.

Die postoperative Striktur beschäftigt uns seit der großangelegten Studie von Schmiedt u. Mitarb., der 1968 zeigen konnte, daß behandlungsbedürftige Blasenhals- und Urethrastrikturen nach offener Prostatektomie nur in 1,7% der Fälle auftraten gegenüber 13,5% nach TUR.

Wir haben auf Grund dieser Ergebnisse der Frage, wie man die Entstehung der Harnröhrenstriktur verhindern kann, besondere Aufmerksamkeit geschenkt.

Nach den Empfehlungen von Emmett, der die Ursache für die Entwicklung einer Striktur in erster Linie im Mißverhältnis zwischen individuellem Urethrallumen und Instrumentenkaliber sieht, wird seither grundsätzlich vor jeder Resektion die Urethra bis auf Charr. 30 aufbougiert und wenn der letzte Stift nicht mühelos durch den Meatus urethrae einzuführen war, eine *Meatotomie* durch einfachen Scherenschlag vorgenommen. Gelegentlich wurde auch von der Urethrotomia interna mit dem Otis-Urethrotom Gebrauch gemacht. Um eine möglichst umfassende Information über das Urethrallumen zu bekommen, wurde präoperativ immer ein Cystourethrogramm (CUG) angefertigt und die von Bressel inaugurierte prograde Urethrocystoskopie unmittelbar vor dem Eingriff durchgeführt. Bei individuell kleiner Urethra oder bereits bestehender, an sich unproblematischer Striktur wurde darüber hinaus auch bei kleinen Prostataadenomen die Indikation eher zur offenen Prostatektomie gestellt.

Eigenes Krankengut

Die Untersuchung umfaßt das Krankengut der Jahre 1968 und 1969 im Anschluß an die zuvor genannte Studie von Schmiedt. In diesen Jahren wurden

%
100
50
10 20 30 40 50 60 70 80 90 100 110 120 130 140 150 MIN.
DURCHSCHNITTL. ENTFERNTE GEWEBSMENGE 42,37g (PROSTATA)
13,07g (BLASEN-TU)

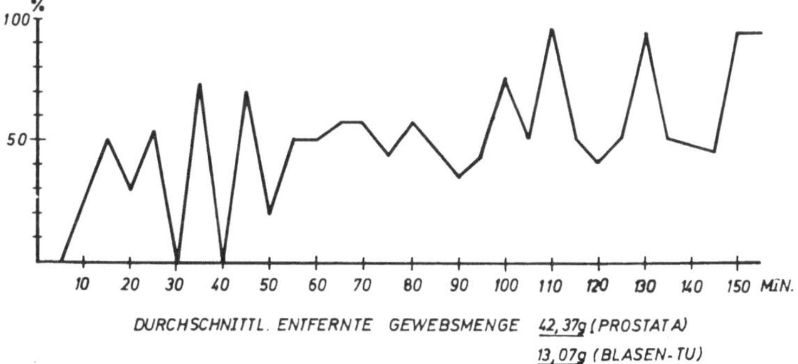

Abb. 1. Der Einfluß der Resektionszeit auf die Häufigkeit von Harnröhrenveränderungen. Aus dem Kollektiv der Kranken mit gleicher Resektionszeit wurde die jeweilige Häufigkeit von HR-Veränderungen ermittelt

133 Kranke prostatektomiert und 163 transurethral reseziert. Zusätzlich wurden wegen des gleichen Zugangsweges 78 Kranke, bei denen wegen eines Blasentumors eine TUR durchgeführt wurde, in die Nachuntersuchung einbezogen.

Von den insgesamt 374 Patienten konnten 218 nachuntersucht werden. Die Untersuchung umfaßte neben den Angaben des Patienten über Miktionsfrequenz, Propulsion und Qualität des Harnstrahles Urinuntersuchung, rektale Untersuchung und retrograde Urethro-Cystographie (CUG). Bei gegebener Indikation erfolgte in 29 Fällen eine zusätzliche Endoskopie. Die inzwischen routinemäßig eingeführte Uroflowmetrie, die bei normalem Ausfall die Urethrographie entbehrlich macht, stand uns zum Zeitpunkt der Untersuchung leider noch nicht zur Verfügung.

Bei der *Auswertung der Befunde* wurden bei der Beurteilung der CUG sehr strenge Maßstäbe angelegt und selbst geringfügige Wandveränderungen und Kaliberschwankungen mitgewertet. Es erfolgte eine Einteilung in vier Grade, entsprechend der Einschränkung gegenüber dem präoperativ durch CUG ermittelten Individuallumen der Harnröhre. Die Werte wurden durch direktes Ausmessen der mit gleicher Technik aufgenommenen Bilder gewonnen. Unter Berücksichtigung dieser Kriterien (Tabelle 1) fanden sich im Mittel 37,6% postoperative Veränderungen des Urethrallumens mit einem Anteil von 13,7% behandlungsbedürftiger

Strikturen und 8,7% bedingt behandlungsbedürftiger Strikturen. Aufgegliedert nach den Operationsverfahren beträgt der Anteil der schweren Verengungen nach transurethraler Prostataresektion 22,6% gegenüber nur 5,5% nach offener Prostatektomie. Der Anteil der Strikturen bei Blasentumorpatienten liegt mit 9,6% erwartungsgemäß etwa in der Mitte.

Die Zahlen machen deutlich, daß sich trotz sorgfältiger Beachtung der als präventiv angesehenen Bougierung oder Urethrotomie keine Senkung der Strikturrate erzielen ließ. Die leichte Zunahme des Prozentsatzes ist durch die gegenüber dem früheren Kollektiv strengere Bewertung bedingt. Es kann somit kein Zweifel bestehen, daß das Mißverhältnis zwischen Instrument und Harnröhrenlumen allein nicht die Ursache der Striktur ist, sondern diese mit dem Resektionsvorgang selbst in Verbindung steht. *Eine primär sehr weite Harnröhre ist,* wie mehrere eigene Fälle zeigen, keine Garantie für das Nichtentstehen einer Striktur. Der vielfach in Betracht gezogene Katheter spielt sicher nur eine untergeordnete Rolle, wie aus unseren Untersuchungen an Prostatektomierten hervorgeht. Darüber hinaus war die durchschnittliche postoperative Verweilzeit des Katheters

Tabelle 1. Übersicht über die Anzahl von Harnröhrenveränderungen in Abhängigkeit von der Art des Operationsverfahrens. Die Häufigkeit von Harnröhrenveränderungen bei 218 nachuntersuchten Patienten von 374 Kranken, die sich 1968 und 1969 einer TUR (einschl. Blasentumoren) oder einer Prostatektomie (S.P.) unterzogen

Operations-Methode	Pat. n	Art der HR-Veränderung				Total
		weite Striktur		enge Striktur		
		1 Grades (25–30%)	2. Grades (30–50%)	3. Grades (50–70%)	4. Grades (über 70%) des Individuallumens	
TUR-Prostata	97	2	16	13	22	53 (54,6%)
TUR-Blase	31	–	5	2	3	10 (32,2%)
S.P.	90	2	8	4	5	19 (21,1%)
Total	218	4	29	19 (8,7%)	30 (13,7%)	82 (37,6%)

bei den Prostatektomierten mit 12,85 Tagen deutlich länger als nach TUR mit 10,49 Tagen. Ebenso ist allgemein bekannt, daß selbst nach jahrelangem Tragen eines Dauerkatheters Strikturen keine typischen Komplikationen darstellen, wenn auch bei längerer Verweilzeit der Katheter unbedingt so klein wie möglich gewählt werden sollte.

Die von Holtgrewe u. Valk gemachten Beobachtungen, daß bei unter 40 g Gewebsgewicht nur 0,6% Strikturen auftreten und bei größeren Adenomen dieser Prozentsatz bis auf 29% ansteigt, hängt sicher mit der bei größeren Geschwülsten auch längeren Resektionszeit zusammen.

Nach unseren Untersuchungen steigt, wie die Kurve zeigt, die Strikturhäufigkeit eindeutig mit der längeren Resektionszeit an und bleibt bei Resektionszeiten über 60 min auf einem konstant hohem Niveau. Bereits 1947 konnte Stratte zeigen, daß das Resektoskop während einer Sitzung 1000 bis 2000mal in der Longitudinalachse hin und her bewegt wird. Hierdurch kommt es im Verein mit längerer Resektionsdauer zu einem deutlichen Nachlassen der Schmierfähigkeit des langsam eintrocknenden, wasserlöslichen Gleitmittels. Die Traumatisierung der Harnröhre nimmt also eindeutig bei längerer Resektionszeit zu.

Eine längere Erhaltung der Gleitfähigkeit könnte durch die von Madersbacher u. Marberger vorgeschlagene Verwendung wasserunlöslicher Salben gegeben sein. Die Ansicht über die ursächliche Rolle der *postoperativen Urethritis* für die Striktur können wir jedoch nicht bestätigen. Die Häufigkeit von Strikturen, bei innerhalb kurzer Zeit nachresezierten Kranken, bei denen wir durch den liegenden Dauerkatheter und die erst kurz zurückliegende Resektion eine besondere Vulnerabilität der Harnröhre annehmen, hat im eigenen Krankengut nicht zugenommen.

Auf Grund dieser Untersuchungen, sind wir, wie auch Madersbacher u. Marberger zunehmend dazu übergegangen, die Verwendung des natürlich sehr viel effektiveren Ch 27 Schaftes zugunsten eines Ch 24 Schaftes zu verlassen und auch die schon vor 2 Jahrzehnten empfohlene Zeitbeschränkung auf 1 Std wieder streng einzuhalten.

Darüber hinaus schließen wir uns der Empfehlung, zu einem Bemühen um ruhiges Resezieren an, obwohl die Forderung mit stehendem Schaft zu arbeiten, weitgehend theoretischer Natur ist, wie jeder Erfahrene weiß.

Unser Bemühen muß dahin gehen, einer so verbreiteten Methode, die den Kranken und den geeigneten Operateur in gleicher Weise fasziniert diesen zweifellos zu hohen Prozentsatz iatrogenen Makels zu nehmen.

Literatur

Alken, C. E., Moormann, J. G.: Urologe A **10**, 131 (1971). — Bandhauer, K., Madersbacher, H.: Urologe **8**, 49 (1969). — Blandy, J.: Transurethrale Resektion. Bungay: Pitman Medical 1971. — Bressel, M.: Urologe **6**, 163 (1967). — Brodny, M. L.: J. Int. Coll. Surg. **15**, 459 (1951). — Emmett, J. L., Rous, S. M., Greene, L. F., de Weerd, J. H.: J. Urol. (Baltimore) **89**, 829 (1963). — Heckl, W.: Über die Häufigkeit von Harnröhren- und Blasenhalsstrikturen nach transurethralen Resektionen (TUR) und Prostatektomien. Inaug. Diss. München 1972. — Holtgrewe, H. L., Valk, W. L.: J. Urol. (Baltimore) **92**, (1964). — Keitzer, W. A., Abreu, A., Navarro, I., Bernreuter, E., Allen, J. S.: J. Urol. (Baltimore) **99**, 187 (1968). — Kolle, P.: Urologe A **10**, 295 (1971). — Madersbacher, H., Marberger, H.: Urologe A **10**, 66 (1971). — Schmiedt, E., Hofstetter, A., Eisenberger, F., Garnisov, M.: Verh. dtsch. Ges. Urol. **22**, 126 (1969). — Stadie, G.: Irreparable posttraumatische und postoperative Strikturen der proximalen Harnröhre und ihre Behandlung durch Harnableitung in den Darm. 11. Kongreß d. Ges. f. Urol. der DDR, Berlin 1972. — Stratte, J. J., Stratte, J.: Amer. J. Surg. **73**, 503 (1947). — Warres, H. L.: J. Urol. (Baltimore) **79**, 989 (1958). — White, E. P., Berry, N. E.: Urol. Cutan. Rev. **50**, 662 (1946). — Yelderman, J. J.: J. Urol. (Baltimore) **97**, 1040 (1967).

Professor Dr. P. Kolle
Urolog. Klinik
Med. Hochschule Hannover
D-3000 Hannover-Kleefeld
Karl Wiechert-Allee 9

R. T. Turner-Warwick: The Treatment of Traumatic Urethral Strictures by One-stage Urethroplasty Techniques (Film)

R. T. Turner-Warwick, M.D., F.R.C.S.
55 Fizroy Park
Highgate
London (Great Britain)

E. Elsässer: Spätergebnisse bei Erwachsenen nach Hypospadieoperation in der Kindheit

Aus großen Statistiken geht hervor, daß 15 bis 20% der Hypospadieträger gleichzeitig ein- oder doppelseitige kryptorche Störungen aufweisen [3, 4, 6], ein Prozentsatz, der sich an unserem Krankengut mehr als bestätigt fand.

Trotzdem haben sich bisher durchgeführte Nachuntersuchungen ausschließlich auf die urologischen Verhältnisse bezogen und andrologische Faktoren nicht berücksichtigt. Wir haben deshalb alle, seit 1957 an der Urologischen Universitäts-

Tabelle 1. Urologische Befunde bei 43 Nachuntersuchten

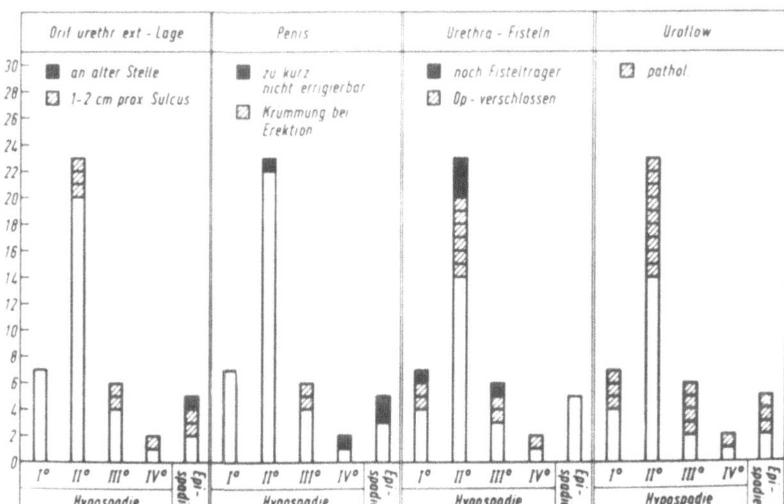

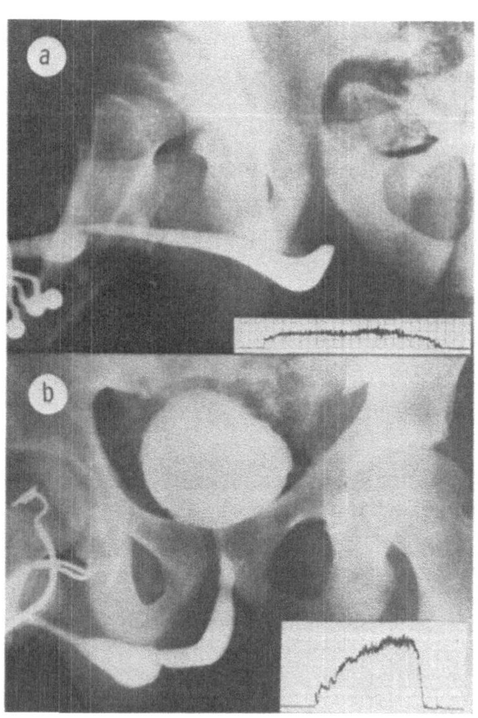

Abb. 1a u. b. Cystourethrogramm: a Alois O. Röntgenologisch erkennbare Enge der Harnröhre im Bereich des ehemaligen hypospadischen Orificium. Entsprechende Abflachung der Uroflowkurve. b Heinz H. Nach Korrektur einer penilen Hypospadie gute anatomische Abflußverhältnisse. Verzögerter Anstieg der Uroflowkurve

klinik München diesbezüglich Operierten, die vor 1956 geboren und somit jetzt mindestens 16 Jahre alt sind, zu einer kombinierten urologisch-andrologischen Untersuchung einbestellt.

Von den 91 Einbestellten sind 43 erschienen.

A. Ergebnisse hinsichtlich der Harnabflußverhältnisse

Das Krankengut ist aufgeschlüsselt entsprechend der Ausdehnung der Hypospadie nach erfolgter Aufrichtung (Tab. 1). Unter dem jeweiligen Gesichtspunkt: Ostiumlage, Penis, Fisteln, Uroflow sind jeweils von links nach rechts penile, penoscrotale, scrotale und perineale Fälle von Hypospadie und ganz rechts fünf Fälle von Epispadie dargestellt. Die Höhe der Säulen veranschaulicht die Fallzahl, der Helligkeitsgrad das mehr oder weniger gute Ergebnis.

Bei der Beurteilung der Ergebnisse ist zu berücksichtigen, daß alle diese Fälle von uns noch nach der Methode Denis Browne [1] operiert worden waren. Man

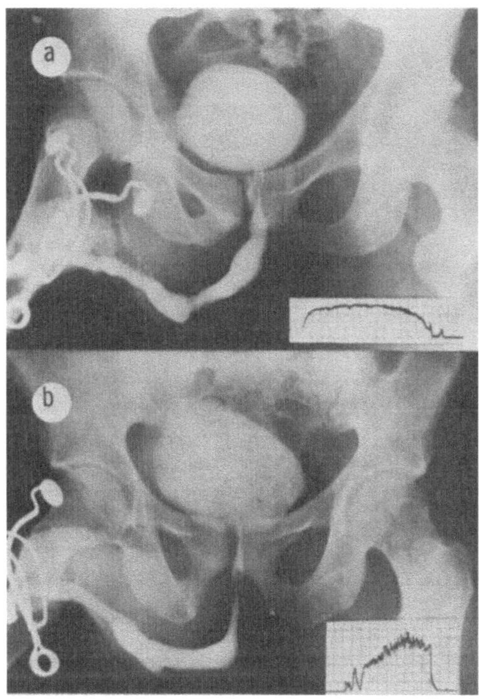

Abb. 2. Bei beiden handelte es sich um eine ehemals scrotale Hypospadie, deren Korrektur in jedem Fall vier Operationen erfordert hat. Das Ergebnis hinsichtlich der Harnabflußverhältnisse (Cystogramm und Uroflowkurve) ist bei beiden zufriedenstellend. Andrologisch zeigt jedoch der erst im Erwachsenenalter Operierte (Abb. 2b) eine hochgradige Oligozoospermie von 6 Mill. Spermien/ml, wohingegen der während der Pubertät Operierte (Abb. 2a) ein völlig normales Ejaculat geliefert hat

sieht, daß wir damals 20% unserer Kranken wegen postoperativer Fisteln nachoperieren mußten, 10% waren bei der Nachuntersuchung noch Fistelträger. Wir wenden deshalb seit über 3 Jahren ausschließlich das Verfahren nach Cecil-Michalowski an [2, 7], mit dem wir unsere postoperative Fistelrate auf unter 10% senken konnten [5].

Auch das neu zu bildende Orificium externum läßt sich mit der Methode nach Cecil-Michalowski praktisch bis an die Glansspitze heranführen und wesentlich besser formieren. Demgegenüber liegt nach Denis Brownescher Operation das Ostium bestenfalls im Sulcusbereich, ist aber oft zu weit, so daß der Harnstrahl schlecht gebündelt ist. Diese mangelnde Bündelung drückt sich vielfach in einer pathologischen Uroflowkurve aus, die deshalb bei fast der Hälfte der Nachuntersuchten nicht der Norm entspricht und häufig einen verzögerten Anstieg zeigt (Abb. 1).

Was den Penis selbst betrifft, so gaben alle Untersuchten — abgesehen von einem Mann mit hochgradiger Epispadie — normale Erigierbarkeit, Ejakulation und Orgasmus bei Kohabitation oder Masturbation an. Allerdings war die Kohabitationsfähigkeit bei zwei Männern nach Korrektur einer skrotalen Hypospadie wegen der noch bestehenden Abwärtskrümmung des erigierten Penis und bei 3 weiteren wegen der außergewöhnlichen Kürze desselben stark eingeschränkt. Trotzdem waren zwei dieser letzteren verheiratet.

B. Ergebnisse der andrologischen Untersuchungen

Insgesamt waren von den 29 jetzt über 20 Jahre alten Männern 13, also nicht ganz die Hälfte, verheiratet, von diesen wiederum gaben nur 6 an Kinder gezeugt zu haben.

Tabelle 2

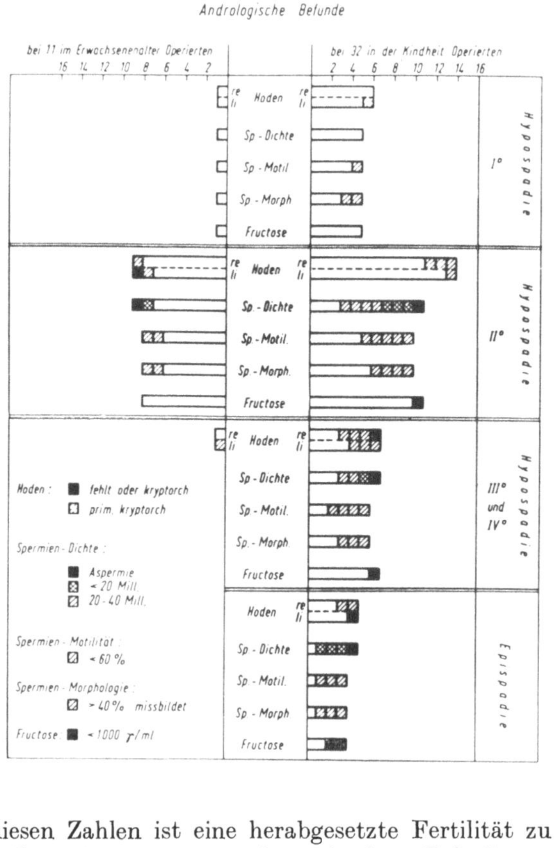

Andrologische Befunde

bei 11 im Erwachsenenalter Operierten 16 14 12 10 8 6 4 2
bei 32 in der Kindheit Operierten 2 4 6 8 10 12 14 16

Hypospadie I°: re/li Hoden, Sp.-Dichte, Sp.-Motil, Sp.-Morph, Fructose
Hypospadie II°: re/li Hoden, Sp.-Dichte, Sp.-Motil., Sp.-Morph., Fructose
Hypospadie III° und IV°: re/li Hoden, Sp.-Dichte, Sp.-Motil., Sp.-Morph, Fructose
Epispadie: re/li Hoden, Sp.-Dichte, Sp.-Motil., Sp.-Morph, Fructose

Hoden: fehlt oder kryptorch; prim. kryptorch
Spermien-Dichte: Aspermie; < 20 Mill.; 20-40 Mill.
Spermien-Motilität: < 60 %
Spermien-Morphologie: > 40% missbildet
Fructose: < 1000 γ/ml

Schon aus diesen Zahlen ist eine herabgesetzte Fertilität zu vermuten, die sich auch in den Spermiocytogrammen bestätigt hat (Tab. 2).

Bei der Aufschlüsselung hinsichtlich der andrologischen Befunde haben sich, im Gegensatz zu den urologischen Befunden, gewisse Unterschiede zwischen den bis zur Pubertät und den nach abgeschlossener Pubertät, also ab dem 16. Lebensjahr Operierten gefunden, weshalb die Ergebnisse der Frühoperierten gesondert in der rechten, die der Spätoperierten in der linken Diagrammhälfte dargestellt sind.

Männer mit nur geringgradiger, peniler Hypospadie zeigten auch die geringste Einschränkung der Fertilität. Nur einer derselben hatte einseitig einen hypoplastischen Hoden, im übrigen waren die Spermiocytogramme hinsichtlich Dichte normal. Was Motilität und Morphologie der Spermien anlangt, zeigten sich nur zwei beeinträchtigt, die Fructosewerte lagen sämtlich im Normbereich. Bei den ausgeprägteren Fällen von Hypospadien, wie bei den Epispadien fanden sich in gehäuftem Maße ein- oder doppelseitig kryptorche Störungen, die eine entsprechende Behandlung erforderlich gemacht haben. Bei den schwarz bezeichneten Feldern, der die Hoden versinnbildlichenden Säulen, war der betroffene Hoden einmal wegen Seminom, zweimal aus nicht bekannten Gründen entfernt worden.

Aus der Tabelle 2 geht weiter hervor, daß Oligoastheno- und Teratozoospermien auch bei solchen Männern bestehen, bei denen klinisch oder anamnestisch kein pathologischer Befund an den Hoden zu erheben ist.

Auffallenderweise ist diese breite Streuung pathologischer Ejakulatbefunde bei den *vor* Vollendung der Pubertät Operierten zu beobachten. Bei den sog. „Spätoperierten" hingegen übersteigt die Anzahl der Fälle mit pathologischen Ejakulaten nur gering die Anzahl der Fälle mit kryptorchen Störungen.

Selbstverständlich läßt die kleine Zahl — 32 Früh- und 11 Spätoperierte — keine bindenden Schlüsse zu, ob die bei Männern ohne klinisch faßbare Hodenveränderung zu beobachtenden Oligo-Astheno-Teratozoospermien als anlagebedingt angesehen werden müssen, oder aber mit der chirurgischen Intervention vor abgeschlossener Pubertät zusammenhängen.

Die in 4 Fällen festgestellte hochgradige Herabsetzung der Fructose im Ejakulat auf Werte zwischen 140 und 190/ml spricht mehr für das Vorliegen einer anlagebedingten Störung.

Auch die Befunde bei zwei weiteren Männern Wolfgang S. (Abb. 2a) und Josef M. (Abb. 2b) sprechen dafür, daß die Subfertilität endogen bedingt ist und nicht dem chirurgischen Eingriff zur Last gelegt werden darf.

Zusammenfassung

Nachuntersuchungen an 43 Männern, die in 32 Fällen vor und in 11 Fällen nach der Pubertät wegen Hypo- oder Epispadien unterschiedlichen Schweregrades operiert worden waren, haben ergeben, daß unabhängig von der mehr oder weniger geglückten Korrektur der Harnröhrenmißbildung andrologische Schäden bestehen: In 30% der Fälle lagen kryptorche Störungen vor, bei 46% der Nachuntersuchten fanden sich pathologische Werte im Ejakulat.

Literatur

1. Browne, D.: Proc. roy. Soc. Med. **42**, 466 (1949). — 2. Cecil, A. B.: J. Urol. (Baltimore) **67**, 1006 (1952). — 3. Culp, O. S.: J. Urol. (Baltimore) **96**, 339 (1966). — 4. Culp, O. S., McRobert: Hypospadias. In: Handbuch der Urologie: Malformations, Bd. VII, 1, p. 307. Berlin-Heidelberg-New York: Springer 1968. — 5. Elsässer, E., Schmiedt, E., Staehler, G.: Urologe A **11**, 245 (1972). — 6. Kennedy, P. A.: J. Urol. (Baltimore) **85**, 814 (1961). — 7. Michalowski, E., Modelski, W.: J. Urol. (Baltimore) **89**, 698 (1963).

Priv.-Doz. Dr. E. Elsässer
Urolog. Klinik der Universität München
D-8000 München 15
Thalkirchner Straße 48

K. TOEBE, H. HEYMANN und W. STAEHLER: Die Behandlung von Komplikationen im Bereich des Magen-Darmtraktes nach Prostatektomie

Ende 1969 und in der ersten Hälfte des Jahres 1970 wurden in der Urologischen Abteilung der Chirurgischen Universitätsklinik Tübingen in einem Zeitraum von 8 Monaten insgesamt 38 Adenomentfernungen durch Schnitt vorgenommen. In diesem Zeitraum erlagen 5 Patienten einer zunächst unklaren gastro-intestinalen Blutung. Es stellte sich daraufhin für uns die Frage, welche Ursachen zu dieser postoperativen Blutung geführt hatten.

Bei der Überprüfung der *Zusammensetzung unseres Krankengutes* konnten wir feststellen, daß sich das Durchschnittsalter von 68 Jahren im Vergleich zu den vorausgegangenen Jahren nicht geändert hatte. Auch die Indikation von urologischer Seite zur Prostatektomie war die gleiche geblieben: der Abstand des Mittellappens zum Colliculus betrug im Durchschnitt 6 cm. Auch die Operationsdauer mit bds. Vasotomie war bei verschiedenen Operateuren im Durchschnitt mit 65 min unverändert geblieben. Die Auswertung der Narkoseprotokolle bestätigte darüber hinaus einen vergleichsweise unveränderten durchschnittlichen Blutverlust während der Operationen. Dieser operativ bedingte Blutverlust wurde in allen Fällen noch während des Eingriffes quantitativ substituiert.

Die nächste Frage, ob sich die *Operationsindikation* auf Grund einer verbesserten internistischen Vorbereitung erweitert hatte, konnte verneint werden. Die Kriterien der Operabilität, im Einzelfall mit dem Internisten abgesprochen, bzw. nach internistischer Vorbereitung, zeigten vergleichsweise zu den vorhergehenden Jahren in unserer Klinik keinerlei Änderung.

Für unsere Problemstellung war es von besonderer Bedeutung, nachzuprüfen, ob sich im Vergleich zu vorher eine Änderung des Narkoseverfahrens ergeben hatte. Bei der Durchsicht der Anaesthesieprotokolle ergab sich keine wesentliche Änderung der angewendeten Narkoseverfahren. In den meisten Fällen wurde eine Intubationsnarkose mit Halothan-Lachgas-Sauerstoff bei kontrollierter Beatmung und Relaxation durch Infusion von Succinyl durchgeführt. Nur in einem Fall erfolgte die Narkose durch Neurolept-Analgesie.

Die bisherige Schilderung unseres operativen Vorgehens hat gezeigt, daß weder eine Änderung der präoperativen Vorbehandlung, des Narkoseverfahrens, der operativen Technik oder der Operationsindikation die geschilderten Komplikationen erklären können. Übrig blieb die Frage, ob möglicherweise anamnestische Angaben nach gastrointestinalen Vorerkrankungen nicht genügend berücksichtigt wurden. Die Auswertung der Krankenblätter ergab jedoch, daß keiner der verstorbenen Patienten Beschwerden angab, die im Sinne einer gastro-intestinalen Vorerkrankung gedeutet werden können. Auch die nach Auftreten der gastrointestinalen Blutung erfolgte Befragung der Angehörigen in Richtung auf eine Magen-Darmanamnese, blieb in jedem einzelnen der geschilderten Fälle ohne verwertbare Angaben. Es bestand bei allen eine gute Nahrungsverträglichkeit bei regelmäßiger Nahrungsaufnahme.

Bei der Betrachtung der Hämoglobinwerte sowie des Hämatokrits fällt auf, daß etwa die Hälfte der Patienten eine kompensatorische Eindickung hatten.

Im postoperativen Verlauf der 5 verstorbenen Patienten kam es bei zweien am 3. p.op. Tag zu einer schweren gastro-intestinalen Blutung mit Blutbrechen, Teerstühlen, Blutdruckabfall und Schocksymptomatik. Das gleiche klinische Bild bot sich bei den drei anderen Patienten am 8., 11. und 13. p.op. Tag. In allen Fällen setzte sofort eine intensive konservative Therapie ein. Neben der Substitution von Blut bzw. Frischblut wurden Antifibrinolytica gegeben.

Bei drei der Patienten ließ der schlechte Allgemeinzustand keine chirurgische Intervention zu. In zwei Fällen jedoch entschlossen wir uns zur Laparatomie. In einem Fall wurde eine Vagotomie mit Pyloroplastik durchgeführt. Bei dem zweiten operierten Patienten fand sich eine Ulcus-bedingte Perforation des Magens, die übernäht wurde.

Alle fünf verstorbenen Patienten zeigten autoptisch multiple Erosionen und Stressulcerationen im Bereich der Magen- bzw. Duodenalschleimhaut.

Bei der Suche nach der Ursache der autoptisch gesicherten Ulcerationen und Erosionen spielt mit Sicherheit eine gewisse Vorschädigung der Schleimhaut durch eine bei der stationären Aufnahme vorliegende Retention harnpflichtiger Substanzen eine Rolle, auf deren Boden die blutenden Schleimhautdefekte schließlich entstanden, trotz deren präoperativer sorgfältiger Beseitigung.

Die geschilderten Komplikationen nach Prostatektomie in einem Zeitraum von 8 Monaten, veranlaßten uns bei jedem Patienten, bei dem dieser Eingriff vorgesehen war, die Magensäureverhältnisse zu klären. Dabei wurde sowohl die basale als auch die Pentagastrin-stimulierte Säureresektion bestimmt.

Bei jedem Patienten, der eine basale oder stimulierte Hyperacidität erkennen ließ, wurde eine „Stressulcusprophylaxe" durchgeführt: Sie bestand in der Verabreichung von 3 × 1 Beutel Mazur A als Anacidum, 3 × 1 Tablette Biogastrone zur Erhöhung der protektiven Wirkung der Magenschleimhaut und zur zentralen Sedierung Valium in einer Dosierung von morgens und mittags jeweils 5 mg und abends von 10 mg.

In der Zwischenzeit wurden 53 Patienten prostatektomiert. Nach der bei allen diesen Patienten erfolgten präoperativen Magenfunktionstestung wurden 27 Patienten in der beschriebenen Weise zur Stressulcusprophylaxe behandelt. In diesen Fällen bestand eine nachgewiesene basale bzw. stimulierte Hyperacidität. 2 von diesen Patienten, bei denen die Prophylaxe notwendig gewesen wäre, verloren wir einmal durch falsche Berechnung des Aciditätswertes und den anderen Fall durch versäumte Prophylaxe. Beide Patienten verstarben wiederum an einer nicht kurablen intestinalen Blutung. In allen anderen Fällen haben wir keine Streßulcerationsblutung mehr gesehen.

Diese günstige Erfahrung nach 23 Prostatektomien, unterstützt durch die Erkenntnisse der beiden Fehlbehandelten, veranlassen uns, die geschilderte Prophylaxe nach Klärung der Magensekretionsverhältnisse strikt beizubehalten. Wir

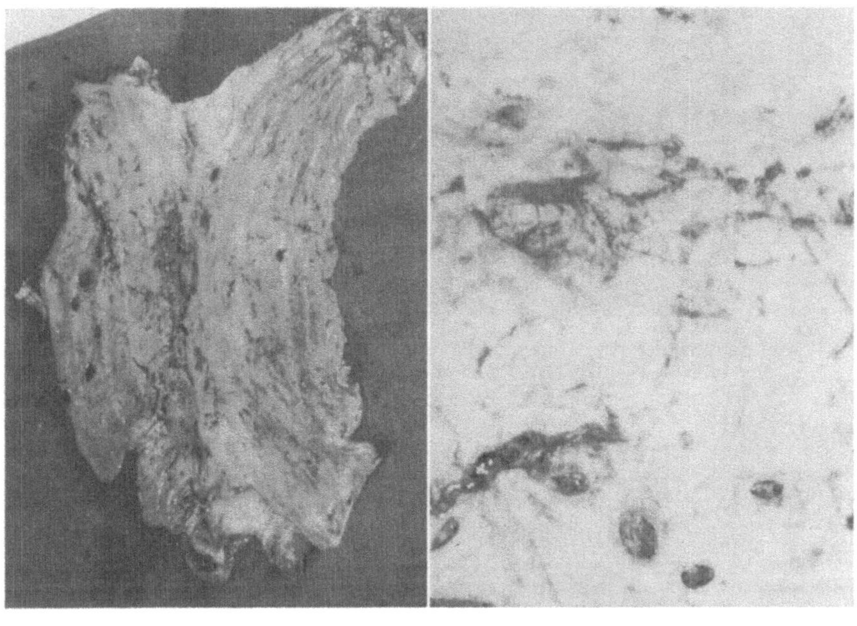

Abb. 1 Abb. 2

Abb. 1 u. 2. Diese beiden Abbildungen demonstrieren eindringlich das Ausmaß des Befalles der Magenschleimhaut mit Stressulcerationen und Erosionen

veranlaßten darüber hinaus bei den Patienten, bei denen eine Bestimmung der Säureverhältnisse aus anderen Gründen nicht möglich war, diese Prophylaxe grundsätzlich durchzuführen. Wir haben inzwischen das Indikationsgebiet dieser Prophylaxe auf andere Teilgebiete der Chirurgie erweitert. Unsere eigenen günstigen Erfahrungen veranlaßten uns, Ihnen darüber zu berichten.

Dr. K. Toebe
Urolog. Abt. der Chirurg. Univ.-Klinik
D-7400 Tübingen

A. KELÂMI, U. FIEDLER und M. WALDEN: **Klebstoffnephropexie (Film)**

Die Anwendung von Klebstoff wurde praktisch in jedem Chirurgischen Fachgebiet experimentell und klinisch mit verschiedenen Erfolgen versucht.

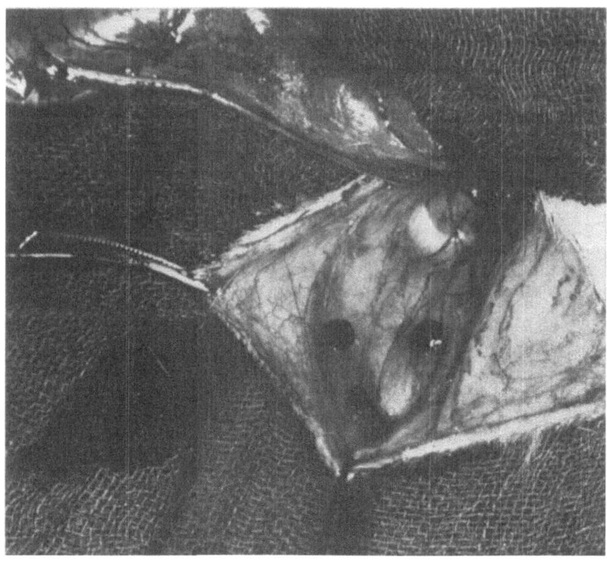

Abb. 1. Klebstofforchidopexie: Hoden und Scrotalfach der Ratte: Drei Tropfen Klebstoff im Scrotalfach. Der Hoden nach Orchidolyse links oben der Abbildung

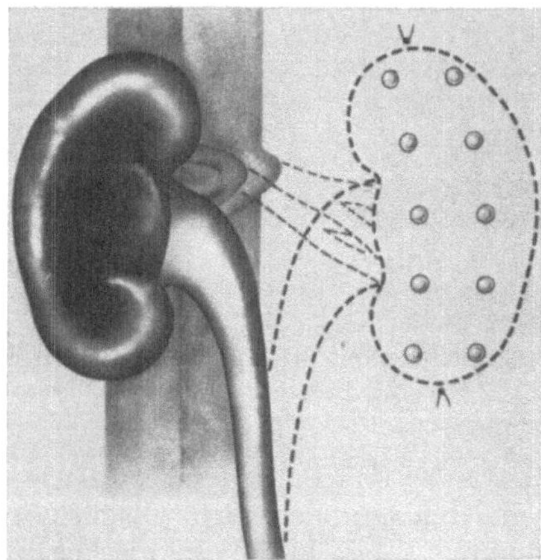

Abb. 2. Klebstoffnephropexie: Die Niere wird vollständig mobilisiert. Nach punktförmigen Aufbringen von Klebstoff auf das Nierenbett wird die Niere zurückverlagert und leicht aufgepreßt

In der Urologie haben die Klebstoffe an harnableitenden Wegen (Nierenbecken, Harnleiter, Harnblase, Harnröhre) wegen Inkrustationsgefahr keinen Platz. Die eine Möglichkeit bietet die Ventropexie der Harnblase, die Beer u. Thiel mit Erfolg bei Patientinnen mit Stressinkontinenz durchgeführt haben; die andere Möglichkeit ist die Pexie der parenchymatösen Organe, also Hoden und Niere. Das wichtigste bei diesem Verfahren ist, daß der Klebstoff nicht auf die gesamte Fläche aufgebracht wird, sondern nach Gottlob „rasterförmig" geklebt wird oder — wie wir es durchführen — „punktförmig". Der Klebstoff (N-Butyl-Cyanoacrylat) hat auf das Parenchym keinerlei schädigende Wirkung.

Beispiel zur Klebstofforchidopexie (Abb. 1): Man sieht den Hoden und das Scrotalfach der Ratte; nach vollständiger Orchidolyse werden drei Tröpfchen Klebstoff in das Scrotalfach getropft. Nach der Orchidopexie bleiben die Hoden im Scrotalfach pexiert, sind trotzdem beweglich, aber rutschen nicht mehr in die Bauchhöhle zurück.

Über unsere experimentelle und klinische Erfahrung mit der *Klebstoffnephropexie* hatten wir bereits im September 1971 in Wiesbaden berichtet.

Operationsmethode (Abb. 2)

Die Niere wird vollständig mobilisiert. Eine Dekapsulation oder eine Naht in das Parenchym ist nicht erforderlich. Nach vollständiger Trockenheit der zu klebenden Flächen wird der Klebstoff auf die Muskulatur punktförmig getropft und die Niere leicht darauf gepreßt. Nach 20 bis 30 sec ist die Pexie bereits vollzogen.

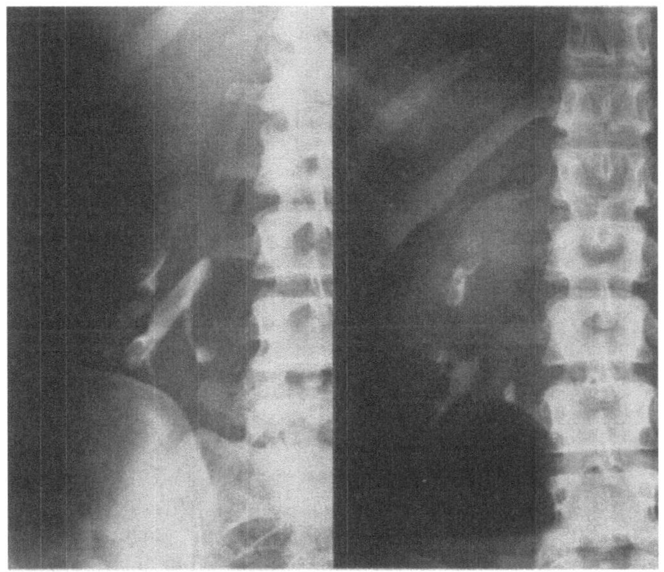

Abb. 3. 30jährige Patientin. Linke Bildhälfte: Nephroptose rechts. Oberer Nierenpol am 3. Querfortsatz der Wirbelsäule. Deutliche Knickung des Ureterabganges. Rechte Bildhälfte: Ein Jahr nach Klebstoffnephropexie rechts. Oberer Nierenpol am 1. Querfortsatz der Wirbelsäule. Abflußverhältnisse deutlich gebessert

Es ist darauf zu achten, daß der Klebstoff nicht auf den Ureter kommt, da es sonst, wie wir bei einer Patientin beobachten konnten, zu Knickungen des Ureters und zu Harnstauungsnieren kommen kann. Wir haben die Methode an vier Patientinnen angewandt. Der Film zeigt die Operationsmethode bei einer 30jährigen Patientin mit einer Nephroptose, die mit Hilfe von Klebstoff pexiert wurde. Die Abb. 3 zeigt die Urogramme derselben Patientin im Stehen vor und nach der Klebstoffnephropexie.

Professor Dr. A. Kelâmi
Urolog. Klinik der FU Berlin
(Klinikum Steglitz)
D-1000 Berlin 45
Hindenburgdamm 30

H. Sommerkamp und W. Heimer: **Ergebnisse der operativen Pyonephrosebehandlung**

Diagnose und Therapie der Pyonephrose können in der operativen Urologie erhebliche Probleme aufwerfen und verlangen in jedem Einzelfall die kritische Prüfung des erfolgversprechendsten Behandlungsweges. Per definitionem verstehen wir unter einer Pyonephrose meist eine infizierte Hydronephrose; davon abzugrenzen sind in der Klassifikation von Israel die primäre Pyonephrose, bei der nicht die Abflußstörung sondern eine einschmelzende Pyelonephritis im Vordergrund steht, und die tuberkulöse Pyonephrose. Während der röntgenologische Befund mit völligem oder weitgehendem Funktionsausfall der betroffenen Niere relativ einheitlich ist, kann das klinische Bild äußerst variabel sein; die Extreme sind die blande, oft zufällig diagnostizierte pyonephrotische Schrumpfniere und die foudroyant verlaufende septische Pyonephrose mit Bakteriämie.

Da Zeitpunkt und Art der Behandlung über das Schicksal der erkrankten Niere und oft des Patienten entscheiden, haben wir unsere Ergebnisse der operativen Pyonephrosebehandlung an einem Krankengut von 100 Patienten gesichtet.

Es handelt sich bei diesen Fällen um 60 Frauen und 40 Männer aus dem Krankengut der Freiburger und Marburger Urologischen Universitätsklinik

Tabelle 1. Befunde bei Pyonephrose

N = 100: 60 Frauen (49 Jahre), 40 Männer (40 Jahre)
Seitenlokalisation: 48 % links, 43 % rechts, 9 % beidseits
Symptome: Koliken 56 %, Fieber 45 %
Urogramm: 64 % sog. „stumme Niere", 31 % verzögerte Ausscheidung, 60 % Konkremente, 26 % pathologischer kontralateraler Befund
Bakteriologie: E. coli 63 %, Enterokokken 55 %, Tbc 10 %

(Tabelle 1). Soweit es sich um Patienten mit Nephrolithiasis handelte — und das waren immerhin 60% des Kollektivs — wurden nur solche berücksichtigt, bei denen Verschlußzeichen vorlagen; Fälle von Steinpyelonephritis ohne wesentliche Abflußbehinderung wurden nicht ausgewertet. Entsprechend dem unterschiedlichen Krankheitsbild waren Temperatursteigerungen nur bei knapp der Hälfte der Fälle meßbar und Schüttelfröste bei 12%. Zwei Drittel der Patienten ließen im Ausscheidungsurogramm auf der erkrankten Seite keine und ein Drittel eine stark reduzierte Kontrastmittelausscheidung erkennen. Bei 5% wurde die Diagnose durch retrograde Sondierung gestellt. Bakteriologisch fand sich häufig ein Mischinfekt mit Überwiegen von Coli und Enterokokken, sowie eine tuberkulöse Pyonephrose bei 10 Patienten.

Die *operative Behandlung* bestand nach Sicherung der Diagnose entweder in der primären Nephrektomie oder in einem Organerhaltungsversuch. Bei 14 Patienten hatte sich nach einem vorausgegangenem Eingriff eine Pyonephrose ausgebildet, die zur sekundären Nephrektomie zwang. Die in jedem Fall zu treffende Entscheidung, ob der Organentfernung oder -erhaltung der Vorzug zu geben sei, wird einmal durch die Einschätzung des Schädigungsgrades der erkrankten Niere und zum anderen durch die Funktion der kontralateralen Niere beeinflußt.

Bei den 53 Patienten, die wir primär nephrektomierten, hatte sich in 89% ein normaler urographischer Befund der Gegenseite nachweisen lassen. Die entfernten Nieren, unter denen sich 7 tuberkulöse Pyonephrosen befanden, hatten zu 80% im Ausscheidungsurogramm keinerlei Funktion erkennen lassen; in Grenzfällen wurde angiographisch und szintigraphisch der Nachweis einer hochgradigen

Organschädigung erbracht. Wundheilungsstörungen nach der Nephrektomie traten nur bei 6% der Operierten auf, Todesfälle wurden nicht verzeichnet.

33 Patienten wurden organerhaltend operiert (Tabelle 2), bei einigen, weil man die erkrankte Niere für erhaltungsfähig hielt, bei den meisten weil ein doppelseitiger Befund die primäre Nephrektomie nicht zuließ. Der mittlere Kreatininwert dieser Gruppe war mit 3,2 mg-% deutlich erhöht. In den meisten Fällen wurde bei der Operation lediglich die Niere gefistelt, einige Male unter gleichzeitiger Beseitigung eines Verschlußsteins oder einer Abgangsstenose. Die direkte Behebung von Harnleiterverschlüssen ohne Nephrostomie nahmen wir bei 10 Patienten vor.

Die *hohe postoperative Sterblichkeit* von 33% veranlaßte uns zu einer Analyse, ob eine falsche Indikationsstellung, ungenügende Operationsergebnisse oder die Schwere der Erkrankung der ausschlaggebende Faktor gewesen war.

Von den elf postoperativ Verstorbenen war die Mehrzahl unter vitaler Indikation operiert worden. Bis auf einen Patienten wiesen alle eine beiderseitige Nierenerkrankung auf; einige wurden in der Anurie operiert, keiner dieser Gruppe hatte eine Kreatininkonzentration im Serum unter 7 mg-%. Bei dem einzigen mit kontralateral funktionstüchtiger Niere verstorbenen Patienten handelte es sich um einen 73jährigen, der nach Lithotomie wegen Verschlußpyonephrose am Herzversagen starb. Ob bei ihm eine primäre Nephrektomie günstiger gewesen wäre, bleibt offen. Bei 9 anderen war die Nierenfistel, die bei 4 Patienten doppelseitig angelegt wurde, der einzig gangbare Weg. Ein Patient verstarb nach einer Revisionsoperation wegen paranephritischer Abscesse im Anschluß an eine auswärts durchgeführte Abgangsplastik bei infizierter Hydronephrose.

Tabelle 2. Ergebnisse der Erhaltungsversuche bei Pyonephrose

N	33		
Verstorben	11 (33%) →	Todesursachen:	
		Toxisches Herzversagen	7
	22	Urämie	3
	↓	Abszedierende Pyelonephritis	1

Postoperatives Urogramm

6 × gute	Ausscheidungsfunktion
13 × eingeschränkte	Ausscheidungsfunktion
3 × schlechte	Ausscheidungsfunktion

Unter den verbleibenden 22 Patienten, bei denen organerhaltend operiert wurde, befanden sich nur 8, bei denen eine Nephrektomie auf Grund ausreichender kontralateraler Nierenfunktion als Alternativeingriff denkbar wäre. Die Frühergebnisse bei den Erhaltungsversuchen, gemessen an der urographischen Ausscheidungsfunktion 3 bis 4 Wochen nach der Operation, sind dem Schweregrad dieser Nierenerkrankung entsprechend schlecht: Nur 6 Patienten wiesen eine Normalisierung des Urogramms auf der operierten Seite auf und nur 2 wurden infektfrei. Sekundäre Nephrektomien mußten im Beobachtungszeitraum nicht durchgeführt werden.

Dies war jedoch bei 14 Patienten nötig, bei denen sich im Anschluß an eine Voroperation an Niere oder Harnleiter wegen Abflußbehinderung eine Pyonephrose ausgebildet hatte. Die Funktionseinschränkung der Niere in Verbindung mit dem schweren Infekt gaben in der Regel die Indikation zur Entfernung dieser Organe. Ein Patient dieser Gruppe verstarb postoperativ an den Folgen seines malignen Grundleidens.

Aus unserer Analyse der Behandlungsergebnisse bei Pyonephrose könnte der falsche Eindruck entstehen, daß — gemessen an der postoperativen Letalität — ein organerhaltendes Vorgehen wesentlich riskanter als die primäre Nephrektomie ist.

Richtig ist vielmehr, daß nur in ganz wenigen Fällen Zweifel darüber bestehen, welcher Behandlungsart der Vorzug zu geben sei; meist ist die einzuschlagende Therapie vom Befund oder Grundleiden her klar vorgezeichnet. Die Patientengruppe, bei der eine Insuffizienz der Gesamtnierenleistung zu einem funktionserhaltenden Vorgehen zwingt, muß naturgemäß eine höhere Risikoquote haben als ein Krankengut, bei dem eine gesunde Zweitniere die Entfernung der Pyonephrose erlaubt. In Fällen, bei denen die Überlegung angebracht ist, ob man besser nephrektomieren oder einen Erhaltungsversuch wagen soll, muß man sich vor Augen halten, daß es nur in ausgewählten Frühfällen gelingt, einer Pyonephrose zu guter Funktion und Infektfreiheit zu verhelfen. Meist verbleibt eine chronische Pyelonephritis mit mehr oder minder stark eingeschränkter Nierenfunktion, auf die bei erkrankter Gegenniere jedoch nicht verzichtet werden kann.

Privatdozent Dr. H. Sommerkamp
Leiter der Urolog. Abteilung
Chirurg. Univ.-Klinik
D-7800 Freiburg i. Br.
Hugstetterstraße 55

J. F. Glenn: Experience with Adrenal Surgery

J. F. Glenn, M.D.
Chairman, Division of Urology
Duke University
Durham, North Carolina (USA)

L. V. Wagenknecht: Behandlungsergebnisse von 125 Patienten mit urogenitaler Bilharziose*

Die Bilharziose ist eine durch Schistosomen hervorgerufene Tropenerkrankung, die zur Infestation fast aller menschlichen Organe führen kann. Die urogenitale Bilharziose bildet die wichtigste Erscheinungsform. Der chronische Krankheits-

Tabelle 1

Symptome	Fälle	%
Hämaturie	93	74
Terminal	(70)	
Total	(23)	
Pollakisurie	53	42
Miktionsbeschwerden	54	42
Lumbalbeschwerden „Kolik ohne Stein“	33	26
	(10)	
Abdominalschmerzen	23	18
Prostatitis, Epidydimitis	12	10
Inguinale Lymphknotenschwellung	12	10
Fieber	7	6
Splenohepatomegalie	4	3
Testesatrophie	4	3
Arterielle Hypertension	3	2

verlauf ist bedingt durch die langjährige Lebensdauer der erwachsenen Schistosomen im Blutsystem des Menschen und die kontinuierliche Produktion von Eiern.

Durch den zunehmenden Tourismus, die wachsende Zahl afrikanischer Arbeiter, Praktikanten und Studenten, sowie durch die Rückkehr von Entwick-

* Das Krankengut stammt aus der Urolog. Univ.-Klinik Paris, Hôpital Necker (Direktor: Prof. Dr. R. Couvelaire).

lungshelfern, gewinnt diese Erkrankung auch in Deutschland an Bedeutung und Interesse.

In den vergangenen 17 Jahren wurden in der Urologischen Universitätsklinik Paris 125 vorwiegend aus den ehemaligen französischen Afrikakolonien stammende Patienten wegen urogenitaler Bilharziose behandelt: 122 Männer und 3 Frauen mit einem Durchschnittsalter von 27 Jahren.

Symptome — Diagnostik

Tabelle 1 zeigt die Symptomatologie unserer 125 Patienten. Die Hämaturie als wichtigstes Symptom bestand in einigen Fällen bereits 18 bis 20 Jahre lang.

Tabelle 2

Cystoskopisches Bild	Fälle	%
Gelblich-graue Schleimhautplaques	67	54
Tuberkele, „Sandkornschleimhaut“	76	61
Knoten	40	32
Papillome	48	38
Ulcera	6	5
Carcinome	4	3

Tabelle 3

IVP	Fälle	%
Normales IVP	51	41
Blasenverkalkung	39	31
Normale Kapazität	(27)	
Kapazität < 150 ml	(12)	
Prävesicale Ureterverkalkung	6	5
Ureterstenose	74	59
Beidseitig	(42)	
Einseitig	(32)	
Ureterdilatation	72	58
Beidseitig	(42)	
Einseitig	(30)	
Pyelorenale Dilatation	64	51
Beidseitig	(38)	
Einseitig	(26)	
Einseitig stumme Niere	(7)	

Schistosomeneier im Mittelstrahlurin wurden bei 58% der Patienten festgestellt. In 8 Fällen bestand eine Niereninsuffizienz.

Alle Patienten zeigten bei der *Cystoskopie* eines oder mehrere der in Tabelle 2 dargestellten Kriterien. Die bei der urogenitalen Bilharziose typische Tuberkel- und Knotenbildung liegt vorwiegend im Bereich des Trigonums und um die Ureterostien. Differentialdiagnostisch sind diese insbesondere von TBC-Knoten und auch von der Cystitis granularis und cystica abzugrenzen. Die gelblich-graue Verfärbung der Blasenschleimhaut ist das Resultat von perivasculären und endarteriitischen Prozessen in der Submucosa, die zur Atrophie der Blasenschleimhaut führen.

Durch eine Vielzahl kleiner Tuberkel entstand bei 61% der Fälle das Bild eines Sandkornbelags.

Das *intravenöse Pyelogramm* (Tabelle 3) zeigte bei 59% unserer Patienten eine ein- oder beidseitige Ureterstenose, die in 51% zur pyelorenalen Dilatation führte. Eine ausgedehnte Calcifikation der Blasenwand bei 39 Patienten führte in 12 Fällen zu einer verminderten Blasenkapazität.

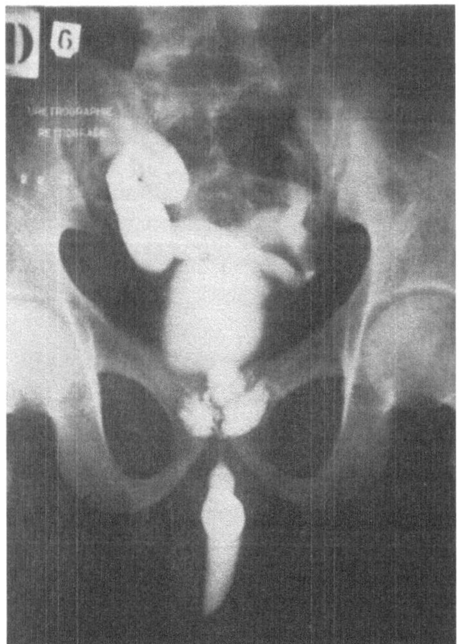

Abb. 1

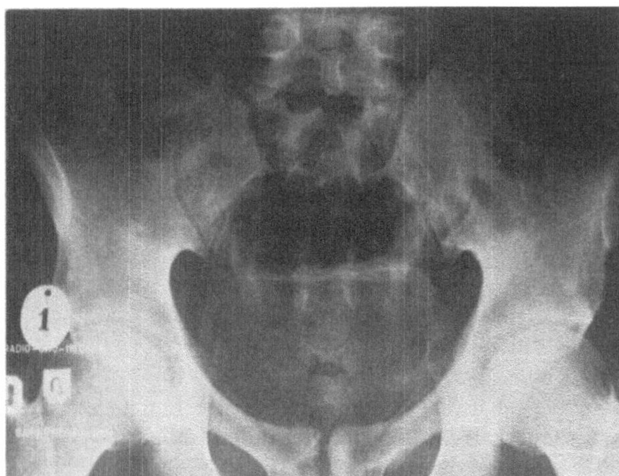

Abb. 2

Die retrograde Urethrocystographie eines 24jährigen Westafrikaners (Abb. 1) demonstriert eine kleine sklerotische Blase mit vesicorenalem und prostatischem Kontrastmittelreflux bei einer durch Biopsie gesicherten Schistosomeninfestation der Prostata.

Bei der *extensiven vesicoureteralen Verkalkung* kann die Blasenkapazität aber auch normal bleiben, wie bei einem 28jährigen Senegalesen, der eine enorme beidseitige Harnwegsstauung mit Niereninsuffizienz präsentierte (Abb. 2).

Therapie

Außer 11 Fällen wurden alle Patienten durchschnittlich 21 Tage lang mit Anthiomalin behandelt (Tabelle 4). Eine rein konservative Therapie zeigte gute Resultate bei normalen oder mäßig dilatierten oberen Harnwegen. Bei 65 Patienten wurde neben der medikamentösen auch eine operative Therapie durchgeführt. Wegen einer prävesicalen Ureterstenose oder -verkalkung wurde bei 3 Patienten eine Boari-Plastik und in 17 Fällen eine Ureterreimplantation nach Politano-Leadbetter ausgeführt.

Nach weitgehender Entfernung der verkalkten Blasenkalotte wurde bei 3 Patienten ein *Colonsegment* als „U-Plastik", und in den restlichen 3 Fällen als „L-Plastik" verwendet.

Tabelle 4

Behandlung	Fälle	%
Anthiomalintherapie	114	91
Nur konservativ (Anthiomalin/Cortison/UK)	48	38
Coagulation/Resektion von Knoten bzw. Papillomen	53	42
Ureterreimplantation	17	14
Einseitig	(12)	
Beidseitig	(5)	
Boari-Plastik	3	3
Anthiomalin + einseitige Nephrektomie	5	4
Urointestinalplastik	10	8
Colocystoplastik	(6)	
Sigma-Blase	(1)	
HDI	(1)	
Ileoureteroplastik	(2)	

Nach langjähriger Erkrankung wurde bei 3 Patienten ein *Plattenepithelcarcinom* und einmal ein *Adeno-Ca.* festgestellt. Bei 2 dieser Patienten wurde nach Cystektomie eine Sigmablase bzw. eine HDI nach Goodwin ausgeführt. Da die übrigen 2 Erkrankten einen solchen Eingriff ablehnten, erfolgte bei ihnen lediglich eine endovesicale Resektion des Tumors. Die postoperative Verlaufsdauer dieser 4 Fälle beträgt z. Z. durchschnittlich 6 Monate, in der es bei einem Patienten nach transurethraler Resektion zum Tumorrezidiv kam.

Das IVP (Abb. 3) eines 29jährigen Nigerianers zeigte eine rechtsseitige pyelorenale Dilatation bei ausgedehntem, teilweise nekrotisch zerfallendem Plattenepithelcarcinom der Blase. Er klagte seit 8 Monaten über rezidivierende Hämaturien und Pollakisurie. Seit 5 Monaten bestanden rechtsseitige Lumbalschmerzen und eine Gewichtsabnahme von 18 kg. 7 Monate nach Prostatocystektomie und Anlegung einer Sigma-Blase zeigte das IVP ein gutes Resultat. Der Patient war beschwerdefrei und tagsüber kontinent.

Von 8 Patienten mit *Niereninsuffizienz* wurden in 4 leichten Fällen eine Resektion der vesicalen Läsionen vorgenommen und unter Anthiomalin-, Cortison- und Antibioticatherapie Uretersonden für 6 bis 14 Tage belassen. In 2 Fällen wurde eine Colocystoplastik und bei den restlichen 2 Patienten eine Uretero-Ileo-Cystoplastik ausgeführt. Bei einer durchschnittlichen Verlaufsdauer von 19 Monaten zeigen 7 Überlebende normale Nierenfunktionswerte.

Komplikationen

An *postoperativen Komplikationen* beobachteten wir in 5 Fällen eine temporäre Harnfistel und in einem Fall einen paralytischen Ileus, der die Anlegung eines Anus praeter erforderlich machte. Ein Patient mit Niereninsuffizienz verstarb unter dem Bild einer Septikämie 4 Tage nach retrogradem Pyelogramm, ein zweiter

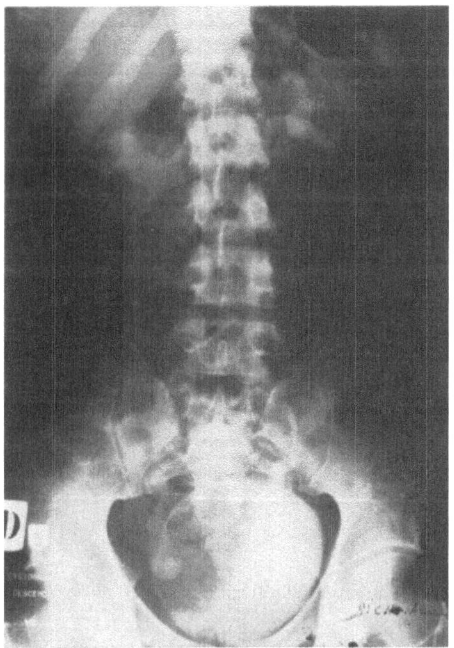

Abb. 3

Tabelle 5

Therapie	Sehr gut	Gebessert	Schlecht	—	Insgesamt, Fälle
Nur konservativ (Anthiomalin/Cortison/UK)	36	10	1	1	48
Nur Anthiomalin + Resektion/Coagulation	44	—	2	—	46
Leadbetter/Boari-Plastik	11	5	1	—	17
Urointestinalplastik	4	5	—	1	10
Anthiomalin + Nephrektomie	3	—	1	—	4
Insgesamt, Fälle	98	20	5	2	125

starb $10^1/_2$ Monate nach Cystektomie und Anlegung einer Sigmablase wegen Blasencarcinom. Die Verlaufsdauer der restlichen 123 Patienten betrug im Durchschnitt 9,2 Monate.

Von 123 Überlebenden zeigten 80% ein sehr gutes Therapieergebnis und 16% eine Besserung ihrer Symptome und des IVP (Tabelle 5). Bei 4 operierten und einem konservativ behandelten Patienten ergab sich eine Zunahme der renalen Dilatation.

Die Diagnostik der urogenitalen Bilharziose gründet sich im Frühstadium auf die Blasensymptome (terminale Hämaturie, Pollakisurie, Miktionsbeschwerden), im Spätstadium auf die durch die ureterale Atonie oder Harnleiterstenose bedingte Hydronephrose. Die vesicoureterale Calcifikation ist zwar ein Indiz für die chronische Bilharziose, korrespondiert jedoch nicht mit der Schwere der oberen Harnwegsstauung. Bei 42% unserer Patienten waren bis zu achtmal wiederholte Urinuntersuchungen auf Eier und Miracidien negativ. Bei derartigen Fällen sollte eine Biopsie der Rectumschleimhaut histologisch auf Schistosomeneier untersucht werden. Da sich die Nierenfunktion bei der Bilharziose wegen der häufigen Bilateralität der Ureterstenose schnell verschlechtern kann, sollte man mit der Nephrektomie äußerst zurückhaltend sein und oft mühsamen, aber auf die Dauer befriedigenderen organerhaltenden Operationen den Vorrang geben. Die bisher zur medikamentösen Bilharziosebehandlung verwendeten Antimonpräparate zeigten oft toxische Nebenwirkungen und sind weniger effektiv als das von uns verwendete Anthiomalin (Ambilhar CIBA). Bei Vermeidung von Reinfektionen kann dadurch die urogenitale Bilharziose in 2 bis 3 Wochen erfolgreich behandelt werden. Scheinheilungen erfordern jedoch eine regelmäßige Kontrolle der erkrankten Patienten für wenigstens 6 bis 12 Monate.

Dr. L. V. Wagenknecht
Urolog. Univ.-Klinik
D-2000 Hamburg 20
Martinistraße 52

D. VÖLTER, E. GHANI und G. BÜRKLE: **Die Resorption von Harnstoff aus der Harnblase — Tierexperimentelle Untersuchungen am Kaninchen —**

Harnstoff findet sich im Blasenurin in einer 40 bis 80fach höheren Konzentration als im Plasma [2]. Da die Harnblase nicht nur einen sich füllenden und wieder entleerenden Hohlraum darstellt, sondern durch ihre Wand ein Stoffaustausch stattfindet [6], schien es uns wichtig, die Frage der Harnstoffresorption durch die Blasenwand zu untersuchen. Diese Untersuchungen sind nur an einem tierexperimentellen Modell möglich, da die Blase von der Harnpassage ausgeschaltet werden muß [7]. Andernfalls gelangt die resorbierte Testsubstanz rasch wieder in die Blase, so daß eine Resorption nur in geringem Ausmaß nachweisbar ist.

Methodik

Im einzelnen gingen wir folgendermaßen vor (Abb. 1): Nach Ligatur der Urethra am Blasenhals wurde über den rechten Ureter die Blase sondiert, entleert und mit der radioaktiven Harnlösung aufgefüllt. Mit zwei weiteren Kathetern wurden beide Ureteren nach proximal sondiert, um Nierenbeckenurin zu gewinnen. Mit einer Kanüle in der Aorta erfolgten Blutentnahmen im Abstand von 5 min. Auf diese Weise konnten drei Parameter der Harnstoffresorption bestimmt werden:

1. Der C 14-Harnstoffgehalt im Blut.
2. Der C 14-Harnstoffgehalt im Nierenbeckenurin.
3. Der Aktivitätsverlust im Blasenurin in einer Stunde.

Wir haben diese Untersuchungen an Kaninchen durchgeführt, und zwar an normalen, entzündeten, gestauten und entzündeten und gestauten Harnblasen. Die folgende Abb. 2 zeigt die Mittelwerte der C_{14}-Harnstoffresorption im Serum von je fünf Tieren mit normalen, gestauten, entzündeten und gestauten und entzündeten Harnblasen. Hierbei ergibt sich bei allen vier Gruppen während der 1stündigen Messung eine kontinuierliche Zunahme des resorbierten, radioaktiv markierten Harnstoffs im Serum. Nach einer Std fanden sich in 0,5 ml Serum, bei den normalen Blasen 0,12, bei den gestauten 0,67, bei den entzündeten und gestauten Blasen 1,14 und bei den entzündeten Blasen 1,93 n Ci. Diese unterschiedliche Harnstoffresorption ist statistisch signifikant. Bei den Tieren mit entzündlichen Veränderungen der Blase, bei denen ein hoher Gehalt an radioaktiv markiertem Harnstoff im Serum vorlag, war auch die höchste Konzentration von

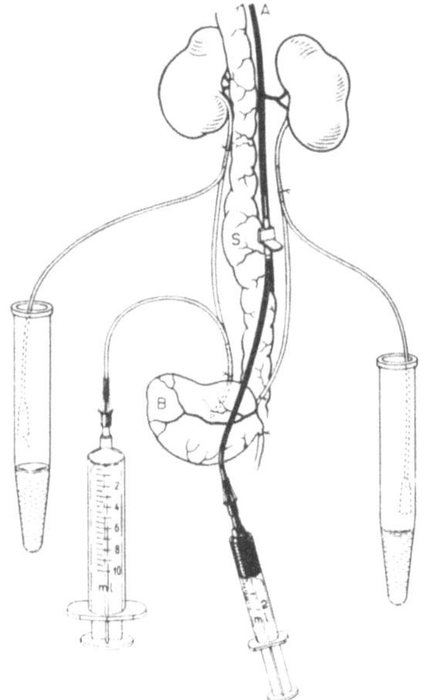

Abb. 1. Skizze des Operationssitus zur Messung der Harnstoffresorption. Eine Säuglingskanüle befindet sich zur Blutentnahme in der Aorta (A), links neben dem Sigma (S). Die Harnblase (B) ist vom rechten Ureter mit einem Katheter sondiert

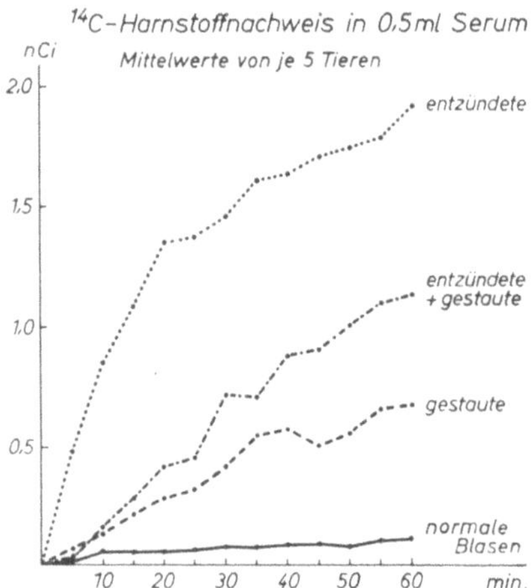

Abb. 2. ^{14}C-Harnstoffnachweis bei den vier verschiedenen Gruppen von Harnblasen während einer Std im Blut

[14]C-Harnstoff im Nierenbeckenurin vorhanden. Hier fanden sich bis zu 70 n Ci in 0,5 ml Nierenbeckenurin, eine 36fach höhere Konzentration als nach einer Std im Serum erreicht wurde. Es zeigte sich weiterhin eine Zunahme der C_{14}-Harnstoffkonzentration in dem während der Resorptionsuntersuchung in der zweiten halben Std gewonnenen Nierenbeckenurin. Dies ist verständlich, da die Harn-

stoffkonzentration im Nierenbeckenurin von der Harnstoffkonzentration im Serum abhängt, die nicht konstant war, sondern während der Resorptionsuntersuchung anstieg. In der nächsten Abbildung ist der im Blasenurin während der Resorptionsuntersuchung aufgetretene Aktivitätsverlust eingetragen. Dieser Aktivitätsverlust ist ein Maß für die resorbierte Harnstoffmenge. Aus einer normalen Blase wurden in einer Std 1,3 μ Ci bzw. 6%, aus einer gestauten 8,5 μ Ci, bzw. 43%, aus einer entzündeten und gestauten 13,1 μ Ci, bzw. 66% und aus einer entzündeten Blase 15,2 μ Ci, bzw. 76% des Harnstoffes resorbiert. Diese unterschiedliche Harnstoffresorption stellt ein Maß für die Funktion des Blasenepithels dar [3].

Die Tatsache, daß harnpflichtige Stoffe, wie der Harnstoff, aus Harnblasen in verschiedener Menge resorbiert werden, wird bisher noch zu wenig beachtet. Die Frage der Resorption durch die Blasenwand ist jedoch von Bedeutung, weil auf diesem Wege bei entzündeten und gestauten Harnblasen stickstoffhaltige Kataboliten in hohem Maße die Blasenwand durchdringen können (cystogene Azotämie, [1, 4, 5]).

Literatur

1. Boeminghaus, H.: Dtsch. med. Wschr. **53**, 222 (1927). — 2. Frey, E. K.: Langenbecks Arch. klin. Chir. **167**, 121 (1931). — 3. Marshall, D. H., Fellous, G. J.: A whole-body counter used to measure the movement of sodium from the lumen across the bladder epithelium. In: Dynamic studies with radioisotopes in medicine. International Atomic Energy Agency. Vienna, 1971. — 4. Rothauge, C.-F.: Z. Urol. **49**, 426 (1956). — 5. Rusznyak, S.: Verh. dtsch. Ges. inn. Med. **42**, 569 (1930). — 6. Strohmenger, P.: Verh. dtsch. Ges. Urol. **22**, 314 (1968). — 7. Völter, D.: Resorption von radioaktiv markiertem Harnstoff bei normalen, gestauten und entzündeten Harnblasen. Habil.-Schrift, Tübingen 1971.

Privatdozent Dr. D. Völter
Urolog. Abteilung der Universität
Dr. E. Ghani
Chirurg. Univ.-Klinik
Dr. G. Bürkle
Med. Strahleninstitut der Universität
D-7400 Tübingen

A. Hofstetter, P. Faul und D. von Rottkay: **Vergleichende cytologische und mikrobiologische Untersuchungen bei chronisch rezidivierender Prostatitis**

Eines der schwierigsten Probleme in der urologischen Diagnostik ist die chronisch rezidivierende Prostatitis. Die Gründe hierfür sind bekannt. Infolge schlechter Zugänglichkeit der Prostata und zahlreicher Überschneidungen der nervalen und vasculären Versorgung mit anderen Organen des Urogenitaltraktes fehlen absolut sichere Parameter für entzündliche Prozesse im Bereich der Prostata.

Als *wichtigstes Kriterium einer Prostatitis* gilt nach wie vor der Leukocytengehalt des Prostataexprimats. Auf Grund von Untersuchungen bei gesunden Rekruten der US-Navy durch O'Shaugnessy u. Mitarb. wurde der entscheidenden Bedeutung des Leukocytengehaltes des Prostataexprimates bei einem entzündlichen Prozeß erstmals widersprochen. Die Untersuchungsergebnisse von O'Shaugnessy (1956) wurden durch Schnierstein (1965) später bestätigt. Auch wir fanden bei Prostataexprimatuntersuchungen gesunder Soldaten der Bundeswehr in 5 bis 10% der Fälle eine Leukocytose ohne sonstigen Anhalt für das Vorliegen eines entzündlichen Prozesses (Hofstetter).

Auf der Suche nach weiteren geeigneten Kriterien bei der Verifizierung einer Prostatitis haben wir Keimzahlenbestimmungen im Prostataexprimat durchgeführt. Um die Aussagekraft dieser Befunde zu prüfen, stellten wir diese den im cytologischen Ausstrichpräparat und Prostataexprimat gefundenen Entzündungszellen vergleichend gegenüber.

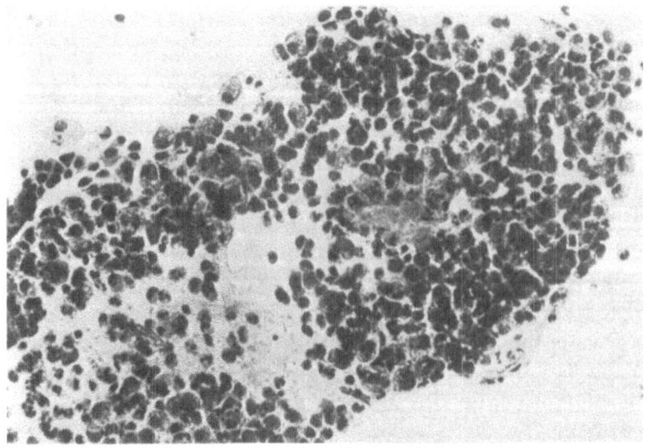

Abb. 1. Cytologisches Ausstrichpräparat einer schweren chronischen Prostatitis mit degenerativen Zellveränderungen. Vergr. 250 ×; HE-Färbung

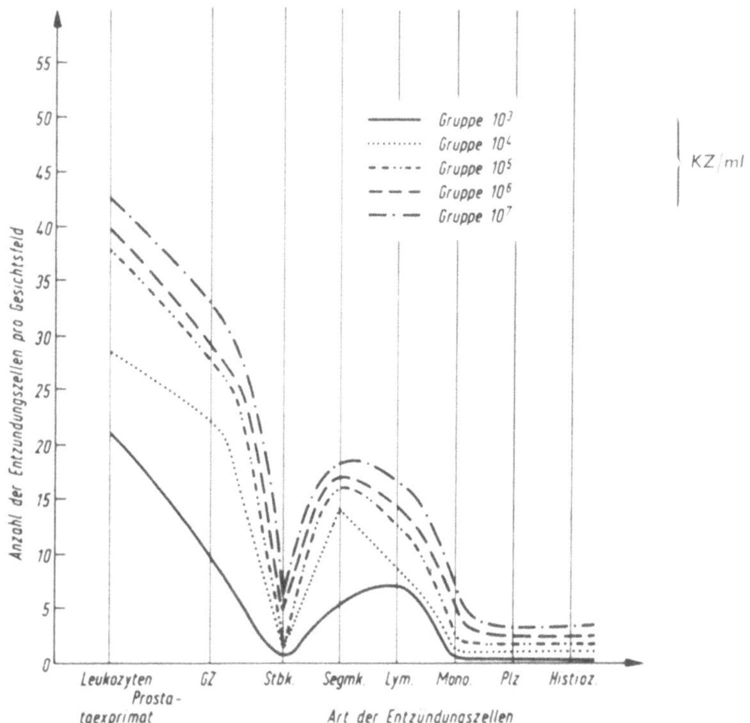

Abb. 2. Überblick über die quantitative Verteilung (Mittelwerte n = 34) der einzelnen Entzündungszellen im Prostataexprimat und im cytologischen Ausstrich bei 34 Fällen von Prostatourethritis. *GZ.* Gesamtzahl der Entzündungszellen/Gesichtsfeld, *Stbk* Stabkernige Granulocyten, *Segm.* Segmentkernige Granulocyten, *Lym.* Lymphocyten, *Mono.* Monocyten, *Plz.* Plasmazellen, *Histio.* Histiocyten, *KZ* Keimzahl

Die Gewinnung des cytologischen Materials erfolgte mittels transrectaler Feinnadelbiopsie nach der Technik von Franzén (Faul, Franzén).

Das so gewonnene Material wurde wie ein Blutausstrich ausgestrichen und nach Giemsa gefärbt. Auf jedem Ausstrichpräparat wurden jeweils fünf Gesichtsfelder bei 400facher Vergrößerung ausgezählt und eine Differenzierung der Entzündungszellen vorgenommen (Abb. 1).

Die Mittelwerte der gefundenen Entzündungszellen von fünf ausgezählten Bildern wurden mit dem Leukocytengehalt des durch Prostatamassage gewonnenen Exprimates verglichen. Auch hier wurde der Leukocytengehalt pro Gesichtsfeld bei 400facher Vergrößerung gewertet. Als zusätzlichen Parameter führten wir die Keimzahl/ml Prostataexprimat ein. Hierzu wurden 5 bis 10 mm^3 Prostataexprimat mit 1 ml Nährmedium verdünnt und auf die entsprechenden festen Nährmedien gleichmäßig ausgespatelt. Bei den Bakterienkulturen wurden die gewachsenen Kolonien 24 Std und bei den Mycoplasmenkulturen 48 Std nach der Ausspatelung bestimmt.

Krankengut

Wir untersuchten insgesamt 34 Kranke mit chronisch rezidivierender Prostatourethritis und 10 gesunde Kontrollpersonen. Das Alter der untersuchten Kranken lag zwischen 20 und 80 Jahren, das der gesunden Kontrollpersonen zwischen 20 und

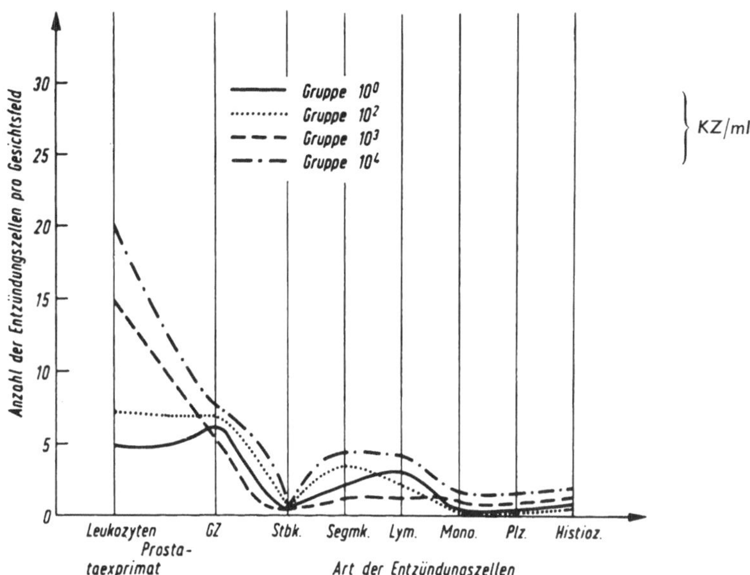

Abb. 3. Überblick über die quantitative Verteilung (Mittelwerte n = 10) der einzelnen Entzündungszellen im Prostataexprimat und im cytologischen Ausstrich bei zehn gesunden Kontrollpersonen. *GZ.* Gesamtzahl der Entzündungszellen/Gesichtsfeld, *Stbk.* Stabkernige Granulocyten, *Segm.* Segmentkernige Granulocyten, *Lym.* Lymphocyten, *Mono.* Monocyten, *Plz.* Plasmazellen, *Histio.* Histiocyten

60 Jahren. Das Maximum der Erkrankung trat zwischen dem 20. und 40. Lebensjahr auf.

Abb. 2 gibt einen Überblick über die quantitative Verteilung der einzelnen Entzündungszellen im Prostataexprimat und im cytologischen Ausstrich bei 34 Fällen von chronisch rezidivierender Prostatourethritis, bezogen auf die Keimzahlen/ml Prostatexprimat. Hierbei zeigte sich, daß die Leukocytenzahlen im Prostatexprimat pro Gesichtsfeld bei Verwendung derselben Vergrößerung durchwegs größer sind als die im cytologischen Ausstrichpräparat (1. u. 2. Senkrechte). Davon abgesehen findet sich eine deutliche Relation zwischen Leukocytenzahlen im Prostataexprimat und im cytologischen Ausstrichpräparat. Außerdem ergibt sich eine eindeutige Beziehung zwischen Leukocytengehalt und Keimzahlgröße.

Auch das Entzündungszellmuster des cytologischen Ausstrichpräparats läßt eine gewisse Relation der einzelnen Zellen untereinander erkennen. Diese Beziehungen stellen jedoch nicht unveränderliche Größen dar, sondern sind zeitabhängig. So dominieren zu Beginn des entzündlichen Prozesses die segmentkernigen Leukocyten, die dann allmählich mehr und mehr von den Lymphocyten verdrängt werden. Gleichzeitig erfolgt eine Zunahme der Monocyten und Histiocyten.

Abb. 3 gibt eine entsprechende Übersicht über Leukocytengehalt im cytologischen Ausstrichpräparat und Prostataexprimat bei 10 gesunden Kontrollpersonen.

Auffallend hierbei ist, daß bei relativ großer Streuung des Leukocytengehaltes im Prostataexprimat, die Leukocytenzahl im cytologischen Ausstrichpräparat relativ konstant und niedrig ist. Die Leukocytenmenge im cytologischen Ausstrichpräparat entspricht demnach mehr dem bakteriologischen Befund als dem Leukocytengehalt des Prostataexprimates.

Eine nochmalige Gegenüberstellung der Leukocyten- und Keimzahlen im Prostataexprimat bei 35 Kranken mit chronisch rezidivierender Prostatitis hat folgendes gezeigt: Bei einem Leukocytengehalt von 15 bis 25 Zellen pro Gesichtsfeld bei 400facher Vergrößerung überwiegen Keimzahlen von 10^3/ml. Keimzahlen; von 10^5 und darüber fehlen.

Bei einem Leukocytengehalt von 30 bis 40 Zellen pro Gesichtsfeld im Prostataexprimat lag das Maximum der Keimzahlgrößen bei 10^4/ml. Es ist jedoch zu beachten, daß auch hier Keimzahlen von 10^3 bzw. 10^5 und 10^6 gefunden wurden. Leukocytenzahlen über 40 Zellen pro Gesichtsfeld zeigten dagegen eine eindeutige Verschiebung der Keimzahlen in den pathologischen Bereich, wenngleich auch hier eine Ausnahme zu beobachten war.

Zusammenfassung

Zusammenfassend kann aus unseren vergleichenden cytologischen und mikrobiologischen Untersuchungen bei chronisch rezidivierender Prostatitis gefolgert werden:

1. Der Leukocytengehalt im Prostataexprimat allein ist kein absolut zuverlässiges Kriterium für eine Entzündung im Bereich der Prostata.
2. Ein zuverlässigeres Kriterium ist die Keimzahlbestimmung im Prostataexprimat, was durch die vergleichenden cytologischen Untersuchungen bestätigt werden konnte.

Literatur

1. Faul, P., Klosterhalfen, H., Schmiedt, E.: Urologe **3**, 120 (1971). — 2. Franzén, S., Giertz, G., Zajicek, J.: Brit. J. Urol. **32**, 193 (1960). — 3. Hofstetter, A.: Habilitationsschrift 1972. — 4. O'Shaugnessy, E. J., Parrino, P. S., White, J. D.: J. Amer. med. Ass. **160**, 540 (1956). — 5. Schnierstein, J.: Urologe **4**, 170 (1965).

Privatdozent Dr. A. Hofstetter
Oberarzt der Urolog. Klinik
der Universität München
D-8000 München 15
Thalkirchner Straße 48

E. Schindler, P. May und E. Oberhausen: **Isotopen-Clearanceuntersuchungen bei Patienten vor und nach Nephrektomie**

Zielsetzung unserer Arbeit war es, das funktionelle Verhalten der Restniere vor und nach Nephrektomie zu überprüfen. Im Gegensatz zum Tierexperiment war es bisher sehr schwierig, seitengetrennte Clearanceuntersuchungen an einem größeren Patientengut durchzuführen. Doppelseitiger Ureterenkatheterismus mit seinen technischen Schwierigkeiten, zahlreiche Urinsammelperioden, Blutentnahmen, Laboruntersuchungen und langdauernde Infusionen waren nicht nur Ursache zahlreicher Fehlerquellen, sondern boten zusätzlich die Gefahr der iatrogenen Infektion.

Die von Oberhausen entwickelte, katheterlose, seitengetrennte Hippuran-Clearance mit Radioisotopen gestattet erstmals eine Bestimmung des effektiven Nierenplasmastroms ohne größere Belastung für den Patienten. Eine einmalige i.v. Applikation von ^{131}J-Hippuran und zwei anschließende Blutentnahmen ermöglichen durch Kombination von Ganzkörper-Clearance und Nephrogramm die Bestimmung des Anteils jeder Niere an der Gesamtfunktion. In Vergleichsuntersuchungen am Menschen konnte eine gute Übereinstimmung der Methode mit der klassischen PAH-Clearance nachgewiesen werden. Die Werte liegen beim Hippuran insgesamt etwa 14 % niedriger.

Bekanntlich kann die nicht geschädigte Restniere die Funktion von zwei Nieren erreichen. Bei 45 Patienten mit gesunder Einzelniere errechneten wir eine mittlere Hippuranclearance von 345 ml/min (s = ± 79), eine Zahl, die nur wenig unterhalb der unteren Normgrenze der Gesamtfunktion eines Erwachsenen von etwa 400 ml/min liegt. Das Nachlassen der tubulären Sekretion mit steigendem Alter kommt auch bei der funktionellen Anpassung der Restniere zum Ausdruck. Während gesunde Einzelnieren bei Patienten unter 40 Jahren mit einer Durchschnittsclearance von 394 ml/min (s = ± 43) sich der unteren Normgrenze näherten, lag der Mittelwert der über 40jährigen mit 313 ml/min (s = ± 81) deutlich tiefer. Signifikante Geschlechtsunterschiede waren nicht festzustellen.

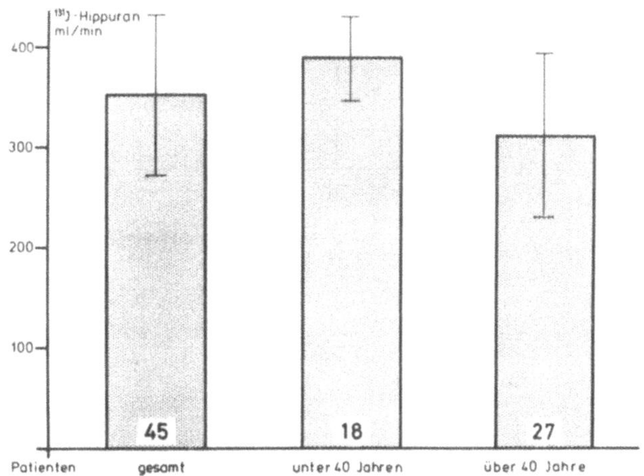

Abb. 1. Funktion der gesunden Restniere

Die vorgeschädigten Restnieren teilten wir in 3 Gruppen ein:
Nicht infizierte Stauungsnieren, infektgeschädigte Restniere, Einzelniere bei Uro-Tbc.

Die relativ gute tubuläre Funktion der inkomplett gestauten, nicht infizierten Restniere bestätigt die klinische Erfahrung, daß diese Nieren ihre Funktion sehr lange voll aufrechterhalten können (Durchschnitts-Clearance von 302 ml/min ± 119). Ein Infekt führt dagegen zu einer deutlichen Funktionseinbuße der Restniere (253 ml/min ± 127). Die schlechteste Leistung fanden wir bei drei einnierigen Diabetikern (203 ml/min).

Das Verhalten der Einzelniere bei Uro-Tbc wurde gesondert betrachtet. Diese Nieren zeigen insgesamt ein ähnliches Verhalten. Urographisch unauffällige Organe unterscheiden sich mit einer durchschnittlichen Hippuranclearance von 330 ml/min (s = ± 98) nur unwesentlich von anderen gesunden Restnieren.

Destruktive Veränderungen im Röntgenbild und ein unspezifischer Infekt mindern die kompensatorische Anpassung (265 ml/min ± 90). Da unsere 33 Patienten zum Zeitpunkt der Untersuchung fast ausnahmslos mit Tuberkulostatika behandelt wurden, scheint den verabreichten Medikamenten keine wesentliche funktionseinschränkende Wirkung zuzukommen.

Bei 38 Patienten konnten wir das funktionelle Verhalten der Einzelniere vor und nach Nephrektomie kontrollieren. Einzelnieren, die präoperativ schon mehr als 80% der Gesamtclearance übernommen hatten, konnten ihre tubuläre Sekretion nur noch um durchschnittlich 16,6% nach der Nephrektomie steigern. Hatte die Einzelniere erst 50 bis 80% der Gesamtfunktion präoperativ erreicht, zeigte sie postoperativ einen durchschnittlichen Leistungszuwachs von 29,4%. Diese Zahlen unterstreichen die Bedeutung des functional load, der funktionellen Mehr-

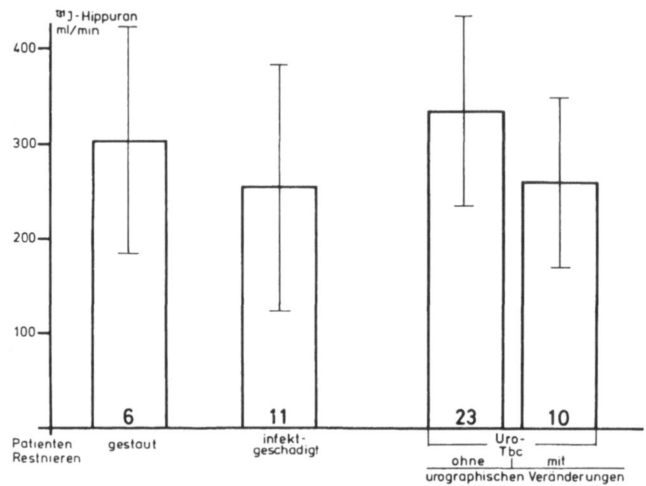

Abb. 2. Durchschnittliche Clearance-Werte bei geschädigten Restnieren

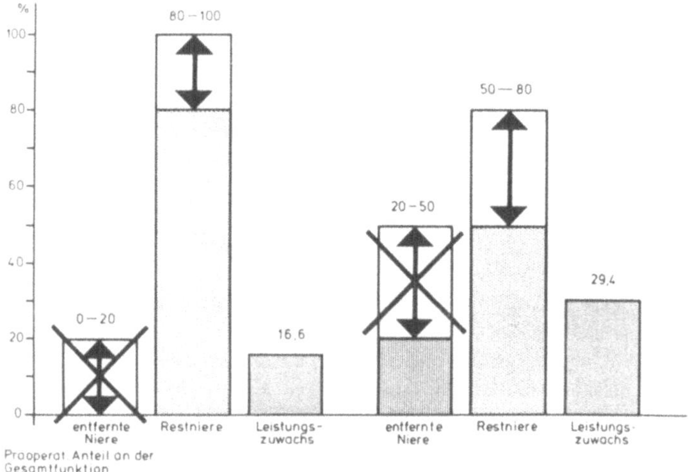

Abb. 3. Funktionszunahme der Restniere nach Nephrektomie

belastung bei der kompensatorischen Nierenhypertrophie. Die meisten Autoren halten sie für die eigentliche Ursache des Kompensationsgeschehens. Andere Einflüsse spielen sicher auch eine Rolle.

Albarran beschrieb 1899 ein Ausbleiben der kompensatorischen Nierenvergrößerung bei „Pyonephrosen, Tuberkulose und Carcinomen". Nach unseren Erfahrungen können akute eitrige Prozesse, wie Pyonephrosen mit erhöhter BSG, ausgeprägter Leukocytose und Linksverschiebung im Differentialblutbild die tubuläre Sekretionsrate der Gegenseite erheblich einschränken. Nach Entfernung dieser oft völlig funktionslosen Organe steigt die Hippuranclearance überdurchschnittlich stark an, in Einzelfällen fast um das Doppelte.

Abschließend sei noch kurz auf den zeitlichen Ablauf der funktionellen Anpassung der Restniere eingegangen. Eine hydronephrotische Niere hatte vor ihrer Entfernung noch 50% der Gesamtleistung aufgebracht. Der erste Wert am 6. Tag nach der Operation lag sogar noch etwas höher als das Kontrollergebnis nach 4 Monaten. Inzwischen liegen uns die Ergebnisse von 20 nephrektomierten Patienten vor, bei denen sich die Clearance am 6. bis 10. postoperativen Tag gegenüber einer vierteljährlichen Nachuntersuchung nur unwesentlich verändert hatte. Die Befunde bestätigen die Erfahrungen an Nierenlebendspendern; ein größeres Patientengut soll die Beobachtungen statistisch untermauern.

Einzelbeobachtungen liegen uns über den Einfluß von Nachbestrahlung und Cytostatika und die Normalisierung eines Hypertonus vor.

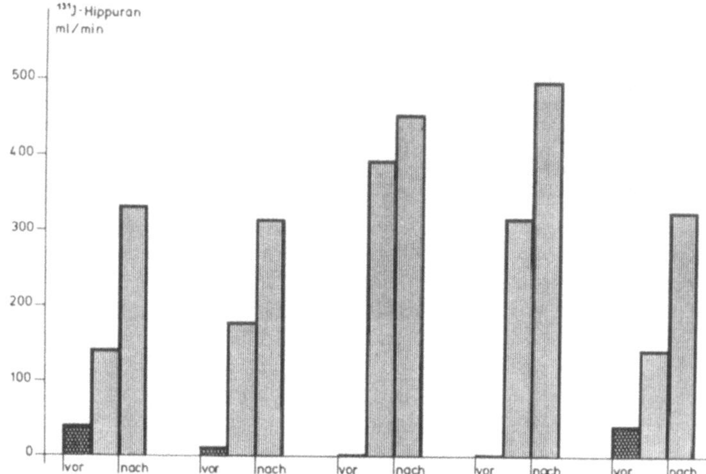

Abb. 4. Kontrolle des effektiven Nierenplasmastromes von Restnieren nach Nephrektomie einer Pyonephrose

Literatur

Albarran, J.: Presse méd. **7**, 85 (1899). — Balint, P.: Normale und pathologische Physiologie der Nieren, S. 67. Berlin: VEB Verlag Volk und Gesundheit 1969. — Beck, A. D., Marshall, V. F.: J. Urol. (Baltimore) **98**, 65 (1967). — Bettge, S., Rothauge, C. F.: Z. Urol. **50**, 544 (1957). — Donadio, J. V., Farmer, C. D., Hunt, J. C., Tauxe, W. N., Hallenbeck, G. A., Shorter, R. G.: Amer. Int. Med. **66**, 105—115 (1967). — Flanigan, W. J., Burns, R. O., Takacs, F. J., Merrill, J. P.: Amer. J. Surg. **116**, 788 (1968). — Hienzsch, E., Schneider, H. J., Wasmund, H. G.: Z. Urol. **63**, 179 (1970). — Katz, A. I., Epstein, F. H.: Yale J. Biol. Med. **40**, 222 (1967). — Kirsch, W., May, P., Oberhausen, E.: Urologe **9**, 135 (1970). — Krohn, A. G., Ogden, D. A., Holmes, J. H.: J. Amer. med. Ass. **196**, 322 (1966). — Malt, R. A.: New Engl. J. Med. **280**, 1556 (1969). — Mellin, P., Kierfeld, G.: Urologe **5**, 31 (1966). — Moll, H. Ch., Mantz, R.: Münch. med. Wschr. **15**, 708 (1964). — Ogden, D. A.: Amer. Int. Med. **67**, 998 (1967). — Roulet, D. L. A.: Urol. int. (Basel) **10**, 263 (1960). — Schindler, E.: Verh. dtsch. Ges. Urol. **22**, 279 (1968). — Schmiedt, E., Löw, K. H.: Z. Urol. **48**, 673 (1955). — Sugino, N., Duffy, G., Gulyassy, P. F.: Clin. Res. **15**, 143 (1967). — Truss, F., Bergerhof, H. D.: Urologe **3**, 164 (1964).

Dr. E. Schindler
Urolog. Univ.-Klinik
D-6650 Homburg (Saar)

G. Dathe: Die Feinstruktur der Katheter- und Urotheloberflächen im Rasterelektronenmikroskop

Frage: Wie sieht die Feinstruktur der Katheter- und Urotheloberflächen aus? Die Klärung dieser Frage sollte gleichzeitig eine andere Frage beantworten, nämlich:

Erfüllen die von uns benutzten Katheter, bes. für die Dauerableitung, alle Anforderungen, die wir an sie stellen müssen?

Methodik

Wir haben zur Beantwortung dieser Fragen zahlreiche Proben verschiedenartiger Kathetermaterialien und menschlichen Urothels rasterelektronenmikroskopisch untersucht. Die Untersuchungen wurden am Rasterelektronenmikroskop (REM) „Stereoscan" Mark IIa der Farbwerke Hoechst AG durchgeführt[1]. Bei dieser Untersuchungstechnik ist nicht nur die Erfassung der Oberflächen sondern auch tiefer gelegener Spalten, Poren und Rillen möglich. Eine 300mal höhere Tiefenschärfe verleiht dem Bild dreidimensionalen Charakter. Durch eine Objektbewegung in drei Achsen kann das Präparat fast allseitig betrachtet und „abgetastet" werden. Die interessantesten Befunde wurden photographisch festgehalten.

Über die Arbeitsweise des REM ist an anderer Stelle ausführlich berichtet worden (Reumuth, Heyl, Holm, Ohnesorge, Richter). Das REM arbeitet mit einem gebündelten Elektronenstrahl, der im Rastertakt auf die Oberfläche eines mit Gold, Kohlenstoff oder Platin beschichteten Präparates auftritt. Die dabei aus der Oberfläche herausgeschleuderten Sekundärelektronen sammelt ein Elektronensammler ein, beschleunigt sie und führt sie einem Scintillator zu. Über einen Signalverstärker wird auf einem Leuchtschirm in Zeilenschrift ein Bild mit Nachleuchteffekt aufgebaut, von dem photographische Aufnahmen gemacht werden können.

Unsere Untersuchungsproben stammten von fabrikneuen Kathetern. Gebrauchte Katheter und Gewebeproben fixierten wir sofort nach Entnahme in gepufferter Glutaraldehydlösung für 60′ bei 4 °C. Dann wurden sie in einer aufsteigenden Alkoholreihe langsam entwässert und im Vakuum getrocknet, bevor sie auf den Objektträger aufgeklebt wurden. Kurz vor der Untersuchung erhielten sie im Hochvakuum die etwa 400 Angström dicke Goldschicht.

Ergebnisse

Wie die Aufnahmen bei 600- und 2400facher Vergrößerung zeigen, sind die Einmalkatheter aus PVC innen und außen völlig glatt. Foley-Ballonkatheter aus Latex haben außen eine pflaster- oder fast streuselartige Oberfläche und innen bieten sie das Bild einer mit scholligem Geröll übersäten Fläche. Tiemann-Katheter, mit oder ohne Ballon, aus rotem Gummimaterial, lassen eine ähnliche Struktur der Innen- und Außenfläche erkennen, wobei außen Oberflächendefekte zu erkennen sind. Beim Latexkatheter fällt eine, offenbar durch den Herstellungsprozeß bedingte, Aufrauhung der äußeren Oberfläche auf. Die Innenfläche zeigt multiple Zapfen, die wie kleine erstarrte Wasserfontänen in das Lumen hineinragen (Abb. 3). Beim Siliziumelastomer „Silastic" erkennt man zwar ganz flache Wellen an der Oberfläche, aber innen wie außen ist sie homogen und glatt.

Diesen hier ausgewählten Kathetern, die noch beliebig ergänzt werden könnten, steht ein Urothel gegenüber, dessen Charakteristika hier an einigen Beispielen demonstriert werden soll.

Die ungespannte männliche Harnröhre läßt im distalen Bereich der Pars pendulans deutliche Furchen in Längsrichtung mit Drüsenausführungsgängen erkennen. Spannt man die Harnröhre sowohl in Längs- wie Querrichtung so treten die Zellgrenzen als kleine Wülste deutlich hervor. Die Zellen sind vorwiegend hexagonal gestaltet und ihre Oberfläche ist bei sehr starker Vergrößerung leicht gefältelt. Das Urothel der Blase weicht nur wenig von den Strukturen der Harnröhre ab. Vergleichsweise ist die Nierenbeckenwand bei Ureterabgangsstenose deutlich trabekuliert. Das entzündliche Urothel wird bedeckt von gelapptkernigen Leukocyten, Bakterien und auch Erythrocyten.

---

[1] An dieser Stelle sei den Farbwerken Hoechst und besonders Herrn Dr. Scherer, Institut für angewandte Physik, besonders herzlich für die großzügige Unterstützung gedankt.

Wie sehen nun Katheter nach 2- oder mehrwöchiger Dauerbehandlung aus? Man erkennt nicht nur eine dicke Schicht ungeformten Materials sondern auch Bakterienhaufen im Detritus. Die Oberfläche wird z. T. von einem Fibringerüst

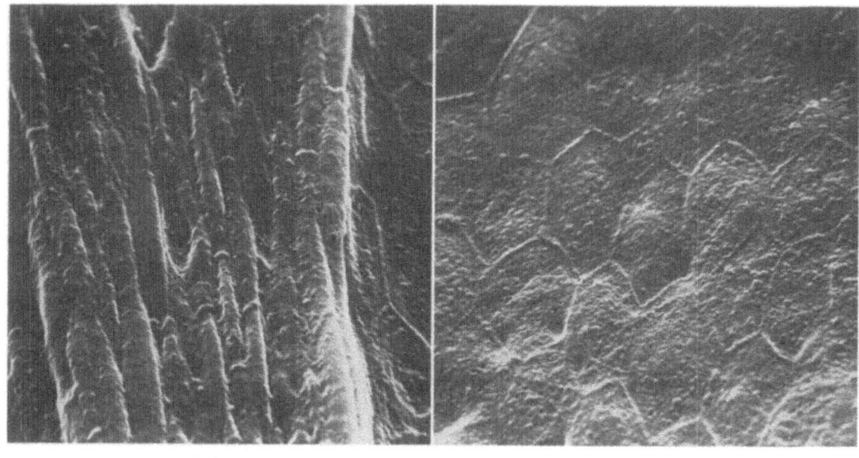

Abb. 1 Abb. 2

Abb. 1. Längsfurchung der männlichen Urethra (Pars pendulans dist.). Vergr. 2400:1, |———| 10 μm

Abb. 2. Gespanntes Urothel der männlichen Urethra. Typische hexagonale Zellen mit hervortretenden Zellgrenzen. Vergr. 200:1, |———| 10 μm

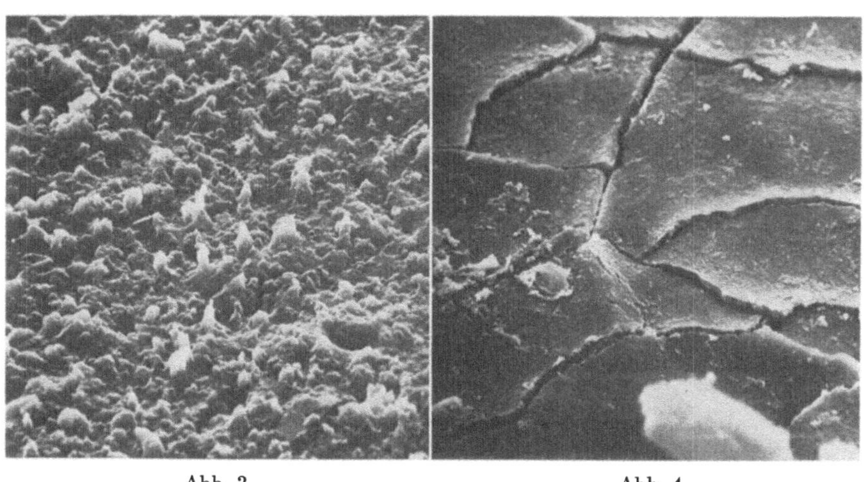

Abb. 3 Abb. 4

Abb. 3. Innenfläche eines Staehler-Ballonkatheters. Multiple kleine Zapfen ragen wie erstarrte Wasserfontänen ins Lumen. Vergr. 600:1, |——| 10 μm

Abb. 4. Tiemann-Ballonkatheter außen nach 14tägiger Benutzung. Scholliger Zerfall der Oberfläche. Vergr. 600:1, |——| 10 μm

bedeckt, besonders nach langer Nephrostomiedrainage. Neben diesen Auflagerungen lassen die Materialien Veränderungen durch chemische Einwirkungen körpereigener Stoffe erkennen. Sie alle kennen die weißliche Verfärbung der roten Tiemann-Katheter durch die Benutzung. Sie sehen auf Grund der Aufnahmen, wie die Oberfläche nach 14tägiger Exposition in der Harnröhre schollig zerfällt (Abb. 4).

Zusammenfassung

Unsere Untersuchungen zeigen, daß die Katheter infolge unterschiedlicher Materialien und Herstellungsverfahren sehr differente Oberflächen haben, die keineswegs immer den nötigen „Fluß" gewährleisten und das Urothel schonen. Die Forderung nach optimaler Drainage und damit maximaler Auswaschung aller Urinbestandteile erfüllen nur glatte Katheter aus Materialien wie PVC oder Silastic. Der „ideale" Kathetertyp soll aber nicht nur eine glatte Oberfläche haben, sondern er soll auch elastisch und formstabil bei guter Gewebeverträglichkeit sein. Durch eine hohe Oberflächenspannung wirkt er dem „Ankleben" am Urothel entgegen. Bedeutungsvoll für die Prophylaxe wäre eine Imprägnierung der Oberfläche mit einem antibakteriellen Wirkstoff, der bei kontinuierlicher Abgabe an die Umgebung einer Infektion entgegenwirken könnte. Vielleicht sind die in den USA eingeführten Katheter mit Kunststoffbeschichtung ein echter Fortschritt in dieser Richtung, leider haben wir in Deutschland noch keine solchen Katheter zur Verfügung. Wir alle sollten uns um sinnreiche Verbesserungen bemühen und weitere Erfahrungen sammeln.

Literatur

1. Reumuth, H.: Dtsch. med. Wschr. **94**, 1832 (1969). — 2. Heyl, G., Holm, R.: Ther. Berichte (Bayer) **2**, 127 (1970). — 3. Ohnsorge, J., Holm, R.: Münch. med. Wschr. **18**, 844—845. — 4. Richter, J.-E.: Mat. med. Nordmark **23**/7—8, 226 (1970).

Dr. G. Dathe
Abteilung für Urologie
der Johann Wolfgang Goethe-Universität
D-6000 Frankfurt (Main) 70
Theodor Stern-Kai 7

Generalversammlung

Protokoll der ordentlichen Mitgliederversammlung der Deutschen Gesellschaft für Urologie am 15. September 1972 (Stadthalle Hannover)

Tagesordnung

1. Neuwahl des Präsidenten

Mit großer Mehrheit von 115 Stimmen wird durch Zettelwahl
Herr Prof. Dr. W. LUTZEYER, Aachen,
zum neuen Präsidenten der Deutschen Gesellschaft für Urologie gewählt.

2. Neuwahl eines nichtständigen Ausschußmitgliedes

Für den freiwerdenden Platz eines nichtständigen Ausschußmitgliedes (Herr BRACHMANN) werden 6 Herren zur Diskussion gestellt. Herr SÖKELAND, Dortmund, erhält mit 37 Stimmen den größten Stimmenanteil und gehört damit für die kommenden 4 Jahre dem Ausschuß der Deutschen Gesellschaft für Urologie an.

3. Satzungsänderung

Von dem derzeitigen Präsidenten, Herrn BÜSCHER, werden die Gründe genannt, die den Vorstand und den Ausschuß dazu bewogen haben, der Mitgliederversammlung vorzuschlagen, die Deutsche Gesellschaft im jährlichen Abstand tagen zu lassen. Hieraus ergibt sich eine Diskussion über die Neuordnung des Kongreßwesens, wobei betont wurde, daß die Tagungen der regionalen Gesellschaften zeitlich und inhaltlich mit dem Deutschen Kongreß abgestimmt werden müssen, und es wurde begrüßt, daß auf dem Deutschen Kongreß die Tagungsteilnehmer über die im Laufe des Jahres stattgefundenen Symposien informiert werden.

Da die Satzung der Deutschen Gesellschaft für Urologie, in denen ein 2jähriger Turnus festgelegt ist, nicht gestattet, sich den jeweiligen Verhältnissen, Gegebenheiten und Notwendigkeiten genügend flexibel anzupassen, wird die in der Einladung zur Mitgliederversammlung satzungsgemäß vorgeschlagene Änderung des § 11 der Satzungen zur Diskussion gestellt.

Mit großer Mehrheit, bei 10 Gegenstimmen und 4 Enthaltungen, wird die Satzungsänderung angenommen.

Der § 11 lautet daher jetzt in dem entsprechenden Abschnitt:

„*Die Wahl des Vorsitzenden erfolgt in der Mitgliederversammlung durch Stimmzettel — einfache Mehrheit entscheidet*".

4. Wahl des Kongreßortes

Die Debatte über einen möglichen *ständigen* Kongreßort wird zurückgestellt, da Herr LUTZEYER die Mitglieder für 1973 nach Aachen zum Kongreß eingeladen hat.

5. Bericht des 1. Schriftführers über Abgänge und Neuaufnahmen

Gegen die Aufnahme von 33 neuen Mitgliedern erhebt sich kein Widerspruch.

6. Bericht des Kassenwartes

Herr ARNHOLDT berichtet über das Vermögen der Gesellschaft, die durch den Internationalen Kongreß und die Tagung in Baden-Baden z. Z. noch über ein gutes Polster verfügt. Da damit zu rechnen ist, daß die kommenden jährlichen Tagungen, wie auch die jetzige Tagung in Hannover, keinen nennenswerten Überschuß erbringen, sondern eher höhere Belastungen entstehen werden, vor allem aber der Kongreßband nun jährlich geliefert wird und hiermit wesentliche Ausgaben auf die Gesellschaft zukommen, da der Kongreßband von ihr teilweise mitfinanziert werden soll, bittet Herr ARNHOLDT die Mitglieder, einer Beitragserhöhung auf 100,— DM zuzustimmen.

Hierüber sind die Meinungen recht geteilt, zumal das vorhandene Polster von einer Reihe von Mitgliedern als zunächst ausreichend erachtet wird.

Bei der schließlich durch Handzeichen erfolgten Abstimmung über die Beitragserhöhung entscheiden sich 62 Herren für, 34 gegen eine Beitragserhöhung, 4 Herren enthalten sich der Stimme.

Damit ist die Erhöhung des Beitrages auf 100,— DM pro Jahr angenommen worden.

7. Bericht des Archivars

Der Archivar, Herr SCHULTZE-SEEMANN, berichtet, daß in einem der nächsten Hefte des Urologen B ein Fragebogen für die Erfassung aller deutschsprachigen Urologen beigelegt werden wird.

Weitere Wortmeldungen liegen nicht vor, so daß damit die Mitgliederversammlung beendet werden kann.

Dr. D. ZOEDLER
1. Schriftführer der Deutschen Gesellschaft für Urologie

Satzung

der Deutschen Gesellschaft für Urologie

(Stand Oktober 1972)

§ 1

Die Deutsche Gesellschaft für Urologie ist eine Vereinigung von Urologen und urologisch interessierten Ärzten. Sie dient der Förderung der Wissenschaft, insbesondere auf dem Gebiete der Urologie. Der Zweck wird erreicht durch Gedankenaustausch, wissenschaftliche Anregungen und Arbeiten auf allen Gebieten der Urologie. Wissenschaftliche Arbeiten werden im Auftrage und auf Weisung des Vereins durchgeführt. Die Gesellschaft veranstaltet in regelmäßigen Abständen ihren Kongreß. Sämtliche wissenschaftlichen Vorträge werden veröffentlicht. Die auf dem Gebiete der Urologie tätigen Ärzte sollen in der Berufsausbildung gefördert werden.

Sitz der Gesellschaft ist München im Bezirk des Amtsgerichtes München. Sie ist in das Vereinsregister eingetragen. Sie verfolgt ausschließlich und unmittelbar gemeinnützige Zwecke und erstrebt keinen Gewinn. Etwaige Überschüsse und sonstige Zuwendungen werden ausschließlich dem Gesellschaftszweck zugeführt. Die Mitglieder haben keinen persönlichen Anspruch an das Vermögen, auch nicht bei Auflösung der Gesellschaft. Das Geschäftsjahr ist das Kalenderjahr.

§ 2

Die Gesellschaft besteht aus Mitgliedern, Ehrenmitgliedern und korrespondierenden Mitgliedern.

§ 3

Mitglied kann jeder approbierte Arzt werden, der Interesse für das Fachgebiet der Urologie hat. Dem Aufnahmeantrag ist eine schriftliche Befürwortung durch zwei Mitglieder der Gesellschaft beizufügen. Über die Aufnahme entscheidet der Ausschuß. Die Zustellung der Mitgliedskarte erfolgt nach Einzahlung der Aufnahmegebühr und des Beitrages für das laufende Geschäftsjahr.

§ 4

Jedes Mitglied zahlt eine Aufnahmegebühr sowie jährliche Mitgliedsbeiträge, deren Höhe von der Mitgliederversammlung festgelegt wird. Tritt ein Mitglied in den Ruhestand, so kann es auf Antrag von der Beitragspflicht befreit werden. Der Vorstand kann unter besonderen Umständen auch andere Mitglieder auf Zeit von der Beitragspflicht befreien.

§ 5

Ein Mitglied, welches trotz zweimaliger schriftlicher Mahnung durch den Kassenführer mit der Beitragszahlung länger als ein Jahr im Rückstand bleibt, gilt als ausgeschieden.

§ 6

Bei einem Mitglied, welches das Ansehen der Vereinigung schädigt, kann auf Antrag des Vorstandes die Mitgliederversammlung auf Ausschluß erkennen.

Hierzu ist Zweidrittelmehrheit der anwesenden Mitglieder erforderlich. Die Abstimmung ist geheim und geschieht durch Stimmzettel. Ein Ausschlußantrag muß allen Mitgliedern mindestens 14 Tage vorher schriftlich mitgeteilt werden.

§ 7

Der freiwillige Austritt eines Mitgliedes erfolgt durch schriftliche Anzeige an den Schriftführer der Gesellschaft.

§ 8

Zu Ehrenmitgliedern können Ärzte oder Gelehrte ernannt werden, welche die urologische Wissenschaft oder die Gesellschaft in hervorragender Weise gefördert haben. Die Ernennung erfolgt auf Antrag des Vorstandes in der Mitgliederversammlung durch widerspruchslose Zustimmung oder durch Stimmzettel. Bei der Zettelwahl bedarf es einer Mehrheit von zwei Dritteln der abgegebenen Stimmen.

Die Ehrenmitglieder haben die Rechte der Mitglieder ohne deren Pflichten.

In gleicher Weise können Ärzte oder Gelehrte des In- und Auslandes zu korrespondierenden Mitgliedern ernannt werden. Korrespondierende Mitglieder haben die Rechte der Mitglieder, jedoch nur beratende Stimme.

§ 9

Der Vorstand besteht aus dem Vorsitzenden, dem stellvertretenden Vorsitzenden, dem ersten und zweiten Schriftführer und dem Kassenführer.

Der Vorsitzende vertritt die Gesellschaft gerichtlich und außergerichtlich nach außen. Er beruft die Sitzungen des Vorstandes, des Ausschusses und die Mitgliederversammlung ein und leitet die Verhandlungen. Es ist gehalten, jährlich eine Ausschußsitzung und mindestens alle 2 Jahre eine Mitgliederversammlung einzuberufen. Bei Verhinderung wird er vom stellvertretenden Vorsitzenden vertreten. Die ausgeschiedenen Vorsitzenden sind ständige Mitglieder des Ausschusses, bis sie in den Ruhestand treten.

Der Schriftführer leitet das Sekretariat der Gesellschaft, besorgt den Schriftverkehr und führt das Sitzungsprotokoll.

Der Kassenführer verwaltet das Vermögen der Gesellschaft und zieht die Beiträge ein. Er ist, ebenso wie der Schriftführer, zeichnungsberechtigt.

Der Ausschuß besteht aus dem Vorstand, den ständigen, vier nichtständigen Ausschußmitgliedern und dem jeweiligen Vorsitzenden des Berufsverbandes der Deutschen Fachärzte für Urologie e. V. Beschlüsse des Ausschusses werden mit einfacher Stimmenmehrheit der Anwesenden gefaßt. Bei Stimmengleichheit entscheidet die Stimme des Vorsitzenden.

Über die Einnahmen und Ausgaben ist Buch zu führen. Es darf keine Person durch Verwaltungsaufgaben, die den Zwecken des Vereins fremd sind, oder durch verhältnismäßig hohe Vergütungen begünstigt werden.

§ 10

Der Vorstand leitet die Geschäfte der Gesellschaft.

Er kann beliebige Aufgaben seines Geschäftsbereiches weiteren Mitgliedern der Gesellschaft übertragen.

Beschlüsse des Vorstandes werden mit einfacher Stimmenmehrheit der Anwesenden gefaßt. Bei Stimmengleichheit entscheidet die Stimme des Vorsitzenden.

§ 11

Die Amtsdauer des Vorsitzenden erstreckt sich über eine Kongreßperiode.

Die Wahl des Vorsitzenden erfolgt in der Mitgliederversammlung durch Stimmzettel; einfache Mehrheit entscheidet. Wird diese im ersten Wahlgang nicht erzielt, so erfolgt eine Stichwahl zwischen den beiden Mitgliedern, die die meisten Stimmen erhalten haben. Der Vorsitzende der vorausgegangenen Kongreßperiode wird stets stellvertretender Vorsitzender. Der ausscheidende Vorsitzende ist für die nächste Kongreßperiode nicht wählbar.

Die Wahl des Schriftführers und des Kassenführers erfolgt in der Mitgliederversammlung, wenn notwendig durch Stimmzettel mit einfacher Mehrheit. Die Wahl erfolgt für die Dauer von zwei Kongreßperioden. Wiederwahl auch für die nächste Kongreßperiode ist zulässig.

Die Wahl der nichtständigen Ausschußmitglieder erfolgt in der Mitgliederversammlung, wenn notwendig durch Stimmzettel, für die Dauer von zwei Kongreßperioden. Wiederwahl für die nächste Kongreßperiode ist nicht zulässig.

§ 12

Scheidet ein Mitglied des Vorstandes im Laufe seiner Amtszeit aus, so kann sich der Vorstand bis zur nächsten Mitgliederversammlung durch Zuwahl aus dem Ausschuß ergänzen.

§ 13

Der Vorstand hat mindestens alle 2 Jahre der Mitgliederversammlung einen Geschäftsbericht sowie die Abrechnung vorzulegen. Der Vorsitzende beruft zwei Mitglieder zur Prüfung der Abrechnung. Die Mitgliederversammlung nimmt den Prüfungsbericht entgegen und erteilt dem Vorstand Entlastung.

§ 14

Eine Mitgliederversammlung ist ferner auch dann einzuberufen, wenn das Interesse der Gesellschaft es erfordert oder die Einberufung schriftlich vom zehnten Teil der Mitglieder unter Angabe des Zweckes und der Gründe vom Vorstand verlangt wird.

§ 15

Änderungen der Satzungen können der Mitgliederversammlung nur dann zur Beschlußfassung vorgelegt werden, wenn sie 4 Wochen vorher eingereicht sind und auf der Tagesordnung stehen.

§ 16

Die wissenschaftlichen Tagungen der Deutschen Gesellschaft für Urologie finden in regelmäßigen Abständen statt. Der Tagungsort wird jedesmal durch den Ausschuß bestimmt. Der Vorsitzende legt das Kongreßprogramm dem Ausschuß vor.

§ 17

Vorträge sind dem Vorsitzenden termingerecht mit Inhaltsangabe anzumelden. Annahme und Sprechzeit werden vom Ausschuß bestimmt.

§ 18

Die Deutsche Gesellschaft für Urologie läßt die wissenschaftlichen Berichte in Form eines Kongreßbandes erscheinen unter Schriftleitung des jeweils Vorsitzenden.

§ 19

Auflösung der Gesellschaft: Der Antrag auf Auflösung der Gesellschaft wird der Tagesordnung nur eingefügt, wenn er von sämtlichen Vorstandsmitgliedern oder mindestens von der Hälfte der Mitglieder überhaupt unterzeichnet ist. Zur Beschlußfassung über diesen Antrag ist die nächste ordentliche Mitgliederversammlung zuständig, wenn dieselbe von mindestens zwei Dritteln der Mitglieder besucht ist.

Im Falle der Beschlußunfähigkeit muß der Vorstand innerhalb von 6 Wochen eine außerordentliche Mitgliederversammlung ordnungsgemäß unter Angabe der Tagesordnung einberufen, die dann unabhängig von der Zahl der erschienenen Mitglieder beschließt. Ein Beschluß, die Gesellschaft aufzulösen, kann in beiden Mitgliederversammlungen nur durch eine Mehrheit von drei Vierteln der anwesenden Mitglieder gefaßt werden. Die Mitgliederversammlung, welche die Auflösung der Gesellschaft beschließt, verfügt zugleich über die Ausführung der Auflösung und über die Verwendung des Vermögens der Gesellschaft.

Für die Auflösung der Gesellschaft gelten die gesetzlichen Vorschriften. Das Gesellschaftsvermögen fällt bei der Auflösung oder Wegfall der bisherigen Zwecke an die Deutsche Forschungsgemeinschaft, die es unmittelbar und ausschließlich für gemeinnützige Zwecke zu verwenden hat. Eine Zuwendung von Vermögen oder Vermögensteilen an Mitglieder der Deutschen Gesellschaft für Urologie ist ausgeschlossen. Beschlüsse über Verwendung des Vermögens der Gesellschaft sowie Beschlüsse über Satzungsänderungen, die die Zwecke der Gesellschaft und die Verwendung ihres Vermögens betreffen, sind auch vor Inkrafttreten dem zuständigen Finanzamt mitzuteilen. Über die Verwendung im einzelnen und die Beachtung der Bestimmungen der vorhergehenden Absätze entscheidet die Mitgliederversammlung.

Verzeichnis der Mitglieder der Deutschen Gesellschaft für Urologie

(Stand Oktober 1972)

Organe der Gesellschaft

Geschaftsführender Vorstand:

Vorsitzender: Prof. Dr. W. Lutzeyer, D-5100 Aachen
Stellvertretender Vorsitzender: Prof. Dr. H. K. Büscher, D-3000 Hannover
1. Schriftführer: Dr. D. Zoedler, D-4000 Düsseldorf
2. Schriftführer: Prof. Dr. R. Nagel, D-1000 Berlin
Kassenführer: Prof. Dr. F. Arnholdt, D-7000 Stuttgart

Archivar: Dr. F. Schultze-Seemann, D-1000 Berlin

Ständige Ausschußmitglieder:

Prof. Dr. C.-E. Alken, D-6650 Homburg a. d. Saar
Prof. Dr. P. Bischoff, D-2000 Hamburg
Prof. Dr. W. Brosig, D-1000 Berlin
Prof. Dr. H. Dettmar, D-4000 Düsseldorf
Prof. Dr. W. Staehler, D-7400 Tübingen

Nichtständige Ausschußmitglieder:

Prof. Dr. K. F. Albrecht, D-5600 Wuppertal-Barmen
Prof. Dr. H. Haschek, A-1000 Wien
Prof. Dr. W. Mauermeyer, D-8000 München
Prof. Dr. J. B. Sökeland, D-4600 Dortmund
Dr. W. Knipper, D-2000 Hamburg-Altona
(als Vorsitzender des Berufsverbandes der Deutschen Fachärzte für Urologie)

Ehrenmitglieder

Prof. Dr. Alken, Carl-Erich, Direktor der Urolog. Univ.-Klinik, D-6650 Homburg a. d. Saar.

Prof. Dr. Boeminghaus, Hans, Facharzt für Chirurgie u. Urologie, Chefarzt im Ruhestand, D-4000 Düsseldorf, Beckbuschstraße 18.

Prof. Dr. Boshamer, Kurt, Facharzt für Chirurgie u. Urologie, D-6702 Chefarzt im Rückstand Bad Dürkheim, Hugo-Bischoff-Straße 16.

Prof. Dr., Dr. h. c. Derra, Ernst, Facharzt für Chirurgie, D-4000 Düsseldorf, Himmelgeisterstraße 226.

Prof. Dr. Deuticke, Paul, Facharzt für Urologie, A-1030 Wien III (Österreich), Metternichgasse 7.

Prof. Dr. Forssmann, Werner, Facharzt für Chirurgie u. Urologie, Chefarzt der Chirurg. Abt. des Ev. Krankenhauses, D-4000 Düsseldorf, Kirchfeldstraße 40.

Prof. Dr. Giertz, Gustav, Facharzt für Urologie, Karolinska Sjukhuset, S-10401 Stockholm 60 (Schweden).

Prof. Dr. de Gironcoli, Franco, I-Florenz (Italien), 119, Via S. Niccolò.

Prof. Dr. Goodwin, W. E., University of California (UCLA), Los Angeles (USA).

Prof. Dr. med. habil. Heusch, Karl, Facharzt für Urologie u. Chirurgie, Chefarzt der Urolog. Klinik, D-5100 Aachen, Kaiser-Friedrich-Allee 39.

Prof. Dr. Ichikawa, Tokuji, Director of the First National Hospital of Tokyo, Tokyo (Japan) 1, Toyamacho, Shinjuku-ku, Tokyo.

Prof. Dr. Drs. h. c. LINDER, FRITZ, Direktor d. Chirurg. Univ.-Klinik, D-69 Heidelberg.
Prof. Dr. LJUNGGREN, EINAR, Sahlgrenska Sjukhuset, S-Göteborg (Schweden).
Prof. Dr. MAY, FERDINAND, Facharzt für Chirurgie u. Urologie, Chefarzt d. Urolog. Krankenhauses München u. Inhaber d. Lehrstuhles f. Urologie der Universität München, i. R.
Prof. Dr. MAYOR, GEORGES, Facharzt für Chirurgie u. Urologie, Ord. Prof. f. chirurg. Urologie Universität Zürich u. Direktor der Urolog. Univ.-Klinik, Kantonspital, CH-8006 Zürich, Rämistraße 100.
Prof. Dr. DE LA PENA, ALFONSO, Madrid (Spanien), Padilla 22.
Prof. Dr. ROSENSTEIN, PAUL, Rio de Janeiro (Brasilien), Rua das Acacias 90.
Prof. Dr. TAKAYASU, HISAO, University of Tokyo, Hongo, Japan.
Univ.-Prof. ÜBELHÖR, RICHARD, Facharzt für Urologie, Vorstand der Urolog. Univ.-Klinik, i. R., A-1080 Wien 8 (Österreich), Haspingergasse 8.

Korrespondierende Mitglieder

Prof. Dr. ALWALL, NILS, Direktor der Med. Univ.-Klinik (Nierenklinik), S-22005 Lund 5.
Dr. ANGELOFF, ANGEL, Bulv. Emil Markoff 104, Block 24a — Eingang A,Sofia 80 (Bulgarien).
Prof. Dr. BALOGH, FERENC, Facharzt für Urologie, Direktor der Urolog. Univ.-Klinik, Pécs (Ungarn), Munkécsy Mihály u. 2.
Dr. BAND, DAVID, Edinburgh (Schottland).
Prof. Dr. BARTRINA, JOSÉ, Barcelona (Spanien), Diagonal 419.
Doz. Dr. habil. BELONOSCHKIN, BORIS ALEXANDER, Facharzt für Frauenheilkunde, Stellvertr. Chefarzt der Frauenklinik, 10064 Sodersjukhuset, S-10401 Stockholm.
Prof. Dr. BIBUS, BERTRAND, Facharzt für Urologie, A-1180 Wien, Währingerstraße 134.
Priv.-Doz. Dr. BIEDERMANN, GÜNTHER, Chirurg. Univ.-Klinik, A-6020 Innsbruck.
Prof. Dr. BODECHTEL, GUSTAV, D-8000 München, Med. Univ.-Klinik.
Prof. Dr. BRUNI, PASQUALE, Libero Docente in Urologia, Primario Urologo, Ospedale S. Gennaro, I-80122 Napoli, 9, Via Giovenale.
Prof. Dr. Dr. h. c. BÜRKLE DE LA CAMP, HEINRICH, Facharzt für Chirurgie, D-7801 Dottingen u. Freiburg.
Prof. Dr. COUVELAIRE, ROGER, 44, Rue Boileau, Paris (Frankreich).
Prof. Dr. DARGET, RAYMOND, Urolog. Klinik der Universität, F-Bordeaux, Rue Castéja 17.
Prof. Dr. DEFORT, RENÉ, Antwerpen (Belgien), Belgiëlei, 199.
Prof. Dr. DIX, VICTOR WILKINSON, Kent (England), Tunbridge Wells, 8 Shandon Close.
Dr. DUFF, FRANCIS, ARTHUR, Lecturer Urology, Vice-President, Royal College of Surgeons, Ireland Dublin (Irland), 9. Fitzwilliam Place.
Doz. Dr. ENFEDJIEFF, MICHAEL, Facharzt für Chirurgie u. Urologie, Vorstand der Urolog. Klinik, Staatskrankenhaus „Dr. R. Angeloff", Sofia (Bulgarien).
Prof. Dr. ERCOLE, RICARDO, Rosario (Argentinien), Br. Oronno 755.
Dr. GARCIA, ALBERTO E., priv.: Buenos Aires (Argentinien), Paraguay 1352.
Prof. GLENN, JAMES, F., Duke University, Durham, North Carolina (USA).
Dr. HANLEY, HOWARD, London (England), Devonshire Street, Portland Place W 1.
Dr. HJORT, ERLING, Akershus Fylke, Kirurkisk avdeling, Midstuen, Oslo (Norwegen).
Dr. HOWALD, RUDOLF, Facharzt für Urologie u. Chirurgie, CH-4000 Basel, Leimenstraße 57.
Prof. Dr. KÜSS, RENÉ, F-75 Paris XVII, 63 Avenue Niel.
Dr. LEANDER, GÖSTA, S-10401 Stockholm, Nybrogatan 34.
Dr. MANDEL, J. V., London W 1 (England), 79, Harley Street.
Prof. Dr. NEUWIRTH, KARL, Brno (ČSSR), Kvetna 1.
Dr. PATTON, JOHN, Walter Reed Army Hospital, Washington 12, D.C., USA.
Prof. Dr. PEREZ CASTRO, ENRIQUE, Facharzt für Urologie, Abteilungschef der Servicio de Urologia de la Cuidad Sanitaria Provincial Francisco Franco, Calle Doctor Esquerdo, 46, Madrid 2 (Spanien).
Prof. Dr. PETKOVIĆ, SAVA, Facharzt für Chirurgie und Urologie, Direktor der Urolog. Klinik, Ord. Prof. für Chirurgie u. Urologie, Urolog. Klinik, Belgrad (Jugoslawien), Višegradska 26.
Prof. Dr. PYTEL, ANTON, Member Corr. Akademie Med. Sciences, Scientific Advisor of the Urological Klinik 2, Moskauer Med. Institute, Moskau-240 (UdSSR), Kotelnitscheskaja náber. I/15, w. 49.
Dr. RAPOSO-MONTERO, LUIS, Facharzt für Urologie (Privatklinik), Santiago de Compostela (Coruña [Spanien]), Huérfanas, 15.
Dr. med. univ. RAUCHENWALD, KARL, Facharzt für Urologie und Chirurgie, Vorstand der Urolog. Abt. am Landeskrankenhaus, A-9010 Klagenfurt, St. Veiterstraße 47.

Dr. Ravasini, Giorgio, Facharzt für Urologie, Chefarzt der Urolog. Univ.-Klinik, Clinica Urologica-Monoblocco Ospedaliero, I-35100 Padova.
Doz. Dr. Sarafoff, Dimiter, Sofia (Bulgarien), Uliza Asparuch 52.
Prof. Dr. Serav, Kemal, Ankara (Türkei).
Prof. Dr. Serralach, Barcelona (Spanien), Pelayo 40.
Dr. Šestić, Zlatko, Facharzt f. Urologie, Zagreb (Jugoslawien), Trg M. Oreškovića 2.
Prof. Dr. Sorrentino, Michelangelo, I-Neapel, Riviera di Chiaia 207.
Doz. Dr. Schaffhauser, Franz, CH-8000 Zürich, Bleicherweg 2
Prof. Dr. Turner-Warwick, Richard, 61 Harley House, Marylebone Road, London N.W. I.
Prof. Dr. Weber, Herbert, Facharzt für Urologie, A-4020 Linz, Goethestraße 35/I.
Prof. Dr. Wesolowski, Stefan, Facharzt für Urologie, Leiter der Urolog. Univ.-Klinik, Warschau (Polen), Oczki 6.
Prof. Dr. Weyeneth, Richard, Chef du Service d'Urologie de l'BC de Genève, Service d'Urologie, Hôpital cantonal-Genève.
Prof. Dr. Wildbolz, Egon, CH-3000 Bern, Sulgeneckstraße 25.
Dr. Williams, Roger Lester, London NW 1 (England), 1 E Hyde Park Mansions.

Ordentliche Mitglieder (Stand vom Oktober 1972: 521 Mitglieder)

Dr. Aberle, Albrecht, Facharzt für Urologie u. Chirurgie, Niedergelassener Urologe, Belegarzt, D-6800 Mannheim, Kaiserring 24.
Dr. Adam, Oswald, Facharzt für Chirurgie u. Urologie, Niedergelassener Chirurg u. Belegarzt im Michaeliskrankenhaus Hamburg, D-2000 Hamburg 13, Schlüterstraße 6 III.
Dr. Albrecht, Dieter, Ass.-Prof., D-1000 Berlin 19, Freie Universität Berlin, Westendkrankenhaus, Urologie.
Prof. Dr. Albrecht, Karl-Friedrich, Facharzt für Urologie u. Chirurgie, Direktor der Urolog. Klinik der Städt. Krankenanstalten, D-5600 Wuppertal-Barmen, Heusnerstraße 40.
Dr. Albring, Helmut, Facharzt für Urologie, Leitender Arzt der Urolog. Abt. am Josef-Krankenhaus, D-4690 Herne.
Dr. habil. Alexandru, Theodorescu, Oberarzt für Urologie, Spitalul Slatina Judetul Olt, Sectia Chirurgie (Urologie) Rumänien.
Dr. Alfermann, Friedhelm, Facharzt für Urologie u. Chirurgie, Leitender Arzt der Urolog. Abt. des Elisabeth-Krankenhauses, D-3500 Kassel, Weinbergstraße 7.
Prof. Dr. Alken, Carl-Erich, Chefarzt der Urolog. Univ.-Klinik, D-6650 Homburg (Saar).
Dr. v. Allesch, Wilhelm, Facharzt für Urologie, Chefarzt der Urolog. Abt. Krankenhaus Seepark, D-2851 Debstedt, Bremerhaven.
Dr. Almstedt, Ulrich, Facharzt für Urologie, D-3100 Celle (Hann.), Bahnhofstraße 30a, Eingang Fuhsestraße.
Dr. Altvater, Gerhard, Facharzt für Urologie,Chefarzt der Urolog. Abt. des Johanniter-Krankenhauses, D-4200 Oberhausen-Sterkrade.
Prof. Dr. Arnholdt, Fritz, Chefarzt der Urolog. Abt. des Katharinenhospitals, D-7000 Stuttgart.
Prof. Dr. Babics, Antal, Ulloi Ut/78/B. Budapest VIII (Ungarn).
Dr. Bacher, Karl, Facharzt für Urologie u. Chirurgie, Leiter der Urolog. Abt. Städt. Krankenanstalten, D-6700 Ludwigshafen (Rhein), Bergmannstr. 1.
Priv.-Doz. Dr. Bandhauer, Klaus, Facharzt für Urologie, Chefarzt der Urolog. Klinik am Kantonspital, CH-9006 St. Gallen.
Dr. Bandtlow, Klaus, Facharzt für Urologie, Oberarzt der Urolog. Univ.-Klinik Innsbruck.
Dr. Bargenda, Bernhard, Facharzt für Urologie, Chefarzt der Urologischen Abt. des Städt. Auguste-Viktoria-Krankenhauses, 1 Berlin 41, Rubensstr. 125
Prof. Dr. Bauer, Karl-Michael, Facharzt für Urologie, Chefarzt der Urolog. Abt. u. Ärztl. Direktor, Städt. Krankenhaus, D-8200 Rosenheim.
Dr. Bauermeister, Hermann, D-2000 Hamburg 52, Hemmingstedter Weg 6.
Prof. Dr. Baumbusch, Friedrich, Facharzt für Urologie u. Chirurgie, Direktor der Urolog. Klinik der Städt. Krankenanstalten, D-4150 Krefeld, Lutherplatz 40.
Prof. Dr. Baumgärtel, Hermann, Chefarzt der Urolog. Klinik im Krankenhaus Siloah, D-3000 Hannover, Auestraße 46.
Dr. Baumgart, Rolf, Facharzt für Urologie u. Chirurgie, Chefarzt der Urolog. Abt. der Städt. Krankenanstalten, D-2900 Oldenburg, An den Voßbergen 70/99.

Dr. BAUR, ALFONS, Facharzt für Urologie, D-5000 Köln-Lindenthal 41, Laudahnstraße 33.
Dr. BAUR, HANS-HELMUT, I. Oberarzt, Urolog. Klinik der Städt. Krankenanstalten Wuppertal-Barmen.
Dr. BECK, MATTHIAS, Facharzt für Urologie, Chefarzt des St. Elisabeth-Krankenhauses, Urolog. Abt., D-5000 Köln, Hohenstaufenring 53/55.
Dr. BECKENDORF, FRITZ, Facharzt für Chirurgie, Chefarzt der chir. Klinik im Krankenhaus Nordstadt, D-3000 Hannover, Haltenhoffstraße 41.
Dr. BECKER, WOLFGANG, Facharzt für Urologie, Leitender Arzt der Urolog. Abt. der Fachklinik Wildeshausen, D-2900 Oldenburg, Huntestraße 17.
Dr. BEHR, JÜRGEN, Facharzt für Urologie, Chefarzt der Urolog. Abt. des Ev. Krankenhauses, D-3450 Holzminden, Forster Weg 34.
Dr. BELLENBERG, HANS-GÜNTHER, Chefarzt der Urolog. Abt. des St. Elisabeth-Krankenhauses, D-6000 Frankfurt (Main), Ginnheimer Straße 3.
Dr. BERGLIN, THORWALD, Sahlgrenska Krankenhaus, S-Göteborg, Göteborgsgatan 22.
Prof. Dr. BERGMANN, MAX, Leiter der Urolog. Abt. im Allg. Krankenhaus, A-1020 Linz (Donau).
Dr. BERNDT, RUDOLF, Facharzt für Urologie u. Chirurgie, Chefarzt der Urolog. Abt., Städt. Krankenhaus Neukölln, D-1000 Berlin 47, Rudowerstraße 56.
Prof. Dr. BICHLER, KARL-HORST, Facharzt für Urologie, Urolog. Univ.-Klinik, D-3550 Marburg (Lahn).
Dr. BIEBERBACH, JOACHIM, Facharzt für Urologie, 3000 Hann.-Linden, Minister-Stüve-Straße 6.
Dr. BIELENBERG, DIETER, Facharzt für Urologie, D-2904 Sandkrug, Im Tannenwinkel.
Dr. BIERNAT, WALTER, Facharzt für Erkrankungen der Harnwege, D-3110 Uelzen, Ringstraße 3.
Prof. Dr. BISCHOFF, PETER, Facharzt für Urologie, Chefarzt der Urolog. Abt. des Elisabeth-Krankenhauses, D-2000 Hamburg.
Med.-Dir. Dr. BLASCHE, PAUL, Facharzt für Urologie u. Chirurgie, Chefarzt der Urolog. Abt. am Städt. Stiftungskrankenhaus, D-6720 Speyer.
Prof. Dr. BLASUCCI, PAOLO, I-Rom, 46 Via dell' Umilta.
Dr. BLEICKEN, HANS GERD, Facharzt für Urologie u. Chirurgie, Chefarzt der Urolog. Abt. der Ev.-luth. Diakonissenanstalt, D-2390 Flensburg.
Dr. BLESS, KLAUS-DIETHELM, Facharzt für Urologie, Leitender Arzt der Urolog. Abt. am Marienhospital, Schermbeck.
Prof. Dr. BLUMENSAAT, CARL, D-8992 Wasserburg (Bay.), Nr. 18.
Dr. BLUMENSTOCK, Ulrich, Facharzt für Urologie, D-1000 Berlin 65, Müllerstraße 143.
Dr. BLUMENTHAL, ERICH, Chefarzt der Chirurg. Abt. des Allg. Krankenhauses Rissen, D-2000 Hamburg-Blankenese, Grotiusweg 35/37.
Dr. BODEN, OTTO, Facharzt für Urologie, Chefarzt der Urolog. Abt. des St. Hildegardis-Krankenhauses, D-5000 Köln-Lindenthal, Bachermer Straße 29—33.
Dr. BÖHMER, WALTER, Facharzt für Urologie, Chefarzt des St. Marien-Hospitals, D-4660 Gelsenkirchen-Buer, Mühlenstraße 5.
Dr. BÖHRINGER, KONRAD, Facharzt für Urologie u. Chirurgie, D-4800 Bielefeld, Friedrich Verleger-Straße 5.
Dr. BOEMINGHAUS, FRANK, Wiss. Assistent, Urolog. Univ.-Klinik, D-4000 Düsseldorf, Moorenstraße.
Dr. BÖTTGER, PAUL, Facharzt für Urologie, D-6050 Offenbach, Frankfurter Straße 77—79.
Dr. BOFINGER, GÜNTHER, Facharzt für Urologie, D-7000 Stuttgart 31, Kimmichstraße 2.
Dr. BOGDAN, ROMAN, D-1000 Berlin 12, Kantstraße 33.
Dr. BRACHMANN, WERNER, Facharzt für Urologie u. Chirurgie, Chefarzt der Urolog. Abt. Allg. Krankenhaus Hamburg-Barmbeck, D-2000 Hamburg 33, Rübenkamp 148.
Dr. BRANDENBERG, OTTO WILHELM, Facharzt für Urologie, Niedergelassener Urologe u. Leitender Arzt einer Urolog. Krankenhausabt., D-3300 Braunschweig, Wilhelmitorwall 4.
Dr. BRANDSTÄTER, PETER, Facharzt für Urologie u. Chirurgie, Chefarzt der Urolog. Abt. des Kreiskrankenhauses, D-7140 Ludwigsburg, Posilipostraße.
Dr. BRANDT, HERMANN, Facharzt für Urologie u. Chirurgie, Chefarzt der Chirurg. Abt. des Landeskrankenhauses, D-4930 Detmold, Hans Heinrich-Straße 34.
Dr. BRAUER, ROBERT, Facharzt für Urologie, Wiss. Assistent an der Urolog. Klinik der Freien Universität Berlin im Klinikum Westend, D-1000 Berlin 19, Spandauer Damm 130,
Dr. BRAUN, HANS-PETER, Facharzt für Urologie, Oberarzt der Urolog. Krankenanstalten. D-7100 Heilbronn, Jägerhausstraße.

Doz. Dr. BRAVETTA, GIOVANNI, Primario Urologo, Ospedale Bassini-Milano, Ospedale Bassini, I-20131 Milano, Via Ricordi 1.

Dr. BRENNER, WERNER, Facharzt für Urologie u. Chirurgie, Chefarzt der Urolog. Abt. der Städt. Krankenanstalten, D-5650 Solingen, Frankenstraße 33.

Dr. BRESSEL, MAX, Facharzt für Chirurgie u. Urologie, Chefarzt der Urolog. Abt. im Allg. Krankenhaus Hamburg-Harburg, D-2100 Hamburg 90, Eißendorfer Pferdeweg 52.

Prof. Dr. BRINKMANN, WOLF, Facharzt für Chirurgie, Chefarzt, D-4690 Herne (Westf.), Kaiserstraße 11.

Dr. BROEGGER, KARL-JOSEF, Facharzt für Urologie u. Chirurgie, D-4000 Düsseldorf, Louise Dumont-Straße 1.

Prof. Dr. BROSIG, WILHELM, Facharzt für Chirurgie u. Urologie, Direktor der Urolog. Univ.-Klinik der Freien Universität Berlin im Klinikum Steglitz, D-1000 Berlin 45, Hindenburgdamm 30.

Dr. BROSS, HEINRICH, Facharzt für Chirurgie, Chefarzt der Chirurg. Abt. des Marienhospitals, D-4000 Düsseldorf, Sternstraße 91.

Prof. Dr. BRÜHL, P., Urolog. Univ.-Klinik, D-5300 Bonn-Bad Godesberg, Robert-Koch-Straße 35b.

Prof. Dr. BRÜTT, HENNING, Facharzt für Chirurgie u. Urologie, bis 1957 Ärztl. Direktor des Hafenkrankenhauses, D-2000 Hamburg 55, Kuulsberg 8.

Dr. BRUNZEMA, FRIEDRICH, Facharzt für Urologie, Marienhospital, Urolog. Abt., D-4000 Düsseldorf, Rochusstraße 2.

Dr. BÜNZ, WERNER, Facharzt für Chirurgie u. Urologie, D-2000 Hamburg 19, Eichenstraße 54.

Prof. Dr. BÜSCHER, HANS-KASPAR, Facharzt für Urologie, Leitender Arzt der Urolog. Abt. Friederikenstift, D-3000 Hannover, Humboldtstraße 5.

Dr. BURWICK, PETER, D-4600 Dortmund-Wickede, Hellweg 10.

Dr. BUSCH, HANS-GERHARD, Facharzt für Urologie u. Lungenkrankheiten, D-2000 Hamburg 63, Wolkausweg 4.

Prof. Dr. VAN CAMP, KOENRAAD, Facharzt für Urologie, B-2000 Antwerpen, Lovelingstraße 70.

Prof. Dr. CHRISTOFFERSEN, JENS C., Facharzt für Urologie u. Chirurgie, Direktor der Urolog. Abt. Bispebjerg Hospital, DK-2400 Kopenhagen NV, Bispebjerg Bakke 21.

Dr. CIFUENTES-DELATTE, LUIS, Facharzt für Urologie, Leiter der Urolog. Abt. der Clinica de la Nuestra Senora de la Concepsión, Madrid (Spanien), Reyes Catolicos 2.

Dr. CLASS, Gerhard, Facharzt für Urologie, D-7900 Ulm (Donau), Dreiköniggasse 17.

Dr. COHAUSZ, JOSEF, Facharzt für Urologie, Leitender Arzt der Urolog. Abt. der Raphaels-Klinik, D-4400 Münster (Westf.), Fürstenbergstraße 5.

Dr. CRONA, HUGO, Lasarettet, S-Uddewilla.

Dr. CRONE-MÜNZEBROCK, HELMUT, Facharzt für Urologie, D-3140 Lüneburg, Am Schifferwall 5.

Dr. CRÜSEMANN, Urolog. Univ.-Klinik, D-6650 Homburg a. d. Saar.

Dr. CURTH, CLAUS.

Dr. DANGER, WILHELM, Facharzt für Chirurgie u. Urologie, D-4800 Bielefeld, Alter Markt 2.

Dr. DATHE, GÜNTER, Facharzt für Urologie u. Chirurgie, Oberarzt der Urolog. Abt. der Chirurg. Univ.-Klinik, D-6000 Frankfurt (Main).

Dr. DAUT, HANS, Chefarzt des Sanatoriums Reinhardsquelle, D-3590 Bad Wildungen-Reinhardshausen.

Doz. Dr. habil. DEGE, HANS-ALBERT, D-2862 Worpswede, Am Schmidtberg.

Dr. DEGENHARDT, WOLFGANG, Oberarzt der Städt. Krankenanstalten, D-4600 Dortmund, Westfalendamm.

Dr. DEILMANN, FRIEDRICH-WILHELM, Facharzt für Chirurgie u. Urologie, Chefarzt des Krankenhauses der Barmherzigen Brüder, Urolog. Abt., D-5500 Trier, Nordallee 1.

Dr. DEISTING, WERNER-HERMANN, Facharzt für Chirurgie u. Urologie, Chefarzt, Suderø Krankenhaus, Tvøoyri, Farøer Inseln (Dänemark).

Prof. Dr. DETTMAR, HERMANN, Facharzt für Urologie, Direktor der Urolog. Univ.-Klinik, D-4000 Düsseldorf, Moorenstraße 5.

Dr. DEWES, RUDOLF, Facharzt für Urologie, D-2800 Bremen.

Dr. DIENER, WOLFGANG, Facharzt für Urologie u. Chirurgie, Chefarzt der Urolog. Abt. des Ev. Jung-Stilling-Krankenhauses, D-5900 Siegen.

Dr. DIETZ, PAUL, Facharzt für Urologie, D-4330 Mülheim (Ruhr), Leineweberstraße 55.

Dr. DÜHRIG, HERBERT, Facharzt für Urologie u. Chirurgie, D-2000 Hamburg 33, Fuhlsbütteler Straße 104.
Dr. EBBINGHAUS, KLAUS DIETER, Facharzt für Urologie u. Chirurgie, Chefarzt der Urolog. Abt. an den Krankenhäusern des Kreises, D-5880 Lüdenscheid-Hellersen.
Prof. Dr. EBHARDT, KLAUS, D-7530 Pforzheim, Humboldtstraße 51.
Dr. ECKHARDT, GEORG, Facharzt für Chirurgie u. Urologie, D-3590 Bad Wildungen, Richard Kirchner-Straße 22.
Med.-Dir. Dr. EDELHOFF, JULIUS, Facharzt für Chirurgie, Chefarzt der Chirurg. Klinik des Städt. Krankenhauses Süd Lübeck, D-2400 Lübeck, Kronsfelder Allee 69—73.
Doz. Dr. EDSMAN, GUNNAR, Facharzt für Röntgendiagnostik, Oberarzt, S-44200 Kungälv, Fontinvägen 30.
Prof. em. Dr. habil. EGGERS, HARTWIG, Facharzt für Chirurgie u. Urologie, D-3340 Wolfenbüttel, Jahnstraße 28.
Dr. EICHLER, HEINZ, Facharzt für Urologie, D-6230 Ff-Höchst, Kasinostraße 2a.
Dr. EISENBERGER, FERDINAND, Facharzt für Urologie, Wiss. Assistent, Urolog. Klinik der Universität, D-8000 München, Thalkirchnerstraße 48.
Doz. Dr. EKMANN, HANS, Facharzt für Chirurgie u. Urologie, Sahlgrenska Sjukhuset, S-Göteborg SV (Schweden), Linnéplatsen 4.
Dr. ELSÄSSER, ERICH, Facharzt für Chirurgie u. Urologie, Oberarzt der Urolog. Univ.-Klinik, im Städt. Krankenhaus Thalkirchnerstraße, D-8000 München 15, Thalkirchnerstraße 48.
Dr. ENGEHAUSEN, PAUL, Facharzt für Urologie, D-4630 Bochum, Libellenweg 10.
Priv. Doz. Dr. ENGELKING, RÜDIGER, Facharzt für Urologie, Oberarzt der Urolog. Abt. der Chirurg. Univ.-Klinik, D-5000 Köln-Lindenthal.
Dr. ERKENS, HELMUT, Facharzt für Chirurgie u. Urologie, Chefarzt der Urolog. Abt. St. Vinzenz-Hospital, D-5000 Köln-Nippes (60), Merheimer Straße 217.
Prof. Dr. EUFINGER, HARTWIG, Facharzt für Chirurgie u. Urologie, Chefarzt der I. Chirurg. Klinik der Städt. Krankenanstalten, D-6600 Saarbrücken, Theodor Heuss-Straße.
Dr. FABIAN, PETER, Facharzt für Urologie, D-2800 Bremen, Utbremerstraße 100.
Dr. FANIZADEH, ALIREZA, Assistenzarzt, D-3590 Bad Wildungen, Stadtkrankenhaus.
Dr. FARWICK, HELMUT, Facharzt für Urologie u. Chirurgie, Leitender Arzt der Urolog. Abt. St. Agnes-Hospital, D-4290 Bocholt, Nobelstraße 26.
Dr. FEDERSCHMIDT, KLAUS, Facharzt für Urologie, Chefarzt der Urolog. Abt. Ev.-Johannes-Krankenhaus, D-4800 Bielefeld, Schildescher Straße 99.
Dr. FIEDLER, HELMUT, Facharzt für Chirurgie u. Urologie, Städt. Aguste-Vikoria-Krankenhaus, D-1000 Berlin 41, Rubensstr.
Dr. FISCHER, JOHANNES, Facharzt für Urologie, D-2000 Hamburg-Altona, Hohenzollernweg 5.
Dr. FLICK, HANS, Facharzt für Urologie, D-7220 Schwenningen (Neckar), Tübinger Straße 6.
Dr. FORNER, LOTHAR, Facharzt für Urologie u. Chirurgie, D-2940 Wilhelmshaven, Marktstraße 31.
Dr. FRAUBOES, ROLF, Facharzt für Urologie, D-2000 Hamburg 33, Fuhlsbütteler Straße 127.
Dr. FREI, ALBERT, Facharzt für Urologie, Chefarzt der Urolog. Klinik, Städt. Krankenhaus, D-7700 Singen (Hohentwiel).
Dr. FRICKE, OTTO, Facharzt für Urologie, D-4830 Gütersloh, Eickhoffstraße 5.
Dr. FRIEDRICH, CAROLA, Fachärztin für Urologie, D-8500 Nürnberg, Naumburger Straße 2.
Dr. FRIEDRICH, HERMANN, Facharzt für Urologie, D-8500 Nürnberg, Naumburger Straße 2.
Dr. FRIELING, HORST, Facharzt für Urologie, Chefarzt der Urolog. Abt., St. Elisabeth-Hospital, D-5860 Iserlohn.
Dr. FRINK, PETER, Oberarzt d. Urolog. Klinik d. Allg. Krankenhauses, D-2000 Hamburg 21, Eissendorfer Pferdeweg.
Dr. FRITJOFSSON, AKE, Chirurg. Univ.-Klinik I, Sahlgrenska-Krankenhaus, S-Göteborg (Schweden).
Prof. Dr. FROHMÜLLER, HUBERT, Leiter der Urolog. Abt. der Chirurg. Univ.-Klinik u. Poliklinik im Staatl. Luitpoldkrankenhaus, D-8700 Würzburg.
Prof. Dr. FUCHS, HUGO KARL, D-7320 Göppingen, Wolfstraße 34.
Dr. FUNFACK, HANS-JOACHIM, Facharzt für Urologie u. Chirurgie, D-7470 Ebingen, Marktstraße 53.
Dr. FUNK, KLAUS, Facharzt für Urologie, Chefarzt, Knappschaftskrankenhaus, D-4650 Gelsenkirchen.
Prof. Dr. GACA, ADALBERT, Facharzt für Urologie, Chefurologe, Deutsche Klinik für Diagnostik, D-6200 Wiesbaden.

GARCIA, MARTINEZ, Murcia (Spanien), J. Polo de Medina 1.
Doz. Dr. GASSER, GEORG, Facharzt für Urologie, Vorstand der Urolog. Abt. des. Krankenhauses der Barmherzigen Brüder, A-Wien 2, Döblinger Hauptstr. 60.
Dr. GASTEYER, K. H., Krankenhaus Nordwest der Stiftung Hospital zum Heiligen Geist, D-6000 Frankfurt (Main) 90, Steinbacher Hohl 2—26.
Dr. GEISTER, HELMUT, Facharzt für Urologie u. Chirurgie, Chefarzt der Urolog. Klinik der Städt. Krankenanstalten, D-2160 Stade.
Dr. GERECHT, WOLFGANG, Assistenzarzt der Urolog. Univ.-Klinik., D-6650 Homburg (Saar).
Prof. Dr. GIERTZ, GUSTAV, Facharzt für Urologie, Prof. für Urologie, Karolinska Sjukhuset, S-10401 Stockholm 60 (Schweden).
Dr. GIESELMANN, HEINRICH, Chefarzt der Urol. Abt. Vinzenz-Krankenhaus, D-3000 Hannover-Kirchrode.
Dr. GIESSELMANN, WALTER, Facharzt für Urologie u. Chirurgie, D-3000 Hannover, Bödekerstraße 90.
Dr. GLAVICKI, STEVAN, Facharzt für Urologie, Assistenzarzt, Urolog. Abt., Krankenhaus Siloah, D-3000 Hannover, Auestraße 46.
Dr. GLEISSNER, OTTO, D-359 Bad Wildungen-West, Masurenallee 9.
Dr. GLOEDE, HORST, Facharzt für Urologie u. Chirurgie, D-2000 Hamburg 1, Steindamm 14.
Priv.-Doz. Dr. GÖDDE, STEFFEN, Facharzt für Urologie, Chefarzt der Urolog. Klinik des St. Johannes-Hospitals, D-4100 Duisburg-Hamborn, An der Abtei 7—11.
Dr. GOEDERT, JEAN, Facharzt für Urologie, Luxemburg, Rue de Plébiscite 1.
Dr. GÖTZ, HEINRICH, Facharzt für Urologie, D-6400 Fulda, Goethestraße 3.
Dr. GOLDMANN, KONRAD, Facharzt für Urologie, D-7800 Freiburg i. Br., Bertoldstraße 45.
Dr. GONNERMANN, HORST, Facharzt für Urologie, D-2000 Hamburg 70, Wandsbeker Marktstraße 24.
Dr. GRABNER, FRIEDRICH, Urolog. Abt. der Chirurg. Univ.-Klinik, D-3400 Göttingen.
Prof. Dr. GRIESSMANN, H. Facharzt für Chirurgie u. Urologie, Chefarzt der Chirurg. Abt. u. Ärztl. Direktor des Städt. Krankenhauses, D-2350 Neumünster.
Dr. GRÖNINGER, KARL-HEINZ, Facharzt für Urologie u. Chirurgie, D-8500 Nürnberg, Rankestraße 72.
Dr. GRUBE, ERICH, Facharzt für Chirurgie u. Urologie, D-2000 Hamburg 19, Osterstraße 16.
Prof. Dr. GÜTGEMANN, ALFRED, Facharzt für Chirurgie u. Urologie, Direktor der Chirurg. Univ.-Klinik, D-5300 Bonn-Venusberg.
Dr. GUMBRECHT, HANS, Facharzt für Urologie, Chefarzt der Urolog. Abt., Missionsärztl. Klinik, D-8700 Würzburg, Salvatorstraße.
Dr. GUNST, WERNER, Facharzt für Urologie, Niedergelassener Urologe u. Leitender Arzt der Urolog. Abt. des Kreiskrankenhauses, D-7950-Biberach (Riß).
Dr. GUTWINSKI, ERHARD, Facharzt für Urologie, D-7000 Stuttgart, Neckarstraße 36.
Dr. HABIB, HENRY M., Kansas City, Missouri (USA), 24th and Cherry Streets.
Prof. Dr. HAGEMANN, ERICH, Oberarzt der Chirurg. Univ.-Klinik der Charité, X-1000 Berlin NW 7, Schumannstraße 20/21.
Dr. HAGENMÜLLER, ALBRECHT, Facharzt für Urologie, Leitender Arzt der Urolog. Abt. des Hospitals zum Heiligen Geist, D-6000 Frankfurt (Main), Börsenstraße 19.
Dr. HAIDLEN, WOLFGANG, Chefarzt der Urolog. Abt. des Ev. Diakonissenkrankenhauses, D-7000 Stuttgart, Rosenbergstraße 40.
Dr. HAKIMI, FAKHREDDIN, Khiaban Pasteur, Kutsche, Martin Daftari 12, Teheran (Iran).
Priv.-Doz. Dr. HALLWACHS, OTTO, Facharzt für Urologie, D-6100 Darmstadt, Mendelssohnstraße 9a.
Prof. Dr. HAMMEL, HEINER, Facharzt für Chirurgie u. Urologie, Chefarzt der Chirurg. u. Urolog. Abt. des Städt. Krankenhauses, D-6730 Neustadt (Weinstr.), Höhenstraße 17.
Priv.-Doz. Dr. HANSCHKE, HANNS JÜRGEN, Facharzt für Urologie u. Chirurgie, Chefarzt der Urolog. Klinik im Stadtkrankenhaus, D-2190 Cuxhaven.
Dr. HANSEN, FRITZ HELLMUTH, Facharzt für Urologie, Leiter der Urolog. Abt. im Stadtkrankenhaus Rendsburg, D-2370 Rendsburg, Bastion 2.
Dr. HARTIG, DIETER, Facharzt für Urologie, Chefarzt der Urolog. Abt., Albert-Schweitzer-Krankenhaus, D-3410 Northeim.
Prof. Dr. HASCHE-KLÜNDER, RÜTGER, Facharzt für Urologie, Chefarzt der Urolog. Abt. des Robert-Koch-Krankenhauses, D-3011 Gehrden.
Prof. Dr. HASCHEK, HORST, Facharzt für Urologie, Abteilungsvorstand der Urolog. Abt. der Wiener allg. Poliklinik, A-Wien IX (Österreich), Mariannengasse 10.

Dr. Dr. HASSE, ERICH, Facharzt für Urologie, D-605 Offenbach, Frankfurter Str. 67.

Dr. HAUBENSACK, KLAUS, Assistenzarzt, Urolog. Univ.-Klinik, D-6650 Homburg a. d. Saar.

Prof. Dr. HAUGE, ALEXANDER, Facharzt für Urologie, Oberarzt der Urolog. Klinik der Freien Universität Berlin im Klinikum Westend, D-1000 Berlin 19, Spandauer Damm 130.

Dr. HAUTKAPPE, WILHELM, Facharzt für Urologie, Chefarzt der Urolog. Abt., Karolinen-Hospital, D-5760 Neheim-Hüsten.

Dr. HECK, DIETER, Facharzt für Urologie, D-6800 Mannheim 1, Tullastraße 3.

Dr. HEINRICH, WERNER, Facharzt für Urologie, Chefarzt der Urolog. Abt. am Städt. Krankenhaus Moabit, D-1000 Berlin 21, Turmstraße 21.

Dr. HEINRICH, W. D., Facharzt für Urologie, D-4300 Essen, Rüttenscheider Straße 62a.

Dr. HEINZELMANN, KARL GERHARD, Facharzt f. Urologie u. Chirurgie, D-7170 Schwäbisch-Hall.

Dr. HELLENSCHMIED, RUDOLF, Chefarzt u. Ärztl. Direktor des Krankenhauses Moabit, D-1000 Berlin NW 21, Turmstraße 21, i. R.

Dr. HENFTLING, THEO, Facharzt für Urologie, Inhaber u. Leiter einer Privatklinik, D-7100 Heilbronn (Neckar), Oststraße 24.

Prof. Dr. HENNIG, OTTO, Facharzt für Chirurgie u. Urologie, D-8900 Augsburg, Burgmairstraße 20.

Dr. HERAVI, PETER BAGHER, Assistenzarzt an der Urolog. Univ.-Klinik, D-6650 Homburg (Saar).

Dr. HERRBERG, WERNER, Facharzt für Urologie, D-7300 Esslingen (Neckar), Ebershaldenstraße 22.

Prof. Dr. HERTEL, ENGELHARD, D-6400 Fulda, Görresstraße 16.

Dr. HEUSCH, PAUL, Facharzt für Urologie, D-4000 Düsseldorf, Wagnerstraße 13.

Dr. HEUSTERBERG, KARL-HEINZ, Facharzt für Urologie, D-8000 München 2, Neuhauserstraße 4.

Prof. Dr. HILGENFELDT, OTTO, Facharzt für Chirurgie, D-4630 Bochum, Parkstraße 17.

Priv.-Doz. Dr. HOCHBERG, KLAUS, Facharzt für Urologie, Urol. Klinik, Städt. Krankenhaus, D-7750 Konstanz.

Prof. Dr. HOELTZENBEIN, JOSEF, Facharzt für Chirurgie, Chefarzt der Chirurg. Abt. St. Franziskus-Hospital, D-4400 Münster (Westf.).

Dr. HÖRENZ, GERHARD, Facharzt für Urologie, D-3100 Celle (Hann.), Rauhe Gasse 23.

Dr. HOERR, ERNST, Facharzt für Urologie, Ev. Diakonissenanstalt, D-717 Schwäbisch Hall.

Dr. HOFFMANN, GÜNTER, Facharzt für Urologie, Assistenzarzt, Friederikenstift, Urolog. Abt., D-3000 Hannover, Humboldtstraße 5.

Prof. Dr. HOHENFELLNER, RUDOLF, Facharzt f. Urologie, Direktor der Urolog. Univ.-Klinik, D-6500 Mainz, Langenbeckstraße 1.

Prof. Dr. HOLDER, ERICH, Facharzt für Chirurgie u. Urologie, Vorstand der 1. Chirurg. Klinik der Städt. Krankenanstalten, D-8500 Nürnberg, Flurstraße.

Dr. HORN, ARNIM, D-1000 Berlin-Wilmersdorf, Ahrweiler Straße 34.

Dr. HOŠEK, MILAN, Facharzt für Urologie, Ordinarius für Urologie, Oúnz Prostějov-nemocnice, Krankenhaus, Brno-Mendlovo nám 6 (CSSR).

Dr. HUBMANN, PAUL, Facharzt für Chirurgie, Krankenhaus-Chefarzt i. R., D-3340 Wolfenbüttel, Campestraße 14.

Priv.-Doz. Dr. HUBMANN, ROLF, Chefarzt d. Urol. Abt. Allg. Krankenhaus St. Georg, D-2000 Hamburg 1, Lohmühlenstraße 5.

Prof. Dr. HÜDEPOHL, FERDINAND, Facharzt für Chirurgie u. Urologie, Chefarzt des Franziskus-Krankenhauses, D-1000 Berlin-West, i. R.

Dr. HÜSCH, PAUL, Facharzt für Urologie u. Chirurgie, D-4500 Osnabrück, Hasetorwall 20.

Dr. HUHN, K. H., Facharzt für Urologie, D-6580 Idar-Oberstein, Hauptstraße 380.

Dr. HUNTGEBURTH, WILHELM, Facharzt für Urologie, D-4790 Paderborn, Ludwigstraße 29.

Dr. HUTH, EBERHARD, Facharzt für Urologie, D-8300 Landshut, Ludmillastraße 15a.

Dr. habil. ICHIM, V., Urolog. Univ.-Klinik, Panduri-Hospital, Bukarest (Rumänien), SOS, Pandurilor Nr. 20.

Priv.-Doz. Dr. ISHIYAMA, SHUJI, Facharzt für Urologie, Department of Urology, Tokyo-tu Bankyo-ku.

Dr. JÄPPELT, MANFRED, Facharzt für Urologie, D-5600 Wuppertal-Barmen 2, Reichsstr. 40.

Doz. Dr. JANCA, KOSTA, Novi Sad (Jugoslawien), Bulevar M. Tita IV.

Prof. Dr. JÖNSSON, GÖSTA, Facharzt für Urologie, Direktor der Urolog. Klinik, Lasarettet, S-22185 Lund.

Dr. JONAS, UDO, Assistent, Urolog. Klinik der Johannes Gutenberg-Universität, D-6500 Mainz, Langenbeckstraße 1.

Dr. JOOSS, THEODOR, Facharzt für Urologie, Diakonissenanstalt, D-8000 München, Heßstraße 22.

JÜNGLING, ROBERT, D-8500 Nürnberg, Güntherstraße 18a.

Dr. JUNG, HANS-PETER, Facharzt für Urologie, Leitender Arzt der Urolog. Abt. am Thurgauischen Kantonspital, CH-8596 Münsterlingen.

Dr. JUNKER, HANS, D-6200 Wiesbaden, Idsteiner Straße 5.

Dr. JURKOVIĆ, KURT, Facharzt für Urologie, Oberarzt der Urolog. Univ.-Klinik, D-6500 Mainz, Langenbeckstraße 1.

Prof. Dr. KARCHER, GÜNTHER, Facharzt für Urologie, Chefarzt der Urolog. Abt. des Stadtkrankenhauses, D-6050 Offenbach (Main).

Prof. Dr. Dr. KAREL, UHLÍR, Facharzt für Chirurgie u. Urologie, Direktor der Urolog. Klinik Universität Brno, Brno (CSSR), Pekarská 53.

Dr. KASTERT, HANS-BERNHARD, Assistent der Urolog. Univ.-Klinik, D-6650 Homburg a. d. Saar.

Priv.-Doz. Dr. KAUFMANN, JOACHIM, Facharzt für Urologie, Chefarzt der Urolog. Klinik, Hamburg-Altona, D-2000 Hamburg.

Prof. Dr. KELÂMI, ALPAY, Klinikum Steglitz d. F. Univ. Berlin, D-1000 Berlin 45, Hindenburgdamm 30.

Dr. KEMPER, KLAUS, Assistenzarzt der Urolog. Univ.-Klinik, 665 Homburg (Saar).

Dr. KESSLINGER, JOHANN, Facharzt für Chirurgie u. Urologie, D-8940 Memmingen, Maximilianstraße 10.

Prof. Dr. KEUTEL, HANS JÜRGEN, Facharzt für Urologie u. Chirurgie, Universitätsangestellter (Fakultätsmitglied), University of Utah, Medical Center, Department of Surgery, Salt Lake City, Utah 84112 (USA).

Dr. KEUTNER, HEINZ, Facharzt für Urologie u. Chirurgie, Leitender Arzt der Urolog. Abt.der Städt. Kliniken, D-6200 Wiesbaden, Schwalbacher Straße 62.

Prof. Dr. KINDLER, KARL, Facharzt für Chirurgie, Ärztlicher Direktor des Krankenhauses Bethanien, D-5860 Iserlohn, Hugo Fuchs-Allee 2.

Prof. KIRCHHEIM, M. D., DIETER: Ass.-Klinik, 3061 Edgewood Drive, Olympia, Washington 98501 (USA).

Dr. KIRSCH, HEINZ, Facharzt für Urologie u. Chirurgie, D-5160 Düren, Markt 25.

Dr. KLEIN, ALAN LEWIS, Diplomate American Boaid of Urology, 2134 Metairie Rd. Metaire, La 70001 (USA).

Dr. KLEINEFENN, OTTO, Facharzt für Urologie, Leitender Arzt der Urolog. Abt. St. Marienhospital, D-4200 Oberhausen-Osterfeld.

Prof. Dr. KLEINSCHMIDT, KARL, Facharzt f. Chirurgie, D-4330 Mülheim (Ruhr), Friedrichstraße 30a.

Dr. KLETSCHKE, HANS-GOTTFRIED, Facharzt für Urologie, Chefarzt der Urolog. Abt. des DRK-Krankenhauses Jungfernheide, D-1000 Berlin 10, Tegeler Weg 28—33.

Dr. KLIMPEL, KONRAD, Facharzt für Urologie, D-1000 Berlin 46, Leonorenstraße 95.

Prof. Dr. KLOSTERHALFEN, HERBERT, Direktor der Urolog. Univ.-Klinik, D-2000 Hamburg 20, Martinistraße 52.

Dr. KMENT, OTTO HANS, D-1000 Berlin-Steglitz, Walsroder Straße 13b.

Dr. KNAUTH, HORST, Facharzt für Urologie, Urolog. Klinik, Städt. Krankenanstalten, D-7900 Ulm (Donau).

Dr. KNEISE, GERHARD, Facharzt für Chirurgie, Chefarzt des Kreiskrankenhauses, D-7118 Künzelsau (Württb.).

Dr. KNIPPER, WOLFGANG, Facharzt für Chirurgie u. Urologie, Chefarzt der Urolog. Abt. des Marienkrankenhauses, D-2000 Hamburg 22, Alfredstraße 9.

Prof. Dr. KÖNIG, KARL, Facharzt für Urologie, Oberarzt der Urolog. Univ.-Klinik, D-6650 Homburg (Saar).

Priv.-Doz. Dr. KÖRNER, FRIEDRICH, Facharzt für Urologie u. Chirurgie, Leitender Arzt der Urolog. Abt. des Bundeswehrkrankenhauses, D-2000 Hamburg 70, Lesserstraße 180.

Dr. KÖTZSCHKE, GUSTAV-HERMANN, Facharzt für Urologie, D-7070 Schwäbisch Gmünd, Stuifenstraße 7.

Dr. KOLLBERG, STIG WILHELM, Facharzt für Urologie, Chefarzt der Urolog. Klinik, Centrallasarettet, S-1970 Boden.

Prof. Dr. Kolle, Peter, Direktor der Urolog. Univ.-Klinik, D-3000 Hannover.

Prof. Dr. Kollwitz, Arne-Andreas, Chefarzt d. Urolog. Abtl. d. Franziskus-Krankenhauses, D-1000 Berlin, Burggrafenstr. 1

Dr. Konjetzny, Karl-Heinz, Facharzt für Urologie, Leiter der Urolog. Abt. des Krankenhauses Maria-Hilf in Hamburg 90, D-2100 Hamburg 90, Schwarzenbergstraße 12.

Dr. Korte, Hermann, Facharzt für Chirurgie u. Urologie, Chefarzt der Urolog. Abt. im Heilig-Geist-Krankenhaus Köln, D-5000 Köln, Graseggerstraße 105.

Dr. Kowohl, Klaus, Assistenzarzt der Urolog. Univ.-Klinik, D-6650 Homburg (Saar).

Dr. Kracht, Heinz, Facharzt für Urologie, Oberarzt der Urolog. Abt. des Friederikenstiftes, D-3000 Hannover, Humboldtstraße 5.

Dr. Kraft, Karl, Facharzt für Urologie, Urologe und Kurarzt, D-3590 Bad Wildungen, Dr. Bornstraße 3.

Dr. Kraft, Klaus, Facharzt für Urologie, Chefarzt des Urolog. Krankenhauses St. Liborius, D-3590 Bad Wildungen, Liboriusstraße

Dr. Krassel, Berthold, Facharzt für Urologie u. Chirurgie, D-7140 Ludwigsburg, Myliusstraße 6.

Dr. Kress, Lothar, Facharzt für Chirurgie u. Urologie, Chefarzt der Urolog. Abt., D-6730 Neustadt a. d. Weinstraße, Städt. Krankenhaus „Hetzelstift".

Dr. Kroemer, Christian, Ass. Arzt d. Urolog. Abt. d. Städt. Auguste-Viktoria-Krankenhauses, D-1000 Berlin 41, Rubensstr.

Prof. Dr. Krönke, Ernst, Facharzt für Chirurgie u. Urologie, Chefarzt der Chirurg. Klinik am St. Markus-Krankenhaus, D-6000 Frankfurt (Main), Wilhelm Epstein-Straße 2.

Dr. Kronsbein, Hinrich, Facharzt für Urologie, D-3000 Hannover, Hamburger Allee 18.

Dr. Kühnel, Gerhard, Facharzt für Urologie, Oberarzt u. Leiter der Urolog. Abt. der Chirurg. Klinik des Nordwestkrankenhauses, D-6000 Frankfurt (Main)-Praunheim, Steinbacherstraße 2—26.

Dr. Kühner, W. H., Facharzt für Urologie, D-6900 Heidelberg, Dantestraße 18.

Dr. Kuhnen, B., Chefarzt in der Urolog. Abt. des St. Marienhospitals Lünen, D-4628 Lünen.

Dr. Kult, Klaus, Oberarzt a. d. Urolog. Abt. d. Allg. Krankenhauses Hamburg-Altona, D-2000 Hamburg.

Dr. Kunstmann, Helmut, D-8500 Nürnberg, Munkerstraße 7.

Dr. von Kusserow, Hans-Jochen, Facharzt für Urologie, D-4000 Düsseldorf-Benrath, Humperdinckstraße 25

Dr. Lahm, Wilhelm, Facharzt für Chirurgie u. Urologie, D-4812 Brackwede (Kr. Bielefeld), Treppenstraße 3/7.

Dr. Landmann, Erik, Facharzt für Urologie, Oberarzt der Urolog. Abt. Rudolf Virchow-Krankenhaus, D-1000 Berlin, Augustenburger Platz 1.

Dr. Lang, Heiner, Facharzt für Urologie, D-6680 Neunkirchen, Bahnhofstraße 31.

Dr. Lange, Helmut, Facharzt für Urologie, D-3200 Hildesheim, Bahnhofsallee 11.

Prof. Dr. Langreder, Wilhelm, Chefarzt der Städt. Frauenklinik, D-4070 Rheydt, Gartenstraße 66/68.

Dr. Lauschke, Wolfgang, Facharzt für Urologie, D-5070 Bergisch-Gladbach, Römerfeld 16.

Dr. Lechnir, Josef, Facharzt für Urologie, D-2850 Bremerhaven-M, Bürger 12.

Dr. Legner, Christoph, Facharzt für Urologie, D-6660 Zweibrücken, Kaiserstraße 7.

Dr. Lehmann, Hans-Dieter, Facharzt für Urologie u. Chirurgie, Chefarzt d. Urolog. Abt. D-5000 Köln-Hohlweide.

Dr. Lent, Volkmar, Facharzt für Urologie, D-5000 Köln-Merheim, Ostmerheimer Straße 200, Chirurg. Klinik.

Dr. Leyh, Clemens, Facharzt für Urologie, D-8000 München 80, Wiener Platz 7/3 re.

Priv.-Doz. Dr. Lichtenauer, Peter, Facharzt für Urologie, Leiter d. Urolog. Abt. d. Medizinischen Akademie, D-2400 Lübeck.

Dr. Lieberknecht, Fritz, Facharzt für Urologie u. Chirurgie, D-3550 Marburg (Lahn), Universitätsstraße 38.

Dr. Lienkamp, Heinrich, Facharzt für Urologie, Leitender Arzt der Urolog. Abt. St. Vinzenz-Hospital, D-4100 Duisburg-Mitte.

Dr. Limmer, Heinz, D-4150 Krefeld, Ostwall 100.

Dr. Linde, Fritz, Facharzt für Chirurgie u. Urologie, D-3550 Marburg (Lahn), Dörfflerstraße 12.

Dr. Lindner, Arnulf, Facharzt für Urologie, Leiter der Urolog. Abt. am Allg. Krankenhaus, D-5800 Hagen (Westf.).

Dr. Lingnau, Wieland, Facharzt für Urologie, D-8000 München, Nymphenburger Straße 160.

Dr. Litos, Michael, Facharzt für Urologie, Neophyton Deuka 10, Athen/Griechenland.

Dr. Litz, Karl, Facharzt für Chirurgie u. Urologie, Chefarzt des Krankenhauses, D-7932 Munderkingen.

Priv.-Doz. Dr. Ljubović, Esad, Facharzt für Chirurgie u. Urologie, Priv.-Doz. der Chirurg-Univ.-Klinik, Sarajevo (Jugoslawien), M. Pijade 23.

Prim. Dr. Loebenstein, Heinrich, Facharzt für Urologie, Vorsteher der Urolog. Abt. der Krankenanstalt Rudolfstiftung, A-1030 Wien, Boerhavegasse 8.

Dr. Löhe, Edgar, Oberarzt der Klinik Golzheim-Düsseldorf, Urolog. Abt., D-4000 Düsseldorf, Friedrich Lau-Straße 11.

Prof. Dr. habil. Loeweneck, Max, Facharzt für Chirurgie u. Orthopädie, D-8110 Murnau, Asamallee 23.

Dr. Lohmann, Raimund, Facharzt für Urologie, D-5450 Neuwied (Rhein), Hofgründchen 23.

Dr. Lohmüller, Walter, Facharzt für Urologie, D-8500 Nürnberg, Hallerstraße 26.

Dr. Lompa, Helmuth, Facharzt für Urologie u. Chirurgie, D-6100 Darmstadt, Weyprechtstraße 5.

Dr. Lord, Heinz, Braneville, Ohio (USA), 109 Bell-Street.

Dr. Lorenz, Günther, D-4060 Viersen, Löhstraße 25.

Dr. Luchesi, Joseph Christian, Facharzt für Urologie u. Chirurgie, D-6350 Bad Nauheim, Frankfurter Straße 50.

Dr. Lukosch, Johanna, Fachärztin für Urologie, Assistenzärztin an der Urolog. Abt. des DRK-Krankenhauses Jungfernheide, D-1000 Berlin, Tegeler Weg 28/33.

Dr. Lurz, Hans, Facharzt für Urologie, Chefarzt der Urolog. Abt. im Diakonissenkrankenhaus, D-6800 Mannheim, Speyerstraße 96.

Prof. Dr. Lurz, Leonhard, Facharzt für Urologie, D-6800 Mannheim 1, Mollstraße 51.

Dr. Lutz, Georg, Facharzt für Urologie, Chefarzt der Urolog. Abt. Kreiskrankenhaus, D-6114 Groß Umstadt.

Prof. Dr. Lutzeyer, Hans Wolfgang, Facharzt für Chirurgie u. Urologie, Vorstand der Abt. Urologie der Med. Fakultät, D-5100 Aachen, Goethestraße 27/29.

Priv.-Doz. Dr. Lymberopoulos, Stavros, Chefarzt der Urolog. Abt., D-5124 Bardenberg, Dr. Hans Böckler-Platz.

Prof. Dr. Madsen, Paul O., Chief of Urology Service, Veterans Administration Hospital-2500 Overlook Madison, Wisconsin 53705 (USA).

Dr. Makrigiannis, Dimitrios, Larissa (Griechenland), B. Frideriki 19a.

Dr. Maksimović, Petar, Urolog. Univ.-Klinik, Rotterdam (Holland).

Dr. Malatinsky, Ervin, Facharzt für Urologie, Bratislava (ČSSR), Kostlivéki.

Dr. Mankabady, D-5070 Bergisch-Gladbach, Hauptstraße 292.

Prof. Dr. Marberger, Johannes, Facharzt für Urologie, Lehrstuhl für Urologie, Urolog. Abt. Chirurg. Univ.-Klinik, A-6020 Innsbruck, Anichstraße 35.

Dr. Marek, Paul, Assistenzarzt der Chirurg. Abt. der Städt. Kinderklinik, D-8400 Regensburg, Hemauer Straße 1.

Dr. Marquardt, Hans-Dieter, Facharzt für Urologie u. Chirurgie, Chefarzt der Urolog. Klinik der Städt. Krankenanstalten, D-7900 Ulm (Donau), Michelsberg.

D. Marquardt, Henning, Facharzt für Urologie, Oberarzt der Urolog. Klinik der FU Berlin im Klinikum Westend, D-1000 Berlin 19, Spandauer Damm 130.

Prof. Dr. Mathisen, Willy, Facharzt für Urologie u. Chirurgie, Rikshospitalet, Oslo 1 (Norwegen.

Prof. Dr. Dr. Matouschek, Erich, Facharzt für Urologie u. Chirurgie, Direktor der Urolog. Klinik, D-7500 Karlsruhe 1, Moltkestraße 14.

Dr. Matz, Joachim, Facharzt für Urologie u. Chirurgie, D-2820 Bremen 70, Bermpohlstraße 19a.

Prof. Dr. Mauermayer, Wolfgang, Facharzt für Urologie, Direktor der Urolog. Klinik u. Poliklinik der Techn. Universität, Klinikum rechts der Isar, D-8000 München 80, Ismaninger Straße 22.

Prof. Dr. May, Ferdinand, Facharzt für Chirurgie u. Urologie, Chefarzt des Urolog. Krankenhauses München u. Inhaber des Lehrstuhles für Urologie der Universität München i. R., D-8000 München 81, Pienzenauerstraße 125.

Prof. Dr. MAY, PETER, Facharzt für Urologie, Oberarzt der Urolog. Univ.-Klinik, D-6650 Homburg (Saar).

Dr. MEINERTZ, OTTO, Facharzt für Chirurgie u. Urologie, D-6500 Mainz, Gärtnergasse 11—15.

Priv.-Doz. Dr. MELCHIOR, HANS-JÖRG, Oberarzt der Abt. Urologie, der Med. Fakultät, der Rhein.-Westf. Techn. Hochschule, D-5100 Aachen, Goethestraße 27/29.

Dr. MELLER, WALTER, D-5172 Linnich (Kr. Jülich), Altwyk 23.

Prof. Dr. MELLIN, PAUL, Direktor der Urolog. Univ.-Klinik, D-4300 Essen.

Dr. MENSE, GERHARD, Facharzt für Urologie, Niedergelassener Urologe u. Belegarzt am Kurhessischen Diakonissenhaus, D-3500 Kassel-Wilhelmshöhe, Landgraf Karl-Straße 10.

Dr. MENZEL, ELMAR, Facharzt für Urologie, Chefarzt der Urolog. Abt. am Knappschafts-Krankenhaus, D-4250 Bottrop, Osterfelderstraße 157.

Dr. MERIDIES, REINHARD, Facharzt für Urologie, Oberarzt an der Urolog. Univ.-Klinik, D-4000 Düsseldorf, Moorenstraße.

Dr. MERK, CLAUS, Facharzt für Urologie, D-4650 Gelsenkirchen, Sparkassenstr. 1a

Dr. MEURER, OTTO, Facharzt für Urologie, Wiss. Assistent, Urolog. Abt. der Chirurg. Univ.-Klinik, D-5000 Köln-Lindenthal.

Dr. MEUSER, HERBERT, Facharzt für Urologie, A-Wien I, Blutgasse 5.

Dr. MEYER, ERICH, Facharzt für Urologie, D-8500 Nürnberg, Schwanhäußerstraße 15.

Dr. MEYER, KARL OSKAR, Facharzt für Urologie u. Chirurgie, Niedergelassener Urologe, Klinische Tätigkeit, Klinik für Nieren- u. Blasenkrankheiten, D-3400 Göttingen, Wagnerstraße 6.

Dr. MEYER-DELPHO, WALTER, Facharzt für Urologie, D-3500 Kassel, Sophienstraße 2.

Dr. MICHEL, HUBERT, Facharzt für Urologie, D-6100 Darmstadt, Wilhelminenstraße 20.

Dr. MICHEL, RAINER, Wiss. Assistent der Urolog. Abt. des Krankenhauses Westend, D-1000 Berlin 19, Spandauer Damm 130.

Dr. MILLER, FRITZ, Facharzt für Urologie, D-7900 Ulm (Donau), Neue Straße 3.

Prof. Dr. MINDER, JULIUS, Facharzt für Urologie, o. ö. Prof. der Urologie an der Universität Budapest, jetzt Facharzt für Urologie FMH, Ch-Zürich, Börsenstraße 16.

Dr. MIRA-LLINARES, ANTONIO, Facharzt für Urologie u. Chirurgie, Alicante (Spanien), C/. Pascual Perez.

Dr. MÖLHOFF, HELMUT, Facharzt für Urologie, Chefarzt der Urolog. Abt. des Marien-Hospitals, D-4370 Marl.

Dr. MOELLER, JÜRGEN, Assistenzarzt an der Urolog. Klinik der Universität des Saarlandes, D-6650 Homburg a. d. Saar.

Dr. MOISSIDIS, PERIKLES, Facharzt für Urologie, Serrai (Griechenland), Vasilers Traklio 2.

Dr. MOLITOR, WALTER, Facharzt für Urologie, Chefarzt der Urolog. Abt. des Krankenhauses St. Trudpert, D-7530 Pforzheim, Wolfsbergallee 50.

Dr. MOONEN, W. A., Vught (Holland), Kleine Gent 11.

Prof. Dr. MOORMANN, J. G., Facharzt für Urologie, Leitender Oberarzt der Urolog. Univ.-Klinik, D-6650 Homburg (Saar).

Dr. MORKOS, NABIL, D-1000 Berlin 19, Angerburger Allee 49.

Dr. MÜLLER, KURT, Facharzt für Urologie, D-7000 Stuttgart 50-Bad Cannstatt, König Karl-Straße 38.

Dr. MÜLLER-BEISSENHIRTZ, PETER, Facharzt f. Urologie, Chirurgische Klinik, D-3300 Braunschweig, Salzdahluhmerstraße 90.

Dr. MÜLLER-MARIENBURG, HATTO WILHELM LUDWIG, Facharzt für Urologie, 1. Oberarzt der Urolog. Klinik der Stadt Stuttgart im Katharinenhospital, D-7000 Stuttgart 1, Kriegsbergstraße 60.

Dr. MÜSSIGGANG, HARTWIG, Facharzt für Urologie u. Chirurgie, Leiter der Urologie der Poliklinik Univ. München, D-8000 München 8, Pettenkoferstraße 8a.

Dr. MUKHERJEE, KAJAD KUMAR, Facharzt für Chirurgie u. Urologie, Assistent Oberlege, Fylkessjukehuset i Sogn og Fjordane, Flor (Norwegen).

Dr. MUND, ERICH, Facharzt, D-5810 Witten (Ruhr), Mozartstraße 11.

Dr. NABER, KURT, Wiss. Assistent an der Urolog. Univ.-Klinik, D-3550 Marburg (Lahn).

Dr. NAGEL, HEINZ, Facharzt für Urologie, Chefarzt der Urolog. Abt. Marien-Hospital, D-5000 Köln 1, Kunibertskloster.

Prof. Dr. NAGEL, REINHARD, Facharzt für Urologie, Direktor d. Urolog. Klinik u. Poliklinik, Freie Universität Berlin im Klinikum Westend, D-1000 Berlin 19, Spandauer Damm 130.

Dr. NAGELS, HEINZ, Facharzt für Urologie, D-4300 Essen, Kettwiger Straße 2—10.

Dr. NEIDE, ERNST-LEO, Assistent der Urolog. Univ.-Klinik im Klinikum Westend, D-1000 Berlin 19, Spandauer Damm 130.

Dr. NURI, MEHDI, Facharzt für Urologie, Oberarzt der Urolog. Klinik der Städt. Krankenanstalten, D-6800 Mannheim.

Dr. OBÉ, GERHARD, Facharzt für Urologie, D-6600 Saarbrücken 3, Sulzbachstraße 28.

Dr. OBMANN, KARL-HEINZ, Facharzt für Urologie, D-6800 Mannheim 1.

Prof. Dr. OBRANT, KARL-OLAF, Sahlgrenska Sjukhuset, S-Göteborg (Schweden).

Dr. ÖZEGE, ENGIN, Facharzt fül Urologie, Oberarzt im St. Josef-Hospital, Urolog. Abt., D-4690 Herne, Widumerstraße 8a.

Dr. OFFERMANN, HERIBERT, Facharzt für Chirurgie, Chefarzt der Chirurg. Abt. des St. Willehad-Hospitals, D-2940 Wilhelmshaven, Ansgaristraße 12.

Dr. OHLER, ERNST, Facharzt für Urologie, D-6700 Ludwigshafen (Rhein), Kaiser Wilhelm-Straße 14.

Prof. Dr. OLSSON, OLLE, Facharzt für Röntgendiagnostik, Med. Direktor der Univ.-Kliniken Röntgendiagnostiska centralavdelningen, Lasarettet, S-22005 Lund 5

Dr. ORESTANO, FAUSTO, Wiss. Assistent, Urolog. Klinik der Universität, D-6500 Mainz, Langenbeckstraße 1.

Dr. OSTERNAGE, HANS-RAINER, Assistenzarzt an der Urolog. Klinik der Universität des Saarlandes, D-6650 Homburg a. d. Saar.

Dr. OSWALD, KARL, Facharzt für Urologie, Chefarzt d. Urolog. Abtl. des Städt. Krankenhauses St. Elisabeth, D-5440 Mayen (Eifel)

Prof. Dr. PAČES, VÁCLAR, Facharzt für Urologie, Vorstand der Urolog. Klinik des Institutes für die ärztliche Fortbildung in Prag, Praha 8-Libeu (CSSR), Nemocnice Bulorka.

Dr. PAGEL, WERNER, D-1000 Berlin 65, Gerichtstraße

Dr. PALMLÖV, ANDREAS, Facharzt für Urologie, Chefarzt der Urolog. Klinik, Eriks Sjukhus, S-11282 Stockholm, Box 12600.

Doz. Dr. PAPADIMITRIOU, DEMETRE, Facharzt für Urologie, Klinik „Timios Stavros", Athen 136 (Griechenland), Voukourestiou-Str. 35b.

Dr. PAPMEYER, KORD, Assistenzarzt der Urolog. Abt. im Friederikenstift, D-3000 Hannover, Humboldtstraße 5.

Doz. Dr. PECHERSTORFER, MARTIN, Facharzt für Urologie, Oberarzt der Urolog. Univ.-Klinik, A-1090 Wien, Alserstraße 4.

Dr. PECZAT, ROLF, Facharzt für Urologie, D-3200 Hildesheim, Im Zingel 5.

PFAFFEL, REGINA, Wiss. Assistentin an der Urolog. Univ.-Klinik u. Poliklinik, Klinikum Westend, D-1000 Berlin 19, Spandauer Damm 130.

Dr. PFEIFFER, Hans, Facharzt für Chirurgie, D-7120 Bietigheim (Württ.), Uhlandstraße 24.

Dr. PFITZNER, HANS, Facharzt für Urologie, D-5800 Hagen-Haspe, Talstraße 16.

Dr. PILZ, LOTHAR, Facharzt für Urologie, D-4350 Recklinghausen, Königswall 6.

Priv.-Doz. Dr. POTEMPA, JOACHIM, Facharzt für Urologie, Direktor der Urolog. Klinik der Städt. Krankenanstalten Mannheim, Klinikum d. Universität Heidelberg, D-6800 Mannheim.

Dr. PRAETORIUS, MICHAEL, Facharzt für Urologie u. Chirurgie, D-8000 München 21, Agnes Bernauer-Straße 71.

Prof. Dr. PUIGVERT GORRO, ANTONIO, Barcelona (Spanien), 345 Provenza.

Prof. Dr. RAABE, SIEGFRIED, Facharzt für Chirurgie u. Urologie, Chirurg. Univ.-Klinik, D-7800 Freiburg i. Br.

Dr. RANGE, ROLF, Facharzt für Urologie, D-7200 Tuttlingen, Königstraße 15.

Dr. RAPP, WALTER, Facharzt für Chirurgie u. Urologie, Oberarzt des Stadtkrankenhauses, D-6090 Rüsselsheim, August Bebel-Straße

Dr. RAVE, BERNHARD, Facharzt für Urologie u. Chirurgie, Chefarzt der Urolog. Abt. des Prosper-Hospitals, D-4350 Recklinghausen, Hohenzollernstraße 30.

Dr. REDECKER, KLAUS-DIETRICH, Facharzt für Urologie u. Chirurgie, Chefarzt der Urolog. Abt. des Krankenhauses, D-7520 Bruchsal.

Dr. REH, NORBERT, Facharzt für Chirurgie u. Urologie, D-4070 Rheydt, Mühlenstraße 83.

Dr. REINICKE, Rolf, Assistenzarzt der Urolog. Abt. des Friederikenstiftes, D-3000 Hannover, Humboldtstraße 5.

Dr. REUTER, HANS-JOACHIM, Facharzt für Urologie, D-7000 Stuttgart-S, Paulinenstraße 10.

Dr. REUTER, ULRICH-HEINZ, Facharzt für Urologie u. Chirurgie, Chefarzt der Urolog. Klinik, D-4950 Minden (Westf.), Marienstraße 72.

Dr. RICHTER, FRITZ M., D-2942 Jever (Oldbg.), Neue Straße 14.

Dr. RILLING, JOHANN GEORG, Facharzt für Urologie, D-7730 Villingen, Niedere Straße 52.
RITZMANN, W.
Dr. ROBLICK, Leitender Arzt des Kreis- u. Stadtkrankenhauses Wunsiedel-Marktredwitz, D-8590 Marktredwitz, Postfach 540.
Prof. Dr. RODECK, G., Chefarzt der Urolog. Klinik, D-3550 Marburg (Lahn), Robert Koch-Straße 8.
Prof. Dr. RÖHL, LARS, Facharzt für Urologie, Direktor der Urolog. Abt. der Chirurg. Univ.-Klinik, D-6900 Heidelberg.
Dr. ROEMER, LEO, Facharzt für Urologie, D-4000 Düsseldorf, Nordstraße.
Dr. ROHRBACH, KLAUS, Facharzt für Urologie, D-3201 Ochtersum, Agnes Miegel-Straße 46.
Dr. ROSSBACH, ADOLF FRIEDRICH, Facharzt für Urologie, D-7990 Friedrichshafen, Friedrichstraße 21.
Prof. Dr. ROTHAUGE, CARL FRIEDRICH, Facharzt für Urologie, Lehrstuhlinhaber u. Leiter der Abt. für Urologie der Justus-Liebig-Universität, D-6300 Gießen, Klinikstraße 37.
Dr. ROXLAU, BERND, Facharzt für Urologie, D-4600 Dortmund Hiltropwall 2.
Dr. RUDZWESKI, B., Facharzt für Chirurgie, Chefarzt des Städt. Krankenhauses, D-7107 Neckarsulm, Neuenstadterstraße 27.
Priv.-Doz. Dr. VON RÜTTE, BERNHARD, Spezialarzt für Chirurgie u. Urologie FMH, CH-3008 Bern, Effinger Straße 15.
Dr. habil. RUGENDORF, ERWIN WALTER, Facharzt für Urologie, D-6300 Gießen, Westanlage 62.
Dr. RUILE, KURT, Facharzt für Urologie, Urolog. Abt. der Chirurg. Univ.-Klinik, D-6300 Gießen, Klinikstraße 37.
Prof. Dr. RUMMELHARDT, SEPP, Facharzt für Urologie, Vorstand der Urolog. Abt. des Krankenhauses der Stadt Wien-Lainz, A-1130 Wien, Wolkersbergenstraße 1.
Prof. Dr. RUTISHAUSER, GEORG, Facharzt für Urologie u. Chirurgie, Leiter der Urolog. Klinik der Chirurg. Abt. der Universität Basel im Bürgerspital, CH-4000 Basel, Spitalstraße 21.
Dr. SACHSE, DETLEF, D-6650 Homburg, An der Farrwiese.
Prof. Dr. SACHSE, Facharzt für Urologie, Chefarzt der Urolog. Klinik der Krankenanstalten, D-8500 Nürnberg, Flurstraße 17.
Dr. SADEGHI, ESMAIL, Sari (Iran), Passage Hafezadeh.
Dr. SALLINEN, AUNE ELINA, Fachärztin für Chirurgie u. Urologie, Abteilungsärztin am Koskela Krankenhaus, Helsinki, Käpyläntie 11 (Finnland).
Dr. SAPIA, HERBERT, D-1000 Berlin, Kniprodestraße 122.
Dr. VON SCANZONI, CURT, Facharzt für Urologie, D-3300 Braunschweig, Jasperallee 19.
Dr. SCULTÉTY, SÁNDOR, Facharzt für Urologie u. Chirurgie, Chefarzt der Urolog. Abt. des Stadtkrankenhauses, Szeged (Ungarn), Postfach 455.
Dr. SEDLACZEK, ERIK, Facharzt für Urologie, Chirurgie u. Lungenfacharzt, D-8000 München 2, Theatinerstraße 38.
Dr. SEIDL, PETER, Facharzt für Urologie, D-8400 Regensburg, Turfweg 4.
Dr. SEIFERTH, JÜRGEN, Wiss. Assistent der Urolog. Abt. der Chirurg. Univ.-Klinik, D-5000 Köln 41-Lindenthal, Josef Stelzmann-Straße 9.
Dr. SEMMELROCH, HERMANN, Facharzt für Chirurgie, Chefarzt der Chirurg. Abt. u. Direktor des Stadtkrankenhauses, D-8458 Sulzbach-Rosenberg.
Dr. SICHERT, WOLFRAM, D-4650 Gelsenkirchen-Buer, Goldbergstraße 72.
Dr. SICKINGER, Kurt, D-2000 Hamburg 13, Rotenbaumchaussee 79.
Prof. Dr. SIGEL, ALFRED, Facharzt für Chirurgie u. Urologie, Ordinarius für Urologie u. Leiter der Urolog. Abt. der Chirurg. Klinik der Universität, D-8520 Erlangen, Krankenhausstraße 12.
Dr. SIMMET, JOHANN, Facharzt für Urologie, D-6638 Dillingen, Odilienplatz 1.
Priv.-Doz. Dr. habil. SIMONS, ERICH, Facharzt für Urologie, Chefarzt der Urolog. Klinik, Elisabeth-Krankenhaus, D-4070 Rheydt, Hubertusstraße 100.
Dr. SMOLER, HANS, Facharzt für Urologie, Niedergelassener Urologe u. Belegarzt am Städt. Krankenhaus Isny, D-7972 Isny, Wassertorstraße 51.
Dr. SOCHA, PAUL, Facharzt für Chirurgie u. Urologie, D-4650 Gelsenkirchen-Buer, Königswiese 19.
Dr. SODER, ERICH, Facharzt für Chirurgie u. Urologie, Chefarzt der Chirurg. Abt. des Städt. Krankenhauses, D-6740 Landau (Pfalz).
Prof. Dr. SÖKELAND, JÜRGEN, Facharzt f. Urologie, Direktor der Urolog. Klinik, D-4600 Dortmund, Westfalendamm 403—407.

Priv.-Doz. Dr. SOMMERKAMP, H., Leiter der Urolog. Abt. der Chirurg. Univ.-Klinik, D-7800 Freiburg i. Br.

Prof. Dr. SORRENTINO, MICHANGELO, Riviera de Chiaia 207, I-Neapel.

Dr. SPARWASSER, HERBERT, Facharzt für Urologie u. Chirurgie, Leitender Arzt der Urolog. Abt. der Städt. Krankenanstalten Kemperhof-Koblenz, D-5400 Koblenz, Kurfürstenstraße 10.

Dr. SPECKMANN, Friedrich, Facharzt für Urologie, Direktor i. R. der Urolog. Klinik der Städt. Krankenanstalten, D-4600 Dortmund.

Dr. SCHABERT, PETER, Facharzt für Urologie, Oberarzt der Urolog. Klinik der Freien Universität im Klinikum Westend, D-1000 Berlin 19, Spandauer Damm 130.

Dr. SCHENDZIELORZ, FRITZ, Facharzt für Chirurgie u. Urologie, Leitender Arzt der Urolog. Abt. des St. Josefskrankenhauses, D-5400 Koblenz, Kardinal Krementz-Straße 1—5.

Dr. SCHILLER, MANFRED, Facharzt für Urologie u. Chirurgie, D-8000 München 2, Promenade Pl. 10.

Dr. SCHIMATZEK, ANTON, Univ. Facharzt für Urologie, Oberarzt der Urolog. Poliklinik der Stadt, A-1090 Wien, Mariannengasse 10.

Dr. SCHINDLER, ECKEHARD, Assistenzarzt der Urolog. Univ.-Klinik, D-6650 Homburg (Saar).

Dr. SCHINDLER, ERNST, Facharzt für Urologie u. Chirurgie, Med.-Direktor, Chefarzt der Versorgungskuranstalt (Land Hessen) u. des Sanatoriums Bellevue, D-3590 Bad Wildungen, Langemarckstraße 9.

Dr. SCHLICHT, LEO, D-8000 München, Laplacestraße 32.

Prof. Dr. SCHMANDT, WERNER, Urolog. Abt. d. Chirurg. Univ.-Klinik Münster, D-4400 Münster, Jungeblodtplatz 1.

Dr. SCHMIDT, HANS, Facharzt für Chirurgie u. Urologie. Leit. Arzt d. Urolog. Abt. Städt. Krankenanstalten. X-24 Wismar, Dr. Unruhstr. 21.

Dr. SCHMIDT, JOACHIM, Facharzt für Chirurgie u. Urologie, Oberarzt der Urolog. Klinik Stadtkrankenhaus, D-7700 Singen, Ob den Reben 3.

Dr. SCHMIDT, KARL-HEINZ, Leiter der Urolog. Abt. am Krankenhaus Diepholz, D-2840 Diepholz (Niedersachsen).

Dr. SCHMIDT, WALTER, Facharzt für Urologie, D-3550 Marburg (Lahn), Gottfried Keller-Straße 7.

Priv.-Doz. Dr. SCHMIDT-MENDE, MANFRED, Facharzt für Urologie u. Chirurgie, Oberarzt der Urolog. Univ.-Klinik, D-8000 München, Thalkirchnerstraße 48.

Prof. Dr. SCHMIEDT, EGBERT, Facharzt für Chirurgie u. Urologie, Direktor der Urolog. Klinik u. Poliklinik der Universität München im Städt. Krankenhaus, D-8000 München 15, Thalkirchner Straße 40.

Prof. Dr. SCHMITZ, WERNER, Chefarzt der Urolog. Abt. d. Dr. Bodo Thyssen-Klinik, D-8210 Prien a. Chiemsee.

Prof. Dr. SCHNEIDER, HERMANN, Urol. Klinik d. Städt. Krankenhauses, D-7500 Karlsruhe, Devrientstraße 3, i. R.

Dr. SCHNEIDER, KURT, Facharzt für Urologie u. Chirurgie, Chefarzt der Urolog. Abt. des Krankenhauses der Barmherzigen Brüder, D-8000 München 19, Romanstraße 93.

Dr. SCHÖNGART, KLAUS, Facharzt für Chirurgie u. Urologie, Chefarzt der Urolog. Abt. des Kreiskrankenhauses Burgdorf, D-3006 Großburgwedel, Fuhrbergerstraße.

Dr. SCHREINER, HELLMUTH, Facharzt für Urologie u. Chirurgie, D-6930 Eberbach, Bahnhofsplatz 6.

Priv.-Doz. Dr. SCHRÖDER, FRITZ HEINRICH, Facharzt für. Urologie, Oberarzt der Urolog. Abt. der Chirurg. Univ.-Klinik, D-8700 Würzburg.

Dr. SCHROETER, HEINZ, Facharzt für Urologie, D-7500 Karlsruhe 1, Nowackanlage 15/17.

Dr. SCHÜTZE, RICHARD, Facharzt für Urologie, D-2000 Hamburg-Sasel, Stadtbahnstr. 21.

Doz. Dr. SCHULTHEIS, THEODOR, Chefarzt der Chirurg. u. Urol. Abt. des St. Barbarahospitals, D-4390 Gladbeck (Westf.).

Dr. SCHULTZE-SEEMANN, FRITZ, Facharzt für Urologie u. Chirurgie, D-1000 Berlin 21, Alt Moabit 62.

Dr. SCHULZE, WALTER, Facharzt für Urologie, D-2000 Hamburg-Altona, Museumstraße 18.

Dr. SCHWANDER, GOTTFRIED, Facharzt für Urologie, D-6000 Frankfurt (Main), Falkstraße 35.

Dr. SCHWARTZ, LOTHAR, Facharzt für Urologie, Chefarzt der Urolog. Abt., D-5940 Lennestadt-Altenhundem, Krankenhaus.

Dr. STÄHLER, HARTMUT, Facharzt für Urologie u. Chirurgie, Chefarzt der Urolog. Klinik der Städt. Krankenanstalten, D-8900 Augsburg, Krankenhausstraße 1.

Prof. Dr. STAEHLER, WERNER, Facharzt für Urologie u. Chirurgie, Lehrstuhlinhaber, Abteilungsvorstand der Urolog. Univ.-Klinik, D-7400 Tübingen, Calwer Straße 7.

Dr. STAGGE, FRITZ, Facharzt für Urologie u. Chirurgie, D-4500 Osnabrück, Möserstraße 38.

Dr. STAMMEL, ULRICH, Facharzt für Urologie, D-4230 Wesel, Kaiserring 23.

Dr. STANGEL, Urolog. Klinik der Städt. Krankenanstalten, D-5600 Wuppertal-Barmen.

Dr. STAPF, ARTHUR, D-1000 Berlin-Tegel, Gabrielenstraße 34.

Dr. STEFFENS, LUDWIG, Facharzt für Urologie, Chefarzt der Urolog. Abt. des St. Antonius-Krankenhauses, D-5180 Eschweiler.

Dr. STEFFENS-KREBS, DIETER, Facharzt für Urologie u. Chirurgie, Chefarzt des Stadtkrankenhauses, D-3590 Bad Wildungen.

Dr. STIEBER, KARL-HANS, Facharzt für Chirurgie, D-8750 Aschaffenburg, Sandstr. 25

Dr. STIEHLER, GÜNTER, Facharzt für Urologie, D-4400 Münster (Westf.), Warendorfer Straße 97.

Dr. STOCKAMP, KARL, Urolog. Klinik der Johannes Gutenberg-Universität, D-6500 Mainz, Langenbeckstraße 1.

Dr. STOLL, HANS G., Facharzt für Chirurgie u. Urologie, Direktor der Urolog. Klinik, Kliniken der Freien Hansestadt Bremen, Zentralkrankenhaus, D-2800 Bremen, St. Jürgenstraße.

Prof. Dr. STRAUBE, WINFRIED, Oberarzt d. Urolog. Univ.-Klinik, D-6650 Homburg (Saar), Karlstraße 10.

Dr. STRAUSS, HEINZ, Facharzt für Urologie, D-3500 Kassel-Wilhelmshöhe, Im Druseltal 12.

Dr. STRAUSS, WOLFGANG, Facharzt für Urologie u. Chirurgie, Leitender Arzt des St. Georg-Rotter-Ordens-Krankenhauses, D- 8788 Bad Brückenau 2, Ernst-Putz-Straße 4.

Prof. Dr. STROHMENGER, PAUL, Facharzt für Urologie, 1. Oberarzt der Urolog. Klinik, Klinikum Essen der Ruhruniversität, D-4300 Essen, Hufelandstraße 55.

Dr. STROTHOTTE, ERICH, Facharzt für Urologie u. Chirurgie, D-5600 Wuppertal-Barmen, Kleine Flurstraße 9.

Dr. STRUBE, HERBERT, Leitender Arzt der Chirurg. u. Urolog. Abt., Rot-Kreuzkrankenhaus, D-5450 Neuwied.

Dr. STUDEMUND, HARTWIG, Facharzt für Urologie, D-2300 Kiel, Dreieckplatz 5.

Dr. TANEV, TANU STEFANOFF, Facharzt für Urologie, Chefarzt, Sofia (Bulgarien), Bld. Patriarch Eftimi 12.

Prof. Dr. TAUPITZ, ARTUR, Facharzt für Urologie, Chefarzt der Urolog. Klinik des Städt. Krankenhauses, D-6750 Kaiserslautern.

Prof. Dr. THELEN, ANTON, Facharzt für Chirurgie u. Urologie, Leitender Arzt der Chirurg. u. Urolog. Abt. im Lorettokrankenhaus, D-7800 Freiburg i. Br., Mercystraße 6—14.

Dr. THELEN, PAUL, Facharzt für Urologie, D-5000 Köln 1, Im Klapperhof 52.

Dr. THIEL, KARL HEINZ, Facharzt für Chirurgie u. Urologie, Chefarzt der Urolog. Klinik, Städt. Krankenanstalten, D-7100 Heilbronn, Jägerhausstraße 26.

Dr. THIELE, RUDOLF, Facharzt für Urologie, D-8850 Donauwörth, Reichsstr. 22.

Dr. TIMMERMANN, H. W., Facharzt für Urologie, Chefarzt Stadtkrankenhaus, D-2380 Schleswig, Möwenweg 18.

Dr. TRAMOYERES CASES, ALFREDO, Facharzt für Urologie, Chef der Urolog. Abt. Ciudad Sanitaria La Fe, Valencia (Spanien), Avda. Alferez Provisional, s/n.

Dr. TREVISINI, ATTILIO, Primario Urologo, I-Trieste (Italien), Via Coroneo 6.

Prof. Dr. TRUSS, FRIEDRICH, Facharzt für Urologie, Abteilungsvorsteher der Urolog. Abt. der Univ.-Kliniken, D-3400 Göttingen, Goßlerstraße 10.

Dr. TSCHERVENAKOV, ANTON, Facharzt für Chirurgie u. Urologie, Vorstand des Lehrstuhls für Urologie am Institut für ärztliche Fortbildung, Sofia (Bulgarien), Belo More 8.

Prof. Dr. UHLÍR, KAREL, Direktor der Urolog. Univ.-Klinik, Brno (CSSR), 53, Pekařská.

Dr. ULRICH, HEINZ JÜRGEN, Facharzt für Urologie, D-2400 Lübeck, Hüxtertorallee 47.

Dr. ULTZMANN, HARALD, Facharzt für Urologie, A-1040 Wien, Plösslgasse 6.

Dr. UNGER, VICTOR, Facharzt für Urologie u. Chirurgie, D-6600 Saarbrücken, Viktoriastraße 2.

Prof. Dr. VAHLENSIECK, WINFRIED, Facharzt für Urologie, Direktor der Urolog. Univ.-Klinik, D-5300 Bonn-Venusberg.

Dr. VOEGELE, ULRICH, D-4950 Minden, Humboldtstr. 34.

Dr. VÖLTER, DIETER, Oberarzt, Lehrstuhl für Urologie, Universität Tübingen, D-7400 Tübingen, Calwer Straße 7.

Dr. VOIGT, KONRAD, Facharzt für Urologie, D-1000 Berlin 21, Alt Moabit 86b.

Doz. Dr. VOUROS, DEMETRIOS, Facharzt für Urologie, Oberarzt der Urolog. Univ.-Klinik, Stellv. des Urolog. Lehrstuhls, Universität, Urolog. Klinik, Thessaloniki (Griechenland).

Dr. Wagener, Carl, Facharzt für Urologie, D-3590 Bad Wildungen, Hufelandstraße 1 a.

Dr. Wagener, Klaus, Facharzt für Urologie, Chefarzt im Sanatorium Hartenstein, D-3590 Bad Wildungen-Reinhardshausen.

Dr. Wagenknecht, Lothar-Viktor, Wiss. Assistent der Urolog. Univ.-Klinik, D-2000 Hamburg, Martinistraße 52.

Dr. Waldhubel, Ernst, Facharzt für Urologie u. Chirurgie, D-6550 Bad Kreuznach, Josef Schneider-Straße 10.

Priv.-Doz. Dr. Wand, Heribert, Facharzt für Urologie u. Chirurgie, Oberarzt der Chirurg. Univ.-Klinik, Leiter der Urolog. Arbeitsgruppe, D-2300 Kiel, Hospitalstraße 40.

Dr. Wandschneider, Gerhard, Primarius, Vorstand d. Urolog. Abtl. d. Landeskrankenhauses Graz, A-8042 Graz, Petersbergenstr. 61

Dr. Wasmuth, Klaus, Facharzt für Urologie u. Chirurgie, Medizinaldirektor, Chefarzt der Urolog. Abt. des Krankenhauses, D-8832 Weißenburg.

Prof. Dr. Weber, Wolfgang, D-6000 Frankfurt (Main) Süd, Holzhecke 19.

Dr. Wehner, Walter, Facharzt für Urologie, Chefarzt der Urolog. Klinik, D-7000 Stuttgart-S, Hohenzollernstraße 7—9.

Dr. Weigele, Günter Norbert, Facharzt für Urologie, D-7410 Reutlingen, Marktplatz 1.

Dr. Wenderoth, Heinz, Facharzt für Urologie u. Chirurgie, Chefarzt der Urolog. Klinik d. Allg. Krankenhauses, D-5800 Hagen, Buscheystraße 15a.

Dr. Werner, Horst, Facharzt für Urologie u. Chirurgie, Chefarzt der Urolog. Abt. des St. Elisabeth-Krankenhauses, D-5000 Köln-Hohenlind, Werthmannstraße 1.

Dr. Wicher, Willibald, Facharzt für Urologie, D-8000 München 2, Schützenstraße 2.

Dr. Widen, Torsten, Allmänna Sjukhuset, S-Malmö (Schweden).

Dr. Wiebe, Walter, Facharzt für Urologie, D-2940 Wilhelmshaven, Hegelstraße 64.

Dr. Wigger, Curt, Facharzt für Urologie, D-4930 Detmold, Gartenstraße 14.

Dr. Wilbert, Heinz, Facharzt für Urologie u. Chirurgie, D-6520 Worms (Rhein), Siegfriedstraße 31.

Prof. Dr. Wille-Baumkauff, Horst, Facharzt für Urologie, D-3300 Braunschweig, Moltkestraße 1.

Dr. Winkelmann, Claus, Facharzt für Urologie u. Chirurgie, D-7220 Schwenningen (Neckar), Karlstraße 36.

Dr. Winkler, Peter, Facharzt für Urologie, D-5038 Rodenkirchen, Lahnstraße 9.

Dr. Winz, Richard, Facharzt für Urologie, Chefarzt der Urolog. Abt. am Krankenhaus der Missionsschwestern, D-4403 Hiltrup, Hammerstraße.

Dr. Witzel, Reinhold, Facharzt für Urologie, Chefarzt der Urolog. Abt., St. Markusstift, D-5300 Bonn, Lennéstraße 9a.

Dr. Wladika, Rudolf, Facharzt für Chirurgie u. Urologie, D-8000 München 2, Dachauer Straße 4.

Dr. Woelk, Eberhard, Facharzt für Urologie, Leitender Arzt der Urolog. Abt. St. Vincenz-Hospital, D-4100 Duisburg.

Dr. Wohlrabe, Kurt, Facharzt für Urologie, D-4300 Essen, Altendorfer Straße 288.

Dr. Wolff, Otto, Facharzt für Urologie, D-2800 Bremen 1, Schleifmühle 26.

Dr. Wolterhoff, Hermann, Facharzt für Urologie, D-4010 Hilden, Poststr. 14.

Dr. Wossidlo, Diether, Facharzt für Urologie, D-1000 Berlin-Spandau, Markt 12/13.

Dr. Wricke, Gerhard, Facharzt für Urologie u. Chirurgie, D-6500 Mainz, Bonifatiusplatz 7.

Dr. Wulff, Hans Diederich, Facharzt für Urologie, Oberarzt der Urolog. Univ.-Klinik, D-6500 Mainz, Langenbeckstraße 1.

Dr. Wurdas, Hermin, Facharzt für Urologie, D-4040 Neuß, Theodor Heuss-Platz 1—3.

Dr. Zeiss, Peter, Facharzt für Urologie, Leitender Chefarzt der Urolog. Klinik des Sanatoriums Reinhardsquelle, D-3590 Bad Wildungen, Dr. Born-Straße 7.

Univ.-Doz. Dr. Zeman, Emil, Facharzt für Urologie, Oberarzt im Sanatorium „Westfälischer Hof", D-3590 Bad Wildungen, Masurenallee 2.

Priv.-Doz. Dr. Ziegler, Manfred, Oberarzt der Urolog. Abt. der Chirurg. Univ.-Klinik, D-6900 Heidelberg.

Dr. Ziegler, Wilhelm, Facharzt für Urologie, D-7600 Offenburg (Baden), Schillerstraße 10.

Dr. Dr. Zikio, D-4930 Detmold, Beneckestraße 11.

Prof. Dr. Zingg, Ernst, Facharzt für Chirurgie u. Urologie, Direktor der Urolog. Univ.-Klinik, Ch-3010 Bern (Schweiz).

Dr. Zoedler, Dietmar, Facharzt für Urologie, Chefarzt der Urolog. Abt. der Klinik Golzheim, D-4000 Düsseldorf, Friedrich Lau-Straße 11.

Dr. ZORN, BERNHARD, Chefarzt der Urolog. Klinik des Lenin-Krankenhauses, Karl-Marx-Stadt.

Prof. Dr. ZORN, DIETRICH, Facharzt für Urologie, Chefarzt der Urolog. Klinik des Städt. Krankenhauses Siloah, D-3000 Hannover, Auestraße 46.

Dr. ZURBORG, CLEMENS, Facharzt für Urologie, Chefarzt der Urolog. Abt. des Krankenhauses Maria-Hilf, D-4150 Krefeld.

A new journal starting January, 1973

Urological Research

Urological Research contains original articles published in English on research in the fields of clinical medicine, animal experimentation, and laboratory techniques. The journal will increase the reader's understanding of the functions of the genitourinary system in normal and diseased states. Preference is given to critical articles dealing with the diagnosis and treatment of urological disorders.

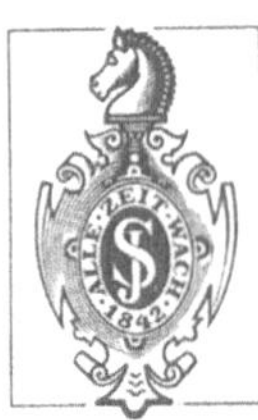

Springer-Verlag
Berlin
Heidelberg
New York
München · London · Paris
Sydney · Tokyo · Wien

Contents Volume 1, Number 1
January, 1973

Subscription information:
Volume 1 (4 issues) will appear in 1973: DM 98,–
plus postage and handling.
Western Hemisphere: $34.05, including postage and handling. (Subscriptions are entered with prepayment only.)

Sample copies available upon request. Please address Springer-Verlag, Werbeabteilung, D-1 Berlin 33, Postfach, or Springer-Verlag New York Inc., 175 Fifth Ave., New York, N.Y. 10010, for your copy.

ISBN 3-540-06186-X
ISBN 0-387-06186-X